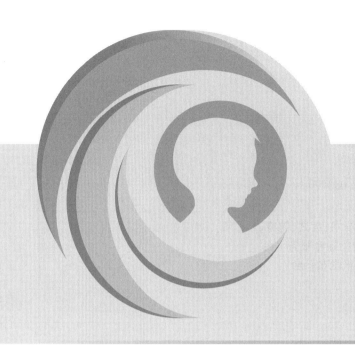

临床儿童变态反应学

主　编　张建基　关　凯

副主编　吴洋意　姚红兵　董晓艳
　　　　李钦峰　吴　捷　孙晓卫

人民卫生出版社
·北京·

图书在版编目（CIP）数据

临床儿童变态反应学/张建基，关凯主编 . —北京：
人民卫生出版社，2024.4
ISBN 978-7-117-36247-4

Ⅰ. ①临…　Ⅱ. ①张…②关…　Ⅲ. ①小儿疾病 – 变
态反应病 – 诊疗　Ⅳ. ①R725.9

中国国家版本馆 CIP 数据核字（2024）第 083590 号

人卫智网	www.ipmph.com	医学教育、学术、考试、健康， 购书智慧智能综合服务平台
人卫官网	www.pmph.com	人卫官方资讯发布平台

临床儿童变态反应学

Linchuang Ertong Biantai Fanying Xue

主　　编：张建基　关　凯
出版发行：人民卫生出版社（中继线 010-59780011）
地　　址：北京市朝阳区潘家园南里 19 号
邮　　编：100021
E - mail：pmph @ pmph.com
购书热线：010-59787592　010-59787584　010-65264830
印　　刷：三河市宏达印刷有限公司
经　　销：新华书店
开　　本：889 × 1194　1/16　　印张：30　　插页：8
字　　数：887 千字
版　　次：2024 年 4 月第 1 版
印　　次：2024 年 5 月第 1 次印刷
标准书号：ISBN 978-7-117-36247-4
定　　价：139.00 元

打击盗版举报电话：010-59787491　E-mail：WQ @ pmph.com
质量问题联系电话：010-59787234　E-mail：zhiliang @ pmph.com
数字融合服务电话：4001118166　E-mail：zengzhi @ pmph.com

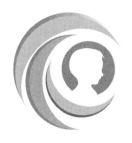

编　者（按姓氏笔画排序）

于艳艳　南京医科大学附属苏州市立医院
王　超　上海交通大学医学院附属儿童医院
王子熹　中国医学科学院北京协和医院
王雪峰　辽宁中医药大学附属医院
牛婷婷　山东省妇幼保健院
邓为民　天津医科大学
艾　涛　成都市妇女儿童中心医院
申春平　首都医科大学附属北京儿童医院
边赛男　中国医学科学院北京协和医院
吕　璐　中国医学科学院北京协和医院
乔　宠　中国医科大学附属盛京医院
任　懿　山东大学附属儿童医院
刘　晖　中国医科大学
刘　勃　重庆医科大学附属儿童医院
刘文静　山东大学附属儿童医院
刘瑞玲　天津医科大学总医院
关　凯　中国医学科学院北京协和医院
江　英　重庆医科大学附属儿童医院
孙晓卫　山东大学附属儿童医院
孙越霞　天津大学
李中跃　浙江大学医学院附属第四医院
李在玲　北京大学第三医院
李丽莎　中国医学科学院北京协和医院
李钦峰　天津市儿童医院 / 天津大学儿童医院
李智平　复旦大学附属儿科医院
杨　敏　广东省人民医院

时　蕾　山东第一医科大学附属省立医院
吴　捷　首都医科大学附属北京儿童医院
吴洋意　中国医科大学
邹映雪　天津市儿童医院 / 天津大学儿童医院
沙　莉　首都儿科研究所附属儿童医院
张秀英　辽宁中医药大学附属医院
张建基　山东大学附属儿童医院
张海邻　温州医科大学附属第二医院
张新光　上海中医药大学附属上海市中医院
陈　婕　中国医科大学
陈　琳　重庆医科大学附属儿童医院
武庆斌　苏州大学附属儿童医院
金　鹏　山东大学第二医院
金忠芹　苏州大学附属儿童医院
胡　顿　重庆医科大学附属儿童医院
姜楠楠　首都医科大学附属北京儿童医院
宫泽琨　天津市儿童医院 / 天津大学儿童医院
姚红兵　重庆医科大学附属儿童医院
郭继龙　中国医科大学期刊中心
梁　佳　重庆医科大学附属儿童医院
寇　巍　四川大学华西二院
董晓艳　上海交通大学医学院附属儿童医院
程　璐　山东大学附属儿童医院
窦芬芬　山东大学附属儿童医院
潘周娴　中国医学科学院北京协和医院
戴金平　山东省生态环境监测中心

秘　书　吕　璐　潘周娴(兼)

3

序　一

在当今医学领域,随着疾病谱的不断扩展和临床研究的逐渐深入,我们对儿童变应性(过敏性)疾病的认知正经历着前所未有的深化。《临床儿童变态反应学》一书的面世,是一项来之不易的成果,可喜可贺。它凝聚了50余位资深学者的智慧结晶,标志着我国在这一领域的系统性整合和深入探讨。

变应性疾病在儿童群体中的高发病率,使其成为全球公众关注的健康焦点。儿童变态反应学涉及儿科、耳鼻咽喉科、皮肤科、消化科等多个学科专业,不仅是一个综合性学科,更是一门交叉学科。变应性疾病往往表现为多系统、多器官累及,例如儿童变应性鼻炎和哮喘的共病,形成变应性鼻炎-哮喘综合征。儿童的多器官变态反应症状严重影响了患儿的生活质量和生长发育,甚至危及生命。在国内外现有的变态反应学相关专著中,虽然已经有了一些关于儿童变应性疾病的介绍,但仍缺乏对儿童群体的全面而系统的论述。因此,张建基教授和关凯教授主编的这本专著具有重要的学术价值,为本领域从业者提供了一本高水准的临床参考书。

《临床儿童变态反应学》全书内容系统、丰富。从基础到临床系统性地描述了各种儿童变应性疾病的病因、发病机制、诊断和鉴别诊断,以及治疗方案和具体方法;阐述了儿童变态反应的特点,如食物变态反应、药物变态反应、花粉-尘螨-真菌-昆虫变态反应,乃至理化性变态反应、免疫接种变态反应等,详细介绍了儿童变应性疾病的预防策略和个体化综合治疗的新技术与新进展,为临床医生提供全面而深入的知识体系,并促进跨学科的交流合作。

希望读者通过本书的学习,提高对这一重要领域的认识,更好地理解和掌握儿童变应性疾病的规范化诊疗,为儿童健康提供更加专业、全面和高质量的医疗服务。

是为序。

程　雷
中华医学会变态反应学分会第六届委员会主任委员
南京医科大学第一附属医院过敏诊疗中心主任
2023 年 12 月

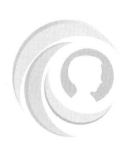

序 二

　　变态反应性疾病已构成全球公众健康问题之一,变态反应学则是古老而又焕发新机的临床与基础医学交叉的学科,它无不渗透在每位儿科医生的实践中。现代医学的迅猛发展促使人们意识到变态反应是一个极其复杂的免疫过程,涉及特应体质的机体对抗原的异常免疫反应,包括超敏与过敏反应、自身免疫性疾病等。儿童变态反应学则是变态反应学的一个分支,并已成为不可分割的极其重要的元素。儿童作为易感人群,其变态反应各年龄期的特点和表现具有相当的特殊性,因此对儿童变态反应学的认识与深入探讨显得尤为重要。在过去的几十年里,儿童变态反应学取得了显著的进展。医学科技的不断创新,如分子生物学、免疫学、遗传学等使我们能够更加深入地研究儿童变态反应的机制和调控,而临床实践和经验的积累也为我们提供了宝贵的资料,有助于我们更好地理解和诊治儿童变态反应性疾病。

　　《临床儿童变态反应学》紧密围绕儿童变态反应疾病,涵盖了儿童变态反应性疾病的各个领域:眼耳鼻咽喉科、呼吸系统、消化系统、皮肤科、食物变态反应、药物变态反应、花粉–尘螨–真菌–昆虫变态反应,乃至理化性变态反应、免疫接种变态反应、妊娠分娩与儿童变态反应疾病等,学科交叉已拓展到妇产科和中医等专业领域,全书内容丰富、图文并茂、扎根基础、突出临床。不仅有变态反应的基本知识、儿童变态反应性疾病的诊断和治疗等诸多方面,还特别强调了儿童变态反应的特殊性和临床实践中的关键问题,为临床医生提供了重要的参考指南。主编张建基和关凯两位教授是儿童变态反应领域的杰出专家,组织并汇集有全国多位儿童变态反应专家共同完成本书的撰写,确保了本书的全面性和学术权威性。

　　借助本书我们将了解到儿童变态反应性疾病的发生机制、诊断方法、预防策略,以及个体化治疗的最新进展;温故而知新地学习到各类变态反应性疾病,如过敏性鼻炎、哮喘、食物过敏等,以及自身免疫性疾病诸多领域;有的放矢地了解到针对每种疾病的临床指导和治疗建议。这将使临床医生能够更精准地诊治儿童变态反应性疾病,提高儿童的生活质量和健康水平。这本书的出版,相信其能够成为医学界知识的源泉,能够促进儿童变态反应学的发展,也真诚希望该书逐步成为儿科临床实践的重要参考工具,应对儿童变态反应性疾病挑战、保障儿童的健康成长是每一位儿科医务工作者的共同责任。

陆 权
上海交通大学医学院附属儿童医院
2023 年 10 月

序 三

　　国外发病率研究表明,变态反应性疾病是全球第三大常见病,多达40%的儿童受到变态反应性疾病的困扰,成为全球公众的健康问题之一。儿童变态反应是一类慢性炎症性疾病,涉及耳鼻咽喉科、呼吸系统、消化系统、皮肤科等学科领域,既是一个综合性学科,又是一个交叉学科,涵盖了儿童变态反应性疾病的多学科领域,其发病的特点不仅仅是单一器官过敏性疾病发病,往往是多发的器官的过敏,如儿童过敏性鼻炎和哮喘往往是同时发病,称作为儿童过敏性鼻炎-哮喘综合征,其中儿童变应性鼻炎疾病在全球发病率最高,达到25%左右,趋于低龄婴幼儿就开始发病。数据显示:1~5岁患儿初始发病率在儿童过敏性鼻炎中占47.9%,我国儿童过敏性鼻炎的发病率在7.83%~20.42%,6~7岁儿童平均总发病率为8.5%,13~14岁儿童平均总发病率为14.6%,此患病率往往高于成人,儿童过敏性鼻炎的过敏症状以及一些合并症状严重影响了患儿的生活质量和生长发育,合并哮喘者甚至可危及生命。

　　近年来,国内外已有关于变态反应性疾病专著,以及一些专科医学书籍中的章节描述了单一器官的变应性疾病的诊治,主要是针对成人的变态反应性疾病。另外,从21世纪初起,医学科技的不断创新,如分子生物学、免疫学、遗传学等使我们能够更加深入地研究儿童变态反应的机制和调控,以及一些诊治新技术,并发表了多篇高质量的论文,以及专家共识和指南,如儿童变应性鼻炎-哮喘综合征中西医结合治疗的专家共识和儿童过敏性鼻炎诊疗的临床实践指南等,但在国内还未有一本系统性的关于儿童变态反应疾病多学科临床诊治的专著。因此,迫切需要一本规范性的临床诊断和治疗儿童变应性疾病领域的此专著,这有助我们更好地理解和诊治儿童变态反应性疾病。

　　《临床儿童变态反应学》是由张建基和关凯教授牵头,组织并汇集有全国数十位不同领域从事儿童变态反应的资深专家共同完成本书的撰写,紧密围绕儿童变态反应疾病,涵盖了儿童变态反应性疾病的多个领域。全书系统地描述了该疾病的发病病因、发病机制,以及诊断和治疗,阐述了儿童变态反应的特点如食物变态反应、药物变态反应、花粉-尘螨-真菌-昆虫变态反应,乃至理化性变态反应、免疫接种变态反应等,以及详细介绍儿童变应性疾病的预防策略和个体化综合治疗的新技术与新进展。本书以临床问题为主轴,从基础到临床全面阐述了儿童变态反应性疾病的内容和当代进展,内容丰富,书中的内容符合我国的实际临床需求,值得阅读和学习,有助于耳鼻咽喉科医生、儿科医生,以及基层医疗机构的全科医生规范诊治儿童变态反应性疾病。

许政敏

复旦大学附属儿科医院

2023年11月

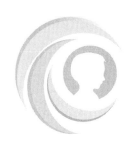

前　言

　　变态反应学是一门新兴的临床学科,也是一门交叉学科。基础医学特别是免疫学、分子生物学等学科的进步推动了变态反应学的快速发展,变态反应学已成为现代临床医学中不可缺少的重要组成部分。临床儿童变态反应学是变态反应学的重要组成部分,具有鲜明的疾病特征,儿童作为易感人群,其变态反应各年龄期的特点和表现具有相对特殊性,因此对儿童变态反应学的认识与深入探讨显得尤为重要。在过去的几十年里,儿童变态反应学取得了显著发展。医学科技的不断创新,如分子生物学、免疫学、遗传学等使我们能够更加深入地研究儿童变态反应的机制和调控,而临床实践和经验的积累也提供了宝贵资料,有助于我们更好地理解和诊治儿童变态反应疾病。

　　长期以来,我国许多儿童医院和妇幼保健院在开展儿童临床变态反应学的工作中,由于缺少规范的参考书,影响了儿童临床变态反应学科医师的培养。历经两年,学组组织全国多家综合医院、儿童医院和妇幼保健院的 50 余名儿童变态反应专家共同完成《临床儿童变态反应学》的撰写,本书紧密围绕儿童变态反应疾病,涵盖了儿童变态反应性疾病的各个领域:眼耳鼻咽喉科、呼吸系统、消化系统、皮肤科、食物变态反应、药物变态反应、花粉-尘螨-真菌-昆虫变态反应,乃至理化性变态反应、免疫接种变态反应、妊娠分娩与儿童变态反应疾病等。从全生命周期,从胎儿开始研究,学科交叉已拓展到妇产科和中医等专业领域。全书共有 28 章,近 90 万字,内容丰富,图文并茂,扎根基础,突出临床。不仅有变态反应的基本知识和儿童变态反应性疾病的诊断和治疗等诸多方面,还特别强调了儿童变态反应的特殊性和临床实践中的关键问题,为临床儿童变态反应医生提供了重要的参考指南。

　　深深感谢所有参编的同道们;特别感谢程雷教授、陆权教授和许政敏教授的指导;向所有帮助过本书编写和出版的老师们致以诚挚谢意!让我们一起,面对历史赋予的光荣使命,自觉承担起我们的责任重担,为中国临床儿童变态反应学科工作的建立与发展作出贡献!由于大部分参编者都是初次参加编写工作,我们深知,无论从学识上还是能力上,本书会有不足之处,我们期待着前辈、同道、同学们提出宝贵的意见,以期再版修订时进一步完善,更好地服务读者。

张建基　关　凯
2024 年 3 月

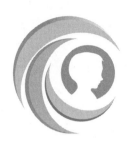

目　录

第一篇

总论

第一章

变态反应学的起源及疾病特点

第一节 变态反应学的起源

变态反应（allergy）也叫过敏反应，是指机体对某些抗原初次应答后，再次接触相同抗原刺激时，发生的一种以机体生理功能紊乱或组织细胞损伤为主的特异性免疫应答。变态反应的发生需要具备：一是发生变态反应的体质，这是先天性遗传决定的；二是有足够抗原的接触。变态反应性疾病已成为全球健康问题，目前全球约 20%~40% 的人群罹患变态反应性疾病，该类疾病成为继心血管系统疾病、肿瘤、糖尿病等排位第六大类的慢性疾病。变态反应学是一门新兴的临床学科，也是一门交叉学科。基础医学特别是免疫学、分子生物学等学科推动了变态反应学的快速发展，人们对变态反应性疾病有了更深刻的认识，变态反应学已成为现代临床医学中不可缺少的重要组成部分，临床儿童变态反应学是变态反应学的重要组成部分，具有鲜明的人群特征与疾病特征。

人类历史上最早记载的严重过敏反应（anaphylaxis）发生在约公元前 2641 年，埃及法老米尼兹被大黄蜂叮咬后由蜂毒引发过敏反应而神秘死亡，"医学之父" Hippocrates（公元前 460 年—公元前 377 年）已经使用 "Asthma" 一词描述呼吸困难和急促，但对病因却无从所知。1819 年，英国医师 John Bostock 在《皇家医学会》（Royal Medical Society）上报道了在夏季出现的眼部和鼻部不适，认为枯草是导致症状出现的病因，因而命名为 "枯草热（hay fever）"，并使用 "夏季卡他（summer catarrh）" 进行描述。1869 年，英国医师 Charles Harrison Blackley 观察了将花粉放置在皮肤破损处所引发的反应，开创了变应原皮肤划痕试验，而 Blackley 本人正是枯草热患者，并在自己身上完成了上述临床试验，1873 年他报道牧草花粉是枯草热的病因。Blackley 还设计出花粉收集器，

将涂有丙三醇（glycerine）的玻璃片安装在风向标上，每 24 小时在显微镜下对玻璃片上的花粉颗粒进行分类和计数，他还尝试将花粉颗粒放入鼻腔、舌、眼结膜、唇和面部皮肤诱发过敏症状，形成了黏膜激发试验的雏形。同样是枯草热患者的美国医师 Morrill Wyman 也对发现枯草热的病因作出了重要贡献：他本人在波士顿行医，发现均患有过敏的全家成员在每年夏季到山区度假时过敏症状会消失，由此怀疑波士顿居所周围的豚草可能是病因；他收集豚草并带到山区度假地后打开并吸入，结果发现过敏症状复现，由此证实了豚草是枯草热病因的推断，并说明了避免接触变应原的治疗意义；他于 1872 年出版的《秋季卡他症（枯草热）》（Autumnal Catarrh : Hay Fever）一书中指出豚草是枯草热病因的同时，还绘制了美国各州的花粉分布图，至此，部分变应性鼻炎（枯草热）患者的致病原因初步揭晓。

进入 20 世纪，现代变态反应学在疾病的发病机制和治疗领域都取得了长足进步。人类历史上第一次出现了 "allergy（变态反应）" 一词，是 1906 年奥地利儿科医师 Clemens von Pirquet 所提出，"allergy" 的含义原出于希腊文 allos 与 ergon 两词，Allos 在希腊语中意为 "变化"（alternate），Ergon 一词在希腊语中意为 "反应"（reaction）。故 allergy 这一新创单词意为 "变化了的反应"（alternated reaction）。20 世纪初叶，西方工业革命进入发展时期，近代物质文明开始启动，但是在那时的医学还相当落后，对大多数人类的常见病依旧缺乏有效的治疗。当时危害及威胁人类健康与生命的首要疾病是烈性传染病，遇瘟疫流行时，欧洲大陆上的大小城镇死亡人数动辄以百万计，人们谈虎色变但又束手无策，就在这时人们发现了血清疗法，利用受染过烈性传染病已痊愈者的血清为正在患同一传染病的人或尚未发病的人注射，可以取得

明显的治疗效果或预防效果，因此血清疗法在当时欧洲盛行，当成千上万的人接受血清治疗的时候，人们发现绝大部分受治者有极好的效果，但于此同时还发现有少数患者在接受血清后，病情不见好转，相反还出现高热、全身淋巴结肿大、关节疼痛、肝脾大、肾衰竭等症状，重者甚至死亡。当时创用此词的原意为血清治疗理应对患者带来良好的治疗反应，而在少数发生血清病的人则是产生了不正常，甚至致死的"变化了的反应"，这实际上是当时对变态反应现象无法提出满意解释的结果。后来，人们把 Clemens von Pirquet 奉为变态反应之祖，1906 年则被认为是现代变态反应学的元年。

1901 年，法国生理学家 Chades Richet 和医师 Paul Portier 在海上航行期间进行了从水母触须中提取毒物的试验，他们将毒素注入狗体内，试图应用疫苗免疫的原理使狗获得对毒素的抵抗力，结果发现，当狗再次接受同样剂量或更小剂量的毒素注射后，很快出现呼吸困难，常在 30 分钟内死亡，由此提出，机体免疫系统在致敏后再次面对抗原暴露会产生严重过敏反应，并创用 "anaphylaxis（严重过敏反应）" 一词以描述机体再次接触抗原后快速发生、可危及生命的失保护状态。Charles Richet 因此而获得 1913 年诺贝尔生理学或医学奖。

1910 年，英国生理学家 Henry Dale 在研究麦角（ergot）的浸出物时发现其中含有一种能使平滑肌收缩的物质，将其命名为组胺；1911 年，他首次在动物小肠壁内发现组胺并明确了它的生理学特性，包括收缩平滑肌和扩张血管等，与变态反应和严重过敏反应（anaphylaxis）发作时出现的症状相似。继而，Laidlaw 报道了大剂量组胺可扩张血管，使毛细血管中的血浆渗出，体温下降，抑制呼吸，与手术引发的创伤性休克症状类似。1927 年，Dale 发现肺和支气管组织中含有大量组胺，并在 1936 年因其在神经信号传导领域的贡献获得诺贝尔生理学或医学奖。

1911 年，英国医师 Leonard Noon 和 John Freeman 在伦敦圣玛丽医院通过使用皮下注射牧草花粉浸出液的方法，控制过敏患者的临床症状，开创了变态反应性疾病的变应原特异性免疫治疗：Noon 医生将梯牧草（timothy）花粉混合蒸馏水封入试管中煮沸 10 分钟，在此过程中维持液体 pH 值为 7.0 以保证变应原活性。通过浸出液滴入花粉症患者眼内引发结膜过敏反应程度来判断浸出液中变应原浓度；采用皮下注射的方法，每 1~2 周提高一次浸出液浓度，并通过眼结膜激发试验评估患者对该浓度变应原浸出液的耐受情况，最终使患者能够耐受花粉传播季节内空气中的花粉变应原。该研究发表在 1911 年《柳叶刀》期刊上。

1921 年，德国卫生学家 Otto Carl W. Prausnitz 和妇科医师 Heinz Kustner 提出过敏状态可以通过血液传递给另一个体，即当把过敏患者的小量血清经皮内注射给健康个体，虽然注射后立即进行过敏原皮试无异常，但在 2 小时后重复过敏原皮试可立即在注射部位出现风团和红斑，该试验过程称为 P-K 反应（Prausnitz-Kustner reaction），证实了过敏患者血液中存在致敏抗体。

我国可能是世界上最早认识过敏病的国家之一。早在两千余年前，我国的医学经典著作《黄帝内经》中就有 "阴气在下，阳气在上，诸阳气浮，无所依从，故呕咳上气，喘也" 的描述，这极似哮喘的症状。汉张仲景所著的《金匮要略》中则有 "咳逆倚息，气短不能卧" 的记载，形象地描述了哮喘患者的症状和体征。这可能是世界上有关哮喘的最早论述之一。在《黄帝内经》和《神农本草经》中都载有用麻黄治疗气喘的方法。这一方法中所用的麻黄，至今仍是中医治疗哮喘的经典处方 "麻杏石甘汤" 中的主药，它较国外应用麻黄素治疗早了两千年；而麻黄素也是我国学者首先从麻黄中提炼出来的。此外，相传神农氏曾告诫孕妇忌食鱼、虾、马肉；我国民间也素有 "食物相克" 和 "忌口" 的说法，这些都说明我国古代对食物过敏已有了粗浅的认识。

我国近代临床变态反应事业始于 1939 年，我国临床变态反应学的先驱者张庆松教授（图 1-1-1）首先在原北平协和医学院附属协和医院耳鼻喉科开创了临床变态反应事业，但只维持了一年多就因战事而被迫中断。1956 年，张庆松教授筹备并恢复了临床变态反应业务。几经磨难，克服了重重困难，并于 1982 年开办了第一届全国临床变态反应学习班，陆续出版了有关变态反应学的多种参考书籍，推动我国临床变态反应事业向全国发展。临床儿童变态反应学是在变态反应学的基础上发展起来的，全国各省市范围的儿童医院和妇幼保健院多数成立了变态反应科或过敏反应科。

为了推动变态反应学的发展，1951 年世界过

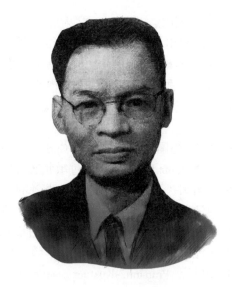

图 1-1-1 张庆松教授

敏组织（World Allergy Organization，WAO）成立，该国际性联合组织的成员涵盖了全世界 108 个国家和地区的变态反应与临床免疫学会。通过与会员学会的合作，WAO 向全球近 100 个国家和地区的会员提供教育计划、研讨会和学术讲座。2005 年 6 月 28 日，WAO 联合各国变态反应学术机构共同发起了对抗变态反应性疾病的全球倡议，将每年的 7 月 8 日定为世界变态反应性疾病日。每年都会提出一个过敏日的主题（表 1-1-1），旨在通过增强对变态反应性疾病的认识，共同来预防过敏反应及变态反应性疾病。

表 1-1-1 世界过敏日/周主题

年份	主题
2005 年	重视和预防变态反应性疾病
2006 年	重视和预防变态反应性疾病
2007 年	关注慢性呼吸道变态反应性疾病
2008 年	认识过敏
2009 年	化妆品过敏综合征
2010 年	摆脱过敏，自在人生
2011 年	摆脱过敏、控制鼻炎、远离哮喘、自在人生
2012 年	关爱儿童过敏
2013 年	关注过敏进程，重视食物过敏
2014 年	摆脱过敏、控制鼻炎、远离哮喘、自在人生
2015 年	预防变态反应性疾病、立刻行动
2016 年	摆脱过敏、控制鼻炎、远离哮喘、自在人生
2017 年	精准出击，摆脱过敏

续表

年份	主题
2018 年	远离过敏有方法
2019 年	食物过敏是全球关注的问题
2020 年	对过敏患者的关爱不会因新冠病毒而停止
2021 年	关注变态反应性疾病尽早对因治疗
2022 年	认识过敏，积极预防
2023 年	预防过敏疾病，促进健康生活

随着变态反应学的发展，变态反应研究工作的深入。变态反应学还在进一步分化，儿童变态反应学（pediatric allergology）是专门致力于儿童变态反应的研究和临床工作，从事这方面工作人员大多来自儿科和其他儿童专科医师，并产生了在儿童变态反应学下的若干分支。

1. 耳鼻喉变态反应学（otolaryngologic allergology） 专门致力于耳鼻咽喉方面的变态反应实验和临床研究，从事此类工作者都为耳鼻咽喉科医师。

2. 呼吸变态反应学（respiratory allergology） 致力于呼吸系统变态反应疾病的研究，从事哮喘（asthma）的基础和实验研究，支气管哮喘的发病率高，通常与变态反应的关系密切。

3. 皮肤变态反应学（dermatologic allergology） 专门从事变态反应皮肤病的研究及临床工作，大多由皮肤科医师中对变态反应有兴趣的人员致力于此工作。

4. 大气生物学（aerobiology） 专门从事大气中各种致敏成分的研究。着重于空气中花粉、真菌、螨类及各种其他生物性或化学性微粒的形态研究与鉴定，工作主要在实验室，但近年亦有些实验室向病人开放，为病人收集环境中的空气样本，进行变应原的检查。

5. 环境医学（environmental medicine） 是从变态反应界中分化出来的一门新兴学科，由于在变态反应临床工作中发现有大批病人发病与环境有关，致力于研究环境与疾病的关系。

6. 临床免疫学（clinical immunology） 致力于各种免疫性疾病的理论和临床研究，国内在一些大中医院建立临床免疫科室，着重于胶原病、风湿病的研究。

学科的发展与儿童变态反应协会的成立、定期举办关于儿童变态反应疾病新技术学术交流和培训是分不开的。中华医学会和中国医师协会的变态反应分会均建立了儿童学组,2019 年,中国妇幼保健协会成立了儿童变态反应专业委员会。从 2019 年起,其连续召开全国儿童变态反应专业高峰论坛,专委会的专家们根据自己的临床经验结合国内外文献制定了一系列适合我国国情的儿童变态反应疾病诊治的指南和专家共识,发表在《中国实用儿科杂志》上,包括《儿童变应性鼻炎诊疗——临床实践指南》《儿童上气道疾病联合治疗专家共识》《抗组胺药治疗婴幼儿变应性鼻炎的临床应用专家共识》《儿童呼吸道变态反应性疾病医疗装置临床实践专家共识》《儿童变应性鼻炎哮喘综合征中西医结合诊疗专家共识》等。这些指南和专家共识的发表对提升专科医生的业务能力和医疗技术起到了一定的指导作用。

在老一辈专家的指导下,在从事儿童变态反应专业医生们的共同努力下,我国儿童变态反应专业学科有了进一步发展,我国临床儿童变态反应工作者在变态反应疾病的特异性诊断、药物变态反应、免疫治疗的改进等方面做出了巨大贡献,并为新时代的儿童变态反应专业健康事业的开拓进取奠定了基础。

(张建基)

第二节　疾病特点

儿童变态反应性疾病的发生发展特点有一定的顺序,婴儿或儿童等生命早期出现某种变态反应性疾病的症状常常预示着其未来将可能发生其他变态反应性疾病,这种现象被称为变态反应进程(allergic march)。这一概念主要用来描述从婴幼儿时期的特应性皮炎到儿童及年龄更长时期的变应性鼻炎、过敏性哮喘等特应性免疫失调相关疾病的进展现象。其特征表现为在某一年龄阶段发生并持续多年的临床症状以及各种临床症状发生的顺序,随着时间的推移,某些症状会变得越来越突出,而另一些症状可能逐渐减轻,甚至完全消失。这一顺序在一定程度上反映了机体适应性免疫的发展与成熟过程,在一定程度上反映了机体对特定变应原的暴露顺序。对特应性体质人群,随着年龄的增长,一般常首先表现为特应性皮炎/湿疹、食物过敏,继之发展为变应性鼻炎、支气管哮喘。

一、儿童变态反应性疾病发作的特点

(一) 发作性

变应性疾病多数在临床上表现有发作性(episodic),此特征尤多见于Ⅰ型变态反应。常于变应原与其特异性过敏抗体结合并激活效应细胞后症状突然发作,快者于抗原抗体作用后数分钟即可出现全身性反应,往往来势凶猛。

(二) 反复性

变应性疾病的又一临床特征是大多数变应性疾病均有频繁反复(recurrent),变应性鼻炎可在一天之内反复发作十余次,也可在数月或数年发作一次,但每次反复临床表现均与上次相似。反复发作的原因可能是由于再次接触过敏原,亦可能由于寒冷、疲劳、精神状态等非特异性因素。多次反复后临床表现可逐渐加重。

(三) 可逆性

各型变应性疾病在早期往往具有可逆性(reversible)。一次发作后可以自行缓解,或出现相当长时间的静止期。在缓解期间患儿如正常个体,一切体征全部消失,不留痕迹。故变应性疾病在可逆期间常被认为是一种功能性病变。但经长期反复成为慢性病变,或可转为不可逆性,则可逐步转化为器质性病变。例如枯草热患者早期,在非花粉季患儿如正常个体,但经若干年反复发作后患儿鼻黏膜可出现息肉样变或鼻息肉,肺部可出现肺气肿,这些病变则属不可逆病变。临床症状也可由季节性发作转为常年发病。

(四) 特应性

特应性(atopic)或称过敏体质(atopic constitution),变应性疾病往往发生于过敏体质的患儿。在临床上常表现为同一患儿兼患多种变应性疾病。近系血缘亲属中常有多人患有变应性疾病,或在同一患儿先后罹患多种变应性疾病。在临床上约 60%~70% 患儿可共患两种或两种以上的变应性疾病。约有 50% 患儿直系亲属过敏史阳性。甚至在不同年龄,同一患儿的过敏临床表现可以在不同器官或系统间转换。

(五) 间歇性

多数变应性疾病在临床上表现有发作的间歇性(periodic),两次发作之间有一段病情相对稳定的缓解期,其间歇时间可长可短,取决于脱离变应原接触的时长,有些变应原是在环境中间歇存在,如花粉每年只出现一段时间,故其间歇期可长达近一年。此外,在每次过敏发作延续一段时间后即使变应原依旧存在,患者症状有可能出现间歇状态,可称之为不应期(refractory period),这可能是由于体内特异性抗体暂时耗竭或休克器官疲劳的结果。

(六)个体差异性

临床表现可出现个体差异性,或轻或重,重者甚至出现严重过敏反应。

二、影响儿童变态反应发病的因素

变态反应,这里主要指IgE介导的I型变态反应。其发病主要受遗传和环境两方面的影响,但也与年龄因素有关。

(一)遗传因素

应用分子生物学来研究变态反应发病的遗传基因问题,发现第4、5、7、11对染色体的某一段基因和特应性有关。目前认为特应性的遗传是由多基因决定的。

(二)环境因素

易患变态反应的婴儿,其发病形式和可能性受出生月份、喂养方式、婴儿期感染和生活环境等的影响。人乳喂养的婴儿变态反应的发生率较牛奶喂养者低,但其保护效果也是短暂的。出生于某种花粉、真菌、屋尘、尘螨相关变应原浓度高的季节或环境中的婴儿易于早致敏。婴儿暴露于家畜,也会增加以后发生对该动物过敏的危险。这可能与免疫系统不成熟有关。因此,婴儿所处环境暴露对变态反应的发病十分重要,这也为变态反应疾病的环境性预防和治疗提供了充分的依据。

(三)年龄因素

在整个儿童阶段,特应性皮炎是最早发生的特应性疾病。呼吸道变态反应发病与儿童年龄也有一定关系,两岁以内的小儿对花粉、真菌和尘螨敏感的极少,这个年龄组发生的喘息症状应首先考虑为感染所致,其次为进食过敏食物。2~3岁时,长期地暴露于具强变应原性的吸入类变应原,如猫、狗等的环境中,也可引起发病。变应性鼻炎可发生于任何年龄,甚至婴儿时期,但因其症状不典型,极易被家属或医生误认为感冒,故在临床上婴幼儿变应性鼻炎的诊断不多。发病时患儿常因鼻痒而揉鼻,致鼻梁下1/3处出现横向皱褶,即"过敏性敬礼"体征。鼻窦黏膜是鼻黏膜的延伸,任何累及鼻黏膜的变态反应炎症损害均会波及鼻窦,

由于小儿鼻窦发育滞后,鼻窦炎在2岁后逐渐增多。分泌性中耳炎是小儿常见的变应性疾病。3岁以后,吸入类变应原引发呼吸道过敏症逐渐增多。真菌过敏多见于5岁以内儿童。花粉过敏通常在5岁后增多,这与花粉致敏至少需要两年时间有关。

三、儿童变应性疾病常具有的共同临床表现

变应性疾病是由于免疫反应异常所引发的一组疾病,其致病机制相同,因此其临床表现存在如下共同特征。

(一)发病来去急骤

大多数I型变应性疾病均有发作快、缓解亦快的特点。有的每次发作仅数分钟,多数一次发作数小时后症状缓解。一旦症状消退,不留任何痕迹。例如急性荨麻疹可于数分钟内皮肤风团遍及全身,但经过1~2小时即渐消失,最终完全恢复正常。

(二)好发于呼吸、消化、皮肤等系统

由于I型变态反应多数由外源性过敏原造成,呼吸系统、消化系统及皮肤系统则是机体接触外来抗原的第一线,也往往是过敏症状体征最先出现的地方。

(三)常按变应原分布规律而表现季节性或时令性

例如树类花粉的过敏好发于春季,杂草类花粉的过敏好发于秋季,真菌过敏好发于雨季,而室内尘螨、真菌过敏则常年均可发作。

(四)I型变态反应的病理生理学改变

以水肿、分泌物增多、平滑肌痉挛、嗜酸细胞增多为主。患者临床表现因而常表现为肿、痒、皮疹、憋喘、绞痛、流涕等症状。

(五)变应性体质

变应性疾病的发生,在很大程度上取决于机体的过敏素质,亦称"过敏体质"(allergic constitution)。这意味着患者可能有如下异常:

1. 特异性IgE(specific IgE,sIgE)生成能力强于常人。

2. IgA生成能力低于常人,无法有效阻止外来过敏原进入体内引发致敏。

3. 消化道黏膜的通透性增高,致使食入性过敏原易于吸收进入体内。

4. 体内IgG或IgM的水平偏低。

5. 先天或后天性的腺苷酸环化酶或环磷酸腺苷（cyclic adenosine monophosphate，CAMP）的水平低落，使 β 受体不敏感或使靶细胞易于释放活性介质。

6. 体内对组织胺、白细胞三烯、五羟色胺、激肽等活性介质的耐受力低下，或体内组织胺等活性介质的水平较正常人升高。

7. 体内组织胺酶的水平低下，使组织胺的调节降解能力不足。

8. 前列腺素区的形成能力低下，使 β 受体处于抑制状态。

9. 胆碱酯酶功能不足或乙酰胆碱水平增高，使机体副交感神经激惹阈值下降。

以上这些因素在很大程度上均取决于个体的遗传素质，是很难通过一般的治疗加以改变的。

（六）变态反应的多原性和多变性

在同一位变态反应患儿，引起发病的致敏因素往往是多种多样的，单一过敏原引起的变应性疾病在临床上只占少数，大多数患儿往往一身兼有多种过敏诱因。例如花粉过敏患儿往往同时兼有对屋尘、真菌等的过敏，在致敏花粉之中，亦往往一人兼有对多种花粉的过敏，如对蒿属花粉过敏者往往亦对向日葵、葎草等花粉抗原有阳性反应。限于目前对变态反应的特异性诊断方法尚未完善，因此不少患儿经过治疗 虽能减轻或缓解病情，但不易根治。对任何变态反应患儿，均应进行动态观察。患儿可以随意活动，变换生活环境，即使患儿足不出户，亦可以有气候寒暖、体力运动的强弱、精神紧张度的高低、饮食衣着的改变、工作忙闲的差别等物理、化学、情绪等的变化。

四、影响儿童变态反应临床表现的因素

（一）体质因素

过敏体质是导致变态反应的内因。一般来说，父母双方均有变应性疾病者，其子女产生变态反应的概率大，临床表现重而广泛，且起病年龄常较早，治疗亦较困难。父母一方有变应性疾病者，子代患变应性疾病概率较低，临床表现较轻而局限，起病亦较晚。有人认为母方的变应性素质造成子代罹患变应性疾病的影响比父方明显。父母双方均无变应性疾病者，子代的发病机会更少，一旦发病，临床表现可能较轻，持续时间亦较短。但由于人类的亲缘关系复杂，且有显性、隐性之分，很难追溯清楚。而且过敏的发生与后天的环境关系同样非常密切，故变应性疾病的临床表现并不一定符合遗传规律。Wuthrich 等发现有遗传溯因的孪生子中单卵孪生的变应性疾病发生率高于双卵孪生：单合子孪生者中有 56.7% 的 IgE 增高，而双合子孪生者中仅有 20% 的 IgE 增高。说明遗传素质确为影响变应性疾病临床表现的重要因素。

（二）病理反应因素

变应性疾病临床表现在很大程度上取决于患者的病理变化类型。如果病变以毛细血管的扩张和通透性增高为主，则其临床表现主要有水肿、分泌物增多、皮疹、瘙痒、血压下降、一过性皮肤黏膜的充血、潮红等。如病变以平滑肌的痉挛为主，则以呼吸困难、哮喘、腹绞痛、子宫出血等为主。如以血小板凝集、血管内凝血为主，则可出现出血、凝血、紫癜等。

（三）活性介质因素

变应性疾病临床表现亦受效应细胞所释放化学活性介质的成分与数量的影响。如以释放组织胺为主，则主要表现为血管通透性增高、毛细血管充血、组织水肿等。如以释放白三烯为主，则表现为支气管、肠道、胆道等的持续性平滑肌痉挛。如以释放前列腺素 D_2 为主，则可能引起血压骤降、心律增快等临床表现。

（四）致敏变应原的质量因素

导致变应性疾病的致敏变应原有强有弱。例如在各种致敏花粉中以豚草及蒿属花粉致敏性较强，一旦致敏产生，临床表现亦较重。变应原数量亦直接影响变应性疾病临床表现。少量的致敏药物可能引起的仅是皮痒、皮疹，而摄入同种大量的致敏药物则可引起剥脱性皮炎、过敏性休克。

（五）变应原接触的途径

相同的变应原通过不同的接触途径可以导致不同的临床表现。吸入变应原常可诱致呼吸道过敏。体表接触则以引起皮肤反应最为常见。食入变应原则以引起消化系统过敏较常见。注入变应原可能导致过敏性休克，诱发多系统过敏表现。

（六）生物节律因素

经过临床观察，发现不少变应性疾病临床表现有生物节律性（biological rhythm）。不少过敏病好发于晚间及清晨时，而白天毫无症状。曾有人将哮喘患儿安置在暗室中，但其发病仍显示有昼夜差异。治疗变应性疾病时，在一天的不同时间给药效果亦有明显的昼夜差异。测定人体血及尿皮质激素水平，发现有明显的昼夜生物性节律差异。哮喘患儿监测日间肺功能变异水平，也发现

呼气峰值流量在 24 小时内呈现节律性改变。

（七）环境因素

变应性疾病临床表现与环境有密切的联系：花粉过敏患儿在花粉地区及花粉季节发病，而且在花粉季血清中对致敏花粉的 sIgE 也往往增高，说明环境致敏因素对过敏发作有密切的关系。

患儿的精神、情绪、营养状态、年龄、性别、体力等均可能影响变应性疾病的临床表现。忧郁、激动、体力消耗等可加重变应性疾病的临床表现。营养不良亦可加重病情，过敏性湿疹多见于婴儿，过敏性结膜炎、过敏性紫癜等则多见于青少年。

（张建基）

参 考 文 献

1. 叶世泰 . 变态反应学［M］. 北京：科学出版社，1998.
2. 张罗，韩德民 . 变态反应科学简史［J］. 中国耳鼻咽喉头颈外科杂志，2007，14（7）：445-448.
3. 刘光辉 . 临床变态反应学［M］. 北京：人民卫生出版社，2014.
4. 中国妇幼保健协会儿童变态反应专业委员会 . 儿童上气道炎症性疾病联合治疗专家共识［J］. 中国实用儿科杂志，2021，36（12）：897-903.
5. 许政敏，刘大波 . 临床儿童耳鼻咽喉头颈外科学［M］. 北京：人民卫生出版社，2022.
6. 中国妇幼保健协会儿童变态反应专业委员会 . 儿童呼吸道变态反应性疾病医疗装置临床实践专共识［J］. 中国实用儿科杂志，2022，37（5）：321-327.

第二章

免疫学基础

第一节 概 论

免疫细胞和分子针对外源生物性物质所产生的反应称之为免疫应答（immune response），而研究免疫系统结构和功能的学科称之为免疫学（immunology）。临床儿童免疫学是一门研究儿童免疫系统结构与功能、免疫相关疾病发生机制，以及免疫学诊断与防治手段的科学。

生命科学家发现，人体在对外环境的应答中除了神经和内分泌反应以外尚存在着免疫性应答的反应模式，这一发现奠定了免疫学诞生与发展的基础。任何外环境的物理和化学因素的刺激均可启动机体神经系统和内分泌系统的应答，使机体做出"趋利避害"的反应。

儿童生存的环境中存在大量微生物，有病毒、细菌、真菌、原生动物和多细胞寄生虫。如果上述微生物入侵人体，由机体哪一个系统负责对其产生反应，反应物质是什么，如何反应？在历经两个世纪的科学探索之后，科学家们获得了明确的答案：是免疫系统以抗体、细胞因子等免疫分子和淋巴细胞、巨噬细胞等免疫细胞以免疫应答的方式对外源生物性刺激（免疫学家将其称之为抗原）产生反应，其结果是有效地将抗原清除到体外，从而确保自身稳定。

本章概要介绍免疫系统的定义、概论及分型，主要阐述了变态反应介质和 IgE 介导的疾病。

（胡颋，姚红兵）

第二节 定义及分类

适应性免疫应答可提供针对细菌、病毒、寄生虫及真菌所致感染的特异性防御。特别是对外源性微生物或毒素的刺激产生快速的反应。但是，某些免疫应答过程则产生异常的或不适当病理反应，表现为组织损伤和/或生理功能紊乱，称之为超敏反应（hypersensitivity）。

1963 年，Coombs 和 Gell 根据反应发生的速度、发病机制和临床特征将超敏反应分为 I、II、III 和 IV 型。I、II、III 型超敏反应由抗体介导；而 IV 型超敏反应由 T 细胞介导，可经细胞被动转移。

一、I 型超敏反应

I 型超敏反应（type I hypersensitivity）在四型超敏反应中发生速度最快，一般在第 2 次接触抗原后数分钟内出现反应，故称速发型超敏反应（immediate hypersensitivity）或变态反应（allergy）。1966 年，Ishizaka 发现并证实 IgE 抗体是介导 I 型超敏反应的主要因素。此后，I 型超敏反应的发病机制、特异性体外诊断方法、变应原鉴定、纯化技术和临床干预治疗手段等研究领域均获得快速的发展。变应原、肥大细胞、嗜酸性粒细胞、嗜碱性粒细胞和 IgE 介导的超敏反应是诱发 I 型超敏反应的始动因素。凡经吸入、食入、接触等途径进入体内后能引起 IgE 抗体产生，并导致变态反应发生的抗原性物质称为变应原（allergen）。

肥大细胞和嗜碱性粒细胞表面高亲和性 IgE Fc 受体介导 I 型超敏反应发生，肥大细胞和嗜碱性粒细胞均来自髓样干细胞前体。肥大细胞可分为两种类型：一类主要分布于皮下小血管周围的结缔组织中，称为结缔组织肥大细胞；另一类主要分布于黏膜下层，称为黏膜肥大细胞。嗜碱性粒细胞主要分布于外周血中，数量较少，它们也可被招募到变态反应部位发挥作用。肥大细胞和嗜碱性粒细胞表面具有高亲和性 IgE Fc 受体（FcεRI），胞质内含有类似的嗜碱性颗粒。它们被变应原激活后，释放的生物活性介质也大致相同。

嗜酸性粒细胞主要分布于呼吸道、消化道和泌尿生殖道黏膜组织中，在血液循环中仅有少量存在。通常嗜酸性粒细胞不表达 FceRI。当它们被某些细胞因子如 IL-3、GM-CSF 或血小板活化因子（PAF）激活后，可表达 FceRI，并使表面 CR1 及 FcγR 表达增加。该变化导致细胞脱颗粒，释放一系列生物活性介质。生物活性介质可杀伤寄生虫和病原微生物，也可引起组织细胞损伤。

变应原-IgE 复合物结合致敏肥大细胞表面 IgE FCERI，促发过敏介质释放，导致 I 型超敏反应发生。IgE 的产生和调节是发生 I 型超敏反应的关键因素。IgE 产生主要受四个因素调节，即遗传因素、接触变应原的机会、抗原的性质和 Th 细胞及其产生的细胞因子。

遗传因素主要与特应症有关，常见在一个家庭成员中高 IgE 水平与特应症（atopy）发生之间存在相关性。特应症是一类与遗传密切相关的速发型变态反应，也就是过敏性素质（体质）或对环境中常见抗原产生 IgE 抗体应答的倾向性，对变态反应性疾病的易感性。与正常人相比，他们的血清 IgE 明显升高，肥大细胞数量较多而且胞膜表达的 FceRI 较多。家系调查表明，特应症由常染色体显性遗传，但同一家系中的不同成员所患特应症的过敏原可以不同。他们产生高 IgE 抗体的能力可能与 MHC I 类分子中的某些特殊位点有关。

抗原性质和进入途径影响超敏反应的发生，以相同途径进入人体的抗原，有的引起强速发型超敏反应，有的则不能。虽然确切原因尚不十分清楚，但可能与抗原本身的特性，特别是 T 细胞识别表位的特性有关。

有些蛋白质抗原与有利于 IgE 抗体生成的具有佐剂作用的物质天然共存，如在同一寄生虫体内可能同时存在具有抗原和佐剂效应的组分。又如在接触环境中变应原时，伴有呼吸道病毒感染则对总-IgE（total IgE，T-IgE）和特异性 IgE（specific IgE，sIgE）抗体的产生起佐剂作用。近 30 年来变态反应性鼻炎和哮喘发病率的增加与空气污染和柴油废气排放的增加成正相关。第 2 次接触抗原的途径与速发型反应的类型可能有关。全身性过敏反应一般与抗原直接进入血液循环有关。Th 细胞和细胞因子可调控 I 型超敏反应的发生与发展已被证实，IgE 抗体的类别转换取决于 Th 细胞。Th1 细胞分泌 IL-2、IFN-γ 和 TNF-β 等诱导细胞免疫应答、巨噬细胞活化、补体结合型抗体生成的关键细胞因子；Th2 细胞分泌的 IL-4、IL-5、IL-6、IL-9、IL-10 和 IL-13 等是在抗体形成及变态反应

过程中发挥作用的细胞因子，Th1 和 Th2 细胞之间通过细胞因子互相调节。

已有多项研究发现，超敏反应与变应原特异性 Th1 和 Th2 细胞平衡失调有关，为 Th2 细胞反应性过强所致。过敏儿童的局部 T 细胞数量增加，并表达高水平的 Th2 型细胞因子和受体，出现一个 Th2 细胞高反应状态。如果反复发作，并发慢性炎症损伤时，Th2 型细胞因子表达升高的同时，Th1 型细胞因子 IFN-γ 表达也随着升高。经治疗缓解后，患者外周血单个核细胞的 Th2 型细胞因子表达水平和局部变应原特异性 T 细胞数量下降。

肥大细胞与 Th2 细胞相似，能够分泌 IL-4 和 IL-5，但不分泌 IFN-γ 和 IL-2。GM-CSF、IL-3、IL-4、IL-9 和组胺释放因子（histamine releasing factors，HRFs）等能影响肥大细胞数目、活化状态及组胺等介质释放的细胞因子，可使变态反应加重。HRFs 可由多种细胞产生，主要作用是使嗜碱性粒细胞脱颗粒和释放组胺。有研究表明，调节性 T 细胞也与 I 型超敏反应有关。

I 型超敏反应的介质使血管通透性增强、腺体分泌增加、平滑肌痉挛等。肥大细胞等细胞释放的介质按其作用方式可归成三类：一是具有趋化活性的物质，包括中性粒细胞趋化因子（neutrophil chemotactic factor，NCF）、嗜酸性粒细胞趋化因子（eosinophil chemotactic factor，ECF-A）和 LTB4，其作用是将中性粒细胞等炎性细胞吸引到肥大细胞活化应答的部位；二是致炎物质，包括组胺、PAF、类胰蛋白酶和激肽原酶，它们引起血管舒张、水肿和组织损伤；三是致痉挛物质，包括组胺、前列腺素 D_2、LTC4 和 LTD4，它们直接引起支气管平滑肌痉挛。

组胺与靶细胞上的特异性受体结合，组胺受体有 H1、H2、H3、H4 四种，很多种类的细胞均有组胺受体。前列腺素 D_2、白三烯和血小板活化因子这三类新合成的介质均为脂类介质。PGD2 与平滑肌细胞上的受体结合，是血管扩张剂和支气管收缩剂。阿司匹林和其他非甾体抗炎药能通过抑制环氧合酶作用途径阻断 PGD2 的合成。

肥大细胞产生的 LT 与平滑肌细胞上的特异性受体结合，引起长时间的支气管收缩。若注入皮内，则产生长时间的红肿反应。LT 在速发型超敏反应的迟发相反应（4~6 小时出现反应）中起重要作用，是引起支气管收缩的主要介质。

PAF 主要由嗜碱性粒细胞产生，具疏水性，

在胞浆内可被酶迅速破坏。PAF 有直接收缩支气管的作用,引起内皮细胞退缩和松弛血管平滑肌。PAF 在 I 型超敏反应的迟发相中能激活炎症性白细胞。

变应性鼻炎、支气管哮喘、特应性皮炎和食物过敏为 I 型超敏反应常见的疾病。

I 型超敏反应性疾病涉及皮肤、呼吸道、耳鼻咽喉、眼、消化道、血液系统、神经系统和循环系统等。

预防和治疗 I 型超敏反应主要有以下措施:一是明确变应原并回避暴露,进行特异性脱敏治疗;二是采用药物防治,抑制生物活性介质合成和释放、拮抗其效应并改善效应器官反应性,采用抑制生物活性介质合成和释放的药物。

采用生物活性介质拮抗药物。这类药物主要包括苯海拉明、氯苯那敏、异丙嗪等抗组胺药物,可通过与组胺竞争结合效应器官细胞膜上组胺受体而发挥抗组胺作用;肾上腺素不仅可解除支气管平滑肌痉挛,还可使外周毛细血管收缩升高血压,因此,在抢救过敏性休克时具有重要作用。葡萄糖酸钙、氯化钙、维生素 C 等除可解痉外,还能降低毛细血管通透性和减轻皮肤与黏膜的炎性反应。

二、Ⅱ型超敏反应

Ⅱ型超敏反应(type Ⅱ hypersensitivity)是由 IgG 和 IgM 类抗体与靶细胞表面抗原结合后,通过募集和激活炎性细胞及补体系统所致的以细胞裂解和组织损伤为主的病理性免疫反应。所以,Ⅱ型超敏反应也称抗体依赖的细胞毒超敏反应、溶细胞型或细胞毒型超敏反应。这些抗体能与自身抗原或与自身抗原有交叉反应的外来抗原特异性结合,这些自身抗体可以与靶抗原结合或以游离形式存在于血液循环中。抗体、补体、巨噬细胞和 NK 细胞均参与该型反应。该型反应中的靶细胞主要是血细胞和某些组织成分。

Ⅱ型超敏反应中最常见的形式是由直接针对细胞或组织上的抗原并能结合补体 IgG 和 IgM 类抗体所引起,细胞表面抗原与相应抗体结合导致细胞崩溃死亡、组织损伤或功能异常。参与Ⅱ型超敏反应的抗原、抗体及组织损伤机制分述如下:

抗原Ⅱ型超敏反应中的靶细胞主要是血液细胞,白细胞、红细胞和血小板均可成为反应的攻击目标。肺基底膜和肾小球毛细血管基底膜由于特殊的解剖学结构也是常见的损伤部位。

抗体介导Ⅱ型超敏反应的抗体主要属 IgG 和 IgM 类,是针对自身细胞或组织抗原的,因此,多为自身抗体。IgM 为五聚体,能最有效地结合抗原、激活补体和介导吞噬作用。IgG 的 CH2 和 IgM 的 CH4 功能区均有与 C1q 结合的位点。

抗细胞表面受体、抗激素、抗交叉抗原等自身抗体也具有重要致病作用。Ⅱ型超敏反应可导致多种疾病:同种不同个体间的Ⅱ型超敏反应可引发输血反应、新生儿溶血症及移植排斥反应、肺出血肾炎综合征(Goodpasture 综合征)、自身免疫性受体病、甲状腺功能亢进(Graves 病)、重症肌无力、胰岛素抗性糖尿病、交叉反应性抗原的抗体所致的疾病、Ⅱ型超敏反应与某些药物反应有关。

三、Ⅲ型超敏反应

Ⅲ型超敏反应(type Ⅲ hypersensitivity)的抗体与Ⅱ型超敏反应中的抗体相似,主要也是 IgG 和 IgM 类抗体。但不同之处是这些抗体与相应可溶性抗原特异性结合形成抗原抗体复合物(免疫复合物),并在一定条件下沉积在肾小球基底膜、血管壁、皮肤或滑膜等组织中。免疫复合物激活补体系统,产生过敏毒素和吸引中性粒细胞在局部浸润;使血小板聚合,释放出血管活性胺或形成血栓;激活巨噬细胞释放炎性细胞因子。结果引起以充血水肿、局部坏死和中性粒细胞浸润为特征的炎症性反应和组织损伤,此型超敏反应亦称免疫复合物介导的超敏反应(immune complex-mediated hypersensitivity)。

抗原抗体免疫复合物激活补体及炎性介质释放引发组织损伤,可溶性免疫复合物的形成与沉积是Ⅲ型超敏反应的始动环节,受以下因素影响:

(1)循环免疫复合物的大小是一个主要因素,因很小的免疫复合物容易从肾排出,或在血液中循环,不易发生沉积,大的免疫复合物易被单核吞噬细胞吞噬和清除。

(2)机体清除免疫复合物的能力与免疫复合物在组织中沉积的程度成反比。循环免疫复合物的清除由单核吞噬细胞系统以及结合补体蛋白质的功能的完整性所决定。吞噬细胞功能缺陷促进免疫复合物持续存在并继而在组织中沉积。

(3)解剖和血流动力学因素对于决定免疫复合物的沉积位置是重要的。为行使形成尿液或滑膜液的功能,肾小球和滑膜中的毛细血管是在高流体静压下通过毛细血管壁而超过滤的,因此它们成为免疫复合物最常沉积的部位之一。

（4）炎性介质也促进免疫复合物沉积。免疫复合物与炎性细胞结合并刺激它们在局部分泌细胞因子和血管活性胺等介质,使血管通透性增加。并由于内皮细胞之间的间距增大而增加了免疫复合物在血管壁的沉积,结果放大了组织损伤,使病情加重。在体内,免疫复合物形成的结局不但取决于抗原和抗体的绝对量,而且还取决于它们的相对比例。抗原抗体的相对比例决定了复合物的性质以及在体内的分布。

常见的Ⅲ型超敏反应性疾病分为局部免疫复合物病和全身性免疫复合物病。

（1）局部免疫复合物病:Arthus 反应、对吸入抗原的反应。

（2）循环免疫复合物所致的全身性免疫复合物病:血清病、免疫复合物性肾小球肾炎、复合物在身体其他部位的沉积(脉络膜丛、神经组织、表皮与真皮连接的基底膜等)。

四、Ⅳ型超敏反应

与上述的由特异性抗体介导的 3 种类型的超敏反应不同,Ⅳ型超敏反应(type Ⅳ hypersensitivity)是由特异性致敏效应 T 细胞介导的细胞免疫应答的一种类型。该型反应均在接触抗原 24 小时后才出现,故称为迟发型超敏反应(delayed type hypersensitivity,DTH)。DTH 可见于胞内寄生菌如分枝杆菌、单核细胞增多性李斯特菌、病毒、真菌的感染,某些简单化学物质引起的接触性皮炎,以及器官移植中的排斥反应。

（一）CD4T 细胞介导Ⅳ型超敏反应并引发组织损伤

急性 DTH 是细胞介导的免疫应答的一种形式。在反应中,CD4⁺T 细胞识别可溶性蛋白质抗原,CD8⁺T 细胞识别细胞内微生物抗原,它们通过分泌细胞因子对抗原进行应答。其中 TNF 激活毛细静脉的血管内皮细胞将中性粒细胞、淋巴细胞和单核细胞募集到组织中并清除掉。但如抗原持续存在,则单核细胞中处于慢性活化状态,并分泌更多细胞因子和生长因子,最后损伤组织被纤维组织所代替。在 DTH 早期,炎症浸润细胞中富集具有活化细胞表型特征(如 IL-2 受体 PS5 表达增加)的 CD4⁺T 细胞和活化的单核细胞。而 DTH 晚期,上皮单核细胞和巨细胞与成纤维细胞和新血

管数目均有增加。

（二）常见的Ⅳ型超敏反应性疾病

接触性皮炎是一种由 T 细胞介导、环境中抗原所诱导的湿疹样皮肤病。引起本病的抗原主要是天然的或合成的有机化合物和金属,如镍、染料、磺胺等药物和植物等。在美国 50% 的接触性皮炎由这两种抗原引起。外来半抗原物质可能与朗格汉斯细胞表面分子结合形成新抗原,富含 MHC 分子的朗格汉斯细胞将抗原加工处理并提呈给 T 细胞。病理特征为小静脉周围有淋巴细胞浸润包绕,上皮细胞有水疱和坏死,有嗜碱和嗜酸性粒细胞、间隙纤维蛋白沉积、皮肤和上皮水肿。急性皮损表现为红肿和水疱,重症者可有剥脱性皮炎,慢性表现为丘疹和鳞屑。

移植排斥反应发生时 B 细胞和 T 细胞均参与移植排斥反应,但迟发型超敏反应的一个显著临床表现是移植排斥反应。传染病的中Ⅳ型超敏反应的组织损伤与感染关系密切,结核病时的肺空洞形成、干酪化和全身毒血症,以及麻风病患者皮肤肉芽肿均与细胞介导的超敏反应有关。

(胡頔,姚红兵)

第三节 变态反应介质

Ⅰ~Ⅲ型超敏反应由抗体介导,可经血清被动转移;而Ⅳ型超敏反应由 T 细胞介导,可经细胞被动转移。

一、Ⅰ型变态反应介质

Ⅰ型超敏反应(type Ⅰ hypersensitivity),又称速发型变态反应(immediate hypersensitivity),是致敏机体再次接触相应变应原时所发生的急性变态反应,其发生机制是由结合在肥大细胞、嗜碱性粒细胞上的 IgE 与再次接触的变应原结合后导致肥大细胞和嗜碱性粒细胞脱颗粒,释放一系列生物活性物质,导致机体生理功能紊乱。

生物活性介质可分为预合成的和新合成的。预合成介质在细胞激活之前预先形成并储存在颗粒中,而新合成介质或者在靶细胞激活后合成,或者在脱颗粒过程中通过膜磷脂的分解释放。预合成的介质主要包括组胺、蛋白酶、嗜酸性粒细胞趋化因子、中性粒细胞趋性因子和肝素。新合成介质包括血小板活化因子、白三烯、前列腺素、缓激肽,以及各种细胞因子和趋化因子(表 2-3-1)。

表 2-3-1 肥大细胞源性介质的作用

作用方式	介质名称	合成方式	效应
趋化	NCF	预合成	中性粒细胞
	ECF-A	预合成	嗜酸性粒细胞
	LTB4	新合成	单核细胞 嗜碱性粒细胞
致炎	组胺	预合成	血管舒张和血管通透性
	PAF	新合成	形成小血栓
	类脂蛋白酶	预合成	蛋白水解酶活化 C3
	激肽原酶	预合成	作用于激肽→血管舒张→水肿
致痉	组胺	预合成	致痉剂使支气管平滑肌收缩、黏膜水肿和黏液分泌
	PGD2	新合成	
	LTC4	新合成	
	LTD4	新合成	

注:LTs:白三烯;PGD₂:前列腺素 D₂;PAF:血小板活化因子;NCF:中性粒细胞趋化因子。

(一) IgE

免疫球蛋白 E(immunoglobulin E,IgE)由变应原入侵部位黏膜下固有层淋巴组织中 B 细胞产生,对同种组织细胞具有亲嗜性,其 Fc 段可与肥大细胞和嗜碱性粒细胞表面的 IgE Fc 受体(FcεRI)结合,产生桥联反应,使这些细胞被激活,引起一系列酶促反应,导致致敏细胞通过脱颗粒或激活磷脂酶等方式,释放一系列生物活性介质,导致 I 型超敏反应发生。IgE 的产生和调节是发生 I 型超敏反应的关键因素。IgE 在皮肤和鼻咽、扁桃体、支气管、胃肠道黏膜内,通过与肥大细胞和嗜碱性粒细胞表面的特异性受体结合后含量丰富,表明 IgE 在局部的免疫防御机制中起到重要作用。这些部位也是变态反应的好发部位。当患有哮喘、变应性鼻炎、荨麻疹和寄生虫病时,患者血清中的 IgE 水平升高。

(二) 颗粒内储存的预合成的介质

1. 组胺(histamine,H) 组胺由组氨酸经组氨酸脱羧的作用形成,是肥大细胞颗粒的主要成分,约占颗粒重量的 10%。其生物学效应在肥大细胞激活后几分钟内可出现。一旦从肥大细胞释放,组胺会结合四种不同的组胺受体之一,分别为 H1、H2、H3 和 H4。这些受体具有不同的组织分布,并对组胺的结合产生不同的效应。

组胺在变态反应中的大多数生物学效应是通过组胺与 H1 受体的结合介导的。组胺与 H1 受体结合诱导肠道和支气管平滑肌收缩,增加小静脉的通透性,增加黏液分泌。组胺与 H2 受体的相互作用增加了血管通透性(由于内皮细胞的收缩)和血管扩张(通过放松血管平滑肌),刺激腺体,导致腺体分泌增加。组胺与肥大细胞和嗜碱性粒细胞上 H2 受体的结合抑制脱颗粒,因此,组胺最终对介质的进一步释放产生负反馈调节作用。H4 受体介导肥大细胞的趋化。因此,组胺具有使毛细血管扩张、通透性增强,平滑肌痉挛,腺体分泌增多,作用于神经末梢致奇痒的作用。

2. 激肽原酶(kininogenase) 促进血浆中的缓激肽和其他激肽类物质的转换和释放,参与迟发相变态反应,导致平滑肌收缩、毛细血管扩张、通透性增强,刺激痛觉神经产生疼痛。

3. 嗜酸性粒细胞趋化因子(eosinophil chemotactic factor,ECF-A) 由肥大细胞和嗜碱性粒细胞脱颗粒,吸引嗜酸性粒细胞向局部聚集,嗜酸性粒细胞通过释放组胺酶灭活组胺,释放芳基硫酸酯酶灭活血小板活化因子,同时也可直接吞噬和破坏肥大细胞和嗜碱性粒细胞脱出的颗粒,从而对 I 型超敏反应起负调节作用。

4. 中性粒细胞趋化性因子(neutrophil chemotactic factor,NCF) 由肥大细胞和嗜碱性粒细胞脱颗粒释放,NCF 和中性粒细胞表面的受体结合后,使中性粒细胞趋化。

5. 蛋白酶(protease) 由肥大细胞活化脱颗粒释放,主要包括类胰蛋白酶(tryptase)、类糜蛋白酶(chymase)。类胰蛋白酶是一种中性丝氨酸蛋白酶,是储存在肥大细胞颗粒中最丰富的一种介质,占肥大细胞总蛋白的 20%,几乎只由肥大细胞释放。类糜蛋白酶是肥大细胞分泌的另一种蛋白酶,占肥大细胞总蛋白的 3%。蛋白酶可导致支气管黏液分泌、血管基底膜降解、补体分裂产物的产生。

(三) 新合成的介质

1. 白三烯(leukotriene,LT) 由细胞膜磷脂代谢产物花生四烯酸衍生而成,由 LTC4、LTD4、LTE4 组成,白三烯在速发型超敏反应的迟发相反应(4~6 小时出现反应)中起重要作用,可使平滑肌强烈长久收缩、痉挛且不能被抗组胺药缓解。白三烯被认为是导致哮喘患者支气管痉挛和黏液积聚的主要介质。

2. 血小板活化因子（platelet-activating factor，PAF） 主要由嗜碱性粒细胞产生，是花生四烯酸的代谢产物，具有疏水性，在胞浆内可被酶迅速破坏。PAF 有直接收缩支气管的作用，可凝聚和活化血小板而使之释放组胺、5-羟色胺（5-HT）等物质，使毛细血管扩张、通透性增强。

3. 前列腺素 D$_2$（prostaglandins，PGD$_2$） 是花生四烯酸的代谢产物，与平滑肌细胞上的受体结合，使平滑肌收缩、毛细血管扩张，并调节组胺的释放（高浓度抑制、低浓度促进）。PGD$_2$ 是引起 I 型超敏反应迟缓相反应的主要介质。

4. 缓激肽（bradykinin，BK） 由激肽释放酶作用于激肽原所产生的一种九个氨基酸组成的肽链。缓激肽有收缩平滑肌、扩张血管和增强毛细血管通透性的作用，并能刺激痛觉神经引起疼痛，其特点为强烈而缓慢持久。

5. 细胞因子（cytokines）和趋化因子（chemokines） 肥大细胞和嗜碱性粒细胞释放的多种细胞因子增加了 I 型超敏反应的复杂性。肥大细胞、嗜碱性粒细胞和嗜酸性粒细胞分泌多种细胞因子，包括 IL-4、IL-5、IL-8、IL-9、IL-13、GM-CSF 和 TNF-α。这些细胞因子改变了局部微环境，导致炎症细胞如中性粒细胞和嗜酸性粒细胞的募集和活化。此外，IL-4 和 IL-13 刺激 Th2 反应，从而增加 B 细胞产生 IgE。IL-5 在嗜酸性粒细胞的募集和活化中尤其重要。IL-8 是趋化因子CXCL8，可吸引更多的中性粒细胞、单核细胞、肥大细胞、嗜碱性粒细胞和各种 T 细胞亚群到达超敏反应位点。IL-9 增加肥大细胞的数量和活性。肥大细胞分泌的高浓度炎性细胞因子 TNF-α 可能导致全身过敏性休克。GM-CSF 刺激髓细胞的产生和活化，包括粒细胞和巨噬细胞。同时分泌的趋化因子将其他细胞招募到反应部位。

二、II 型变态反应介质

II 型超敏反应（type II hypersensitivity）是由 IgG 和 IgM 类抗体与靶细胞表面抗原结合后，通过募集和激活炎症细胞及补体系统所致的细胞裂解和组织损伤为主的病理性免疫反应。这些自身抗体可以与靶抗原结合或以游离形式存在于血液循环中。

（一）抗体

介导 II 型超敏反应的抗体主要是免疫球蛋白 G（immunoglobulin G，IgG）和免疫球蛋白 M（immunoglobulin M，IgM），少数为 IgA。是针对自身或组织抗原的，因此多为自身抗体。IgM 为五聚体，能最有效地结合抗原、激活补体和介导吞噬作用。IgG 的 CH2 和 IgM 的 CH4 功能区均有与 C1q 结合的位点。抗体与靶细胞膜上的抗原或半抗原特异性结合后，抗体本身不损伤细胞，必须借助补体、吞噬细胞及 NK 细胞才能裂解破坏细胞。

（二）补体

IgG 或 IgM 自身抗体与靶细胞的抗原特异性结合后，激活补体（complement，C）的经典途径，形成膜攻击复合物，直接引起靶细胞的膜损伤，细胞溶解死亡。此外，抗体应答的局部由于补体活化产生的过敏毒素 C3a 和 C5a 对中性粒细胞和单核细胞具有趋化作用，可见这两类细胞的聚集。活化的中性粒细胞和单核细胞产生水解酶和细胞因子等，而引起细胞或组织损伤。

三、III 型变态反应介质

IgG 或 IgM 与相应可溶性抗原特异性结合形成抗原抗体复合物（免疫复合物），并在一定条件下沉积在肾小球基底膜、血管壁、皮肤或滑膜等组织中。

抗原抗体复合物与补体激活后，补体被激活，释放出过敏毒素，即 C3a 和 C5a。过敏毒素引起肥大细胞脱颗粒，释放组胺、趋化因子等生物活性介质，使血管通透性增加。趋化因子吸引多形核白细胞流动和汇集，多形核白细胞将免疫复合物吞噬，释放蛋白水解酶、胶原酶、弹性纤维酶等，损伤局部组织和加重炎症反应。

免疫复合物可引起血小板聚集和活化，导致5-羟色胺等血管活性胺释放，引起血管扩张、通透性增强，导致水肿。血小板聚集，激活凝血机制，形成血栓，引起局部组织缺血。

四、IV 型变态反应介质

IV 型超敏反应是由效应 T 细胞与特异性抗原结合后，引起的以单个核细胞浸润和组织损伤为主要特征的炎症反应，与效应 T 细胞和炎症细胞因子参与致病有关。

CD4$^+$Th1 活化后，通过其表面的黏附分子与活化血管内皮细胞表达的黏附分子等结合，完成其趋化、游出过程，到达炎症区域，释放大量介质，如 IFN-γ、TNF、淋巴毒素（LT）、IL-3、GM-CSF、单核细胞趋化因子（MCP-1）等细胞因子,导致单核巨噬细胞浸润、T 细胞增殖分化、局部渗出水肿及细胞毒作用。

CD8⁺T 细胞识别并结合靶细胞表面相应抗原而被激活,通过脱颗粒释放穿孔素和颗粒酶等,并通过 FasL/Fas 途径,引起靶细胞溶解和凋亡。

五、变态反应炎症细胞

(一) 巨噬细胞

巨噬细胞来源于血液单核细胞,在哮喘时可能进入气道,通过低亲和力 IgE 受体（FcεRⅡ）被变应原激活。巨噬细胞可能会加重或减轻炎症,这取决于不同的刺激。肺泡巨噬细胞通常对淋巴细胞功能有抑制作用,但这种抑制作用可能在变应原暴露后的哮喘中受损。IL-10 是巨噬细胞分泌的一种抗炎蛋白,它在哮喘患者肺泡巨噬细胞中的分泌减少。正常人的巨噬细胞可能通过释放 IL-12 抑制 T 淋巴细胞分泌 IL-5,但这种抑制功能在过敏性哮喘患者中是缺失的。因此,巨噬细胞可能通过预防过敏性炎症的发展而发挥重要的抗炎作用。巨噬细胞也可作为抗原提呈细胞,处理变应原提呈给 T 淋巴细胞。

(二) 树突状细胞

树突状细胞是一种特殊的巨噬细胞样细胞,能诱导 T 细胞介导的免疫反应,因此在变态反应性疾病的发展中发挥着关键作用。呼吸道中的树突状细胞形成一个局限于上皮的网络,作为非常有效的抗原提呈细胞。皮肤中的树突状细胞,即朗格汉斯细胞,在致敏反应中发挥着关键作用。树突状细胞摄取变应原,将其加工成肽,并迁移到局部淋巴结,将致敏肽提呈给未反应的 T 淋巴细胞,在共刺激分子如 CD80（B7-1）、CD86（B7-2）和 CD40 的帮助下,它们编程产生变应原特异性 T 细胞。

(三) T 淋巴细胞

Th2 细胞通过释放包括 IL-4、IL-5、IL-9 和 IL-13 在内的细胞因子,在协调过敏性炎症中发挥重要作用。Th2 细胞在过敏性炎症部位被募集和激活。树突状细胞是主要的抗原提呈细胞,可处理过敏原并向幼稚 T 细胞提呈 T 细胞肽,并且它们通过分泌趋化因子 CCL17 和 CCL22 在 Th2 细胞的募集和激活中发挥关键作用。

Th1 细胞、分泌 Th2 细胞因子的 CD8⁺T 细胞（Tc2 细胞）、NK 细胞和恒定 NKT（iNKT）细胞也与变态反应性疾病有关。Th9 细胞是产生 IL-9 的 CD4⁺T 细胞。Th17 细胞可能与严重哮喘有关。

调节性 T 细胞（Treg）可能在抑制过敏性炎症中发挥重要作用。现在已经鉴别出几种类型的 Treg,包括表达转录因子 Foxp3 的 CD4⁺CD25⁺ 天然 Treg 和诱导性 Treg。

(四) B 淋巴细胞

B 淋巴细胞通过合成 IgE 在过敏性炎症中发挥关键作用,其主要局限于引流淋巴结。在呼吸道黏膜中也发现了 B 淋巴细胞,但它们很少像在肠道中那样形成淋巴组织。B 淋巴细胞也可能通过分泌 IL-10 发挥调节作用,但不同亚群的 B 细胞在变态反应性疾病中的作用仍有待确定。

(五) 嗜酸性粒细胞

嗜酸性粒细胞参与不同部位的过敏性炎症,主要分布于呼吸道、消化道和泌尿生殖道黏膜组织中,在血液循环中仅有少量存在。通常嗜酸性粒细胞不表达 FcεRⅠ,有很高的脱颗粒临界阈值。当它们被某些细胞因子如 IL-3、IL-5、GM-CSF 或 PAF 激活后,可表达 FcεRⅠ,并使表面 CR1 及 FcγR 表达增加。该变化使细胞脱颗粒的临界阈值降低,导致细胞脱颗粒,释放一系列生物活性介质。生物活性介质中一类是具有毒性作用的颗粒蛋白及酶类物质,主要包括嗜酸性粒细胞阳离子蛋白、主要碱性蛋白、嗜酸性粒细胞衍生的神经毒素和嗜酸性粒细胞过氧化物酶、嗜酸性粒细胞胶原酶等。嗜酸性粒细胞表达高水平的 TGF-β,与哮喘的特征性上皮细胞下纤维化有关(表 2-3-2)。

(六) 肥大细胞和嗜碱性粒细胞

肥大细胞和嗜碱性粒细胞均来自髓样干细胞前体。肥大细胞可分为两种类型:一类主要分布于皮下小血管周围的结缔组织中,称为结缔组织肥大细胞;另一类主要分布于黏膜下层,称为黏膜肥大细胞。嗜碱性粒细胞主要分布于外周血中,数量较少,可被招募到变态反应部位发挥作用。肥大细胞和嗜碱性粒细胞表面具有大量高亲和性 IgE Fc 受体（FcεRⅠ）,胞质内含有类似的嗜碱性颗粒,介导Ⅰ型超敏反应发生。它们被变应原激活后,释放的生物活性介质也大致相同。呼吸道和胃肠道黏膜及特异性反应的局部皮肤内均有大量肥大细胞。初次应答产生的 IgE 抗体与膜表面 FcεRⅠ高亲和力地结合,使肥大细胞和嗜碱性粒细胞致敏,这时如不再接触相应的变应原则不会出现任何临床症状。一旦再次接触了相应变应

表 2-3-2 肥大细胞、嗜碱性粒细胞、嗜酸性粒细胞特性

特性	肥大细胞	嗜碱性粒细胞	嗜酸性粒细胞
前体细胞来源	CD34+ 血液生成细胞	CD34+ 血液生成细胞	CD34+ 血液生成细胞
主要成熟部位	结缔组织	骨髓	骨髓
血液循环中细胞数量	–	占血液白细胞总数的 0.5%	占血液白细胞总数的 2.7%
成熟细胞从血液循环进入结缔组织	–	+	+
结缔组织中成熟细胞	+	–	+
成熟细胞增殖能力	+	–	–
生命周期	几周到数月	几天	几天到几周
生成细胞因子	干细胞因子	IL-3	IL-5
表达 FcεRI	高	高	低
颗粒主要成分	组胺、肝素和/或蛋白酶、硫酸软骨素	组胺、蛋白酶、硫酸软骨髓	碱性蛋白、嗜酸性阳离子蛋白、水解酶
功能	介导I型超敏反应	介导I型超敏反应	对I型超敏反应具有拮抗和调节作用

原,则变应原与致敏肥大细胞和嗜碱性粒细胞膜表面上的 IgE 抗体结合,从而使膜上两个相邻近的 FcεRI 发生相互连接(桥联)。FcεRI 桥联后触发一系列的生物化学反应和细胞外 Ca^{2+} 内流,启动细胞脱颗粒释放出颗粒中预合成的介质和合成新的介质两个同时平行发生的过程(表 2-3-2)。

（七）中性粒细胞

中性粒细胞是血液中最丰富的免疫细胞类型,在骨髓中产生。中性粒细胞在变态反应性疾病中的作用仍不确定。严重哮喘患者更有可能在支气管活检和痰标本中发现中性粒细胞浸润。中性粒细胞增加可能是由几种中性粒细胞趋化因子的分泌引起的,包括 LTB4、CXCL1 和 CXCL8,并且可能由 Th17 细胞通过分泌 IL-17A 和 IL-17F 来驱动。

（八）血小板

一些证据支持血小板参与变态反应性疾病的病理生理学,因为可以观察到血小板活化,并且据报道哮喘患者支气管活检标本中存在血小板。过敏原激发后,循环血小板显著下降,哮喘患者的循环血小板显示出趋化因子 RANTES 活化和释放增加的证据。与 Th2 介导的炎症相关的趋化因子最近激活并聚集了血小板。

(胡颂,姚红兵)

第四节 IgE 介导的疾病

免疫球蛋白(immunoglobulin,Ig)是 B 淋巴细胞在抗原刺激下转化为浆细胞,产生能与相应抗原发生特异性结合的抗体,其中 IgE 是 1967 年发现的一类免疫球蛋白,相对分子质量为 160 000,是体内丰度最低的免疫球蛋白亚型,仅占血清总 Ig 的 0.002%。健康人游离血清 IgE 浓度为 50~200μg/L,而其他免疫球蛋白同种类型的浓度为 1~10mg/L。

IgE 主要由呼吸道和消化道黏膜固有层的浆细胞产生,对肥大细胞和嗜碱性粒细胞具有高度亲和性。IgE 通过与肥大细胞、嗜碱性粒细胞等细胞上高亲和力和低亲和力(FcεRI 和 FcεRII)受体结合发挥作用:FcεRI 与肥大细胞和嗜碱性粒细胞脱颗粒相关,FcεRII 在抗原提呈、B 细胞分化和 IgE 合成方面发挥作用,两种受体表达均与循环 IgE 水平正相关。

IgE 的寿命非常短暂,血浆中游离的 IgE 应急期仅存在 2~3 天,但结合到 FcεRI 上的 IgE 能维持数周,并且 IgE 与 FcεRI 的结合能够增加 FcεRI 受体的表达水平。在 IgE 存在的情况下,抗原提呈效率可提高 100~1 000 倍。

IgE 与 I 型变态反应(IgE 介导的速发型超敏反应)有关,过敏体质或超敏患者,血清中 IgE 明显高于正常人,故 IgE 在血清中含量过高,常提示遗传过敏体质或 I 型变态反应的存在。临床 IgE 检测包括 T-IgE 和过敏原 sIgE(special IgE,sIgE)两种。血清 T-IgE 数值在儿童中波动较大,IgE 不会通过胎盘转移,IgE 水平从出生后随年龄增长开

始上升,在 10~15 岁达到峰值,后又逐渐降低,变态反应性疾病和非变态反应性疾病两类个体的 T-IgE 水平有很大重叠,故过敏原最常用的体外检测方法是检测血清 sIgE,其是变态反应性疾病诊断的重要组成部分,sIgE 检测适用于 I 型变态反应疾病的病因诊断,可辅助评估疾病严重程度、疗效判定等。定量检测的血清 T-IgE 在变态反应性疾病诊治中仍有临床意义:(1)T-IgE>1 000kU/L 是变应性支气管肺曲菌病(allergic bronchopulmonary aspergillosis,ABPA)的主要诊断标准之一,并在病情监测中具有重要意义。

(2)T-IgE 是应用抗 IgE 治疗(奥马珠单抗)时确定给药剂量、频次的重要依据。

(3)应用 sIgE/T-IgE 对过敏原特异性免疫治疗的疗效预测有一定价值。

T-IgE 多采用放射免疫单向扩散法、双抗体夹心抗抗体酶标法、反向间接血凝法等测定,sIgE 多采用放射性过敏原吸附试验(radio allergen-sorbent test,RAST)、酶联免疫法(enzyme-linked immune-sorbent assay,ELISA)。

检测血清 IgE 的含量可了解机体的体液免疫功能状态,帮助诊断免疫增生、免疫缺陷、感染及自身免疫性等多种疾病,具有重要的临床意义。血清 IgE 升高常见于变态反应性疾病如变应性鼻炎、过敏性哮喘、特应性皮炎,以及寄生虫感染、支气管肺曲菌病和 IgE 型多发性骨髓瘤等;血清 IgE 降低多见于原发性无丙球蛋白血症、肿瘤及化疗药物应用后等。

一、病因

IgE 主要介导变态反应性疾病的发生,其与婴幼儿及儿童免疫系统发育不完善和消化系统发育不完善或者遭受人为因素的影响(如剖宫产、过早添加配方乳、大量消毒剂的使用、过量抗生素的使用、过早添加辅食等)有关。婴幼儿及儿童免疫系统上述特点使得机体接触一些无害物质时,免疫系统过度反应,产生一些 sIgE 而出现过敏的症状,导致变态反应性疾病的发生,这些引起免疫反应的物质称为过敏原。sIgE>0.35kU/L 提示患儿已经被致敏,以后如果再次接触特异性过敏原可能会发生变态反应性疾病。

过敏原主要分为吸入过敏原和食物过敏原,吸入过敏原主要包括螨虫、花粉、猫毛和狗毛等;食物过敏原主要包括鸡蛋、牛奶、豆类等,且食物

过敏原随着年龄变化而有所差异。

二、发病机制

IgE 的生物学功能是由过敏原与免疫细胞上的 IgE 受体相互作用介导的。C-ε-2 恒定区是 IgE 特有的,而 C-ε-3 区与高、低亲和力的 IgE 受体(FcεRI、FcεRII)结合,参与变应性炎症和 TH2 反应。

过敏反应早期阶段主要参与者是嗜碱性粒细胞和肥大细胞,这些细胞都含有预先形成的细胞内颗粒,在 FcεRI 被过敏原-IgE 交联后,而迅速从细胞膜中排出,导致脱颗粒以及组胺等介质释放,介导 I 型变态反应。嗜碱性粒细胞和肥大细胞被激活后产生的 IL-4 可以促进 TH2 型细胞反应。除了促进 TH2 反应外,IgE 激活的肥大细胞抑制了调节性 T(Treg)细胞的生成,并促使 Treg 向 TH2 或 TH17 方向极化。此外,肥大细胞激活后产生的细胞因子中 IL-1、IL-4、IL-6 和 TNF-α 抑制 Treg 细胞的发育和功能。

在过敏反应的后期阶段,过敏原特异性 T 细胞被激活,激活的 T 细胞产生 Th2 型细胞因子,如 IL-4、IL-5 和 IL-13 可以促使嗜酸性粒细胞募集到过敏性炎症组织中。抗原提呈细胞(antigen presenting cell,APC)上表达 FcεRI 和 CD23,可促进与 IgE 结合的过敏原的摄取。变态反应性疾病发作期间,单核细胞以及浆细胞样树突状细胞(Dendritic cell,DC)上的 FcεRI 明显上调。FcεRI 信号传导可激活 NF-κB 途径并产生促炎性介质,包括 TNF-α、IL-6 和 CCL-28。此外,FcεRI 交联引起抗炎因子,包括 IL-10 和吲哚胺 2,3-二加氧酶的产生,并抑制 T 细胞增殖。CD23 主要表达在静息状态下的幼稚 B 细胞表面,当 IgE-过敏原复合物与 CD23 结合时,这些复合物被内吞和加工,进一步将过敏原衍生的多肽装载在 MHC II 上,被特定的 T 细胞识别,或者,携带 CD23 的原代 B 细胞将 IgE-变应原复合物转移到树突状细胞,经进一步处理后将变应原衍生肽呈递给 T 细胞。IgE-抗原复合物是诱导 T 细胞活化的非常有效的过程,在体外触发 T 细胞活化所需的过敏原与 sIgE 复合的量比单纯的过敏原少 100~1 000 倍。此外,CD23 介导的过敏原特异性 T 细胞活化伴随着促炎细胞因子的释放。

此外,气道平滑肌细胞表面存在两种 IgE 受体,此两种受体与 IgE 分子相互作用导致平滑肌细

胞增殖和Ⅰ、Ⅲ、Ⅶ型胶原和纤连蛋白的产生,从而参与了平滑肌细胞气道重塑过程。这种作用并不依靠IgE与过敏原的联合。

三、临床分类

(一)变态反应性疾病

变态反应性疾病是一个系统性疾病,主要包括变应性鼻炎、哮喘、特应性皮炎、湿疹、过敏性结膜炎等。过敏原是引起Ⅰ型过敏反应的抗原性物质,包括吸入过敏原和食物过敏原等。IgE是引起Ⅰ型过敏反应的罪魁祸首。

在食物过敏原sIgE检测的结果中,对蛋清、蛋黄过敏的最多,其次是牛奶、羊奶过敏。IgE介导的食物过敏临床表现随过敏原暴露的途径以及年龄的不同而差别较大。在婴幼儿,多以胃肠道症状为主,如呕吐、腹痛及腹泻、便秘,甚至便血等,胃肠道症状可随着年龄增长而逐渐减轻;其次为皮肤症状,学龄儿童多以皮肤症状为主,如反复湿疹、皮炎、荨麻疹、血管性水肿、皮肤瘙痒等,同时可伴有呼吸道症状,如流涕、鼻塞、胸闷、喘息、咳嗽及呼吸困难等。多数患儿出现这些症状就诊前不清楚是过敏导致的,需要检测过敏原sIgE才能明确病因。目前临床上确认IgE介导食物过敏的诊断主要基于临床病史,即暴露于食物过敏原后2小时内出现典型过敏症状,同时结合食物过敏原sIgE检测及皮肤点刺试验。预测食物过敏是否能发生耐受的指标包括症状严重程度、SPT风团直径大小与sIgE基线水平等,故应定期随访并监测食物过敏原sIgE水平,了解致敏食物及致敏程度,尤其是婴幼儿。

(二)原发性免疫缺陷病

1. 高IgE综合征(HIES) 经典HIES包括一组以特应性皮炎、复发性皮肤和肺部感染、IgE水平显著增高为特征的原发性免疫缺陷病(primary immunodeficiency disease,PID)。信号传导与转录激活因子-3(STAT3)和胞质分裂因子-8(DOCK8)是最早被发现的HIES致病基因,近年来发现了其他单基因突变,如葡萄糖磷酸变位酶-3(PGM3)、半胱天冬氨酸酶激活和募集结构域-11(CARD11)和锌指转录因子-341(ZNF341)。此外,还包括IL-6受体(IL-6R)和IL-6信号转导因子(IL-6ST)缺陷、ERBB相互作用蛋白(ERBIN)缺陷、Loeys-Dietz综合征(LDS)、酪氨酸激酶2(Tyk2)缺陷、丝氨酸/苏氨酸蛋白激酶4(STK4)缺陷、IL-21缺陷等。

2. 其他PIDs 分子机制和临床表型完全不同,但也会出现与HIES类似的反复感染和IgE水平升高。包括:Omenn综合征和非典型完全性DiGeorge综合征、Wiskott-Aldrich综合征(WAS)、X连锁多种内分泌腺病-肠病伴免疫失调综合征(IPEX综合征)、Netherton综合征等。

(1)Omenn综合征:表现为红皮病、生长迟滞、腹泻、肝脾大、淋巴结肿大、嗜酸性粒细胞增多、IgE升高、IgG降低、IgA降低和IgM降低。Omenn综合征是一种B细胞和T细胞联合免疫缺陷,由重组激活基因(RAG1、RAG2)或Artemis基因的亚效突变引起,T细胞受体重排发生改变。

(2)完全性DiGeorge综合征:不仅有典型中线缺陷,包括胸腺发育不全、心脏缺陷、甲状旁腺疾病、腭裂和典型面容,还有寡克隆T细胞扩增和IgE水平升高。

(3)湿疹血小板减少伴免疫缺陷综合征(Wiskott-Aldrich综合征):一种罕见的X连锁综合征,由湿疹血小板减少伴免疫缺陷综合征蛋白突变引起,表现为湿疹、血小板减少、T细胞功能变化和IgE水平升高。

(4)免疫失调、多内分泌腺病、肠病、X连锁(immune dysregulation,poly endocrinopathy,enteropathy,X-linked,IPEX)综合征:一种罕见的X连锁原发性自身免疫性免疫缺陷,由转录因子Foxp3功能丧失导致,为肠病、内分泌病(糖尿病或甲状腺功能减退)和湿疹三联征。患者的IgE和IgA升高,调节性T细胞减少或缺失。

(5)皮肤鱼鳞病(Netherton综合征):一种罕见的常染色体隐性遗传病,由丝氨酸肽酶抑制剂Kazal 5型(serine peptidase inhibitor Kazal type 5,SPINK5)缺陷所致,通过破坏皮肤屏障引起IgE致敏。T-IgE水平可超过10 000kU/L。除了Netherton综合征中出现的鱼鳞病和竹节发(套叠性脆发症)之外,其他表现类似于高IgE综合征。

(三)其他可见IgE增高的疾病

1. 寄生虫病 IgE的主要作用是对抗寄生虫病。IgE水平升高反映了寄生虫sIgE和T-IgE升高,与组织侵袭范围扩大有关,通常也有外周血嗜酸性粒细胞增多。已知会增加血清IgE的寄生虫包括类圆线虫、弓蛔虫、鞭虫、蛔虫、棘球绦虫、钩虫、丝虫和血吸虫。IgE水平低或缺乏并不会导致严重的寄生虫感染。

2. 病毒感染 EB病毒、巨细胞病毒、鼻病毒、呼吸道合胞病毒的感染有 IgE 的参与。此外，HIV1 型患者会出现 IgE 水平升高，其对药物或环境变应原的过敏反应增加。

3. 细菌感染　结核分枝杆菌感染时可见 IgE 水平升高。

4. 嗜酸性肉芽肿性多血管炎（eosinophilic granulomatosis with polyangiitis，EGPA）　其特征包括 IgE 升高（高达 5 000kU/L），以及坏死性中小血管炎和嗜酸性粒细胞增多伴哮喘，是一种多系统疾病，表现为变应性鼻炎、哮喘和外周血嗜酸性粒细胞显著增多。EPGA 可影响全身多系统，最常受累的器官是肺，其次是皮肤。

5. Kimura 病　是一种罕见的良性慢性炎症性疾病，表现为头颈部淋巴结肿大和嗜酸性淋巴结炎，见于亚洲中年男性。除了 IgE 水平超过 1 000kU/L 外，还存在外周嗜酸性粒细胞增多。

6. 肿瘤　据报道，霍奇金和非霍奇金淋巴瘤（特别是结节硬化型）、皮肤 T 细胞淋巴瘤/Sézary 综合征、IgE 骨髓瘤均有 IgE 的参与。

四、治疗

针对 IgE 介导的疾病，其治疗的重要策略是阻断 IgE 和降低 IgE 受体表达；此外，IgE 介导的疾病以变态反应性疾病为主，对于变态反应性疾病，还需进行环境控制、药物治疗及患者教育。

（一）免疫治疗

目前，临床应用免疫治疗是针对 IgE 的靶向抗体。第一代 IgE 抗体的作用机制是中和体内游离的 IgE。奥马珠单抗是第一个获得许可的针对 IgE 的人源化单抗，用于治疗中重度过敏性哮喘及慢性荨麻疹。在给药 2 小时内将游离 IgE 水平降低 99%，并在 3 个月内降低人类嗜碱性细胞反应性；它也可能在体外抑制 B 细胞的 IgE 合成。第二代 IgE 抗体的作用机制是抑制 B 细胞产生 IgE。奥马珠单抗主要结合细胞膜 IgE 上的 M1 结构域，结合之后通过细胞凋亡和 ADCC 去除相关表达细胞膜 IgE 的细胞，从而间接降低 IgE 血浆细胞和游离的 IgE。奥马珠单抗主要抑制 IgE 产生，却无中和 IgE 的能力，因此，无法迅速清除引发过敏的 IgE。第三代 IgE 抗体 UB-221 既可以作用于 IgE 免疫球蛋白的 Cε3 结构域而中和 IgE，也可通过与 B 细胞表面的 CD23（FcεRII）受体上的 IgE 结合而阻断 IgE 的生成，目前获得 FDA 批准进行中重度慢性自发性荨麻疹的 I 期临床研究。综上，针对 IgE 的治疗

方法目前主要有两种作用机制：一是靶向抗体本身；二是消除产生 IgE 的细胞，从来源上抑制 IgE 的产生。

奥马珠单抗能特异性地与 IgE 的 Cε3 区域结合，降低血清中游离 IgE 水平，同时阻止 IgE 与 FcεRI 相互作用，主要是阻断肥大细胞、嗜碱性粒细胞及嗜酸性粒细胞的过敏性级联反应。同时，奥马珠单抗可造成 FcεRI 受体下调。奥马珠单抗抑制肥大细胞来源的炎性介质的释放，减少各类炎性细胞（尤其是嗜酸性粒细胞）在气道的聚集、气道平滑肌重塑和肺功能的恶化；还能够减少气道网状基底膜增厚，进一步延缓气道重塑。此外，研究表明奥马珠单抗可通过结合 B 细胞表面的膜 IgE，降低表达 IgE 的 B 细胞数量，并抑制 B 细胞产生 IgE 的功能，从而降低体内 T-IgE 水平。

此外，病毒感染是诱发哮喘的重要危险因素，奥马珠单抗能够以增加干扰素分泌、减少病毒复制来恢复树突状细胞的抗病毒应答能力的方式来预防病毒感染诱发的哮喘急性发作，而奥马珠单抗对于减少哮喘恶化的功能并不是直接预防病毒感染，是改善病毒感染后的结果。最新的研究显示，奥马珠单抗可通过调节 IFN-α 和 TNF-α 的表达水平来恢复树突状细胞诱导生成调节性 T 细胞的能力，从而抑制过敏性炎症，进而减少过敏性哮喘恶化，改善患者生活质量。

奥马珠单抗的使用应按照个人体重及血清 T-IgE 数值进行确定。不同基线 IgE 及体重的患者可根据奥马珠单抗使用说明书每 2 周或 4 周进行皮下注射 1 次，并且建议使用 4 次后进行治疗效果评估。每次给药剂量为 75~600mg，若剂量≤150mg，则于一个部位皮下注射；若剂量>150mg，则按需分 1~4 个部位分别皮下注射。奥马珠单抗每次给药的最大推荐剂量为 600mg，每 2 周 1 次。从总的趋势看，要达到同样的抑制效果，奥马珠单抗的需要剂量与 IgE 浓度成正比。对于部分敏感患者，即使给予小于推荐剂量的奥马珠单抗，亦可出现游离 IgE 被部分结合抑制。不同个体血清游离 IgE 与奥马珠单抗的结合力存在差异。游离 IgE 必须降至极低水平才能获得临床效果。

（二）环境控制

对于所有过敏史的患儿都是非常重要的，原则上都是要考虑采取措施避免反复接触过敏原，以达到不要刺激免疫系统的过度反应，避免变态反应性疾病的反复发生，并且为患儿实行特异性

免疫治疗提供依据,把阻断过敏进程的时间窗提前,避免变态反应性疾病的发展。

针对吸入性过敏原,对猫毛、狗毛过敏者可以避免饲养;对树木、花粉过敏者也比较常见,这类患儿外出应该做好防护措施如戴口罩可以减少过敏反应,对葎草等地方特有物种过敏者也比较多,这类患儿可以在这些植物发育的季节离开本地避免变态反应性疾病的发作。针对食物性过敏原则要避免摄入。

（三）药物治疗

1. 针对原发病的对症治疗用药。

2. 抗炎、抗过敏药物 具有稳定细胞膜减少炎性介质释放、拮抗炎性介质及受体等药理活性,因而有抗炎、抗过敏作用。

（四）患者教育

教育内容主要包括:避免接触过敏源,指导患者正确及规律用药;传授患者疾病的相关知识及注意事项,指导患者进行疾病的自我管理和病情的自我监测。

（胡顿,姚红兵）

参 考 文 献

1. Punt. Kuby Immunology. 8th ed. New York:W.H.Freeman and Company,2018.
2. 何维. 医学免疫学［M］. 第 2 版. 北京:人民卫生出版社,2010.
3. 王兰兰. 临床免疫学检验［M］. 北京:人民卫生出版社,2017.
4. Nakamura T. The roles of lipid mediators in type I hypersensitivity［J］. J Pharmacol Sci,2021,147(1):126-131.
5. Peter J. Barnes. Middleton's Allergy［M］. 8th ed. 2014,1:327-342.
6. Radermecker C,Louis R,Bureau F,Marichal T. Role of neutrophils in allergic asthma［J］. Curr Opin Immunol,2018,54:28-34.
7. Capron A,张进顺. 从寄生虫到变态反应:IgE 的第二受体［J］. 国外医学(免疫学分册),1987,3:147-149.
8. 罗阳,姚煦. IgE 在变态反应性疾病中的作用及靶向治疗［J］. 中华临床免疫和变态反应杂志,2021,15(4):443-447.
9. 林兴,许杨杨,沈翎,等. 血清 T-IgE 诊断儿童及青少年特应症的价值［J］. 临床耳鼻咽喉头颈外科杂志,2022,36(4):269-274.
10. 李子艳. 分析过敏原 sIgE(sIgE)检测应用于变应性鼻炎患儿的价值［J］. 中国医学文摘(耳鼻咽喉科学),2021,36(4):44-45.
11. 胡天一,陶枫. 儿童变态反应性疾病血清过敏原 sIgE 检测分析的临床意义［J］. 天津医科大学学报,2022,28(2):169-172.
12. 中国医师协会变态反应医师分会,福棠儿童医学发展研究中心,北京医师协会变态反应专科医师分会. 过敏原 sIgE 检测结果临床解读中国专家共识［J］. 中华预防医学杂志,2022,56(6):707-725.
13. 赵磊,张旻,包婺平. 变应性支气管肺曲霉病的药物治疗现状与研究进展［J］. 国际呼吸杂志,2022,42(20):1578-1581.
14. 潘威,朱影,毛国顺,等. 血清 T-IgE 和过敏原 sIgE 检测在 5 岁以下儿童哮喘临床诊断中的价值［J］. 中国医药导报,2022,19(14):81-87.
15. 郭苏影,艾建伟,王曼,等. 腺样体肥大患儿血清特异性及 T-IgE 检测结果分析［J］. 中国耳鼻咽喉颅底外科杂志,2022,28(1):79-83.

第三章

流行病学

第一节 概　　论

变态反应性疾病在过去几十年中发病率显著上升,成为全球关注的公众卫生问题。世界卫生组织(WHO)把变态反应性疾病列为21世纪需要重点研究和防治的三大疾病之一。变态反应性疾病是由于机体对过敏原产生异常免疫反应引起的一大类全身性疾病,包括特应性皮炎、食物过敏、哮喘和变应性鼻炎等。世界变态反应组织白皮书估计全球变态反应性疾病的患病率为10%~40%,其中包括3亿支气管哮喘(以下简称哮喘)患者、4亿变应性鼻炎患者、2.0~2.5亿食物过敏患者、1.5亿药物过敏患者,以及众多的结膜炎、血管神经性水肿、荨麻疹、湿疹、嗜酸性粒细胞性疾病、昆虫过敏患者和过敏性休克等患者。

近年来,变态反应性疾病的发病率将呈逐年上升趋势。国际间儿童变态反应性疾病研究表明全球患病情况存在明显的变异。变态反应性疾病在不同国家和地区的发病率差异很大,同一国家不同的地区之间均存在差异。造成变态反应性疾病患病率差异的因素包括种族、遗传因素、性别、年龄、环境、社会经济状况等。总体而言,在发达国家的发病率明显高于发展中国家,城市高于农村。在发展中国家,变态反应性疾病的增多与采用城市化的"西方"生活方式相关,农民的孩子较其他孩子较少患变态反应性疾病;在城市,父母是高薪阶层或专业人士的子女较低薪阶层的子女更容易罹患变态反应性疾病。不同季节,变态反应性疾病的发病率亦不相同。变态反应性多发生于春夏季节,主要因为这两个季节致敏物大为流行,各种树木花草的花粉飘散高峰依次到来,成千上万种霉菌的孢子也大量生成,而湿热的环境导致尘螨发育繁殖旺盛,这些悬浮物易于通过空气播散。特别是夏季,它是一年中室内过敏最高发

的季节。室内环境闷热且潮湿,致使尘螨和霉菌等常见的变应原大量繁殖,达到高峰。如果不能发现这些变应原并且及时清除,过敏的症状就不会消除,反而可能加重病情。父母体质的不同,对儿童患变态反应性疾病的影响不尽相同。研究表明:父母都有过敏体质时,其子女可能有70%获得过敏体质;单纯母亲是过敏体质,其子女有50%的遗传机会;单纯父亲是过敏体质,其子女有30%的遗传机会。不同变态反应性疾病的发病率亦各不相同。

全球不同国家支气管哮喘患病率为1%~18%不等,且其患病率在全球范围内呈上升趋势,以每10年约10%~50%的速度增加。2010年我国14岁以下城市儿童哮喘平均累积患病率已达到3.02%,2年现患率为2.38%,较10年前(1.97%)、20年前(1.09%)分别上升了43.4%、147.9%(图3-1-1)。自从20世纪80年代,随着吸入性糖皮质激素的使用显著增加,全球哮喘病死率在1985—2005年间下降了近2/3。世界卫生组织(WHO)死亡数据库收纳了全球多个国家的死亡数据,早期来自20个国家的数据显示,1985—1986年5~34岁年龄段全球哮喘病死率为0.62/10万。而近期根据全球46个国家的5~34岁年龄段的哮喘死亡相关数据,经统计学估算的全球哮喘病死率由1993年的0.44(90%*CI* 0.39~0.48)/10万下降至2006年的0.19(90% *CI* 0.18~0.21)/10万,即下降了57%。而2006—2012年哮喘的病死率无明显变化。我国香港的哮喘病死率由1996年的0.42/10万降至2011年的0.11/10万。在世界范围内,儿童哮喘病死率非常低,为(0~0.7)/10万。美国2018年18岁以下儿童哮喘死亡共192例,病死率为0.26/10万,其中0~4岁36例(0.18/10万),5~11岁89例(0.3/10万),12~17岁67例(0.27/10万)。澳大利亚新南威尔士地区,2004—2013年共死亡20例

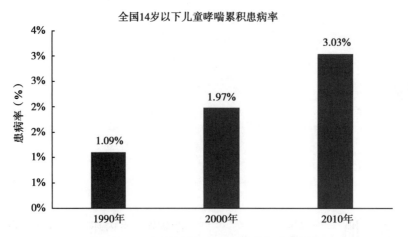

图 3-1-1　3 次中国城市儿童哮喘流行病学调查

哮喘患儿。爱尔兰 2006—2016 年儿童哮喘死亡共 11 例。而芬兰 1999—2015 年,仅 4 例儿童死于哮喘,病死率为 0.19/100 万。2019 年我国儿童青少年哮喘发病例数、患病例数和死亡例数分别为 215.41 万[95% CI(137.80~319.76)万]、869.07 万[95%CI(579.83~1 312.65)万]和 78 万[95%CI(63~106)万],发病率、患病率和病死率分别为 718.23/10 万(95%CI 459.47/10 万~1 066.17/10 万)、2 897.73/10 万(95%CI 1 933.33/10 万~4 376.75/10 万)和 0.03/10 万(95%CI 0.02/10 万~0.04/10 万)。相较于 1990 年,2019 年儿童青少年哮喘发病率和患病率均上升[变化率为 3.28%(95%CI −0.66%~7.27%)和 0.58%(95%CI −3.33%~4.18%)],病死率下降[变化率为 −92.17%(95%CI −94.97%~−85.78%)]。

变应性鼻炎患病率在不同国家和地区之间存在显著差异,为 1%~40% 不等。国际儿童哮喘和变态反应研究显示:变应性鼻炎自报患病率在 6~7 岁儿童中平均为 8.5%,在 13~14 岁儿童中平均为 14.6%。我国部分地区的流行病学研究显示,儿童变应性鼻炎自报患病率为 18.10%~49.68%,确诊患病率为 10.80%~21.09%,华中地区患病率高达 17.20%,华南地区为 15.99%,西北地区为 15.62%,我国台湾地区为 15.33%,西南地区为 15.07%,华北地区为 14.87%,华东地区患病率最低为 13.94%,且呈逐年增长趋势(图 3-1-2)。2011 年在上海、广州、武汉等 8 个城市对 6~13 岁儿童鼻炎进行流行病学调查,结果显示儿童鼻炎的平均患病率为 9.8%,北京和重庆患病率分别高达 14.46% 和 20.42%。2017 年重庆市儿童变应性鼻炎流行病学调查显示自报患病率为 28.5%。

全球范围内特应性皮炎(atopic dermatitis,AD)患病率差异较大。过去 30 年全球范围内 AD 患病率逐渐增加,发达国家儿童 AD 患病率达 10%~20%,成年人为 1%~3%,5~9 岁儿童为 17.2%,13~14 岁儿童则为 0.3%~20.5%。根据 2007 年儿童健康调查,美国儿童 AD 患病率为 13.0%,其中轻度

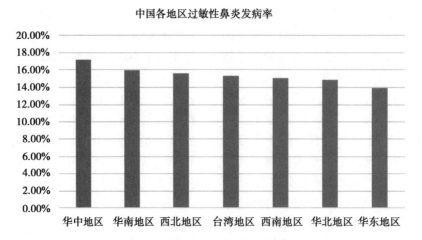

图 3-1-2　中国各地区变应性鼻炎发病率

为 67%,中度为 26%,重度为 7%。多中心过敏出生队列研究发现,13.4% 的研究对象在 1 岁时患有 AD,21.5% 的研究对象在 2 岁时患有 AD。这证明了 AD 的高患病率和早发性。大多数患有轻度 AD 的婴儿长大后可以摆脱他们的皮肤病,总的来说,只有不到 5% 的 AD 儿童会持续到成年。我国 AD 患病率的增加晚于西方发达国家和日本、韩国,但近 10 年来增长迅速。我国 1997—1998 年的研究数据显示,中国大陆学龄儿童身体屈侧皮炎的发病率在北京为 1.1%,广州为 0.8%。1998 年我国采用 Williams 诊断标准进行的流行病学调查显示,学龄期青少年(6~20 岁)AD 的总患病率为 0.70%。2002 年 10 城市 1~7 岁儿童特应性皮炎的患病率为 2.78%。在 2008—2009 年我国对北京、重庆、广州 3 个城市 0~14 岁儿童变态反应性疾病患病率的调查研究显示,上述 3 个城市湿疹的患病率则分别高达 20.64%、10.02%、7.22%。2012 年上海地区 3~6 岁儿童患病率达 8.3%。2014 年 12 城市 1~7 岁儿童患病率达到 12.94%,而 1~12 月龄婴儿患病率达 30.48%。2014 年国内 12 城市的研究统计数据显示,1~12 月龄婴儿特应性皮炎患者大部分属于轻度(74.60%),其次为中度(23.96%),重度较少(1.44%)(图 3-1-3)。

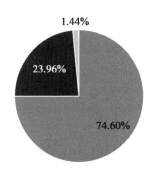

图 3-1-3 2014 年国内 12 城市 1~12 月龄婴儿特应性皮炎患者严重程度分布

食物过敏已成为许多国家儿童最常见的慢性非传染性疾病之一。虽然不同种族、地域和不同年龄儿童食物过敏患病率不同,但估计食物过敏患病率可达总人口的 1%~10%。食物过敏是指由食物蛋白引起的机体异常或过强的免疫反应,可累及皮肤组织及消化、呼吸、心血管等系统。在过去 10~15 年中,全球食物过敏的患病率在上升,根据世界过敏组织(World Allergy Organization)的

数据,发达国家学龄前儿童食物过敏患病率高达 10%。在 AD 患儿中,食物过敏的患病率也显著增加,美国 0~17 岁儿童健康调查(National Survey of Children's Health)的结果显示,有湿疹和无湿疹儿童食物过敏的患病率分别为 15.1% 和 3.6%。北美及欧洲 AD 患儿经食物激发试验证实的食物过敏患病率高达 33%~63%,中国 <2 岁的中重度 AD 患儿经食物激发试验证实的食物过敏患病率为 49.7%。我国局部地区儿童食物过敏患病率为 3.8%~7.7%,并且呈现上升趋势。一项横断面研究显示,北京某地区 14 岁以下儿童食物过敏患病率为 3.2%。一项多中心大样本研究显示,重庆、珠海、杭州 3 个城市 2 岁以下儿童食物过敏检出率为 5.8%~7.3%。我国上海某区的横断面调查显示儿童食物过敏患病率达 23.3%。统计的确诊儿童食物过敏患病率方法中,仅有约 10% 的国家进行了口服食物激发试验(oral food challenge,OFC),其中澳大利亚食物过敏的患病率最高,有研究显示 9% 和 3% 的婴儿分别对鸡蛋和花生过敏。此外,多项研究显示 AD 患儿发生食物过敏的风险与其疾病严重程度密切相关。重度 AD 发生 1 种食物过敏的可能性是中度 AD 的 3.42 倍,多种食物过敏的可能性为 11.67 倍。AD 疾病严重度评分(SCORAD)≥20 分的 AD 患儿对牛奶、鸡蛋等食物蛋白过敏的风险是 SCORAD 评分 <20 分 AD 患儿的 25 倍。AD 越严重,持续时间越长,食物过敏发生率也越高。同时,食物过敏也会影响 AD 发生。上海市 6 624 例儿童的调查显示,食物过敏使 AD 患病的风险提高近 3 倍。AD 患儿常见的食物过敏原包括鸡蛋、牛奶、小麦、大豆、坚果、鱼等。不同年龄 AD 患儿的食物过敏原有所不同,<6 月龄 AD 患儿与鸡蛋、牛奶和鱼过敏高度相关。对 150 例 <2 岁中重度 AD 患儿进行食物激发试验显示,66.7%、62.7%、39.0% 的患儿分别对鸡蛋、牛奶、大豆过敏,24.1% 对小麦过敏。严重过敏反应(anaphylaxis)是一种主要由 IgE 介导的超敏反应,临床表现为速发的、可累及全身多系统甚至危及生命的过敏反应表现。严重过敏反应多伴有皮肤黏膜系统表现,少数可仅表现为单一呼吸系统或心血管系统症状体征,如严重的上气道梗阻、气道痉挛及低血压等,过敏性休克为其危重症表现。约 1/4 严重过敏反应发生在 <18 岁的儿童和青少年。儿童严重过敏反应的发病率为(1~761)/10 万人年。近年来发病率呈上升趋势,尤其是低龄儿童。严重过

敏反应的诱因主要包括:食物、药物、昆虫蜇刺等。食物是儿童严重过敏反应最常见的诱因,尤其在低龄儿童,88%<6岁儿童严重过敏反应由食物诱发,在0~3岁婴幼儿中96%的严重过敏反应由食物诱发。致敏食物种类因生活地区和年龄有所不同。世界范围内,婴幼儿最常见的致敏食物是牛奶和鸡蛋,在欧美国家花生致敏亦较为常见,但在亚洲国家如日本、中国,小麦是除牛奶、鸡蛋外第三大食物诱因。随年龄增长,牛奶和鸡蛋过敏耐受率增高,花生、坚果、贝类和鱼则成为年长儿及青少年的常见致敏食物,尤其是在欧美国家的报道为多。但近年来的研究提示在亚洲地区如日本、新加坡、韩国等的花生致敏逐渐多发。国内一项儿童严重过敏反应的回顾性研究对279例次的儿童严重过敏反应分析显示,88.5%为食物过敏,47%为食物+运动/运动。不同年龄组儿童常见的食物诱因并不相同,0~3岁儿童致敏食物主要以牛奶、鸡蛋常见;4~9岁为水果和蔬菜;青少年最常见的诱因为小麦;与运动相关的严重过敏反应多见于13~17岁青少年。普通人群中严重过敏反应的终生患病率(所有触发因素)估计为0.3%~5.1%,严重过敏反应患者中26.5%~54%症状可反复出现,其病死率为每年0.12/100万~1.12/100万。儿童严重过敏反应的发病率为1/10万人年~761/10万人年,且近年来呈上升趋势,约1/4的严重过敏反应发生在<18岁的儿童和青少年。国内一项回顾性研究显示,严重过敏反应的患者中21.6%(425/1 952例次)为16岁以下儿童,严重过敏反应影响患者及家庭的生活,也为社会带来沉重的负担。

(程璐,张建基)

第二节　疾病发展和预防

变应性疾病的发生发展是遗传基因和环境因素相互作用的结果。生命早期的暴露因素增加了变应性疾病的发生风险。妊娠环境的影响、分娩方式与变态反应有密切关系,不恰当的喂养方式、室内外变应原暴露、某些病毒感染、被动吸烟等均是潜在的不利因素。变应性疾病预防的目标是减少变应性疾病的发病率,降低疾病的严重程度,改善患者生活质量。

变应性疾病的发生是遗传基因和环境因素相互作用的结果。现代的室内装修、装饰环境适合

尘螨生长,现代人室内活动时间长的生活方式,可导致充分的变应原暴露和致敏,家庭人口小型化,交叉感染减少,清洁程度改善,减少了婴幼儿时期微生物暴露,从而减少了对免疫系统发展的刺激,这些都与变应性疾病的发生有关。

(一)遗传因素与变态反应

遗传对变态反应影响较大,儿童变态反应及其疾病的遗传素质越明显,发病危险性就越高。在一些家族中变态反应性疾病的发生率明显高于普通人群,提示与遗传因素有关。由于变态反应性疾病是多基因遗传病,迄今为止,特异性基因被用于变态反应性疾病高危人群的筛查。因此,从基因遗传背景中能寻找到确定变态反应性疾病高危人群的基因值得进一步研究。

(二)妊娠环境与变态反应

IgE介导抗原特异性反应可发生在宫内,出生前已形成特应性表型,因此,致敏化作用在生命的最初期就已经发生。发生于胎儿IgE介导的抗原特异性反应可被母体环境影响。母亲和胎儿之间通过胎盘进行致敏作用的传递,母体Th1/Th2/T淋巴细胞反应的体内平衡可影响胎儿的免疫应答,对正常妊娠过程有重要意义,但出生后保持着Th2型反应优势者,后来发生特应性疾病的可能较大。不良妊娠过程可大大增加宫内胎儿致敏作用,母亲患妊娠并发症的儿童变态反应疾病发病早且严重,食物和药物变态反应性疾病发生率也更高。此外,母亲的吸烟酗酒均会显著的增加儿童变态反应性疾病的风险。

(三)分娩方式的影响

选择剖宫产的婴儿要比自然分娩的婴儿变应性疾病的发生率高达1.4倍。其中机制尚未完全阐明。一方面可能是由于剖宫产婴儿正常菌群建立时间较自然分娩儿童延迟,而正常菌群建立是建立健康免疫屏障、减少变态反应性疾病发生的关键。另一方面,剖宫产婴儿分娩时由于缺少阴道的压迫刺激导致肺部存留羊水过多,肺泡表面活性物质偏少,儿茶酚胺、皮质醇水平偏低影响肺部发育,也可能是剖宫产婴儿哮喘患病率高的原因。

(四)喂养和饮食因素

WHO提倡单一母乳喂养要持续6个月以上,原因是过早添加辅食(外源性蛋白质抗原)不利于缺少Treg细胞的早期婴儿的免疫系统Th2向Th1的转化,从而导致Th2优势的变态反应的发生。

近年来,研究发现单一母乳喂养而延迟(>6个月)辅食的摄入不但不能减少变态反应性疾病的发生,反而会增加其发病率。居住在以色列的犹太人对花生的过敏率远低于移居英国的犹太人,原因前者在儿童早期摄入了更多的花生,提示经口暴露食物过敏原可能对诱导食物过敏原的耐受起重要作用。有学者提出,延迟辅食摄入对机体的损害和增加了过敏原的致敏,原因在于错过了婴儿关键的、有效的经口诱导免疫耐受的最佳时期(4~6个月)。有研究表明,母亲怀孕期和儿童时期,多摄入水果、蔬菜、豆类、海鲜和全麦,少食反式脂肪酸和单糖可以有效降低变态反应性疾病的发病风险。

(五) 吸入性变应原暴露

吸入性变应原主要包括尘螨、真菌、蟑螂、宠物皮屑、花粉等。屋尘螨(house dust mites)与哮喘和变应性鼻炎的关系已经被大量的研究所证实。以尘螨为例,室内尘螨浓度与哮喘的发作之间存在密切关联。当尘螨主要变应原(Der p1或Der f1)≥2μg/g尘土可使尘螨过敏患者致敏,≥10μg/g尘土时则显著增加哮喘急性发作风险。我国不同地区尘螨室内尘螨暴露水平不同。83%北京地区家庭中尘螨含量低于10μg/g尘土,广州地区88%家庭床铺回收样本中检测到大于10μg/g尘土的高水平尘螨过敏原,台湾地区报道的尘螨平均含量0.38~1.025μg/g尘土。其他吸入过敏原由于地理、气候及人文差异在不同地区空气中含量也存在差异。因此,针对吸入过敏原的干预和评估应考虑过敏原分布规律在地理、气候和人文上的差异因地制宜。

(六) 空气污染

近年来,变态反应性疾病的发病率急剧上升,发病原因不仅仅是遗传因素和变应原的问题,复杂的环境因素相互作用在其发生、发展过程中起重要的作用。塞尔维亚的Slavica通过对城市空气污染与变应性鼻炎、哮喘的发病原因进行调查,显示空气污染是变应性鼻炎和哮喘发病的显著性相关危险因素。空气中飘浮的可吸入性粉尘微粒、汽车尾气、工业排放废气,家庭燃气废气排放等污染物刺激呼吸道黏膜,加重变应性鼻炎和支气管哮喘患者原本存在的气道高反应性,是哮喘和变应性鼻炎急性加重的重要诱发因素。

(七) 被动吸烟

被动吸烟是儿童哮喘的重要危险因素,与各个年龄段的儿童喘息均密切相关。哮喘患儿长期暴露于香烟烟雾中导致哮喘的发作次数增加和加重,其机制可能是通过促进一系列的细胞因子释放从而破坏Th1/Th2的平衡,进而加重气道炎性浸润和气道高反应性,以及促进气道重塑等多种途径所造成的。

(八) 病原微生物感染

感染与过敏导致的气道炎症在哮喘病理过程中发挥协同作用。婴儿时期呼吸道合胞病毒、鼻病毒等呼吸道病毒或支原体、衣原体等病原体感染后可导致反复喘息以及儿童期哮喘的发生风险显著增加。此外,病毒、细菌、真菌或寄生虫感染与荨麻疹发病有关,其中呼吸道病毒感染所引起咽炎、扁桃体炎,或者胃部幽门螺杆菌感染是荨麻疹发作的常见诱因。这可能与感染后局部组织破坏、微生物分解产生抗原及机体免疫系统异常激活有关。一般感染控制后荨麻疹可缓解。

(九) 药物的因素

近年来随着儿童用药、疫苗接种频率逐年增加,越来越多的药物被发现与多种儿童变态反应性疾病相关。导致儿童药物过敏反应的主要药物有以下几类:抗生素、解热镇痛药物、镇静抗癫痫药、生物制剂、中药制剂。一项土耳其人群中报道发现药物过敏的儿童中抗生素过敏约占33%,解热镇痛药物约占25%。药物过敏最常受累的器官是皮肤,常表现为皮肤红斑瘙痒、起风团,严重者可出现其他系统受累出现憋喘、喉头水肿、腹痛、腹泻,甚至危及生命。

事实上,变态反应性疾病不是一种单一的疾病,而是一种综合征,各疾病之间相互关联,是涉及母亲和婴儿的复杂微生物和免疫相互作用的结果。现在,临床医生往往仅关注各自专业的疾病,常常忽略伴随的其他变态反应性疾病,影响了治疗效果。变态反应性疾病的复杂性使笔者有机会在母孕期及婴儿早期进行干预和调节,以减少过敏症状。目前,变态反应性疾病的预防可采取三级预防策略,包括阻断致敏过程的产生、抑制过敏进程的发展和治疗缓解已有过敏症状。

一级预防:也称为初级预防。主要是控制危险因素,预防过敏的发生。一级预防诊断的人群系有潜在过敏的高危人群,在过敏症状出现前进行干预、预防,阻止过敏症状的发生。几项研究表明,在生命后期出现变态反应性疾病的婴儿,其微生物组中拟杆菌、双歧杆菌和肠球菌的数量较少,而梭状芽胞杆菌的数量较多。似乎围产期和生命早期的各种微生物接触都能改变先天免疫系统和适应性免疫系统,从而显著降低变态反应性疾病的风险。另有研究显示,在生命早期接触高剂量的变应原可促使过敏发生前的婴儿免疫系统达到耐受状态。亦有研究表明,过敏高危母亲在生育前开始接受脱敏治疗,并且在孕3个月的时候继续强化脱敏治疗,孩子在出生后,没有脱敏干预的情况下,致敏IgE的水平低于检测限,过敏保护性抗体IgG水平较高,可以预防轻中度过敏症状的产生;提示脱敏治疗具有一级预防的作用。

二级预防:主要是早期阻止病程进展,延缓疾病发展。二级预防是针对已经发生过敏的人群,早发现、早诊断、早治疗,预防变态反应性疾病的进展,同时可预防新的变态反应性疾病的发生。研究显示,脱敏治疗不仅具有早期疗效和持续疗效,还具有长期疗效和预防疗效,能够预防疾病的复发,预防疾病的加重,以及预防新的变应原的产生。

三级预防:主要是预防急性发作、延缓并发症出现。三级预防主要是针对过敏症状的治疗,通过采取治疗手段,减少过敏症状的发生,有效控制症状,进而提高患者的生活质量。已有大量国内外循证医学证据表明,脱敏治疗对变应性鼻炎以及过敏性哮喘都有良好的临床疗效和安全性,能够明显改善患者的过敏症状,减少对症治疗药物的使用。

(程璐,张建基)

第三节　疾病自然进程和干预

变态反应性疾病的发生、发展有一定规律性,即在一定的年龄阶段,先后出现某一变态反应性疾病的临床表现,年龄不同,占主导地位的变态反应性疾病亦不相同。

1973年,Fouchard提出了"过敏进程(atopic march)"的概念,认为变态反应性疾病是从食物过敏(food allergy,FA)、哮喘、变应性鼻炎(allergic rhinitis,AR)先后顺序发展的规律(图3-3-1)。婴儿或儿童等生命早期出现某种变态反应性疾病的症状常常预示着其未来将发生其他变态反应性疾病,这个进程在某种程度上反映了变态反应性疾病一系列征象的自然发生发展过程。目前国内外多项出生队列研究聚焦过敏进程。认为,特应性

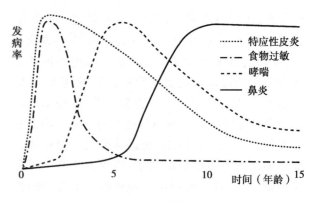

图 3-3-1　过敏进程

皮炎是过敏疾病发展的首发疾病,其中发病年龄早、持续时间长、重症患儿更容易合并其他变态反应性疾病。3个月以内的特应性皮炎患儿主要对鸡蛋、牛奶及花生过敏,成人特应性皮炎患者对食物过敏的少见。2岁以内患湿疹的儿童,学龄期患变应性鼻炎、哮喘的风险会显著增加,尤其是早发型特应性皮炎与哮喘、变应性鼻炎及食物过敏密切相关。研究表明,变应原阴性的特应性皮炎不会增加3岁时哮喘发生的风险。但是,过敏原阳性的特应性皮炎使变应性鼻炎的患病率增加2~3倍,哮喘患病的风险增加7倍以上。特应性皮炎严重程度越高,哮喘及变应性鼻炎的发生率越高。另外,10%~40%的变应性鼻炎患者合并哮喘,而哮喘患者合并变应性鼻炎的可高达80%。既往有关"过敏进程"的研究几乎只在白种人群中进行。实际上,与白种人群患儿相比,黑种人群患儿的哮喘患病率和病死率更高。一项队列研究,跟踪了601例患儿,包含了包括黑人和白人儿童,其中黑人儿童占65%。结果发现,与白人儿童相比,尽管黑人儿童皮肤屏障更完整,变应性鼻炎和食物过敏的发生率更低,但患哮喘的风险更高;而尽管白人儿童皮肤屏障功能更失调,变应性鼻炎和食物过敏的发生率性更高,但患哮喘风险更低。分析原因时发现,黑人儿童的父母特应性皮炎和哮喘的患病率更高,因此,考虑遗传因素与环境是造成黑人儿童哮喘患病率升高的主要原因。而白人儿童皮肤的经皮表皮失水增加,角化细胞丝聚蛋白表达减少,造成了对过敏原的敏感度增加,进而对变应性鼻炎、食物敏感度增加。研究中的黑人儿童并没有遵循传统的过敏进程,而是直接发展成哮喘。而白人儿童的数据支持传统的"过敏进程"。所以,既往所认识的过敏进程可能更偏向于白人儿童。而实际临床工作中也发现过敏进程是存在个

体差异及异质性的。数据显示,只有在3.1%患儿遵循过敏进程模型。因此,Hill等提出了一个范围更大的、可替代的过敏进程模式:变态反应性疾病的发生由特应性皮炎开始,然后表现出其他任何一类变态反应性疾病。使用这个替代模式,约有10.5%的儿童表现出过敏进程的进展。

变态反应性疾病发生、发展是多方面因素共同作用的结果,分为内因和外因。内因系遗传因素,外因系环境因素。基因多态性与皮肤黏膜、气道结构和功能的异常相关。哮喘和特应性皮炎的遗传度为60%~75%。过敏进程涉及16种共同致病基因,包括 *TSLP*、*IL5*、*IL4*、*IL10*、*IL13*、*IGHG4*、*RNASE3*、*IFNG*、*CCL11*、*KCNE4*、*FCER2*、*RNASE2*、*FOXP3*、*CD4*、*IL4R* 和 *CCL26*。7个易感位点与过敏进程关联,包括 IL4/KIF3A［5q31.1］、FLG［1q21.3］、C11orf30/LRRC32［11q13.5］、EFHC1［6p12.3］、AP5B1/OVOL1［11q13.1］、rs993226-12-21.3］和IKZF3［17q21］,共同参与了特应性皮炎和哮喘发病的黏膜免疫机制。

目前,关于变态反应性疾病的发生,有两种不同的假说,一种称为"卫生假说",另外一种称为"饮食-微生物组学假说"。"卫生假说"主要是免疫系统1型辅助性T细胞(type 1 helper T lymphocytes,Th1)/2型辅助性T细胞(type 2 helper T lymphocytes,Th2)失衡,Th1细胞及细胞因子减少,而Th2细胞及细胞因子(IL-4、IL-5、IL-13等)增多。其中,调节性T淋巴细胞(regulatory T cell,Treg)在其机制中发挥重要作用。"饮食-微生物组学假说"提出,膳食纤维的减少及脂肪摄入的增多,导致饮食习惯及饮食结构发生变化,则进一步改变肠道微生物组群,进而导致免疫调节分子发生变化。研究表明,肠道微生物群与变态反应性疾病有相关性,益生菌可能在变态反应性疾病的发生、发展、预防与治疗中发挥作用。肠道微生物群主要通过生物转化、微生物-宿主互动、合成多种辅酶因子及生物活性胺等方式影响免疫系统的发育与成熟。研究显示,剖宫产导致子代肠道微生物的多样性减少,与儿童后期的特应性皮炎、变应性鼻炎、食物过敏、哮喘等变态反应性疾病发生有关。抗生素的过度使用、高脂肪和低纤维的饮食、omega-3-多不饱和脂肪酸和维生素D的减少或缺乏等因素均对肠道微生态的形成和平衡产生影响,从而促进变态反应性疾病的发生。流行病学研究证实,儿童在出生前后接触抗生素会增加变态反应性疾病的风险。动物模型研究表明,抗生素暴露对肠道微生物群的重建起着巨大的作用,并使免疫反应向2型特应性炎性反应方向倾斜。另外,有研究表明,皮肤屏障功能的完整性在变态反应的发生发展过程中起了很大作用。若皮肤的表皮层受损后,其通透性增加,屏障功能受损、减弱,可导致变应原更容易经过受损的皮肤进入机体,通过表皮层抗原呈递细胞的提呈,活化并致敏Th2细胞,致敏的Th2细胞迁移至呼吸道和消化道黏膜,当机体再次接触变应原时,可促进局部及全身免疫反应,最终导致变态反应性疾病的发生。

针对健康儿童及已经发生变应性疾病的儿童采取有效措施可预防症状加重和新变应性疾病的出现。

一、母乳喂养对儿童变应性疾病的预防作用

母乳中含有大量的免疫调节因子,如IgA,不仅可以预防病原微生物的入侵,也能清除变应原。母乳中的促炎因子TNF-α、IL-β、IL-6等和抗炎因子IL-I0、TGF-β有利于肠道的菌群调节。母乳喂养促进婴儿肠道建立以双歧杆菌、乳酸杆菌为优势的肠道微生态环境,有利于产生食物耐受。母乳喂养的婴儿食物过敏和特应性皮炎的发生率显著低于人工喂养的婴儿,反复喘息和哮喘的发生率也低于人工喂养婴儿。因此,建议4个月以上的长程母乳喂养可作为儿童变应性疾病初级预防措施。

二、人工喂养对儿童变应性疾病的预防作用

(一) 低敏水解配方乳对食物过敏的预防作用

低敏配方是牛奶酪蛋白或清蛋白经酶解、加热、超滤等工艺处理后的低抗原配方,根据抗原性不同分为部分水解配方(partially hydrolyzed fprmula,pHF)和深度水解配方(extensively hydrolyzed formula,eHF)。自20世纪90年代初开始就有大量的关于低敏配方乳预防婴儿牛奶过敏及其他变应性疾病的报道。对于过敏高风险婴儿,建议母乳喂养至少4个月,低敏水解配方可以预防或延迟变应性疾病的发生。

(二) 添加辅食的时机对食物过敏的影响一直是备受关注的问题

过早添加辅食由于肠道菌群尚未完全建立、

消化道黏膜的通透性较大等因素易发生食物过敏。4~6个月以后添加辅食、回避特殊的过敏食物并不一定对过敏具有保护作用。4~6个月时期是生命早期建立口服耐受的关键时期，口服耐受是变应原驱动的免疫过程，生命早期的关键窗口期常规的食物抗原的常规暴露是建立口服耐受的关键，4~6个月内添加固体食物对变应性疾病具有保护作用。过早添加食物易发生食物过敏，延迟添加辅食又错过了建立口服耐受的关键时机，食物过敏和自身免疫性疾病的发病风险也会增高。证据还显示，关键窗口期添加辅食的同时，继续母乳喂养。添加益生菌都有利于口服耐受的形成。

（三）抗氧化剂

维生素 C、维生素 E、β 胡萝卜素有助于对抗空气污染，特别是臭氧导致的气道高反应性，对哮喘患者的肺功能具有保护作用。ω3 不饱和脂肪酸的抗炎、抗过敏作用也逐渐引起人们注意，但是需要临床进一步研究。

（四）益生菌

婴儿肠道正常菌群的建立促进免疫系统 Th1/Th2 平衡向 Th1 偏移，降低消化道黏膜通透性，同时肠道菌群在诱导食物抗原的口服耐受中也发挥了重要作用。食物过敏和特应性皮炎的患儿肠道菌群的数量和种类都与非过敏婴儿存在差异。因此，对过敏高风险婴儿在出生早期至 6 个月给予益生菌和益生元，促进肠道正常菌群的建立，可以降低 1~3 岁时食物过敏的发生，减轻婴儿湿疹的严重程度。

三、吸入性变应原的避免对儿童变应性疾病的预防作用

（一）大气致敏变应原的预防

气传变应原是可使致敏个体出现变态反应的气传颗粒，可累及呼吸道、黏膜、皮肤等。它是不同形式气溶胶的集合，包含亚微粒气溶胶、稍大些的花粉粒、真菌孢子、动物皮屑等。而室外变应原中，研究最多的是花粉粒和真菌孢子，因为它们比较易于采集和鉴别。雷暴会破坏花粉和真菌孢子，通过强烈的向下气流或臭氧的产生，释放出带有小颗粒的过敏原，这些小颗粒可以穿透上呼吸道。雷暴中的 NO_2 与哮喘发病率相关。

大气 $PM_{2.5}$ 主要通过引起机体氧化应激、炎性反应以及自主神经功能紊乱等产生损害。$PM_{2.5}$ 经呼吸道吸入后，短期即可观察到肺部炎症生物标志物的改变，继而发生全身炎性反应和氧化应激，引起凝血、血管收缩和血管内皮功能等相关心血管效应生物标记物水平的变化。儿童呼吸系统较为容易受到大气 $PM_{2.5}$ 的危害，短期暴露于 $PM_{2.5}$ 能够引起儿童呼出 FeNO 的升高，以及增强气道阻力，引起哮喘发作；而 $PM_{2.5}$ 暴露浓度的降低将大幅降低机体呼出 FeNO 的水平。随着对大气 $PM_{2.5}$ 污染健康危害认识加深，空气净化装置和佩戴口罩等个体防护措施的使用率和普及范围明显上升和扩大。目前开展的多项干预研究表明，正确佩戴口罩或者使用空气净化器可以有效减少个体的 $PM_{2.5}$ 暴露，从而在不同程度上降低其健康危害。

（二）环境因素的预防

任何有效的环境干预措施都必须满足以下几点：使致敏患者能长期处于低变应原环境，明确能从干预措施中获益的致敏患者，尽可能在疾病早期进行干预。

对于室外花粉过敏的患者来说，室外花粉浓度无法人为控制，应在花粉播散季节减少外出和暴露机会，可佩戴口罩等保护装置减少花粉吸入。进入室内后，可在花粉播散季节关闭门窗，减少进入室内的花粉数；沐浴、更换衣物以减少头发和身体上的花粉颗粒；使用高效空气过滤器减少室内花粉数。这些措施可以减少室内空气中花粉数量，从而减少患者的变应原暴露。

真菌的环境暴露可发生在室内和室外。避免大量接触真菌是最主要的措施。清洗地面、墙壁和家具可使室内真菌大量减少。可用清水、普通肥皂水或来苏水溶液。有效的清洗可以除去大部分真菌；保持住房干燥，洁净，通风，阳光；防止过度供暖；避免进入地窖、暖房、仓库、酿造房间、纺织车间、饲养室、储藏室、书库、牧场、堆肥场、久闭不用的房间；住房中除去地毯、厚重的窗帘、陈旧的枕芯、垫料，卧室中不放粮食、花草，不存放杂物，不放置湿布、扫帚；不养鸟类、家畜。最适宜的室内温度是 18~21℃，最适宜的相对湿度是 30%~50%。过高的湿度可促使真菌和螨繁殖；过低的湿度可使尘土和其他颗粒物质飞扬。为了制止真菌繁殖，湿度过高时可用除湿器。供热和空调系统是真菌滋生的重要场所。管道中的积水可使真菌和嗜热放线菌大量繁殖。这些管道中的积水应及时清理。密闭的辐射供热系统对呼吸道变态反应病患者比较适宜，因为它不与外界相通，也不产生大量气流。但它也有缺点：一是空气不能

过滤、加湿或除湿;二是它导致黏膜干燥,可使多数呼吸道变态反应病患者的症状加重。其他容易滋生真菌的物体如潮湿的拖布、擦布、花盆、鸟笼等都应移至室外,尤其不应放在卧室内。

预防尘螨变应性疾病最重要的措施是减少或清除尘螨。使患者在低水平的变应原环境中,从而减轻症状或减少发作。屋尘中含尘螨数量低于12/0.5m² 的水平对人无害。房屋建造注意采光,保持通风、干燥。室内注意每周 1~2 次彻底清除尘土,并注意床下、柜台死角处,可使尘螨减少到1/0.5m² 左右。家庭使用吸尘器最好具有除螨功能,防止尘螨变应原的二次污染。使用螨变应原无法穿透的床罩、被套、枕套等将床垫、被褥、枕头遮盖起来。其中以精纺面料最为有效。由于变应原可在受累及寝具上积聚,因此,需定期洗涤(比如 1 周左右清洗 1 次)。常温洗涤可去除变应原,但不能杀死尘螨,因此,如果条件允许,可在热水中(>55℃)进行洗涤。避免使用地毯,改用硬地板(油毡或木质),如果仍需使用地毯则建议采用相关措施降低变应原水平,如阳光直射暴晒、蒸气清洁、杀螨剂或鞣酸制剂、液氮冷冻等。尽量不使用软垫家具,改用皮质家具。用百叶窗取代织物窗帘。减少可能堆积灰尘的物品;或将之放入封闭的橱柜中。移除毛绒玩具,如果无法移除则应先冷冻杀螨后再洗涤去除变应原。降低室内空气湿度:由于尘螨的生长发育需要较高水平的湿度,因此除湿可作为控制尘螨的选方法之一。但其效果受很多因素影响,比如当地的气候、房屋的封闭程度、对尘螨生活的微环境(床中部、地毯深处)作用有限等。显然,想要明显减少患者对变应原的接触,需要采用综合性的措施,这些措施应该是各种针对某个家庭和特定地域的措施的整合。单一的手段无法获得临床效果。

避免宠物变应原唯一方法是家中不饲养宠物。饲养的家庭即使将宠物移出后,家中变应原的水平也需要数月才能下降。

四、接触性变应原的避免对儿童变应性疾病的预防作用

目前国际上已经确认 4 000 多种接触性变应原。这些变应原多是分子质量 <500kD 的小分子半抗原。染发剂中的对苯二胺、漆树中的漆酚等是强变应原,可以使多数接触者发生变态反应。弱变应原则需易感者长期反复多次接触,有时需要几年的接触后才会致敏。接触性致敏的风险因素包括皮肤屏障功能障碍,如丝聚蛋白基因突变,以及皮肤损伤、刺激性皮炎等。戴穿透式耳环是引起金属过敏的常见原因。皮肤微小创伤和轻微刺激性皮炎均可以促进接触性过敏的发生。避免接触变应原是预防疾病的重要措施。需要告知患者病因及可能诱发和加重因素,尤其是如何避免已经明确的变应原。给患者提供详细的常见接触变应原的分布资料,指导患者避免接触这些变应原。生活中尽量少用化学制剂,如洗洁精、漂白水、洁厕剂、油污净、柔软剂、洗衣液等。尽量少食用含有化学污染或添加剂的食品,选用不含食品添加剂的绿色食品,少吃喷洒过农药的果蔬,且食用时要去皮。尽量减少居住环境的化学物质很重要。具体来说。室内要有良好的通风。装修时,少使用壁纸、地板革、化纤地毯、塑料贴面、泡沫材料、防水材料、绝缘材料、保温材料、填料、油漆、涂料、刨花板、木纤维板、复合板、各类黏合剂、熏蒸剂等化学物质。住宅装修中尽量选用合格建材,并在装修完后 3 个月内暂时不入住,同时注意工作环境中的空气流通。对化学物质过敏者应记录好发病症状和接触化学物质日记,以便于及时发现并撤除患者身边的可能引发过敏的物质,并及时就医服药解毒。

变应性疾病患者暴露于高水平致敏变应原可引起症状和炎症过程的恶化。疾病早期确定并完全避免致敏原后,症状可明显改善甚至完全治愈。单一的变应原控制措施是没有明显效果的,应进行全面综合而个体化的环境控制,以使患者完全终止或尽量减少致敏变应原的暴露。

五、以家庭为基础的环境干预对变应性疾病的预防

92% 的家庭至少可以检测到一种变应原。其浓度足以诱发致敏者的症状发作。过度的室内装修适合尘螨和真菌生长,加之室内绿化、家养宠物、家具和室内装饰化学有机物释放、家庭燃气废气释放、室内二手烟污染等是呼吸道过敏症状加重的危险因素。使用单一的环境干预措施,如真空或蒸气清洁法可以减少尘螨或宠物变应原,但是不能改善临床症状,需要采取多种措施包括健康宣教,定期家庭环境评估,针对不同来源采取措施降低室内变应原和刺激物。

多项研究表明,脐带血 IgE 水平升高、1 周岁

内出现对鸡蛋或尘螨的皮肤点刺试验阳性,以及婴儿早期检测到常见食物及吸入变应原的特异性IgE等因素为发展为变态反应疾病的早期危险因素。而一旦变态反应症状及体征开始出现,就应该开始采取次级预防措施。即采取对特定食物及吸入变应原的规避。一些研究评价了孕期限制食物的作用,认为食物相关变态反应疾病通过孕期限制食谱并不能使其发病率下降,而通过婴儿期限制食谱则可使之降低。若婴儿期避免措施不能持续实施,其预防作用也随之减弱。推荐采用母乳喂养,母乳喂养可推迟或预防牛奶变态反应的发生,另一项研究证实母乳喂养可推迟哮喘的发生。母亲服用低变应原食物仅对已表现出明显变态反应症状的婴儿有意义。对有变态反应体质的婴儿,推荐较晚进食固体食物,已出现特应性湿疹的患儿应避免吃鸡蛋。

新生儿针对吸入变应原的T细胞活化在宫内就可能已经启动,因此,对气传变应原的初级预防措施在婴儿期就应该开始。Brussee等研究结果显示高风险儿童在婴儿期对尘螨及宠物毛等吸入变应原的早期暴露对呼吸道变态反应的发生有着长期的影响。Arshad等随机双盲对照研究显示采取严格的变应原规避措施,包括较长时间的母乳喂养、低变应原食谱、低屋尘螨的暴露等可显著降低高风险儿童哮喘的发生率。

一些研究认为特应性湿疹患儿早期应用抗组胺药物可降低其发展为哮喘及变应性鼻炎的风险。Likura等给121例1~36月龄患特应性湿疹的儿童分别服用酮替芬及安慰剂。1年后酮替芬组发生哮喘的概率显著低于安慰剂组。

一项随机、双盲、平行、安慰剂对照研究(ETAC)检测了西替利嗪对变态反应进程的作用,研究对象为917例有特应性湿疹史及家族变态反应史的1~2岁的儿童,分别给他们服用西替利嗪及安慰剂,研究结束时40%的婴儿患有哮喘,西替利嗪组与安慰剂组比较差异无显著。但在对尘螨过敏的患儿中,安慰剂组哮喘发病率为51%,而西替利嗪组哮喘的发病率仅为28.6%。在安慰剂组中,58%对花粉过敏的儿童发展为哮喘,而西替利嗪组仅为27.8%。

多项研究结果显示,变应原疫苗特异性免疫治疗(脱敏治疗)可以有效预防对单一变应原过敏的患者出现新的过敏症,也能够预防从变应性鼻炎发展为哮喘,约可降低45%的哮喘发生率。

六、变应原控制的要点

1. 必须根据患者致敏程度和变应原暴露程度制订个体化干预措施。如果变应原暴露程度无法评估,则可采用变应原特异性IgE水平和皮肤试验风团大小作为替代指标。

2. 避免将单一干预措施应用于大规模人群。

3. 应对易感个体进行评估,确定其可从干预措施中获益后,再制订个体化方案和措施加以执行。

七、变应原控制用于变应性疾病预防和治疗的依据

1. 吸入性变应原致敏是哮喘、鼻炎、湿疹的主要危险因素。

2. 已患有变应性疾病的患者暴露于高水平致敏变应原可引起症状和炎症过程的恶化。

3. 终止变应原的暴露有利于疾病的控制。

4. 季节性变应性鼻炎的患者在无或低变应原暴露的环境中可不出现症状。

5. 变应性哮喘患者移入低变应原环境(医院或高海拔休养所)可改善哮喘严重程度的各种指标。

6. 在职业性变应性疾病中,如在疾病早期确定并完全避免致敏原,则症状可得到明显改善,甚至完全治愈。但要注意的是也有例外情况,比如哮喘这种自我延续性疾病,即使完全剔除了变应原的影响,也仍旧无法改变疾病的发展进程和严重程度。

(程璐,张建基)

参 考 文 献

1. 殷菊,高琦,刘婷婷,等.儿童支气管哮喘相关死亡的现状与危险因素[J].中华实用儿科临床杂志,2021,36(6):447-452.
2. 《中华耳鼻咽喉头颈外科杂志》编辑委员会鼻科组,中华医学会耳鼻咽喉头颈外科学分会鼻科学组.中国变应性鼻炎诊断和治疗指南(2022年,修订版)[J].中华耳鼻咽喉头颈外科杂志,2022,57(2):106-129.
3. 周薇,赵京,车会莲,等.中国儿童食物过敏循证指南[J].中华实用儿科临床杂志,2022,37(8):572-583.
4. 中华医学会,中华医学会杂志社,中华医学会皮肤性病学分会,等.特应性皮炎基层诊疗指南(2022年)[J].中华全科医师杂志,2022,21(7):609-619.
5. 申昆玲,赵京.重视中国儿童严重过敏反应[J].中华

实用儿科临床杂志,2022,37(10):721-725.

6. 杨雨怡,曾琳,周薇,等.生命早期影响过敏进程的因素[J].中华临床免疫和变态反应杂志,2022,16(1):84-89.

7. Prince BT,Mandel MJ,Nadeau K,et al. Gut microbiome and the development of food allergy and allergic disease[J].

Pediatr Clin North Am,2015,62(6):1479-1492.

8. 王曦,王楠,陈子,等.过敏进程是治疗过敏性哮喘的新途径[J].中华结核和呼吸杂志,2019,42(6):454-458.

9. 刘光辉.临床变态反应学[M].北京:人民卫生出版社,2014.

第四章

变应原

第一节 概 论

变应原(allergen)是一个功能概念,其本质是抗原。变应原是指能诱导机体发生变态反应(allergy)或称超敏反应(hypersensitivity)的抗原物质,可为蛋白质、与蛋白质结合的小分子半抗原物质。变态反应是指机体受到某些抗原刺激时,出现的以生理功能紊乱或组织细胞损伤为特征的异常适应性免疫应答。

一、变应原的命名

大多数过敏物质含有多种类型的分子变应原。在 20 世纪 70 年代,豚草、桦树、猫、尘螨和鳕鱼的提取物被认为只具有一种主要分子变应原,而现在每种过敏物质通常超过 5 种分子变应原。变应原的名称通常是由其所在"属"的前三个或前四个字母,加上其所在"种"的一个或两个字母组成,后面基于发现顺序冠以阿拉伯数字。通常,物种是通过复制具有突变的基因而进化的,包括增加或删除核苷酸以产生具有相似功能的替代蛋白质,导致在单个生物体或同一物种的相关生物体中出现同源异构体变应原(isoallergen)以及亚型或变体。由于生成每个新亚型或变体所涉及的进化步骤通常是未知的,因此世界卫生组织/国际免疫学会联合会(WHO/IUIS)变应原命名小组根据未命名变应原的氨基酸序列与第一个确定序列相比的同一性的程度进行指定,与原始变应原同一性在 67% 范围内的序列被指定为同位变应原,相差小于 90% 的序列被指定为亚型或变体。同位变应原通过在数字小数点后添加两位数字来指定,亚型或变体通过再添加两位数字来指定,例如 Amb a1.0101。

二、变应原的结构及功能

变应原具有确定的三维结构,变应原的结构也是决定变态反应性疾病的重要因素。

通过 X 线晶体学、磁共振、计算机辅助测序和折叠分析等技术已经确定了许多变应原的三维结构,这对解释其分子表位有很大帮助。截至目前,在蛋白质数据库中有 100 多种不同的变应原结构。下面阐述几种常见的、结构比较明确的变应原。

(一) 桦树花粉过敏原

临床上第一个重要的明确三维结构的变应原是 Bet v 1,来自桦树花粉,是研究最广泛的花粉变应原。Bet v 1 是一种与发病机制密切相关的蛋白质,与水果和蔬菜(如苹果、芹菜、胡萝卜)的同源变应原具有临床交叉反应性。在天然 Bet v 1 中已经鉴定出大量变异(18 个),它们具有氨基酸序列高度同一性。有资料表明,Bet v 1 的 Th2 极化活性可能是由一种折叠依赖的促敏机制驱动的。Bet v 1.0101 是天然 Bet v 1 的主要成分,也是主要的致敏剂,而其他亚型如 Bet v 1.0401 和 Bet v 1.1001 仅诱导极弱的 IgE 抗体反应。Bet v 1.0101 和 Bet v 1.0401 具有相同的折叠,但二聚化或聚集的差异可能导致 Bet v 1.0401 变体引发过敏性免疫反应的能力改变。与基因工程折叠变体相比,Bet v 1.0101 天然的折叠对 Th2 极化和诱导强 IgE 反应很重要。Bet v 1.0101 三维结构的改变导致其免疫特性的改变。有研究报道,折叠改变导致了其与树突状细胞的相互联系(crosstalk)的改变,以及免疫反应由 Th2 极化转向 Th1/Th2 混合细胞因子的产生。

(二) 室内尘螨过敏原

室内尘螨(HDM)是室内接触变应原的最主要来源,是一种免疫复合过敏原,也是变应性鼻炎和哮喘的重要原因。HDM 真翅目(Der p)至少有 23 种主要变应原,这些变应原通过其蛋白水解活性,激活先天免疫系统细胞并启动 Th2 型适应性免疫反应来促进过敏性致敏。超过 95% 的 HDM 过敏个体对尘螨变应原 Der p1 和 Der p2 致敏。

Der p 1 是半胱氨酸蛋白酶,它的催化位点已经在天然变应原的三维结构中被鉴定出来。Der p 1 通过裂解 B 细胞上的低亲和力 IgE 受体(CD23)直接促进 IgE 合成,并且间接裂解 T 细胞中白细胞介素-2(IL-2)受体(CD25)的 α 亚基。Der p 1 还可以通过诱导细胞因子产生和破坏肺上皮中的间隙连接来促进炎症,这将增加膜通透性并促进跨上皮变应原的递送和处理。尘螨变应原 Der p 2 是一种 ML 结构域蛋白,由 β 片组成、折叠,具有二硫键。MD-2 是 Toll 样受体 4(TLR-4)信号传导复合物的脂多糖(LPS)结合成分,参与激活先天免疫系统。Der p 2 不仅能够在试验性哮喘小鼠模型中模仿 MD-2 的功能,而且还能够在没有 MD-2 的情况下重建 LPS 驱动的 TLR4 信号传导,这也表明 Der p 2 在激活先天性免疫中可能起作用(图 4-1-1)。

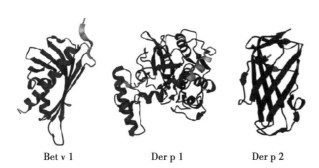

Bet v 1　　　　Der p 1　　　　Der p 2

图 4-1-1　部分变应原结构

(三)花生过敏原

花生蛋白的 Ara h 1 和 Ara h 2 是具有不同的结构复杂性的食物变应原。Ara h 1 是 60kDa 折叠单体的三聚体,而 Ara h 2 是一种小的 α 螺旋蛋白的单体,分子量 17kD。Ara h 1 的四元结构可能通过增加分子稳定性和防止 IgE 抗体结合表位的消化来发挥其致敏性的作用。然而,没有证据表明两种变应原的不同三级结构是造成不同过敏潜力的原因。事实上,结构更简单的 Ara h 2 的 IgE 抗体滴度已被报道为花生过敏的最佳预测因子。一般来说,变应原的三维结构复杂性似乎与它们的致敏性无关。

(四)猫皮屑

猫皮屑主要过敏原 Fel d 1 具有子宫珠蛋白样折叠,由 α 螺旋形成的异源二聚体组成。子宫珠蛋白典型序列与 Fel d 1 一个亚基 P30438 具有亲缘关系,两者的序列相似性高,三级结构相似,同属分泌球蛋白,两者均具有与 HLA 高亲和力结合位点。子宫珠蛋白具有免疫调节和抑制过敏原磷脂酶 A2 的功能,子宫珠蛋白具有潜在的过敏原性。虽然两者的序列相似性高,又同属分泌球蛋白,但与 Fel d 1 在功能上差异很大。因此,分析两类蛋白的进化、抗原性分布、三级结构等生物学、生物信息学关系,对于解析其功能,指导过敏原的改造具有特别重要的意义。有研究分别对子宫珠蛋白 P11684 和猫过敏原 P30438、P30440 的三级结构进行模拟比较,发现两类蛋白的结构具有高度相似性,提示它们具有相似的初始抗原识别模式。

(五)链格孢霉

来自烟草赤星病菌的主要变应原 Alt a 1 具有独特的 β 桶结构,形成“蝴蝶状”二聚体,仅存在于多西德菌和苜蓿类真菌。

迄今为止,虽然已经确定了许多变应原(包括上述变应原和其他变应原)的三维结构,但它们的功能仍然没有得到很好的认知。对于变应原的结构还需要更深入和广泛的研究,这对于解析其功能,指导过敏原的改造具有特别重要的意义。

(邓为民,姜楠楠,李钦峰)

第二节　吸入性变应原

吸入过敏原多引起过敏性哮喘、变应性鼻炎、过敏性结膜炎,偶尔亦可通过皮肤接触引起特应性皮炎,甚至通过食入引起严重过敏反应,如经口摄入尘螨致严重过敏反应(oral mite anaphylaxis;也称为薄饼综合征,pancake syndrome)。

一、螨类

螨类(mites)是常年性的室内吸入过敏原的主要来源,属常年过敏原。主要通过呼吸道或皮肤接触导致过敏;意外食用被螨污染的食物(面粉)可引起严重过敏反应,或食用与螨类有交叉反应性的无脊椎动物(虾、蟹)也可导致系统性过敏症状。在 sIgE 检测中,螨类过敏原粗提取物的代码为“d+ 数字编号”。

(一)尘螨

尘螨(d1/d2,House dust mites),麦食螨科(Pyroglyphidae),尘螨属(Dermatophagoides),优势螨种为屋尘螨(Dermatophagoides pteronyssinus)和粉尘螨(Dermatophagoides farinae)。成年尘螨的大小为 170~500μm;粪粒表面覆膜,大小为 10~40μm,与花粉粒大小相近。粪粒是尘螨过敏原最主要的来源,其次是外骨骼、唾液、尸体片段等。地毯、枕头、床垫、床单被罩和衣物是尘螨孳生的主要场所;尘螨在屋内储存的谷物制品中也可大量繁殖。屋尘螨和粉尘螨存在非常高的交叉反应率,且二者的分布场所大致相同,故特异性免疫治疗原则及环境防控措施基本一致。导致尘螨与虾、蟑螂等无脊椎动物交叉反应的主要致敏蛋白组分为 Der f 10/Der p 10(原肌球蛋白,广泛存在于无脊椎动物中),其次为 Der f 20/Der p 20(精氨酸激酶)。

(二) 热带无爪螨

热带无爪螨(d201,Blomia tropicalis),垫螨科(Echimyopodidae),无爪螨属(Blomia),主要分布在热带和亚热带地。热带无爪螨躯体呈球形,长约 320~520μm。热带无爪螨属于仓储螨,孳生环境多为面粉加工厂、储粮仓库及中药材仓库等场所;在人类居住的室内环境也非常多见。热带无爪螨与尘螨存在交叉反应性,合并致敏率可达 80% 左右。

二、蟑螂

蟑螂(cockroach)属室内吸入过敏原,其排泄物、蜕落的表皮以及身体带有过敏原,可导致哮喘、变应性鼻炎和特应性皮炎。在亚洲(尤其东南亚)等地的部分区域,包括蟑螂在内的可食用昆虫经常被食用,可引起食物过敏。蟑螂过敏原粗提取物的代码为"i+ 数字编号",主要包括德国小蠊(i6,German cockroach,Blattella germanica)和美洲大蠊(i206,American Cockroach,Periplaneta americana)。德国小蠊为蜚蠊科,小蠊属,是温带地区最主要的蟑螂品种,喜欢凉爽、偏干燥的环境;成虫为背腹扁平的椭圆形,多数体长在 1~3cm,小的仅 0.2~0.5cm。美洲大蠊为蜚蠊科,大蠊属。是热带地区最主要的蟑螂品种,喜好炎热潮湿环境,成虫体长 2.9~4.0cm,红褐色。

三、动物皮屑

家养动物是室内过敏原的重要来源,属常年过敏原。动物过敏原主要来自皮屑,因此检测中使用的动物过敏原多为动物皮屑的粗提取物。动物过敏多出现于长期接触该动物的患者中。然而,无明确接触的患者也可能过敏,一部分是由于意外暴露,因动物过敏原易吸附于衣物、织物、坐垫、头发等;另一部分是由于哺乳动物过敏原之间存在交叉反应,主要由脂质运载蛋白及血清白蛋白引起,但这些蛋白不一定是主要致敏蛋白组分。

动物皮屑过敏主要引起过敏性哮喘、变应性鼻炎和过敏性结膜炎。动物皮屑过敏原粗提取物的代码为"e+ 数字编号"。

(一) 猫皮屑

空气中传播的猫皮屑(e1,Cat dander,Felis domesticus)非常微小,直径只有 0.5~3.0μm,容易飘散并在空气中长期停留,从而被吸入呼吸道导致过敏,因此空气净化器对于清除猫过敏原至关重要。猫最主要的致敏蛋白组分为 Fel d 1(一种分泌球蛋白),在猫过敏人群中的致敏率达 95% 以上。Fel d 1 存在于猫的唾液腺、皮脂腺、肛门腺中,由于猫有舔毛的习惯,Fel d 1 可依附至毛发上,并随毛发脱落和飘散。该致敏蛋白组分与下文几种常见动物皮屑过敏原不存在交叉。

(二) 狗皮屑

狗皮屑(e5,Dog dander,Canis familiaris)的大小及分布特点与猫相似,在空气中长期停留并很容易被吸入小气道。狗的毛发、皮屑、皮肤、唾液、血清和前列腺中均存在过敏原。狗最主要的致敏蛋白组分为 Can f 1(脂质运载蛋白)和 Can f 5(前列腺分泌的激肽释放酶)。

(三) 马皮屑

马皮屑(e3,Horse dander,Equus caballus)过敏原存在于毛发、皮屑、血清、汗液和唾液中,其中 Equ c 1 是最主要的致敏蛋白组分(脂质运载蛋白)。

(四) 牛皮屑

牛皮屑(e4,Cow dander,Bos domesticus)过敏通常由职业接触引起。牛的可吸入过敏原主要来源于毛发和皮屑,也存在于唾液、尿液、乳清、羊水和牛肉,以及牛皮制品中。牛皮屑的主要致敏蛋白组分是 Bos d 2(脂质运载蛋白)。牛奶和牛皮屑有共同致敏蛋白组分(尤其是 Bos d 6 血清白蛋白),大部分牛奶过敏患者对牛皮屑过敏,反之则不然。

四、真菌

真菌(fungus)在环境中无处不在,真菌孢子及菌丝是吸入过敏原的重要来源,在室内和室外均大量存在。大多数真菌孢子及菌丝非常小(2~10μm),可轻易被吸入下呼吸道。链格孢属和枝孢属的真菌生长于草和谷物的表面,孢子通过风力传播,因此在干燥刮风的下午其孢子水平更高。青霉属和曲霉属的真菌需依赖较高的湿度传播孢子,因此孢子浓度在雨后和夜晚更高。真菌过敏原粗提取物的代码为"m+ 数字编号"。

(一) 烟曲霉

烟曲霉(m3,*Aspergillus fumigatus*):曲霉科,烟曲霉属。烟曲霉为嗜高温性霉菌,能适应相当广泛的温度范围;主要存在于室内环境,为常年过敏原。外观:菌落细绒状,周围絮状,随成熟度由青绿色变为烟绿色。光镜下:分生孢子球形或近球形,绿色,直径 2.5~3.0μm,是空气中优势真菌。

(二) 链格孢

链格孢(m6,*Alternaria alternata*):孢菌科,链格孢属。全国乃至全球空气中均有分布,是数量最多的优势真菌,其孢子水平在夏季和秋季(7~10月)达高峰。外观:菌落细绒状,褐绿色,初期暗白色,老后变暗,背面褐色。光镜下:菌丝及分生孢子梗褐绿色,具横隔。分生孢子倒棒状,表面具 3~5 个横隔和纵隔,成壁砖状结构。大小不规则,长 20~60μm,宽 4~15μm。链格孢的主要致敏蛋白组分 Alt a 1 是一种热稳定的糖蛋白,存在于菌丝和孢子的细胞质中。

(三) 其他

真菌过敏原混合检测项目包括多主枝孢(m2,*Cladosporium herbarum*)、产黄青霉(m1,*Penicillium chrysogenum*)、白色念珠菌(m5,*Candida Albicans*)、长蠕孢霉(m8,*Helminthosporium halodes*)。枝孢属(m2)的孢子分布极为广泛,是世界多地空气中的优势孢子,在全国均有分布,室外多见,其孢子水平在夏末和秋季达峰。青霉属(m1)的孢子在室内室外均存在,在潮湿的室内更为多见。白色念珠菌(m5)是胃肠道的正常菌群,皮肤试验阳性常与其感染相关。长蠕孢霉(m8)可从海南、昆明、湖北、浙江、广东等地空气曝片中检出,北方未见报道。

五、花粉

(一) 杂草花粉

杂草花粉(weed pollen)杂草花粉过敏原粗提取物的代码为"w+ 数字编号"。

1. 普通豚草(w1,Common ragweed,*Ambrosia artemisiifolia*) 菊科,豚草属,一年生草本,花期为 7 月下旬至 9 月上旬。分布于我国华北、东北及长江流域等大部分省市。花粉直径约 17~19μm。豚草是北美地区的土生植物,是北美人群中花粉症的最主要原因,人群致敏率达 10%~26%。随着豚草在其他区域的入侵,它也给欧洲和亚洲带来了日益显著的健康威胁。

2. 艾蒿(w6,Mugwort,*Artemisia vulgaris*) 菊科,蒿属,多年生草本,花期为 8 月下旬至 9 月上旬。分布于我国北方地区。花粉直径约 25μm。主要致敏蛋白组分为 Art v 1、Art v 3,其中 Art v 3 为转脂蛋白(lipid transfer protein,LTP)。

3. 藜(w10,Goosefoot,*Chenopodium album*) 藜科,藜属,一年生草本,又称鹅毛草,花期为 6~8 月。广布于全国各地。花粉直径 20~30μm。

4. 葎草(w22,Japanese hop,*Humulus japonicus*) 桑科,葎草属,一年或多年生缠绕多花草本,花期为 7~9 月。除新疆和青海外,在全国各省区均有分布。花粉直径 27μm 左右。

(二) 牧草花粉

牧草花粉(grass pollen)过敏原粗提取物的代码为"g+ 数字编号"。牧草花粉是欧洲和澳大利亚人群中花粉症的最主要原因。

梯牧草(g6,Timothy grass,*Phleum pratense*),禾本科,梯牧草属,多年生草本植物,花期为 6~8 月。分布于我国东北、华北、西北地区。花粉直径约 30μm。

(三) 树木花粉

树木花粉(tree pollen)过敏原粗提取物的代码为"t+ 数字编号"。

1. 白桦(t3,Common silver birch) 桦木科,桦木属,落叶乔木,花期为 4~5 月,树皮灰白色,成层剥裂。分布于东北、华北、西南等地。花粉颗粒扁球形,大小平均为 29μm×38μm。桦树花粉是欧洲北部和中部最重要的树木花粉。主要致敏蛋白组分 Bet v 1 属于致病相关蛋白第 10 家族(pathogenesis-related class 10,PR-10),与许多植物来源食物存在交叉反应。Bet v 2 属于 Profilin 家族。

2. 柏(t6,Cypress) 柏科,常绿乔木,花期为 3~4 月,树冠尖塔形。全国各地广泛分布。花粉直径约 36μm。

3. 英国梧桐(t11,Maple leaf sycamore) 悬铃木科,悬铃木属,落叶乔木,花期为 4~5 月。我国南北各地均有栽培作庭园绿化或行道树。花粉大小约为 20μm×30μm。

4. 其他 详见表 4-2-1。

表 4-2-1 其他常见花粉过敏原

常用代码	名称	科、属	花期	分布	花粉颗粒大小
w7	雏菊,Marguerite,Ox-eye daisy	菊科,木茼蒿属	2~10 月	中部中高海拔山区	—
w8	蒲公英,Dandelion	菊科,蒲公英属	3~6 月	东北、华北、华中、西北等地区	直径约 33~38μm
w9	鹿角车前草,Plantain	车前科,车前属	6~9 月	全国各地均有分布	直径约 20μm
w12	一枝黄花,Goldenrod	菊科,一枝黄花属	8~9 月	东北、华北、新疆等地区	直径约 20μm
w13	苍耳,Cocklebur	菊科,苍耳属	7~8 月	全国各地均有分布	直径约 25μm
w14	反枝苋,Redroot amaranth	苋科,苋属	7~8 月	华东、华中、华南、西南、西北	直径约 23~33μm
t1	复叶槭,Box-elder	槭树科,槭属	4~5 月	全国各地均有分布	约 52μm×33μm
t2	灰桤树,Grey alder	桦木科,桤木属	—	—	—
t4	欧洲榛,Hazel	桦木科,榛属	4~5 月上旬	东北、华北、西北	约 21μm×26μm
t8	美洲榆,Elm	榆科,榆属	3 月	东北、华北、西北,长江以南也有栽培	约 31μm×37μm
t12	黄花柳,Willow	杨柳科,柳属	4 月下旬至 5 月上旬	全国各地均有分布	约 30μm×30μm(旱柳)
t14	美洲黑杨,Cottonwood	杨柳科,杨树属	4 月	华中、华北、西北、东北等地区	—
t15	白蜡树,White ash	木犀科,白蜡树属	4 月	东北、华北、中南、西南等地	约 20μm×25μm
t70	桑树,Mulberry	桑科,桑属	4~5 月	全国各地均有分布	直径约 16μm
t280	洋槐,locust tree	豆科,刺槐属	7~8 月	全国各地均有分布	约 18μm×16μm
—	构树,paper mulberry	桑科,构树属	5 月	黄河、长江和珠江流域各省区	直径约 15μm
g5	黑麦草,Rye-grass	禾本科,黑麦草属	5~7 月	全国各地均有分布	—
g8	六月禾,Meadow grass	禾本科,早熟禾属	5~6 月	全国各地均有分布	直径约 22~27μm

(邓为民,姜楠楠,李钦峰)

第三节 食物变应原

食物过敏原主要通过食用途径引起消化系统为主的过敏症状,也可通过气传或接触途径引起过敏反应。食物过敏原粗提取物的代码为"f+ 数字编号"。

一、动物类

（一）陆生动物类

1. 鸡蛋清/鸡蛋白（f1,Egg white,*Gallus* *domesticus*） 鸡蛋清中的主要的过敏原是卵类黏蛋白（Gal d1）、卵清蛋白（Gal d2）、卵转铁蛋白（Gal d3）、溶菌酶（Gal d4）。其致敏能力依次减弱,即 Gal d 1>Gal d 2>Gal d 3>Gal d 4。卵类黏蛋白是热稳定蛋白质,在 100℃长时间加热仍保持致敏性,因此卵类黏蛋白被认为是鸡蛋过敏的主要原因。有研究显示卵类黏蛋白 sIgE 诊断烘焙鸡蛋过敏、熟鸡蛋过敏和生鸡蛋过敏的阈值分别为 $50kU_A/L$、$26.6kU_A/L$ 和 $5.21kU_A/L$,阳性预测值可达到 95%。其他 3 种蛋白质均为热不稳定蛋白。

2. 鸡蛋黄（f75，Egg yolk，*Gallus domesticus*） 鸡蛋黄中的过敏原少于鸡蛋清。鸡蛋黄中主要的过敏原是卵黄糖蛋白（yolk glycoprotein）和 α-卵黄蛋白（alpha-livetin，Gal d 5）。卵黄糖蛋白是热稳定蛋白，在高温下依然能保持活性，但是不耐受胃蛋白酶消化；α-卵黄蛋白是热不稳定蛋白，因此煮熟后的蛋黄更易耐受，这可能是临床上鸡蛋黄过敏患者少见的原因。

3. 牛奶（f2，Milk，*Bos domesticus*） 牛奶过敏是儿童中最常见、最早发生的食物过敏，但是在成人中并不常见。牛奶蛋白中的主要致敏蛋白组分包括酪蛋白（Bos d 8）、β-乳球蛋白（Bos d 5）、α-乳清蛋白（Bos d 4）。存在针对酪蛋白和 β-乳球蛋白的 IgE 与患儿持续性牛奶过敏有关。酪蛋白是热稳定蛋白质，经 95℃加热 60 分钟后仍能保持致敏原性；β-乳球蛋白、α-乳清蛋白为热不稳定蛋白质，加热 20 分钟后基本就全部被破坏。烘焙（180℃，10~30 分钟）可减低大多数致敏蛋白组分的致敏原性，有研究显示部分牛奶过敏的儿童能耐受烘焙牛奶饮食。牛奶过敏患者并非一定能耐受羊奶和马奶。牛奶和生牛肉存在交叉反应，牛奶过敏患者可能会对牛肉过敏，尤其是生牛肉；部分患者可耐受熟牛肉。

4. 牛肉（f27，Beef，*Bos domesticus*） 牛肉是最常引起过敏的肉类。造成牛肉过敏的主要致敏蛋白组分是牛血清白蛋白 Bos d 6，是一种热不稳定蛋白。而大多数肉类都是煮熟后食用的，因此牛肉过敏的患病率较低。牛血清白蛋白与其他动物（如猫、狗）的血清蛋白具有高度同源性，是临床交叉反应的基础。

5. 羊肉（f88，Mutton，*Ovis aries*） 羊肉过敏的患者在临床上少见。造成羊肉过敏的主要致敏蛋白组分是 Ovi a 6（血清白蛋白）。

（二）水生动物类

包括脊椎动物（如鱼）、甲壳类动物（如虾、蟹）、软体动物（如扇贝）。海鲜或河鲜过敏常导致严重过敏反应，也可引起呼吸道症状和口腔过敏综合征；除"食用"外，在烹饪过程中的皮肤接触和吸入也可以引起过敏症状；超过 90% 的患者终身过敏。

1. 鱼（fish） 鱼的种类繁多，对鱼类过敏原的详尽探索非常困难。鱼类分为硬骨鱼（包括海鱼和淡水鱼）和软骨鱼，后者均生活在海里。目前市面上用于检测 sIgE 的过敏原粗提取物主要来自海鱼，包括鳕鱼（f3，*Gadus morhua*）和三文鱼（f41，*Salmo salar*）；也有淡水鱼，如鲤鱼（f333，*Cyprinus carpio*）。鱼类的主要致敏蛋白组分为小清蛋白（parvalbumin，PV），热稳定性强。不同鱼类的小清蛋白存在交叉反应，多数患者会同时对多种鱼类过敏，但也有少部分患者仅对几种鱼（甚至仅一种鱼）过敏。硬骨鱼的小清蛋白为 β 小清蛋白，致敏力高；而软骨鱼的为 α 小清蛋白，致敏力低。在喜爱食用生鱼的地区，鱼肉的热不稳定蛋白也是重要的过敏原。

2. 甲壳类动物（crustacean） 包括虾（f24，Shrimp）、蟹（f23，Crab）、龙虾（f80，Lobster）。甲壳类动物的主要致敏蛋白组分是原肌球蛋白（tropomyosin，TM），热稳定性强，广泛存在于无脊椎动物中。无论是淡水来源的还是海洋来源的甲壳类动物，其中的原肌球蛋白的同源性都很高，因此交叉反应十分常见。由于同属于节肢动物，甲壳类动物和尘螨、蟑螂的多种致敏蛋白组分均存在交叉反应。

二、植物类

1. 小麦（f4，Wheat，*Triticum aestivum*） 禾本科，小麦属，小麦面粉可通过吸入或食入引发过敏。主要致敏蛋白组分包括水溶蛋白（Tri a14，是引起小麦面粉吸入过敏如面包师哮喘的主要致敏蛋白组分）和醇溶蛋白（Tri a19，ω-5 Gliadin，与小麦依赖运动诱发严重过敏反应有关）。

2. 花生（f13，Peanut，*Arachis hypogaea*） 豆科，蝶形花亚科，落花生属。主要致敏蛋白组分 Ara h 1、2、3、6 为储存蛋白（storage protein，SP），为热稳定蛋白；Ara h 2 的 sIgE 在诊断花生过敏上的准确性最高。Ara h 8 属于 PR-10，与桦树花粉致敏蛋白组分 Bet v 1 非常相似，与花粉过敏相关；不耐热，通常和严重过敏反应不相关。Ara h 9 属于 LTP 家族。

3. 其他 其余常见植物类食物过敏原介绍汇总于表 4-3-1。

表 4-3-1　植物类食物过敏原汇总

检测代码	食物名称	科属	三大家族致敏蛋白组分		
			LTP	Profilin	PR-10
f10	芝麻,Sesame	芝麻科,芝麻属			
f11	荞麦,Buckwheat	蓼科,荞麦属			
f14	大豆,Soybean	豆科,大豆属	Gly m 1	Gly m 3	Gly m 4
f17	榛子,Hazel nut	桦木科,榛属	Cor a 8	Cor a 2	Cor a 1
f18	巴西坚果,Brazil nut	玉蕊科,巴西栗属			
f20	杏仁,Almond nut	蔷薇科,杏属	Pru du 3	Pru du 4	Pru du 10
f36	椰子,Coconut	棕榈科,椰子属			
f202	腰果,Cashew	漆树科,腰果属			
f203	开心果,Pistachio	漆树科,黄连木属			
f256	核桃,Walnut	胡桃科,胡桃属	Jug r 3	Jug r 7	Jug r 5
f44	草莓,Strawberry	蔷薇科,草莓属	Fra a 3	Fra a 4	Fra a 1
f49	苹果,Apple	蔷薇科,苹果属	Mal d 3	Mal d 4	Mal d 1
f91	芒果,Mango	漆树科,杧果属		Man i 4	Man i 2
f95	桃子,Peach	蔷薇科,桃属	Pru p 3	Pru p 4	Pru p 1
f210	菠萝,Pineapple	凤梨科,凤梨属		Ana c 1	
f348	荔枝,Litchi	无患子科,荔枝属		Lit c 1	

注:表中仅列举了属于以下蛋白组分家族的致敏蛋白组分,如下:LTP:转脂蛋白,lipid transfer protein;对热和消化酶稳定,熟的食物也会引起过敏反应,蔷薇科水果、坚果的 LTP 的 sIgE 阳性代表发生严重过敏反应的风险较高。Profilin:抑制蛋白/肌动蛋白;是一种小的细胞溶质蛋白,存在于几乎所有真核生物中;在植物中抑制蛋白序列的同源性很高,可达 71%~85%;是引起花粉和植物性食物之间发生交叉反应的主要因素之一。PR-10:致病相关蛋白第 10 家族,pathogenesis-related class 10;通常认为是热不稳定蛋白,导致的过敏反应通常局限于口腔,如引起口腔过敏综合征(又称为口腔变态反应综合征,花粉-食物过敏综合征)。

(邓为民,姜楠楠,李钦峰)

第四节　药物变应原及昆虫毒液

一、药物变应原

(一)常致 I 型反应药物

I 型反应为速发型,发病时间受给药途径影响,经静脉给药可能在数分钟内引起症状。常见药物为 β-内酰胺类药物,如青霉素和头孢菌素类;神经肌肉阻滞剂;喹诺酮类药物;含铂化疗药物,如卡铂、奥沙利铂等。异种蛋白,包括嵌合抗体,如西妥昔单抗、利妥昔单抗。

(二)常致 II 型反应药物

II 型反应通常表现为溶血性贫血、血小板减少或中性粒细胞减少。

1. 药物诱发溶血性贫血　如头孢菌素类、青霉素类、非甾体抗炎药、奎宁-奎尼丁。

2. 药物诱发血小板减少　肝素、阿昔单抗、奎宁和奎尼丁、磺胺类药物、万古霉素、金制剂、β-内酰胺类药物、卡马西平、非甾体抗炎药。

3. 药物诱发的中性粒细胞减少和粒细胞缺乏　丙硫氧嘧啶、抗疟药物阿莫地喹及氟卡尼。

(三)常导致 III 型反应药物

通常表现为血清病、血管炎或药物热。常见药物具有磺胺基团的药物、苯妥英和别嘌醇。

(四)常导致 IV 型反应药物

通常发生在暴露治病药物至少 48~72 小时延迟发作,如接触性皮炎、斑丘疹、急性泛发性发疹性脓疱病、药物热等,所用的抗癫痫药(包括卡马西平、苯妥英、拉莫三嗪和苯巴比妥)、米诺环素、别嘌醇、氨苯砜、阿巴卡韦和奈韦拉平等。

二、疫苗

疫苗作为必不可少的公共卫生工具,具有良好的安全性和预防有效性,在减轻人群传染病负

担方面发挥了重要作用。但是,疫苗过敏成为人们关注的一个重点问题,疫苗过敏反应病例的报告会引起人群焦虑。流行病学和机制研究提示,过敏反应与几种疫苗存在因果关系,包括麻疹、腮腺炎和风疹(MMR)、水痘、流感、乙型肝炎、脑膜炎球菌、人瘤病毒以及白喉、破伤风、百日咳(DTaP或TdaP)联合疫苗。

(一) 疫苗的成分

疫苗中包含多种成分,例如抗原、佐剂、稳定剂、防腐剂、乳化剂、浸出包装成分、残留抗生素、细胞培养材料等。

1. 明胶 明胶是一种来自牛或猪的蛋白质,作为稳定剂添加到活疫苗和灭活疫苗中。一名对MMR疫苗有过敏反应的17岁女性,她的皮肤点刺试验和免疫测定也表现了对明胶的敏感性。一项病例研究采访并收集了接受MMR后发生过敏反应的个体的血清,发现其中27%病例血清中含有抗明胶的sIgE。相比之下,在没有任何不良事件的接种疫苗的受试者中没有检测到抗明胶sIgE。随后发现,对MMR有过敏反应的患者同时也对DTaP疫苗中的明胶敏感,并且对DTaP疫苗中明胶的细胞免疫可以持续3年以上,并且由于暴露于食物中的明胶或通过与其他变应原如鸡蛋、鸡肉和牛奶的交叉反应,致敏也可以持续存在。明胶也是α-gal的来源,α-gal是一种导致肉类过敏的碳水化合物变应原。在α-gal过敏的儿科受试者中接种MMR、水痘和DTaP/IPV后可以观察到过敏反应,从疫苗中去除明胶大大减少了对这些疫苗的过敏反应。

2. 葡聚糖 有一种MMR疫苗制剂中存在的葡聚糖导致许多接种者发生过敏反应,该品牌的MMR疫苗也从市场上撤出。在2004年巴西全国MMR疫苗接种运动期间,MMR疫苗接种后的超敏反应率出乎意料的高,而对其病例对照研究显示与过敏史无关。然而,随后的研究暗示葡聚糖是这些超敏反应事件的可能原因。

3. 无关抗原 另外许多疫苗含有细胞系中产生的抗原,例如,乙型肝炎疫苗和人瘤病毒(HPV)疫苗含有在贝克酵母中表达的重组蛋白的抗原。疫苗纯化中去除了大部分细胞物质,但不可能去除所有微量成分。根据VAERS的数据,在接种疫苗前有酵母菌过敏史的人中有107起不良事件报告。然而值得思考的是,另一项研究发现对酵母提取物皮肤测试呈阳性的大量女性接种HPV疫苗后没有发生过敏反应。

(二) 预防措施

增加对疫苗相关过敏症的了解将有助于进一步改善疫苗的制造工艺和安全性。具体来说,通过识别引起过敏反应的特定疫苗成分,疫苗制造商可以尝试去除或创建这些成分的替代品。

三、昆虫毒液

(一) 种类和主要成分

主要有蜜蜂、黄蜂、蚂蚁、蚊子,它们的毒液成分类似,主要包含血管活性胺、肽类及数种炎性酶类,如磷脂酶、透明质酸酶、酸型磷酸酯酶等。

(二) 致敏机制

昆虫毒液是造成人类过敏最常见的变应原之一,它可以引起局部或全身甚至危及生命的过敏反应,导致一种医疗紧急情况。目前尚无生物标志物可预测全身性过敏反应的风险。昆虫毒液磷脂酶已在几乎所有临床相关的膜翅目中发现,包括蜜蜂、黄蜂和蚂蚁。磷脂酶是一类水解酶,可催化酰基酯的水解,是自然界中发现最早的具有酶活性的物质之一。磷脂酶A1(PLA1)在黄蜂和蚂蚁中含量很高,也是火蚁的主要毒液变应原,磷脂酶A2(PLA2)是蜂毒的主要成分。PLA1和PLA2作为主要的膜翅目变应原被特异性IgE(specific IgE,sIgE)识别后引发超敏反应。

(邓为民,姜楠楠,李钦峰)

第五节 接触变应原

接触变应原通过与皮肤的直接接触而产生影响,一旦致敏,如果暴露于足够量的变应原,可能会发展为过敏性接触性皮炎,这是一种炎症性皮肤病。接触性过敏是一种终身疾病,由于广泛传播和不受控制地接触许多变应原,许多人会出现慢性、复发和严重的皮肤问题。

一、接触变应原的特点及分类

接触变应原大多是低分子量化学物质。常见接触变应原的主要分类包括:

香料、防腐剂、辅料、橡胶化学品、纺织染料、局部药物、金属和其他生物医学设备成分等。接触变应原的过敏反应因人而异,包括哮喘、便秘、咳嗽、湿疹、昏厥、尿频、荨麻疹、失眠、关节痛、精神烦躁、头痛、皮肤癌、皮肤红疹、胃痛、身体肿胀、各种关节炎等。研究发现,欧洲和北美约20%的普通人群对至少一种接触性变应原敏感。

二、接触性皮炎

(一)CD分类及相关机制

接触性皮炎(contact dermatitis,CD)可分为刺激性接触性皮炎(irritant contact dermatitis,ICD)和过敏性接触性皮炎(allergic contact dermatitis,ACD)。ACD是一种常见的皮肤病类型,见于皮肤科诊所的患者,由T细胞介导的迟发型超敏反应即Ⅳ型超敏反应引起,可能在皮肤接触有机化学品或化妆品、珠宝或其他商品中的金属离子后诱发。接触性皮炎的发展由个体易感性,变应原的理化特性和剂量决定。其发病机制分为两个阶段:初次接触变应原后及开始致敏阶段。只有在致敏阶段再次暴露于该变应原后,才会出现明显的临床症状。当变应原接触皮肤时,被皮肤组织中作为抗原提呈细胞的朗格汉斯细胞处理,经其表面HLA-DR提呈后,这些细胞迁移到区域淋巴结,变应原被T淋巴细胞识别,导致特定T细胞克隆的增殖,这些克隆细胞在体内循环并返回到皮肤。在再次暴露于变应原时,CD4$^+$T细胞亚群介导CD8$^+$T细胞反应,导致临床出现ACD。由于皮炎或外伤导致的皮肤屏障受损,使变应原更容易渗透到皮肤(图4-5-1)。

(二)CD的好发部位

手是日常活动中最常用的身体部位,并且反复暴露于大量变应原中,因此接触性皮炎患者的主要受影响区域在手部。例如,在美发师中,接触性皮炎主要发生在手部。刺激性接触性皮炎是由于工作(戴橡胶手套时与水的密集反复接触和永久性汗水相关的潮湿气候)和接触护发产品中包含的刺激物的累积效应而发生的。由此产生的刺激性接触性皮炎与皮肤屏障的破坏有关,这反过来可能导致变应原渗透到表皮中引起致敏。这样,随着时间的推移,刺激性接触性皮炎可能会促进过敏性接触性皮炎的继发发展。在美发师中,大多数病例手部均发生刺激性和过敏性接触性皮炎,过敏性接触性皮炎主要发生在顾客中,主要影响头部、颈部和面部。

(三)CD的诊断方法

斑贴试验是诊断接触性皮炎的金标准,是以一种可控的方式导致ACD的诱发期,从而确定这种皮炎的病因。它通过使用贴有特殊胶带的小塑料或金属腔室将少量可疑的接触性过敏原涂抹在患者的上背部保留2天,并在去除贴片后、第2天和1周后读取皮肤反应。根据国际接触性皮炎研究组标准进行阴性(−)至阳性(+~+++)斑贴试验的分级,将阳性(+)、强阳性(++)、极强阳性(+++)视为阳性结果,将阴性、可疑反应视为阴性结果。对结果进行统计分析。在该测试中,患者暴露于各种变应原,当患者对变应原敏感时会引起皮肤反应。然而,斑贴试验不是一种非常敏感的方法,并且由于产品中变应原浓度低,可能会出现假阴性反应。即使已知接触性变应原,在诊断检查中也可能被忽略。

(四)引起CD的主要变应原

引起CD的主要变应原因地区而异;各国在地区之间可能存在变应原差异。欧洲的主要研究将镍、钴和硫酸铬描述为主要触发因素。同时,在美国,硫酸镍、Cl+Me-异噻唑啉酮和香料的混合物被确定为主要触发因素。镍是全球最常见的变应原,珠宝,眼镜架,手表和衣服的金属部件等是镍的常见来源,因为长时间与皮肤接触,镍盐易溶于水和汗液,容易致敏,从而导致患病率相对较高。此外,钴也是常见的变应原,它是一种在自然界中

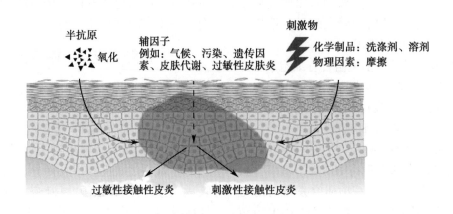

图4-5-1 接触性皮炎分类

发现的金属,通常与镍一起用于金属电镀,并添加到合金中以制造更坚固的工具和零件。同时,钴也可能存在于染发剂、洗涤剂、止汗剂、固体肥皂和化妆品中。由于某些颜料是钴盐,因此通过这些接触可能会导致 ACD。大约 80% 对钴敏感的个体对其他金属有共敏性,主要的共敏性物质是镍。硫柳汞是 ACD 患者中第三常见的变应原。硫柳汞常见于眼影、眼睫毛膏、乳液和眼科溶液等化妆品中,同时这种具有抗菌特性的防腐剂也用于疫苗和许多其他产品,通过这些接触也会导致变态反应性疾病的发生。

（五）ACD 的治疗方法

ACD 是一种异质性疾病,与许多不同的病因和形态相关,这使得治疗具有挑战性,通常需要使用不同的治疗方法。目前,ACD 的确定性治疗依赖于识别并清除潜在的致病因素,否则,慢性或复发性皮炎的风险会增加。但当无法去除变应原时,需要采取保护措施以防止皮肤接触致敏剂,这需要患者的配合,治疗仍然依赖于对患者进行关于避免刺激物、变应原和其他触发因素的教育,以及通过使用润肤剂、局部和全身抗炎药物以及有时进行光疗来恢复皮肤屏障。局部使用皮质类固醇是 ACD 在单药治疗中取得良好效果的一线治疗。虽然皮质类固醇抑制角质层的修复,但其在短期内非常有效。皮质类固醇的选择应考虑病变的定位,以及皮炎的严重程度和急性程度。到目前为止,还没有生物制剂被证明可用于治疗 ACD,口服耐受诱导尚未成功。因此,预防策略是治疗 ACD 的一种独特而有效的方法。

（邓为民,姜楠楠,李钦峰）

第六节　变应原治疗制剂标准化

一、变应原治疗制剂标准化的概念

目前,变应原特异性免疫疗法（AIT）是针对变态反应性疾病的唯一定制疗法,临床试验和观察性研究的数据证明了其有效性和安全性。然而,有几方面问题仍未解决,如制造商之间生产和量化程序的统一以及许多变应原的国际参考标准的建立,即所谓变应原的标准化。免疫疗法产品中的变应原标准化对于确保质量,从而确保安全性和有效性至关重要。变应原标准化是提供用于特应性疾病的诊断和变应原特异性干预的试剂的先决条件。

大多数基于变应原的 AIT 产品来自复杂的提取物,如从天然变应原原料如花粉、屋尘螨和动物皮屑中制备得到。由于变应原来源和分析方法的多样性,在制造商之间建立制造工艺规范标准遇到了很大挑战。在欧洲,标准化提取物的生产主要受过敏原产品指南（生产和质量问题和欧洲药典过敏原提取物专论）的监管。过敏原标准化确保了制造产品的质量和可靠性,它涉及过敏原提取物的来源、活性的测量和单位等。

二、变应原标准化涉及的方法

要开展和完善变应原的标准化,离不开检测手段,下面简要介绍几种常用的变应原标准化的检测方法。

（一）酶联免疫吸附测定

在过去的很多年中,酶联免疫吸附测定（ELISA）一直是测量变应原和其他蛋白质金标准。

（二）多重阵列技术

多重阵列技术可以同时测量多种被分析物。通过使用"静态"或平面阵列（在载玻片或微量滴定孔上）或使用悬浮阵列中的荧光染色微珠来实现。多重阵列检测在免疫学中得到了广泛的应用,例如,用于检测细胞因子、生长因子或感染因子的细胞因子组合,可以一次测 >30 个细胞因子。与 ELISA 相比,多重阵列检测的一个显著优势是后者本身更加标准化。在基于荧光微珠的多重阵列中,抗体通过碳二亚胺键共价偶联到微珠。多重阵列中的所有分析物都在完全相同的测定条件（相同的标准品、检测试剂、测定缓冲液、孵育时间、洗涤周期等）下,在单个孔（或载玻片）中进行测量,这降低了制备多个 ELISA 板时固有的操作错误的可能性。多重阵列检测通常比 ELISA 更灵敏,并且具有更宽的动态范围。尽管有这些优点,但多重阵列在很大程度上仍然是一种研究工具,FDA 批准用于临床的检测相对较少。

（三）质谱

质谱（MS）与免疫分析不同,MS 直接通过质量和/或序列识别感兴趣的蛋白质或肽。其灵敏度高,能够同时测量多个变应原序列、变异体或亚型,类似于多重免疫测定。MS 可以直接识别复杂混合物中的变应原亚型,进行高度敏感的物理化学分析。MS 的缺点是,即使它可能证明复杂混合物中存在变应原肽,但它不是一种真正的定量方法,另一个问题是仪器的高成本。

三、变应原标准化的挑战

由于缺乏国际统一标准及合适的定量方法，单一过敏原的定量不能用于不同制造商之间的产品比较。在为特定患者选择最佳产品时，需要考虑：①AIT产品的生物活性；②引发的免疫反应并不完全取决于单一过敏原浓度，其他因素也发挥作用，如过敏原的表位结构和暴露水平，以及提取物中天然基质效应和AIT提取物中使用的不同佐剂产生的潜在化学修饰；③此外，不同制造商之间的单位剂量报告差异很大，因此不能仅通过评估过敏原浓度或比较不同配方来验证产品中过敏原的量是否为适合患者的最佳剂量。综上，过敏原标准化显然是必要的，但该过程目前还具有很大的局限性；而且多因素的参与，使得该过程具有很大的挑战，亟待进一步的优化（图4-6-1）。

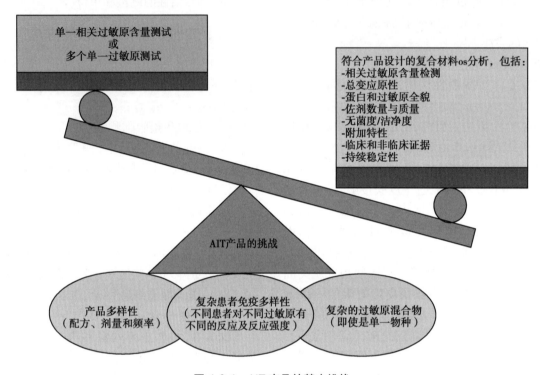

图 4-6-1 AIT 产品的基本挑战

（邓为民，姜楠楠，李钦峰）

参 考 文 献

1. 中国医师协会变态反应医师分会,福棠儿童医学发展研究中心北京医师协会变态反应专科医师分会.过敏原特异性IgE检测结果临床解读中国专家共识[J].中华预防医学杂志,2022,56(6):707-725.
2. Becker S,Fassio F,Munoz-cano R,et al. Major Allergen Content in Allergen Immunotherapy Products:The Limited Value of Numbers[J]. J Investig Allergol Clin Immunol, 2022,32(5):345-356.
3. Pomes A,Mueller GA,C Chruszcz M. Structural Aspects of the Allergen-Antibody Interaction[J]. Front Immunol, 2020,11:2067.
4. Kucuksezer UC,Ozdemir C,Cevhertas L,et al. Mechanisms of Allergen-Specific Immunotherapy and Allergen Tolerance[J]. Allergol Int,2020,69(4):549-560.
5. Lei DK,Grammer LC. An Overview of Allergens[J].

Allergy Asthma Proc,2019,40(6):362-365.
6. Foong RX,Santos AF. Biomarkers of diagnosis and resolution of food allergy[J]. Pediatr Allergy Immunol, 2021,32(2):223-233.
7. Tedner SG,Asarnoj A,Thulin H,et al. Food allergy and hypersensitivity reactions in children and adults-A review [J]. J Intern Med,2022,291(3):283-302.
8. Fonacier L,Frankel D,Mawhirt S. Contact allergens for the allergist[J]. Ann Allergy Asthma Immunol,2022,128(6): 629-644.
9. Sedo-Mejia G,Soto-Rodriguez A,Pino-Garcia C,et al. Contact dermatitis:Clinical practice findings from a single tertiary referral hospital,a 4-Year retrospective study[J]. World Allergy Organ J,2020,13(7):100440.
10. Thomas ZM,Jamiolkowski D,Chantraine S,et al. Contact dermatitis to hair cosmetics:Current diagnostic recommendations[J]. J Dtsch Dermatol Ges,2021,19

（12）：1729-1734.

11. Ohansen JD，Bonefeld CM，Schwensen JFB，et al. Novel insights into contact dermatitis ［J］. J Allergy Clin Immunol，2022，149（4）：1162-1171.

12. Brites GS，Ferreira I，Sebastiao AI，et al. Allergic contact dermatitis：From pathophysiology to development of new preventive strategies［J］. Pharmacol Res，2020，162：105282.

13. Adams KE，Tracy JM，Golden DBK. Anaphylaxis to Stinging Insect Venom ［J］. Immunol Allergy Clin North Am，2022，42（1）：161-173.

14. Sampath V，Rabinowitz G，Shah M，et al. Vaccines and Allergic Reactions：The Past，the Current Covid-19 Pandemic，and Future Perspectives ［J］. Allergy，2021，76（6）：1640-1660.

第五章

疾病的诊断

变态反应性疾病的诊断需依据患者临床表现，包括患者的症状、体征，结合实验室检查如变应原皮肤试验、变应原特异性 IgE（specific IgE，sIgE）检测、肺功能等综合作出判断。本章将从临床表现、一般实验室检查及变态反应专科检查进行介绍。

第一节　临　床　表　现

变态反应性疾病的诊断首先是根据临床表现，依靠详尽的病史采集及全面的体格检查。变态反应性疾病的共同特点为接触变应原后症状出现，回避过敏原后症状缓解，再次接触过敏原后症状再发。但不同变态反应性疾病在病史和体格检查方面有不同的特点。

儿童变应性鼻炎的典型症状包括打喷嚏、清水样涕、鼻痒和鼻塞，典型体征为双侧鼻黏膜苍白、水肿，鼻腔有水样分泌物。

儿童变应性结膜炎的典型症状包括眼痒眼红流泪，眼部体征主要为结膜充血、水肿。

儿童哮喘患者经常在接触烟雾、油漆粉尘、宠物、花粉等刺激性气体或变应原之后发作，典型的症状通常为发作性，表现为喘息、胸闷、气急、呼吸困难或咳嗽等，多数患者可自行缓解或经治疗缓解，体征包括双肺闻及哮鸣音（尤其呼气相），儿童较严重者可有三凹征。

反复剧烈的瘙痒以及慢性复发性丘疹、红斑，结合特应性病史，是诊断特应性皮炎必备的症状和体征。

儿童荨麻疹的典型皮疹表现为皮肤风团，24小时内消退，消退后不遗留痕迹，无发热、关节痛等其他伴随症状，体征包括皮肤风团、红晕，若皮疹24小时不能消退，或有其他伴随症状，应注意鉴别如荨麻疹性血管炎、自身炎症性疾病等其他可有类似荨麻疹表现的疾病。

儿童食物过敏的症状常见为进食某些食物后迅速出现口腔、咽喉部瘙痒，可伴或不伴血管性水肿，可伴有皮疹瘙痒，恶心、呕吐，腹痛、腹泻，呼吸困难，甚至可出现严重过敏反应如休克，体征包括口唇水肿、皮肤风团、双肺哮鸣音、血压下降、心率上升等。

（边赛男，孙晓卫）

第二节　一般实验室检查

一、血常规

血常规检查与变态反应性疾病关系密切的为嗜酸性粒细胞和嗜碱性粒细胞计数，嗜酸性粒细胞或嗜碱性粒细胞增高是变态反应性疾病的重要特征之一。此外，白细胞、中性粒细胞、淋巴细胞、血小板有助于鉴别其他有变应性表现的疾病，如感染、免疫缺陷病、湿疹血小板减少伴免疫缺陷综合征（Wiskott-Aldrich 综合征）等。

二、尿常规 + 沉渣

对于某些可有肾脏受累的疾病，如过敏性紫癜、低补体血症荨麻疹性血管炎等，辅助判断有无肾脏受累。

三、便常规 + 潜血

粪便中发现寄生虫卵则有助于与寄生虫感染相鉴别。对于有消化道表现的食物过敏有一定的辅助诊断及鉴别诊断价值。

四、红细胞沉降率及 C 反应蛋白

红细胞沉降率（血沉）及 C 反应蛋白检查主要用于鉴别感染与风湿免疫性疾病。

五、补体

一般临床实验室常规开展的补体检查项目是补体组分中血清浓度最高的2个补体组分:C3和C4,在有免疫复合物参与的Ⅱ型变态反应中补体发挥重要作用,对于鉴别诊断具有重要意义。

对于血管性水肿的患者,补体C4、C1抑制物可用于鉴别遗传性血管水肿(HAE),该疾病可表现为喉头水肿,危及生命,鉴别诊断具有重要意义。

六、肝肾功能

主要用于监测药物不良反应,如长期应用抗组胺药等。

(金鹏,孙晓卫)

第三节 变态反应专科检查

在变态反应性疾病的诊断过程中,应通过实验室检查区分变态反应性疾病和非变态反应疾病。按照变态反应的定义和变态反应性疾病的诊断标准,鉴别是否属于变态反应性疾病。某些全身性疾病或其他系统疾病在发生发展过程中某些阶段可能出现变态反应,或有变态反应因素参与,可通过实验室检查予以正确的诊断。有些疾病本质上并非变态反应性疾病,如Cl抑制因子缺乏,可致遗传性血管神经性水肿(hereditary angio-neurotic edema,HAE),该病的临床表现与变态反应性疾病相似,须注意加以鉴别。有些疾病的病名包含"过敏"或"变态反应",如过敏性紫癜(Henoch-Schonlein综合征)、变应性亚急性败血症(成人Still病)等并非典型的变态反应性疾病或Ⅰ型变态反应性疾病。

变态反应专科检查有助于:①明确是否属于变态反应性疾病;②明确变态反应性疾病的型别;③明确引起变态反应的因素(变应原)。变态反应专科检查包括体内诊断及体外诊断,体内和体外试验互为补充,结合临床病史,以得到准确的特异性诊断。

对于诊断为Ⅰ型变态反应性疾病的患者,实验室检查可发现引起变态反应的致病因素,寻找变应原,做出病因诊断。

一、体内特异性诊断

变态反应性疾病的体内诊断方法即特异性体内诊断试验,目的是寻找引起患者过敏的变应原。体内诊断试验是传统的诊断变态反应性疾病的方法,包括皮肤试验和激发试验两大类。激发试验是检查变应原的特异性诊断方法,须由有经验的专科医师在具有急救设备及人员的条件下进行,要注意引起严重过敏反应的风险。

(一)皮肤试验

1. 概述 用于诊断变态反应性疾病的皮肤试验有很多种,包括皮肤点刺试验(skin prick test,SPT)、皮内试验、划痕试验、斑贴试验、被动转移试验等。可用皮肤试验检测的变应原包括吸入物、食物、某些药物、接触物及昆虫毒液等。

用于诊断速发型变态反应的皮肤试验包括皮肤点刺试验、皮内试验,原理是观察变应原进入体内后局部皮肤出现的反应。微量变应原进入试验部位皮下组织后,与肥大细胞接触,如果受试者对该变应原过敏,其肥大细胞表面的变应原sIgE可与该变应原结合,诱导肥大细胞脱颗粒并释放组胺及其他炎性介质,使局部皮肤充血水肿,表现为高出皮面的风团及红晕。根据风团的直径大小和红晕的程度,可评估受试者对相应变应原的过敏反应程度。主要适用于Ⅰ型变态反应过敏原的检测。

皮肤试验的优点是不需要复杂的仪器设备,价格低廉,易操作,可在短时间内出报告,临床相关性和重复性较好。缺点是并非所有患者均适合做,受限于所服用药物、疾病状态等,且由于需要针刺,儿童不愿接受。原则上皮肤试验适用于全年龄段儿童,但5岁以下的小儿手臂面积较小,难以配合,故一般不进行皮肤试验。皮肤试验的结果判定具有一定的主观性,某些患者还可能出现严重过敏反应如过敏性休克,具有一定风险。皮肤试验应在具备急救条件的医疗单位进行。

皮肤试验应在专门设置的检查室进行,由经过专门培训的有经验的工作人员操作。试验前应了解患者的用药情况及疾病状态,如正在应用组胺受体拮抗剂、糖皮质激素或其他可能影响结果的药物,如哮喘急性发作期、特应性皮炎手臂局部皮损较重等情况应暂缓进行。皮试操作结束后,患者应在指定观察区等候观察结果。检查室内应备有各种常规的急救用品,包括肾上腺素、氧气、静脉输液器及液体、升压药、气管插管用具、气管切开包等,以备出现全身性严重过敏反应时抢救用。

2. 各种皮肤试验的方法 目前最常用的皮肤试验方法是点刺试验、皮内试验和斑贴试验。以下分别加以介绍。

（1）皮肤点刺试验：适用于 I 型变态反应，可用于检测吸入、食物、药物变应原等。在受试者前臂屈侧皮肤进行。在皮肤上依次按固定模式确定若干种常见的变应原的位置，加生理盐水和组胺分别作为阴性对照和阳性对照。在确定的位置滴加用于检测的纯化变应原悬液。再用特制的皮肤点刺针（钝针头）在滴加变应原悬液部位皮肤的中心点轻轻做点刺，自上而下，由左向右，以不出血为度，使微量变应原试剂渗入皮肤，20~30 分钟后即可判断结果。检查人员根据点刺部位风团及红晕的直径作为判断标准，点刺部位风团直径较阴性对照大至少 3mm 为阳性，用 1~4 个 "+" 号表示阳性程度的级别。

（2）皮内试验：适用于 I 型变态反应，可用于检测吸入、食物、药物变应原等。常在受试者上臂伸侧皮肤进行。须注意无菌操作，皮肤可用 70%乙醇消毒。变应原皮试液须注意妥善保管，避免污染，每次使用前注意有无浑浊或沉淀。使用前根据不同种类的变应原进行不同程度的稀释，以避免出现过于强烈的过敏反应。用 1mL 注射器的皮试针头注入表皮浅层，形成小皮丘。15~20 分钟观察结果。皮内试验比皮肤点刺试验敏感度更高，可发现点刺试验阴性的可疑过敏患者，对于有可疑症状而点刺试验为阴性的患者可采用皮内试验。但特异性较低，可能出现假阳性，皮内试验引发全身严重过敏反应的风险较点刺试验大。在注射后应随时注意患者全身情况，是否出现口唇发麻、全身瘙痒、皮色潮红、出汗、胸闷等不适，虽然发生此种强烈过敏反应者极为少见，但须密切观察、及时抢救，保证患者安全。

（3）斑贴试验：斑贴试验（patch test，PT）适用于 IV 型变态反应，即迟发型反应，可用于检测接触变应原。是目前用于检测接触性皮炎过敏原的最简单、最准确的方法。接触性皮炎、湿疹、职业性皮肤病等因接触某些物质引起的变态反应性疾病，以及迁延不愈的手、腿、足部的慢性皮肤损害均可通过斑贴试验明确是否与变态反应有关，并发现其变应原。

斑贴试验的方法是将日常生活及各种职业经常接触并可能引起过敏的物质制备成商品化的斑贴试剂，实现标准化，将变应原物质涂布在特制的斑贴小室，由不同变应原物质组成斑贴试验变应原组合。斑贴试验部位一般选择上背部，贴敷 24~48 小时后除去，观察皮肤反应，以不同的 "+" 号表示阳性程度的级别。下列情况考虑推迟进行斑贴试验：①严重或泛发的活动期皮炎；②接受相应剂量的系统性免疫抑制治疗；③皮炎位于上背部或其他拟进行斑贴试验的部位；④拟进行斑贴试验的皮肤部位正在接受外用糖皮质激素治疗，因其至少在某种程度上会抑制皮肤反应，建议停用上述治疗 7 天后再进行斑贴试验；⑤拟进行斑贴试验的皮肤部位近期曾有紫外线（ultraviolet，UV）暴露。妊娠期或哺乳期进行斑贴试验是否有害尚不明确，但通常不在上述时期进行斑贴试验。

常用于斑贴试验的接触性变应原包括金属、药物、芳香类物质、化工原料等种类。商品化的斑贴试剂按照国际常用的接触性变应原种类组成较全面的固定组合。常用者包括以下种类：①金属：镍、钴、铬、金、汞等；②油脂：羊毛脂醇，含于多种油膏、乳膏、护肤品、洗涤剂；③药物：抗生素、局部麻醉剂，如卡因类药物混合物；④香料混合物：含于化妆品、美容剂、洗发液、香水等；⑤筑基混合物：含于多种橡胶产品，如乳胶手套、气球、安全套等；⑥甲醛：含于多种建筑材料和塑料制品；⑦环氧树脂：含于黏合剂、密封剂、表面涂层和油漆；⑧油漆。

（4）划痕试验：划痕试验（skin scratch test）与点刺试验相似，滴加变应原悬液后，用三棱针或粗针头在前臂皮肤掌侧轻划 2 道 3~5mm 平行的浅痕，可根据病史选择一种或几种可疑的变应原进行检测。如出现丘疹、伪足状红肿、红斑为阳性反应。根据划痕后出现的皮肤反应程度判断阳性级别。该法可用于儿童。

（5）其他：被动转移试验（passive transfer test）又称 Prausnitz Kustner test（P-K 试验）。其原理是变态反应性疾病患者血清中含有针对变应原的 sIgE 抗体，该抗体可被动地转移至其他人体内，故属于体内试验。方法是在无菌条件下采集变应性疾病患者的血液，分离其血清，在患儿父母或亲属的背部事先做好标记的确定位置，多点皮内注射 0.1mL，24~48 小时后在各点按皮内试验的方法注入可疑的变应原悬液，然后按皮内试验的方法观察结果。因为注射局部皮肤内已注入来自患者的血清，可能含有针对某种变应原的 sIgE 抗体，再次注入的可疑变应原与相应的 IgE 结合后会出现风团、红晕等阳性反应。该试验适用于不能在自身进行特异性体内试验的重症可疑过敏患者,如婴幼儿、严重剥脱性皮炎患者、躁动不安无法接受皮肤试验操作的患者。该试验结果准确,具有一定临床应用价值,但该法要求条件严格,操作烦琐费时,只适用于无法进行其他试验而又迫切需要明确诊断的患者,试验前须严格评估试验的必要性,审慎采用。

（二）变应原激发试验

变应原激发试验最早源自变应性鼻炎的研究,它是通过将少量变应原接触鼻黏膜,模拟自然发病情况,引发症状,从而判断导致疾病发生的变应原。根据患者发病部位不同,可进行不同的变应原激发试验,主要有鼻激发试验、结膜激发试验、支气管激发试验、食物激发试验等。当临床上高度怀疑变态反应疾病,而变应原皮肤试验和血清 sIgE 检测皆为阴性的患者,例如局部变应性鼻炎;或查出多种变应原致敏,需要寻找关键的致敏变应原;或非 IgE 介导的食物过敏和药物过敏等,均可进一步行变应原激发试验。变应原鼻激发试验是变应性鼻炎诊断的金标准,由于对侧鼻腔的副交感神经反射机制,应该两侧鼻腔同时进行。常用方法有滤纸法、喷雾法和气雾吸入法等,国内由于缺少标准化变应原试剂,临床开展尚不普及。

变应原激发试验有可能引发全身反应,特别是在吸入性激发试验、食物和药物激发试验时,故必须在具有抢救医疗设备配置的场所,由具有处理严重过敏反应经验的专业医护人员进行操作。作为一种体内试验,变应原激发试验同样会受到药物的影响,具体可能影响变应原激发试验结果的药物以及停药时间可参照皮肤试验的相关规定。值得一提的是,对于鼻激发试验、结膜激发试验和支气管激发试验,局部 H1 抗组胺药以及局部糖皮质激素也会影响结果判断,至少需要停用 48 小时以上。

1. 鼻腔激发试验　鼻腔激发试验（nasal provocation test,NPT）是将变应原或干冷空气等刺激因子直接作用于鼻腔黏膜以诱发出类似变应性鼻炎症状或使症状加重的临床试验,又称鼻黏膜激发试验。变应原鼻腔激发试验,又称用变应原进行的鼻腔激发试验或鼻腔变应原激发试验,是国际公认的诊断变应性鼻炎或局部变应性鼻炎的"金标准",被国内外诊疗指南推荐,但要注意的是对于不能合作者,尤其是 5 岁以下儿童,该试验并不适用。

（1）NPT 的适应证和禁忌证

1）适应证:①患者病史和临床表现高度怀疑变应性鼻炎（allergic rhinitis,AR）,但皮肤点刺试验和/或血清变应原 sIgE 检测均为阴性;SPT 和/或血清变应原 sIgE 检测为阳性但无典型 AR 症状（可疑致敏者）;②需要从多种致敏变应原中寻找主要或关键变应原;③患者病史、临床表现与变应原检测试验结果不一致;④经抗过敏药物治疗或变应原特异性免疫治疗后的疗效判定;⑤职业性吸入性变应原的确定;⑥科研应用,如 NPT 可用于评估 AR 患者鼻部症状的严重程度、鼻腔分泌物中的炎性介质、非特异性刺激物（干冷空气、辣椒素、组胺）等。

2）禁忌证:①急性鼻-鼻窦炎或慢性鼻-鼻窦炎急性发作期,AR、哮喘等变应性疾病发作期或症状加重期;②既往有严重过敏反应或过敏性休克史;③严重慢性阻塞性肺疾病或禁用肾上腺素的严重心肺疾病患者;④其他严重系统性疾病,如恶性肿瘤、自身免疫性疾病等的发病期或活动期;⑤疫苗接种 1 周内;⑥妊娠期、哺乳期或备孕期;⑦不能合作者,尤其是 5 岁以下儿童;⑧鼻部手术后 2 个月内,鼻部畸形、鼻后孔闭锁、严重鼻中隔偏曲、鼻中隔穿孔、干燥性或萎缩性鼻炎、严重鼻出血,严重鼻塞（肥厚性鼻炎、药物性鼻炎等）;⑨各种抗过敏药物使用期间,如鼻用糖皮质激素、鼻用抗组胺药、鼻用减充血剂、鼻用抗胆碱药、鼻用色甘酸钠、口服抗组胺药、口服或注射用糖皮质激素等,可能出现假阴性,因此,为相对禁忌证。

（2）NPT 的操作方法及步骤

NPT 的常用方法包括滤纸法、滴鼻法、喷雾法、雾化吸入法、激发舱或激发室法等。滤纸法是将浸有变应原的滤纸置于下鼻甲上方（中鼻道侧）或内侧面的黏膜上。滴鼻法是用注射器、滴管或微量吸液管将变应原滴到下鼻甲黏膜上。喷雾法是将变应原以喷雾的形式喷洒在中鼻甲及下鼻甲黏膜上。雾化吸入法是将定量变应原试剂雾化后,经口鼻面罩吸入鼻腔。激发舱或激发室又称环境暴露舱（environmental exposure chamber,EEC）,试验方法是将受试者或动物置于密闭舱内或室内,模拟吸入空气中变应原的最真实情况,是一种最接近于日常变应原暴露情况的方法。但由于 EEC 设备较昂贵,目前全世界已建立的 EEC 数量非常有限。

在以上几种方法中,喷雾法简便易行、重复性好,变应原在鼻腔黏膜的分布均匀。通常情况下,首先将阴性对照液喷洒或置于患者较宽敞侧鼻腔作为对照,观察鼻腔基础反应性(是否存在高反应)。阴性对照液剂量与 NPT 所用变应原剂量相同。观察 15~30 分钟,待鼻腔反应消失后再进行 NPT。然后选择一种变应原试剂,从最低浓度开始,在较宽敞侧鼻腔进行 NPT,观察 15~30 分钟,待鼻部反应消失后以 10 倍浓度递增,进行第 2 次 NPT,以此类推。也可以在一侧鼻腔进行 NPT 的同时,另一侧鼻腔用生理盐水作阴性对照。用生理盐水作阴性对照的目的是确定鼻腔基础反应性(是否存在高反应)。与对照侧鼻腔的反应相比,NPT 侧鼻腔的反应评分增加值或增加百分比可用于评定 NPT 结果。需要注意的是,因为鼻腔存在三叉神经和副交感神经的反射作用,刺激一侧鼻腔可引起另一侧鼻腔的反应,因此,在一侧鼻腔行 NPT 应同时评估双侧鼻腔的反应。但是,这种神经反射作用对双侧鼻腔是相同的,因此,用 NPT 侧鼻腔的反应评分与生理盐水对照侧鼻腔的反应评分进行比较,用增加值或增加百分比即可反映 NPT 的真实情况。在一侧鼻腔进行 NPT,另一侧鼻腔作阴性对照,方法科学可行,节约时间;因此,左右侧鼻腔单独评估症状的方法也是可行的。

(3)NPT 检查前准备及注意事项

1)在进行 NPT 前,需完成 SPT 和/或血清变应原 sIgE 检测,以及前鼻镜或鼻内镜检查,以评估鼻黏膜的基础状况,排除可能影响检查的鼻部疾病,如明显的鼻窦炎、严重鼻塞、鼻中隔穿孔等。

2)检查室内温度保持在 20~22℃,湿度保持在 40%~60%,患者应在检测环境内适应 20~30 分钟后再开始接受检测。

3)患者应处于症状缓解期或无症状期。变应性疾病发作期会显著增加鼻部的反应性,使得症状加重。因此,对花粉过敏的患者应在非花粉季节进行 NPT,常年性 AR 患者应在无症状或症状轻微时进行 NPT,急性鼻-鼻窦炎患者应在症状缓解或消失后 2~4 周进行 NPT。

4)在测试前应停用任何影响鼻黏膜反应性的药物。停用时间分别为:鼻用糖皮质激素 2~3 天,鼻用抗组胺药 4~5 天,鼻用减充血剂 2 天,鼻用抗胆碱药 3 天以上,鼻用色苷酸钠 1~3 天,口服抗组胺药 2~3 天,口服或注射用糖皮质激素 2~3 周,口服三环类抗抑郁药 2~3 周,口服非甾体抗炎药 1 周,口服利血平类、可乐定类降压药 3 周。如果不能停用上述药物,NTP 的观察指标应该是激发后比激发前病情增加的分数(包括症状和体征),观察时间也应延长 1~2 小时以上。

5)NPT 前 24~48 小时应避免吸烟、饮酒。

6)急性病毒或细菌性呼吸道感染,应在症状消失后 4 周进行 NPT。

7)鼻部手术后应至少间隔 8 周以上再进行 NPT。

(4)NPT 阳性的判定标准:变应原 NPT 是一种让 AR 重现的方法,有些国家已将其作为临床常规检测项目。NPT 不但可以激发出 AR 症状或使原有症状加重,而且在鼻腔分泌物中能够检测到变应原 sIgE。NPT 后出现 AR 症状或原有症状加重,即使有鼻阻力增加或鼻气流减少等客观证据,仍不能诊断 AR,必须要在鼻腔分泌物中检测到 sIgE 才能判定为 NPT 阳性。

NPT 结果可分为阳性(+)和阴性(−),也可把阳性细分为弱阳性(+)、中等阳性(++)和强阳性(+++)。因为从最低浓度变应原开始进行 NPT,所以随着浓度的递增,NPT 结果从弱阳性(+)变为中等阳性(++)或强阳性(+++),更能证明该变应原是 AR 的病因。临床上可通过主观评估和客观评估判定 NPT 结果。弱阳性(+)几乎没有病理意义;主观和客观指标任何一项强阳性(+++)都可判定 NPT 阳性;主观和客观指标任何二项中等阳性(++)也可判定 NPT 阳性。

主观评估:①NPT 前后症状增加百分比法激发后比激发前鼻腔总症状加重 30%,判定为 NPT 阳性。该方法简单实用,与客观评估的结果吻合度较高。②视觉模拟量表评分法:视觉模拟量表(visual analogue scale,VAS)评分法是目前国际上最常用的评分方法。激发后比激发前症状 VAS 评分增加 30% 判定为 NPT 阳性。③鼻部症状总评分法:鼻部症状总评分(total nasal symptom scores,TNSS)是最常用的传统鼻部症状评分法。常用四分法。④Linder 症状评分法对喷嚏、鼻痒、流涕、鼻塞四大症状进行评分,喷嚏无对应的 2 分;不论症状严重程度,鼻痒计 1 分,腭痒计 1 分,耳痒计 1 分,眼部症状计 1 分。总分 0~13 分,评分≥5 分判定为 NPT 阳性。⑤Lebel 症状评分法对喷嚏、鼻痒、流涕、鼻塞四大症状进行评分,喷嚏无对应的 2 分;不论症状严重程度,鼻痒计 1 分,耳痒或腭痒计 1 分,从前鼻孔流出鼻涕计 1 分,从后鼻孔流出鼻涕计 1 分,眼部症状计 1 分。总分 0~11 分,评分≥5 分判定为 NPT 阳性。根据 Lebel 评分判定 NPT 阳性的敏感度为 83.7%,特异度为 100%。⑥Riechelmann 症状评分法对流涕、喷嚏、鼻外症状用 0~2 分(三分评分法)进行评分,未对鼻塞、鼻痒进行评分。总分 0~6 分,评分 ≥4 分判定为 NPT 阳性。

客观评估:常用的客观评估参数是鼻腔容积(nasal cavity volume,NCV)、鼻阻力、鼻气流等。①鼻声反射测量法这是一种利用声反射原理无创测量鼻腔几何形状的技术,操作简单、重复性好,几乎不需要患者的配合,而且不受鼻分泌物和鼻塞的影响,适合儿童患者,不宜用于鼻中隔穿孔患者。在 NPT 的评估中,前鼻孔向后 2~6cm 处的 NCV 是最重要的参数,下降 30% 可判定为 NPT 阳性。鼻阻力、鼻腔最小横截面积(nasal minimal cross-sectional area,NMCA)及最小横截面距前鼻孔的距离(distance of the minimal cross-sectional area from the nostril,DCAN)等参数在 NPT 后也会明显降低。②鼻吸气峰流量测试法可以简单、快速、方便测量鼻气流或鼻腔通畅程度,依赖于患者的协作程度和肺功能状况。鼻吸气峰流量(peak nasal inspiratory flow,PNIF)与患者的主观鼻塞感觉具有较好的一致性。③主动经前鼻测压法通过用鼻阻力计测量特定压力(100、150、300Pa)下的气流量来评估鼻阻力。目前被认为是客观评估鼻腔通畅程度的标准方法,敏感度和特异度都较高,但不适用于鼻中隔偏曲、鼻涕多或严重鼻塞患者。④四相鼻阻力测试是评估鼻腔通畅程度最可靠的方法。用鼻阻力计测试吸气相有效阻力(effective resistance in inspiration,Reffin)、呼气相有效阻力(effective resistance in expiration,Reffex)、吸气相顶点阻力(vertex resistance in inspiration,Vrin)和呼气相顶点阻力(vertex resistance in expiration,Vrex)。客观评估所用仪器并未普及,因此,客观评估不是必需的。在缺少仪器时,可以单用主观评估方法。

主观、客观联合评估:存在以下多种组合方式(表 5-3-1)。

(5)NPT 后的注意事项:完成 NPT 后,应至少观察 2 小时,鼻部症状一般可自行缓解;如不缓解,可用抗过敏药物或增加抗过敏药物剂量,如鼻喷激素、鼻喷抗组胺药、鼻喷减充血剂、鼻喷抗胆碱药、口服抗组胺药等。如果发生全身反应则做相应处理。应告知患者可能会发生迟发性反应,对症处理即可,必要时急诊就诊。应将迟发性反应告知主治医师并记录在病历中。

表 5-3-1　2018 年 EAACI 建议的 NPT 阳性标准

评估方法	强阳性(+++)	中等强度阳性(++)
主观评估		
VAS 评分	≥5.5 分	≥2.3 分
Lebel 评分	增加≥5 分	增加≥3 分
Linder 评分	增加≥5 分	增加≥3 分
TNSS	增加≥5 分	增加≥3 分
客观评估		
PNIF	下降≥40%	下降≥20%
鼻声反射	距前鼻孔 2cm 的横截面积下降≥40%	容积总和下降≥27%
主动经前鼻测压法	在 150Pa 下鼻流量减少≥40%	在 150Pa 下鼻流量减少≥20%
四相鼻阻力测试	对数曲线有效阻力增加≥40%	对数曲线有效阻力增加≥20%

注:其中任意一项为强阳性,或任意两项同时表现为中等强度阳性,即可诊断为 NPT 阳性。

2. 支气管激发试验　支气管激发试验是以肺功能为主要指标,通过测量气道在物理、化学和生物因素等刺激下收缩反应强度的一种检查方法,用于判断气道对刺激物的反应性是否增高、评估支气管收缩的严重程度、确定临床治疗效果、分析和研究疾病的发病机制。有发生严重不良反应的风险,一般适用于 5 岁及以上具有良好配合能力的儿童。

(1)支气管激发试验的适应证与禁忌证

1)适应证:①怀疑为哮喘需要作诊断与鉴别诊断者;②气道反应性增高患者症状已缓解,判断疗效者;③伴有气道反应性增高的其他疾病(变应性鼻炎、慢性阻塞性肺疾病、上呼吸道感染后继发的气道高反应、过敏性肺泡炎等)。

2)绝对禁忌证:①对激发试验所用刺激物有明确的超敏反应;②基础肺功能呈重度阻塞,FEV_1<50% 预计值或 <1.0L;③心功能不稳定,近期(<3 个月)有心肌梗死病史,严重心律失常,主动脉瘤;④严重的高血压,收缩压 >200mmHg(26.7kPa)和/或舒张压 >100mmHg(13.3kPa);⑤近 3 个月内有脑血管意外史,患有脑动脉瘤;⑥严重甲状腺功能亢进;⑦有不能解释的荨麻疹;⑧不适宜测定用力肺活量的患者(如肺大疱、气胸等)。

3)相对禁忌证:①基础肺功能呈中度阻塞,

FEV$_1$<60% 预计值或 <1.5L;②肺通气功能检查已诱发气道阻塞;③近期(<4 周)有呼吸道感染;④癫痫需用药物治疗;⑤妊娠与哺乳期妇女;⑥正在使用胆碱酯酶抑制剂的患者不宜做醋甲胆碱激发试验,正在使用抗组胺药物的患者不宜做组胺激发试验。

(2)受试前准备:试验前受试者应停用吸入性短效 β 受体激动药或短效抗胆碱能药物6~8小时、噻托溴铵 1 周、口服短效茶碱 8 小时、长效或缓释茶碱或 β 受体激动药 24 小时以上、抗组胺药 72 小时、色甘酸钠 8 小时、口服白三烯受体拮抗剂和糖皮质激素 48 小时、吸入性糖皮质激素 12 小时;当日避免剧烈运动、冷空气吸入。测试前受试者应避免吸烟,避免饮用咖啡、茶、可乐、巧克力。

(3)常用支气管激发试验方法:按照刺激物的作用机制,支气管激发试验可分为直接和间接 2 类:直接激发试验主要包括乙酰甲胆碱、组胺、白三烯等;间接激发试验包括运动、甘露醇、腺苷、高渗盐水、冷空气。目前,我国儿童进行支气管激发试验的方法主要是乙酰甲胆碱直接支气管激发试验和运动间接激发试验。

乙酰甲胆碱吸入激发试验:吸入性支气管激发试验是临床及实验中采用最为普遍的方法,常用非特异性激发物乙酰甲胆碱或组胺进行激发。在完成非特异性刺激物激发试验后为进一步查明具体变应原,还应根据需要吸入特异性变应原,如尘螨、花粉、动物皮毛等进行特异性激发试验。乙酰甲胆碱吸入激发试验主要有以下几种试验方法。

潮气法:采用 Wright 或 DevilbissNo646 雾化器(雾化颗粒 0.4~5.0pm),以压缩空气为动力源,气源压力 345kPa(3.5kgf/cm^2),流量 5L/min。组胺或乙酰甲胆碱,浓度 0.03~16.00g/L,成倍递增。其测定步骤为:①受试者休息 15 分钟,先测定 FEV$_1$ 基础值,测两次,取其高值。②雾化吸入生理盐水 2 分钟,测定 FEV$_1$。与基础值相比降低不到 10%,继续下一步试验;降低 10% 以上者,休息 5 分钟再吸入生理盐水重复测定 FEV$_1$。③从最低浓度开始,顺次吸入更高浓度的组胺或乙酰甲胆碱,采用潮气量呼吸,每一浓度呼吸 2 分钟,之后再测定 FEV$_1$,直至 FEV$_1$ 较基础值降低量 20%,或达到最高浓度,终止试验,然后吸入适量支气管扩张剂。

一般认为,试验中 FEV$_1$ 较基础值下降≥20% 为气道反应性增高,即激发试验阳性;吸入最大浓度后仍未达到上述标准,则为气道反应性正常,即激发试验阴性。

计量法:采用 DevilbissNo40 雾化器对气溶胶排出量加以校准,每掀平均排出量为 0.003mL,每次试验用 5 个雾化器,分别加入生理盐水和 4 级不同浓度的激发药液。组胺或乙酰甲胆碱浓度为 50mg/mL、25mg/mL、6.25mg/mL 和 3.125mg/mL 四级,药物吸入顺序和剂量见表 5-3-2。

表 5-3-2　药物吸入顺序和剂量表

顺序	浓度 (mg/mL)	撤药 次数	累积量(ptmol) 组胺	累积量(ptmol) 醋甲胆碱
1	3.125	1	0.03	0.05
2	3.125	1	0.06	0.10
3	6.25	1	0.12	0.2
4	6.25	2	0.24	0.4
5	25	1	0.49	0.8
6	25	2	0.98	1.6
7	25	4	1.8	3.2
8	50	4	3.9	6.4
9	50	8	7.8	12.8

测定步骤:①受试者休息 15 分钟,测定基础 FEV$_1$,测两次,取其高值。②将雾化器口含管放在上下牙之间,闭唇,夹鼻夹,先吸生理盐水,平静呼吸 3 次,然后由功能残气量(FRC)位开始缓慢吸气 1~2 秒至肺总量(TLC)位,屏气 3 秒后再呼气。开始缓慢吸气时由术者手控雾化器皮球,给予生理盐水一掀,60 秒后测 FEV$_1$。两次差值 <100mL,取其高值。③按表 5-5-2 依次顺序吸入药物,方法同上。吸完每一剂量后测 FEV$_1$ 然后立即再吸下一个剂量,直至 FEV$_1$ 较吸盐水后 FEV$_1$ 降低量≥20%,或达到最高剂量,终止试验,吸入支气管扩张剂。④受试者无哮喘史,吸入第 1、2 剂量后无反应或 FEV$_1$ 下降不到 10% 者,可以缩短试验过程,第 3、4 或第 5、6 剂量,连续吸入 3 剂量。

一般认为,支气管激发试验中 FEV$_1$ 较基础值下降≥20% 为气道反应性增高,即激发试验阳性;吸入最大浓度后仍未达到上述标准,则为气道反应性正常,即激发试验阴性。

(4)运动激发试验:运动激发试验基本原理为运动时通气量增大引起气道内衬液层温度改变和渗透压变化从而诱发支气管收缩。常用运动器械是平板或踏车,可调节平板的坡度、速度或踏车的功率调节运动量。带鼻夹,呼吸空气的相对湿度<50%,环境温度20~25℃,同时监测心率及血氧饱和度。

检查前准备:①准备好急救用品,向受检者说明试验方法,并示范。停用各种支气管扩张药物(时间同药物激发试验),记录平静状态时的心电图、测血压。②目标心率一般取次极限心率(90%极限心率),见表5-3-3。③目标速度(英里,MPH)=0.72+0.02×身高(cm)。④坡度:<20岁10%~15%,20~30岁5%~10%,>30岁<5%。

表5-3-3 牛奶口服食物激发试验剂量设置

项目	剂量	其他替代选择	
		纯酸奶(125mL/罐)	奶粉
1	5mL	1/32罐	0.5g
2	15~30min后,10mL	1/16罐	1g
3	15~30min后,20mL	1/8罐	2g
4	15~30min后,50mL	1/4罐	5g
5	15~30min后,100mL	1/2罐	10g
6	15~30min后,200mL（年龄5岁以上）	1罐	20g

平板跑步法:①测基础肺功能,重复2次,取最佳值,以FEV_1(或PEF、SGaw)作为观察指标。②受试者站在水平活动平板上,双手握扶柄跟随平板速度踏跑。起始速度1~2MPH,逐渐增加,30秒左右达到目标速率,同时增至相应坡度。一般在目标速度下运动2分钟左右心率可达70%极限心率。如相差较大,应适当调整平板速度或坡度,达到目标心率后再持续踏跑6分钟后停止运动。

运动停止后1、5、10、15及20分钟测FEV_1,计算运动后FEV_1较基础值降低的百分率;FEV_1下降率=[（FEV_1基础值−运动后FEV_1最低值)/FEV_1基础值]×100%,以此值>10%作为运动性哮喘或运动激发试验阳性。

试验应在心电图、血压监测下进行,运动中如出现头晕、面色苍白或发黄、心绞痛、明显心律失常、进行性ST段下移、收缩压降低20mmHg(2.7kPa)以上或收缩压≥200mmHg(26.7kPa)等

情况应立即停止运动,并给予相应处理。

踏车法:检查前准备同上,应用自行车功率计测定,踏车负荷从12~16W起,每分钟递增30~40W,直至心率达到预计最高心率80%左右,在该负荷下继续踏车6分钟,使心率在运动时达到预计最高值的90%。运动中踏车频率应保持在60~70转/min,运动停止后测定FEV的时间同上,当FEV_1最大下降率>10%时为试验阳性。运动中的注意事项同上。

3. 食物激发试验 食物过敏包括IgE介导、非IgE介导及混合介导,可出现多系统(包括皮肤黏膜、消化系统、呼吸系统、循环系统等)症状,有时也会出现危及生命的严重过敏反应。食物激发试验一般应用于5岁及以上的具有一定配合能力的儿童。双盲安慰剂对照口服食物激发试验(DBPCFC)从1976年被提出以来,一直被誉为诊断食物过敏的"金标准"。但是专家们发现,开放性口服食物激发试验或单盲口服食物激发试验的结果在特定条件下同样可被接受,并且也同样被作为一种重要的诊断食物过敏的方法,2007年其被列入食物过敏诊断流程列表中。

(1)食物过敏诊断流程:见图5-3-1。

(2)口服食物激发试验目的:口服食物激发试验的目的是确定或否定患者对某种食物存在过敏反应,且可以获得引起临床过敏反应症状所需的食物的最低量,还可以应用于食物过敏患者随访过程中判定患者对食物的耐受情况。

(3)口服食物激发试验的种类及选择:DBPCFC法用食物模拟、混合食物、食物蛋白提取物胶囊等方法将试验食物隐藏,分2次进行试验,分别含有试验食物和安慰剂。食物由第三方如营养师准备,医生、患者及患者家属均不知道试验过程中给予的是试验食物还是安慰剂。实施较难,但偏倚因素最小。

单盲口服食物激发试验用食物模拟、混合食物、食物蛋白提取物胶囊等方法将试验食物隐藏,进行1~2次试验,医生知道食物的种类,患者不清楚,且尝不出试验食物的味道,看不出试验食物的外观。此检测方法不能避免观察者偏倚。

开放性口服食物激发试验医生和患者均知道试验时摄入的食物种类,患者能够看到试验食物的形状,且能尝出其味道。容易实施,但易受偏倚因素如年龄、性格等的影响。

一般少见婴幼儿在心理或精神上对食物存

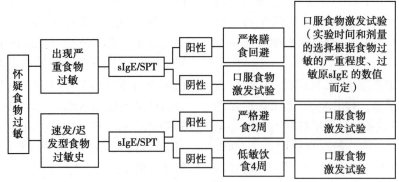

注：sIgE=特异性 IgE，SPT=皮肤点刺试验

图 5-3-1 食物过敏诊断流程

在喜好,因此,对于婴幼儿多选择开放性口服食物激发试验。学龄儿童若在开放性口服食物激发试验过程中出现主观、精神等症状,如口腔瘙痒、恶心、头晕、拒食等,与食物过敏不易区分,需再进行 DBPCFC 法以去除主观因素干扰。

（4）口服食物激发试验前准备:由于进行口服食物激发试验时患者有可能再次接触变应原,有出现严重过敏反应的危险,因此口服食物激发试验前应备好监护设备及抢救设备、抢救用药。

（5）口服食物激发试验剂量和材料:试验食物剂量设置一般设定试验食物含食物蛋白成分的剂量逐渐递增,如含 3mg、10mg、30mg、100mg、300mg、1 000mg、3 000mg 食物蛋白,间隔时间不少于 20 分钟。观察患儿诱发食物过敏的最小食物剂量和未发生食物过敏时的最大食物剂量。以牛奶口服食物激发试验为例,剂量设置见表 5-5-3。

（6）口服食物激发试验过程:口服食物激发试验过程中的食物过敏主要依赖临床医师观察确诊,偶尔也需要其他检查手段确诊。

临床观察在更换剂量前均应进行如下观察:①主诉症状:主诉口唇或皮肤瘙痒、咽部不适、咳嗽、喘息、腹痛、呕吐、腹泻、头晕、意识状态改变或其他不适症状;②生命体征监测:血压、心率、呼吸频率、经皮血氧饱和度,持续监测至试验结束;③皮肤、黏膜体征:有湿疹、特应性皮炎的患者需要在试验前后进行 SCORAD（Scoring Atopic Dermatitis Index）评分,以观察皮疹的变化;④呼吸系统体征:观察是否存在呼吸困难、喉鸣音、喘鸣音等;⑤腹部体征:观察是否存在压痛、肠鸣音活跃等;⑥心血管系统体征:观察血压、心率变化,心音是否低钝等。

血液系统检查:①全血细胞检查:口服食物激发试验阳性患儿外周血嗜酸粒细胞下降,但是嗜酸粒细胞阳离子蛋白水平升高;②口服食物激发试验阳性患儿血清白三烯水平升高,尿液中 1-甲基组氨酸水平升高。

（7）口服食物激发试验中止标准:①如患者出现食物过敏,无论轻重,立即终止试验,并进行相应的治疗或急救;②患者不能耐受试验食物时,即使不是食物过敏也需要终止试验;③患者拒食试验食物时需要终止试验;④试验过程中患者出现发热等感染征象,或出现无法判断是否与食物过敏有关的症状时需终止试验。

（8）口服食物激发试验的观察时间和结果判断

1）观察时间:速发型食物过敏:摄入试验食物后 2 小时。迟发型食物过敏:试验后 2 小时至 4 周。

2）结果判断:阳性可以分为:①速发阳性:口服食物激发试验过程中摄入任何一个剂量的试验食物后在 2 小时内出现食物过敏,判断为速发阳性。②迟发阳性:口服食物激发试验结束后 2 小时内未出现食物过敏,可以离院回家继续观察 2 周,必要时可以观察 4 周,每日继续摄入试验食物,食物量为试验的最后一个剂量。如果在观察期内出现食物过敏,判断为迟发阳性。在观察期内未出现食物过敏,判断为阴性。无法确定结果:患者在口服食物激发试验过程中或口服食物激发试验后的观察期内出现不能确定是否与食物过敏相关的症状,包括心理症状、精神症状、感染、其他疾病症状等。

（9）口服食物激发试验的禁忌证:①1 周内出现过严重过敏反应;②生命体征不稳定;③哮喘

未控制；④花粉症发作期；⑤湿疹、特应性皮炎、荨麻疹的急性发作期，或病情不稳定期；⑥2周内曾接种疫苗；⑦中重度营养不良；⑧感染性疾病发病期；⑨患有慢性基础疾病，如不稳定型心绞痛、先天性心脏病、心律失常、慢性肺疾病、脑血管疾病以及重要器官畸形等（其可能会令患者在口服食物激发试验过程中面临严重过敏反应风险）；⑩存在慢性消化系统疾病；⑪患有遗传代谢病；⑫患有精神疾病；⑬妊娠期等。

（10）进行口服食物激发试验需要注意的问题：①应根据患者的病史及过敏原检测结果选择可能致敏的食物。且食物的生熟、烹饪方法、相混合的食物可能会影响试验结果，因此需要进行试验前评估。②试验前需要对患者进行详细的评估，预估严重过敏反应的风险，并准备抢救设备及药品。③口服食物激发试验必须在受过专业训练的医务人员监护下进行，因为其可以快速识别不良反应的早期迹象。此外，结果评估医生也必须受过专业训练，以便具有足够的经验来解读各种试验过程中出现的临床迹象。④口服食物激发试验是有风险的，试验前要充分告知患者和监护人试验的风险并让其签署知情同意书。⑤DBPCFC法是诊断食物过敏的金标准，对于婴幼儿来说开放性口服食物激发试验可以作为诊断食物过敏的金标准。⑥制订个体化的口服食物激发试验方案、应急预案很重要，应在保证患者安全的前提下达到诊断目的。

二、体外特异性诊断

体外特异性诊断法是指从受试者体内采集血液或其他体液，在实验室里进行检测的方法，患者只需要提供检测样本，其他实验过程均在患者体外进行，可用于任何年龄的儿童。其主要包括血清过敏原 sIgE 检测、血清总 IgE 测定、细胞学实验等。其中血清过敏原 sIgE 检测、血清总 IgE 适用于明确患者是否是I型变态反应疾病，对帮助找出患者的过敏原有重要价值。

（一）血清过敏原 sIgE 检测

血清过敏原 sIgE 检测在变态反应体外诊断中占有重要地位，现已被广泛使用。过敏原 sIgE 检测是寻找和确定患者对何种变应原致敏的最可靠的方法之一，相比于体内试验，优点是：①不受对症治疗药物和疾病状态的影响；②适用于皮肤划痕症阳性、局部皮肤皮损较重等可能干扰皮肤试

验结果判读或无法进行皮肤试验的情况；③儿童配合度及耐受性高。主要适用于I型变态反应的过敏原检测。临床中常用检测方法包括放射性过敏原吸附试验、酶联免疫法、免疫印迹法、荧光酶联免疫分析法、化学发光免疫分析及过敏原微阵列芯片法等。

1. 放射性过敏原吸附试验 放射性过敏原吸附试验（RAST）是将变应原借助于化学基团交联于固相载体上，与待测者的血清起反应，如血清中有针对该变应原的 sIgE，即可形成抗原-抗体复合物，再加入放射性同位素（如碘 125）标记的抗人 IgE 抗体，最终形成了"固相载体-变应原-sIgE-同位素标记的抗人 IgE 抗体"的复合物，借助于 γ-计数仪测定结合的同位素活性。

2. 酶联免疫法 酶联免疫法（ELISA）原理与 RAST 相仿。先将变应原吸附在聚苯乙烯或聚氯乙烯 96 孔板的小孔内壁，当与 sIgE 血清起反应后，即形成抗原-抗体复合物，再加入酶标记的抗人 IgE 抗体，最后加入酶的作用底物，借助于酶对底物的催化显色反应，产生颜色，利用颜色深浅的程度来计算 sIgE 含量。

采用 ELISA 法检测 sIgE，其敏感度、特异性与 RAST 相仿，而且价廉、可避免接触同位素，酶标抗体相对稳定，保存时间长。由于生物素/抗生物素系统的引入使其灵敏度大大提高。ELISA 现已广泛应用于微量生物活性物质的检测，也是目前检测 sIgE 最普遍的办法。

3. 免疫印迹法 免疫印迹法（IBT）采用硝酸纤维素膜作为载体，使用抗原为过敏原粗提取物，结果为定性/半定量，可同时检测多种过敏原 sIgE，检测成本相对较低，但检测时间相对长、灵敏度有待提高，多为组套检测，可用于变态反应性疾病筛查。

4. 荧光酶联免疫分析法 荧光酶联免疫分析法（FEIA）采用溴化氢活化的帽状纤维素衍生物为载体，过敏原粗提取物或致敏蛋白组分为抗原，结果为定量，特异度、灵敏度、可重复性都较为理想，但检测费用、仪器价格及维护费用高，可进行过敏原单项或混合项检测，可用于变态反应性疾病精准诊断。

5. 化学发光免疫分析法 化学发光免疫分析法（CLIA）采用磁微粒作为载体，使用抗原为过敏原粗提取物或致敏蛋白组分，结果为定量，灵敏度高、反应速度快，但检测费用较高，可进行过敏

原单项、混合项检测,可用于变态反应性疾病精准诊断。

(二) 血清总 IgE 测定

总 IgE 包括非特异性 IgE 与 sIgE,仅 sIgE 与 I 型变态反应性疾病有关。总 IgE 的检测方法与 sIgE 相仿,包括放射免疫法、酶免疫法和荧光免疫法。所不同的是,包被在固相载体上的不是变应原,而是抗 IgE 抗体。由于母亲的 IgE 不通过胎盘,因此,正常婴儿脐带血中 IgE 的值极低,<0.5KU/L,出生后随其他 Ig 逐渐升高。其最高值大约出现在 10~15 岁。有研究显示 5 岁非过敏儿童的总 IgE 波动范围很大,3%、97% 百分位数区间分别为 2.17kU/L、223.8kU/L。可见变态反应性疾病及非变态反应性疾病之间总 IgE 水平有很大重叠,难以界定总 IgE 的具体"正常"临界值。仅仅依靠总 IgE 升高并不能诊断变态反应性疾病,而总 IgE 不高也不能排除变态反应性疾病。

定量检测的血清总 IgE 在变态反应性疾病诊治中仍有临床意义:①总 IgE>1 000kU/L 是变应性支气管肺曲霉菌病(ABPA)的主要诊断标准之一,并在病情监测中具有重要意义;②总 IgE 是应用抗 IgE 治疗(奥马珠单抗)时确定给药剂量及频次的重要依据;③应用 sIgE/总 IgE 比值对过敏原特异性免疫治疗的疗效预测有一定价值。

(三) 其他血清学检测

I 型变态反应发生的过程属于免疫性炎症,有多种炎性介质参与。其中临床常用的是嗜酸性粒细胞阳离子蛋白(eosinophilic cationic protein,ECP)和类胰蛋白酶检测。组胺是 I 型变态反应主要的炎性介质,因其半衰期很短,临床检测较受限。

1. 嗜酸性粒细胞阳离子蛋白 变态反应发生时,炎症的局部出现嗜酸性粒细胞聚集并活化。嗜酸性粒细胞活化后脱颗粒的过程中可释放出多种强碱性颗粒蛋白,其中最主要的是 ECP。ECP 是存在于嗜酸性粒细胞颗粒中的单链糖蛋白,相对分子质量为 21 000kD。在各种 I 型变态反应疾病患者的血清和分泌物中,ECP 浓度明显升高。ECP 对炎症部位的细胞如鼻黏膜、呼吸道黏膜、肺泡上皮细胞具有强烈的细胞毒性。ECP 水平可反映变应性疾病如变应性鼻炎、支气管哮喘等病情的严重程度,经过治疗后随着病情缓解 ECP 水平降低。因此,检测 ECP 水平可作为变态反应性疾病的诊断、监测病情变化、评估糖皮质激素等药物治疗的疗效、判断预后的指标。

2. 类胰蛋白酶 I 型变态反应疾病的组织中主要的效应细胞是肥大细胞。类胰蛋白酶(tryptase)是肥大细胞内合成的中性蛋白酶,在肥大细胞活化脱颗粒时释放到细胞外可作为肥大细胞活化的标志。类胰蛋白酶的相对分子质量为 13 400kD,其编码基因位于染色体 16p13.3。急性或全身性过敏反应发生后,外周血中类胰蛋白酶水平迅速升高,发病 1 小时达峰,随后下降,24 小时后降至基础水平。血清类胰蛋白酶水平可作为变态反应疾病的实验室诊断指标之一,尤其适用于严重过敏反应的诊断。类胰蛋白酶高于基线值 × 1.2 倍 +2μg/L 对诊断有意义。

3. 其他 补体活化后产生的裂解产物 C3a、C5a,具有很强烈的血管活性作用,肥大细胞表面有 C3a 和 C5a 的受体,大量 C3a 和 C5a 能使肥大细胞活化,引起局部水肿,因而称为过敏毒素。在蛇毒、蜂毒等昆虫毒素引起的过敏反应中,C3a 和 C5a 是引起病理改变的主要炎性介质。对于变态反应性疾病有一定的辅助诊断价值。C3a、C5a 有商品化的抗体试剂或试剂盒,常用速率散射比浊法或 ELISA 进行检测。正常健康人血清中不能检出 C3a 和 C5a。

(四) 细胞学实验

用于诊断变态反应性疾病的体外试验是嗜碱性粒细胞脱颗粒试验、嗜碱性粒细胞组胺释放试验及嗜碱性粒细胞活化试验。

1. 细胞学试验原理 嗜碱性粒细胞脱颗粒试验和嗜碱性粒细胞组胺释放试验的原理大致相同,都是根据嗜碱性粒细胞活化脱颗粒的原理而设计的。当变应原初次进入体内,在抗原递呈细胞作用下,浆细胞产生变应原 sIgE。IgE 分子与嗜碱性粒细胞表面的 IgE 受体结合而固定在细胞表面。当结合有变应原 sIgE 的嗜碱性粒细胞与再次进入体内的变应原相遇时,嗜碱性粒细胞会由于 IgE 分子的桥联反应而被活化,活化的嗜碱性粒细胞将细胞浆中的颗粒排出称为脱颗粒,并同时释放组胺。

嗜碱性粒细胞活化试验则是根据嗜碱性粒细胞受变应原刺激后,通过细胞内信号级联反应,导致嗜碱性粒细胞活化脱颗粒,在这个过程中,细胞内的复合物影响跨膜蛋白 CD63 表达于细胞表面,通过检测嗜碱性粒细胞表达 CD63 水平诊断患者是否对该变应原过敏。

2. 细胞学试验方法 嗜碱性粒细胞脱颗粒试

验:采集患者抗凝血,分离白细胞悬液(含嗜碱性粒细胞),加入可疑变应原。在37℃条件下体外混合温育30分钟,然后直接在显微镜下观察嗜碱性粒细胞脱颗粒的情况。结果判断以计数脱颗粒细胞 >30% 为阳性。

组胺释放试验与嗜碱性粒细胞脱颗粒试验大致相同,只是在加入可疑变应原混合温育后加入苯乙甲醛,该试剂可与从嗜碱性粒细胞中释放的组胺发生综合反应,用荧光分光光度计测定培养上清的吸光度值,计算出组胺浓度,对组胺进行定量检测。结果判断以组胺释放率 >15% 为阳性。

嗜碱性粒细胞活化试验是将变应原加入患者EDTA 抗凝全血样本中,细胞刺激完成后加入抗人 CD63 单克隆抗体,用流式细胞仪检测嗜碱性粒细胞表达 CD63 水平。对于常见变应原,表达水平 >15% 为阳性结果。

3. 结果分析与临床意义　阳性试验结果提示所加入的可疑变应原是该患者的变应原。嗜碱性粒细胞脱颗粒试验和嗜碱性粒细胞组胺释放试验由于操作较为繁琐,一般不用于临床常规检查,只用于对特殊变应原的鉴定。有些少见变应原不包括在常规体内试验和体外试验的商品试剂种类中。可用上述细胞学方法进行诊断。嗜碱性粒细胞活化试验敏感度和特异度均较好,在具备相应设备的单位已得到广泛开展。

(金鹏,孙晓卫)

第四节　功能检查

一、鼻腔通气功能测试

鼻腔通气功能测试是一种用于定量测量鼻腔通气程度的方法,广泛用于鼻腔疾病的诊断和疗效评估,主要方法有鼻腔测压法、鼻声反射和鼻吸气流量峰值测定等,其中鼻腔测压法是对鼻腔气流进行动态检测的方法,鼻声反射测量是对不同深度鼻腔横截面进行静态测量的方法,鼻吸气流量峰值测定是最简单、最便宜的测量鼻气流的方法,测量通过两个鼻孔的最大吸气流量,但它依赖于患者的配合和肺功能。多项研究通过 GRAD(Grading of Recommendations, Assessment, Development, and Evaluation)评价系统证实了鼻腔测压法和鼻声反射测量的特殊性和重要性,而鼻吸气流量峰值测定被视为一种可能在某种程度上

取代鼻腔测压法的技术。

(一)鼻腔测压法

1. 原理　鼻腔测压法是用于测量鼻腔阻力的主要方法之一,根据流体力学原理,鼻阻力等于气流通过鼻腔时鼻咽部与外界大气压之差,亦即前后鼻孔之间压力差(ΔP)与鼻腔通过的气流流速(V)的比值,即阻力 R=ΔP/V。目前临床和科研采用的鼻测压计的操作系统通常直接与计算机相连。可以同步记录鼻腔内压力和气流的变化情况,同时描绘出相应曲线,通过计算机自动计算出鼻阻力值。鼻腔测压法主要包括以下参数:RIR 或 RIL/REL 或 REL(分别代表左、右侧鼻腔吸气/呼气时的阻力值),是最重要的指标;FIR 或 FIL/FER 或 FEL(分别代表左、右侧鼻腔吸气/呼气时的气体流量)。

2. 分类　依据压力传感装置测量位置的不同可分为前鼻测量法和后鼻测量法,因后鼻测量法是将压力测量导管直接置于鼻咽部测量后鼻孔压力,实际操作过程难以令患者接受,故将压力导管置于前鼻孔的前鼻测量法临床应用更广。依据鼻腔的气流来源不同可将其分为主动测量法和被动测量法,其中患者自主呼吸测量气流流速比被动向鼻腔输入恒定气流舒适度更高,并且输入气流人工导入时存在不确定性,可使鼻腔的几何形状发生变化影响测量结果。综合各方面因素来看,前鼻主动鼻阻力测量法实用性更强,为国际通用方法。

传统的测量方法为四象限鼻阻力测量,计算出的是双相鼻阻力,即吸气相和呼气相,主要测量参数包括单侧鼻阻力和总鼻阻力,单侧鼻阻力值 = 单侧前后鼻孔压力差/单侧气流流速;总鼻阻力 = 两侧鼻阻力之积/两侧鼻阻力之和。2003 年,国际鼻腔客观评估标准化委员会推荐改进型的四相位鼻阻力测量方法,即将呼吸全过程按照前后鼻孔压力差的变化情况,分为吸气上升相、吸气下降相、呼气上升相、呼气下降相等 4 个时相。鼻阻力主要测量的参数还包括有效阻力值和顶点阻力值。有效阻力反映的是整个呼吸过程中鼻腔压力和气流的关系,顶点阻力是指在鼻腔气流流速最大时的鼻腔阻力值。

3. 正常值参考范围　因为儿童鼻阻力随着年龄增长会相应下降,对特定年龄组的正常流量值的定义具有挑战性,统计结果显示出很大的变化和标准偏差,但同一患儿治疗前后的鼻阻力测量

对比,对治疗效果的客观评估具有重要意义。

4. 影响因素 ①年龄:能明确的是随着年龄的增长,儿童的鼻阻力逐渐下降,但患儿不同性别、身高和体重间的差异与鼻腔压力测定值的关系未能得到共识性阐述。②鼻周期:正常人双侧鼻腔的容量血管可交互发生收缩和舒张,并引起左、右侧 NAR 的自发性交替变化,这一现象被称为鼻周期。鼻周期对单侧 NAR 具有显著的影响,但对于总阻力的影响有限。双侧总阻力较单侧阻力值更能代表实际鼻腔通气情况。③药物:多种药物都对 NAR 有影响,包括鼻腔局部用减充血剂、糖皮质激素、抗组胺药、白三烯拮抗剂、前列腺素类以及标准桃金娘油等促排剂等。④其他:鼻腔压力测定值还可能与情绪、心理变化、人体内分泌情况、儿童配合程度及环境等因素有一定关系。

(二) 鼻声反射

1. 原理 鼻声反射是利用声波反射原理探测鼻腔内不同深度的横截面面积的检侧方法。鼻声反射仪主要由主机、发声器、麦克风、鼻腔结构探头组成。根据声波反射的原理,发声器产生一定频率的脉冲声波,经过导管和鼻腔探头,声波进入鼻腔,当传导时遇到介质改变,声波可发生折射和反射现象,因距离发声器的障碍物远近不同,反射声波的频率和振幅也不同,通过麦克风采集反射的声波信号,经过计算机的数据采集处理分析,可得到鼻腔内距离-鼻腔横截面面积的曲线图,结合鼻腔解剖结构,还可计算出距前鼻孔不同深度的鼻腔容积,进而定位、定量的表示出鼻腔的开放程度和阻塞部位的具体情况,对鼻腔的几何形状参数和黏膜充血症状状态进行评沽。

2. 正常值参考范围 鼻腔和鼻咽腔容积与年龄呈直线正相关。单侧鼻腔最小截面积范围为 0.192~0.915cm²,最小截面积距前鼻孔的距离为 0.300~2.554cm,儿童及少年时期二者均与年龄成显著直线正相关关系。在成人及较大儿童的声反射鼻测量曲线显示有两个明显狭窄,分别对应于鼻内孔和下鼻甲前端,而在多数婴幼儿的曲线仅有一个狭窄,位于鼻腔前部,在成人及较大儿童的声反射鼻测量曲线显示有两个明显狭窄,分别对应于鼻内孔和下鼻甲前端,而在多数婴幼儿的曲线仅有一个狭窄,位于鼻腔前部。鼻声反射测量的结果由于受到鼻周期、样本量、种族、地域差异等多因素的影响差异较大,这些正常值对临床的指导意义尚值得商榷。但同一患者治疗前后的对

比,特别是多次测量后的均值对治疗效果的客观评估还是有着重要意义的。

3. 优势 在变应性鼻炎患者中,鼻声反射在鼻激发试验中量化鼻塞方面较前鼻主动鼻阻力测量法有优势。在诊断有结构异常(如鼻中隔偏曲)的鼻塞患者时,鼻声反射比鼻腔测压法更敏感、更具体。鼻腔测压法需要鼻气流来测量阻力,而在严重鼻塞的情况下,气流消失则阻力不存在,对于儿童则可能因配合不良而影响测量精度。

(三) 鼻吸气流量峰值测定

鼻吸气流量峰值测定是一种廉价、快速、便携和简单的技术,它不依赖于计算机来分析数,具有良好的重复性。鼻吸气流量峰值测定是对 Wright 峰值流量计的改进,由一个面罩组成,患者将面罩盖在鼻子上,并闭上嘴。患者必须通过面罩尽可能用力和快速地吸气,完全呼气结束时保证嘴巴闭合。通常会得到三个满意的最大吸气量,其中最高的结果作为鼻吸气流量峰值。使用一种能够将口腔导气管与鼻腔导气管分离的改良口罩,可以测量 6 个月至 8 岁人群的鼻吸气流量峰值。鼻吸气流量峰值随着年龄、身高和体重的增加而增加。6 岁及以上患儿即可以使用成人型面罩进行鼻吸气流量峰值测量。研究表明,男孩鼻吸气流量峰值高于女孩。

(四) 鼻腔通气功能检测的临床应用

1. 鼻阻塞客观评估 鼻塞是鼻部疾病中患者主观描述的最主要症状之一,这一症状甚至影响了人们的工作生活。但国内外多项研究表明,患者的主观感受与鼻阻鼻声检测结果得到的客观数据并不完全一致。有学者指出,在患者有鼻阻塞症状下,其主观感受与数据一致性较高,无明显鼻塞时则一致性较差,与双侧鼻塞时总鼻阻力值相比,单侧鼻塞时测量的单侧鼻阻力值与主观感受更贴近,而且结果显示,在一定条件下,患者的主观症状与客观检测结果可产生分离现象。鼻阻力与鼻声反射检测也可用于客观评价药物治疗前后鼻腔通气情况是否改善,以指导临床用药及基础研究。

2. 变应性鼻炎辅助诊断 对于高度怀疑为变应性鼻炎的患者,因皮肤点刺试验或血清过敏原未能明确诊断时,可应用鼻激发试验,直接使可疑过敏原接触鼻黏膜并观察是否引起鼻黏膜的特异性反应,激发试验阳性则鼻阻力增高鼻腔气流下降,鼻腔狭窄区域面积和鼻腔容积减小,用以明确

变应性鼻炎的诊断。

3. 手术评估　对于因鼻腔结构异常而引起的鼻塞，如鼻中隔偏曲、慢性鼻炎、慢性鼻窦炎及腺样体肥大等，可通过术前鼻阻力和鼻声反射检测客观评价鼻腔通气，并根据具体情况综合分析，确定是否需要手术治疗，并且选用适合的术式进行鼻腔手术。术后再行鼻阻鼻声检测可对手术疗效进行客观直接的对比评估。

4. 阻塞性睡眠呼吸暂停低通气综合征　鼻腔结构异常是呼吸机治疗睡眠呼吸暂停的失败主要原因之一，尽早解决鼻腔问题对疾病的治疗效果可有所提高。鼻阻力和鼻声反射检测可评估鼻腔结构的异常在睡眠呼吸暂停综合征中所起到的作用。

二、肺功能

(一) 概述

儿童呼吸系统疾病在儿科各系统疾病中占有重要地位。6 岁以上儿童能较好地配合肺功能检测，检测方式及报告解读主要参照成人；6 岁以下，尤其是 4 岁以下儿童，由于难以配合常规检测，缺乏合适的检测方式，故一直存在较多争议，但这部分儿童正处于肺发育及呼吸道疾病的高发期，准确的肺功能检查对其疾病的治疗、预后，以及呼吸生理研究都有很大的意义。

1. 分类　儿童肺功能检查有很多方式，目前在国内及国际上应用较为广泛的有常规通气法、潮气呼吸法、阻断法、体描法、胸腹腔挤压法、弥散法、脉冲振荡法、气道反应性测定等。对于不同的年龄，应选择不同的方式。

2. 优缺点　不同的检查方法各有优势，但不能同时涵盖所有方面，如：脉冲振荡只能获得阻力及继之所推算出的顺应性，得不到肺的容量；常规通气可获得容量、流速指标，但不能得到阻力的参数；小婴儿中的阻断测试，只能测知阻力和顺应性，而不能获得功能残气；婴儿体描可测得阻力、功能残气，而不能得到流速等指标。所以若有可能，同一儿童可进行几种方式的检测以获得最多的数据来协助评价。4 岁以上儿童在上述检查基础上，又衍生出支气管激发试验、支气管舒张试验，可以进行气道高反应和气道可逆性的检查。

(二) 各种儿童肺功能检测方式

常规肺功能检测：适合 5 岁以上儿童，常规肺功能检查包括肺容量检测和肺通气功能测定，

肺容量检测主要包括 4 种基础肺容积及 4 种复合肺容量。这些肺容积指标可通过肺量计直接检查。基础肺容积：①潮气量（tidal volume，VT），指平静呼吸时，每次吸入或呼出的气量；②补吸气量（inspiratory reserve volume，IRV），平静吸气后再用力吸入的最大气量；③补呼气量（expiratory reserve volume，ERV），平静呼气后再用力呼出的最大气量；④残气量（residual volume，RV），为补呼气后，肺内不能呼出的残留气量。

由 2 个或 2 个以上的基础肺容积所组成复合肺容量，包括：①深吸气量（inspiratory capacity，IC），指平静呼气后能吸入的最大气量（VT+IRV）。②肺活量（vital capacity，VC），最大吸气后所能呼出的最大气量（IC+ERV），若不讲求速度的称为慢肺活量，而用力快速呼气所得的肺活量称之为用力肺活量，正常情况下二者相等，有阻塞性通气功能障碍时前者大于后者。③功能残气量（functional residual capacity，FRC），指平静呼气后肺内所含气量（ERV+RV）。④肺总量（total lung capacity，TLC）深吸气后肺内所含有的总气量（VC+RV）。肺容量随年龄、性别、身高和体质量的不同而变化，一般以占预计值的百分比来表达。实测值占预计值 80% 以上为正常，60%~79% 为轻度下降，40%~59% 为中度下降，<40% 为重度异常。

肺通气功能检查的主要指标包括：①用力肺活量（forced vital capacity，FVC，又称时间肺活量），是深吸气至肺总量（total lung capacity，TLC）位后以最大用力、最快速度所能呼出的全部气量，是肺容量测定的重要指标之一。②FEV_1，是指最大吸气到 TLC 位后，用力快速呼气，在第一秒钟内的所呼出的最大气量。FEV_1 既是容量指标，也是流速指标。故对于肺容量的改变或是否存在阻塞性病变均有重要的诊断价值。③1 秒率（$FEV_1/VC\%$ 或 $FEV_1/FVC\%$），是用来判断气道阻塞的重要指标，但若同时存在限制性病变，其变化可能被掩盖。正常值一般在 80% 以上，年幼者可 >90%。④呼气峰流速（peak expiratory flow，PEF），用力呼气时的最高流速，可反映大气道功能。⑤最大呼气中段流量（maximum expiratory flow，MMEF），是指用力呼出肺活量 25%~75% 的平均流量，是判断气道阻塞（尤为小气道病变）的主要指标之一。将 FVC 曲线按容积分为 4 个等份，取其中间 2/4 段的肺容量与其所用的呼气时间两者之比值，即为 MMEF。⑥用力呼气流速（forced expiratory flow，FEF），FEF_{25}、

FEF_{50}、FEF_{75}，为呼出 25%、50%、75% 肺活量时的呼气流速，FEF_{25} 反映呼气早期流速，FEF_{50}、FEF_{75} 反映呼气中后期流速，其临床意义与 MMEF 相似。⑦每分最大通气量（maximal voluntary ventilation，MVV），是一项综合评价肺储备能的可靠力指标，是能否耐受胸腹部手术的重要评价指标之一。参照 ATS/ERS 指南，FVC、FEV_1、PEF MVV≥80% 预计值为正常，MMEF、FEF_{50}、FEF_{75}≥65% 预计值为正常。临床上若进一步细分，则前者 60%~79% 为轻度下降，40%~59% 为中度下降，<40% 为重度异常；后者 55%~64% 为轻度下降，45%~54% 为中度下降，<45% 为重度异常。

脉冲振荡法：多用于 3 岁以上儿童，其原理是将振荡源产生的矩形电脉冲振荡信号通过外置的扬声器叠加在受试者的自主呼吸上，矩形脉冲信号可以分解成无数个不同频率不同波长的正弦波，通过连续测定呼吸道对其响应后反馈的压力和流速，经过数字化转换后由计算机进行记录并进行频谱分析，演算出不同频率、不同性质的呼吸阻抗值（Z），包括黏性阻力（R）、弹性阻力（C）及惯性阻力（I）。由于频率低、波长长的声波，能量较高，故可到达远端小气道；反之只能到达近端大气道。

脉冲振荡法报告内容主要包括参数部分、频谱分析图、结构参数图及频谱微分均值：①Z，Z5 代表 5Hz 时的呼吸总阻抗，是黏性阻力、弹性阻力和惯性阻力的向量之和。②R，呼吸阻抗中黏性阻力部分，R5，外加频率为 5Hz 时的气道阻力。由于外加振荡频率低时，波长长、能量大，被吸收的少，振荡波能到达全肺各部分，因此定义 R5 为气道总阻力，R5 实测值和预计值的比较随儿童年龄增大逐渐由 120% 趋近于成人的 150%；R20，外加频率为 20Hz 时的气道阻力，由于外加振荡频率高时，波长短、能量小，被吸收的多，振荡波达不到细小的支气管，因此，定义 R20 为中心气道阻力，R20 实测值和预计值的比较随儿童年龄增大逐渐由 120% 趋近于成人的 150%。③R5-R20，为周边气道阻力。④X，呼吸阻抗中弹性阻力和惯性阻力之和，也称电抗；X5，5Hz 时的电抗值，由于低频时 X 主要表现为弹性阻力，惯性很小，可忽略不计，所以定义 X5 为周边弹性阻力。X5< 预计值 −0.2Kpa/（L·s）为异常。⑤Fres，共振频率。随频率增加，X 从负到正值，即惯性逐渐增加，当 X 位于零点时表示该频率点的弹性阻力等于惯性阻力，即共振频率，也

称之为响应频率（response frequency，RF）。成人 Fres 正常值在 10Hz 左右，而儿童则波动范围很大。3 岁时可高达 24Hz，4 岁时下降为 12Hz，接近成人。因此，儿童 Fres 很难用均值表示。阻塞性通气功能障碍，以哮喘为例，R5 可增高，R20 基本正常，R5 与 R20 差值加大，X5 绝对值增大，Fres 后移，提示周边小气道阻力增高，肺顺应性减低。说明哮喘发作时不仅有气道阻力的增加，而且还影响到肺的弹性阻力。哮喘发作缓解后，气道阻力下降，R5、X5 和 Fres 各指标即可有不同程度改善，其中 X5 和 Fres 最先恢复正常。限制性通气功能障碍时，X5 绝对值增大，Fres 后移非常明显，而 R5、R20 基本正常。提示病变以肺顺应性减低为主，是限制性通气功能障碍的主要特征。

潮气呼吸法：用于无法主动配合的儿童，儿童需在安静入眠后检测，通过面罩上的流速传感器，分析平静呼吸时的容量、气体流速和胸腹腔运动。主要指标包括：①VT，为校正体质量对 VT 的影响，一般以 ml/kg 表示。婴幼儿 VT 一般为 6~10mL/kg。限制性病变及某些严重阻塞性病变的患者可出现 VT 下降。②达峰时间比（TPTEF/TE），到达呼气峰流速的时间与呼气时间之比，是反映小气道阻塞的一个最主要指标。有气道阻塞的低气道传导性患者，TPTEF/TE 下降。阻塞越重，比值越低。正常为 28%~55%；轻度阻塞为 23%~27%；中度阻塞为 15%~22%；重度阻塞 <15%。③达峰容积比（VPEF/VE），到达呼气峰流速的容积与呼气容积之比，是反映气道阻塞的另一个主要指标，其变化基本与 TPTEF/TE 同步。正常范围为 28%~55%；轻度阻塞为 23%~27%；中度阻塞为 15%~22%；重度阻塞 <15%。在阻塞性通气功能障碍的患者，其比值下降，阻塞越重，比值越低，其与达峰时间比的相关性可达到 90% 以上。④FVL，健康婴幼儿 FVL 图形近似椭圆形，小婴儿更为明显。随月龄增大，呼气高峰后移，降支抬高，呼气曲线渐趋圆滑，环增宽。小气道阻塞性病变患者最大气流速度降低、呼气时间延长，图形呈矮胖型；阻塞越重，呼气的下降支斜率越大，甚至呈向内凹陷。限制性病变患儿 FVL 图形呈瘦长型，是由于 VT 减少之故。大气道阻塞（如上呼吸道梗阻、喉气管疾病）病变者可出现明显异常的 FVL；吸气支和呼气支都可能异常，尤其是呼气支；同时往往会出现 VT 下降以及 TPTEE/TE、VPEF/VE 的增高。

婴幼儿体描仪法：婴幼儿在密闭的体描箱内呼吸时，胸腔内压力和容量的变化与箱内的压力和体积变化是一致的。通过波尔定律 P1V1=P2V2 可计算出平静呼气末胸腔肺容积（Vtg），即功能残气量（FRCp）。通过流速传感器，在气道通口处直接测定流速，间接测得肺泡压，进而计算出 R_{aw}。目前婴幼儿体描测试主要用于研究，尚无临床诊断标准。

胸腹腔挤压法：主要用于疑难气道疾病的诊断、长期使用药物的疗效观察、慢性肺病的监测，以及临床科研等，使用可充气夹克包裹患儿胸腹，对胸腹进行快速挤压，完成相应测定。有部分用力呼气流速-容积曲线（partial expiratory flume curve，PEFV）和完全用力呼气流速-容积曲线（full expiratory flow volume curve，FEFV）两种测定方法。前者在吸气末迅速给夹克加压，强迫受试者呼气，模拟用力呼气过程，获得功能残气位的最大呼气流速（Vmax FRC）；后者先使受试者被动吸气至肺总量，然后于被动吸气末，再按 PEFV 的方法进行被动呼气，这样就描绘了一个被动的自肺总量位（TLC）至残气量位（RV）的完整呼气流速-容积曲线，目前国内尚未开展。

（三）临床应用

1. **哮喘** 支气管哮喘是发病率最高的儿童慢性疾病之一，绝大多数指南均指出必须以 1 秒用力呼气容积（forced expiratory volume in one second，FEV_1）作为主要的实验室客观监测指标，评价哮喘发作的严重程度及控制情况。如间歇状态和轻度持续，FEV_1 占预计值 >80%；中度持续，FEV_1 占预计值 60%~79%；重度持续，FEV_1 占预计值 <60%。在治疗随访过程中，如何减药、何时停药都需要经过肺功能的客观评价。2016 年《中国儿童支气管哮喘诊断和防治指南》指出，肺通气功能监测是哮喘未来风险评估的重要手段，启动控制药物治疗前（首次诊断时）、治疗后 3~6 个月以及后续定期风险评估时均应进行肺通气功能检测。哮喘患儿治疗药物减量或停药前，可以通过用力通气肺功能进行疗效的评估；但在治疗 1 年以上，尤其是 2~3 年以上准备停药的患儿，必须选择特异度更高的检查，如支气管激发试验。若患儿气道高反应性已明显好转，可以考虑停药，此时停药后再复发的概率要比盲目停药低很多。

2. **慢性咳嗽** 临床出现反复咳嗽达 4 周以上（仅限儿童）称为慢性咳嗽，其原因复杂，而其中又以咳嗽变异性哮喘所占比例最高，但诊断困难。2016 年《中国儿童支气管哮喘诊断和防治指南》指出，在临床基础上可以通过支气管激发试验和呼气峰流速日间变异率来帮助确诊。

3. **呼吸功能的评价** 临床上呼吸系统病变或其他系统疾病如心脏、血液、结缔组织病、胸廓畸形等都会累及肺部，从而导致呼吸功能受损。肺功能检测能在早期给予提示。

4. **呼吸困难原因的鉴别** 肺功能检测，尤其是支气管舒张试验、支气管激发试验，同时配合心电图等其他检查，可明确诊断呼吸困难（如胸闷、大叹气、喘憋等）的真正原因。

5. **肺部病变程度的评估** 肺部病变的严重程度在肺功能上会有客观的反映，病变性质也会有所体现，如哮喘、支气管肺炎以阻塞性病变为主，大叶性肺炎、肺不张、婴儿支气管肺发育不良、间质性肺病等则以限制性病变为主。

6. **大小气道阻塞的鉴别诊断** 大小气道阻塞临床表现都为咳嗽、喘息或呼吸困难。如婴幼儿急性喉炎、先天性喉喘鸣、哮喘等均会导致喘憋、呼吸困难，前两者是喉部大气道的阻塞，后者则是中小气道尤其是小气道的阻塞，通过婴幼儿潮气呼吸肺功能检测能迅速得出结论，从而辅助临床甄别。

7. **肺功能检测在手术前后的应用** 肺功能检测是评估外科，尤其是心胸外科和腹部手术适应证的重要方法之一，可用于评估患儿能否耐受手术、耐受全麻、手术过程及围手术期内风险度，用于预测术后可能并发症的发生、手术后生存质量、术后康复等。

8. **呼吸肌功能检查** 各种原因引起呼吸肌运动能力和功能暂时性下降，称为呼吸肌疲劳，主要表现为吸气肌疲劳。检测指标主要是最大吸气压（maximal inspiratory pressure，MIP）、最大呼气压（maximal expiratory pressure，MEP）。

9. **其他** 肺功能参数与患儿身高、体质量、年龄、性别密切相关，尤其是身高。如果患儿生长发育差，其肺功能将会（明显）低于同龄儿童。另外，良好的运动能力与良好的肺功能状态密切相关。喘息儿童，尤其是喘息急性发作时，往往无法耐受运动。

（金鹏，孙晓卫）

参 考 文 献

1. 中国医师协会变态反应医师分会,福棠儿童医学发展研究中心,北京医师协会变态反应专科分会.过敏原特异性 IgE 检测结果临床解读中国专家共识[J].中国预防医学杂志 2022,56(6):707-725.

2. Würtzen PA,Lund L,Lund G,et al. Chemical modification of birch allergen extract leads to a reduction in allergenicity as well as immunogenicity [J]. Int Arch Allergy Immunol, 2007,144(4):287-295.

3. Leonardi S,Marchese G,Marseglia GL,et al. Montelukast in allergic diseases beyond asthma [J]. Allergy Asthma Proc,2007,28(3):287-291.

4. Spangfort MD,Larsen JN. Standardization of allergen-specific immunotherapy vaccines [J]. Immunol Allergy Clin North Am,2006,26(2):191-206.

5. Frati F,Incorvaia C,Cavaliere C,et al. The skin prick test [J]. J Biol Regul Homeost Agents,2018,32(suppl):19-24.

6. 王洪田,于睿莉,安云芳,等.变应原鼻腔激发试验中国专家共识(2022,北京)[J].中国眼耳鼻喉科杂志, 2023,23(1):1-10.

7. 中华预防医学会过敏疾病预防与控制专业委员会预防食物药物过敏学组.口服食物激发试验标准化流程专家共识[J].中国全科医学,2018,21(27):3281-3284.

8. Krzych-fałta E,Samoliński BK. Objectification of the nasal patency assessment techniques used in nasal allergen provocation testing [J]. Postepy Dermatol Alergol,2020, 37(5):635-640.

9. Clement PAR,Gordts F,on Objective SC,et al. Consensus report on acoustic rhinometry and rhinomanometry [J]. Rhinology,2005,43(3):169-179.

10. Holmström M,Scadding GK,Lund VJ,et al. Assessment of nasal obstruction. A comparison between rhinomanometry and nasal inspiratory peak flow [J]. Rhinology,1990,28 (3):191-196.

11. 张革化,Ronald,S.Fenton,等.鼻阻塞的主观评价与客观鼻测量的相关性研究[J].中华耳鼻咽喉头颈外科杂志,2008,43(7):484-489.

12. Beydon N,Davis SD,Lombardi E,et al. An official American Thoracic Society/European Respiratory Society statement:pulmonary function testing in preschool children [J]. Am J Respir Crit Care Med,2007,175(12): 1304-1345.

第六章

变态反应性疾病常用药物

第一节　概　　论

一、概述

变态反应性疾病是一组由机体免疫系统对环境中典型无害物质产生的超敏反应性疾病,引起过敏性反应的症状和体征的主要原因是肥大细胞和嗜碱性粒细胞释放的炎症介质。目前的治疗药物主要是针对过敏反应的这一共同特点,以纠正免疫失调和抑制变态反应性炎症反应为主,尚无对各型过敏反应的特效药物。

二、儿童用药的特殊性

儿童身体的生长发育状态不同于成人,体内药动学、药效学和对药物的耐受性与成人有较大差异,且儿童个体差异、年龄差异都非常大,不宜用单一标准衡量,在临床应用中应注意根据年龄体重的变化,及时调整剂量、疗程和剂型(图6-1-1)。另外,儿童时期是心理、行为形成的基础阶段,易受各种不良因素影响而导致疾病发生和性格行为的异常,在药物治疗时应注意提升用药依从性、加强药物不良反应的监护和相关心理疏导。

(一) 儿童用药剂量的计算

儿童常用的抗过敏疾病药物通常可以依据说明书中儿童用法用量使用,可以根据儿童千克体重、体表面积或胎龄/日龄/月龄/年龄计算剂量,如说明书中无儿童用法用量,也可通过专业书籍和数据库查阅获得,或咨询临床药师获得。肥胖患儿应注意药物的分布容积及脂溶性,选择按照理想体重、总体重或介于两者体重之间的调整体重进行初始剂量的确定。

(二) 儿童适宜的给药途径、药物剂型与规格

儿童使用成人常用的剂型规格,或低龄儿童使用大龄儿童常用的剂型规格,如要求片剂分割等操作,既不便捷,又可能计量不准,或是由于未均匀分散导致吸收不佳。选用合适的药物剂型、规格能提升儿科患者依从性和降低用药风险(表6-1-1)。例如,早产儿最适宜的给药途径为静脉给药、直肠给药;口服给药对于足月儿可接受;年龄较小的儿童宜优先选用口服液体制剂,年龄较大的例如学龄后的儿童可能更适宜使用片剂;吸入途径时,雾化适合于较小的婴幼儿,定量吸入装置应考虑患儿的年龄能否进行配合相关操作。

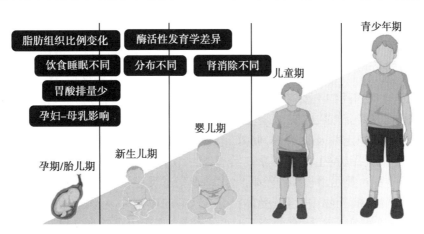

图 6-1-1　儿童青少年不同时期药物代谢的影响因素

表 6-1-1 欧洲药物评价局分年龄段儿童剂型推荐

给药途径	剂型	早产儿	足月新生儿 （0~28 天）	婴儿/幼儿 （1 月龄至 2 岁）	学龄前儿童 （2~5 岁）	学龄儿童 （6~11 岁）	青少年 （12~16/18 岁）
经口	溶液剂/滴剂	2	4	5	5	4	4
	乳剂/混悬剂	2	3	4	5	4	4
	泡腾剂型	2	4	5	5	4	4
	散剂/多颗粒	1	2	2	4	4	5
	片剂	1	1	1	3	4	5
	胶囊	1	1	1	2	4	5
	口服分散剂型	1	2	3	4	5	5
	咀嚼片	1	1	1	3	5	5
经鼻	溶液剂	3	4	4	4	4	4
	半固体剂型	2	3	3	4	4	4
直肠	栓剂	4	5	5	4	3	2
	直肠灌肠	5	4	4	3	3	2
	直肠胶囊	2	3	4	4	4	3
局部/经皮	软膏,乳膏,凝胶	4	4	4	5	5	5
	液体剂型	4	4	4	5	4	4
	透皮贴剂	1	2	2	4	4	5
肠外	静脉溶液	5	4	4	4	4	3
	肌内注射	3	3	3	4	4	3
	皮下注射	4	4	4	4	4	3
	泵系统	5	4	4	4	4	4
肺部	雾化液	2	3	4	5	4	3
	定量气雾（储雾罐）	1	3	4	5	4	4
	干粉吸入	1	1	3	4	5	5
眼科	滴眼剂	3	4	4	4	5	5
	半固体剂型	2	3	4	4	4	4

注:1. 不可接受;2. 保留接受;3. 可接受;4. 更可接受;5. 最佳选择。

三、变态反应性疾病药物的分类

　　常见的变态反应性疾病药物主要有糖皮质激素、组胺受体拮抗剂、白三烯受体拮抗剂、β 肾上腺受体激动剂、炎症细胞膜稳定剂及钙剂等,此外,近几年的研究显示生物制品、益生菌等药品在治疗和预防过敏类疾病方面也显示出较好的效果。

　　传统的变态反应性疾病药物中,组胺受体拮抗剂和糖皮质激素几乎可实现对所有变态反应性疾病的对症治疗,且第二、三代组胺受体拮抗

剂和弱效、中效的局部应用的糖皮质激素在儿童中疗效确切,不良反应小,是临床应用最广泛的变态反应性疾病药物。钙剂主要指钙盐,包括葡萄糖酸钙、氯化钙、乳酸钙及门冬氨酸钙等,钙离子能改善细胞膜的通透性,增加毛细血管的致密性,使渗出减少,从而减轻或缓解过敏症状,常用于变态反应性疾病的辅助治疗。对于儿童来说,钙剂的应用并不普遍,使用较多的钙剂是葡萄糖酸钙,临床上多按照 1mL/kg（10mL∶1g）的标准用药,每日不超过 10mL。但因为缺少证据级别较

高的文献支持,临床使用时需加强实时监测,加强护理。

四、药物治疗前沿进展

近年来,生物制剂尤其是人源化单克隆抗体用于治疗变态反应性疾病的研究成为热点,人体微生态系统与变态反应性疾病的发生和发展的相关研究则从另一个方面探索变态反应性疾病的治疗。

(一)人源化单克隆抗体

目前用于变态反应性疾病治疗的人源化单克隆抗体主要分为抑制免疫球蛋白E(immunoglobulin E,IgE)受体和抑制白介素(interleukin,IL)等细胞因子两种作用机制来减少过敏反应介质的释放,实现减轻过敏症状的目的。常用的有奥马珠单抗、美泊利珠单抗和度普利尤单抗等。

奥马珠单抗(omalizumab)是全球哮喘领域第一个生物靶向治疗药物,并且近几年已被批准用于慢性自发性荨麻疹(chronic spontaneous urticaria,CSU)的治疗。该药可抑制IgE与肥大细胞和嗜碱性粒细胞表面高亲和力的IgE受体(FCεRI)的结合,可限制过敏反应介质的释放。同时,使用奥马珠单抗治疗可降低过敏患者体内嗜碱性粒细胞表面FCεRI受体的数量。奥马珠单抗在国内被批准可用于6岁及以上儿童中重度过敏性哮喘,及采用H1组胺受体拮抗剂治疗后仍有症状的12岁以上青少年CSU的治疗。过敏性哮喘患者在首次治疗前应检测IgE水平,根据血清IgE水平和体重确定给药剂量,每2周或每4周皮下注射1次,治疗中断超过1年应重新检测血清总IgE水平以确定剂量,根据患者的疾病严重程度和哮喘控制情况,定期重新评估是否需要继续治疗;12岁及以上的CSU患者每次150mg或300mg,每4周皮下注射1次,合适的疗程未确定。

美泊利珠单抗(mepolizumab)与IL-5结合,阻断IL-5与嗜酸性粒细胞表面表达的IL-5受体复合物抑制IL-5的生物活性,减少嗜酸性粒细胞的生成和存活。临床可用于6岁及以上患有严重哮喘和嗜酸细胞表型的儿童的附加维持治疗,6~11岁患儿推荐剂量每次40mg,12~17岁患儿每次100mg,每4周1次,皮下注射;可用于12岁及以上嗜酸性粒细胞增多综合征且超过6个月没有可识别的非血液学继发性原因的患儿,每次300mg,每4周1次,300mg分为3次(每次100mg)皮下注射至上臂、大腿或腹部,各次的注射部位至少间隔5cm。

度普利尤单抗(dupilumab)可通过与白介素-4(IL-4)和白介素-13(IL-13)受体复合物共享的IL-4Rα亚单位特异性结合而抑制IL-4和IL-13的信号传导,从而抑制IL-4和IL-13细胞因子诱导的炎性反应。临床可用于6个月及以上患有中重度特应性皮炎的患儿,推荐剂量见表6-1-2;可用于12岁及以上哮喘患儿,剂量同成人。

表6-1-2 儿童患者(6个月~17岁)皮下给药的度普利尤单抗剂量

体重	初始剂量	后续剂量
15~30kg以下	600mg(两次300mg注射)	每4周300mg
30~60kg以下	400mg(两次200mg注射)	每2周200mg
60kg以上	600mg(两次300mg注射)	每2周300mg

(二)肠道益生菌

肠道微生物群是人体中最大的微生态系统,部分变态反应性疾病(如食物过敏、湿疹、哮喘等)状态下,肠道微生物群的组成或功能失衡、多样性减少。微生物群的过敏发展假说认为,过敏患病率的增加可能是生命最初几个月肠道生态失调的结果。益生菌通过刺激Th1应答和减少Th2细胞因子(如IL-4、IL-5、IL-13和IgE)的分泌,促进IgA的产生来预防特应性疾病。此外,益生菌还通过增加肠道中IL-10的分泌并减少促炎细胞因子的分泌产生局部和全身抗炎作用。目前应用较多的益生菌包括双歧杆菌属和乳酸杆菌属,但在应用过程中,益生菌的最佳菌株、剂量、持续时间和干预时间仍不确定,孕母产前和产后联合干预似乎具有更强的疗效,但妊娠期最佳干预的开始时间和产后持续时间以及最佳目标人群的定义仍然没有统一的标准,还待更多的临床试验来回答这些问题。

儿童较成人来说,变态反应性疾病可选的药物相对较少,采用新的针对多靶点、新机制的方法,开发疗效好、不良反应小、适用于儿童的药物,以及将已在成人患者中使用较成熟的药物进一步开展儿童药物临床试验、探索儿童用法用量及安全性,仍是当下研究者们共同的任务。

(黄怡蝶,朱逸清,李智平)

第二节 糖皮质激素

一、概述

糖皮质激素(glucocorticoid,GC)是由肾上腺合成和释放的类固醇激素,通过 HPA 轴调节,并受到多种因素影响,如血清素、γ-氨基丁酸(GABA)和促炎细胞因子等,是机体内极为重要的一类调节分子。生理情况下糖皮质激素对生长发育、新陈代谢和免疫功能有重要的调节作用;药理情况下主要发挥抗炎、免疫抑制、抗毒素、抗休克、影响代谢及血液系统等作用。

二、分类

糖皮质激素的基本结构为类固醇(类甾体,steroids),由三个六元环与一个五元环组成。全身用糖皮质激素常用药物包括内源性的可的松和氢化可的松,以及外源性的泼尼松(强的松)、泼尼松龙(强的松龙)、甲泼尼龙(甲基强的松龙)、倍他米松和地塞米松等,具体见表 6-2-1~表 6-2-5。

(一)按作用时间分类

可分为短效、中效与长效 3 类。短效药物如氢化可的松和可的松,作用时间多在 8~12 小时;中效药物如泼尼松、泼尼松龙、甲泼尼龙,作用时间多在 12~36 小时;长效药物如地塞米松、倍他米松,作用时间多在 36~54 小时。

(二)按给药途径分类

可分为口服、肌内注射、静脉注射、静脉滴注等全身用药,以及局部外用、吸入、涂抹等局部用药。

表 6-2-1　常用糖皮质激素类药物的比较

类别	药物	药理活性			抗炎等效剂量(mg)	对受体的亲和力	作用持续时间(h)
		抗炎作用	水盐代谢(比值)	糖代谢(比值)			
短效	氢化可的松	1.0	1.0	1.0	20	1.0	8~12
	可的松	0.8	0.8	0.8	25	0.01	8~12
中效	泼尼松	4.0	0.8	3.5	5	0.05	12~36
	泼尼松龙	4.0	0.8	4.0	5	2.2	12~36
	甲泼尼龙	5.0	0.5	5.0	4	11.9	12~36
长效	地塞米松	25.0	很小	30	0.75	0.75	36~54
	倍他米松	25.0	很小	30~35	0.6	0.6	36~54

注:表中水盐代谢,糖代谢,抗炎作用的比值均以氢化可的松为 1 计;等效剂量以氢化可的松为标准计。

表 6-2-2　鼻用常用糖皮质激素

类别	药物名称	年龄限制	儿童常用剂量
第一代	倍氯米松	≥6 岁	1 日 2 次,每次 1~2 喷
	布地奈德	≥6 岁	1 日 2 次,每次 1~2 喷
	氟尼缩松	≥6 岁	6~14 岁,1 日 3 次,每次 1 喷或 1 日 2 次,每次 2 喷
			≥15 岁,1 日 2~3 次,每次 2 喷,最多不超过 1 日 4 次
	曲安西龙	≥2 岁	2~5 岁,1 日 1 次,每次 1 喷
			≥6 岁,1 日 1 次,每次 1~2 喷
第二代	环索奈德	≥2 岁	2~11 岁,1 日 1 次,每次 1~2 喷
			≥12 岁,1 日 1 次,每次 2 喷
	糠酸氟替卡松	≥2 岁	1 日 1 次,每次 1~2 喷
	丙酸氟替卡松	≥4 岁	4~11 岁,1 日 1 次,每次 1 喷
			≥12 岁,1 日 1 次,每次 2 喷或 1 日 2 次,每次 1 喷
	糠酸莫米松	≥2 岁	2~11 岁,1 日 1 次,每次 1 喷
			≥12 岁,1 日 1 次,每次 2 喷

表 6-2-3　呼吸科常用吸入型糖皮质激素日剂量

药物	每日低剂量（μg）		每日中剂量（μg）		每日高剂量（μg）	
	0~4 岁	5~11 岁	0~4 岁	5~11 岁	0~4 岁	5~11 岁
倍氯米松	/	40mcg/喷：1 日 2 次，每次 1~2 喷	/	40mcg/喷：1 日 2 次，每次 2~4 喷 80mcg/喷：1 日 2 次，每次 1~2 喷	/	80mcg/喷：1 日 2 次，每次 3~4 喷
布地奈德	0.25~0.5mg，1 日 1 次 或 分 2 次使用	0.5mg，1 日 1 次或分 2 次使用	0.75~1mg，1 日 1 次 或 分 2~3 次使用	1mg，1 日 1 次或分 2 次使用	1.25~2mg，1 日 1 次或分 2 次使用	2mg，1 日 1 次或分 2 次使用
丙酸氟替卡松	/	50mcg/喷：1 日 2 次，每次 1~2 喷	/	50mcg/喷：1 日 2 次，每次 3~4 喷	/	250mcg/喷：1 日 2 次，每次 1 喷
环索奈德	/	80mg/喷：1 日 1 次，每次 1~2 喷	/	80mg/喷：1 日 1 次，每次 3~4 喷	/	160mg/喷：1 日 1 次，每次 3 喷

表 6-2-4　皮肤科常用外用糖皮质激素

作用强度	药物名称	常用浓度（%）	儿童使用条件
弱效	醋酸氢化可的松	0.1	儿童可用
	醋酸甲泼尼龙	0.25	儿童可用
	地奈德	0.05	儿童可用
中效	醋酸泼尼松龙	0.5	儿童可用
	醋酸地塞米松	0.05	儿童可用
	丁酸氯倍他松	0.05	>10 岁应用
	曲安奈德	0.025~0.1	儿童可用
	丁酸氢化可的松	0.1	儿童可用
	醋酸氟氢可的松	0.025	婴儿慎用
	氟氢松	0.01	>6 岁应用
强效	丙酸倍氯米松	0.025	婴儿慎用
	糠酸莫米松	0.1	儿童可用
	氟氢松	0.025	>6 岁应用
	氯氟舒松	0.025	儿童慎用
	戊酸倍他米松	0.05	安全性未确定
超强效	丙酸氯倍他索	0.02~0.05	>12 岁应用
	氯氟舒松	0.1	儿童慎用
	戊酸倍他米松	0.1	安全性未确定
	卤美他松	0.05	>12 岁应用
	双醋二氟松	0.05	儿童慎用

表6-2-5　眼科局部常用糖皮质激素

药物名称	常用浓度（%）	
	滴眼液	眼膏
醋酸可的松	0.5	0.25,0.5,1
醋酸氢化可的松	0.5	0.5
醋酸泼尼松	0.1	0.5
地塞米松磷酸钠	0.025	/
氟米龙	0.1	0.1

三、应用

（一）支气管哮喘

支气管哮喘（以下简称哮喘）是以慢性气道炎症和气道高反应性为特征的异质性疾病。临床表现为反复发作的喘息、咳嗽、气促、胸闷等症状，常在夜间及凌晨发作或加重，多数患者可自行缓解或经治疗后缓解，同时伴有可逆性呼气气流受限。吸入用糖皮质激素（inhaled corticosteroids，ICS）是治疗气道急、慢性炎症的有效且常用的药物，推荐吸入疗法为哮喘防治的主要途径。雾化吸入ICS可以有效减轻气道炎症和气道高反应性，控制哮喘症状，改善生命质量，改善肺功能，减少哮喘发作，降低哮喘死亡率。吸入ICS的同时还可以联合吸入其他具有协同作用的药物，如β_2受体激动剂等。目前国内有三种用于儿童雾化吸入的ICS混悬液，包括布地奈德（budesonide，BUD）、二丙酸倍氯米松（beclomethasone dipropionate，BDP）和丙酸氟替卡松（fluticasone diproprionate，FP）。布地奈德是世界卫生组织（WHO）儿童基药目录（适用于12岁以下儿童）中唯一推荐的抗哮喘ICS；是唯一被美国食品药品管理局（FDA）定为妊娠安全分级为B类的糖皮质激素（包括鼻用和吸入制剂），也是目前唯一批准的可用于≤4岁儿童的雾化ICS。丙酸氟替卡松目前仅适用于4~16岁儿童轻度至中度哮喘急性发作的治疗。

支气管哮喘的治疗分为急性发作期的快速缓解治疗和非急性发作期的长期控制治疗。

1. 急性发作期的快速缓解治疗　哮喘急性发作可危及生命。哮喘急性发作的治疗取决于患儿症状的严重程度以及对治疗的反应。哮喘急性发作时，必须尽快缓解气流受限，首选吸入速效β_2受体激动剂，同时可使用ICS缓解气道炎症。早期应用大剂量ICS不仅有助于哮喘急性发作的缓解，还有助于防治进行性加重。在非危及生命的哮喘急性发作时，速效支气管舒张剂与高剂量ISC雾化吸入连用可作为急性发作起始治疗选择，能替代或部分替代全身糖皮质激素以减少不良反应。如起始治疗后症状未得到明显缓解或病情加重危及生命，应尽早应用全身糖皮质激素治疗。

有明显呼吸困难和血氧饱和度<0.92的急性发作期患儿，首先应及时吸氧或以氧气作为驱动力做雾化吸入治疗。轻中度哮喘急性发作时，在吸入速效β_2受体激动剂的基础上联用雾化吸入高剂量布地奈德混悬液（每次1mg）作为起始治疗，每天2次，或必要时可4~6小时重复给药1次，根据病情恢复情况酌情延长给药间隔时间，维持7~10天。对于部分中度急性发作患儿起始治疗后反应不佳者和重度哮喘急性发作，在第1~2小时起始治疗中，在吸入速效支气管舒张剂同时联用高剂量雾化吸入布地奈德（每次1mg，每30分钟雾化吸入1次，连用3次）能显著减少住院治疗率和口服激素的使用，并有效改善肺功能。对于危及生命的重度哮喘急性发作，在使用速效支气管舒张剂和全身用糖皮质激素的初始治疗基础上，联合高剂量雾化吸入布地奈德（每次1mg，每天2次），可缩短患儿的住院时间，若患儿喘息状态持续，可适当缩短雾化给药的间隔时间并增加频次。

2. 非急性发作期的长期控制治疗　哮喘管理是一个长期、持续、规范、个体化的过程，哮喘的控制治疗应尽早开始，这对于取得最佳疗效至关重要。哮喘长期控制治疗应根据患儿当前哮喘控制水平评估情况选择相应级别的控制治疗方案。ICS是目前首选的哮喘长期控制药物。雾化吸入要求患儿主动配合程度较低，尤其适合年幼儿及无法良好掌握其他吸入装置的患儿。可选用雾化吸入布地奈德混悬液作为长期控制治疗，每次可用0.5~1mg，2每天次作为起始治疗。1~3个月后进行评估，如控制不良应考虑升级治疗，如起始剂量为每次0.5mg，每天2次的患儿可将剂量上调至每次1mg，每天2次；而起始剂量为每次1mg，每天2次的患儿建议加用其他控制药物进行联合治疗，必要时可根据患儿的年龄增长以及吸入装置的配合度的改善选用其他适宜的吸入装置和剂型。调整剂量后每4~6周应再次评估以指导方案的调整直至达到哮喘控制，并维持每3个月1次评估。哮喘达到控制并维持至少3个月可考虑降级治疗，每次下调ICS剂量25%~50%至最低维持剂量（雾化吸入布地奈德的最低维持剂量0.25mg/d）。有相当比例的<6岁哮喘患儿的症状会自然缓解,因此对此年龄儿童的控制治疗方案,每年至少要进行2次评估以决定是否需要继续治疗,ICS下调至最低维持剂量哮喘症状仍能维持良好控制,并且6个月至1年内无症状反复,可考虑停药,但是要重视停药后的管理和随访。

(二)咳嗽变异性哮喘

咳嗽是儿童就诊的最常见症状之一,其中咳嗽变异性哮喘(cough variant asthma,CVA)是引起我国儿童慢性咳嗽的最常见病因,是哮喘的一种不典型类型。其以咳嗽为唯一或主要表现,不伴喘息和气促等典型哮喘的症状和体征,具有气道高反应性,抗哮喘药物治疗有效,其治疗原则和典型哮喘相同。咳嗽时间越长,进展为典型哮喘的可能性就越大,CVA患儿及早规范治疗尤为重要。CVA的患儿治疗以ICS或口服白三烯受体调节剂或两者联合治疗为主,疗程至少8周。临床针对不同年龄组患儿可以选择不同剂型,如≤5岁CVA患儿可采用布地奈德混悬液雾化吸入治疗。布地奈德混悬液按其咳嗽的严重程度,分别给予每次0.5~1.0mg,每天2次,不少于8周。

(三)变应性咳嗽

临床上某些慢性咳嗽患儿,具有特应质,无气道高反应性,糖皮质激素和抗组胺治疗能有效缓解症状,但又非哮喘、CVA或嗜酸性粒细胞性支气管炎(eosinophilic bronchitis,EB)等,将此类咳嗽定义为变应性咳嗽(atopic cough,AC)。AC常为刺激性干咳,无气道高反应性,无气道嗜酸性细胞浸润,咳嗽感受器敏感性明显升高。AC的治疗主要应用组胺受体拮抗剂和糖皮质激素。初期可短期口服糖皮质激素3~5天。有研究使用布地奈德混悬液雾化吸入治疗,每次1mg,每天2次,5天为1个疗程,共治疗1~2个疗程,可显著改善咳嗽症状。如ICS治疗有效,推荐布地奈德治疗,每次0.5~1.0mg,每天2次,持续4周以上。

(四)毛细支气管炎

毛细支气管炎即急性感染性细支气管炎,主要发生于2岁以下的婴幼儿,峰值发病年龄为2~6月龄。治疗原则以支持、维护内环境稳定,改善通气,抗气道炎症反应,防治并发症及合并症为主。因此,在使用β₂受体激动剂及抗胆碱能药物解除痉挛、舒张支气管的同时,吸入布地奈德混悬液以消除非特异性气道炎症、改善通气、恢复肺功能是重要的治疗措施。布地奈德混悬液雾化吸入

遵循足剂量、足疗程和规范用药的原则。对于毛细支气管炎急性期的患儿,布地奈德混悬液(每次1mg)和支气管舒张剂,如短效β₂受体激动剂(short-acting beta₂-agonist,SABA)或/和短效抗胆碱能药物(short-acting muscarinic antagonist,SAMA)联合雾化吸入。对于轻度喘息患儿,一般每日2~3次,可以有效缓解喘息症状。对于中-重度喘息患儿,如病情需要,联合雾化吸入可每30分钟1次,连续3次,以有效减轻喘息症状,同时可给予全身使用糖皮质激素。随病情缓解,雾化吸入药物与剂量不变,但雾化吸入的间隔时间可逐渐延长,可按需4~8小时再重复。喘息进一步缓解可每天2次,建议门诊治疗继续维持3~5天,住院治疗可以继续维持5~7天。对于毛细支气管炎缓解期的患儿,则可进一步减量治疗,尤其是对于过敏体质及具有家族变态反应性疾病的患儿。布地奈德混悬液每次0.5mg,每天2次。以后视病情逐渐减量,整个雾化吸入治疗时间建议不少于3周。

(五)变应性鼻炎

变应性鼻炎(allergic rhinitis,AR)是儿童常见的变态反应性疾病,是一种由易感个体接触变异原引起的IgE介导的鼻黏膜慢性炎症,主要临床表现为鼻塞、鼻痒、流清水样鼻涕、喷嚏。儿童变应性鼻炎能够影响下呼吸道变应性疾病如哮喘的发病、严重程度及临床转归。轻度AR首选二代组胺受体拮抗剂单药治疗,对于轻度及中-重度间歇性AR的患儿可选用鼻用糖皮质激素(intranasal corticosteroids,INCS)。INCS具有显著的非特异性的抗炎特性,可持续控制炎症反应,对儿童AR的流涕、鼻痒、喷嚏和鼻塞均有明显的改善作用。美国FDA批准糠酸莫米松、糠酸氟替卡松和曲安奈德用于≥2岁的儿童,这些药物彼此之间差异较小,但幼儿可能对其中一些气味较大、用量较多(如氟替卡松)的药物依从性不佳。这些药物在幼儿中的给药方案均为每侧鼻孔1喷,1天1次,推荐以适龄的最大剂量开始治疗。在症状充分控制后,可每隔1周降低剂量1次,直至最低有效剂量。重度症状AR患儿需要长期每日用药。对于AR伴哮喘的患儿,同时使用INCS和ICS时需特别注意不良反应的叠加效应。

(六)特应性皮炎

特应性皮炎(atopic dermatitis,AD)是一种慢性、复发性、高度瘙痒性皮肤病,以剧烈瘙痒和湿疹样损害为主要特征,常于婴幼儿发病,发病部

位与年龄具有相关性。外用糖皮质激素（topical corticosteroids，TCS）目前仍是治疗和控制各期 AD 的一线药物。应根据患儿年龄、病情严重程度、部位和皮损类型选择不同强度和剂型的 TCS，尽可能选择中、弱效 TCS，尤其是薄嫩部位应避免使用强效 TCS。面颈部易吸收 TCS，故应短期使用，并逐步减量或与外用钙调神经磷酸酶抑制剂交替使用；在急性期或亚急性期，选用足够强效价的激素膏剂，每天 1~2 次外用，根据皮损恢复情况，连续应用最短不少于 2 周，最长不超过 6 周；然后再根据皮损的具体情况进一步调整激素的强度、浓度及用量，通常将激素用药频率调整为每周应用 2 天维持治疗，可维持疗程 16 周。在维持过程中，如病情出现反复，可恢复至每日用药情况。皮损范围特别广泛时，应以抗组胺或抗炎症介质药物为主。皮损控制后，可采用"主动维持疗法"，即在既往皮损部位和新发皮疹部位每周使用 2 次 TCS，可推迟 AD 的复发时间和减少复发次数，并减少 TCS 的用量。

（七）荨麻疹

荨麻疹是一种以风团和瘙痒为主要表现的常见免疫相关性皮肤病，临床特征表现为大小不等的风团伴瘙痒，可伴有血管性水肿。糖皮质激素仅建议在慢性荨麻疹急性加重时短期使用，以缓解严重的急性症状。慢性荨麻疹患儿若需系统性使用糖皮质激素，建议予以泼尼松龙 0.5~1.0mg/(kg·d)，每天最大剂量为 60mg，在 5~7 天期间逐渐减量直至停药。

（八）过敏性结膜炎

过敏性结膜炎是由于空气传播的变应原与眼接触，导致 IgE 介导的局部肥大细胞脱颗粒和变态反应性炎症。该病通常表现为双侧眼部瘙痒、发红和水样分泌物。糖皮质激素药物局部点眼能有效抑制多种免疫细胞的活化和炎性反应介质的释放，适用于严重过敏性结膜炎和病情反复迁延的患者。幼儿过敏性结膜炎的治疗方法与成人类似，目前很多局部用药已批准用于小至 2 岁的儿童。但糖皮质使用时间不宜过长，应注意随访观察，以免引起白内障、眼压升高、青光眼及继发性感染等并发症。

四、不良反应

长期全身性应用糖皮质激素不可避免地出现许多不良反应，主要包括代谢异常、骨质疏松和股骨头无菌性坏死、肌无力、诱发精神症状、加重胃肠道溃疡、诱发或加重感染等。

对于长时间使用 ICS 的患儿，其发生不良反

应的风险受许多因素的影响，如给药剂量、给药部位、联合用药情况、患儿对糖皮质激素用药后的个体差异等。例如同时使用 ICS 和强效 CYP4503A4 抑制剂伊曲康唑可导致肾上腺抑制；同时使用丙酸氟替卡松和利托那韦可能导致医源性库欣综合征；大剂量使用 ICS 的基础上同时使用 INCS 有可能增加糖皮质激素的全身性暴露，但其造成的不良反应影响尚未明确量化。ICS 治疗导致患儿出现症状性肾上腺抑制或急性肾上腺危象的风险较小，尤其是所用剂量在推荐范围内时，但美国儿科内分泌学会发布的长期应用 ICS 儿童发生肾上腺皮质功能减退症的指南中推荐，对于长期应用 ICS（使用时间 >6 个月）并存在提示肾上腺皮质功能减退症状的患儿，应进行针对肾上腺皮质功能检查，对于长期使用 ICS 的高风险患儿推荐进行肾上腺皮质功能筛查。此外，接受全身糖皮质激素治疗的患儿中常见生长障碍，也偶见于长期使用较低剂量或中等日剂量吸入性糖皮质激素治疗的患儿，但目前的研究尚未明确长期使用 ICS 与儿童骨健康之间的显著关联。糖皮质激素对生长的影响与所用药物的类型、剂量和疗程相关，停药后，儿童通常会出现一定程度的追赶生长。有研究表明，长效糖皮质激素对生长的损害更为显著（地塞米松 > 泼尼松 > 氢化可的松）。另外，目前的研究显示，ICS 对患儿糖代谢的影响似乎较小，美国儿科内分泌学会建议对于因肥胖而糖尿病风险升高且存在其他危险因素（如存在族群或家族史）的儿童，应每年检查 1 次空腹血糖和血红蛋白 A_{1C}。长期接受 ICS 治疗导致白内障的风险尚不明确，但接受全身应用糖皮质激素治疗的儿童中有发生白内障的报道，故推荐对长期应用全身性糖皮质激素治疗的儿童进行眼科评估。

使用 INCS 时偶见鼻出血不良反应。大多数研究显示，推荐 INCS 剂量对儿童下丘脑-垂体轴（hypothalamic-pituitary axis，HPA）无抑制作用或抑制作用有限，但对生长略有影响。另外，INCS 与 CYP3A4 酶强抑制剂（如利托那韦、伊曲康唑、奈法唑酮等）之间的药物相互作用可导致肾上腺抑制，但目前尚不清楚这种不良反应的发生率。对于接受利托那韦、唑类抗真菌药或其他 CYP3A4 酶强抑制剂治疗的患儿，建议以最低有效剂量给药（除氟替卡松）。

相较于全身性使用糖皮质激素，TCS 更安全，但仍有皮肤萎缩、毛细血管扩张、皮纹、痤疮样疹等不良反应。为尽量降低副作用风险，儿童不应在面

部、间擦部位或其他皮肤较薄的高渗透部位(如会阴、腋窝)使用 TCS,最好 1 天仅用 1 次,疗程也不应超过 2 周。如果儿童用药时间过长,即使是低效价 TCS 也可引起副作用,需要医师及药师及时关注。

五、药学监护

糖皮质激素应用的不良反应与其剂量和疗程密切相关,需要治疗期间定期观察评估。在保证疗效与安全性的前提下,防止不良反应发生的最好方法是尽可能减少糖皮质激素的使用量。此外,应配合糖皮质激素使用治疗其副反应的药物,包括补钙、补钾、护胃、纠正低蛋白血症等药物。临床上也需谨慎区别糖皮质激素副反应或是原发病加重,规范化控制糖皮质激素增减剂量。糖皮质激素减量至停药的过程中较易出现"反跳现象",即原发病加重,防止或减轻此类现象的方法是逐渐撤减激素。一些对糖皮质激素有依赖的慢性疾病如湿疹、银屑病等,应避免系统应用激素,若必须使用时尽可能小剂量缓慢减量,不可骤然停药。

儿童长期应用糖皮质激素应当严格掌握适应证和妥当选用治疗方法。应根据患儿年龄、体重(体表面积更佳)、疾病严重程度和患儿对治疗的反应确定糖皮质激素治疗方案。应密切观察患儿使用糖皮质激素后的不良反应,以避免或降低糖皮质激素对患儿生长和发育的影响。

儿童使用雾化吸入糖皮质激素的不良反应较少,但个别患儿使用不当可出现口腔真菌感染,通过吸药后漱口或暂时停药 1~2 天和局部抗真菌治疗即可缓解。因病情需要长期雾化吸入糖皮质激素的患儿,应根据病情变化及时调整药物至最小有效维持剂量以进一步提高安全性,减少全身不良反应的发生。雾化吸入糖皮质激素过程中要防止药物进入患儿眼睛,使用面罩吸药时,在吸药前不能涂抹油性面膏,吸药后立即清洗脸部以减少经皮肤吸收的药量。

(陈阳,张俊琦,李智平)

第三节 组胺受体拮抗剂

一、概述

组胺(histamine)是人体中的一种结构简单的生物胺,是体内重要的化学递质之一,广泛存在于肥大细胞、嗜碱性粒细胞、血小板、组胺能神经元、淋巴细胞、肠嗜铬细胞内。正常情况下,组胺作为无活性的复合物储存在细胞中。当机体受到某种刺激时,肥大细胞释放组胺。组胺与靶细胞上特异性受体结合,产生生理效应,如收缩平滑肌、舒张小动脉、舒张毛细血管及增加血管通透性、刺激皮肤及导致瘙痒、刺激胃酸和胃蛋白酶分泌等。组胺的临床应用已逐渐减少,但其受体拮抗剂在临床上却有重大价值。组胺受体拮抗剂(histamine receptor antagonist)是通过阻断组胺与其受体结合而发挥拮抗作用。

二、分类

已知有 4 种组胺受体,分别为组胺 H1、H2、H3 和 H4 受体。H1 受体主要分布于血管内皮、气道平滑肌等多种细胞;H2 受体则主要分布在黏膜、上皮和平滑肌等多种细胞上;H3 受体主要在神经系统作为突触前自身受体的方式进行表达;H4 受体在细胞上的表达更广泛,包括角质形成细胞、朗格汉斯细胞、中性粒细胞、淋巴细胞和树突状细胞。

H1 受体拮抗剂有与组胺相同的乙胺基团,通过阻断组胺与 H1 受体结合,抑制其发挥生物学效应。组胺 H1 受体拮抗剂可减轻过敏性炎症,亦可减少促炎症细胞因子和细胞黏附分子的表达,减弱嗜酸性粒细胞等的趋化作用。组胺 H1 受体拮抗剂口服吸收完全,口服 15~30 分钟后起效,1~2 小时血浆浓度达到峰值,分布至全身组织。目前临床上使用的有三类组胺 H1 受体拮抗剂,其各自特征及代表药物见下表 6-3-1。

表 6-3-1 组胺 H1 受体拮抗剂分类

分类	特征	代表药物
第一代	对 H1 受体缺乏特异性,易透过血脑屏障,表现出不同程度的中枢抑制作用,并可减少快动眼期睡眠、影响学习,故已不被推荐用作儿童患者的首选	扑尔敏、苯海拉明、赛庚啶、羟嗪等
第二代	对外周 H1 受体具有更好的特异性和选择性,毒副反应少	氯雷他定、西替利嗪、依巴斯汀、奥洛他定、卢帕他定、氮䓬斯汀等
第二代新型	与第二代传统组胺 H1 受体拮抗剂相比具有起效快、作用持久、不良反应更低等优点	地氯雷他定、左西替利嗪、非索非那定等

三、应用

H1 受体拮抗剂在治疗儿童变态反应性疾病、缓解临床症状方面疗效确切,且安全性较好,已经获得了非常广泛地应用。

(一)变应性鼻炎

变应性鼻炎(allergic rhinitis,AR)是机体暴露于变应原后主要由 IgE 介导的鼻黏膜慢性炎症,属 I 型变态反应。

第二代口服 H1 受体拮抗剂是临床治疗儿童 AR 的一线药物,可有效缓解 AR 的喷嚏、流涕和鼻痒等症状,对合并眼部症状也有效,同时具有起效快、作用持续时间长等优点。单药用于轻中度 AR 治疗,联合鼻用糖皮质激素用于中重度 AR。按推荐剂量每日口服 1 次,睡前服用,疗程不少于 2 周。对花粉过敏的患儿,推荐在致敏花粉播散前 2~4 周开始进行预防性治疗。儿童用药需要特别注意不同年龄的推荐剂量及剂型。5 岁以下儿童推荐使用糖浆或者颗粒剂型。目前,临床上儿童 AR 常用的口服二代组胺受体拮抗剂物为氯雷他定及西替利嗪。12 岁以上或体重≥30kg 的 AR 患儿可服用氯雷他定片,每日 1 次,1 次 1 片(10mg)。体重<30kg 的患儿每日 1 次,1 次半片(5mg)或 5mL 糖浆。西替利嗪滴剂可用于年龄低至 1~2 岁的婴幼儿,可每日 2 次,早晚各口服 0.25mL(约 5 滴)。

鼻用组胺受体拮抗剂的疗效与第二代口服组胺受体拮抗剂相当,在缓解鼻塞症状上效果可能优于第二代口服组胺受体拮抗剂。鼻用组胺受体拮抗剂具有起快的特点,用药后约 15~30 分钟起效,适用于 AR 急性发作。按推荐剂量每天喷鼻 2 次,疗程不少于 2 周。但其改善鼻塞症状的作用不如口服白三烯受体拮抗剂,临床上对鼻塞症状重的患儿可在第二代组胺受体拮抗剂及鼻用糖皮质激素的基础上联合应用口服白三烯受体拮抗剂。临床上主要的鼻用组胺受体拮抗剂包括氮䓬斯汀、左卡巴斯汀和奥洛他定等,因其局部作用强,可按需使用。盐酸左卡巴斯汀(每喷含左卡巴斯汀 50μg)常规每日 2 次,每侧鼻孔 2 喷。症状重或年龄较大的患儿可加至每次 3~4 喷。大于 6 岁的患儿建议使用盐酸氮䓬斯汀,每日 2 次,每次每侧 1 喷(相当于每日 0.56mg)。一般鼻用组胺受体拮抗剂物的使用疗程为 2 周左右。

(二)特应性皮炎

目前组胺 H1 受体拮抗剂治疗 AD 的研究比较有限。第二代及第二代新型组胺受体拮抗剂在特应性皮炎中的研究远比第一代药物深入。AD 发生发展过程中涉及的炎症介质较多,组胺只是其中一部分,因此组胺受体拮抗剂对发病中存在荨麻疹症状或变应性鼻炎、过敏性结膜炎的患者疗效较好,而对重度 AD 患儿的瘙痒症状疗效欠佳。非索非那定 60mg 联合盐酸奥洛他定 5mg,每日 2 次,有一定的缓解瘙痒的作用。可使用 2~4 倍剂量西替利嗪利用其镇静作用缓解瘙痒。对于因瘙痒影响睡眠的患者可借助第一代组胺 H1 受体拮抗剂的镇静嗜睡作用,在 AD 急性发作时搔抓加重具有较好的缓解作用,但其最佳治疗剂量和治疗时长仍不明确。

(三)荨麻疹

荨麻疹是由皮肤、黏膜小血管扩张及渗透性增加出现的一种局限性水肿反应。临床特征表现为大小不等的风团伴瘙痒,可伴有血管性水肿。

自发性荨麻疹可以单纯使用组胺受体拮抗剂治疗,单一常规剂量使用组胺受体拮抗剂是慢性荨麻疹的一线用药。抗组胺 H1 受体药在我国临床有广泛的应用,且疗效确切。对于部分患者 H1 组胺受体拮抗剂可使皮损消退,另一些患者只能使其瘙痒减轻、皮损变平,而红斑疹会持续存在,此类患者在红斑皮损消退后即可减少药物剂量。

变态反应学和皮肤病学专家组发布的指南均推荐,将第二代新型 H1 受体拮抗剂作为荨麻疹的一线治疗。H1 受体拮抗剂治疗慢性荨麻疹药疗程一般不少于 1 个月,必要时可延长至 3~6 个月,或更长时间。一般用常规剂量,当常规剂量使用 1~2 周后不能有效控制症状,需要考虑不同个体或荨麻疹类型是否对治疗反应有差异,可更换品种或在患者知情同意情况下增加 2~4 倍剂量或联合使用组胺受体拮抗剂,各类常见治疗荨麻疹组胺受体拮抗剂见表 6-3-2。

第一代组胺受体拮抗剂苯海拉明、氯苯那敏、羟嗪等也可用于荨麻疹治疗。尽管它们存在中枢抑制、抗胆碱等不良反应,但对于并发症风险较低的患者,睡前使用镇静类 H1 组胺受体拮抗剂,尤其是联合日间使用非镇静类 H1 组胺受体拮抗剂可能有所帮助。除口服外,对于想要快速起效的患者,可使用第一代 H1 组胺受体拮抗剂的胃肠外制剂,其给药方案如下:①苯海拉明:儿童可根据需要每 6 小时静脉给予或肌内注射 0.5~1.25mg/kg(每剂最多 50mg)。②羟嗪:儿童可根据需要每 6

表 6-3-2　常见治疗荨麻疹组胺受体拮抗剂

药名	用法用量	特征
西替利嗪	成人和≥12 岁儿童标准口服剂量,1 日 1 次,一次 10mg。≥6 岁儿童可用 5mg 或 10mg。2~5 岁儿童的常用剂量为 1 日 1 次,一次 5mg。6 月龄至 2 岁的较小儿童可用 1 日 1 次,一次 2.5mg(根据需要,≥1 岁儿童可增至 1 日 2 次,1 次 2.5mg)。严重肾和/或肝功能不全患者的维持剂量应减半	起效迅速,具有一定的肥大细胞稳定作用。具有轻微的镇静作用,呈剂量依赖性,但比第一代组胺受体拮抗剂弱
左西替利嗪	成人和≥12 岁儿童的标准剂量为每晚 1 次,1 次 5mg;6~11 岁儿童的标准剂量为每晚 1 次,1 次 2.5mg	是西替利嗪的活性对映异构体,大约一半剂量即可产生与西替利嗪等效的作用,但对西替利嗪疗效不佳的患者使用左西替利嗪也不太可能见效
氯雷他定	≥6 岁患者的标准剂量为 1 日 1 次,1 次 10mg,镇静作用轻微。对于 2~5 岁的儿童,常规剂量为 1 日 1 次,1 次 5mg。对于严重肾和/或肝功能不全的患者,每 2 日 1 次给予常规剂量	是一种长效选择性 H1 组胺受体拮抗剂
地氯雷他定	成人和≥12 岁儿童的标准剂量为 1 日 1 次,1 次 5mg。对于 6~11 岁儿童,剂量为 1 日 1 次,1 次 2.5mg;对于 1~5 岁儿童,剂量为 1 日 1 次,1 次 1.25mg。对于 6 个月至 1 岁的小儿,1 日 1 次,1 次 1mg。对于严重肾和/或肝功能不全患者,每 2 日 1 次给予常规剂量	是氯雷他定的主要活性代谢物,大约一半剂量即可产生与氯雷他定等效的作用
非索非那定	对于≥12 岁患者,建议剂量为 1 日 1 次,1 次 180mg;对于 2~11 岁儿童,建议剂量为 1 日 2 次,1 次 30mg;对于 6 个月至 2 岁的小儿,1 日 2 次,1 次 15mg。对于严重肾功能不全患者,成人剂量应减至 1 次 60mg,1 日 1 次。最好不要与食物同服,尤其应避免与果汁同服	镇静作用极弱
依巴斯汀	常用剂量为 10mg/d,可按需将剂量翻倍至 20mg/d,但肝功能不全者不能翻倍	无镇静作用,已获准用于 12 岁以上儿童及成人。一项纳入急性荨麻疹患者的研究发现,20mg 依巴斯汀的疗效类似于 5mg 左西替利嗪,且不良反应更少
比拉斯汀	12 岁以上儿童及成人的初始剂量为 20mg/d	无镇静作用,疗效类似于西替利嗪,并优于非索非那定。葡萄柚汁、酮康唑或红霉素会将比拉斯汀的生物利用度减少约 30%;该药不应与食物同服。该药会少量透过血-脑屏障,不会导致嗜睡,不受酒精饮料的影响
卢帕他定	用于 >12 岁的患者 10mg/d	能拮抗组胺和血小板活化因子受体。与比拉斯汀一样,卢帕他定不应与葡萄柚汁、酮康唑或红霉素同时使用以免影响其生物利用度。但不同之处在于,卢帕他定不受食物的影响

小时肌内注射 0.5~1.0mg/kg(每剂最多 50mg)。

(四)支气管哮喘

组胺受体拮抗剂物目前还不是儿童哮喘的一线用药,但支气管哮喘患者急性发作期外周血组胺水平明显升高,并且吸入组胺可引起哮喘样症状,说明组胺在哮喘发病中的地位与作用。对 15 岁以上儿童及成人慢性哮喘,联合应用组胺受体拮抗剂物氯雷他定 20mg/d 和白三烯受体拮抗剂孟鲁司特钠 10mg/d,2 周可以提高临床疗效,更好地改善患者肺功能;同时有研究显示氯雷他定可显著改善哮喘患者 4 周和 8 周的 1 秒用力呼气容积（FEV₁）、8 周的呼气流速峰值（PEFR）。由于组胺受体拮抗剂物对变应性鼻炎的明确治疗作用，常规剂量组胺受体拮抗剂物对鼻炎症状的缓解，有助于哮喘症状的改善，适用于轻度季节性哮喘合并变应性鼻炎的患者。研究显示氯雷他定联合布地奈德治疗儿童支气管哮喘合并变应性鼻炎的疗效更好。此外，组胺受体拮抗剂物还能减少患儿的喘鸣次数，在哮喘的二级预防中起着非常重要的作用。

（五）过敏性消化道疾病

食物过敏相关消化道疾病是指食物过敏引起消化道黏膜损伤，以消化道症状为主要表现的一类疾病，临床上可表现为呕吐、反流、喂养困难、拒食、易激惹、腹痛、腹胀、腹泻、便秘、消化道出血、生长发育障碍等。

组胺 H1 受体拮抗剂可缓解 IgE 介导过敏反应中组胺引起的炎症反应，以第一代组胺受体拮抗剂物为主，代表药物为马来酸氯苯那敏和异丙嗪、酮替芬等。常用酮替芬每天 0.5~1.0mg 口服，每天 1~2 次。第二代组胺受体拮抗剂物代表药物为氯雷他定和西替利嗪。

（六）过敏性结膜炎

过敏性结膜炎（allergic conjunctivitis，AC）是结膜对外界变应原产生超敏反应引起的一种结膜炎症性疾病。世界各地人群中儿童 AC 患病率差异较大，从 3.4%~40.0% 不等。

组胺受体拮抗剂是 AC 的推荐用药，可以快速缓解眼部症状，代表药物有富马酸依美斯汀滴眼液，1 日 2 次，连续用药 2 周以上。组胺受体拮抗剂治疗 AC 多与其他药物联合使用，联合治疗的临床疗效均优于组胺受体拮抗剂单独治疗。对于有眼外症状的患者，可以采用口服组胺受体拮抗剂与局部用药联合治疗方案。常用口服药物有西替利嗪、氯雷他定等。研究发现，在全身使用氯雷他定的基础上给予双氯芬酸钠滴眼液滴眼，可以更好地缓解 AC 患者的临床症状和体征，提高治疗效果；局部使用奥洛他定联合口服氯雷他定治疗季节性过敏性结膜炎，用药 20 分钟后即可有效缓解眼痒、眼红症状，改善患者生活质量。

四、不良反应

第一代组胺 H1 受体拮抗剂易透过血脑屏障，导致镇静及抗胆碱能副作用。20% 以上的患者会出现显著镇静和能力受损，例如精细运动技巧下降、驾驶技能下降，以及反应时间延长。抗胆碱能副反应包括口干、复视、视物模糊、尿潴留或阴道干燥。鼻用组胺 H1 受体拮抗剂可产生局部苦感和较少见的鼻部烧灼感、鼻出血等不良反应，喷鼻时应注意使用方法，避免朝向鼻中隔喷药。

与第一代组胺 H1 受体拮抗剂相比，第二代组胺 H1 受体拮抗剂对外周 H1 受体具有更好的特异性和选择性，因此中枢抑制作用很弱，基本没有抗胆碱能作用，严重的药物间相互作用极少，同时其给药频次更少。若患者使用第二代药物时饮酒，则有可能产生镇静作用，因此应避免用药期间饮酒。

五、药学监护

组胺受体拮抗剂在儿童和成人中的药代动力学和药效动力学有差异，并且不同年龄儿童组胺受体拮抗剂的药代动力学和药效动力学也有所不同。然而，目前组胺受体拮抗剂在低龄儿童中的有效性和安全性数据缺乏。儿童用药应选择合适的剂型，如糖浆、口服溶液等，并注意年龄限制。儿童对组胺受体拮抗剂反应个体差异较大，剂量品种应尽量个体化。第一代抗组胺 H1 受体药因其较强的镇静作用，选择性差等缺点，目前不推荐用于儿童首选。

儿童的神经系统正在发育过程中，传统第二代及第二代新型组胺受体拮抗剂因其亲脂性低、镇静作用小、几乎无抗胆碱作用的优点，成为儿童用药的首选。组胺和 H1 受体对于正常的觉醒功能和认知功能特别重要，对于需要学习的儿童，应尽量选择无镇静作用的药物。第二代组胺受体拮抗剂的镇静作用略有差别，西替利嗪较氯雷他定稍高，且氯雷他定对脑电波无显著影响。过敏反应会降低儿童的学习能力，氯雷他定治疗能够减轻这种影响作用，而苯海拉明则加重该影响。

多数第二代组胺受体拮抗剂品说明书提示只能用于≥2 岁儿童。《组胺受体拮抗剂在皮肤科应用专家共识》指出：1~2 岁幼儿应用氯雷他定糖浆，>6 个月幼儿使用西替利嗪及氯雷他定是安全的。<6 个月婴儿则缺乏循证医学证据。西咪替丁是细胞色素 P450（cytochrome P450，CYP）代谢的中度抑制剂，可能会增加一些合并用药的浓度，如茶碱、选择性 5-羟色胺再摄取抑制剂、华法林和西沙必利。法莫替丁和尼扎替丁不会抑制 CYP

代谢,也不会改变同时使用的经 CYP 代谢药物的浓度。

（蔡杰,王广飞,李智平）

第四节 白三烯受体拮抗剂

一、概述

半胱氨酰白三烯是花生四烯酸经 5-脂氧合酶代谢途径形成的一组炎性介质,参与呼吸道炎性活动。半胱氨酰白三烯包括 LTC4、LTD4 和 LTE4,由肥大细胞、嗜酸性粒细胞、嗜碱性粒细胞和巨噬细胞合成并释放。半胱氨酰白三烯与呼吸道炎性细胞、血管内皮细胞、支气管平滑肌细胞、支气管上皮细胞等靶细胞膜表面的受体结合发挥生物效应,可促进炎性细胞,如嗜酸性粒细胞的迁徙、存活及活化,与其他炎性介质相互作用放大炎性反应,引起血管内皮通透性增高、黏液分泌亢进、支气管平滑肌收缩,从而产生鼻塞、流涕等症状,并与呼吸道组织纤维化和重塑有关。

白三烯受体拮抗剂是一种非激素类抗炎药,主要通过竞争性与半胱氨酰白三烯受体结合、抑制白三烯与受体结合,从而阻断白三烯活性,而抑制炎症介质释放、减轻气道炎症反应。近年白三烯受体拮抗剂针对哮喘等呼吸道炎症性疾病疗效良好,具有较好安全性和依从性。目前是儿童哮喘和变应性鼻炎的一线治疗药物。

二、分类

白三烯受体拮抗剂代表药物为孟鲁司特,现有药物还包括扎鲁司特、吡嘧司特、甲黄司特、普仑司特、曲尼司特和异丁司特。

我国仅有孟鲁司特可应用于儿科临床,其单药治疗方案适用于轻度儿童哮喘控制治疗,也可联合吸入性糖皮质激素应用于中、重度儿童哮喘治疗。

三、应用

(一) 临床应用

1. 儿童哮喘 白三烯受体拮抗剂从抗炎的角度讲,在哮喘的不同时期均可以发挥作用。对运动诱发哮喘、病毒诱发哮喘、阿司匹林诱发哮喘,白三烯受体拮抗剂也可发挥独特的作用。

哮喘急性期缓解治疗方案:轻至中度哮喘急性发作期,在短效 β_2 受体激动剂基础上口服白三烯受体拮抗剂,能更加迅速而明显缓解症状,减轻哮喘严重程度。急性期缓解治疗的家庭初始治疗阶段,白三烯受体拮抗剂可有效减少哮喘加重的风险及改善后续可能发生的哮喘急性发作症状。在哮喘急性发作期症状控制后继续白三烯受体拮抗剂治疗至少 5~7 天或作为控制治疗药物长期维持。

哮喘慢性持续期及临床缓解期控制治疗方案:对于轻度持续哮喘患者,可单独使用白三烯受体拮抗剂;对于中度到重度持续性哮喘患者,白三烯受体拮抗剂可与吸入性糖皮质激素联用,一般不少于 1 个月。当治疗达到控制,并维持 3 个月,进入临床缓解期,可考虑降级治疗。3~6 个月评估 1 次病情,以完全控制为最终目标。使用白三烯受体拮抗剂或最低剂量吸入性糖皮质激素哮喘能维持控制,且 6 个月至 1 年无症状反复,可考虑停药。

干预治疗方案:在哮喘患儿出现明显发作诱因,且有打喷嚏、流涕等鼻部症状和/或明显咳嗽等发作先兆时,短程服用白三烯受体拮抗剂 7~20 天,可有效减少哮喘加重的风险并改善后续可能发生的哮喘急性发作症状。

季节性预防方案:在病毒诱发哮喘发作频繁的季节前,可选用白三烯受体拮抗剂进行预防性治疗 6 周,可显著降低哮喘症状加重的总天数,显著减少就医次数。

2. 咳嗽变异性哮喘 因此对于咳嗽变异性哮喘早期规范化抗炎治疗可降低其发展为典型哮喘的风险。咳嗽变异性哮喘诊断明确后,则应按照哮喘长期规范治疗,选择白三烯受体拮抗剂或吸入性糖皮质激素或者两者联用,疗程应大于 8 周。

3. 毛细支气管炎 毛细支气管炎患者肺泡灌洗液、血及尿中白三烯水平升高。毛细支气管炎严重程度与白三烯水平相关。因此白三烯受体拮抗剂是防止毛细支气管炎后反复喘息的方法之一。

毛细支气管炎在发作期时,在综合治疗的基础上短程(2~4 周)服用白三烯受体拮抗剂,能够缓解急性发作期临床症状,降低气道高反应,减少住院天数。在毛细支气管炎恢复期时部分患儿可能在急性发作期后仍咳嗽迁延、反复发作,或发展为哮喘,尤其是过敏体质患儿或者有家族遗传倾向患儿。这些患儿,建议持续服用白三烯受体拮抗剂 4~12 周,能够减少毛细支气管炎后喘息的次数且无明显不良反应。停药后若仍症状反复,提示有哮喘可能,应进行哮喘标准化治疗。

4. 变应性鼻炎 白三烯受体拮抗剂能够改善鼻塞症状,且可有效缓解喷嚏和流涕症状,尤其对于合并哮喘、腺样体肥大及上气道咳嗽综合征的患儿推荐使用。以鼻塞为主要临床症状的变应性鼻炎患儿,可单独使用白三烯受体拮抗剂或鼻用激素联合白三烯受体拮抗剂2~4周。对于中重度变应性鼻炎患儿,白三烯受体拮抗剂多与组胺受体拮抗剂或鼻用激素联合使用2~4周后进行评估。症状缓解后,维持治疗1个月。若症状未缓解,确认诊断正确性。对于变应性鼻炎合并哮喘患儿,白三烯受体拮抗剂同时改善上下呼吸道症状,尤其适用。对于季节性发作变应性鼻炎的患儿,可在相应流行季节前2~3周预防性用药。

5. 阻塞性睡眠呼吸暂停综合征 阻塞性睡眠呼吸暂停综合征的患儿扁桃体组织中白三烯水平及白三烯受体表达明显升高,临床表现严重程度与白三烯水平相关。对于腺样体和/或扁桃体肥大患儿(轻至中度为主),予以白三烯受体拮抗剂和/或鼻用激素治疗超过12周。治疗后临床症状明显改善的患儿,随访观察。若药物治疗无效者宜行手术治疗。对于腺样体和/或扁桃体切除术后阻塞性睡眠呼吸暂停综合征残存患儿,可予以白三烯受体拮抗剂和鼻用激素治疗12周。

6. 慢性荨麻疹 组胺受体拮抗剂联合白三烯受体拮抗剂可作为日光性荨麻疹的三线治疗药物。

7. 特应性皮炎 白三烯受体拮抗剂作为特应性皮炎辅助用药其疗效已在临床研究中得到证实。白三烯受体拮抗剂可作为中重度或对传统疗效不明显的特应性皮炎患儿的辅助用药。

(二) 治疗方案

2~5岁哮喘和/或变应性鼻炎儿童患者每日1次,每次4mg;6~14岁哮喘和/或季节性变应性鼻炎儿童患者,每日1次,每次5mg。哮喘病人应在睡前服用。变应性鼻炎患者可根据自身的情况在需要时间服药。同时患有哮喘和季节性变应性鼻炎的患者应每晚用药1次。

减少合并用药物的剂量:单用支气管扩张剂不能有效控制的哮喘患者,可在治疗方案中加入本品,一旦有临床治疗反应(一般出现在首剂用药后),根据患者的耐受情况,可将支气管扩张剂剂量减少;对接受吸入糖皮质激素治疗的哮喘患者加用本品后,可根据患者的耐受情况适当减少糖皮

质激素的剂量。应在医师指导下逐渐减量。某些患者可逐渐减量直至完全停用吸入糖皮质激素。但不应当用本品突然取代吸入糖皮质激素或遵医嘱。

对肾功能不全患者、轻至中度肝损害的患者及不同性别的患者无需调整剂量。

四、不良反应

白三烯受体拮抗剂的安全性和耐受性良好,使用扎鲁司特或孟鲁司特的患者出现不良反应的比例较低(≤2%)。常见不良反应包括皮肤过敏反应、血管性水肿、头晕、消化不良、肌肉无力和转氨酶升高等。

2020年美国食品药品监督管理局发布了关于白三烯受体拮抗剂相关神经精神事件(如噩梦、非特定性焦虑、睡眠障碍、失眠和易怒等)风险的安全警告。但近年来研究分析发现,哮喘患儿中孟鲁司特应用和上述神经精神事件无正相关性,孟鲁司特组和安慰剂组的行为相关性不良事件发生率差异亦无统计学意义。

使用白三烯受体拮抗剂且依赖糖皮质激素的哮喘患者,罕见情况下可出现嗜酸性肉芽肿性多血管炎样综合征。大多数情况下,该不良反应发生于口服糖皮质激素逐渐减量后,提示可能是糖皮质激素撤药让基础嗜酸性肉芽肿性多血管炎样综合征显现出来,而不是药物本身所致。

五、药学监护

(一) 治疗疗效

对使用白三烯受体拮抗剂治疗哮喘的患儿,应定期监测哮喘发作情况,FEV_1及其他呼吸功能测试;对使用白三烯受体拮抗剂治疗其他变态反应性疾病的患者也应定期监测患者疾病的控制情况。

(二) 不良反应

1. 监测常见的不良反应 皮疹、腹痛、腹泻、血管性水肿、头晕等,长期使用可考虑监测肝功能。

2. 严重不良反应 监测患者尤其是青少年患者的神经精神状态,包括行为改变、情绪变化、是否有自杀倾向等。联合使用全身糖皮质激素,在进行激素减量时,监测嗜酸性粒细胞症、血管性皮疹、肺部症状恶化、心脏并发症及神经病变等。

(胡梦笛,张迅捷,李智平)

第五节　β肾上腺受体激动剂

一、概述

人类气道内 β 受体有 β_1 和 β_2 两种亚型,其中以 β_2 受体为主,广泛分布于气道的各种效应细胞的细胞膜上。β 受体激动药可松弛气道平滑肌而缓解哮喘发作时气道的收缩状态,从而减轻喘息症状。此外,β 受体激动药还可以抑制肥大细胞与中性粒细胞释放的炎症介质,增加强气道纤毛运动,促进气道分泌,降低血管通透性,减轻气道黏膜下水肿等,这些效应均有利于缓解或消除哮喘。

本类药物为哮喘的首选治疗药。但本类药物没有抑制气道内炎症的作用。对于一些慢性顽固性病例,需要配合其他有效的治疗。目前临床上多以 β_2 受体激动药与吸入性甾体类抗炎药作为一线药物。

二、分类

根据药物对 β 受体的选择性不同,可分为非选择性 β 受体激动药和选择性 β_2 受体激动药(表 6-5-1)。非选择性 β 受体激动药以肾上腺素(adrenaline,epinephrine)、麻黄碱(ephedrine)和异丙肾上腺素(isoprenaline)为代表,肾上腺素和异丙肾上腺素主要用于控制哮喘急性发作,麻黄碱口服用于预防哮喘发作和轻症治疗。因本类药物对 β_1 受体和 β_2 受体缺乏选择性,易产生心悸等不良反应,故临床已逐渐被选择性 β_2 受体激动药取代。

表 6-5-1　肾上腺受体激动剂的药物分类及应用

药物分类	药物名称	主要应用
非选择性 β 受体激动药	肾上腺素(adrenaline,Epinephrine)	急性心肌梗死、休克、心搏骤停的紧急治疗等
	麻黄碱(ephedrine)	缓解哮喘、支气管痉挛,治疗低血压等
	异丙肾上腺素(isoprenaline)	心力衰竭、心脏手术等情况下的心脏短期辅助治疗等
选择性 β_2 受体激动药	沙丁胺醇(salbutamol)	缓解哮喘、支气管痉挛,预防运动性哮喘等
	特布他林(terbutaline)	缓解哮喘、支气管痉挛等
	克伦特罗(clenbuterol)	缓解哮喘、支气管痉挛,增加肌肉质量等
	福莫特罗(formoterol)	缓解哮喘、支气管痉挛,预防运动性哮喘等

常用的选择性 β_2 受体激动药包括沙丁胺醇、特布他林、克伦特罗、福莫特罗等。这些药物对 β_2 受体的激动作用远强于对心脏 β_1 受体的兴奋作用。用药后引起心悸、心动过速等不良反应较少见。

三、选择性 β 肾上腺受体激动剂应用

(一)沙丁胺醇

沙丁胺醇(salbutamol,羟甲叔丁肾上腺素)为选择性激动呼吸道 β_2 受体,在扩张支气管、改善呼吸功能时,不易引起 $PaCO_2$ 下降。体外选择性指数高(呼吸道平滑肌/心肌作用的等效浓度 =250),优于特布他林(138)和异丙肾上腺素(1.4)。其支气管舒张作用与异丙肾上腺素相近,但作用时间更长。本品主要用于缓解哮喘或慢性阻塞性肺部疾患(可逆性气道阻塞疾病)患者的支气管痉挛,及急性预防运动诱发的哮喘,或其他过敏原诱发的支气管痉挛。气雾剂含 0.2% 沙丁胺醇,每次吸入 0.1~0.2mg,每天 3~4 次。缓释胶囊每次 4mg,每天 2 次。

(二)特布他林

特布他林(terbutaline)可选择性兴奋 β_2 肾上腺素能受体,舒张支气管平滑肌。用于支气管哮喘、慢性喘息性支气管炎、阻塞性肺气肿和其他伴有支气管痉挛的肺部疾病。硫酸特布他林雾化液:每次每公斤体重 0.065~0.075mg,1 日 3 次。硫酸特布他林片:儿童:按 1 次 0.065mg/kg(但一次总量不应超过 1.25mg),1 日 3 次。

(三)克伦特罗

本品为强效选择性 β_2 受体激动剂,气道扩张作用约为沙丁胺醇的 100 倍。气雾剂吸入约 5 分钟见效,作用维持 2~4 小时。口服 10~20 分钟起效,作用维持 6 小时以上。直肠给药 10~30 分钟起效,作用维持可达 24 小时。哮喘患者口服 30μg,每天 3 次,与特布他林 5mg,每天 3 次的疗效相仿;效价较后者强约 170 倍。用于治疗急、慢性呼吸道疾病(如急、慢性支气管炎、支气管哮喘、肺气肿等)引起的咳嗽、痰液黏稠、排痰困难、喘息等。此外,本药品还有明显增强纤毛运动、促进痰液排出的作用。常用的制剂为氨溴特罗口服溶液(本品为复方制剂,其组成成分为每 1mL 含盐酸氨溴索 1.5mg,盐酸克伦特罗 1μg):①12 岁以下:口服,1 次 2.5~15mL,1 日 2 次;②12 岁以上儿童及成人:口服,1 次 20mL,1 日 2 次。症状明显好转后可减至 1 次 10mL,1 日 2~3 次;对严重呼吸困难患

者,最初 2~3 天,口服 1 次 20mL,1 日 3 次。

(四) 丙卡特罗

丙卡特罗 (procaterol) 的气道平滑肌松弛作用强度与作用持续时间明显优于沙丁胺醇。尚有较强的抗过敏作用,可抑制速发型和迟发型气道反应性增高。不良反应发生率也较低。口服后 0.5 小时即起效,2 小时达最大效应,一次用药平喘作用持续 8 小时以上。适用于轻中度支气管哮喘。气雾吸入 5 分钟后显效。盐酸丙卡特罗片:成人:1 次 50μg (2 片),1 日 1 次,睡前服用或 1 次 50μg (2 片),1 日 2 次,清晨及睡前服用。6 岁以上儿童:1 次 25μg (1 片),服用方法同成人。儿童可依据年龄和体重适量增减。盐酸丙卡特罗口服溶液 (每 1mL 中含盐酸丙卡特罗 5μg):6 岁以上小儿:1 日 1 次,睡前口服或 1 日 2 次,早、晚睡前口服,1 次 25μg (相当于口服溶液 5mL);不满 6 岁的乳幼儿:1 日 2 次,早、晚睡前口服或 1 日 3 次,早、中、晚睡前口服,1 次 1.25μg/kg (相当于口服液 0.25mL/kg)。另外,可根据年龄、症状适当增减。通常不满 6 岁小儿的一次给药量标准如下:不满 1 岁:10~15μg/d (相当于口服液 2~3mL);1~3 岁:15~20μg/d (相当于口服液 3~4mL);3~6 岁:20~25μg/d (相当于口服液 4~5mL)。

(五) 福莫特罗

本品作用强而持久。有效剂量为每次 6~24μg (吸入) 或每次 40~80μg (口服)。吸入后约 2 分钟起效,2 小时达高峰,作用持续 12 小时左右。体外选择性指数为 500。对夜间哮喘患者的疗效更佳,临睡前吸入本品。目前用于治疗支气管哮喘、慢性气管炎、喘息型支气管炎、肺气肿等气道阻塞性疾病所引起的呼吸困难。尤其适用于需要长期服用肾上腺素 β₂ 受体激动药的患者和夜间发作型的哮喘患者。常用制剂有富马酸福莫特罗片:儿童,按体重 1 日 4μg/kg,分 2~3 次服。布地奈德福莫特罗粉吸入剂:青少年 (12 岁和 12 岁以上):信必可都保 80μg/4.5μg/ 吸:每次 1~2 吸,1 日 2 次,信必可都保 160μg/4.5μg/ 吸:每次 1~2 吸,1 日 2 次。在常规治疗中,当 1 日 2 次剂量可有效控制症状时,应逐渐减少剂量至最低有效剂量,甚至 1 日 1 次。

(六) 沙美特罗

沙美特罗 (salmeterol) 为长效选择性 β₂ 受体激动剂,体外选择性指数高达 50 000。除了舒张支气管外,还能抑制组胺诱导的血浆外渗、炎症细胞浸润,以及抗原引起的人肺组织组胺和白三烯释

放。每日 2 次吸入本品 50μg,其疗效与吸入 4 次沙丁胺醇 200μg 或特布他林 500μg 相当。吸入后 13~17 分钟起效,3~4 小时达高峰,作用可维持 12 小时以上。本品的长效机制是因为其较长的侧链能与受体的活性部位结合,使之不易解离。适用于需长期用药的慢性哮喘患者,平喘疗效优于沙丁胺醇、特布他林及氨茶碱类药物。对夜间哮喘的疗效更好。用量过大也可导致心悸。一般不用于急性哮喘患者发作。对轻、中度慢性哮喘患者,吸入量为每次 50μg,每日 2 次;重症患者每次可吸入 100μg,每日 2 次。沙美特罗替卡松粉吸入剂:成人和 12 岁及 12 岁以上的青少年:每次 1 吸 (50μg 沙美特罗和 100μg 丙酸氟替卡松),每日 2 次,或每次 1 吸 (50μg 沙美特罗和 250μg 丙酸氟替卡松),每日 2 次。4 岁及 4 岁以上儿童每次 1 吸 (50μg 沙美特罗和 100μg 丙酸氟替卡松),每日 2 次。

(七) 妥洛特罗

妥洛特罗 (tulobuterol) 具有强效而持久的支气管平滑肌扩张作用,心脏兴奋作用较弱,并有一定的止咳、祛痰作用。口服 5~10 分钟起效,作用维持 4~6 小时。用于防治支气管哮喘和喘息型支气管炎。用于缓解支气管哮喘、急性支气管炎、慢性支气管炎、肺气肿等气道阻塞性疾病所致的呼吸困难等症状。常用制剂为贴剂:儿童 0.5~3 岁每次 0.5mg,3~9 岁每次 1mg,9 岁以上及成人每次 2mg,粘贴于胸部、背部以及上臀部均可,每日 1 次。

四、不良反应

最常见的不良反应是 β₂ 受体激动剂治疗时所出现的可预期的药理学不良反应:①神经系统:震颤、恶心、心悸、头痛、失眠、眩晕等。②低血钾:过量使用可能引起低血钾,与糖皮质激素、利尿剂合用时,会增加低血钾的发生,必要时应补充钾盐。③过敏反应:过敏引起的皮肤反应作用,偶见瘙痒,罕见皮疹,出现时应停药。④心血管系统:有可能出现心悸、心律不齐等心脏反应;此外有升高血压的风险,高血压患者慎用。⑤代谢紊乱:有导致血糖升高的风险,糖尿病患者慎用。⑥耐受性:长期单一应用产生耐药性。⑦其他:偶见 ALT、AST 升高、倦怠、胃肠不适等。

五、药学监护

(一) 药学不良反应监护

应用 β₂ 受体激动剂可出现心悸、心律失常、

心动过速、低钾血症、肌肉震颤等不良反应。使用时要严格掌握指征及剂量,并作必要的心电图、血气及电解质等监护,根据临床症状和不良反应及时调整剂量。长期应用短效 β_2 受体激动剂可引起 β_2 受体功能下调,药物疗效下降,出现耐受,不主张长期应用。基于临床有效性和安全性的考虑,不应单独使用长效 β_2 受体激动剂。心脏疾病(有可能出现心悸、心律不齐等)、高血压病(有可能使血压升高)、甲状腺功能亢进(有症状恶化的危险)、糖尿病(有糖代谢亢进、血糖升高的危险)患者慎用,必要时监测血糖、血压等相关指标。

（二）药物相互作用监护

与肾上腺素、异丙肾上腺素等儿茶酚胺类药物合用易导致心律失常,应避免合用;与茶碱类合用,可增强对支气管平滑肌的松弛作用、心悸等,不良反应也加重;与糖皮质激素、利尿剂合用时,会增加低血钾的发生,尤其在低氧血症时,血清钾的降低对心律的影响更大,这时最好能监控血清钾值,必要时应补充钾盐;不可与 β 受体阻滞剂合用,例如普萘洛尔。

六、非选择性 β 肾上腺素受体激动剂

（一）麻黄碱

麻黄碱(ephedrine)是从中药草麻黄、中麻黄或木贼麻黄干燥草质茎提取的生物碱,现已人工合成。麻黄碱可以直接激动 α、β 肾上腺素受体,也可促进去甲肾上腺素的释放发挥间接激动作用。与肾上腺素比较本药的特点是:①作用较弱,持续时间较长,性质稳定,可口服;②中枢兴奋作用较显著,产生精神兴奋、失眠、不安和震颤;③收缩血管、兴奋心脏、升高血压和松弛支气管平滑肌作用都较肾上腺素弱而持久,对代谢的影响微弱。短期反复应用可产生快速耐受现象,作用逐渐减弱,停药数小时后可恢复。有甲状腺功能亢进症、高血压、动脉硬化、心绞痛等疾病的患者禁用。

临床常用于:①麻醉给药肌内或皮下注射作为蛛网膜下腔麻醉和硬膜外麻醉的辅助用药以预防低血压;②0.5%~1.0% 的溶液局部滴鼻治疗各种鼻黏膜充血、肿胀引起的鼻塞;③预防支气管哮喘发作和轻度哮喘;④缓解血管神经性水肿等过敏反应的皮肤黏膜症状。

常用剂量:①支气管哮喘:口服,小儿,每次0.5~1mg/kg;皮下、肌内注射,小儿,每次 0.5~1mg/kg。②治疗鼻黏膜充血,滴鼻,小儿用 0.5%~1.0% 的溶液。

（二）伪麻黄碱

伪麻黄碱(pseudoephedrine)的立体异构物,作用与麻黄碱相似,但升压作用和中枢作用较弱。口服易吸收,大部分以原形自尿排出。主要用于鼻黏膜充血,不良反应及注意事项与麻黄碱相似。

（三）异丙肾上腺素

异丙肾上腺素(isoprenaline)是人工合成品,药用其盐酸盐。主要激动 β 受体,对 β_1、β_2 受体的选择性很低,均有较强的激动作用。可激动 β_2 受体,主要舒张骨骼肌血管,对肾和肠系膜血管的舒张作用较弱,对冠状动脉也有舒张作用。除血管平滑肌外,本药也激动其他平滑肌的 β_2 受体,特别对处于紧张状态的支气管、胃肠道等多种平滑肌具有舒张作用。对支气管平滑肌的舒张作用比肾上腺素强,但对支气管黏膜的血管无收缩作用,故消除黏膜水肿的作用不如肾上腺素。

舌下或喷雾给药,用于治疗支气管哮喘急性发作,作用快速有效。

用于支气管哮喘时,可舌下含服,小儿,5 岁以上每次 2.5~10mg,每天 2~3 次。气雾吸入,0.25% 气雾剂,小儿,每次 0.1mg(1 喷),每天 1~3 次。

本品常见不良反应有心悸、头痛、眩晕、恶心、震颤、皮肤潮红、出汗、咽干、肢体软弱无力等。使用剂量过大易致心肌耗氧增加,可出现心律失常、室性心动过速、心室颤动。过多地重复使用气雾剂可产生耐受性,在 β 受体激动剂之间产生交叉耐受,疗效降低。故应控制吸入次数及吸入量。对已有明显缺氧的哮喘患者,年长儿心率超过 120 次/min、婴幼儿心率超过 140~160 次/min 时,应慎用本药。糖尿病、高血压、甲状腺功能亢进、心肌炎、心律失常、嗜铬细胞瘤患者,禁用。

（四）肾上腺素

肾上腺素(adrenaline)直接作用于肾上腺素能 α、β 受体,产生强烈快速而短暂的兴奋 α 和 β 型效应,对心脏 β_1 受体的兴奋,可使心肌收缩力增强,心率加快,心肌耗氧量增加。同时作用于血管平滑肌 β_2 受体,使血管扩张,降低周围血管阻力而减低舒张压。兴奋 β_2 受体可松弛支气管平滑肌,扩张支气管,解除支气管痉挛;对 α 受体兴奋,可使皮肤、黏膜血管及内脏小血管收缩。主要适用于因支气管痉挛所致严重呼吸困难,可迅速缓解药物等引起的过敏性休克,亦可用于延长浸润麻醉用药的作用时间。各种原因引起的心脏骤停进行心肺复苏的主要抢救用药。

常用量:皮下注射,1 次 0.25mg~1mg;极量:皮下注射,1 次 1mg。

1. 心搏骤停 将 0.25~0.5mg 的肾上腺素用注射用生理盐水 10ml 稀释后左心尖部直接注入,5 分钟后根据病情可再次用药。

2. 支气管哮喘 皮下注射 0.25~0.5mg,必要时可反复注射。

3. 变态反应性疾病 皮下注射或肌注 0.5~1mg。用于过敏性休克时,还可用该品 0.1~0.5mg 以生理盐水稀释后缓慢静脉推注或取该品 4~8mg 加入 500~1 000ml 溶于 5% 葡萄糖液中静脉滴注。

4. 与局麻药合用 加少量(约 1∶500 000~1∶200 000)于局麻药(普鲁卡因)内,总量不超过 0.3mg。

5. 局部黏膜止血 将纱布浸以该品溶液(1∶20 000~1∶1 000)填塞出血处。

不良反应表现为心悸、头痛、血压升高、震颤、无力、眩晕、呕吐、四肢发凉。有时可有心律失常,严重者可由于心室颤动而致死。用药局部可有水肿、充血、炎症。高血压、器质性心脏病、冠状动脉疾病、糖尿病、甲状腺功能亢进、洋地黄中毒、外伤性及出血性休克、心源性哮喘等患者禁用。

(李紫薇,卢金淼,李智平)

第六节 炎症细胞膜稳定剂

一、概述

炎症细胞膜稳定剂也称过敏介质释放抑制药,或过敏反应介质阻释药,主要指肥大细胞膜稳定剂。肥大细胞在 I 型超敏反应中起关键作用。肥大细胞膜稳定剂还能抑制炎症反应细胞,如中性粒细胞、巨噬细胞、嗜酸性粒细胞及单核细胞的活化。肥大细胞介质与许多不同的疾病有关,包括变应性鼻炎、结膜炎、哮喘、牛皮癣、肥大细胞增多症和许多不同癌症的进展。

肥大细胞膜稳定剂通过抑制细胞内环磷腺苷磷酸二酯酶(PDEs),致使细胞内环磷腺苷(c-AMP)的浓度增加,阻止钙离子转运入肥大细胞内,稳定肥大细胞膜,阻止肥大细胞脱颗粒,抑制组胺、5-羟色胺和白三烯等多种炎性介质的释放,从而发挥抗过敏作用。

二、分类及应用

肥大细胞膜稳定剂临床常用药物有色甘酸钠(sodium cromoglycate)、洛度沙胺(lodoxamide)、曲尼司特(tranilast)、吡嘧司特钾(pemirolast potassium)、氨来呫诺(amlexanox);以及一些兼具拮抗 H1 受体和稳定肥大细胞作用的药物,例如酮替芬(ketotifen)、氮䓬斯汀(azelastine)和奥洛他定(olopadine)等。常用药物见表 6-6-1。

三、不良反应

肥大细胞膜稳定剂的安全性和耐受性好,不良反应少,通常不会引起嗜睡和口干等。部分药物有嗜睡、疲倦等不良反应,此类药物使用期间,驾车或操作有潜在危险的仪器需谨慎。吸入给药

表 6-6-1 常见炎症细胞膜稳定剂的作用机制、应用、用法及注意事项

药物	作用机制	应用	用法及注意事项
色甘酸钠	无直接扩张支气管作用,但可抑制特异性抗原以及非特异性刺激引起的支气管痉挛,稳定肥大细胞膜	吸入制剂:预防季节性哮喘发作。对过敏性、运动性、非特异的外源性刺激引起的哮喘效果较佳。抑制气道感觉神经末梢功能与气道神经源性炎症:抑制二氧化硫、缓激肽、冷空气、运动等引起的支气管痉挛。长期应用可减轻气道高反应性。 滴眼液:预防春季过敏性结膜炎。 鼻用制剂:防治变应性鼻炎。 口服:吸收极少(生物利用度仅1%),可用于儿童系统性肥大细胞增生症和食物过敏。 皮肤用药:浓度为 0.21%~4% 的色甘酸盐软膏可用于皮肤性肥大细胞增生症;5% 浓度软膏可用于湿疹及皮肤瘙痒	色甘酸钠作为预防哮喘发作药物,对正在发作的哮喘无效。需在抗原和刺激物接触前 7~10 天给药,不良反应偶有咽喉与气管刺痛感或支气管痉挛,必要时可同时吸入 β2 受体激动剂预防。治疗时不可骤然停药,以免引起哮喘复发。 滴眼液:每个眼睛各 1~2 滴,每日 4~6 次

续表

药物	作用机制	应用	用法及注意事项
酮替芬	抑制血液中的嗜酸性粒细胞释放组胺、慢反应物质等,较色甘酸钠强。兼有很强的H1受体阻断作用。此外,还能预防和逆转β_2受体的下调,加强β_2受体激动剂的平喘作用	口服:可单独应用或与茶碱类、β_2受体激动剂合用来防治轻至中度哮喘。对预防各种支气管哮喘发作及外源性哮喘的疗效比对内源性哮喘更佳。 鼻用制剂:用于变应性鼻炎。 滴眼液:季节性过敏性结膜炎	用于特应性哮喘(预防性治疗):6个月至3岁的儿童:初始剂量0.05mg/kg,每天1次或分2次服用5天,维持0.05mg/kg,每天2次(最大剂量:1mg,每天2次);>3岁的儿童和青少年:初始每天1mg或分2次服用5天,维持剂量每天2次,每次1mg。避免与酒精或镇静催眠药合用。不宜与口服降糖药合用。服药期间不得驾驶机、车、船、从事高空作业、机械作业及操作精密仪器。 滴鼻(0.15%):一次1~2滴,一日1~3次。 滴眼液(0.05%)用于≥3岁以上儿童:每日2次,每次1滴,疗程不应超过6周
洛度沙胺	肥大细胞膜稳定剂	滴眼液:治疗过敏性眼病,如春季卡他性结膜角膜炎、春季卡他性结膜炎、巨乳头睑结膜炎;也可治疗由I型速发型变态反应(或肥大细胞)引起的非感染性炎性眼疾	滴眼液(浓度0.1%),可用于2岁以上儿童,每日4次,每次1~2滴
曲尼司特	肥大细胞膜稳定剂	口服:预防儿童哮喘、变应性鼻炎、结膜炎和湿疹;治疗特应性皮炎;治疗瘢痕、增生性瘢痕。可与其他平喘药并用,以本品作为基础处方药,有规则地连续服用,可长期控制哮喘的发作	口服,每日5mg/kg,分3次服用。如果支气管哮喘的患者在接受本药时出现发作,则有必要给予支气管扩张剂或类固醇。曲尼司特可抑制过敏原皮内反应,干扰过敏原的识别,因此应在给药前进行过敏原皮肤反应检查。肝肾功能受损的患者应慎用
吡嘧司特	强效、长效和安全的肥大细胞膜稳定剂	口服:变应性鼻炎及支气管哮喘;滴眼液:过敏性结膜炎及春季卡他性结膜炎	对于儿童用于治疗支气管哮喘,5~11岁患儿1次口服5mg,1日2次;11岁以上患儿1次10mg,1日2次;早饭后和晚饭后(或睡前)服用,可根据年龄及症状适当增减。对急性发作无效,应考虑在好发季节之前服用该药,直到好发季节结束。 滴眼液(0.1%):3岁以下儿童慎用
氨来呫诺	有稳定肥大细胞的作用,同时也是一种白三烯受体拮抗剂	口腔贴片及糊剂局部给药,用于治疗免疫系统正常的成人及12岁以上青少年的口腔溃疡以及复发性口腔溃疡	适量本品,涂或贴于口腔溃疡表面,一日4次。
氮䓬斯汀	除了固有的阻断组胺H1受体活性以外,还能抑制肥大细胞释放炎症介质	滴眼液,季节性过敏性结膜炎症状的治疗和预防。 鼻喷雾剂:季节性变应性鼻炎(花粉症)、常年性变应性鼻炎。 口服给药:治疗变应性鼻炎,急、慢性荨麻疹	鼻喷剂:可用于6岁及6岁以上儿童。 滴眼液(0.05%):可用于4岁以上儿童。 口服:可用于12周岁及以上儿童,一次2mg,一日2次
奥洛他定	肥大细胞膜稳定剂及相对选择性组胺H1受体拮抗剂	滴眼液:治疗过敏性结膜炎的体征和症状	滴眼液(0.1%)患眼每次1~2滴,每日2次,间隔6~8小时以上。尚未确定3岁以下儿童使用本品的安全性和有效性

和外用药物最常见的不良反应为局部刺激和不适。出现副作用时,可减量或停药。

吸入制剂可能会导致口腔异味、咳嗽、喉部不适或支气管痉挛。色甘酸钠吸入剂可能会引起短暂的支气管痉挛、喘鸣、咳嗽、鼻充血和咽喉刺激。其他不良反应有现有哮喘的恶化、荨麻疹、皮疹、嗜酸性粒细胞浸润、排尿困难和尿频。罕见报道严重超敏反应,如显著的支气管痉挛、喉水肿、血管性水肿、低血压和过敏反应。吸入型的奈多罗米钠可能引起头痛、胃肠功能紊乱,如恶心、呕吐、消化不良和腹部不适。

滴眼剂可能引起暂时的眼部灼烧感、刺痛感、异物感。其他药物特异性不良反应包括:①洛度沙胺氨丁三醇滴眼液:可能导致暂时性视力模糊。②吡嘧司特滴眼液:眼睑炎、眼睑瘙痒感、眼分泌物、结膜充血等。③奥洛他定滴眼液:感冒综合征、咽炎、视力模糊、结膜炎、充血、过敏、角膜炎、眼睑水肿、疼痛、眼部瘙痒、乏力、背痛、流感综合症、头痛、恶心、鼻炎、鼻窦炎。④盐酸氮䓬斯汀:少数人用药后有产生苦味的报道。若有苦味感觉,可饮用饮料(如果汁、奶类)予以消除。

色甘酸钠的鼻内使用可引起短暂的鼻黏膜刺激、喷嚏、偶见鼻出血。6~11 岁儿童使用氮䓬斯汀的不良反应:鼻出血、鼻部不适、上呼吸道感染、打喷嚏、味觉障碍,6 个月至 5 岁儿童使用氮䓬斯汀的不良反应(≥2%)为发热、咳嗽、鼻衄、打喷嚏、鼻痛、上呼吸道感染、接触性皮炎及呕吐。

口腔局部给药制剂如氨来呫诺糊剂可引起瞬时疼痛、用药部位刺激或烧灼感(1%~2%),接触性黏膜炎、恶心、腹泻(<1%)。

四、药学监护

肥大细胞膜稳定剂临床显效缓慢,服药数月后才能达到最大的效果,少于4周的治疗基本无效。肥大细胞膜稳定剂不能迅速缓解急性哮喘发作,明显的哮喘症状不能立刻起效,支气管哮喘患者服用本品时如出现严重的哮喘急性发作,应给予支气管扩张药或皮质激素。酮替芬对已发作的急性哮喘无效,对持续状态的哮喘也无帮助。色甘酸钠用鼻腔给药制剂的患者在 1~2 周内症状可能不会改善,使用吸入制剂的患者可能直到开始治疗多达 4 周后症状才能得到最大程度的改善。不建议患者擅自过早停药以免达不到防治效果。此外,长期应用皮质激素治疗的患者服用吡嘧司特钾减少皮质激

素的剂量时,应在密切监护下逐渐替换;当患者在成功地减少皮质激素维持剂量之后才可以中断服用吡嘧司特,但仍要警惕哮喘的复发。

曲尼司特有肝肾功能损伤或其既往病史的患者慎用,引起的膀胱炎样症状和肝功能损伤常常伴随外周血中嗜酸性粒细胞增加,因此,建议在用药期间定期进行血液检查(尤其是白细胞计数和外周血常规)。如果嗜酸性粒细胞计数增加,应仔细监测患者。代谢主要与 CYP2C9 有关,与华法林钾合用时需注意监测凝血功能的变化。

吡嘧司特钾滴眼液滴眼时如眼药滴到眼睑皮肤等处时,应立即擦去。

(蓝江儿,朱琳,李智平)

第七节 抗胆碱能药物

一、概述

抗胆碱能药物,又称胆碱能受体拮抗剂,有一定扩张支气管作用,可分为短效抗胆碱药物和长效抗胆碱药物。其药效比 β_2 受体激动剂弱,与 β_2 受体激动剂联合应用有互补作用。治疗哮喘时其首先给药方式为吸入式制剂,又可分为雾化吸入、压力定量气雾剂及干粉吸入剂。雾化吸入短效抗胆碱能药物异丙托溴铵与沙丁胺醇的复合制剂是治疗哮喘急性发作的常用药物。

二、分类与应用

抗胆碱能药物主要分为短效和长效抗胆碱能药物(表 6-7-1)。

临床上也有用于重度哮喘或慢性阻塞性肺炎的吸入激素 + 长效 β_2 受体激动剂 + 长效胆碱能受体拮抗剂三联复合制剂如糠酸氟替卡松-维兰特罗-乌美溴铵干粉剂、布地奈德-福莫特罗-格隆溴铵气雾剂,都是在吸入激素 + 长效胆碱能受体拮抗剂复合制剂基础上再加上长效胆碱能受体拮抗剂,重度哮喘患者使用更为方便。

鼻用抗胆碱能药物可激活鼻黏膜副交感神经的 M1 和 M3 受体刺激鼻黏膜杯状细胞黏液分泌,缓解流涕、鼻痒、喷嚏、鼻塞等症状,是变应性鼻炎二线用药。

三、不良反应

许多器官系统功能受副交感神经系统控制,

表 6-7-1 抗胆碱能药物分类与特点

分类	作用机制	特点	代表药物	应用
短效	与呼吸道毒蕈碱型受体（M 受体）的 M1、M3 竞争性结合，舒张气道改善肺功能，抑制腺体黏液过度分泌，降低气道高反应	起效迅速，药效可持续 6~8 小时，口服时不易吸收，难以透过血脑屏障，吸入给药时全身不良反应少	异丙托溴铵	哮喘急性发作期用药，与短效 β_2 受体激动剂联合使用能够提高药物疗效
长效	与 M2 受体结合后快速解离，抑制 Ach 进一步释放从而实现支气管舒张作用	解离缓慢可长时间起效，吸入给药起效缓慢持续可超过 24 小时	噻托溴铵	用于成人及大于 6 岁儿童哮喘治疗尤其中重度哮喘患者，推荐用于吸入激素加 β_2 受体激动剂控制不佳哮喘患者

易受抗胆碱能药物影响。全身性抗胆碱能作用可能有关的不良反应包括口干、咽干、心率增加、视力模糊、青光眼、排尿困难、尿潴留和便秘。吸入制剂可能会引起咳嗽，局部刺激，极少情况下出现吸入刺激产生的支气管收缩。变态反应如皮疹、舌、唇和面部血管性水肿、荨麻疹、喉痉挛和过敏反应有报道。

四、药学监护

吸入制剂诸如心动过速、心悸、眼部调节障碍、胃肠动力障碍和尿潴留等抗胆碱能副作用少见并且是可逆，但对已有尿道梗阻的病人其尿潴留危险性增高。此外口干和便秘的发生率随年龄增长而增加。对于妊娠早期、患有青光眼、前列腺肥大的患者，对于该类药物应慎用。

（胡梦笛，李智平）

参 考 文 献

1. 《中华儿科杂志》编辑委员会，中华医学会儿科学分会. 儿童过敏性疾病诊断及治疗专家共识[J]. 中华儿科杂志，2019，57（3）：164-171.
2. 李恩灿，范滞予，林琳，等. 抗过敏药物临床应用研究进展[J]. 国际药学研究杂志，2018，45（3）：176-181.
3. 雷蕾，蒋瑾瑾. 儿童抗过敏药物临床应用研究进展[J]. 世界临床药物，2020，41（3）：166-171.
4. Cardona V，Ansotegui IJ，Ebisawa M，et al. World allergy organization anaphylaxis guidance 2020 [J]. World Allergy Organ J，2020，13（10）：100472.
5. Okayama Y，Matsumoto H，Odajima H，et al. Roles of omalizumab in various allergic diseases [J]. Allergol Int，2020，69（2）：167-177.
6. 中华医学会呼吸病学分会哮喘学组. 奥马珠单抗治疗过敏性哮喘的中国专家共识（2021 版）[J]. 中华结核和呼吸杂志，2022，45（4）：341-354.
7. 王肖玲. 奥马珠单抗在儿童过敏性疾病中的应用研究进展[J]. 国际儿科学杂志，2021，48（10）：676-681.
8. Agache I，Akdis CA，Akdis M，et al. EAACI Biologicals Guidelines‐dupilumab for children and adults with moderate‐to‐severe atopic dermatitis [J]. Allergy，2021，76（4）：988-1009.
9. 胡建，王雪艳，刘长山. 微生态与儿童过敏性疾病[J]. 中华儿科杂志，2022，60（5）：486-489.
10. 袁嘉禧. 益生菌与儿童过敏性疾病的研究进展[J]. 国际儿科学杂志，2022，49（7）：483-487.
11. Cukrowska B，Bierła JB，Zakrzewska M，et al. The relationship between the Infant Gut microbiota and allergy. The role of bifidobacterium breve and prebiotic oligosaccharides in the activation of anti‐allergic mechanisms in early life [J]. Nutrients，2020，12（4）：946.
12. 卫生部. 糖皮质激素类药物临床应用指导原则[J]. 中华内分泌代谢杂志，2012，27（2）：170-179.
13. 申昆玲，邓力，李云珠，等. 糖皮质激素雾化吸入疗法在儿科应用的专家共识（2018 年修订版）[J]. 临床儿科杂志，2018，36（2）：95-107.
14. 中华医学会儿科学分会呼吸学组. 儿童支气管哮喘规范化诊治建议（2020 年版）[J]. 中华儿科杂志，2020，58（9）：708-717.
15. 中国医师协会变态反应医师分会. 儿童过敏性鼻炎阶梯治疗中国专家共识[J]. 中华预防医学杂志，2022，56（9）：1182-1189.
16. 中华医学会眼科学分会. 我国过敏性结膜炎诊断和治疗专家共识（2018 年）[J]. 中华眼科杂志，2018，54（6）：409-414.
17. 中国中西医结合学会皮肤性病专业委员会环境与职业性皮肤病学组. 规范外用糖皮质激素类药物专家共识[J]. 中华皮肤科杂志，2015，48（2）：73-75.
18. 中华医学会皮肤性病学分会儿童皮肤病学组. 中国儿童特应性皮炎诊疗共识（2017 版）[J]. 中华皮肤科杂志，2017，50（11）：784-789.
19. 中华医学会皮肤性病学分会. 中国荨麻疹诊疗指南[J]. 中国皮肤科杂志，2022，55（12）：1041-1049.
20. Kwda A，Gldc P，Baui B，et al. Effect of long term inhaled corticosteroid therapy on adrenal suppression，growth and bone health in children with asthma [J]. BMC Pediatr，2019，19（1）：411.

21. Rice ML, Wong B, Horn PS, et al. Cataract development associated with long-term glucocorticoid therapy in Duchenne muscular dystrophy patients [J]. J AAPOS, 2018,22(3):192-196.

22. Zhang L, Prietsch SO, Ducharme FM. Inhaled corticosteroids in children with persistent asthma:effects on growth [J]. Cochrane Database Syst Rev,2014,CD009471.

23. Kapadia CR, Nebesio TD, Myers SE, et al. Endocrine effects of inhaled corticosteroids in children [J]. JAMA Pediatr,2016,170(2):163-170.

24. 中华医学会变态反应学分会儿童过敏和哮喘学组,中华医学会儿科学分会呼吸学组哮喘协作组. 抗组胺H1受体药在儿童常见过敏性疾病中应用的专家共识[J].中国实用儿科杂志,2018,33(3):161-170.

25.《中华耳鼻咽喉头颈外科杂志》编辑委员会鼻科组,中华医学会耳鼻咽喉头颈外科学分会鼻科学组、小儿学组. 儿童变应性鼻炎诊断和治疗指南(2022年,修订版)[J].中华耳鼻咽喉头颈外科杂志,2022,57(4):392-404.

26. Sacchetti M, Regine V, Mantelli F, et al. Allergy screening in a school children-based population [J]. Pediatric Allergy and Immunology,2019,30(3):289-295.

27. 中华医学会儿科学分会呼吸学组. 白三烯受体拮抗剂在儿童常见呼吸系统疾病中的临床应用专家共识[J].中华实用儿科临床杂志,2016,31(13):973-977.

28. 中华医学会儿科学分会呼吸学组. 儿童支气管哮喘诊断与防治指南(2016年版)[J].中华儿科杂志,2016,54(3):167-181.

29. Park, Ji Soo. Leukotriene receptor antagonists and risk of neuropsychiatric events in children,adolescents and young adults:A self-controlled case series [J]. Eur Respir J,2022,60(5):2102467.

30. 李俊. 临床药理学[M]. 5版. 北京:人民卫生出版社,2017.

31. 杨宝峰. 药理学图解[M]. 北京:人民卫生出版社,2018.

32. 樊一桥. 药理学[M]. 4版. 北京:科学出版社,2010.

33. 袁秉祥. 图表药理学[M]. 北京:人民卫生出版社,2014.

34. Papadopoulos N, Aggelides X, Stamatak S, et al. New concepts in pediatric rhinitis [J]. Pediatric Allergy and Immunology,2021,32(4):635-646.

35. Abdullah B, Abdul LAH, Manuel AM, et al. Pharmacological management of allergic rhinitis:A consensus statement from the Malaysian Society of Allergy and Immunology [J]. J Asthma Allergy,2022,15:983-1003.

36. Sweetman SC. Martindale The Complete Drug Reference [M]. 37th ed. Pharmaceutical Press,London,UK,2011.

37. 杨宝峰,陈建国. 药理学[M]. 9版. 北京:人民卫生出版社,2018.

38. 北京医学会过敏变态反应学分会. 过敏性疾病诊治和预防专家共识(Ⅱ)[J].中华预防医学杂志,2022,56(11):13.

39. 中华医学会儿科学分会免疫学组,《中华儿科杂志》编辑委员会. 儿童过敏性疾病诊断及治疗专家共识[J].中华儿科杂志,2019,57(3):8.

40. 鲍一笑,陈志敏,程能能,等. 吸入抗胆碱能药物治疗儿童喘息性疾病专家共识[J].中国实用儿科杂志,2017,32(4):241-244.

41. Reddel HK, Bacharier LB, Bateman ED, et al. Global initiative for asthma strategy 2021:executive summary and rationale for key changes [J]. J Allergy Clin Immunol Pract,2022,10(1S):1-18.

42. Mansfield L, Bernstein JA. Tiotropium in asthma:from bench to bedside [J]. Respir Med,2019,154:47-55.

43. Liu H, Wang T, Xia J, et al. Cholinergic neuron-like d-u87 cells promote polarization of allergic rhinitis t-helper 2 cells [J]. Int Forum Allergy Rhinol,2020,10(2):233-242.

44. Jiang Z, Xiao H, Liu S, et al. Bencycloquidium bromide nasal spray is effective and safe for persistent allergic rhinitis:A phase iii,multicenter,randomized,double-blinded,placebo-controlled clinical trial [J]. Eur Arch Otorhinolaryngol,2020,277(11):3067-3077.

第七章

综合防治和特异性免疫治疗

第一节　综合防治原则

变态反应性疾病建议采用"四位一体"的联合治疗方法，即避免接触过敏原、药物对症治疗、变应原特异性免疫治疗和患者教育。避免接触过敏原是变态反应性疾病防治的重点，针对性避免致敏物质可以使变态反应性疾病减少药物治疗。当过敏原无法有效规避，可进行针对过敏反应所致炎症的"对症治疗"，临床常用抗炎药物有 H1 抗组胺药物、白三烯调节剂、糖皮质激素等。近年来生物靶向药物也越来越多应用于变态反应性疾病的治疗。变应原特异性免疫治疗是变态反应性疾病的"对因治疗"，是有可能改变变态反应性疾病进程的治疗方法。患者教育可提高大众对变态反应性疾病的错误认识，提高患者依从性，是慢病管理的重要内容之一。

（姜楠楠，关凯）

第二节　过敏原规避

过敏原规避是变态反应性疾病防治的重点。针对性避免过敏原接触可减少对症药物使用。包括吸入过敏原规避、食物过敏原规避、致敏药物规避及其他如昆虫蜇刺的规避等。

一、吸入过敏原规避

采用恰当方法避免接触已明确的吸入过敏原，是治疗气道变态反应性疾病的有效措施（表7-2-1）。如在花粉授粉季节，相应花粉过敏的患者应尽量待在室内并保持门窗关闭，尤其是中午和下午时段避免室外活动。国内部分城市也在进行相关花粉检测，北京气象台日常预报数据中也包含每日花粉总计数。尘螨过敏的患者可选择合适孔径（一般≤10μm）的防尘螨覆盖物，减少床垫、

枕芯等直接与尘螨接触，定期清洗床上用品，远离毛绒玩具等减少尘螨暴露。其他常见吸入过敏原规避措施（表7-2-1）。

二、食物过敏原规避

国内外指南均指出，当确诊为食物过敏，应当严格回避过敏食物，尤其是引起严重过敏反应的食物。需要强调的是，目前临床可通过血清特异性 IgE（specific IgE，sIgE）检测辅助诊断食物过敏，通过食物 sIgE 定量检测结果，可以识别出极有可能对鸡蛋、牛奶、花生或鱼产生临床过敏反应的患者，该浓度界值为诊断食物过敏的阳性预计值（predicted positive value，PPV），如鸡蛋 sIgE≥7kUA/L（若≤2岁，sIgE≥2kUA/L），牛奶 sIgE≥15kUA/L（若≤2岁，sIgE≥5kUA/L）。但若食物 sIgE 定量检测结果低于该界值，并不能排除食物过敏，仍需结合患者病史、临床症状和体征等综合判断。临床不应仅凭 sIgE 阳性来诊断食物过敏，sIgE 阳性仅代表体内存在 sIgE（即致敏，sensitizaiton），并不等于该过敏原等导致机体出现临床症状（即过敏，allergy）。因此，食物过敏诊断需要结合患者病史、临床症状和体征综合判断，不应过度诊断，导致过度避食。

除了回避过敏食物外，需同时避免进食交叉反应性较强的食物，如对坚果过敏的不建议食用其他坚果，对牛奶过敏不建议进食其他哺乳动物奶。花粉食物综合征患者根据症状严重程度，注意避免进食生的水果、蔬菜。进食前仔细阅读食物标签，在高风险场所，如餐厅、聚会需警惕过敏原无意暴露导致严重过敏反应的发生。母乳喂养婴儿，因不同食物的自然进程不同，需定期评估定期评估食物过敏原的致敏状态。一项观察性研究显示，IgE 介导的牛奶蛋白过敏 4 岁自然缓解率为19%、8 岁为 42%、12 岁为 64%、16 岁为 79%。牛

表 7-2-1 吸入过敏原主要防控策略

吸入过敏原	主要控制策略
尘螨	1. 保持室内清洁,空气流通,降低湿度(<50%,定期清洗空调过滤网,使用高效空气过滤器(high-efficiency particulate air,HEPA)
	2. 选择合适孔径(一般≤10μm)的防尘螨覆盖物(包括各类家居软包装,如枕头套、沙发套等),减少床垫、枕芯等直接与尘螨接触。每周使用热水(>55℃)清洗床上用品,清洗后可进行烘干或蒸气处理
	3. 远离毛绒玩具,不用地毯、挂毯
霉菌	1. 控制室内湿度:客厅、卧室可配备除湿器、安装全屋通风系统或中央供暖系统,在地下室等潮湿区域可使用除湿机,阁楼、厨房、洗衣房、浴室和地下室可配备通风装置和排气扇,保证地下室、通气口和浴室定期除湿,保持室内干燥,相对湿度不高于50%
	2. 修缮易潮湿区域,对房屋周边进行定期检测,清除可疑真菌
	3. 用漂白粉或其他清洁剂清洗卫生间、冰箱、垃圾桶、下水道、空调滤网等,如发现室内有真菌生长,应适当通风,减少湿气,使用杀菌剂或稀释漂白剂溶液清洗去除
	4. 主要起居区域和卧室配备带HEPA过滤器的空气净化器
	5. 室内或阳台减少种植花草
	6. 书籍、报纸等应防潮防霉,食物、水果合理储存、适量贮存,及时清理垃圾,避免接触枯叶、垃圾、土壤、堆肥等
	7. 季节交替时橱柜内的衣物晾晒后再穿,可在橱柜等小空间使用含氯化钙以吸收水分的干燥剂
花粉	1. 在花粉浓度较高的季节注意关窗,尽量减少户外活动时间,回家后及时更换衣服,淋浴以减少头发和身上的花粉
	2. 户外活动时做好适当防范,包括戴口罩或鼻腔涂用微颗粒阻隔剂
	3. 花粉季节不在户外晒被子和床单,避免花粉沾染
	4. 室内安装空调及高效空气过滤器净化空气中的花粉含量,降低花粉含量浓度
动物皮屑	不养宠物或宠物不进卧室
蟑螂	1. 监测食物和水源
	2. 保持厨房浴室干燥
	3. 修缮墙壁缝隙
	4. 使用安全的杀虫剂

奶、鸡蛋、小麦、大豆可自然缓解,而花生、坚果、鱼、贝类自然缓解率低。若为持续过敏的状态或sIgE高水平建议每2~5年评估。母乳喂养食物过敏患儿(IgE介导食物过敏或特应性皮炎),根据患儿SPT或血清食物sIgE阳性的食物种类并结合临床症状明确过敏食物,母亲需有针对性避食婴儿过敏食物,不应过度回避与临床症状不相关的食物。对于非IgE介导的食物过敏,若出现反复呕吐和/或便血,建议母亲避食2~4周牛奶和/或大豆,其他食物的避食需要结合临床病史。若出现非特异性胃肠道症状,如胃食管反流或肠绞痛,建议母亲试验性避食牛奶2~4周。若母亲避食后患儿临床症状改善明显,需重新引入过敏原或行OFC以明确是否为真正过敏,严重过敏反应或重度食物蛋白诱发的小肠结肠炎综合征(food protein-induced enterocolitis syndrome,FPIES)不常

规行OFC。长期进行饮食回避的食物过敏患儿应进行营养咨询。在专科医师和营养师指导下进行饮食替代,保证营养素的摄入,并定期监测儿童的生长情况。

三、致敏药物的规避

药物容易诱发重症或致死性的严重过敏反应。儿童严重过敏反应中药物诱因约占到5%。抗生素和非甾体抗炎药(non-steroidal anti-inflammatory drug,NSAID)是儿童最常见的致敏药物。β-内酰胺类抗生素是常见的致敏抗生素。安乃近、布洛芬和对乙酰氨基酚是常见的NIAID致敏药物。在我国,中药过敏和生物制剂过敏不容忽视。来自我国药物监管系统的数据显示,药物诱发儿童严重过敏反应前3位的为抗生素、中药注射剂和生物制剂。另外,过敏原皮肤点刺试验、

变应原特异性免疫治疗也有诱发过敏风险。确诊药物过敏的患者应随时携带"药物过敏标识卡"，以避免接触和使用致敏药物，也应避免使用交叉过敏药物，如青霉素过敏的患者，可能对头孢菌素类的某种药物也过敏。对磺胺类药物过敏的患者，还会对其他含有磺胺成分的药物（磺胺类抗生素、利尿剂和口服降糖药）产生过敏反应。可选择结构不同的另一类药物替代，过敏反应专科在确诊患者过敏的药物后，还应筛选出其他安全、合适的药物供患者使用，同时还应给患者建立"药物过敏护照"作为药物过敏专项评估的医疗档案。当过敏药物为当前基础疾病治疗的唯一有效药物，而其他替代药物或其他替代药物治疗效果不理想时，才可以考虑对此药物进行脱敏。

四、其他

昆虫蜇刺曾引起严重过敏反应患者，应减少去野外活动，同时避免在户外吃饭、使用香水或穿色彩鲜艳的衣服。气候变化如潮湿、雷暴天气影响过敏原分散及分布，进而增加哮喘急性发作风险。烟草烟雾暴露，空气污染物如二氧化硫、二氧化氮、臭氧，以及不同粒径的颗粒物如 $PM_{2.5}$ 等暴露，也会增加变态反应性疾病的发病风险。因此在空气污染及潮湿、雷暴等天气时，应避免外出。

（姜楠楠，关凯）

第三节　变应原特异性免疫治疗

变应原特异性免疫治疗（allergen-specific immunotherapy，AIT）又称脱敏治疗，始于1911年，至今已有百余年的历史，是主要针对 IgE 介导的变态反应性疾病，给予机体反复接触疾病相关的变应原提取物，并逐渐增加剂量至维持剂量，诱导机体对该变应原的免疫耐受，使其再次暴露变应原时不产生或减轻过敏症状的治疗方法，已证实是唯一有可能改变变态反应性疾病自然进程的治疗方法。常用临床给药方式包括皮下注射（subcutaneous immunotherapy，SCIT）、舌下含服（sublingual immunotherapy，SLIT）、口服免疫治疗（oral immunotherapy，OIT）。其他包括给药方式还包括鼻腔免疫治疗、透皮免疫治疗及淋巴结内免疫治疗等，可用于过敏性鼻结膜炎、过敏性哮喘、膜翅目蜇刺所致严重过敏反应、特应性皮炎及食物过敏的治疗。国际共识中已明确指出 AIT 对鼻

炎和哮喘疗效确切。国内鼻炎诊断和治疗指南中也明确提出将 AIT 作为鼻炎的一线治疗，临床推荐使用。EAACI 关于 AIT 过敏性指南的指南指出，AIT 治疗应该纳入哮喘治疗和管理的总体框架中。不同个体在接受过敏原特异性免疫治疗时，在治疗时间、诱导免疫耐受时间、免疫耐受维持时间等方面不同，但要达到维持免疫耐受状态，还需要持续接触一定量的变应原来维持，因而脱敏治疗疗程一般为3年，也可持续到5年。开始治疗前应与患儿及监护人充分沟通，且明确是针对引起临床症状的主要过敏原进行脱敏。

一、AIT 机制

目前 AIT 的机制尚未完全阐明。主要包括：降低肥大细胞和嗜碱性粒细胞活性；诱导调节性 T 细胞（Treg）和调节性 B 细胞（Breg）生成；下调外周血2型固有淋巴样细胞（innate lymphocyte type 2，ILC2）表达；诱导特异性 IgG 和 IgG4 生成；诱导调节抑制性细胞因子的生成等。

（一）AIT 降低肥大细胞和嗜碱性粒细胞活性

尽管 AIT 临床疗效通常需要1年以上才能显效，但 AIT 可使得肥大细胞和嗜碱性粒细胞中的炎症介质在引起过敏反应的阈值内多次少量释放而耗竭，因此开始治疗短时间内即可发挥保护效应。研究显示，首次接受 AIT 治疗后，即可降低肥大细胞和嗜碱性粒细胞的活性，降低严重过敏反应发生风险。Novak 等的研究显示蜂毒变应原治疗后最初6小时内组胺受体2（histamine receptor 2，H2R）水平迅速上调，并对 FcεRI 诱导的嗜碱性粒细胞的活化和炎症介质的释放产生抑制作用，这也与早期脱敏机制有关。

（二）AIT 诱导 Treg 和 Breg 生成

Treg 是一类能够抑制效应 T 淋巴细胞增殖分化及细胞因子形成的淋巴细胞，通过分泌抑制性细胞因子 IL-10、TGF-β，起到维护正常免疫调节的作用，在诱导或维持变应原外周免疫耐受中发挥关键的调节作用，特异性表达 FoxP3 的 Treg 在诱导免疫耐受中起重要作用。通过使用包含了 T 细胞表位的全变应原提取液或合成肽的 AIT 研究证实 IT 能够通过诱导 Treg 细胞的产生而抑制效应 T 细胞，或者通过增加具有调节活性的细胞因子如 IL-10 和/或 TGF-β 的产生进行免疫调节。有报道证实这些调节效应最早在首次注射治疗6小时后即可观察到。Th1/Th2 功能失调在变态反应

性疾病的发生中发挥重要作用。活化 Treg 能够抑制 Th2 细胞活性，纠正 Th1/Th2 平衡失调，形成对变应原的免疫耐受。Treg 可直接或间接的调节 B 细胞产生的抗体亚型，诱导 IgG4、IgA 的生成，对 IgE 产生抑制作用。此外，Treg 可通过 OX40-OX40 配体交互作用干扰肥大细胞脱颗粒。AIT 治疗后调节性 B 细胞 Breg 也可出现升高，Breg 可分泌 IL-10，抑制 CD4⁺T 细胞活化，上调特异性 IgG4 水平，诱导外周免疫耐受。

（三）AIT 下调外周血 ILC2 细胞的表达

ILC2 是一种新型的先天性免疫细胞，通过模式识别参与宿主抵御外来病原体的第一道防线，又同时介导获得性免疫，是 Th2 的"镜像细胞"，高表达 IL-5、IL-9 及 IL-13，是近年来发现的参与变态反应性疾病的重要细胞。有研究显示，季节性变应性鼻炎患者进行梯牧草 SCIT 8~36 个月可明显下调外周血 ILC2 细胞的表达，提示 ILC2 可能作为预测变应性鼻炎 AIT 血清学指标。

（四）AIT 诱导 IgG 及 IgG4 产生

AIT 可诱导机体产生特异性封闭抗体 IgG（主要是 IgG4），其对特异性 IgE 产生抑制作用。治疗开始时，血清 sIgE 水平一过性升高，在持续治疗数月或数年后逐渐下降，AIT 可阻止季节性变态反应性疾病患者 sIgE 季节性升高，但 sIgE 水平的降低出现较晚，变化幅度小，且与临床症状的改善无明显相关性，因此不建议作为特异性免疫治疗有效的指标，也不能作为临床治疗终止的指标。IgG4 作为封闭抗体，可直接与特异性 IgE 竞争性结合变应原，从而抑制 IgE 介导的嗜碱性粒细胞和肥大细胞的炎症介质的释放以及抗原提呈，还可影响 IgE 介导的对 T 细胞的抗原提呈，以及暴露于变应原时记忆性 IgE 的产生，特异性 IgG4 的水平在脱敏的早期与临床疗效成正相关。

（五）AIT 诱导抑制性细胞因子的产生

抑制性细胞因子主要为 IL-10、TGF-β。IL-10 主要由 Treg、Breg 及单核细胞等分泌。IL-10 可抑制 T 细胞的 CD2、CD28，可诱导共刺激因子，从而抑制特异性 T 细胞扩增。IL-10 下调肥大细胞、嗜碱性粒细胞、嗜酸性粒细胞活性。还可通过抑制 DCs 和单核/巨噬细胞表达共刺激分子的表达，下调 MHCII 类分子的表达抑制其抗原提呈能力。AIT 治疗后患者血液和组织的 IL-10 表达增加，鼻黏膜表达 IL-10 的细胞和表达 Fox p3 的 Treg 细胞也会增加。TGF-β 促进 Treg 的生成，促进 LCs 的

生成，抑制 DCs 成熟和抗原提呈，诱导未成熟的 B 细胞或原始 B 细胞的凋亡，抑制 B 细胞的分化，促进 IgA 生成等。有研究报道，AIT 治疗后 TGF-β 表达增高。

二、AIT 适应证

AIT 适用于变应原特异性 IgE（sIgE）介导的疾病，在我国主要用于变应性鼻炎、过敏性结膜炎和过敏性哮喘。AIT 尤其适用于以下患者：常规药物治疗不能有效控制症状者；药物治疗引起较严重的不良反应者；对长期使用抗组胺药药物有顾虑或者不能坚持长期持续药物治疗者。由于严重不良反应、重复注射、频繁医院就诊等原因不能耐受 SCIT 的患者，更适合接受 SLIT。为改变变态反应性疾病的自然进程，《变应性鼻炎及其对哮喘的影响》（ARIA）指南建议在疾病初期开始 AIT，持续 3 年以上，无须以药物治疗失败为前提。

三、AIT 禁忌证

包括绝对禁忌证和相对禁忌证。

绝对禁忌证：①未控制的或严重哮喘（FEV₁<70% 预计值）和不可逆的呼吸道阻塞性病变；②活动期的免疫性疾病；③恶性肿瘤。

相对禁忌证：①评估获益大于风险可以谨慎使用，部分控制的哮喘；②正在使用 β 受体阻滞剂或血管紧张素抑制剂；③严重的心血管疾病；④缓解期的自身免疫性疾病；⑤严重的精神疾患或患者无法理解治疗的风险和局限；⑥依从性差；⑦原发或继发性免疫缺陷；⑧发生过 AIT 严重不良反应。

禁止季节性 AR 患者在花粉播散季节开始免疫治疗。急性感染、发热或接种其他疫苗等情况下，应推迟免疫治疗，必要时调整剂量。SCIT 注射治疗当天应避免剧烈运动和饮酒，口腔溃疡或外伤时不给予 SLIT。

四、AIT 安全性

AIT 通常具有良好的安全性和耐受性，但也可能发生致命的严重不良反应，因此需要加强对不良反应识别及处理 AIT 不良反应的培训。SCIT 的不良反应大多在注射后 30 分钟内出现，局部反应包括注射部位出现瘙痒、红晕、肿胀、硬结、坏死等现象，一般 24 小时内可以消退，不影响治疗。如果连续发生局部反应，应予以减量并局部冷敷、涂抹

抗组胺乳剂或糖皮质激素乳剂。如局部皮丘直径大于 4cm,发红瘙痒出现伪足,应在上述治疗基础上,同时在变应原注射部位的近心端扎止血带,应用 0.1~0.2mL 肾上腺素(1:1 000)在变应原注射部位周围封闭注射,口服抗组胺药,必要时肌肉或静脉注射抗组胺药。但 SCIT 也可以在注射部位以外或全身出现不良反应,如荨麻疹、咳嗽、喘息、气促、血管性水肿、腹痛、低血压等,严重者可诱发过敏性休克,甚至死亡。

世界变态反应组织(world allergy organization, WAO)免疫治疗全身反应分级的确定基于不良反应涉及的器官系统和严重程度,器官系统包括皮肤、结膜、上呼吸道、下呼吸道、胃肠道、心血管和其他。2017 年,WAO 对 2010 年 SCIT 全身不良反应分级进行了修正(表 7-3-1)。SCIT 的不良反应包括注射局部的红斑、肿胀、瘙痒等,也包括荨麻疹、哮喘发作、呼吸困难等全身不良反应,常见于哮喘患者,且多发生于剂量递增阶段。Cox 等总结了近 15 年的研究,结果显示 SCIT 全身不良反应发生的频率约为注射次数的 0.2%。一项 cochrane 荟萃分析显示,SCIT 在支气管哮喘中系统性不良反应的发生率为 5%~7%,近致死反应发生率约为 1/1 000 000 次注射,致死性严重不良反应的发生率约为 1/2 500 000 次注射。严重的不良反应多发生于治疗 30 分钟内。SCIT 要求由专门的医务人员负责进行治疗,在治疗前需严格评估治疗风险,给药后严密观察患儿情况至少 30 分钟,且治疗场所必须配备有专业的抢救措施。

SCIT 在我国应用较为广泛,其传统注射方法是从变应原制剂维持浓度的 1 000~10 000 倍稀释液开始,缓慢增加注射剂量及药剂浓度,逐渐达

到维持浓度。虽然传统注射方法的安全性得到公认,但其剂量递增期耗时过长,需要频繁就医,显效也较为缓慢,是患者间断甚至中止免疫治疗的重要原因。改良免疫治疗的出现弥补了这一缺点,改良的注射方法包括集群免疫治疗和冲击免疫治疗。集群法就是每周就医 1 次,每次注射 2~3 针,在 1~2 个月达到维持浓度。冲击法则进一步将递增期缩短至 1~3 天。改良的免疫治疗使得患者就医次数明显减少,节省了时间和经济成本,是值得推广的方法。李丽莎等对 20 例变应性鼻炎患者进行了集群免疫治疗,结果发现全身过敏反应发生率较低,约为 2.1%。

除 SCIT,SLIT 代表了另一种可行的替代方案,具有良好的安全性。SLIT 的局部不良反应包括口、舌、唇的痒和肿胀、悬雍垂水肿、咽喉烧灼感、恶心、腹痛、呕吐、腹泻和烧心。分为以下 3 级:1 级为轻度,无需对症药物治疗,SLIT 未因此而终止;2 级为中度,引起不适或需要对症药物治疗,但 SLIT 未因此而终止;3 级为重度,引起不适并且 SLIT 因此而终止。SLIT 全身不良反应分级参考表 7-3-1。值得注意的是,胃肠道症状在 SCIT 中出现被视为 3 级全身不良反应,而在 SLIT 中则被视为局部不良反应,但当 SLIT 中同时出现胃肠道症状和其他系统症状体征时,应视为全身不良反应。在一项对 1 500 例接受 SLIT 的患者进行的大型临床试验中,局部反应的发生率高达 79%,包括口腔痒、口腔水肿、喉咙痒和耳痒,这些局部反应通常是轻度或中度的,多发生在治疗的第 1 周,并随时间的推移逐渐减少。此外,SLIT 中全身严重过敏反应很少见。在 AIT 实践中,患者因素(年龄、性别、合并哮喘、致敏模式、既往过敏史)和变应原疫苗的组

表 7-3-1 免疫治疗全身不良反应分级表现

分级	临床表现
1 级	只出现 1 个器官系统的症状/体征:皮肤:除局部注射部位外的荨麻疹、和/或皮肤发红、发热、和/或瘙痒,唇刺痛/痒,血管性水肿(不包括喉水肿)上呼吸道:鼻症状(如喷嚏、流涕、鼻痒和/或鼻堵)、清嗓(咽痒)、与气管痉挛无关的咳嗽;结膜:充血、痒或流泪;其他:恶心、金属味
2 级	≥2 个 1 级不良反应所列的器官系统出现症状/体征
3 级	出现下呼吸道症状/体征:轻度支气管痉挛,如咳嗽,喘息,气短,对支气管舒张剂有反应;出现胃肠道系统症状及体征;腹部痉挛和/或呕吐、腹泻。其他:子宫痉挛。可同时出现 1 级所列的症状/体征
4 级	出现过敏性休克;出现下气道症状/体征:严重支气管痉挛,对支气管舒张剂无反应或治疗后仍恶化;出现上气道症状体征:喉水肿伴喘鸣;可同时出现 1 级或 3 级所列的症状/体征
5 级	出现过敏性休克;呼吸衰竭;出现心血管系统症状/体征:晕厥/低血压和/或意识丧失(血管迷走神经性除外);可同时出现 1 级、3 级或 4 级所列的症状

分、剂量、给药方式是与不良反应相关的因素。与成人相比,儿童 SCIT 的全身不良反应,尤其 1 级和 2 级全身不良反应发生率更高。虽然哮喘被认为是 AIT 发生不良反应的危险因素。但控制良好的轻度哮喘合并变应性鼻炎结膜炎受试者与未合并哮喘的受试者相比,SLIT 的全身不良反应和严重局部水肿发生率未增加。

OIT 目前通常用于食物过敏的治疗,尚未在我国广泛开展。相比于其他类型的免疫治疗,OIT 更容易出现不良反应,包括严重不良反应。有研究显示,OIT 过程中出现剂量相关胃肠道不良反应者约 20%。在一项回顾了 395 例患者共计 240 351 次给药中,有 95 次因严重过敏反应需要使用肾上腺素治疗。由于胃肠道不良反应和严重过敏反应的发生率较高,大大限制了 OIT 在临床的广泛开展。

目前,研究通过以下途径对 AIT 进行改善以提高其安全性,包括:①与非特异性免疫治疗(如抗 IgE 抗体奥马珠单抗)联合使用;②改良变应原疫苗,使其直接作用于变应原特异性 T 细胞,或者利用基因工程设计出具有良好的分子、免疫、生物特性的疫苗,来减少其变应原活性,增强其免疫原性;③利用佐剂来增强机体对该抗原的免疫应答或改变免疫应答类型;④改善给药途径,如采用淋巴结内注射和表皮途径等。

五、AIT 临床疗效评价

传统上主要包括症状评分、药物评分、哮喘控制评估、生活质量评分等。鼻炎的主要症状严重度评价指标包括 4 个鼻部症状评价(鼻痒、喷嚏、流涕、鼻塞),采用"4 分法",评价治疗前后的鼻部症状,各项症状评分相加即得出总鼻炎症状评分(表 7-3-2)。哮喘的症状评分包括日间症状评分和夜间症状评分,主要根据症状的严重程度及对生活的影响评估(表 7-3-3)。另外,视觉模拟量表(visual analogue scale,VAS)计分可直接反映患者的症状改变及生活质量的受影响程度,在病情评估方面有重要作用。对症药物的应用评价量化指标为药物评分,主要用于记录患儿使用对症药物的情况,从而评价免疫治疗和临床疗效,采用"三步"评分法,即鼻用、眼用、口服抗组胺药物均计 1 分,抗白三烯药物计 1 分,支气管舒张药物计 1 分,局部使用糖皮质激素(鼻用或吸入)计 2 分,口服糖皮质激素计 3 分,累及总分为药物总评分。建议不同药物按说明书推荐的每日使用剂量作为标准计分单位参与上述计分。哮喘控制评估工具包括哮喘控制测试(asthma control test,ACT,适用于≥12 岁儿童)、儿童哮喘控制测试(children asthma control test,C-ACT,适用于 4~11 岁儿童)和哮喘控制调查问卷(asthma control questionnaire,ACQ),哮喘控制状况可作为综合治疗中对于哮喘病情定期评价的重要参考依据。

表 7-3-2 变应性鼻炎症状评分表

评分	喷嚏(个)	流涕(次)	鼻塞	鼻痒
1 分	3~5	≤5	有意识吸气时感觉	间断
2 分	6~10	6~9	间歇或交互性	蚁行感,但可忍受
3 分	≥11	≥10	几乎全天用口呼吸	蚁行感,难忍吸

表 7-3-3 哮喘日间症状和夜间症状评分表

评分	哮喘日间症状评分	哮喘夜间症状评分
0 分	无症状	无症状
1 分	少许症状且持续很短	醒来 1 次或早醒
2 分	2 次或 2 次以上很短的症状	醒来 2 次,包括早醒
3 分	1 天中较多时间有轻微症状,但对生活和工作影响不大	醒来多次
4 分	1 天中有较多时间症状严重,对生活和工作有影响	晚上不能入睡
5 分	症状严重,以至于受试者不能工作及生活	

(一)单一尘螨特异性免疫治疗

Huang 等通过荟萃分析证实了尘螨特异性免疫治疗可以更显著地改善患者鼻部症状,降低药物评分。按照年龄进行亚组分析显示,未成年患者(<18 岁)药物评分显著优于成年患者。另一项回顾性研究同样证实,儿童 AR 患者的症状评分、药物评分和症状药物联合评分在尘螨特异性 SCIT 结束时和结束后 2 年的疗效均优于成人患者。多项研究显示即使在 AIT 停止后临床疗效和免疫反应仍然持续存在。远期随访时间最长的研究发现免疫治疗停止 7 年后疗效仍然存在。目前尚缺乏 SCIT 与 SLIT 的直接对照研究,且对于二者疗效优

劣尚未达成共识。Huang等对于尘螨特异性AIT的meta分析结果显示SCIT疗效与SLIT相比,差异无统计学意义。但与常规SCIT相比,集群SCIT可以更快的改善症状并产生免疫学改变,安全性与常规SCIT相当。

（二）花粉特异性免疫治疗

大量随机双盲安慰剂对照临床试验和荟萃分析显示,AIT治疗花粉所致的AR的疗效高于安慰剂。国产协和气传花粉变应原制剂在国内应用历史悠久,疗效可靠,关凯等对葎草花粉变应原制剂的疗效和安全性进行了回顾性总结,经SCIT治疗,AR患者的症状总评分、症状年累计时间、药物积分均显著改善。85%患者总体自评为病情改善。伴发哮喘患者在发病季节的ACT评分由未控制改善为完全或良好控制,治疗前后哮喘药物积分有显著差异,所有患者总体自评分为明显改善。宋薇薇等对经过3年夏秋季花粉SCIT治疗后的长期疗效进行总结,数据显示在停止治疗后的3年、6年,SCIT治疗组的临床症状评分、肺功能指标,用药评分、外周血嗜酸性粒细胞计数和皮肤点刺的皮肤指数均能维持显著疗效。SCIT治疗组鼻炎患者均未进展为哮喘,8.64%患者出现新的致敏原,对照组有85.89%鼻炎患者进展为哮喘,69.23%患者出现新的致敏原。

（三）霉菌特异性免疫治疗

高翔等回顾性评价了霉菌变应原制剂对24例霉菌过敏性哮喘患者进行特异性免疫治疗的疗效与安全性,研究发现AIT治疗后1、2、3、4年的ACT评分,ACQ评分均有明显改善,哮喘用药评分随着AIT治疗时间延长而逐渐递减。提示霉菌AIT可有效控制哮喘发作,改善临床症状,减少哮喘用药。24例患者共进行了6 203例次变应原皮下注射,局部不良反应发生率为1.4%,无严重不良反应发生。提示霉菌AIT为安全、有效的病因治疗方法。

（四）花粉混合尘螨特异性免疫治疗

李丽莎等观察11例夏秋花粉混合尘螨免疫治疗患者,与21例单纯夏秋花粉、12例单纯尘螨免疫治疗患者相比,经过免疫治疗1年,3组患者症状积分、药物积分以及生活质量评分均较基线有明显下降,且混合免疫治疗组与单一免疫治疗组相比无显著差异。杜志荣等回顾性评价应用多种夏秋季花粉变应原制剂和屋尘螨变应原制剂对25例过敏性哮喘患者进行混合皮下免疫治疗的疗效

及安全性,结果显示经SCIT治疗后哮喘症状均得到明显改善,75%哮喘未控制患者得到部分控制,哮喘用药评分减低(表7-3-4)。

表7-3-4 对症药物评分表

分级评分	对症药物
1分	口服和/或局部抗组胺药物
	抗白三烯类药物
	支气管舒张类药物
2分	鼻用糖皮质激素/吸入糖皮质激素
3分	口服糖皮质激素
	联合用药(激素和β_2受体激动剂)

（姜楠楠,关凯）

第四节 药物治疗

药物治疗为变态反应性疾病的"对症治疗",主要为抗炎、抗过敏药物,包括抗组胺H1受体药物、白三烯调节剂、糖皮质激素、肾上腺素能药物、抗胆碱药物等,其通过稳定细胞膜、减少炎性介质释放、拮抗炎性介质及受体等药理活性,起到抗炎、抗过敏作用。近年来生物靶向治疗药物也逐渐应用于临床。

一、抗组胺H1受体药物

（一）作用机制

抗组胺H1受体药物与组胺有共同的乙胺基团,可阻断组胺与H1受体的结合,进而抑制其发挥生物学效应。抗组胺H1受体药物可下调过敏性炎症,亦可减少促炎症细胞因子和细胞黏附分子的表达,减弱嗜酸性粒细胞等的趋化作用。

（二）分类及剂型

可分为第一代和第二代。由于第一代抗组胺H1受体药对H1受体缺乏特异性,且与其他胺类物质有结构相似性,因此也可以表现其他药理作用。此类药物易透过血脑屏障,并可与中枢神经系统组胺能神经元突触后膜上的H1受体结合,拮抗脑内源性组胺介导的觉醒反应,因此可由不同程度的中枢抑制作用,产生镇静和嗜睡,偶有疲劳、头晕、缺乏协调和颤抖。代表药物有扑尔敏、苯海拉明、赛庚啶等。第二代抗组胺H1受体药物与H1受体结合是相对"非竞争性",其结合更稳定,具有缓慢的可逆性,且不易被高浓度的组胺所抑制。此类药物对外周H1受体具有更好的特异

性和选择性,可减少毒蕈碱样副反应。其脂溶性差,基本上不通过血脑屏障。代表药物有氯雷他定、地氯雷他定、西替利嗪、非索非那定、依巴斯汀等。氯雷他定、地氯雷他定及非索非那定几乎无中枢抑制作用,西替利嗪和左西替利嗪可有轻度中枢抑制作用。除了口服抗组胺药,鼻用抗组胺药对控制 AR 鼻部症状疗效相当或由于第二代口服抗组胺药,特别是对鼻塞症状更为有效。局部应用抗组胺药物滴眼可快速缓解眼部过敏症状。

(三) 安全性与疗效

抗组胺 H1 受体药口服吸收完全,口服 15~30 分钟后发生作用,1~2 小时血浆浓度达到峰值,分布至全身组织。由于第一代抗组胺 H1 受体药具有中枢抑制作用,并可减少快速动眼期睡眠,影响学习,故已不被推荐用作儿童患者的首选。多数第二代抗组胺药药品说明书提示只能用于≥2 岁儿童,《抗组胺药在皮肤科应用专家共识》指出:1~2 岁幼儿应用氯雷他定糖浆,>6 月龄婴儿使用西替利嗪及氯雷他定是安全的。<6 月龄婴儿则缺乏循证医学证据。最近发表的《儿童合理应用口服 H1 抗组胺药的临床试验指南 2022 年版》推荐 6 月龄及以上的婴儿选用西替利嗪、左西替利嗪或地氯雷他定,2 岁及以上儿童还可选用酮替芬、赛庚啶、氯雷他定或依巴斯汀,咪唑斯特仅应用于 12 岁及以上的儿童。抗组胺 H1 受体药物在变态反应性疾病治疗中占有重要的地位,尤其是针对 IgE 介导的过敏反应中组胺释放引起的临床症状治疗效果明确,是变应性鼻炎、过敏性结膜炎及荨麻疹的一线治疗药物,并可作为其他变态反应性疾病的协同用药。在临床实践中应根据患儿的病情选择合适的抗组胺药物并应用合理的疗程,使其在儿童变态反应性疾病治疗中发挥更大作用。第二代抗组胺药物的中枢镇静和对认知能力影响的副反应远低于第一代抗组胺药物,临床应用更安全,其中西替利嗪、氯雷他定在儿童应用中具有更多的安全性数据。同时第二代抗组胺药物作用时间长,减少了服用次数,用药剂量相对较小,提高了患儿用药依从性,因而在临床上广泛应用。

二、白三烯调节剂

(一) 作用机制

半胱酰胺白三烯(CysLTs)是变态反应中重要的炎性介质之一,是由细胞膜磷脂中的花生四烯酸经脂氧酶代谢而得到的一组化合物,包括 LTC4、LTD4 和 LTE4,主要由肥大细胞、嗜酸性粒细胞、嗜碱性粒细胞和巨噬细胞合成并释放。CysLTs 通过与呼吸道炎性细胞、血管内皮细胞、支气管平滑肌细胞、支气管上皮细胞等靶细胞膜表面的 CysLTs 受体结合发挥生物效应,可促进炎性细胞,如嗜酸性粒细胞的迁徙、存活及活化,与其他炎性介质,如 IL-13 等相互作用放大炎性反应,引起血管内皮通透性增高、黏液分泌亢进、支气管平滑肌收缩,并与呼吸道组织纤维化和重塑有关。

(二) 分类及剂型

白三烯调节剂应用于临床的主要为白三烯受体拮抗剂,白三烯受体拮抗剂(LTRA)是一类非激素类抗炎药,主要通过竞争性结合 CysLTs 受体、阻断 CysLTs 的活性而发挥作用。包括孟鲁司特、扎鲁司特和普仑司特。其中孟鲁司特临床应用最为广泛,大多为口服制剂。

(三) 安全性与疗效

孟鲁司特与 ICS 联合应用或单独应用于哮喘或咳嗽变异性哮喘慢性持续期或临床缓解期的控制治疗,也可用于季节性预防,如在病毒诱发哮喘发作频繁的季节前,选用孟鲁司特预防性治疗 6 周,可显著降低哮喘症状加重的总天数,显著减少非计划就医次数。也可用于毛细支气管炎的辅助治疗,减少急性期临床症状,降低呼吸道高反应性,减少住院天数。单独或与鼻喷激素联合使用治疗变应性鼻炎,对于季节性发作的变应性鼻炎,在季节前 2~3 周可预防用药。大量临床研究显示,儿童对孟鲁司特耐受性良好。孟鲁司特不良反应发生率和安慰剂相似,并不影响青春期前患儿的身高增长。有少数报道显示,服用孟鲁司特后出现神经精神事件,如噩梦、非特定性焦虑、攻击性、睡眠障碍、失眠、易怒、幻觉、抑郁、过度兴奋和人格障碍。当给予患儿孟鲁司特处方时,应告知父母孟鲁司特和行为相关不良反应的潜在关联,并建议他们如果怀疑有行为方面的作用则应中断治疗。

三、糖皮质激素

(一) 作用机制

糖皮质激素通过抑制炎症细胞的产生和激活,减少炎性介质的合成以及诱导抗炎物质产生等多种机制,产生强大的抗炎和免疫抑制作用,是最常用的治疗变态反应性疾病的药物。

(二) 给药途径与剂型

糖皮质激素有短效、中效和长效之分,可全身使用（口服、静脉、肌注），也可以局部应用（吸入、鼻喷、滴眼、皮肤外用）。

（三）安全性与疗效

1. 吸入糖皮质激素（ICS）　是哮喘控制治疗的一线用药，对于急性哮喘发作的患儿，准确应用雾化吸入途径的糖皮质激素可在一定程度上减少全身用皮质激素的应用，而达到快速缓解急性哮喘症状的临床疗效。ICS 通过呼吸道吸入后直接作用于病变部位，与全身激素相比具有用药剂量小、见效快、不良反应少及使用方便等优点。此外，在咳嗽变异性哮喘（cough variant asthma，CVA）、上气道咳嗽综合征（upper airway cough syndrome，UACS）、感染后咳嗽（postinfectious cough，PIC），以及非哮喘性嗜酸性粒细胞性支气管炎（non-asthma eosinophilic bronchitis，NAEB）等儿童慢性咳嗽疾病中，ICS 亦是临床主要治疗手段之一。常用吸入药物有丙酸倍氯米松、布地奈德、丙酸氟替卡松等。

2. 鼻喷激素　是治疗 AR 最有效药物，在鼻黏膜局部可达到较高的药物浓度，全身副反应小，是一线治疗药物。鼻用药有丙酸倍氯米松、丙酸氟替卡松、布地奈德和糠酸莫米松等。

3. 外用糖皮质激素　是特应性皮炎（AD）一线用药，根据患者年龄、皮损性质、部位及病情程度选择不同剂型和作用轻度的糖皮质激素制剂，以快速有效控制症状，减轻症状。外用糖皮质激素一般分为 4 级（超强效：0.1% 氟轻松乳膏，0.05% 倍氯他索乳膏；强效：0.05% 卤米松乳膏、0.05% 二丙酸倍他米松乳膏、0.1% 戊酸倍他米松乳膏；中效：0.05% 丙酸氟替卡松乳膏、0.1% 糠酸莫米松乳膏、0.1% 丁酸氢化可的松乳膏、0.1% 曲安奈德乳膏；弱效 0.05% 地奈德乳膏）。

4. 糖皮质激素局部滴眼　适用于严重过敏性结膜炎和病情反复迁延的患者。如 0.02% 氟米龙滴眼液，0.1% 地塞米松过滴眼液等。使用时间不易过长，应注意随访观察，以免引起白内障、青光眼、真菌感染及角膜上皮愈合延迟等并发症。

5. 全身用糖皮质激素　在严重过敏反应救治中，糖皮质激素作为二线用药，可降低发生双相反应或迟发相反应的风险。也可用于哮喘急性发作期治疗。长期全身用糖皮质激素可引起高血压、糖尿病、骨质疏松、白内障、下丘脑-垂体-肾上腺轴抑制、肌无力、诱发或加重感染等不良反应。无论是局部和全身系统用短效或中效糖皮质激素，均

需观察和随访不良反应。

四、肾上腺素能药物

（一）作用机制

肾上腺素能受体分为 α 和 β 两类，后者主要分布于支气管平滑肌、心肌、骨骼肌血管上，兴奋 β 受体的药物简称 β 激动剂。它们是通过激活细胞膜上的 β 受体，从而激活腺苷酸环化酶导致 cAMP 的生成增加使支气管扩张。肾上腺素能 β 受体又分为 β_1 和 β_2，β_2 受体主要分布于支气管、子宫和血管的平滑肌和肝细胞上，受刺激时，平滑肌，特别是支气管平滑肌舒张。

（二）分类与剂型

1. 1 : 1 000 肾上腺素　为静脉注射剂型。

2. β_2 受体激动剂　β_2 受体激动剂分为短效 β 受体激动剂（short-acting beta-agonists，SABA）和长效 β 受体激动剂（long-acting beta-agonists，LABA）2 类，前者以沙丁胺醇和特布他林为代表，后者以沙美特罗、福莫特罗为代表。可以全身应用如丙卡特罗、沙丁胺醇口服剂型，贴剂如妥洛特罗贴剂，也可以局部应用（如雾化吸入、干粉吸入剂等）。

（三）安全性及疗效

1. 1 : 1 000 肾上腺素　本药作用起始快，至今仍是任何原因致严重过敏反应的首选药物。肾上腺素注射剂的不良反应有心动过速、震颤、乏力、头痛等。

2. β_2 受体激动剂　SABA 多用于治疗哮喘急性发作。LABA 与 ICS 联合使用可保护患者避免夜间发作。β_2 吸入剂产生的不良反应很少，偶诱发咳嗽；长效吸入剂常引起心率增加和震颤，较少见的有心悸、低血钾、高血糖和低镁血症。口服 β_2 激动剂为震颤和心悸。

五、茶碱

（一）作用机制

具有舒张支气管平滑肌、强心、利尿、兴奋呼吸中枢和呼吸肌等作用，低浓度茶碱还有一定的抗炎作用。

（二）安全性与疗效

茶碱代谢有种族差异，与美国人相比，中国人血浆茶碱浓度高，总清除率低。因此，中国人应用较小剂量的茶碱即可起到治疗作用。茶碱的不良反应有恶心呕吐、心律失常、血压下降及多尿等。

多索茶碱的作用与氨茶碱相同,不良反应较轻。双羟丙茶碱的作用较弱,不良反应较少。目前,国内外指南已不再推荐氨茶碱作为急性发作的缓解药物,若哮喘急性发作经常规治疗仍不能有效控制,可酌情使用,但需要密切观察,并监测心电图和血药浓度。

六、色酮类药物

(一)作用机制

色酮化合物能与敏感的肥大细胞膜外侧的钙通道结合,阻止钙内流,抑制肥大细胞脱颗粒,减少组胺、慢反应物、白三烯等多种炎性介质的释放;抑制感觉神经末梢释放 P 物质、神经肽 A、神经肽 B 等诱导的气管平滑肌痉挛和黏膜水肿;降低哮喘患者对非特异性刺激的敏感性,减少支气管痉挛发作但无直接松弛支气管平滑肌作用,对炎性介质亦无拮抗作用。

(二)剂型

目前临床常用的药物是色苷酸钠。本药口服无效,只能外用。剂型有口腔喷雾剂、滴眼剂、鼻腔喷雾剂、外用药膏等。

(三)安全性与疗效

国外指南通常被推荐为二线药物用于治疗 AR、AD、食物过敏等。

七、抗胆碱能药物

(一)作用机制

抗胆碱能药物,有短效和长效之分,可扩张支气管,但药效较 β_2 受体激动剂弱。胆碱能受体拮抗剂与呼吸道毒蕈碱型受体(muscarinic receptor,简称 M 受体)M1、M3 竞争性结合,不仅舒张气道改善肺功能,还可抑制黏液腺体过度分泌和减轻气道高反应性。

(二)剂型

吸入是治疗哮喘的首选给药方式,可以选择雾化液吸入、压力定量气雾剂、干粉吸入剂。

(三)疗效与安全性

短效抗胆碱能药物最常用异丙托溴铵,药起效迅速,药效可持续 6~8 小时,可与短效 β_2 受体激动剂联用提高疗效。吸入给药时全身不良反应少。最常见的长效胆碱能受体拮抗剂是噻托溴铵,吸入后起效时间相对较缓慢,药效可持续超过 24 小时,过去主要用于慢性阻塞性肺疾病(chronic obstructive pulmonary disease,COPD)的治疗。近年

来也用于治疗哮喘,尤其是对中-重度哮喘患者,加用长效胆碱能受体拮抗剂可以获得相加的疗效。2015 年美国 FDA 批准噻托溴铵用于 6 岁以上的儿童和成人哮喘。目前,临床上也有用于 COPD、重度哮喘的吸入激素 + 长效 β_2 受体激动剂 + 长效胆碱能受体拮抗剂三联复合制剂。糠酸氟替卡松-维兰特罗-乌美溴铵干粉剂、布地奈德-福莫特罗-格隆溴铵气雾剂,都是在吸入激素 + 长效胆碱能受体拮抗剂复合制剂基础上再加上长效胆碱能受体拮抗剂,重度哮喘患者使用更为方便。鼻用抗胆碱能药物有异丙托溴铵和苯环喹溴胺等。异丙托溴胺可一直浆黏液腺分泌,对 2 岁以上的儿童常年性 AR 有效。起效快,但半衰期短,每天需给药 6 次,局部不良反应有鼻腔干燥、刺激感、烧灼感和鼻出血等,全身不良反应少见。苯环喹溴胺为国内自主研制药物,疗效和安全性目前尚无儿童数据。

八、传统医学疗法

变应性鼻炎在中医学属于"鼻鼽"范畴,可由肺气虚寒、肺气虚弱、肺阳不足、肺经伏热等证型。遵循辨证论治的原则,儿童变应性鼻炎多以宣通鼻窍、敛涕止嚏为治疗策略,根据寒热虚实的不同随证施治,可作为中西医结合治疗的组成部分。目前关于食物过敏及皮肤变态反应性疾病的中药治疗也在研究中,如食物过敏中草药配方 2(food allergy herbal formula 2,FAHF-2)在动物模型中对严重过敏反应有预防作用,并对 T 细胞和嗜碱性粒细胞具有初步的免疫调节作用,中药联合口服免疫治疗和奥马珠单抗治疗多重食物过敏 II 期临床试验目前正在进行。中药的三联疗法包括口服、沐浴和外用乳膏,可显著改善糖皮质激素依赖、顽固性或局部类固醇戒断湿疹患者的皮损、瘙痒和睡眠障碍,消风散等对湿疹有一定疗效。有研究显示针灸可减少 AD 患者的皮肤瘙痒。

九、其他局部和外用药物

如皮肤外用药物:外用钙调神经磷酸酶抑制剂(如 1% 吡美莫司、他克莫司)、外用非甾体类抗炎药(如 5% 氟芬那酸丁酯软膏)、外用磷酸二酯酶-4 抑制剂(如 2% 克立硼罗软膏)。鼻腔局部用药,如鼻腔盐水冲洗是一种安全、方便、价廉治疗方法,可用生理盐水、海盐水和高渗盐水进行喷

鼻、洗鼻、雾化,具有稀释黏液、改善黏液纤毛运动、减轻黏膜水肿和减少鼻腔过敏原暴露等作用。

（姜楠楠,关凯）

第五节　生物制剂治疗

用于治疗变态反应性疾病的生物制剂大多数为单克隆抗体,通常靶向 2 型炎症介质,用于治疗传统治疗控制不佳的重度哮喘、中重度特应性皮炎、荨麻疹等。

一、奥马珠单抗

奥马珠单抗（omalizumab）是治疗过敏性哮喘的第 1 种生物制剂,其作用机制是与游离的 IgE 结合,减少其与肥大细胞、嗜碱性粒细胞和抗原提呈细胞上 IgE 高亲和力受体 FcεRI 结合。IgE 是早发性哮喘的重要生物标志物,并且在非过敏性晚发性哮喘患者中也会升高。IgE 的多克隆表达模式常与嗜酸性粒细胞的增高有关。近年来发现先天免疫反应对哮喘表型也有显著影响,呼吸道上皮细胞释放 IL-33 和胸腺基质淋巴生成素（TSLP）通过 ST2 受体激活 ILC2,ILC2 和 Th2 细胞释放 T2 细胞因子,导致 B 淋巴细胞激活、IgE 形成、肥大细胞脱颗粒及嗜酸性粒细胞的募集。omalizumab 可间接下调嗜碱性粒细胞、肥大细胞和树突状细胞上 IgE 高亲和力受体的表达,减低 T2 细胞因子的产生并抑制嗜酸性粒细胞炎症反应。并且 omalizumab 能够将 IgE 从高亲和力的 IgE 受体上分离。IgE 受体与浆细胞样树突状细胞（pDCs）结合可抑制其抗病毒活性,omalizumab 能够使 IgE 数量及受体减少,增强浆细胞样树突状细胞（pDCs）抗病毒免疫反应,加强机体对病毒诱导哮喘急性发作的预防和治疗。在 6 岁以上重症过敏性哮喘患儿中,omalizumab 能够减少哮喘急性发作次数、减少 ICS 的使用、改善哮喘控制以及提高生活质量。在长达 10 年的安全性数据中被证实具有良好的安全性,但仍需在前 3 次给药后的 60 分钟内监测有无过敏反应。在 6~11 岁重症过敏性哮喘患儿中,omalizumab 的作用效果不受血清 IgE 水平的影响,能够减少病毒感染诱导的急性发作。在 12~17 岁重症过敏性哮喘患儿中,omalizumab 能够减少急救药物的使用。omalizumab 可以控制哮喘相关的并发症,如变应性鼻炎、慢性食物过敏性荨麻疹及 CRSwNP 等。并且 2020 年 ERS/ATS 指出,外周血嗜酸性粒细胞≥260/μL 和/或 FeNO≥19.5ppb 的 12~17 岁儿童重症过敏性哮喘更可能从抗 IgE 治疗中获益。

二、度普利尤单抗

IL-4 和 IL-13 是 Th2 炎症的关键细胞因子,IL-4 在 Th2 细胞增殖、细胞因子产生和 IgE 合成中起重要作用。IL-4 和 IL-13 可降低中性粒细胞的趋化和效应功能。 1 型（IL-4Rα/γc;IL-4 特异性）和 2 型（IL-4Rα/IL-13Rα1;IL-4 和 IL-13 特异性）受体的配体能够激活一系列信号转导通路,参与 IgE 类别转换、Th2 细胞分化和 M2 巨噬细胞极化相关基因表达的调节。度普利尤单抗（dupilumab）是以 IL-4Rα 为靶点的人 IgG4 单克隆抗体。其疗效在特应性皮炎、哮喘和 CRSwNP 等疾病中得到证实。EAACI 指出 dupilumab 在 12~17 岁重症哮喘患儿中可达到减少病情恶化、改善哮喘控制、提高生活质量、减少口服糖皮质激素（OCS）用量,改善肺功能以及减少急救药物使用的目的。并且血中嗜酸性粒细胞和 FENO 越高,dupilumab 在减轻病情恶化和改善肺功能方面的临床疗效就越好。在特应性皮炎患者中收集到不超过 2 年的安全性数据证实 dupilumab 具有良好的安全性,但仍需监测与其相关的不良事件。在儿科人群尚需更多数据进一步评估其有效性和安全性。

三、贝那利单抗

白细胞介素-5（IL-5）是嗜酸性粒细胞生长、分化、募集、激活和存活的主要细胞因子之一。贝那利单抗（benralizumab）是一种 IgG1κ 人源性单克隆抗体,通过其抗原结合片段结构域与 IL-5 受体的 α 亚单位结合,阻断 IL-5 与其受体的结合,从而抑制骨髓中嗜酸性粒细胞的分化和成熟。此外,benralizumab 能够通过其 IgG 受体 FcyRⅢa 的 Fc 结构域与 NK 细胞、巨噬细胞和中性粒细胞结合,诱导循环和组织中嗜酸性粒细胞产生抗体依赖的、细胞介导的细胞毒作用。benralizumab 的双重作用能够迅速消耗嗜酸性粒细胞,强于其他抗 IL-5 单克隆抗体对嗜酸性粒细胞的消耗作用。在 12~17 岁重症嗜酸性哮喘儿童中,benralizumab 能够减少重症哮喘的急性发作、改善哮喘控制、提高生活质量以及改善肺功能。benralizumab 被证实具有良好的安全性,但在流行地区应定期筛查寄生虫感染。血嗜酸性粒细胞计数越高,benralizumab

对哮喘急性发作、哮喘控制、生活质量及肺功能的预期疗效越显著。过敏状态和总 IgE 水平不能预测 benralizumab 的疗效。benralizumab 可推荐用于嗜酸性哮喘合并慢性鼻窦炎-鼻息肉（CRSwNP）的患者,减少哮喘加重和改善肺功能。

四、美泊利单抗

美泊利单抗（mepolizumab）是针对人 IL-5 的高亲和力和特异性的 IgG1 型 κ 人源化单克隆抗体。通过阻断 IL-5 与嗜酸性粒细胞表面表达的 IL-5 受体复合物的 α 链结合,抑制 IL-5 信号,减少嗜酸性粒细胞的成熟、活化、增殖及募集。在 12~17 岁重症嗜酸性哮喘儿童中,mepolizumab 能够减少哮喘急性发作、减少或停用 OCS、改善肺功能以及提高生活质量。血嗜酸性粒细胞计数越高,mepolizumab 对哮喘急性发作的作用就越好。经过长达 5 年的安全性数据证实 mepolizumab 具有良好的安全性。在流行地区需对使用 mepolizumab 患者进行寄生虫感染筛查。目前 mepolizumab 在 6~11

岁重症嗜酸性哮喘患者及重症过敏性哮喘患者中的安全性及有效性数据尚不充分。

五、瑞利珠单抗

瑞利珠单抗（reslizumab）是 IL-5 拮抗剂,其结合表位不同于 mepolizumab,体外作用更强。在成人重症哮喘患者中血嗜酸性粒细胞计数越高,reslizumab 对肺功能和哮喘控制的预期效果越好。reslizumab 能够改善哮喘控制,提高生活质量,但由于缺乏与儿童相关的数据,目前尚无研究提示 reslizumab 对于儿童重症哮喘治疗的获益和风险。

以下是被 FDA 批准用于临床治疗重症哮喘的生物制剂（表 7-5-1）。目前,国内仅奥马珠单抗获批用于成人、青少年（>12 岁）和儿童（6~12 岁）患者,用于经吸入型局部糖皮质激素和吸入型长效 β2 受体激动剂治疗后,仍不能有效控制症状的中重度持续性过敏性哮喘。度普利尤单抗用于中重度 AD。其他生物制剂暂未获批相应变态反应性疾病的适应证。

表 7-5-1　被 FDA 批准用于临床治疗重症哮喘的生物制剂的用法和用量

产品	适用人群	剂量	说明
benralizumab	12 岁以上嗜酸性重症哮喘（血嗜酸性粒细胞计数≥150μL）的附加维持治疗	30mg/次,皮下注射;前 3 剂每 4 周 1 次;后每 8 周 1 次	警惕:超敏反应、蠕虫感染及突然停用 OCS 或 ICS 所致的哮喘加重
dupilumab	12 岁以上中重度嗜酸性哮喘或 OCS 依赖哮喘患者的附加维持治疗	1. 起始剂量 400mg/次,随后 200mg/次,每隔 1 周 1 次 2. OCS 治疗或合并特应性皮炎的患者起始 600mg/次,随后 300mg/次,隔 1 周 1 次	警惕:过敏反应、蠕虫感染、突然停用 OCS 或 ICS 所致哮喘加重、嗜酸性粒细胞增多症、血管性皮疹、肺部症状的恶化、心脏并发症和/或神经系统病变
mepolizumab	12 岁以上重症嗜酸性患者以及大剂量 ICS 和/或 OCS 治疗 6 周后血嗜酸性粒细胞≥150/μL 或 12 个月内血嗜酸性粒细胞≥300/μL 患者的附加维持治疗	100mg/次,每 4 周 1 次,皮下注射	警惕:过敏反应、蠕虫感染、带状疱疹病毒感染及突然停用 OCS 或 ICS 所致的哮喘加重
omalizumab	吸入过敏原点刺试验阳性或体外试验阳性,且经 ICS 治疗后仍不能充分控制的 6 岁以上中重度持续性哮喘	75~375mg/次,每 2 周或 4 周给药 1 次,根据治疗前血清总 IgE 水平和体重（kg）决定给药剂量和频次	警惕:过敏反应、突然停用 OCS 或 ICS 所致的哮喘加重、血清病、嗜酸性粒细胞增多症、血管性皮疹、肺部症状的恶化、心脏并发症和/或神经系统病变
relizumab	18 岁以上重症嗜酸性哮喘患者以及大剂量 ICS 和（或）OCS 治疗 3~4 周后血嗜酸性粒细胞≥400/μL 患者的附加维持治疗	每次 3mg/kg,每 4 周 1 次,静脉给药,时间不少于 20~50 分钟	警惕:过敏反应、蠕虫感染及突然停用 OCS 或 ICS 所致的哮喘加重

注:OCS:口服糖皮质激素;ICS:吸入糖皮质激素。

（姜楠楠,关凯）

第六节 患者教育

变态反应性疾病病程长,良好的疾病管理可以减轻患者的痛苦,改善症状,减少对症药物的使用,提高生活质量,减轻家庭及社会的负担。因此应重视患者教育,进行多种形式的健康教育,提高患者治疗依从性;应在此基础上建立起医生、护士、患儿家属之间的合作关系,实行患儿及家庭的疾病自我管理,掌握疾病的基本知识、治疗和急救措施,帮助患儿树立信心,改善预后;同时要强调各科室间的合作,对过敏患儿实行共同管理。对于需要定期复查的变态反应性疾病,可使用随访卡或网络工具,建立方便使用的 APP 来管理患儿的信息、检测每日病情变化,医生还可将一些常识性问题进行线上科普,并充分利用好互联网医疗带来的便利,收集大数据,以更好的治疗和管理变态反应性疾病。变态反应性疾病随访管理任务艰巨,但随着国家医联体建设,双向转诊制度不断完善,医疗科技快速发展,互联网医疗技术及新媒体科普知识宣传普及,我国儿童变态反应性疾病健康教育体系正在逐步建立和完善,可有效地为家长提供儿童健康指导,预防疾病的发生发展,促进儿童健康成长。

(姜楠楠,关凯)

参 考 文 献

1. 《中华儿科杂志》编辑委员会,中华医学会儿科学分会.儿童过敏性疾病诊断及治疗专家共识[J].中华儿科杂志,2019,57(3):164-171.

2. Jutel M,Agache I,Bonini S,et al. International consensus on allergy immunotherapy[J]. J Allergy Clin Immunol,2015,136(3):556-568.

3. 《中华耳鼻咽喉头颈外科杂志》编辑委员会鼻科组,中华医学会耳鼻咽喉头颈外科学分会鼻科学组.中国变应性鼻炎诊断和治疗指南(2022年,修订版)[J].中华耳鼻咽喉头颈外科杂志,2022,57(2):106-129.

4. Halken S,Larenas-Linnemann D,Roberts G,et al. EAACI guidelines on allergen immunotherapy:Prevention of allergy[J]. Pediatr Allergy Immunol,2017,28(8):728-745.

5. Bao Y,Chen J,Cheng L,et al. Chinese Guideline on allergen immunotherapy for allergic rhinitis[J]. J Thorac Dis,2017,9(11):4607-4650.

6. 李丽莎,杨冬明,关凯,等.集群免疫治疗应用于变应性鼻炎的安全性[J].中华临床免疫和变态反应杂志,2019,13(6):511-515.

7. Canonica GW,Cox L,Pawankar R,et al. Sublingual immunotherapy:World Allergy Organization position paper 2013 update[J]. World Allergy Organ J,2014,7(1):6.

8. Dhami S,Nurmatov U,Arasi S,et al. Allergen immunotherapy for allergic rhinoconjunctivitis:A systematic review and meta-analysis[J]. Allergy,2017,72(11):1597-1631.

9. Huang Y,Wang C,Cao F,et al. Comparison of long-term efficacy of subcutaneous immunotherapy in pediatric and adult patients with allergic rhinitis[J]. Allergy Asthma Immunol Res,2019,11(1):68-78.

10. Moingeon P,Cox L. Relevance of a 5-grass sublingual tablet for immunotherapy of patients with grass pollen allergy in North America[J]. Expert Rev Clin Immunol,2016,12(6):617-623.

11. Pfaar O,Demoly P,Gerth Van Wijk R,et al. Recommendations for the standardization of clinical outcomes used in allergen immunotherapy trials for allergic rhinoconjunctivitis:An EAACI position paper[J]. Allergy,2014,69(7):854-867.

12. 北京医学会过敏变态反应学分会.过敏性疾病诊治和预防专家共识(I)[J].中华预防医学杂志,2022,56(10):1387-1394.

13. Cheng L,Chen J,Fu Q,et al. Chinese Society of Allergy guidelines for diagnosis and treatment of allergic rhinitis[J]. Allergy Asthma Immunol Res,2018,10(4):300-353.

14. Reddel HK,Bacharier LB,Bateman ED,et al. Global Initiative for Asthma Strategy 2021:Executive summary and rationale for key changes[J]. J Allergy Clin Immunol Pract,2022,10(1s):1-18.

15. 《中华耳鼻咽喉头颈外科杂志》编辑委员会鼻科组,中华医学会耳鼻咽喉头颈外科学分会鼻科学组、小儿学组,儿童变应性鼻炎诊断和治疗指南(2022年,修订版)[J].中华耳鼻咽喉头颈外科杂志,2022,57(4):392-404.

第八章

生态与变态反应性疾病

大气生物学是一个较为宏观的学科,它研究的是大气中悬浮的生命有机体(如微生物、昆虫、种子、花粉等)的传播、分布和习性,以及它们造成的后果和影响的学科。研究内容广泛,包含了大气中所有的悬浮有机体,其可导致机体生理功能紊乱或以组织细胞损伤为主的特异性免疫应答的发生,也就是变态反应的发生。人们日常遇到的皮肤过敏、皮肤瘙痒、红肿,就是一种变态反应。因此,大气生物学与变态反应疾病间有着密不可分的关系,变态反应疾病在全球范围内发生率逐年升高,大气生物学的研究不仅局限于气象专业,同时也应引起医学界的注重与探讨。建立成熟的网络监测,定期向公众发布有效信息,指导变态反应疾病患者有效的防控措施,填补防控大气污染的空缺。

第一节 气传变应原生物学特点

气传变应原(aeroallergens),也可以理解为大气中传导的变应原,大气是指在地球周围聚集的一层很厚的大气分子,称之为大气圈,人类生活在地球大气的底部。随着全球人口的增长和人类活动的加剧,人类向大气中排放的温室气体越来越多,大气中的成分也逐渐复杂。借由空气的流动使变应原与人体皮肤或黏膜接触触发变态反应。气传变应原主要包括常年性室内变应原,如粉尘螨、户尘螨、部分霉菌、宠物毛发等,和季节性变应原,如桦树花粉、豚草花粉、部分霉菌等。

生物学特征

各种变应原致敏后多表现为咳嗽、打喷嚏、流涕、眼鼻痒、哮喘等症状,严重影响工作生活,近年来发病年龄逐渐低龄化,儿童变态反应发病率逐年升高。如何有效预防变应性鼻炎的发生,需要

了解一下其生物学特征。下面主要对霉菌、尘螨及其粪便、动物皮屑及季节性花粉的生物学特征做简单的介绍。

(一)霉菌

是真菌的一种,其特点是菌丝体较发达,无较大的子实体。同其他真菌一样,也有细胞壁,寄生或腐生方式生存。霉菌在生活中无处不在,它比较青睐于温暖潮湿的环境,一有合适的环境就会大量的繁殖,有着极强的繁殖能力,主要依靠产生形形色色的无性或有性孢子进行繁殖。孢子有点像植物的种子,不过数量特别多,特别小。构成霉菌体的基本单位称为菌丝,对人体健康造成的危害极大,主要表现为慢性中毒、致癌、致畸、致突变作用。部分室外霉菌的生长高峰时间是在每年的7~9月份。霉菌的孢子及菌丝是触发变态反应的主要部分,室内的霉菌变应原以菌丝为主,室外的霉菌变应原以孢子为主,其生物学特征各不相同。

霉菌的孢子直径很小,非常容易进入下呼吸道,可表现为哮喘的发作,甚至可引起霉菌性肺炎和变应性支气管肺曲霉病,严重者可导致致死性哮喘。根据世界卫生组织(WHO)统计,全球超1亿5千万人被霉菌变应原所困扰,其中超过50%的成年人及80%的儿童均由此诱发变应性疾病。

常年性室内的霉菌变应原以曲霉菌属、青霉菌属、镰刀霉菌最为常见,多见于潮湿的地下室、厨房、卫生间的墙面、地面等居住环境,这些环境常为密闭无窗空间,增加了霉菌生长繁殖的机会。室内使用的除湿机,如不定期进行清理,也会变成霉菌生长和播散的根源所在。

季节性室外的霉菌变应原以交链孢霉最为多见,是土壤、空气、工业材料上常见的腐生菌,在腐烂的水果、蔬菜、厨余垃圾、肥沃的土壤、腐烂的

枯草中也可生长。它们也是某些栽培植物的寄生菌,在新鲜健康粮粒上也经常分离到此属菌。秋季,翻动秋收的秸秆堆时,大量的孢子飘散在大气中,可引起急性的变态反应性疾病。

（二）尘螨及其粪便

尘螨是属于蚍螨科、尘螨属的一种微型生物,虫体很小,仅 0.1~0.3mm,排泄物颗粒直径在 0.01~0.04mm,繁殖能力惊人,以人或动物的皮屑为食。已记录 34 种,其中与人类变态反应性疾病有关的主要种类有户尘螨、粉尘螨等。引起变应性反应的不仅有螨本身,还包含螨的分泌物、粪便、螨尸。属于常年性室内变应原,但温暖潮湿的环境更为常见。

螨的生活时间长短依赖于螨发育环境的温度和相对湿度。理想的发育温度为 20~25℃,湿度为 70%~75%。温度和湿度降低可使螨的发育时间延长,相反温度在热致死点限度内升高,其发育时间缩短。因此,沙发和床垫上的螨发育得快。

尘螨呈世界性分布,且分布非常广泛,所有的国家都有尘螨,所以有人指出尘螨过敏性哮喘是世界各国临床上最为常见的哮喘。近年来大量研究证实,尘螨与支气管哮喘关系密切,新西兰的一项对哮喘儿童进行了 13 年的追踪调查证实了尘螨作为一种独立的危险致敏因素严重影响着哮喘的发病率,起病或急或缓,婴幼儿哮喘发病前往往有 1~2 天的上呼吸道过敏的症状,包括鼻痒、喷嚏、流清涕、揉眼睛、揉鼻子等表现并逐渐出现咳嗽、喘息。年长儿起病往往较突然,常以阵咳开始,继而出现喘息、呼吸困难等。

（三）宠物皮屑

宠物皮屑以猫、狗为多见,其毛本身并不会引起过敏,致敏原是叫做微小蛋白质的物质,主要存在于皮脂腺内,舌下腺及肛腺也可分泌,因此,猫的唾液和尿液中也可出现变应原,当动物舔皮毛时,可能会通过空气传播变应原。猫的主要变应原为 Fel d1,85% 的过敏者血清中可以检测到针对 Fel d1 的特异性 IgE（specific IgE,sIgE）抗体。Fel d1 自然条件下以糖蛋白的形式存在。狗变应原的种属差异较大,但所有的狗都带有变应原,主要为 Can f1 和 Can f2,主要存在于狗的皮屑和唾液中,75% 和 25% 的过敏者血清中可以检测到针对 Can f1 和 Can f2 的特异性 IgE 抗体。临床研究中,对狗过敏的患者常也会对猫过敏,引起猫、狗变应原交叉反应的是白蛋白,具有相同的抗原表位,可与人血液中特异性 IgE 抗体结合。

对猫、狗主要变应原的 Fel d1 和 Can f1 的空气动力学特征研究发现,空气中的 Fel d1 和 Can f1 可被大小不等的尘埃颗粒携带,越微小的颗粒越不易沉降,可长期飘浮于空气中,分布广泛。

猫、狗的变应原黏附力很强,比尘螨更容易黏附于墙壁及家具表面,特别是纯棉的衣服是传播变应原的重要载体。黏附于衣服上的猫、狗变应原可由一个环境被携带到其他的环境中,造成变应原的扩散。相关研究认为,Fel d1 引起变应性疾病与含量、颗粒大小相关,直径为 10μg 的 Fel d1 分布在大气道可即刻引起支气管反应。

（四）季节性花粉

主要的季节性过敏原为花、草、树木的花粉,花粉过敏在我国北方地区有较高的发病率,可严重影响工作生活,致敏的花粉具有明显的地域特性及季节特性。季节性过敏在每年特定的季节才会发作,可分为春季型、夏季型、秋季型,春秋两季发生较多,又以秋季为多。春季空气中的花粉以树木花粉为主,来自松、柏、杉、杨、柳、白蜡、银杏、栎、桉、泡桐等树的花粉。夏季空气中传播的花粉主要是公园花草和野草花粉类为主,如猫尾草、香茅草、果园草、英格兰车前草等。秋季空气中传播的花粉有蒿属、向日葵、大麻、蓖麻及禾本科等花粉。

根据花粉的传播方式可将花粉分为风媒花粉和虫媒花粉两大类。借由昆虫传播花粉被称为虫媒花粉,此类花朵大、色彩明艳且带有芳香及蜜腺,很少经风传播,空气中的悬浮数量不高,较少引起花粉过敏。风媒花粉的花朵较小、数量较多、花粉质量轻,外表不美观或者已退化,无芳香及蜜腺,空气中悬浮的花粉数量多,常可引起花粉过敏的相关症状。

城市绿化程度与季节性花粉过敏症有密切关联,绿化程度覆盖率较高的城市,空气中花粉含量及种类较多,空气中花粉浓度大,易产生相应过敏症状。其中在北方最常见的是柏、松、杨、柳、榆、槐、桦木等,华东、中南的城市人行道旁多种植梧桐,华南的许多城市则多种植木麻黄、红花羊蹄、苦楝等。

气象条件也是影响花粉传播的重要原因之一,空气中花粉浓度与尘降量和在空气中的散布状况等和一些气象因子的变化密切相关。气温、风速、降雨量、湿度和云量也可对花粉的浓度产生影响。在花粉传播的季节,气温越高,光照越强,越有利于植物花粉的成熟和形成。在干燥、温暖和阳光充足的天气花粉的浓度高,降雨及乌云可降低花粉浓度,因为在阴雨天,空气潮湿,微小的花粉粒子容易发生沉降,或被雨水冲刷,空气中的花粉数量随之大大减少。风对花粉浓度的影响更大。风有利于花粉的传播和消散,当有一定风速时,花粉可随风的作用飘散到空中,使花粉浓度增加,但当风速很大时,风对花粉起消散的作用,此时花粉浓度将降低。因此,空气中花粉的飘散量在有太阳、暖和日子里较多,阴雨天减少,在空气中飘散的高峰时间为10天左右。

花粉是各类植物的雄性配子体,相当于哺乳动物的精子,一粒花粉就是一个受精单位。直径一般在30~50μg左右,飘散在空气中极易被吸入呼吸道。显微镜下可以分为内壁、外壁,内部可见营养细胞、生殖细胞及孢粉素,孢粉素中含有大量的致敏蛋白。花粉之所以会引起人体过敏,就是由于花粉内含有的丰富致敏蛋白,其中某些蛋白质成分是产生过敏的主要致敏原。

从微观角度看,不同种类植物包含的致敏蛋白不同,同属不同种的植物间致敏蛋白也不完全相同。研究表明,北方常见的蒿草花粉主要致敏蛋白为 Art v 1~6 等,桦树的主要致敏蛋白为 Bet v 1~5 等。不同属的植物间存在交叉过敏原,同源性越强,交叉反应的可能性越大。相关研究发现,桤木的主要致敏蛋白 Aln g1 与桦木的主要致敏蛋白 Bet v 1、栎木的主要致敏蛋白 Car b1 的氨基酸部分同源。豚草38kDa的致敏蛋白 Amb a1 与蒿属花粉的 Art v 6 为同源蛋白,均为果胶酸盐裂解酶。部分植物与蔬菜水果有同源性较高的致敏蛋白,研究证实,苹果过敏原 MAl d1 与桦木 Bet v 1 的部分氨基酸序列相同,因此,部分对桦树过敏的患者同时可出现苹果过敏的症状,这也被称为桦树水果综合征(birch fruit sydrome)。相关联的还包括桦木花粉与樱桃、桃子;蒿草花粉与芹菜、辣椒粉;豚草花粉与哈密瓜、香蕉、西瓜等。

每株植物可累积产生上亿粒花粉,部分地区每平方公里产生10余吨花粉。在多风干燥天气,空气中花粉浓度更高。花粉飘在空气中,极易诱发敏感者产生过敏症状。我国幅员广阔,各地区致敏花粉不尽一致,北方地区以野生蒿类花粉为主,大江南北均发现豚草。春季气传花粉常见种类及地区见表8-1-1。

表 8-1-1 春季过敏常见花粉种类根据各省市不同列表

省市名称	春季常见致敏花粉种类
北京	柏、杨、桦、白蜡
天津	白蜡、杨、榆、松
河北	柏、杨、松、榆
山东	松、杨、桦、槭
太原	杨、柳、松、柏
内蒙古	杨、榆、桦、松
哈尔滨	杨、榆、桦、松
长春	松、榆、杨、柳
沈阳	杨、栎、柳、松
郑州	悬铃木、柏、泡桐、杨
苏州	构、悬铃木、松、柳
合肥	构、悬铃木、松杨、银杏
上海	松、悬铃木、榆、桑
浙江	松、枫杨、柏、悬铃木
南昌	松、柏、胡桃、柳
福州	松、桑、杨
西安	悬铃木、杨、栎、柏
成都	悬铃木、构、枫杨、柳杉
昆明	松、柏、粟、杨
武汉	悬铃木、构、枫杨、栎
长沙	柏、构、悬铃木
广东	构、松、桉

(任懿,孙晓卫)

第二节 气传变应原影响因素

一、常年性室内变应原

常年性室内变应原,受室内人员行为习惯、室内潮湿程度、室内通风量、通风习惯、室内装修材料等影响。常年性室内变应原中最为常见的是霉菌、尘螨及粪便、动物毛发。

近年来国民经济快速发展,居民生活水平升高,居民建筑住宅的结构、室内装潢使用的材料及生活用品都有很多的改进。又应国家对节能减排的要求,建筑气密性提高,住宅通风降低,导致室内变应原种类增加。同时儿童在室内时间较前明显增加,常年性室内变应原导致儿童变态反应性疾病的发生率逐渐增长。此外,不同的建筑特征和居民生活习惯、住宅室内环境对常年性过敏原的暴露存在显著影响。

（一）建筑特性

建筑特性包括建筑的位置、年代、类型、建筑围护结构等方面，这些因素决定了建筑本身的通风渗透效果，从而影响常年性室内变应原的分布及扩散情况。不同年代的建筑使用的围护结构、建筑面积等均存在明显的差异。研究发现，房屋建筑面积 >100m² 时鼻炎患病率减低，客厅面积 <11m² 的环境与儿童鼻炎症状有相关性，建筑面积 <80m² 时儿童变态反应性疾病的发生率显著增高；室内有楼梯、混凝土板基础的建筑中可增大反复喘息的风险；使用木窗框的房屋哮喘发病率较非木窗框住宅低；居住在多层公寓，则会增加儿童变态反应性疾病的发生率。

（二）建筑的潮湿表征

建筑的潮湿表征包括霉菌、湿斑、窗户结露、水损坏、霉味、床铺潮湿等。多地研究中发现建筑的潮湿表征与儿童变态反应性疾病显著相关，潮湿的建筑居住环境，适宜尘螨、霉菌的繁殖，可增加变态反应性疾病的发生风险。相关研究显示，室内潮湿表征与床品尘螨、霉菌等变应原的存在呈正相关。因此，注意保持室内干燥，在阳光充足时注意被褥晾晒，注意屋顶修补、地面防水等防潮措施，尽量避免因建筑潮湿暴露导致变态反应性疾病的发生。

（三）建筑装饰装修

建筑装修、装修材料、墙壁涂层、塑料及泡沫制品、各种芳香剂的使用，使室内污染种类变得更加复杂，对人体健康造成严重的威胁，特别是免疫力较低的儿童。各类塑料制品、复合木地板、聚氯乙烯地板、泡沫软垫等建筑装修装饰使得室内甲醛、苯含量升高，装修后地板、床具、沙发、桌椅可持续散发，即使闻不到味道，但这些挥发性有机物（VOCs）仍会刺激黏膜，加重了变态反应性疾病的发生率。研究表明，建筑装饰表面材料可能会排放邻苯二甲酸和双酚等挥发性和半挥发性有机物，可使变态反应性疾病患病率升高。

世界卫生组织（WHO）提出室内甲醛浓度的上限值 0.1μg/m³（1 小时的平均暴露量）已经得到相关研究证实。不合格的建筑装修材料使用，在室内不完全燃烧木材和煤炭等，均可能导致甲醛和可吸入颗粒物浓度升高，短期和长期暴露均可诱发变态反应性疾病的发生。

（四）生活习惯

居民的生活行为习惯包括烟雾暴露（室内吸烟、二手烟、厨房油烟），通风习惯，变应原暴露（眷养宠物、物品使用、家纺材质）等。燃烧后的香烟可产生六千多种不同成分的化学物质，包含尼古丁、多环芳香烃、烟草糖蛋白、重金属在内的多种物质。这些物质具有抗原性、细胞毒性、致癌性。研究表明，吸烟是尘螨变应原引起的变态反应性疾病的危险因素，儿童因被动吸入二手烟可增加晚期变态反应性疾病的风险。

厨房烹饪对家庭空气的污染主要有两个方面，一是煤气、煤炭、液化气等燃烧时产生的一氧化碳、二氧化碳、氮氧化物，以及强致癌物 3,4-苯并芘等有害物质。二是烹饪时产生的油烟。烹饪时所产生的油烟污染成分极为复杂，含有至少 300 多种有害物质，而且燃料燃烧也会增大室内颗粒物浓度，引起变态反应性疾病的发病率升高。

室内通风习惯随着近 20 年来经济水平的不断提高、人们知识的普及和建筑工业的飞快发展而得到了极大的关注。因考虑到建筑节能的要求，建筑的密封性改变，目前住宅的透风量较低，通风窗设计因美观逐渐改变，导致室内通风存在不足。降低的室内通风导致室内常见污染物，如霉菌、甲醛、尘螨、可吸入颗粒等数量的增加。城市儿童长时间处于室内环境，环境暴露对变态反应性疾病的发生逐年增加。相关研究表明，邻近交通干线的住宅室内可吸入颗粒物（$PM_{1.0}$、$PM_{2.5}$、$PM_{5.0}$、PM_{10}）浓度在不同季节均明显高于远离交通干线的城市住宅；冬季住宅室内可吸入颗粒物浓度高于夏季；室内空气中浮游菌浓度与室内温度和相对湿度呈正相关。通过加强室内通风可明显改善室内空气环境并降低室内污染物含量。但因室外空气环境不佳，开窗通风会导致室内空气污染，从而引发变态反应性疾病发生。因此，在室外空气质量良好和空气污染轻时通过开窗通风进行室内换气，污染较严重或公路附近时尽量避免长时间通风，可采用空气净化装置进行室内外换气。

二、季节性花粉性变应原

气传性花粉是一种抗原性最强、致敏率最高的气传性致敏原，具有明显的季节性。季节性花粉变应原是一种植物源性污染，某些植物所产生的花粉具有致敏性，可导致变态反应性疾病。当空气中花粉浓度达到 20 粒/m² 时，就可诱发敏感人群出现过敏性症状。空气中的种类和含量主要因植被因素、地理因素、气候因素、大气污染和人为因素影响。

（一）植被因素

包括植被品种、植株生长活力等因素。不同的植物品种花粉致敏性是不同的。一般来说，杂草类花粉致敏性最强，牧草类花粉次之，木本类植物花粉致敏性最弱。豚草与蒿属植物具有很强的抗原性和致敏性，其耐寒、耐寒、耐贫瘠土壤，因此，具有更大的侵害性和扩张性，是我国重要的致敏性花粉。致敏性低的松属花粉的致敏性弱。不同植物的授粉季节与授粉期长短也不同，春季以木本类植物花粉含量最大，秋季以杂草类为主。

（二）地理因素

包括地域位置、海拔高度、地质、地貌、水源等。平原地区一般适于植物生长，高原或山区海拔高于2 000m时，植物明显减少，花粉量也减少。水源充足的地区，植物的种类与品种较为丰富，花粉污染程度也较高。

地面条件为硬质地面时，地面热量的缓慢聚集产生地面空气对流，空气受对流运动的影响由低处升到高空，空气中所含的花粉颗粒也随之飘散，是产生花粉飘散日变化双峰的最主要原因。风速对空气中花粉的含量有直接的影响。风速在低于1.0m/s时，花粉飘散完全不受影响；风速在1.0~1.5m/s时，会对花粉飘散产生一定影响，花粉的飘散浓度会增加；风速高于1.5m/s时，会使花粉远扬，导致局部的花粉浓度下降而远处的花粉浓度上升，花粉飘散距离加大。

（三）气候因素

如温度、湿度、风速、气压等。当气候温和适中时，有利于植物生长，花粉种类及花粉量增多。花粉浓度的日变化与空气温度、地面温度、光照强度的日变化呈显著的正相关关系，与空气相对湿度的日变化呈显著的负相关关系。地表条件不同时，花粉浓度的日变化规律会出现单峰值和双峰值两个规律，即花粉在软质地面传播时，一天中花粉浓度最高值出现在14点；而在硬质地面，一天中的花粉浓度会出现两个高峰值，一个是14点，一个是20点。花粉在空气中飘散，距离植物远近不同，花粉浓度也不同。顺风方向花粉浓度较高于其他方向。顺风方向，花粉的空间飘散是一个单峰规律，峰值出现在20m；在其他的方向，排除风的影响，随着距离的加大，花粉飘散的浓度也逐渐加

大，在距离植物10~15m时花粉浓度达到最大。

（四）大气污染

研究表明，大气污染物如硫氧化物、臭氧、无机物及有机物能通过依赖或不依赖于IgE抗体的机制增强呼吸道的反应，通过刺激呼吸道和皮肤而增强花粉进入人体的渗透性，也可直接通过影响花粉致敏性增强，导致变态反应性疾病。

（戴金平，孙晓卫）

第三节　气传变应原监测和采样

气传变应原种类繁多，分布广泛，对于气传变应原的采样方法繁多。收集室内外的气传变应原，可用于评价变应原种类及数量，采用合适的方法进行收集和检测十分重要。

（一）尘螨

尘螨是灰尘中主要的过敏原来源，可引发变态反应性疾病，尘螨主要孳生于室内积尘中，收集灰尘是首要环节，灰尘中含有较多杂质，需要将尘螨分离出，进行尘螨检测、活螨培养等，用于评价尘螨数量、分布情况。主要有主动灰尘采样（包括表面擦拭采样、吸尘器采样、空气净化器采样等）及被动灰尘采样两种方法。

取得灰尘样本后，将螨自灰尘样本中分离。具体方法：①比重分离法，根据使用提取液体的介质不同分为饱和盐水法、有机溶剂法、甘油饱和盐水法等；②过筛、水洗发，通过筛网过筛、水洗达到分离尘螨；③生活习性分离法，螨对热较为敏感，受热逃出、避光爬附、背光钻孔，以达到分离目的。

取得尘螨后对尘螨及其变应原检测方法可分为显微镜镜检法及免疫学及生物化学与分子生物学方法，后者又分为半定量检测（尘螨代谢物鸟嘌呤检测；免疫层析技术）及定量检测（放射免疫分析；酶联免疫吸附试验；放射变应原吸附试验抑制实验；聚合酶链式反应）。

（二）霉菌

霉菌的主要生长影响因素为：温度、湿度、营养物质、暴露时间等，氧气、光线、表面粗糙度等也可以影响其生长速度。当室内外温差较大时，容易形成热桥或者冷桥，以墙角多见，而且墙角的湿度和温度较高，空气不流通，更适合霉菌的生长。

《公共场所卫生检查方法第3部分：空气微生物》规定自然沉降法和撞击法两种空气菌落总数测定方法。自然沉降法是在地心引力作用下，空

气中悬浮的带菌颗粒会随时间的延长逐渐沉降,降落在营养琼脂板表面。撞击法是通过撞击式空气微生物采样器采样,通过抽气动力作用,使空气通过小孔产生高速气流,使悬浮在空气中的带菌颗粒撞击到营养琼脂板表面。将采集的营养琼脂板的霉菌在(28±1)℃的培养箱中连续培养5天,每24小时记录一次结果。

（三）花粉

气传花粉浓度的检测已由气象行业制定标准规范,《气传花粉暴片法观测规范（2007年,第一版)》规定了采用暴片法进行气传花粉浓度观测的要求、观测、检查方法。暴片法是在载玻片上涂一层薄层的软性黏附剂,在空气中暴露24小时,收集花粉颗粒。

将花粉采样器放置于四面通风处,周围100m内无高层建筑无阻挡,切忌选在丛林、树下、杂草附近。将采样器表面涂抹一层薄层黏附剂（取白凡士林75g、液体石蜡25mL,混合均匀),放置于采样仪上,每24小时更换一次载玻片,同时记录每日天气情况。取适量染色剂于黏附剂处,用乙醇灯缓慢融化,加盖玻璃片,显微镜下进行镜检读片记录。

（任懿,孙晓卫）

第四节 气溶胶与变态反应疾病

气溶胶（aerosol）是指悬浮在气体介质中的固态或液态颗粒所组成的气态分散系统。这些固态或液态颗粒的密度与气体介质的密度可以相差微小,也可以悬殊很大。气溶胶颗粒大小通常在0.01~10μm,来源和形成原因不同,颗粒的形状多种多样,可以球形、雾珠、片状、针状及其他不规则形状。从流体力学角度,气溶胶实质上是气态为连续相,固、液态为分散相的多相流体。

（一）气溶胶的基本特性

气溶胶可以以粒子的性质来区分,分散相是液体的称为液态气溶胶,分散相是固态的称为固态气溶胶,含有微生物和生物的称为生物气溶胶。其中生物性粒子包含:病毒、立克次体、衣原体、细菌、放线菌、各种霉菌、苔藓、蕨类孢子、藻类、植物细胞、昆虫（尘螨等)及其碎片和分泌物、动植物源性蛋白（宠物皮脂腺微小蛋白等)、有机物及无机物等。这些粒子几乎都与某些人体疾病相关。气溶胶应具备:①遵循空气流线运动特点;②可在气体

中悬浮;③具有潜在长距离传播能力。

静止的空气环境中,气溶胶的沉降速度与颗粒直径的平方成正比。较小的颗粒物在空气中停留的时间更长。所以,直径较大的飞沫由于重力因素在空气气流中快速沉降,而气溶胶在空气中缓慢沉降,而容易被湍流和气流携带到远处,出现远距离感染。

（二）气溶胶的产生

天空中的云、雾、尘埃,工业、运输业的锅炉和发动机里未燃尽的燃料的烟雾,采矿与石料加工和粮食加工形成的固体粉尘,都是气溶胶。使用激光笔时可见到一道光柱,就是气溶胶对于光线散射形成的。人们对于气溶胶的形成与疾病的关系关心甚少,近年来,随着新型冠状病毒、SARS对全球的席卷,因空气中气溶胶所带来的环境健康问题被重视起来。

咳嗽、打喷嚏、讲话、冲马桶时均会产生生物气溶胶,医疗工作中（如雾化、正压通气、气管切开、修牙等操作)同样会有生物气溶胶的产生。

（三）气溶胶的传输和沉积

气溶胶受到重力沉降、惯性撞击、布朗运动与扩散、截留和静电力等物理机制作用下沉积于人体,同时也受气流动力学、气溶胶组成、呼吸系统特性等机制影响,通常假定于沉积在初始接触部位。

1. 重力沉降 当气溶胶进入人体的小气道或肺泡等狭小空间时,空气流速变慢,气溶胶会随着自由落体和停滞的时间增加而发生沉降。在吸入过程中,重力沉降主要发生于气道末端,此处气流较主气道变得慢很多。肺炎患者双肺分泌物增加,此时,气溶胶穿过水饱和的气道,由于吸湿作用而体积变大,使气溶胶更容易在末端气管沉降。

2. 惯性撞击 吸气时,空气自鼻腔、口腔吸入至喉腔后至气管-支气管,气流在不同部位都会出现气流方向的改变,其中的气溶胶由于惯性因素保持原有的方向,在气流出现改变时撞击到呼吸道表面。对于气溶胶直径>1μm的粒子且靠近主气道的意义重大。

3. 布朗运动与扩散 气溶胶的随机碰撞使得气溶胶粒子呈现不规则的运动状态,即为布朗运动。在气溶胶粒子的空气动力学直径<0.5μm时,缺乏重力的情况下,粒子的运动也是随机的。气溶胶随着浓度由高至低扩散着,扩散取决于扩散系数、气溶胶粒子的大小、滞留时间等。因此,

长时间滞留于较小直径的气道有利于气溶胶的扩散。

4. 截留 当气溶胶因为本身大小的因素接触到气道表面就被称为截留。截留的发生取决于气溶胶的大小,气道的直径等因素。

5. 静电力 带电粒子可能由于静电力吸附于气道表面,气道表面本身是不带电的,属于电导体。当带电粒子通过气道时,气道表面产生一个对应的电荷,对带电粒子进行吸附,使其沉降于肺部。

（四）生物气溶胶与疾病

生物气溶胶（biogenic aerosol particle,BAP）,BAP 可分为生物源性初级气溶胶（biogenic primary aerosol particle,BPAP）是由生物一次排放直接进入大气的气溶胶颗粒,包括各种有活性的微生物和没有活性的碎片化生物组织,如细菌、真菌孢子、病毒、花粉螨及其粪便等,和生物源性次级气溶胶（biogenic secondary organic aerosols,BSOA）是排放入环境中的 BPAP 的进一步演化,或者是由生物源初次排放的挥发性有机物（biogenic volatile organic compounds,BVOCs）在大气中发生均相或异相反应生成的新产物,并通过气-粒转化分配到气溶胶颗粒中。沉积后并不涉及生物化学过程,其清除机制主要依赖于生理学过程。沉积于上呼吸道的颗粒直径较大,在呼吸道纤毛系统的运动下,推出气道,以痰液形式排出体外;沉积于肺深部和肺泡区域的颗粒直径较小,主要靠吞噬细胞发挥作用,进行清除。但是当含有有害物质的生物气溶胶（如细菌、病毒、霉菌等）沉积在呼吸道表面后,因其主动的微生物侵袭力（如侵袭性酶、荚膜、菌毛等）发生病变。

BAP 致病的三要素,传染源头、空气传播、易感人群。$PM_{2.5}$ 是最常听说的气溶胶,也被称为"危险颗粒物、可入肺颗粒物",$PM_{2.5}$ 是指空气动力学当量直径≤$2.5\mu m$ 的悬浮颗粒物。细菌气溶胶可以随气流迁移,从而影响整个生态系统,它在大气中滞留时间长,可以悬浮长达几个小时甚至更久,传输距离远,$PM_{2.5}$ 被吸入人体后会进入支气管,干扰肺部的气体交换,引发包括哮喘、支气管炎和心血管病等方面的疾病。这些颗粒还可以通过支气管和肺泡进入血液,其中的有害气体、重金属等溶解在血液中,对健康的危害极大。

中国科学院生态环境研究中心建议:室外空气细菌气溶胶标准浓度低于 $1\,000CFU/m^3$,才能达到清洁空气的要求,否则就可能存在微生物感染,具有一定的健康风险。春季生物气溶胶的平均水平高于其他季节,这可能与春季气候温度适宜、农作物生长、花粉传播、人与动物的迁徙与活动使得细菌增多,这种适宜的条件可导致微生物等变应原活跃,室外气溶胶浓度增高。相比于春季,冬季冷空气强劲,雨雪频发,动物冬眠,人类活动减少,强劲的风势更有利于气溶胶的迁移与扩散,因此,冬季气溶胶直径较小,可进入人体下呼吸道的细小气道。

BAP 吸入后可导致:①蛋白水解:肺内弹性蛋白和胶原蛋白破坏导致肺气肿;②纤维化:增加肺组织粘连形成瘢痕性肺水肿和肺功能改变;③免疫毒性反应:导致变态反应性疾病,如哮喘、过敏性肺泡炎等疾病;④炎症:粒子刺激导致肺水肿、黏膜分泌物过多、支气管炎、细胞更新加快;⑤改变易感性:对巨噬细胞的毒性作用,影响纤毛细胞和黏膜细胞清除异物的功能,对感染因子抵抗力下降;⑥组织变性:坏死、自融和钙化;⑦感染:细菌、真菌、病毒感染等;⑧癌变:颗粒中某些化合物可能使 DNA 变性,引起基因损伤、突变或癌变。在基因损伤情况下,个体会对致病因子敏感度增加。

（五）气溶胶引起变态反应

BAP 的传播需要病原体在整个空气传播过程中保持传染性,无论有无沉积事件。携带变应原的气溶胶主要通过 3 种途径或其组合传播:①含变应原的气溶胶与易感者的黏膜直接或间接接触。②含变应原的气溶胶与上呼吸道表面接触。③吸入含变应原的雾化小颗粒或飞沫核。不同的传播方式的相对重要性因变应原的种类而异。随着对气溶胶研究的深入,由携带变应原的气溶胶导致变态反应性疾病的传播途径也被逐步证实是重要的传播途径。

细菌的粒径较小,其种类及丰富度的时空分布差异很大。内陆城市和农村地区细菌数量均在夏末秋初期间较高,沿海地区细菌数量在冬季最高。不同地表上细菌呈现不同的菌落结构,农田和郊区的放线菌群落明显高于森林地区。真菌分布广泛,几乎存在于任何生态系统,真菌孢子是环境空气中最常见的 BPAP 之一。大气中的真菌孢子主要源于真菌在生长过程中通过渗透压等方式释放,以孢子形态分散在空气介质中,形成稳定的生物气溶胶形态。研究发现,真菌孢子对于有机颗粒的贡献远高于细菌。花粉是空气中存在的由植物直接释放的 BPAP 的主要组成之一。花粉直径为 30~50μg,形状多样,并具有坚硬的外壳,当环境湿度较高时,花粉颗粒可破裂成粒径为 0.03~5μg 的碎片直接悬浮在大气中,或者与大气中的颗粒物聚集混合后长期悬浮于大气中。除了细菌、真菌孢子和花粉等 BPAP 外,生物体还可以通过物理-生化过程向大气中释放 BPAP,如植物碎片、动物毛发、皮肤碎片等。研究表明,夏季含量最多,在植被丰富的山区,总量可超过 40%。

BSOA 的形成过程与 BVOCs 以及大气的化学特性有着密切的相关性。由针叶和落叶树等释放的异戊二烯和萜烯,具有较高的反应活性,可与大气中的臭氧、硝酸自由基等发生气相反应,生成挥发性较低的中间产物,如醛酮类、羧酸类、硝酸酯类化合物。

气溶胶对身体监控有着长远的直接影响,可通过吸入或表面吸附危害人体健康,呼吸作用使不同直径的颗粒物直接进入呼吸道的不同部分沉积,直径<2.5μg 的 BAP 可直接深达支气管和肺泡。因花粉传播导致的鼻炎、哮喘、荨麻疹等变态反应性疾病在全球都非常普遍,以花粉症为例,是季节性流行病,已成为全球性的公共健康问题,研究表明花粉症越来越普遍的主要原因是空气中的花粉数量越来越高,即使是健康人群,持续暴露下也会出现鼻塞、鼻干、流涕等症状。

(任懿,孙晓卫)

第五节 环境性变态反应

人类的行为对全球环境造成了巨大的改变,生态环境的破坏导致生物种群和数目下降,甚至是一些物种的灭绝,研究显示,大气和环境的改变,如全球变暖,对生物圈、生物多样性和生活居住环境,如居住环境、工作场所等产生了极大的影响。生物多样性的丧失、物种和微生物群落的变化、空气污染等是变态反应性疾病患病率上升的主要原因,导致变态反应性疾病已成为全球性的公共健康问题。

一、室外环境

大环境,即由大气圈、水圈、地质圈、生物圈等自然因素组成的环境,其污染即为室外环境污染,包括了工业废气、汽车尾气的排放,生物多样性的改变等。相比于农村,我国现代化城市化进程加快,城镇交通的尾气排放,光化学污染等,可造成许多变态反应性疾病。

变态反应性疾病涉及固有免疫和适应性免疫,常见因素包括过敏原暴露、微生物感染、氧化应激、环境及微生物相关代谢产物接触等。生物多样性的变化、空气污染等在不同程度上成为变态反应性疾病发生的重要原因。

(一)生物多样性的变化

生物多样性由动植物、微生物及其赖以生存的环境和周围生态系统构成。研究表明,充分接触大自然对人体健康尤为重要,可以保持人体微生物群的稳定性。随着社会化、工业化、城市化进程加快,生物多样性不断改变,变态反应性疾病患者携带的变形菌种种类更多。流行病学资料显示,微生物能够激活非特异性免疫系统,接触大量不同种类微生物,可防止有害细菌在呼吸道长期驻扎,可降低变态反应性疾病的发生。哮喘患儿的肺部致病菌数量明显高于正常孩子,接受抗生素治疗后,其致病菌数量下降,气道反应性明显降低。研究发现,过敏性皮炎病灶处显微镜下表现与正常处皮肤相比,葡萄球菌比例较高且微生物多样性降低。治疗过程中,葡萄球菌的比例下降,微生物菌群的多样性逐渐恢复,因此,微生物群的存在对维持免疫稳态意义重大。

(二)空气污染的变化

空气污染与变态反应性疾病的关系十分复杂,通过流行病学研究已经确认,因交通、工业原因所引发的空气污染与呼吸系统疾病的发病率及病死率有着密切关系。空气中不同直径的颗粒物(包括可吸入颗粒物 PM_{10}、细颗粒物 $PM_{2.5}$)、臭氧(O_3)、二氧化硫(SO_2)、二氧化氮(NO_2),都与变态反应性疾病相关。

可吸入颗粒物(PM_{10})及细颗粒($PM_{2.5}$),指空气动力学直径 ≤10.0~2.5μm 的大气颗粒物,世界卫生组织称其为可进入胸部的颗粒物,PM_{10} 通常来自在未铺沥青、水泥的路面上行驶的机动车、材料的破碎碾磨处理过程,以及被风扬起的尘土,$PM_{2.5}$ 主要来自化石燃料的燃烧,如机动车尾气、燃煤等,大多含有重金属等有毒物质,除此之外还有一些挥发性有机物。在环境空气中持续的时间很长,对人体健康和大气能见度影响都很大。它们的化学和物理组成依地点、气候、一年中的季节不同而变化很大。PM_{10} 颗粒直径小、比表面积大,吸附性强,容易成为空气中各种有毒物质的载体被吸入肺部，甚至是入血。PM$_{2.5}$因其粒径更小，更容易被吸入肺部深处，甚至是肺泡内，因此，影响更大。

臭氧（O$_3$）是氧气的一种同素异形体，淡蓝色气体，液态为深蓝色。比重比氧大，易溶于水，易分解。气味类似鱼腥味但当浓度过高时，气味类似于氯气。臭氧可分为自然源和人为源两类，自然源的臭氧主要指平流层的下传。人为源的臭氧主要是由人为排放的氮氧化物（NOx）、挥发性有机物（volatile organic compounds，VOCs）等污染物的光化学反应生成。NOx、VOCs等臭氧前体物主要来源于交通工具的尾气排放、石油化工和火力发电等工业污染源排放及秸秆等物质的大量燃烧等。40%~60%的O$_3$由鼻吸入，直接影响上下呼吸道，主要通过提高气道炎症和上皮膜通透性增加变态反应性疾病的发生率。

SO$_2$为无色透明气体，有刺激性臭味。是大气主要污染物之一。由于煤和石油通常都含有硫元素，因此许多工业生产过程中会产生二氧化硫。在大气中，SO$_2$会氧化而成硫酸雾或硫酸盐气溶胶，是环境酸化的重要前驱物。SO$_2$对呼吸器官，特别是对上呼吸道有刺激作用，并可影响呼吸功能。进入呼吸道后，易沉积在上呼吸道，在湿润的黏膜上生成具有腐蚀性的亚硫酸、硫酸和硫酸盐，刺激作用强。上呼吸道的平滑肌因有末梢神经感受器，遇刺激就会产生窄缩反应，使气管和支气管的管腔缩小，气道阻力增加。上呼吸道对SO$_2$的这种阻留作用，在一定程度上可减轻SO$_2$对肺部的刺激。但进入血液的SO$_2$仍可通过血液循环抵达肺部产生刺激作用。

NO$_2$为棕红色气体。在常温下（0~21.5℃）NO$_2$与四氧化二氮混合而共存。有毒、有刺激性。主要经由机动车尾气、锅炉废气的排放等产生。NO$_2$首要损害呼吸道，环境中NO$_2$的浓度与哮喘、咳嗽、变态反应性疾病等发病率的增加有相关性。

二、室内环境

现代人大部分时间处于室内，室内环境的变化，已经成为除遗传因素之外变态反应性疾病发病率增高的重要原因。随着科学技术的不断发展，人们对良好健康的居住环境要求越来越高，需要将美观舒适及健康同时结合，健康的建筑设计理念已经融入现今的房屋室内设计中。

国内研究表明，华北地区住宅室内通风主要通过开门窗方式，城市住宅内的主要空气污染源为新型的建筑装修装饰材料，如复合材料等其他材料的地板、墙面乳胶漆等散发的化学物质；农村住宅内的主要空气污染源为煤炭、秸秆等燃料燃烧出现的颗粒物，且特别是平房，建筑室内潮湿情况较重，无排风系统及壁挂炉、煤炉等取暖方式会增加室内潮湿及霉菌的生成。

室内环境污染主要包括物理性污染、生物性污染及化学性污染，引起变态反应性疾病的主要污染源为生物性污染产生的生物性变应原及化学性污染产生的化学性变应原。

（一）生物变态反应原

主要包含尘螨、霉菌、宠物毛发等，大多源于家装纺织品、衣物等。尘螨主要存在于温暖潮湿的环境，如潮湿房间的床铺及潮湿角落。霉菌在高湿度的环境更容易生存，导致变态反应性疾病的主要是以曲霉菌属、青霉菌属、镰刀霉菌最为常见。宠物皮毛的变应原黏附力很强，比尘螨更容易黏附于墙壁及家具表面，特别是纯棉的衣服是传播变应原的重要载体。

（二）化学性变态反应原

主要表现为住宅内空气污染，如甲醛、甲苯、苯等有机物，源于室内装修建材、墙壁粉刷涂料等产生的有毒有害气体，这些气体均对人体上呼吸道黏膜产生作用且具有致癌性。以甲醛为例，在一般情况下，房屋使用时间越长，通风条件越好，温度越高、湿度越大，对室内甲醛的释放越有利。甲醛属于长期释放的有机物，并非一次处理达标就结束释放，人们常忽略其长期存在的特性。

（任懿，孙晓卫）

第六节 气候性变态反应

气候变化危机是人类健康和医疗机构的严峻挑战。应对气候变化可能是21世纪全球健康的最大危机。气候变化危机及其后果，如高温、森林野火、洪灾、旱灾以及食物、水的质量和数量的变化，对人类的身心健康产生直接和间接的影响。研究表明，更强烈、更频繁的空气热浪和空气质量下降与变态反应性疾病的发病率，尤其是最脆弱人群有直接或间接的影响。

气候变暖改变了现有的生态系统，使得耐受高温和干旱的物种的生物更容易入侵。使得病原体分布发生改变，借由空气作为媒介传播的疾病也在增加。新植物的入侵传播(如 2021 年,加拿大一枝黄花入侵全国如四川、湖北、浙江、河南省等多地)正作为新的花粉来源,增加过敏患者的变态反应原暴露。

变态反应性疾病患病率的增加与全球城市化、工业化和经济增长有关。众所周知,空气污染物会破坏上皮,导致任何具有上皮细胞的器官系统中的特定疾病。

联合国政府间气候变化专门委员会(IPCC)在 2021 年评估报告中指出,极端热浪、海洋热浪、强降水、农业和环境干旱以及严重热带气旋的发生率与全球变暖直接相关。总体气温上升的气候,特别是空气污染和二氧化碳水平的增加,改变了花粉的产生和过敏性,入秋后"雷暴哮喘"的症状也越来越频繁。鉴于气候变化导致的变态反应性疾病日益增加,因此,早期的免疫调节治疗更为重要。

2022 年是近几年最热的一年。据国家气候中心监测,自 2022 年 6 月以来,我国出现了范围广、持续时间长、极性强、影响大的区域性高温天气过程。截至 2022 年 7 月,高温事件覆盖面积 502.1 万平方公里,影响了 9 亿多人口的健康。特别是南方的高温突然出现,江苏、浙江、上海、包头地区以及四川和重庆已成为国家高温中心。40℃以上的高温在许多地方都发生过,高温的历史纪录经常被打破。

进入 21 世纪以来,我国大规模持续高温事件的典型年份包括 2003 年、2013 年和 2017 年。总体而言,今年的高温事件开始时间早于上述 3 年。历史极端站的持续时间和数量仍然少于这 3 年。虽然单站的影响范围和最高温度也低于 2017 年,但已超过 2003 年和 2013 年。在这些情况下,存在着热岛效应,臭氧和颗粒物水平的增加协同强化了热岛效应。

气温升高有利于野火事件的发生,野火除了会导致立即死亡外,还会因空气污染物的重新释放而增加心血管和呼吸系统的病死率。除了森林火灾,人为排放也是空气质量下降的原因。据世界卫生组织称,对健康有害的最重要物质是 O_3、NO_2、SO_2 和颗粒物。其他空气污染物包括苯、甲苯、二甲苯、有机化合物等气体。排放物在大气中的停留时间很长,可以跨越大陆和海洋。累积损伤、氧化应激、促炎和炎性反应以及表观遗传变化是可能的后果。

加速气候变化的因素,如自然栖息地和动植物物种的破坏,也会增加大流行的风险,如当前的新型冠状病毒大流行。洪水可能导致霉菌和尘螨的接触增加,从而导致变态反应性疾病的发病率增加。

近几十年来,变态反应性疾病已经流行开来。据相关研究表明,在过去 30 年间,变态反应性疾病的发病率至少增加了 3 倍。特别是在年轻人群中,过敏现象普遍(超过 30%)。变态反应性疾病是由环境因素引起的,并且在流行率、表型表达和严重性方面因气候变化和空气污染而加剧。臭氧、氮氧化物(NOx)和超细颗粒等空气污染物助长了上呼吸道和下呼吸道黏膜的炎症过程。此外,空气污染物和空气变态反应原相互作用。城市化也通过空气污染物和生物多样性的减少导致变态反应性疾病的发展和恶化。

多国家团队对儿童哮喘患病率与环境暴露因素进行了相关分析并探讨可能的发病机制。自 1999 年首次发现在农场长大的儿童患变态反应性疾病的概率显著低于非农场成长的儿童,随着时间的流逝,这种现象被越来越多的发现,成为"农场效应",体现出环境与变态反应性疾病发生的相关性。

植物的物候特征,如开花和花粉生产,对环境变化非常敏感。全球变暖,特别是与 CO_2 的增加(一种自然施肥效应)相结合,改变了生长季节的转变和延长,导致花粉流动的强度和时间的改变,以及植物生物量的增加。花粉的季节性提前,花粉的季节延长,新的植物及其花粉的出现,与空气污染物结合,使得花粉致敏性和空气中花粉浓度增加。这会影响过敏患者症状的时间段和症状严重程度的改变。更多地接触过敏原也增加了新的致敏的可能性。

花粉过敏发作的时间主要与具体过敏的种类、城市环境等因素有关。近些年来伴随着雨水充足,加上天气热,可以让植物生长旺盛,花粉症的症状出现提前。在花粉监测的帮助下,尽可能准确地预测当地的花粉负荷(花粉计数、长途运输),以便受影响的人能够及时用药,适应变态反应原的暴露,这一点非常重要。重要的是,花粉光谱和花粉排放的变化不仅取决于气候因素,还受到农业活动以及土地利用和小气候变化的影响,这些变化是城市化进程的结果。

典型的与气候相关的变态反应性疾病,是 2016 年 11 月 21 日墨尔本地区的"雷暴哮喘事件"。"雷暴诱发哮喘"或"雷暴哮喘"现象,是雷暴的时间和空间环境中部分严重哮喘发作的聚集性发生。在严重雷暴天气中，其频率和强度将随着气候变化而增加，同时花粉量高，可能会出现哮喘加重或严重变应性鼻炎症状。推测的致病机制是：花粉（尤其是来自草的花粉）和真菌孢子在雷暴的过程中在空气中被翻动起来，由于静电电荷和大气湿度而渗透性膨胀，并破裂，花粉粒中存在的细胞质成分释放到空气中，导致更小的花粉碎片更容易进入致敏者的下呼吸道，并可能导致急性支气管痉挛。变态反应原使致敏者的暴露情况严重恶化。变应性鼻炎患者也可能突然出现严重的支气管阻塞和哮喘发作。

大量的事实均表明，多种气候变化危机的相互作用会导致变态反应性疾病的发生和发作。制定相关政策促进新能源的使用，改善交通工具，减少煤炭、石油的燃烧，对城市中植物花草有计划性的种植，建立科学可持续的花粉监测站点，同时，对包括雷暴天气在内的天气预报对易感人群提供预警建议。

（任懿，孙晓卫）

参考文献

1. 崔玉宝．尘螨的生物学、生态学与流行概况[J]．国际医学寄生虫病杂志，2004，31(6)：277-281.
2. 汪永华．花粉过敏与城市绿化植物设计[J]．中国城市林业，2005，3：53-55.
3. 安羽三，欧阳昱晖．季节性过敏性鼻炎的研究现状[J]．中国耳鼻咽喉头颈外科，2020，27(4)：199-201.
4. 程雷，许秋艳，陈浩．变态反应检测与诊断的临床应用及意义[J]．山东大学耳鼻喉眼学报，2022，36(3)：1-6.
5. 中国气象局．气传花粉暴片法观测规范[M]．北京：气象出版社，2007.
6. 车凤翔．生物气溶胶与人体疾病[J]．中国卫生检验杂志，1997，(4)：252-256.
7. Luschkova D，Traidl-Hoffmann C，Ludwig A. Climate change and allergies [J]. Allergo J Int，2022，31(4)：114-120.
8. 林新鎏，郑振宇，任霞，等．环境暴露在过敏性疾病中的重要作用[J]．中华临床免疫和变态反应杂志，2019，13(4)：276-282.
9. 程晟，余咏梅，阮标．中国主要城市气传花粉植物种类与分布[J]．中华临床免疫和变态反应杂志，2015，9(02)：136-141.

第九章

护理特点

第一节　变态反应疾病的护理

儿童变态反应疾病护理特点

儿童不是成人的缩小版,儿童最基本的生理特点是生长发育,所以儿童在生理、心理及疾病等方面均有着与成人不同的特点,且各年龄期儿童也存在差异。

（一）机体特点

1. 解剖特点　随着儿童体格发育的进展,其外观不断变化,如体重、身长(高)、头围、胸围的增长,骨骼的发育、身体各部分比例与成人有明显的不同;婴儿皮肤、黏膜表层薄而柔嫩,容易损伤和感染,故皮肤护理和口腔护理具有特别重要的意义,护理上应注意手卫生及消毒隔离,避免儿童发生交叉感染。

2. 生理特点　儿童生长发育快,代谢旺盛,各组织器官发育尚未完善,年龄越小,生长发育速度越快,对营养物质的需求量相对比成人多,但由于胃肠消化功能未发育成熟,故易出现腹泻、呕吐、营养缺乏等健康问题。护理上应特别关注营养及消化道症状。

3. 免疫特点　儿童非特异性免疫不足,皮肤黏膜娇嫩,屏障功能差,胃酸杀菌力弱、白细胞的吞噬能力差,淋巴系统发育未成熟,体液免疫和细胞免疫功能均不健全。儿童肺泡巨噬细胞功能不足,体液免疫细胞尚未发育成熟,免疫球蛋白缺乏,易发生呼吸道感染。细胞免疫发育不完善,存在辅助性T淋巴细胞(Th)1/Th2细胞失衡,Th2细胞高表达,促进B细胞产生大量IgE和炎性介质,导致易发生变态反应性疾病。另外,变态反应的特应性体质受先天遗传因素影响,有特应性体质的患儿与抗原首次接触时即可被致敏,但不产生临床反应,致敏的机体再次接触同一抗原时,就

可发生反应。护士要了解患儿及家庭成员体质,有明确变应原过敏的应避免接触,以免发生变态反应。

4. 心理社会特点　儿童大脑的结构与功能不够成熟,故儿童的心理发育如感知觉、情绪、记忆、思维、意志和个性等方面的发展,与成人有不同的特点。小儿的生长、发育过程从不成熟到成熟,从不定型到定型,是可塑性最大的时期,也是接受教育最佳的时期。在护理工作中,应根据不同年龄阶段小儿的心理发展特征,评估患儿不同的个性和气质特点,因势利导,培养儿童良好的个性和行为习惯。采取相适应的护理措施及健康宣教。为小儿创设良好的生活环境,以促进小儿心理健康发展。

（二）临床特点

1. 病理特点　儿童机体对变应原的反应因年龄不同而发生不同的病理改变。

2. 疾病特点　儿童疾病种类及临床表现与成人有很大不同,变态反应性疾病较成人多见,且患病后临床表现与成人不同:如起病急、来势凶、易反复、病情变化快,过敏反应严重等,伴有呼吸、循环衰竭和水、电解质紊乱,应密切观察、及时处理。

3. 诊治特点　不同年龄儿童患病有其独特的临床表现,诊断时应结合年龄特点。年幼儿常不能自诉病情,除向家长详细询问病史外,应密切观察病情变化,及时掌握第一手资料,结合必要的实验室检查,早期正确诊断和处理,良好细致的护理也非常重要。

4. 预防特点　儿童许多过敏疾病是可以预防的,做好儿童时期疾病的预防,不仅可以增强儿童体质,而且可以及时发现和治疗一些潜在疾病,从而保证成年期的健康。

5. 预后特点　儿童患病虽然起病急、来势凶猛,变化快,但治疗及时、有效,护理恰当,病情恢复也较快,各器官组织修复和再生能力较成人强,

后遗症较少,愈后大多较好。若患儿年幼体弱或治疗不及时,病情变化迅速,病死率较高。

（三）护理特点

由于儿童处于不断的生长发育之中,无论在躯体(解剖、生理、免疫等)方面、心理社会方面,还是在疾病的发生、发展、转归和预防等方面都具有与成人不同的特征和特殊需要,因此,儿童护理具有自身的特点。

1. 护理评估难度大

（1）病史采集较困难:婴幼儿不能描述自身的健康史,患儿的护理资料如生活环境、各种习惯、爱好及心理特点等,大多由患儿家长或其他照料小儿者代述,因此,儿科护理工作必须得到患儿家长的支持,才能获得准确的第一手资料。家长对患儿接受的护理措施的正确理解、配合与实施,有利于患儿得到安全有效的个体化整体护理。学龄前期的儿童虽然能够自己陈述健康史,但他们的时间和空间知觉尚未发育完善,陈述健康史的可靠性值得考虑;有的年长儿因害怕吃药、打针而隐瞒病情,有的儿童为逃避上学而假报或夸大病情,使健康史的可靠性受到干扰。

（2）体格检查时患儿不配合:影响护理体检的进行,使体检结果不全面。

（3）标本采集及其他检查较困难:如婴幼儿血液标本、皮肤点刺试验等,患儿多不配合。

2. 健康观察任务重　由于儿童不能及时、准确地反映自己的痛苦,健康出现问题时多数靠护理人员认真、细致的观察。患病儿童病情变化快,易恶化甚至死亡,但治疗及时、措施得当,好转也快。因此,儿科护士不仅要有高度责任感和敬业精神,更要具有扎实的医学知识和丰富的护理实践经验,敏锐的观察力。

3. 护理任务重且责任大　由于小儿生活自理能力较差,除实施基础护理、疾病护理外,还有大量的生活护理和教育工作,如饮食、保暖、个人卫生、睡眠、排便等都需要护理人员帮助;同时,小儿好奇、好动、缺乏安全意识,容易发生各种意外,因此,儿童护理过程中加强安全管理,防止发生意外事故非常重要。

4. 护理操作难度大　由于小儿发育水平所限,在护理时多数不能配合,增加了操作难度。如在头皮静脉穿刺时,由于小儿血管细小,配合程度差,其穿刺的难度较成人大得多;服药依从性不及成人,强行灌药易发生呕吐。因而对儿科护士操作技能水平

提出了更高的要求,要更加熟练地掌握操作技术。

5. 心理护理意义大

（1）小儿处于生长发育过程中,人格形成具有很大的可塑性。生病对小儿的心理发展都会造成影响,儿科护士要采用适合其年龄特点的护理措施,尽可能减少对患儿心理的负面影响,促进患儿心理健康发展。

（2）变态反应疾病往往反复发作,迁延不愈,治疗更是一个漫长的过程,身体和精神的双重压力会加重患儿及家长的心理负担。和谐的护患关系,护患双方的相互理解与信任,向着相同的目标共同努力才能最终战胜疾病,有利于疾病的康复。护理人员不仅要提供专业的护理技术治疗疾病,还要关注患儿及家长的心理变化。

6. 主要护理问题

（1）变态反应性皮肤疾病的主要护理诊断:①皮肤完整性受损:与致病因素侵袭机体引起皮肤瘙痒反复搔抓有关。②睡眠形态紊乱:与局部瘙痒有关。③有感染的危险:与药物进入体内致敏导致机体免疫功能下降有关。④体温过高:与致敏药物残存体内有关。⑤知识缺乏:患儿及其家长缺乏预防变应性疾病复发方面的知识。⑥焦虑:家长担心应用含激素药物所致的不良反应。⑦疼痛:与皮损广泛所致神经性水肿有关。⑧营养失调:低于机体需要量。与致敏药物进入机体累及消化道有关。⑨潜在并发症:过敏性休克。

（2）变应性鼻炎主要护理诊断:①焦虑:家长担心应用含激素喷鼻剂所致的不良反应有关。②皮肤及黏膜完整性受损的危险:与鼻部瘙痒反复搔抓导致黏膜破损甚至鼻出血等有关。③知识缺乏:家长缺乏预防变应性鼻炎复发相关的知识。

（3）支气管哮喘主要护理诊断:①低效性呼吸形态:与气道高反应致气道管腔狭窄和气道阻力增加有关。②清理呼吸道无效:与气道慢性炎症黏液滞留不易排出有关。③焦虑:与哮喘反复发作有关。④知识缺乏:家长缺乏哮喘用药及监测方面的相关知识。

7. 护理措施

（1）皮肤护理:评估皮疹的部位、大小、形态及范围,评估皮疹进展情况有无其他器官受累的情况;评估患儿的感觉,如皮肤瘙痒、疼痛等表现。保持局部皮肤清洁,保持水疱局部干燥,必要时可采取局部冷湿敷;及时给尿布皮炎患儿更换尿布;皮炎患儿的口唇及其周围皮肤使用保湿膏、霜,保

持局部舒适;定期为患儿修剪指甲避免抓伤皮肤。皮损创面形成痂皮时,嘱咐患儿切勿强行撕脱,用消毒液体石蜡外涂,使痂皮松软后,用消毒剪刀剪除,切忌撕拉皮肤,以免出血。

（2）预防感染:保持室内通风、定时紫外线空气消毒。保持床单位清洁,保持内衣清洁。

（3）用药护理:①用通俗易懂的语言进行用药宣教:向患儿及家长介绍外用药的使用方法及内用药的服用方法。②根据症状发生的时间确定给药时间,进行个性化的用药指导。如症状晨起较多者,可临睡前或晨起前1~2小时给药;症状控制后,逐渐减量。③维生素C及钙剂可降低血管通透性,与抗组胺药物有着协同作用,可联合服用。④注意观察用药效果及用药后的反应。

8. 健康宣教与延续护理

（1）对易发生变态反应性疾病的婴儿进行饮食控制,即母乳喂养至2岁到2岁半,6个月以后添加辅食。不能哺喂母乳者给予补充低致敏的水解配方奶,减少变态反应疾病的发生。

（2）通过图片、文字、视频、座谈会等多种形式的健康宣教,让患儿家长认识疾病,帮助患儿及家长发现过敏诱因具有现实意义。

（3）利用网络的便捷性,为变态反应疾病患儿建立档案,定期随访及推送相关宣教知识,用通俗易懂的变态反应性疾病的健康科普,做好慢病管理,让护理延续到每一个家庭,才能真正做好疾病的控制及预防。

（刘文静,张建基）

第二节　体内诊断试验操作与护理

特异性诊断分为体内诊断与体外诊断两大类,体内诊断以皮肤试验为主,另外还有鼻黏膜激发试验、支气管激发试验、食物激发试验等。体外诊断需采血送检,均为护理人员完成。

一、变态反应的特异性体内诊断——皮肤点刺试验

皮肤试验对儿童来说是陌生和恐惧的,通过全程健康宣教、完善的评估及规范操作,才能顺利安全地完成皮肤试验。

（一）操作前评估及体位选择

1. 评估

（1）部位:皮肤试验部位一般选择在上臂掌侧,评估局部皮肤情况及面积,局部有无红肿硬结或皮疹感染等;如患儿项目多或年龄偏小臂部皮肤面积过小难以容纳多种皮试时,也可选择患儿背部脊柱两侧与肩胛骨内缘之间进行皮肤试验。

（2）进食情况:操作前无须禁食,正常饮食即可。对于不配合患儿可进食2小时后再进行皮肤试验,以免饱食后哭闹引起呕吐。

（3）患儿的配合度及家长的接受程度:良好的配合度可提高操作的速度及准确性。皮肤试验操作前需跟患儿及家长充分沟通,了解患儿的心理状态及家长对该项操作的接受程度,必要时结合儿童特点可采取玩具、动画片、音乐等分散患儿注意力,以便高效安全的完成皮肤试验。学龄期及学龄前期儿童通过宣教及有效沟通可提高其配合度。

（4）既往过敏史及家族史:询问既往有无过敏反应及过敏史,了解家族成员中有无变态反应性疾病患者。

（5）用药史:患儿有无使用抗组胺药物、激素、茶碱类药物等,给予注明,以便判断皮试结果时参考。

（6）患儿配合程度及家长接受程度:做好患儿及家长的心理护理,了解其需求,减轻心理压力,使其理解与配合,方可顺利完成操作。

2. 体位　一般可采取坐位;发作期或体弱、有晕针史患儿可采取卧位,不配合患儿需做好心理建设,鼓励安抚患儿,必要时需家长协助固定患儿。

（二）变应原查对

1. 严格执行查对制度,如查对患儿性别、姓名、年龄、门诊卡号;测试变应原组别,所测抗原名称、浓度、质量及有效期等。

2. 不同抗原的先后次序有固定的序列,对号入座,避免颠倒及遗漏。

3. 记录结果时,除观察局部皮肤反应外,还应询问主观感受,提前识别有无过敏反应的发生。

（三）急救物品药品准备

1. 操作间内备好基本抢救设备及药品　急救车备用状态、氧气表负压装置监护仪等均处于备用状态。

2. 医护人员准备　熟练掌握急救流程及应急预案。

（四）皮肤点刺试验流程及注意事项

皮肤点刺试验流程及注意事项,见图9-2-1(见文末彩图9-2-1)。

1. 严格执行无菌操作原则,一人一针一管,一次性物品一次性使用,避免污染及交叉感染。

2. 皮肤试验后使用计时器计时,同时将看结果时间告知患儿家长,起到双向提醒作用。

3. 皮试完毕在观察室休息等候,随时观察患儿反应,如有严重全身反应及时进行处理。

(五)皮试点刺试验结果记录

1. 加减法 皮试后 20 分钟内在皮肤点刺部位出现风团和红斑,风团直径≥3mm 为 SPT 阳性。评价 SPT 强度可采用皮肤指数 SI,分别测量变应原和组胺风团最大和最小直径,两者风团的平均直径,其比值即为 SI。分为 4 个等级,0.3≤SI<0.5 为 +,0.5≤SI<1.0 为 ++,1.0≤SI<2.0 为 +++,SI≥2.0 为 ++++。每次试验均进行阳性和阴性对照,阳性对照采用组胺,阴性对照采用变应原溶媒。按相应的标准化变应原试剂说明书判定结果。

2. 皮丘横径 × 纵径法 红斑反应轻者不做记录,重者以小尺测量后记录(mm 为单位)。

3. 复印法 皮试 15 分钟时以笔画出皮肤皮丘轮廓,用透明胶带反向粘贴后取下,将轮廓粘贴在病历上,做永久记录。

4. 描述法 按皮试部位出现的皮丘及红斑大小形状做文字性描述。

临床上常用加减法。

二、变态反应的特异性体内诊断——鼻黏膜激发试验

鼻黏膜激发试验是将特异性或非特异性的激发物直接接触鼻黏膜,诱发出变应性鼻炎患儿喷嚏、鼻痒、鼻塞、鼻溢液等典型症状,并可引起鼻黏膜充血水肿、鼻呼吸气流减少以及气道阻力增高等一系列病理生理改变。鼻黏膜激发试验主要用于变应性鼻炎的诊断,并确定变应原或致敏物。将激发物置于下鼻甲前端,以激发鼻部变态反应症状,用以确定变应原或致敏物。较为理想的给药系统应可重复性好,能够携带定量的相关变应原或其他激发剂。临床常用的有注射器、滴瓶、微量滴定管及泵式喷雾装置等。

(一)护理评估

1. 症状评估 激发试验前患儿无症状发生,季节性鼻炎患儿宜在季节外进行,变应性鼻炎发作时应推迟 2~4 周后检查,呼吸道感染后 4 周,鼻外科手术后 4~8 周等。

2. 用药史 任何影响鼻反应的药物在试验前应停止应用,如口服抗组胺药 1~2 周,视药物情况定:鼻用激素 2~3 天、口服激素 2~3 周、色甘酸钠 1~3 周、鼻减充血剂 2 天等,具体停用时间遵医嘱。

3. 鼻部评估 评估有无鼻中隔穿孔、鼻息肉或严重鼻阻塞。必要时先进行鼻内镜检查。评价鼻腔的基本情况。

4. 病情评估 严重心肺疾病、严重鼻高反应性疾病患儿不宜进行此项操作。

(二)操作方法

操作前充分沟通,取得患儿合作。使用注射器、滴瓶、微量滴定管等吸取变应原溶液滴在下鼻甲前面,嘱患儿尽量控制呼吸。

(三)结果判读

1. 阳性结果判读 早期认为通过症状进行阳性结果的判定,也有研究认为将鼻阻力、鼻声反射、鼻分泌物相关指标改变等作为辅助手段。

2. 阴性结果判读 如果接受浓度≥1:1 000w/v 的变应原液或最大浓度的变应原液后患者没有鼻部症状,且鼻通气没有明显改变,则可判断结果为阴性。

3. 假阳性结果判读 可能由变应原液中防腐剂及变应原液的一些特性导致,急性细菌性或病毒性鼻炎发作后 2~4 周内操作或者变应原液浓度≥1:500w/v 或者更高也可能出现阳性结果。

三、变态反应的特异性体内诊断——支气管激发试验

支气管激发试验是以肺功能为主要指标,通过测量气道在外加因素刺激下引起收缩反应的一种检查方法。当肺功能下降到某种程度时,可能存在相应的变应性疾病。

(一)护理评估

1. 病情评估 近期(<4 周)有无呼吸道感染;癫痫需用药物治疗者,有明确的超敏反应者及哮喘急性发作期不宜进行此项试验。

2. 用药史 有无正在使用胆碱酯酶抑制剂等。

3. 患儿配合度评估 小年龄患儿及不配合患儿无法完成此项试验。5 岁以上患儿通过宣教指导可顺利配合完成此项操作。

(二)操作方法

1. 遵医嘱选择相应的雾化药物。

2. 测量患儿的第 1 秒用力呼气容积(FEV_1),测量 3 次,其平均值作为基础第 1 秒用力呼气容积。

3. 雾化吸入药物,吸入 30 秒之后再测量患儿的第 1 秒用力呼气容积,吸入后 90 秒再测量一次患者的第 1 秒用力呼气容积。

（三）结果判断

比较吸入药物后第 1 秒用力呼气容积和基础第 1 秒用力呼气容积。当吸入药物后的 FEV_1 下降超过基础 FEV_1 的 20%,可以诊断为支气管激发试验阳性,下降值小于基础值的 20% 则诊断为阴性。

四、变态反应的特异性体内诊断——食物激发试验

食物激发试验是诊断食物引起变态反应的金标准。包括开放、单盲、双盲试验。在医疗设备监控下,从相对安全的剂量（通常为小剂量）开始逐渐加大摄入可疑过敏食物剂量,观察有无相关变应反应,从而证实有无食物过敏,此试验即再现食物过敏的过程。试验方法有口唇激发试验、口腔摄入激发试验和胃肠道激发试验等。食物激发试验操作有一定风险,需要在严密监护下进行。

（一）适应证

1. 诊断食物过敏。

2. 明确摄入某种可疑过敏食物的安全剂量。

3. 指导停止食物回避,多在严格食物回避 1 年后进行。

（二）禁忌证

1. 近期发生严重食物过敏反应。

2. 难以控制的支气管哮喘,或第 1 秒用力呼气容积（FEV_1）< 预测值的 80%。

3. 存在慢性活动性疾病,如不稳定型心绞痛、心律失常、严重慢性肺病等。

4. 未获患方的知情同意。

5. 相对禁忌证　近期使用某些可能延迟反应或掩盖症状的药物,如 β 受体拮抗剂、非甾体抗炎药、血管紧张素转化酶抑制剂、大剂量长效激素等。

（三）试验操作过程

1. 试验前的准备

（1）签署知情同意书:告知患儿家长激发试验的目的是诊断食物过敏或者指导停止食物回避。但其中存在风险,比如:①摄入可疑过敏食物后可能会诱发一些变应反应,如消化系统、皮肤黏膜系统及呼吸系统相应症状;②反应症状较重或快速发生时需要治疗。并需要患儿的监护人签署书面

知情同意书。

（2）被试验者相关准备

1）被试验者在近 1~2 周不能有感染、哮喘、腹泻、变应反应等发生。

2）查体:心脏、肺部、腹部、皮肤等无相关阳性体征。

3）近期未使用抗过敏药物、镇静类药物、激素、NSAIDS、ACEI、β 受体拮抗剂等。

（3）食物回避:试验之前回避可疑过敏食物至少 4~6 周。母乳喂养的患儿诊断食物过敏时,母亲应进行相应的食物回避。如果食物回避后过敏症状仍没有消失,通常没有必要再进行激发试验。

（4）药物准备:抗过敏药物:抗组胺药物、肾上腺皮质激素等;急救药物:肾上腺素、氢化可的松、吸入性支气管扩张剂等;同时建立好外周静脉通道:严重变应反应时需静脉注射药物;急救的其他相关物品及医疗设备。

（5）激发食物的准备:首先试验的食物需严格管理及监测,保证食物新鲜无变质,避免引起食物中毒或感染。其次行盲法试验的食物,需将其制成干燥粉末状,将一定剂量的粉末或安慰剂制成胶囊或其他不易区分的形式。

2. 试验过程

（1）开放性试验:试验从小剂量开始逐渐增加至试验总量是比较安全的。对于婴儿或有过敏史的患儿,则建议以小剂量涂抹于下唇开始。通常每次增加剂量的间隔观察时间为 15~30 分钟,平均 20 分钟,如果患儿既往出现过迟发型变应反应,则应适当延长间隔时间。激发食物的起始剂量为激发食物总量的 0.1%~1.0%,对于激发食物的总量,干性食物为 8~10g,肉类 16~20g,液体食物约 100mL。试验期间若出现明显客观临床表现,应停止试验,并作相应处理;若激发食物已经达到最大剂量,观察足够长的时间未出现任何症状,试验则为阴性;当试验中出现可疑临床症状,则延长观察 20 分钟或重复相同剂量。

（2）单盲、双盲安慰剂对照激发试验:盲法试验需以激发食物和/或安慰剂做试验。激发食物制成相应的粉末或胶囊,而胶囊需在胃内消化,所以观察间隔时间应相应延迟。如果一个激发试验对于某种确定烹饪方式的食物为阴性时,食用此种烹饪方式的食物是相对安全的,但摄入应在其安全剂量范围内,因为摄入过多可能会诱发变应

反应。

五、变态反应的特异性体外诊断

无论是酶标免疫法、放射免疫法、荧光免疫法等,均需进行静脉血采集,静脉血采集的方法参照《WS/T661-2020 静脉血液标本采集指南》。

（一）静脉血液标本采集前患儿的准备

1. 饮食 采血前的一般饮食要求是不改变日常习惯。

2. 运动和情绪 通常要求采血前 24 小时应避免剧烈运动,对于门诊采血的患者,应静息至少 5 分钟后采血。

3. 采血时间 采血时间有特殊要求的检测项目主要包括具有日夜节律、周期节律的激素,药物浓度监测(区分谷浓度和峰浓度),内分泌功能试验等。

4. 采血体位 无特殊要求。

5. 输液 在治疗允许的情况下,宜在输液结束 3 小时后采血,紧急情况必须要在输液时采血时,推荐在输液的对侧肢体或同侧肢体输液点的远端采血,对检测结果的影响相对最小。

（二）静脉血液标本采集操作

静脉血液标本采集的过程包括:采血物品的准备、个人防护、患者身份与准备情况确认、采血管信息标记、采血部分的暴露、穿刺静脉的选择、绑扎止血带、消毒、静脉穿刺与血液标本采集、拔针与穿刺点止血、医疗废弃物处理、采血时间记录。部分环节可根据具体工作条件与习惯进行调整,但主要的技术要点需要遵循,以保证采血的顺利进行和血液标本的质量。

1. 采血器具的选择 推荐使用真空采血系统,可有效降低溶血的发生率。

2. 穿刺静脉的选择 《指南》推荐首选手臂肘前区静脉,优先顺序依次为正中静脉、头静脉及贵要静脉。当无法在肘前区的静脉进行采血时,也可选择手背的浅表静脉。全身严重水肿、大面积烧伤等特殊患者无法在肢体找到合适的穿刺静脉时,可选择颈部浅表静脉、股静脉采血。不宜选用手腕内侧的静脉,穿刺疼痛感明显且容易损伤神经和肌腱。不宜选用足踝处的静脉,可能会导致静脉炎、局部坏死等并发症。其他不建议选择的静脉包括:乳腺癌根治术后同侧上肢的静脉,化疗药物注射后的静脉,血液透析患者动静脉造口侧手臂的血管,穿刺部位有皮损、炎症、结痂、瘢痕

的血管。

3. 止血带的使用 绑扎位置多距离穿刺点 5.0~7.5cm,止血带规范使用更重要的是绑扎时间,《指南》推荐使用时间建议不超过 1 分钟,否则会因局部血流瘀滞造成血液相对浓缩,进而引起高分子质量蛋白类检测项目以及血液中细胞成分的检测结果假性增高。如某些情况止血带需要在一个部位使用超过 1 分钟,建议松开止血带,等待 2 分钟后再重新绑扎。此外还需避免反复拍打采血部位、让患儿反复攥拳等操作。

4. 静脉穿刺与血液标本采集 静脉穿刺成功的要点为充分暴露采血部位(肘前区静脉采血时,要求上臂与前臂呈直线,手掌略低于肘部),消毒后拇指于穿刺点下方 2.5~5.0cm 处向下牵拉皮肤固定静脉,针头斜面向上,使采血针与手臂呈 30°左右的角度刺入静脉。需注意进针角度不可太大,容易对穿静脉并损伤深部组织;也不可太小,不容易穿刺成功。

穿刺成功后连接真空采血管进行采集,真空采血管的使用需注意正确的采集顺序、血样充分充盈、血样与添加剂充分混匀。如果使用注射器采血,应注意回抽针栓的速度需缓慢均匀,使用转注器将血样转移入真空管,转注过程不对注射器针栓施加压力,以避免标本溶血。

5. 突发情况与并发症的处理 常见突发情况包括穿刺后不见回血或连接真空管后无法顺利采集血样、血流中途突然停止等,需要考虑的原因包括未正确穿刺入静脉、真空管负压不足、血管壁贴附针孔等,可进行进针位置微调、更换采血管、旋转采血针等操作,但需避免在不明静脉走向时盲目探查。常见的并发症包括穿刺到动脉(穿刺部分快速形成血肿或采血管快速充盈)、损伤神经(放射性电击样疼痛、麻刺感或麻木感)、晕厥(多见于晕血、低血糖)等,应第一时间停止采血,拔出采血针进行止血处理,评估严重程度并进行应急处理。

6. 生物安全相关要求 生物安全相关操作包括采血人员的个人防护、静脉穿刺点消毒和医疗废弃物处理。

7. 信息化支持 信息化支持患者身份的识别、采血管标记与采血时间记录,有助于提高工作效率和减少分析前差错。

（三）静脉血液标本采集后的保存运送

血液标本采集后的正确保存和运送应参考各

检测指标相关文献报道的保存条件或进行稳定性评估,并做好各转接环节的记录和标本质量的评估,持续改进分析前质量。

(四)职业暴露的处理

锐器损伤职业暴露后除了常规切口清洗消毒包扎外,更重要的是事件报告与感染性指标的监测,评估污染源标本是否携带常见血行传播病原体和职业暴露者的免疫状态,必要时进行暴露后预防性治疗。

另外,对于有特殊要求的体外检查,采血试管有特殊要求,护士应掌握采样及送检要求,及时追踪检查结果,以免指导后续治疗。

(刘文静,张建基)

第三节 免疫治疗的护理

一、概述

(一)变应原免疫治疗

是指给予患者逐渐增加变应原提取物的剂量,以诱导机体免疫耐受,使患者再次接触相应变应原时症状明显减轻,甚至不产生临床症状。可获得长期临床疗效。

(二)治疗途径

皮下、舌下、口服、淋巴结以及经皮免疫治疗等;最常用的是皮下免疫治疗和舌下免疫治疗。

(三)治疗疗程

总疗程3~5年,分为剂量累加和剂量维持两个阶段。

根据剂量累加阶段的不同,皮下免疫治疗(subcutaneous immunotherapy,SCIT)为常规免疫治疗和加速免疫治疗,后者又可再细分为集群免疫治疗和冲击免疫治疗。

二、免疫治疗前准备

(一)场地的准备

分为就诊区、治疗区、观察区。

(二)急救仪器设备

由于治疗能引起严重的过敏性反应,所以需必备应对突发紧急事件如处理过敏反应或者过敏性休克的药物及物品。

1. 吸氧设备 首选中心管道供氧,备用状态;没有条件的可选用桶装氧气,做好吸氧"四防",定期检查性能,有明显的空满状态标识。

2. 负压设备 负压装置连接齐全(电动吸引器或管道负压均可),痰瓶消毒备用状态。一次性使用无菌吸痰管有效期内。

3. 呼吸支持设备 气管插管、复苏囊、喉镜等呼吸支持设备性能良好,备用状态。

4. 急救药品 盐酸肾上腺素、异丙嗪、甲泼尼龙、多巴胺等。

5. 心电监护仪 含心电监测、血氧饱和度监测、血压监测功能。

(三)常规仪器设备及药品

1. 雾化用药 布地奈德、沙丁胺醇、特布他林等。

2. 常用仪器设备 空气压缩雾化泵或氧气驱动雾化装置、静脉注射泵、手持峰流速仪。

3. 常规注射及采血用具 治疗盘、各型号注射器、消毒液、棉签、采血试管等。

4. 冰箱 储存需冷藏的药物。

(四)人员配备

变态反应专业医生(具有良好的心理素质和身体素质,专业技术过硬,能熟练掌握心肺复苏、气管插管等技术)及完成规范化培训及专业培训的护士(具有良好的心理素质和身体素质,专业技术过硬,能熟练掌握心肺复苏术、各项基础护理操作及危重患儿抢救技术)。

(五)注射前评估与沟通

1. 病史评估 口服或静脉应用泼尼松、地塞米松、氢化可的松等药物的时间或局部使用氟替卡松、布地奈德、倍氯米松等情况。有无药物过敏史,了解上次注射治疗后的病史、注射后反应及患儿目前健康状况。注射前测量呼气流速峰值(PEF),必要时遵医嘱做肺功能。

2. 注射部位的评估 注射部位选择一般在上臂外侧三角肌部位皮下注射。评估注射部位皮肤情况,有无红肿硬结、皮疹感染等。

3. 沟通解释 鼓励安抚患儿,取得配合。向患儿及家长解释操作过程、注意事项、可能出现的不良反应及应对措施等。做好知情同意书的签署及治疗时间的告知。

三、皮下注射

1. **严格查对制度** 除严格执行查对制度外,还需核对上次注射时间,双人核对。

2. 药品从冰箱内取出后注射时需轻摇注射液药瓶(按说明书要求次数),液体必须混匀,以保证变应原浓度一致。

3. 注射方法 用 1mL 注射器准确抽取药液进行深部皮下注射(注射过程中需家长协助固定患儿肢体,以免注射失败)进针角度为 45° 左右,注射部位为上臂的掌侧,稍提起皮肤皱褶有助于刺入皮下深部,避免注射到皮下肌肉或血管内,推针前抽回血,无回血方可进行缓慢注射,注射过程中每注射 0.2mL 抽取回血一次,1mL 需要 1 分钟注射完毕,建议左右交替注射。

4. 注射后的观察 局部按压 3~5 分钟,留院观察至少 30 分钟,观察有无不良反应。离院 24 小时内避免剧烈运动、针眼沾水或污染等。

5. 准确记录注射药物的浓度、剂量、时间、部位。

四、不良反应的处理

(一) 局部反应

一般无须处理,也可酌情遵医嘱采取如下措施:①局部冷敷。②涂搽糖皮质激素类软膏。③口服抗组胺药。如皮丘直径 >4cm(发红、瘙痒刺激、伪足等)处理:①在过敏原注射部位近端扎止血带。②遵医嘱用 0.1~0.2mL 的肾上腺素液(1∶1 000)在过敏原注射部位周围封闭注射。③局部涂搽类固醇乳剂。④遵医嘱口服抗组胺药,必要时肌内或静脉注射抗组胺药。

(二) 全身反应处理

常见皮肤瘙痒、迅速出现的红斑和荨麻疹、注射后数分钟发作的鼻炎或哮喘的症状常常会迅速发展为全身的过敏反应,需立刻治疗,不容拖延。

WAO 严重过敏反应委员会最新提出定义:严重过敏反应是系统性的超敏反应,通常发病迅速,可导致死亡,累及气道、呼吸和/或循环系统的重度反应,可危及生命,可能不合并典型的皮肤表现或循环休克症状。严重程度与出现症状的迅速程度有关。出现严重过敏反应时立即启动急救系统:

1. 立即呼救 召集本科医生(尤其是高年资医生)和护士,参加组织抢救(有明确的分工)。必要时立刻呼叫急诊科,准备除颤器。

2. 体位 平卧位,如存在呼吸困难和/或呕吐置于舒适体位,抬高下肢,意识丧失者头偏向一侧,突然站立或坐下有可能在数秒内危及生命。

3. 保持气道通畅 清理口咽分泌物及异物,开放气道,如有指征给予高流量吸氧(6~8L/min),面罩给氧或口咽通气道。

4. 遵医嘱注射肾上腺素 大腿前外侧中部肌内注射肾上腺素,记录注射时间,如有必要 5~15 分钟可重复给药,给药剂量为 0.01mg/kg,青少年最大剂量 0.5mg,<12 岁儿童最大剂量 0.3mg 静脉途径不作为严重过敏反应的初始治疗,如使用需在监护条件下输液泵静脉输注。

5. 气道痉挛 必要时 β₂ 受体激动剂局部喷雾或给予雾驱吸入治疗。喉水肿必要时行气管插管或气管切开(耳鼻喉科或急诊科),如无条件可先行环甲膜穿刺,亦可给予雾化吸入治疗。

6. 建立静脉通路(两条或两条以上通路) 遵医嘱用药,维持血压。

7. 遵医嘱给予抗组胺药及糖皮质激素 如盐酸异丙嗪注射液,甲泼尼龙等。

8. 伴有支气管痉挛症状的严重过敏反应 可吸入 β₂ 受体激动剂(沙丁胺醇等),当出现上气道梗阻时,可考虑雾化吸入肾上腺素,定期监测血压、心率和灌注、呼吸和精神状态。

9. 上述步骤中任一环节如出现心搏呼吸骤停,立即进行就地心肺复苏。病情好转进一步转相关科室支持治疗。

10. 监测 密切监测患者血压、心率和心功能、呼吸和血氧饱和度,必要时持续动态监测。

11. 做好患儿及家长的沟通及安抚

12. 抢救结束做好各项抢救记录

13. 建立应急长期管理机制 教会患儿家长院外严重过敏反应一旦复发时的自我救治方法,为患儿随身携带个体化的严重过敏反应书面急救计划,包括如何识别严重过敏反应症状(如四肢麻刺感、发热感、头晕/昏厥感、唇-舌-悬雍垂肿胀、气促、喘息、喘鸣和肢体瘫软倒地),为其开具自我急救使用的肾上腺素自动注射器,并教会使用方法,并指导患儿迅速大腿前外侧中部肌内注射肾上腺素,肾上腺素自动注射器原位保持 3~10 秒,而后拨打急救电话 120。

量身定制的严重过敏反应管理计划是有严重过敏反应病史患儿长期管理的一部分,即使仅有一次发作,也应引起足够的重视。

附:气管切开患儿护理

气管切开术是一种切开颈段气管前壁并插入气管套管,使患儿直接经套管呼吸和排痰的急救手术,一般在第 2~4 气管环处切开气管,避免切开第 1 环,以免损伤环状软骨而导致喉狭窄,亦不能低于第5环,以防发生大出血。气管套管按材质不同、是否带气囊、有无内套管等不同特点形成各种不同类型的气管套管。如金属套管、硅胶或塑料带气囊及不带气囊气管套管等。

(一) 术前护理

1. 严密观察患儿呼吸困难及喉阻塞的程度,床旁备好氧气、吸引器、吸痰管、床头灯、气管切开包适当型号的气管套管、抢救用品等,如病情加剧,紧急情况下及时与医生联系行床旁气管切开术。

2. 向患儿家长说明手术的目的和必要性,术后康复过程中需要注意的事项,解除患儿和家长的紧张和恐惧。

3. 术前如病情许可需完善实验室常规检查,如血常规、尿常规、出凝血时间,必要时做好心电图、胸片等检查。喉阻塞患儿如需作必要的特殊检查如胸片、CT时,应有医务人员陪同。告知患儿不可随意离开病房,以防发生意外。

4. 术前应禁食禁水。

5. 如果时间允许,应为患儿更换宽松的患儿服。如果情况紧急,必须争分夺秒,立即行气管切开。

(二) 术后护理

1. **保持气管内套管通畅** 气管切开后必须时刻保证气管内套管通畅,有分泌物咳出时及时用纱布擦净。金属套管一般每4~6小时清洗套管内管一次,清洗消毒后立即放回,内套管不宜离外套管时间过久,以防外套管被分泌物阻塞。分泌物较多或小儿气管切开患儿,要增加清洗次数,以防分泌物干痂附于管壁内影响呼吸。气管套管的内芯应放在床旁柜抽屉内随手可取之处,以备急用。硅胶或塑料材质气管套管不含套管内管,为临时性套管,无须进行内套管清洗消毒,更换时间按产品说明书,使用时需联合人工鼻(即细菌过滤器)使用,人工鼻每日更换,污染时及时更换。带气囊的气管套管需根据病情定期充放气囊内气体,避免气管壁长时间受压引起局部缺血性坏死。

2. **维持下呼吸道通畅** 室内保持适宜的温度和湿度,温度宜在20~25℃,湿度在60%~70%。气管内分泌物黏稠者可用雾化吸入或蒸气吸入,一般使用生理盐水或吸入用氨溴索。定时通过气管套管滴入湿化液,如0.45%氯化钠液,保持气道湿化。协助患儿取平卧或半卧位,鼓励有效地咳嗽、咳痰。必要时可用吸引器吸出下呼吸道痰液。

3. **预防感染** ①每日清洁消毒切口,更换套管垫。注意无菌操作,减少切口及肺部感染的机会。②进营养丰富的半流质饮食或软食,增加蛋白质、维生素的摄入,增强机体抵抗力。③按医嘱使用抗菌药物。④密切观察体温变化、切口渗血、渗液情况,气管内分泌物的量及性质,如出现发热、分泌物增多、性质异常及时报告医生。⑤鼓励患儿经常翻身和下床活动,必要时帮助患儿翻身拍背,预防肺部感染。更换气管垫法:患儿取坐位或卧位,取下污染的气管垫,必要时吸痰。用乙醇棉球擦去切口周围渗血及痰液。将清洁气管垫(两侧均附有系带)置于气管外套管翼下,带子交叉系于颈后或颈侧,打活结。注意消毒切口或放入清洁气管垫时,动作幅度不要过大,以免将气管套管拉出,引起危险。带子打结勿太紧或太松,以能伸进一手指为宜。注意手术完成后外套管带子系于颈后或颈侧,一定要打死结,以防带子松开套管脱落引起窒息,在更换气管垫时外套管的带子是不解开的。

4. **再次发生呼吸困难的处理** 气管切开后患儿若再次发生呼吸困难,应考虑如下三种原因并作相应处理。①套管内管阻塞:拔出套管内管呼吸即改善,表明内套管阻塞,应予清洁后再放入。②套管外管或下呼吸道阻塞:拔出内套管后呼吸仍无改善者,可滴入湿化液并进行深部吸痰后呼吸困难即可缓解。③套管脱出:脱管的原因多见于套管缚带太松,或为活结易解开;套管太短或颈部粗肿;气管切口过低;皮下气肿及剧烈咳嗽、挣扎等。如脱管,应立刻通知医生并协助重新插入套管。

5. **预防脱管** ①气管外套管系带应打3个外科结,松紧以能容纳1个手指为宜。②经常检查系带松紧度和牢固性,告诉患儿和家长不得随意解开或更换系带。③注意调整系带松紧度,患儿手术后1~2天可能有皮下气肿,待气肿消退后系带会变松,必须重新调整系带。④吸痰时动作要轻。⑤告知患儿家长剧咳时可用手轻轻抵住气管外套管翼部。⑥气管内套管取放时,注意保护外套管,禁止单手取放,应一手抵住外套管翼部,一手取放内套管。

6. **并发症的观察和护理** 气管切开术后常见的并发症包括皮下气肿、纵隔气肿、气胸、出血等。故术后应注意观察患儿的呼吸、血压、脉搏、心率以及缺氧症状有无明显改善,如不见改善反趋恶化,应警惕是否有纵隔气肿或气胸发生,并立即报告医生。观察皮下气肿的消退情况,正常情况下1周左右可自然吸收。

7. 拔管及护理 喉阻塞及下呼吸道阻塞症状解除、呼吸恢复正常可考虑拔管。拔管前先要堵管24~48小时,如活动及睡眠时呼吸平稳,方可拔管,如堵管过程中患儿出现呼吸困难应立即拔除塞子。拔管后不需缝合,用蝶形胶布拉拢创缘,数天后即可自愈。拔管后1~2天内仍需严密观察呼吸,叮嘱患儿不要随意离开病房,并备好床旁紧急气管切开用品,以便患儿再次发生呼吸困难时紧急使用。

(三)健康教育

1. 消毒内套管、更换气管垫的方法。

2. 湿化气道和增加空气湿度的方法。

3. 洗澡时防止水流入气管,不得进行水上运动。

4. 外出时注意遮盖套管口,防止异物吸入。

5. 定期门诊随访。

6. 如发生气管外套管脱出或再次呼吸不畅,应立即到医院就诊。

(刘文静,张建基)

第四节 健康教育与随访

一、"四位一体"综合防护

1. 标准化特异性免疫治疗(脱敏治疗) 改变变态反应性疾病发病机制的对因治疗。好处:减轻过敏症状(打喷嚏、流鼻涕、喘鸣);停用或减少对症用药量,重塑免疫系统。

2. 正确诊断及避免接触过敏原 过敏原是变态反应性疾病发病的关键因素,只有正确诊断过敏原,才能有效避免接触和治疗。

3. 恰当的对症药物治疗 恰当的对症治疗能改善过敏症患者的临床症状,配合脱敏治疗,效果更加显著。

4. 良好的健康教育 充分认识变态反应性疾病,建立良好的医患伙伴关系,保证治疗的有效性。患儿及家长的健康教育是护理工作重点,其内容包括:

(一)避免尘螨类、蟑螂、霉菌、动物毛发等过敏原,营造良好居家环境

1. 床垫 经常晾晒以保持干燥,也可采用无致敏的被罩和床垫。

2. 枕头 不要用羽毛、绒毛或木棉作为枕芯,宜选用其他材料、并保证每年至少更换一次枕芯。

3. 寝具 不要使用绒毛毯,可以使用耐洗的纯棉毛毯,被单勤换洗,最好不使用羽绒被。

4. 地板 不要使用地毯,使用木质或瓷砖地板。

5. 湿度调节 经常开窗通风,房间湿度45%以下是消灭尘螨的有效方法之一,湿度过高可滋生霉菌等过敏原。

6. 房间打扫 定期湿式打扫,避免尘土飞扬,必要时使用附有过滤网的真空吸尘器,空调过滤网经常清洗或更换。清扫房间时患儿不要在房间内。

7. 玩具 尽量不选用毛绒玩具,毛绒玩具容易成为尘螨的滋生地。

8. 室内装饰 尽量选用易清洗的家具,不宜选用结构复杂的壁挂等。

9. 宠物 不建议让宠物进入居室,宠物毛发本身是过敏原,也是尘螨的安居地。

(二)避免接触过敏食物

1. 对食物过敏患儿进行至少3~6个月避免过敏性食物的指导,但较长时间禁食过敏食物可能造成患儿营养不良或饮食障碍。建议6个月复测1次是否对该食物过敏。

2. 严密观察避食儿童的生长发育。大部分患儿在避食1~2年后对该食物的敏感性消失。根据过敏原结果及少量进食避食食物(严重过敏者除外)以确定是否需要继续避食。

(三)加强体育锻炼,增强体质

1. 根据天气情况及儿童自身条件选择合适的运动方式,合理饮食,增强儿童体质。

2. 感染性疾病高发季节,避免去人员密集的公共场所,以免感冒。

(四)避免接触花粉、柳絮杨絮等过敏原

1. 鲜花盛开的季节减少室外活动;减少柳絮杨絮飘飞时的暴露时间,必要时外出戴口罩。

2. 居室内不摆放花草等易引起过敏的植物。

(五)开展多种形式的健康宣教

通过健康讲座、在线直播、病友交流会等,及时更新宣教内容,增强患儿及家长治疗的信心。

二、随访

(一)建立患儿随访数据库档案

通过视觉模拟量表评价变态反应性疾病的严重程度及控制程度。每次注射前后由专人将患儿

资料录入,有利于全面掌握患儿病情变化并科学分析患儿各种医疗数据,提高工作效率及依从性。

（二）借助信息化,建立随访卡及医患交流平台

告知患儿家长联系方式,以便于患儿家长有问题时能随时沟通。

（刘文静,张建基）

参 考 文 献

1. 张敏,张颖莹,邱昌余,等.2021年度变态反应学领域重要进展[J].中华医学信息导报,2022,37（4）:9.
2. 薛建荣,马敬,邱昌余,等.362例变应性鼻炎患者户尘螨皮下免疫治疗全身不良反应的观察分析[J].中华耳鼻咽喉头颈外科杂志,2020,55（5）:445-451.
3. 《中华耳鼻咽喉头颈外科杂志》编委会鼻科组,中华医学会耳鼻咽喉头颈外科学分会鼻科学组.变应性鼻炎特异性免疫治疗专家共识[J].中华耳鼻咽喉头颈外科杂志,2011,46（12）:976-980.
4. 向莉,许巍,姚瑶,等.儿童哮喘国际共识[J].中华实用儿科临床杂志,2014,29（1）:67-76.
5. 中华医学会儿科学分会呼吸学组哮喘协作组.中国儿童过敏原检测临床应用专家共识（2021版）[J].中华实用儿科临床杂志,2021,36（6）:405-409.
6. 中国医师协会变态反应医师分会,福棠儿童医学发展研究中心,北京医师协会变态反应专科医师分会.过敏原特异性IgE检测结果临床解读中国专家共识[J].中华预防医学杂志,2022,56（6）:707-725.
7. 王建东,王怀立.《欧洲变态反应与临床免疫学会严重过敏反应指南2021版》解读[J].中国小儿急救医学,2022,29（4）:260-265.
8. 中华人民共和国国家卫生健康委员会.WS/T661-2020静脉血液标本采集指南[S].2020.
9. 高琦,殷菊,徐保平,等.世界过敏组织严重过敏反应指导意见2020解读[J].中华实用儿科临床杂志,2021,36（6）:431-437.
10. 刘承耀,张罗,韩德民.鼻激发试验.国际耳鼻咽喉头颈外科杂志,2008,32（05）:287-291.
11. 张巧,李中跃.食物激发试验在儿童消化道食物过敏诊断中的应用[J].中华实用儿科临床杂志,2016,31（7）:557-560.

第一节 变态反应科空间布局及人员配置

世界过敏组织（World Allergy Organization，WAO）关于变态反应性疾病白皮书指出，30%~40%的全球人口曾经或正在遭受变态反应性疾病的困扰，且变态反应性疾病患病率在持续增加，预计到2050年，全球将有超过40亿人罹患变态反应性疾病，包括变应性鼻炎、哮喘和特应性皮炎等。变态反应性疾病已被世界卫生组织（World Health Organization，WHO）列为21世纪需要防治的四大慢性病之一。在我国，变态反应性疾病发病率逐年上升，严重影响患者生活质量甚至危及生命，因此也得到了国家和人民越来越多的重视和关注。面对众多的患者，建立变态反应专科十分必要。

国家对于建设变态反应专科的支持力度越来越高，"十二五"期间，国家卫健委会同财政部开展了以提升疾病诊疗能力为核心的国家临床重点专科建设项目，2017年国家公布的变态反应科合格项目医院包括：中国医学科学院北京协和医院、首都医科大学附属北京同仁医院、首都医科大学附属北京世纪坛医院、浙江大学医学院附属第二医院、华中科技大学同济医学院附属同济医院、中山大学附属第一医院、广州医科大学附属第一医院、广州医科大学附属第二医院、重庆市第三人民医院。全国也有了更多的医院单独设立了变态反应科或变态反应性疾病多科会诊团队（multi-disciplinary consultation team，MDT），我国变态反应事业进入蓬勃发展的新阶段。

一、空间布局

变态反应性疾病的诊断基于变应原检测，而变应原特异性免疫治疗是唯一的对因治疗。变应原特异性诊断及免疫治疗是变态反应科两个重要

基石，作为机制建科的科室，与其他以人体器官分科的相关专科在临床诊疗职能上有部分重叠，多数情况下仅设立门诊即可完成临床诊疗，研究型医院应在门诊基础上设立相应病房，除满足临床诊疗外可进行相关科学研究，以深入探索变态反应性疾病发病机制、探索更好的治疗方法。

（一）门诊部分

1. 接诊区域 诊室（普通门诊诊室、线上诊疗诊室、MDT诊室），每间诊室配备诊桌、诊床、医生工作站、一次性前鼻镜、额灯、压舌板、灯箱、听诊器。

2. 检查区域

（1）气道检查室：可进行肺功能、气道阻力检测、支气管激发试验、鼻黏膜/结膜激发试验、经口及经鼻呼出气一氧化氮测定、鼻内镜等。

（2）临床检验室：用于临床常规诊疗中变应原及其组分sIgE检测，有条件可开展类胰蛋白酶、嗜酸粒细胞阳离子蛋白（eosinophil cationic protein，ECP）、免疫治疗相关变应原sIgG4等检测。

（3）皮试室：用于变应原皮肤试验（皮内试验、点刺试验、斑贴试验），含皮试操作台、抢救床、抢救车。

（4）花粉阅片室：用于花粉监测阅片。

3. 治疗区域 包括变应原特异性免疫治疗室、变应原特异性免疫治疗制剂配制室、变应原制剂储备室。

4. 患者候诊区及检查治疗观察区 有专门区域标注"皮试、免疫治疗观察区"，便于医护统一观察接受皮试或变应原特异性免疫治疗的患者，如有相关不良反应及时发现、及时处理。

（二）病房部分

普通病房、日间病房（床旁配监护设备、抢救设备）、监护病房、抢救间、激发小室、变应原制剂配制及储备室、病房工作区（查房办公室、医生工作

办公室、多功能会议室、远程医疗诊室、教学示教室、教学资料室等)。

（三）实验室部分

包括临床实验室及科研实验室。

二、人员布局

（一）变态反应科组织机构

见图10-1-1。

部门岗位设置及任职条件，见表10-1-1~表10-1-3。

（二）岗位职责及考核内容

1. 科主任职责

（1）在主管院长领导下全面负责科室的医、教、研工作，根据全院工作计划制订科室工作计划，并组织实施，按时总结汇报。

（2）负责全科的行政管理工作，及时了解本科人员的思想学习、生活等情况及存在的问题，做好科内思想政治工作。

（3）负责全科医护人员的培养和考核工作，加强人才培养和梯队建设。

（4）组织开展各项学术活动，努力引进国内外新技术，提高全科人员的业务水平。

（5）加强国内外的学术交流，科室对外宣传。

（6）把握学科的发展方向，合理安排组织科室人员申请各项科研基金，总结并组织申报科研成果。

（7）促进全科人员认真学习和遵守各项规章制度，经常向全科人员进行工作态度和提高医疗质量的教育。

（8）定期(月)或不定期召开包括副主任/主任助理、科秘书、门诊组长等有关人员会议，进行督促、检查和总结工作。

（9）完成医院交办的其他任务、事项。

2. 门诊组长职责

（1）完成医教研工作。

（2）负责整个门诊区域的管理及协调工作。

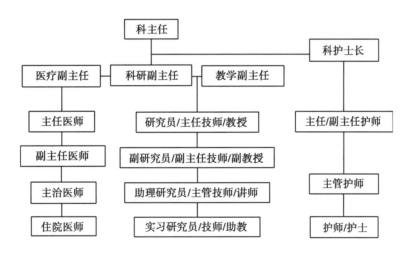

图 10-1-1 变态反应科组织机构

表 10-1-1 行政管理岗位

岗位名称	参考任职资格
行政主任	由具有副高及以上资格医师担任，除胜任本职的医教研工作外，具有较高的管理水平和战略眼光，能容人、团结人，在全国变态反应学界具有较高的学术地位
副主任/主任助理	由具有中级及以上资格医师担任，除胜任本职的医教研工作外，具有一定的管理水平和较好的团队精神，能够全力辅助、配合科主任工作
门诊组长	除胜任本职的医教研工作外，具有一定的管理水平和较好的团队精神，配合科主任负责整个门诊区域的管理工作
专科会诊医师	由三年以上高年资住院医师(在变态反应科工作时间在一年以上)、必要时由主治医师担任
护士长	由高年资主管护师担任，除胜任本职工作外，应能协助科主任完成日常管理工作，具有较好的管理能力和协调、沟通能力

表 10-1-2 教学师资岗位

岗位名称	参考任职资格
博士生导师	一、具有正高级(或相当)职称,学术造诣深厚,年龄一般不超过55周岁;二、具有已完整培养一届硕士研究生或协助培养博士研究生的经历;三、近5年取得以下学术和教学代表性成果之一:1. 以通讯作者或第一作者在本学科领域 JCR Q1 期刊上发表研究论文,2. 作为主要完成人(前三名)获得国家发明专利授权并转化,或以主要完成人研发原创药物并获得新药证书,或获得由国家级专业机构颁发的 B 级以上《试验动物模型鉴定证书》,或研发原创型医疗器械,或牵头主持中药材选育新品种研发,3. 作为主要完成者(前二执笔人)参与国家重大政策和制度制定,或撰写的政策性研究报告、战略研究报告被省部级及以上政府部门采用或转化为政府政策,4. 作为主要完成人(前三名)获得省部级及以上教学成果奖励,5. 作为主要完成人(前三名)获得省部级及以上科研成果三等及以上奖励,获得国际或国内公认最有影响力的个人学术奖项,6. 作为牵头人主持省部级及以上教学改革建设项目且项目结题为优秀,7. 作为第一完成人承担的教学课程获评省部级及以上一流课程或精品课程奖励,8. 作为主编或副主编编写国家级规划教材,或编写的教材获得省部级及以上优秀教材或精品教材奖励,9. 担任国家级科研基地负责人,或担任国务院学位委员会委员,或获评省部级及以上教学名师,10. 参与编写国际级临床指南或标准、牵头主编编写国家及临床指南或标准(二级学会及以上);四、近5年曾牵头承担国家级科研项目至少1项,申请博导资格时牵头承担省部级及以上科研项目至少1项,且科研项目经费不低于50万元;五、符合所属学位评定委员会对导师任职资格的要求
硕士生导师	一、学术造诣较深,具有副高级(或相当)及以上职称,年龄一般不超过50周岁;二、具有协助培养过硕士研究生的经历;三、近5年取得以下学术和教学代表性成果之一:1. 以通讯作者或第一作者在本学科领域 JCR Q3 期刊及以上发表研究论文,2. 作为主要完成人(前五名)获得国家发明专利(含国际专利)授权并转化,或研发原创药物并获得新药证书,或获得由国家级专业机构颁发的《实验动物模型鉴定证书》,或研发原创型医疗器械,或作为主要成员参与中药材选育新品种研发,3. 作为主要完成者(前二执笔人)参与国家重大政策和制度制定,或撰写的政策性研究报告、战略研究报告被地市级及以上政府部门采用或转化为政府政策,4. 作为主要完成人(前五名)获得省部级及以上教学成果奖励,5. 作为主要完成人(前五名)获得省部级及以上科研成果三等及以上奖励,或获得国际或国内公认的个人学术奖项,6. 作为牵头人主持省部级及以上教学改革建设项目且项目结题为良好及以上,7. 作为主要完成人(前三名)承担的教学课程获评省部级及以上一流课程或精品课程奖励,8. 作为主编、副主编或编委编写国家级规划教材,或编写的教材获得地市级及以上优秀教材或精品教材奖励,9. 获评校级及以上教学名师,10. 参与编写国家级临床指南或标准(二级学会及以上);四、近5年曾牵头承担国家级科研项目至少1项,申请硕导资格时牵头承担省部级及以上科研项目至少1项,且科研项目经费不低于30万元;五、符合所属学位评定委员会分委会对导师任职资格的要求
教学秘书	具有中级或以上职称,除胜任本职的医教研工作外,热爱教学工作,具有一定的管理水平和组织协调能力,脱产/兼职,辅助、配合科室完成各项教学工作

表 10-1-3 专业技术岗位

岗位名称	参考任职资格
主任医师	符合国家/省市自治区卫健委的任职要求,临床上对本学科的罕见病、疑难病的诊疗有较深的造诣,具有良好的教学意识,有自己独立的科研方向和科研能力
副主任医师	符合国家/省市自治区卫健委的任职要求,临床上对本学科的罕见病、疑难病的诊疗有一定的造诣,具有良好的教学意识,能形成自己独立的科研方向和较强的独立科研能力
主治医师	符合国家/省市自治区卫健委的任职要求,临床上熟练掌握本学科的常见病、多发病及罕见病、疑难病的诊疗,具有教学意识,具有一定的科研能力
住院医师/临床博士后	在经过内科轮转的高年资住院医师中选拔,符合国家/省市自治区卫健委的任职要求,临床上熟练掌握本学科的常见病、多发病的诊疗,能在上级医师指导下完成罕见病、疑难病的诊疗,具有教学意识,具有科研思维及科研能力

岗位名称	参考任职资格
主任护师	符合国家/省市自治区卫健委的任职要求,胜任变态反应科主任护师职责
副主任护师	符合国家/省市自治区卫健委的任职要求,胜任变态反应科副主任护师职责
主管护师	符合国家/省市自治区卫健委的任职要求,胜任变态反应科主管护师职责
护师	符合国家/省市自治区卫健委的任职要求,胜任变态反应科护师职责
护士	符合国家/省市自治区卫健委的任职要求,胜任变态反应科护士职责
研究员/主任技师	符合国家/省市自治区卫健委的任职要求,胜任变态反应科研究员/主任技师职责,研究员具有独立的科研能力
副研究员/副主任技师	符合国家/省市自治区卫健委的任职要求,胜任变态反应科副研究员/副主任技师职责,具有相对独立的科研能力
助理研究员/主管技师	符合国家/省市自治区卫健委的任职要求,胜任变态反应科助理研究员/主管技师职责、日常工作,具有一定的科研能力
实习研究员/技师	符合国家/省市自治区卫健委的任职要求,胜任变态反应科实习研究员/技师的职责、日常工作,具有一定在上级医生指导下从事的科研工作的能力

（3）负责科室日常及周末排班工作,协调人员。

（4）定期参加医院的门诊组长会,并向科室人员传达落实会议内容。

3. 主任医师（教授）职责

（1）在科主任的领导下,指导所在专业组的医疗、教学、科研、技术培训和理论学习工作。

（2）随时检查督促下级医师贯彻执行各项规章制度和诊疗、操作规程的情况。

（3）参与指导急、重、疑难病例的抢救处理以及特殊疑难讨论会诊。

（4）服从科室安排,定期参加门诊及病房工作,参加全院科室间的会诊,解决疑难杂症及危重患者的有关问题。

（5）有计划地开展基本功和各项技术培训,做好下级医师和进修、实习医师的培训工作,指导所在专业组结合临床开展科学研究工作。

（6）有责任培养各级医师、研究生及技术人员,做好传、帮、带,不断提高各类人员的业务素质。

（7）服从科室安排,完成本科生、研究生、进修生等的授课、带教工作。

（8）形成独立科研方向,申请院内院外科研基金,独立完成科研课题,完成论文、综述撰写。

（9）积极参加国内外学术交流,如参加学术会议、参加学术团体、学术杂志工作。

（10）参与科室部分管理工作。

（11）完成医院、科室交办的其他任务、事项。

考核内容:年门诊工作量（有病房）120单元,

（无病房）160单元,出院人数（参与或作为治疗组长）200人次。注:半天（4小时）接诊不少于15位为1个有效单元。非急诊科医生在5年期间如轮转急诊科,工作期间按照4小时为一个门诊单元数计算。

4. 副主任医师（副教授）职责

（1）在科主任的领导下,协助指导所在专业组的医疗、教学、科研、技术培训和理论学习工作。

（2）随时检查督促下级医师贯彻执行各项规章制度和诊疗、操作规程的情况。

（3）参与指导急、重、疑难病例的抢救处理以及特殊疑难讨论会诊。

（4）定期参加门诊及病房工作,参加全院科室间的会诊,解决疑难杂症及危重病人的有关问题。

（5）有计划地开展基本功和各项技术培训,做好下级医师和进修、实习医师的培训工作,协助指导全科结合临床开展科学研究工作。

（6）及时了解本专业国内外理论和技术的新进展,运用国内外先进经验指导临床实践,不断研究、推广新技术,提高医疗质量。

（7）担任教学工作。

（8）检查病案并督促下级医师按规范写作。

（9）积极参加国内外学术交流,如参加学术会议、参加学术团体、学术杂志工作。

（10）探索科研方向,积极申请院内院外科研基金,独立或参与完成科研课题,完成论文、综述撰写。

（11）参与科室部分管理工作。

（12）完成医院、科室交办的其他任务、事项。

考核内容：年门诊工作量（有病房）120 单元，（无病房）160 单元，出院人数（参与或作为治疗组长）200 人次。注：半天（4 小时）接诊不少于 15 位为 1 个有效单元。非急诊科医生在 5 年期间如轮转急诊科，工作期间按照 4 小时为一个门诊单元数计算。

5. 主治医师职责

（1）服从科室安排，完成门诊及工作。

（2）服从科室安排，完成院内普通病房会诊工作。

（3）有责任培养各住院医师、研究生及技术人员，做好传、帮、带，不断提高各类人员的业务素质。

（4）服从科室安排，完成进修生、学习班的授课、带教工作。

（5）参与或独立开展科研工作，申请院内院外科研基金，参与或独立完成科研课题，完成论文、综述撰写。

（6）积极参加国内外学术交流，如参加学术会议工作。

（7）完成医院、科室交办的其他任务、事项。

考核内容：年门诊工作量（有病房）80 单元，（无病房）100 单元，出院人数（参与或作为治疗组长）200 人次。注：半天（4 小时）接诊不少于 15 位为 1 个有效单元。非急诊科医生在 5 年期间如轮转急诊科，工作期间按照 4 小时为一个门诊单元数计算。

6. 住院医师职责

（1）服从科室安排，完成门诊及病房工作。

（2）在上级医师指导下，完成专科培训，掌握变态反应常见病、多发病的诊疗。

（3）参加医大教学辅导。

（4）积极参加并协助上级医师进行学术活动，撰写病例报告及综述。

（5）完成科室领导交给的社会工作及其他各项工作。

（6）在上级医师指导下参加科研活动。

（7）完成科室交办的其他任务、事项。

7. 研究员、技师职责 参照医师系列相应职责，并根据工作相应调整。

8. 专科护士职责

（1）独立完成门诊日常工作。

（2）独立完成变应原皮肤试验的操作及结果判断。

（3）独立完成脱敏药物配制、药物注射，并指导患者用药。

（4）独立承担服务台开诊、宣教及分诊工作。

（5）独立承担肺功能的操作检查流程，指导患者配合治疗。

（6）协助医疗科研、药物试验及特殊病例的点刺工作。

（7）带教进修生、实习生参与教学有关的授课。

（8）开展护理科研工作。

（9）保证抢救设备和药品完好备用。

（10）配合医生积极抢救危重患者。

（边赛男，关凯）

第二节 变态反应科管理制度

变态反应科应建立科室管理制度，在科主任、科室核心组领导下，科室医务工作者严格执行所制订的科室管理制度，以更好地提高医疗质量，服务患者。

一、质量控制目标

1. 病历书写质量管理，合格率不低于 95%。

2. 提高服务质量，减少差错、事故的发生及投诉，年投诉不超过 1 例。

3. 员工年度培训计划完成率不低于 95%。

4. 提高教学质量，避免教学事故，教学事故率为 0。

5. 患者满意度不低于 90%。

二、保障质量控制目标实现的相关管理制度

（一）变态反应科核心组设置及会议管理

变态反应科核心组组长为科主任，组员包括科副主任、支部书记、主任助理和护士长。核心组会议包括常规会议和临时会议。常规会议每月召开一次，主要议题包括讨论与本科室相关的临床科研教学和科室管理情况。临时会议是指由于突发情况，需要核心组成员讨论后尽快提出解决方案而召开的会议。每次会议纪要整理后存档。

全科会议工作制度：召开会议、记录。

1. 全科大会分常规和临时两种会议制度，常规会议不少于每季度一次，分析本季度重大医疗

安全事件,可与科室核心组会议合并召开。遇有重大医疗安全事件时可以召集临时会议。

2. 每次会议成员来自5个方面:临床门诊部分,病房部分,皮试室检查部分,变应原脱敏制剂配药室部分,以及变态反应科实验室部分讨论。

3. 委员讨论后针对每起事件形成科室统一意见,由科室主任、副主任签字确认,并记录登记,必要时向医务处提交记录备份。

4. 受医院医务处委托召开。

定期检查:根据讨论结果,由科室主任向当事人进行管理谈话,谈话人员要向谈话对象说明谈话原因,指出存在的主要问题及其严重性和危害性,对进一步加强医疗质量安全管理提出具体要求,明确整改期限。

(二) 变态反应科医疗质量管理

以变态反应科主任为组长、副主任为副组长,变态反应科所有在职人员为主体,所有人员均可以备选。成员来自5个方面:临床门诊部分,病房部分,皮试室检查部分,变应原脱敏制剂配药室部分,以及变态反应科实验室部分。

1. 变态反应科医疗质量管理规范

(1) 新分配至我科工作的住院医师/临床博士后须由高年资主治医师及以上人员带教半年后方可独立进行诊疗工作。

(2) 进修医师不得独立进行诊疗工作。

(3) 固定时间进行科内业务学习,每周一次,由科内全体医生及研究系列人员、轮流承担讲课及学术讨论。

(4) 建立病历抽查制度,每月抽查10份,抽查结果与年终考核挂钩,评价良以上为合格病历。

(5) 每个工作日安排一位高年资主治医师以上人员进行门诊咨询,并对低年资医师的临床工作予以指导。

(6) 制订变态反应科病历书写规范,并作为考核依据。

(7) 每季度进行一次患者满意度调查,发现问题及时反馈。

(8) 注意从患者的投诉发现问题并反馈。

(9) 每季度进行一次医疗差错及投诉原因总结会。

(10) 严格掌握皮试禁忌证,操作护士如果有疑义可以请开单医师双签字,必要时需签署知情同意书。

2. 首诊负责制度

(1) 本科室范畴:①对本科室范畴疾病患者要以高度责任心,做到问诊仔细,检查认真,诊断治疗精心,解答问题耐心,让患者及家属放心。②按要求书写病历,开标准处方,严禁人情方和人情假条。

(2) 非本科室范畴:①对非本科室范畴疾病患者和边缘性疾病患者,首诊医师均不得拒诊。②对非本科疾病患者,应详细询问病史,进行必要的体格检查,认真书写门诊病历,并耐心向患者介绍其病种及应去就诊科室。③对边缘性疾病患者,首诊医师负责诊疗。必要时,可请有关科室会诊,严禁相互推诿。

(3) 对急、危重病员要做到以下几点:①及时检查、尽快处理、准确记录,说明病情负责到底。②对危重病员在病情不允许搬动转送急诊科时,要分秒必争就地处理,积极组织抢救。③对抢救有困难者,可向有关科室提出会诊。会诊医师未到达之前,首诊科室必须积极抢救治疗,详细记录,抢救重点在维持循环呼吸功能。④有关医技科室、检验科要全力配合,简明手续,迅速检查,不得延误,更不能借故推托。⑤会诊确诊后,属于哪一科室即以哪一科为主,组织抢救,首诊科室则应向接受科室办好移交手续,书写好病历及病程记录,并注明科室,签全名以示负责。

3. 疑难病例讨论制度 凡遇疑难病例,由医疗副主任或经诊的主治医师主持,有关人员参加,认真进行讨论,尽早明确诊断,提出治疗方案。

疑难病例讨论会形成的科室医生共识和处理措施记录在案,或纳入科室规章制度,全科执行以确保医疗质量和安全。

(三) 皮试室及变应原特异性免疫治疗室质量控制

1. 早晨开始工作前核对药物。

2. 严格无菌操作。

3. 做好三查七对,即在操作前、中、后分别对患者姓名、性别、年龄、药名、药物浓度、药物用法以及时间等七项予以核查。

4. 严格按操作规范操作。

5. 严格按标准判定结果,并由专人复核。

6. 开始皮试前应再次询问核实患者有无严重过敏史,有无抗组胺药物、肾上腺皮质激素药物应用史。

7. 妥善备齐抢救物品、抢救药物,定期检查抢救车,出现紧急意外情况及时给予适当处理。

8. 定期组织科内医护人员进行抢救技能培训。

9. 进修护理人员需在带教老师指导3个月后方能进行相关检查操作。

皮试试验工作职责:

1. 使用皮试液前查对:浓度、名称、顺序、配制时间。

2. 75%酒精消毒皮试部位皮肤,从上至小,从左至右。

3. 严格按照无菌技术操作。

4. 观察患者皮试反应,随时和医生沟通。

5. 准确判断结果,出报告。

6. 随时处理各种不良反应并参与各种治疗。

(四)变应原制剂配制室质量控制

1. 皮试液的配制、使用及管理

(1)皮试液配制浓度标准:大籽蒿、豚草、葎草:原液1:1 000。除上述3种药物外其余吸入组皮试药物均为原液1:100。

(2)皮试液每月有专职护士负责配制及管理,并由第二人核对。配制好的皮试液要有登记及双人签字。

(3)皮试液配制时要求严格无菌操作。

(4)为保证皮试液的新鲜,皮试液每两周配制一次(由配制护士根据使用情况掌握具体时间、剂量,以保证皮试液的新鲜,并减少浪费)。

(5)皮试液配制后,写明名称、浓度、配制时间,配制后冰箱冷藏保存,使用期限为一个月。

(6)皮试液放入冰箱,取用时要由双人核对,登记开启时间,开启后使用期限为两周。

(7)皮试液配制要遵守无菌原则,确保配制过程安全。

(8)配制药液时确保药液剂量准确,均选用1mL空针配制。

(9)保存皮试液冰箱温度要求2~8℃,有专人管理并签字。

(10)皮试液放入冰箱要严格按顺序摆放。

2. 变应原特异性免疫治疗注射液配制质量控制

(1)每个工作日早晚各进行一次紫外线消毒,每次半小时,通风后开始工作。

(2)严格无菌操作。

(3)配药过程需两人进行,一人配方,一人复核。

(4)每张处方严格执行三查七对,即在操作前、中、后分别对患者姓名、性别、年龄、药名、药物浓度、药物用法以及时间等七项予以核查。

3. 户尘螨变应原制剂管理制度　性状:无色、白色至淡绿色水溶性混悬液。储存:2~8℃,不得冷冻至结冰。有效期:未开封产品有效期24个月,启封后保存于2~8℃,保存期不超过6个月。由于户尘螨变应原制剂储存要求严格,且药品价格较贵,为确保药品安全,凡注射户尘螨变应原制剂的患者,药品均由科室统一保管。

(1)新药品拿来送皮试室,登记保管。

(2)如更换新药品,原剩余药品按医用垃圾处理,并有患者(或家属)及第二人同时处理,三人签字。

(3)药品包装盒写明姓名,收药日期,拼音首字母。

(4)放入统一冰箱,按姓名拼音首字母排列顺序。

(5)冰箱由专人保管,记录冰箱温度。

(6)1~3号瓶注射时要注意药物有效期及首次注射日期。

(7)4号瓶使用时要在包装盒上注明注射日期,每次注射时注意查看药品有效期。

(8)本盒本瓶药物的首次注射日期。

(9)药品用完或药物过期,及时通知患者。患者不能及时更换新药物或不能及时通知患者(或家属)时,要在药品包装盒上注明,放回冰箱原位置。

(10)药品有专人负责,定期登记、整理,每3个月对冰箱药品进行检查清理,清理药品要有两人核对,保留标签3个月,废弃药品按医用垃圾处理。

(五)就诊流程规范

1. 分诊台诊前流程　开诊前30分钟,整理护士站用物并开门;开诊前20分钟,维持候诊区秩序,放录音宣教;开诊前10分钟,诊前口头宣教。内容:电脑分诊,请看大屏幕。

2. 介绍就诊环境　诊室,收费处,皮试室,配药室。

3. 皮试注意事项　进食清淡食物,不影响抽血检查。皮试后在候诊厅安静等候,不离开。皮试后15分钟看结果。预约抽血,3~5个工作日后查看结果。候诊请保持安静。诊疗期间,维持候诊区秩序,回答患者问题,协助解决合理需求。

（六）皮试室及变应原特异性免疫治疗室工作流程

诊前：物品及药品准备。诊间：为患者皮试及查看皮试结果；为患者进行变应原特异性免疫治疗皮下注射及观察、查看患者反应；定时巡视候诊区域，维持就诊秩序。

工作内容及要求：

1. 根据医嘱为患者皮肤试验、点刺试验、斑贴试验。

2. 按时判读皮试结果。皮肤试验及点刺试验15分钟查看结果。斑贴试验分别为48小时及72小时查看。

3. 根据医嘱为患者进行变应原特异性免疫治疗（皮下注射），并查看反应。

4. 操作要注意查对制度，避免发生差错。

5. 操作后嘱患者按时间要求查看结果。

6. 遇患者用药后发生反应要及时告知医生并积极参与抢救。

（七）教学的质量管理与质控

1. 任课教师的资格准入制度　只有副教授以上人员才能承担本科生的授课工作。在严格授课教师资格准入制度的同时，重视师资队伍的梯队建设，重视后备人才培养，采取切实可行的措施，加强年轻教师的授课能力的培养。年轻住院医师进入科室后首先开始承担科内文献报告工作，进行定期的文献报告不仅能够密切追踪国内外学术前言，活跃学术空气，开阔视野，提高全体教师的学术水平，也为年轻教师提供了讲台，逐步培养并提高他们的授课能力。只有完成了10个学时的文献报告并晋升主治医师后才有资格承担科内进修生专题讲座的授课工作。保证教学质量，并且为年轻教师授课能力的培养提供了一条切实可行的有效途径。

2. 试讲制度　根据上述任课教师的资格准入制度，在教师获得相应的授课资格之后，在正式承担授课工作之前，还要通过试讲，只有试讲合格方能正式参加授课。根据所面对的授课对象不同，如本科生、研究生、进修生等，即使是同一个题目，教学的内容、重点及要求亦有所不同。试讲制度的目的就是协助授课教师尽快适应新的授课要求，保证授课质量。

3. 定期进行教学评估　严格的资格准入及试讲制度是提高教学质量的前提，严肃认真的教学评估是提高教学质量的保证。变态反应科根据

不同的授课任务，制定切实可行的教学评估办法。对于科内文献报告，由于是由年轻教师授课且由全科人员参加，主要采取当面提问题，提意见，结合课下交流的方法进行评估。对于进修医师科内讲座主要采取新课派高年资医生听课，由科主任定期征求进修医生意见的方法进行评估。本科生教学是我们教学工作的重点和核心，通过及时追踪教育处的评估结果并结合由科主任征求学生意见的方法进行教学评估。教学评估的目的是为了及时发现教学中存在的问题，提高教学质量。因此，必须将评估结果及时反馈到每个授课教师，督促在下一步授课中加以改正。上一次反馈中发现的问题就是下一次评估的重点，形成良性互动，促进教学质量逐步提高。

质量是教学工作的生命，只有完善教学管理制度，切实加强教学工作的质量管理和质量控制，才能保证教学质量，培养高素质的人才，为国家的医疗卫生事业的发展贡献力量。

4. 变态反应科新入职医生管理规定

（1）参加院内的入职前培训。

（2）新入职医生必须完成内科住院医师一阶段规范化培训。

（3）跟随高年资医生出门诊至少6个月后才可独立进行门诊诊疗工作。

（4）经过科室相关规章制度的培训。

（边赛男，关凯）

第三节　变态反应疾病门诊病历

目前变态反应科以门诊业务为主，门诊病例书写和质控标准操作规程如下：

一、门诊病历内容

包括：门诊病历首页（门诊手册封面）、病历记录、化验单（检验报告）、医学影像检查资料等。

（一）门诊病历首页

应包括患者姓名、性别、出生年月日、民族、婚姻状况、职业、工作单位、住址、明确的食物药物过敏史等项目。

（二）门诊病历记录应当由接诊医师在患者就诊时及时完成

（三）门诊病历应标注页码。书写门诊病历书写应当使用蓝黑墨水、碳素墨水。电子门诊病历要注意及时进行电子签名

（四）门诊病历记录分为初诊病历记录和复诊病历记录

1. 初诊病历记录 书写内容应当包括就诊时间、科别、主诉、现病史、既往史、个人史、阳性体征、必要的阴性体征和辅助检查结果，诊断及治疗意见和医师签名等。

（1）时间：按 24 小时制，一般患者记录到日，危重症患者记录到分钟。

（2）主诉：扼要记录患者就诊的主要症状及持续时间。

（3）现病史：准确记录患者此次就诊的主要病史，重点突出（包括本次患病的起病日期、主要症状、相关检查结果及疗效等）。病情的发作是持续性还是季节性，每次是自然缓解还是药物干预缓解。

（4）既往史：由于一些过敏病之间具有相关性，因此既往的过敏疾病要详细记录；另外因有些疾病需免疫治疗，且免疫治疗有相应的适应证和禁忌证，因此要详细记录既往所有疾病史和用药情况。

（5）个人史、家族史：由于变态反应性疾病有遗传因素，与环境有关，因此需详细记录家族类似疾病史及个人生活环境及吸烟等个人史。

（6）体格检查：一般情况，重点记录阳性体征及有助于鉴别诊断的阴性体征。

（7）诊断或初步诊断：如暂不能明确，可在病名后标注"？"

（8）治疗意见：包括：①进一步检查措施或建议，辅助检查结果；②所用药品（药品名称、剂量、用法等）；③出具的诊断证明书等其他医疗证明情况；④向患者交代的注意事项（生活饮食注意点、休息方式与期限、用药方法及疗程、预约下次门诊日期、随访要求等）；⑤须向患者或家属交待的病情及有关注意事项，如需进行免疫治疗，应详细讲解治疗的目的及可能的治疗周期。

（9）医师签名：能辨认的全名，电子门诊病历则为在医务处、信息处备案的电子签名。如由尚不具备独立门诊诊疗资格的医生书写的病历，要求本科带教医生进行审阅修改和签名。

2. 复诊病历记录书写内容应当包括就诊时间、科别、主诉、病史、必要的体格检查和辅助检查结果、诊断、治疗处理意见和医师签名等。

（1）主诉及简要病史：对本科诊断明确且此次就诊为复诊的病历，可在主诉的位置写"病史同前"。现病史重点记录上次就诊后的病情变化情况、药物使用与其他治疗效果，有无药物反应，有否新的症状出现等。

（2）体格检查：重点检查上次所发现的阳性体征及其变化过程，并记录新发现的体征。

（3）辅助检查结果：对上次做的辅助检查报告结果加以记录。

（4）诊断：无变化者可写"同上"或不写，改变者应写新的诊断。

（5）治疗处理意见及医师签名：同初诊。

（五）患者每次就诊均应书写门诊记录

（六）第一次在本科就诊按初诊病历记录要求；随诊、复诊、取药的门诊记录按复诊病历记录要求

（七）门诊患者的化验单（检验报告）、医学影像检查资料等在检查结果出具后应在就诊时粘贴至门诊病历的检验结果粘贴页

（八）门诊患者如三次不能确诊者，经治医生应提出门诊会诊，尽快解决诊断与治疗的问题。凡请示上级医师的事项、上级医师的诊查过程或指示，均应记录在门诊病历中

二、门诊病历格式

（一）门诊病历首页格式

患者姓名　　性别　　年龄
民族　　职业　　婚姻
工作单位或住址
药物过敏史

（二）门诊初诊病历记录格式

就诊时间、科别
主诉：
现病史：
既往史：
家族史：
个人史：
阳性体征：
必要的阴性体征和辅助检查结果：
诊断：
治疗意见：
医师签名：

（三）门诊复诊病历记录格式

就诊时间、科别
主诉：
病史：
必要的体格检查和辅助检查结果：
诊断：

治疗处理意见:

医师签名:

三、变态反应科门诊病历质控

1. 由科主任指认一名三基过硬、责任心强的主治医生职称以上的医师作为科内病历质控人员。

2. 质控标准参见变态反应科门诊病历书写规范。

3. 建议科内每位出诊医生每月向负责病历质控的医生提供2~3份门诊病历,执行质控的医生从全部病历中抽取10份进行检查并给予评分,评分分为优、优−、良和差,以优、优−为合格病历,将发现的问题记录下来,每月总结一次,上本科科会,评分和绩效考核相关联。

4. 针对发现的问题请科主任制订整改方法和整改期限,并进行追踪。

(边赛男,关凯)

第四节 变态反应科病房的设计

1. **病房** 由普通病房及日间病房组成,病床包括诊断用床(进行变应原激发试验,包括吸入变应原、食物变应原、药物)及治疗用床(进行改良变应原特异性免疫治疗、口服食物变应原特异性免疫治疗),床旁配心电监护仪、抢救设备。

2. **吸入变应原制剂配制室** 生物安全柜、超净台、冰箱、储物柜,用于储存母液,配制、稀释不同浓度药物溶液。

3. **食物变应原制备室** 用于制备进行食物激发试验及食物变应原特异性免疫治疗的食物,配电子秤、食物粉碎器、微波炉、量杯、烧杯。

4. **激发小室** 用于让患者在一个密闭小室中吸入排放到小室中的特定变应原,观察患者是否出现过敏反应;需要有独立的空气循环系统,入口处导入层流空气,出口处需要有去除变应原的过滤装置。

5. **抢救间** 用于急救在激发试验或免疫治疗过程中出现过敏性休克的患者,需配备心电监护设备、除颤仪。

6. **花粉鉴定室** 用于室外收集空气中的致敏花粉的分类和计数工作,需配备显微镜和台式电脑。

7. **办公用房** 医生查房办公室、会议室、示教室、医生值班室、护士值班室,主治医师工作办公室、查房教授工作办公室。

(边赛男,关凯)

第五节 变态反应实验室的设计

变态反应实验室包括临床检验实验室、基础研究实验室。实验室需有专职研究人员负责管理,科室制订管理制度,实验室人员严格执行。

一、临床检验实验室

临床检验实验室用于临床诊疗常规变应原及其组分sIgE检测,有条件可开展类胰蛋白酶、ECP、免疫治疗相关变应原sIgG4等检测。

临床实验室变应原sIgE检测标准操作规程(以变应原全定量检测ImmunoCAP为例):

(一) 实验原理

荧光酶联免疫法(fluoroenzymeimmunoassay):即将待检变应原包被在固相载体(ImmunoCAP)上,与患者血清中的变应原sIgE反应,形成"变应原-sIgE"复合物,冲洗去除非sIgE后,加入酶标记的抗人IgE抗体,孵育形成"变应原-sIgE-酶标抗人IgE抗体"复合物,冲洗去除多余的酶标抗体后,加入底物,酶催化底物生成荧光物质,反应终止后检测荧光强度。反应体系中荧光强度越强,说明患者血清中变应原sIgE含量越高。基于标准曲线,可根据荧光强度计算患者血清中变应原sIgE的浓度。

(二) 标本处理

患者抽血前需清淡饮食,无须空腹。抽取静脉血、血清或血浆(EDTA或肝素抗凝)。拒收严重乳糜血。外勤人员尽快将血标本送实验室,与实验室人员进行标本交接。室温下放置30分钟以后离心,3 000转/min,15分钟。1周内检测的标本2~8℃冷藏,超过1周以后检测的标本−20℃冻存,用前复融,避免反复冻融。检测后的标本2~8℃冷藏1周,以备复查。

(三) 仪器

ImmunoCAP100TM(UniCAP100®)和Immuno-CAP250 TM两种仪器检测原理一致,后者是前者的升级产品,自动化程度更高,检测通量更大,可在IDM软件的支持下同时使用。

(四) 相关试剂

变应原ImmunoCAP:共有600多种,但目前国内临床可检测的项目有限。每种变应原有相应的实验室代码,变应原粗提取物的代码为"单一字母 + 数字编码",最初为 Phadia® 检测系统里的代码,此后被绝大多数 sIgE 检测系统采纳。致敏蛋白组分的代码为该物种拉丁文名的属名"前 3 个字母" + 物种名的"前 1~2 个字母" + 数字编号,如 d1(户尘螨)、e1(猫皮屑)、f1(鸡蛋清)、Der p1(户尘螨的致敏蛋白组分)等。ImmunoCAP 以塑料管包装,16CAP/管或 10CAP/管。2~8℃冷藏。

Conjugate:β-半乳糖苷酶(β-Galactosidase)标记的鼠抗人 IgE 单抗。2~8℃冷藏。

ImmunoCAP100 的包装为 5.1ml/瓶(96 determinations)。

ImmunoCAP250 的包装为 20.5ml/瓶(400 determinations)。

Development:4- 甲基伞形酮-β-D-半乳糖苷(4-Methylumbelliferyl-β-D-Galactoside)。2~8℃冷藏可至有效期,室温可稳定 1 周。

ImmunoCAP100 的包装为 6.0ml/瓶(96 determinations)。

ImmunoCAP250 的包装为 11ml/瓶(200 determinations)。

Stop Solution:4% 碳酸钠。2~8℃冷藏可至有效期,室温可稳定 1 周。

ImmunoCAP100 的包装为 65ml/瓶(96 determinations)。

ImmunoCAP250 的包装为 120ml/瓶(185 determinations)。

Washing Solution:包括 Washing Solution Addictive(WA)和 Washing Solution Concentrate(WC),前者主要成分为表面活性剂,后者主要成分为磷酸缓冲液,2~8℃冷藏。用前加双蒸水配制成清洗液,配制好的清洗液可在室温贮存 1 周。

ImmunoCAP100 的包装为 WA 17.2ml/瓶,WC 80ml/瓶,配制方法为 1L 双蒸水加 WA 和 WC 各一瓶,混匀。

ImmunoCAP250 的包装为 WA 86ml/瓶,WC 400ml/瓶,配制方法为 5L 双蒸水加 WA 和 WC 各一瓶,混匀。

Calibrators:曲线标准品为人 IgE,共有六个浓度,分别为 0.35、0.7、3.5、17.5、50、100kU/L,该浓度根据 WHO 人血清 IgE 国际标准品 75/502 标定。2~8℃冷藏。

Curve Control:曲线质控品有两个浓度,CC1 为 0.7kU/L,CC2 为 17.5kU/L。2~8℃冷藏。

鼠抗人 IgE 单抗包被的 ImmunoCAP:用于曲线和曲线质控的检测。2~8℃冷藏。

Quality Control:包括 sIgE 阳性质控品和阴性质控品,需从 d1(户尘螨)、e1(猫皮屑)、f14(大豆)、g6(梯牧草花粉)、m6(链格孢)、t3(桦树花粉)、w1(普通豚草花粉)等变应原中选择一种或几种进行检测。2~8℃冷藏。

Quality Club:室间质控品,每月一份(0.4ml/瓶),每份要求检测三种变应原,检测种类在包装上有标识。2~8℃冷藏。

Maintenance Solution Kit:包括浓缩液(23ml/瓶 × 10 瓶)、消泡剂(18ml)和 CheckCAP(50 个),室温保存。维护液配制方法为 1.5L 双蒸水加浓缩液 1 瓶,混匀。配制好的维护液可室温保存 1 个月。

测定前,Development、Stop Solution、Calibrators 和各种质控品需恢复室温。

(五)实验步骤

开启计算机,运行 IDM 软件。标本编码。编码规则如下:

1. 接收到的标本贴流水号条码标签,流水号为从 00001、00002、00003……99999 的无重复序号。

2. IDM 软件中的 Sample ID 为"医嘱号",Request ID 为"流水号"。

3. 参照医院 LIS 系统,将医嘱及患者信息录入 IDM。

开启 ImmunoCAP100TM 和 ImmunoCAP250TM 电源,预热 30 分钟。

用 IDM 软件将待检项目分配给 ImmunoCAP-100TM 和 ImmunoCAP250TM。

将足够体积的清洗液和润洗液(双蒸水)以及空的废液瓶放置指定位置。

ImmunoCAP100TM 的操作步骤:

Elution Wells Disc、CAP Carrier Disc 和废物篓放置到位,关闭反应仓盖。

打印 Distribution List,以便位置复核。

将待检标本取出恢复室温。

根据 Sample Loading 的提示将足够体积的标本依编号放置指定位置。

根据 Reagent Loading 的提示将足够体积的试剂放置指定位置,盖上试剂仓盖。

进行空白检测,检测合格后方可进行 ImmunoCAP Loading。

根据 ImmunoCAP Loading 地提示,将 Immuno-CAP 包装管插入 Loading 孔,仪器自动将 Immuno-CAP 放置指定位置。

按 Lip Open 键打开反应仓盖,检查 Immuno-CAP 是否放置到位,如有空位,根据 Distribution List 手工将空位 CAP 放置到位。

关闭反应仓盖,开始检测程序。

检测结束后,仪器自动打印实验结果,并将结果传送入计算机。

用双蒸水进行日维护两次。

清空废液瓶和废物篓,冲洗 Elution Wells Disc,风干。

关闭电源。

ImmunoCAP250 TM 的操作步骤:

将待检标本取出恢复室温。

根据 IDM 软件提示的试剂用量,将足够体积的液体试剂经过条码扫描放置指定位置。

根据 IDM 软件提示的试剂用量,将足够量的 ImmunoCAP 插入 ImmunoCAP Loading Area,由仪器转移至 CAP 贮存仓。

将标本插入 Sample Rack,经条码扫描,置 Sample Loading Area。

Star Assay,仪器先自动进行空白检测,检测合格后开始实验。

每一项检测结束后,结果自动传输入计算机。

选择 End Assay,全部检测结束后,仪器自动进行日维护,然后自动关机。

用 IDM 软件检查实验结果,如有错误或可疑结果,标记为 Reject,次日重复检测,确认所有结果准确无误后,选择 Approve,接受结果并保存,然后打印患者报告。所有报告均经双人复核后方可发出。

仪器的维护:

每次检测后进行日维护一次。

每周用双蒸水进行周维护一次,用 5% 次氯酸钠清洗加样针。

周月用维护液或 1% 次氯酸钠进行月维护一次,用 5% 次氯酸钠清洗加样针。

仪器的校准:每年一次位置校准和荧光计校准。

(六) 质量控制

每批实验前,均需做标准曲线或曲线质控。做标准曲线的日子可不做曲线质控。

标准曲线有效期为 28 天,每次更换 Conjugate 批号时应做新的曲线。

用 ImmunoCAP250 TM 进行试验时,每次均需在 Calibrators 位置放置新的曲线标准品,以备失控时做新的曲线。

曲线质控:

CC1 的靶值为 0.7kU/L,合格范围为 0.52~0.88kU/L,报警范围为 0.41~0.52kU/L 和 0.88~0.99kU/L,不合格范围为 <0.41kU/L 和 >0.99kU/L。

CC2 的靶值为 17.5kU/L,合格范围为 13.7~21.4kU/L,报警范围为 11.4~13.7kU/L 和 21.4~23.6kU/L,不合格范围为 <11.4kU/L 和 >23.6kU/L。

当 CC1 和 CC2 检测值均在合格范围时,结果可接受。

当 CC1 和 CC2 其中一项检测值合格,另一项在报警范围时,需分析报警原因,结果可接受。

当 CC1 和 CC2 检测值均在报警范围,或其中一项结果为不合格时,结果不可接受,需分析原因后,重新做曲线,标本复检。

室内质控。

室间质评:Quality Club 质控品,每月定期检测。

(七) 参考范围及临床意义

参考范围及临床意义,见表 10-5-1。

表 10-5-1　参考范围及临床意义

sIgE 含量(kU/L)	分级	临床意义
<0.35	0	阴性
≥0.35	1	可疑或轻度过敏
≥0.7	2	中度过敏
≥3.5	3	重度过敏
≥17.5	4	特重度过敏
≥50	5	特重度过敏
≥100	6	特重度过敏

二、基础研究实验室

基础研究实验室用于医生、研究岗位人员、研究生等科研人员进行科研实验及变应原相关基础研究;激发、斑贴相关变应原制备;质量控制体系建立及开发;体外检测平台开发。由细胞培养室、细菌真菌培养室、常规实验室组成。常规实验室小型设备2~3套,配备AKTA蛋白纯化系统、流式细胞仪、高效液相色谱、qPCR仪、常规PCR仪、倒置显微镜、倒置荧光显微镜、凝胶成像仪、蛋白电泳免疫印迹系统。细胞培养室、细菌真菌培养室配备相关设施一套。

(边赛男,关凯)

第二篇

儿童变态反应系统疾病

第十一章

耳鼻咽喉变态反应疾病

第一节 概 论

早在数十年前,已经有医生发现了变态反应性疾病在耳鼻咽喉疾病中占比很大,20 世纪 80 年代 H.C.King 在其变态反应专著《耳鼻咽喉过敏》(*Otolaryngologic allergy*)一书中曾提及"耳鼻咽喉科医师面临的临床问题中有一半以上是变态反应的直接结果"。耳鼻咽喉的腔隙结构和黏膜屏障特性决定了其在感官系统、呼吸系统甚至消化系统中扮演了极其重要的角色。基于鼻咽喉黏膜的免疫特性,耳鼻咽喉变态反应性疾病病种较多,如变应性鼻炎、变应性咽喉炎、慢性鼻窦炎伴鼻息肉、耳湿疹和喉部血管性水肿等。有一些疾病虽本质上不属于变应性疾病,但在其发生发展的某一阶段有变态反应的参与,例如 Bell 面瘫、慢性进行性感音神经性聋、头颈恶性肿瘤和耳硬化症等。系统学习耳鼻咽喉变态反应性疾病,需要首先掌握耳鼻咽喉变态反应的免疫学基础,包括变应原、参与变态反应的关键细胞及分子、免疫应答反应、病理生理学特点及发病机制研究新进展等,如此才能对耳鼻咽喉变应性疾病理解更透彻。

一、变应原

常见的过敏原(即变应原)类型包括花粉类过敏原(如杨树、柳树、桦树、桑树、蒿草、豚草、葎草等植物花粉)、动物过敏原(例如猫和狗皮屑)、螨虫(粉尘螨、户尘螨)、昆虫(如蟑螂),以及真菌类过敏原。同时需关注食物过敏原(例如虾、贝类、螃蟹、大豆、坚果、小麦、鸡蛋和牛奶)以气溶胶形式吸入后诱发鼻部过敏反应。

二、鼻咽喉黏膜屏障的固有免疫功能

上呼吸道黏膜,尤其是首当其冲的鼻黏膜,在呼吸道防御机制中起着至关重要的作用。鼻腔上部黏膜为嗅上皮,其余鼻腔黏膜上皮为呼吸道上皮,即假复层纤毛柱状上皮,由基底细胞、(纤毛和非纤毛)柱状细胞组成,黏膜下层具有丰富的杯状细胞、浆液腺和唾液腺。鼻黏膜中还散在分布有肥大细胞、嗜酸性粒细胞、嗜碱性粒细胞、淋巴细胞及成纤维细胞散在,在鼻黏膜变态反应中扮演不同角色。鼻黏膜的屏障功能和固有免疫反应是机体对抗有害微生物的防御关键,其次是病原体导致的上呼吸道适应性免疫应答反应。

(一)鼻黏膜的上皮屏障作用

鼻黏膜上皮细胞顶端通过紧密连接(tight junctions,TJs)形成一个严密的上皮屏障系统。上皮细胞还分泌溶菌酶、防御素、乳铁蛋白和 S-100 蛋白的抗菌分子,这些蛋白分子可以有效阻挡病原微生物进入呼吸道,是鼻黏膜第一道防线中必不可少的重要分子。鼻黏膜借由其复杂的黏液纤毛清除系统发挥病原清除、防御、湿化及免疫等功能。黏液纤毛清除系统由黏液毯、纤毛柱状上皮细胞、杯状细胞及腺细胞组成。其中,黏液毯又可以细分为上层的浆液层和下层的黏液层,两层的厚度约为 5μm。黏液毯下方的纤毛摆动可推动黏液毯到达咽部及食管,从而有效清除吸入性颗粒物及病原微生物。

(二)鼻黏膜固有免疫功能

固有免疫(innate immunity)是机体在发育和进化过程中形成的天然免疫防御功能。鼻黏膜的固有免疫功能是通过其黏液纤毛清除系统实现的。鼻黏膜上皮细胞表面的模式识别受体识别吸入鼻腔的病原体,并借由黏液纤毛系统清除,此过程涉及 IL-1b、IL-6 和 IL-8 等多种炎性介质的分泌,且鼻黏膜固有免疫反应常与随之而来的适应性免疫应答互相影响。若鼻黏膜屏障功能受损,固有免疫功能下降,则可能导致病原微生物定植,甚至引发复杂感染。

（三）鼻黏膜适应性免疫反应

适应性免疫应答（adaptive immune response）是指体内抗原特异性 T/B 淋巴细胞接受抗原刺激后，自身活化、增殖、分化为效应细胞，产生一系列生物学效应的全过程。鼻黏膜具有很高的抗原识别潜力，鼻黏膜上皮层及黏膜固有层中均有抗原提呈细胞存在，可识别并启动针对吸入鼻腔的外源性物质的适应性免疫应答反应。

正常鼻黏膜上皮层中的嗜酸性粒细胞和肥大细胞很少，但淋巴细胞较多，尤其是 T 淋巴细胞。黏膜固有层中肥大细胞比上皮层多，但固有层中的免疫细胞仍以淋巴细胞为主，其中，T、B 细胞比例约为 3∶1，而辅助性 T 细胞（CD4⁺）和效应性 T 细胞（CD8⁺）的比例为（2~3）∶1。

免疫球蛋白是适应性免疫应答的特异性分子。鼻腔分泌物中的主要免疫球蛋白为 IgG 和 IgA。研究发现，鼻黏膜中大约 25% 浆细胞分泌 IgG，其余浆细胞则分泌 IgA。IgG 是一种血浆蛋白，通过毛细血管壁渗透到鼻黏膜，弥漫性分布于黏膜中，但主要位于毛细血管基底膜周围。分泌型免疫球蛋白A（SIgA）与气道腔中的微生物相结合，以这种方式阻止这些病原微生物黏附在鼻黏膜上。而 IgG 则是在黏膜组织中发挥作用，与黏附在黏膜上的微生物结合，防止已经到达鼻黏膜上皮层的病原微生物继续侵入黏膜固有层。因黏液毯的非特异性抗菌作用以及鼻腔分泌物中的 IgG 能够充分补偿 sIgA 的功能。因此，IgA 缺乏患者可以无反复感染症状，这些患者的鼻腔感染发生率与正常人群差异无统计学意义。相比之下，患有完全 IgG 缺乏症或某些 IgG 亚类缺乏症的患者则容易发生反复呼吸道感染。因此目前普遍认为，在预防呼吸道系统疾病方面，IgG 比 sIgA 更为关键。

三、上气道黏膜变态反应

耳鼻咽喉的变态反应性疾病，绝大多数为由 IgE 介导的 I 型变态反应，以变应性鼻炎为例，其致病经过可分为致敏和激发两个阶段，激发阶段又分为速发相和迟发相。

（一）致敏

特应性个体吸入变应原后，鼻黏膜中的抗原提呈细胞将变应原加工修饰后提呈给初始 T 细胞，T 细胞分化向 CD4⁺ Th2 细胞偏移，Th2 细胞分泌 IL-4，促使 B 细胞转化为浆细胞而产生特异性 IgE（specific IgE，sIgE）。sIgE 与鼻黏膜中的肥大细胞和嗜碱粒细胞表面高亲和力 IgE 受体结合，形成致敏状态。

（二）激发

当机体再次接触相同变应原时，即可激发鼻黏膜变态反应性炎症并表现出一系列症状。

1. 速发相　变应原与锚定在肥大细胞和嗜碱粒细胞表面的 sIgE 结合，活化肥大细胞和嗜碱粒细胞，使其快速脱颗粒释放组胺和白三烯等炎性介质；这些炎性介质可刺激鼻黏膜的感觉神经末梢、血管壁和腺体，兴奋副交感神经，进而引起鼻黏膜血管扩张和腺体分泌增加，在变应原暴露后数秒至数分钟内即产生速发相的鼻部症状：喷嚏、鼻塞和流清涕，其高峰期约为变应原暴露后 15~30 分钟。

2. 迟发相　发生于速发相后 4~6 小时。肥大细胞脱颗粒释放的组胺等炎性介质诱导血管内皮细胞、Th2 细胞、上皮细胞和成纤维细胞等多种细胞分泌黏附分子、趋化因子及细胞因子（IL-4、IL-5、IL-6、IL-13、TNF-α 和 GM-CSF 等），募集和活化嗜酸粒细胞、嗜碱粒细胞和 Th2 细胞等免疫细胞，导致炎性介质（白三烯、前列腺素和血小板活化因子等）进一步释放，2 型免疫反应占优势的炎性反应得以持续和加重，鼻黏膜出现明显组织水肿导致鼻塞加重。

四、耳鼻咽喉变应性疾病的病因

耳鼻咽喉变态反应性疾病发生的根本原因是特应性体质接触变应原后出现的变态反应，其病因涉及环境因素、遗传因素、微生物等。

（一）环境因素

变应原暴露、空气污染、气候变化、吸烟、臭氧等因素可诱发或促进变应性鼻炎及哮喘等气道变应性疾病的发生发展。

（二）遗传因素

变应性鼻炎及哮喘等变态反应性疾病的遗传易感性已得到较多认识。目前，全基因组关联研究（genome-wide association studies，GWAS）已经确定了 41 个与变应性鼻炎显著相关的位点，且研究阐明了表观遗传学（包括 DNA 甲基化、组蛋白乙酰化和 miRNA 水平的改变）在变应性鼻炎发病机制中亦有重要作用。

（三）微生物

变态反应性疾病的发病率与机体定植的微生物群密切相关。研究证实机体的共生菌群可调节变应性疾病的易感性,共生菌群缺乏可导致嗜碱性粒细胞增多、淋巴细胞和嗜酸性粒细胞浸润增加,Th2 细胞反应和变应性炎症加重,而 Treg 和 Th17 细胞明显减少,提示未来可能通过调节微生物菌群而控制变态反应性疾病,但需要进一步研究阐明各种微生物群在各种免疫反应及各个免疫阶段中的具体作用。

(江英,姚红兵)

第二节　鼻前庭湿疹

鼻前庭湿疹(eczema of nasal vestibule)是发生在鼻前庭,并可蔓延至鼻翼、鼻尖及上唇等处的一种皮肤损害,表现为局部渗液、多样性皮疹、粗糙增厚、鳞屑、结痂或皲裂,多见于儿童,并伴有剧烈痒感,严重影响其生活质量,并给家庭造成一定的精神及经济负担。

一、病因

湿疹的病因较为复杂,本病的发生与各种内外部因素相互作用有关,少数可能由迟发型超敏反应介导,一般认为与Ⅳ型变态反应有关。内部因素:鼻炎、急性或慢性鼻窦炎、内分泌疾病、营养障碍、遗传因素等,后者与个体易感性有关,需关注患儿父母等家族成员有无变态反应性疾病史;外部因素:食物(如鱼、虾蟹、牛羊肉等)、吸入物(如花粉、尘螨、动物皮毛等)、生活环境(如炎热、干燥等)、多种化学物质(如肥皂、合成纤维等)都可能与鼻前庭湿疹发病相关,而鼻炎、急性或慢性鼻窦炎的分泌物反复刺激、浸渍鼻前庭皮肤为其主要发病原因。鼻前庭湿疹可单独发生,也可由面部湿疹蔓延而来或是全身湿疹的一种局部表现。过敏体质的儿童,可因进食某种食物或乳品而诱发本病。

二、发病机制

此病的确切发病机制尚不清楚。目前多认为是机体免疫异常、皮肤屏障功能障碍、皮肤菌群紊乱等多因素综合作用的结果。免疫异常和皮肤屏障功能障碍使外界环境物质(如变应原和微生物)易于侵入表皮而启动 Th2 型炎性反应,炎症因子可以抑制角质形成细胞屏障相关蛋白的表达,进一步破坏皮肤屏障功能。湿疹的皮损和周围外观正常皮肤常伴有以金黄色葡萄球菌定植增加和菌群多样性下降为主要表现的皮肤菌群紊乱,以及所导致的代谢等功能异常,促进了皮肤炎症的进展。反复搔抓是导致皮肤炎症加重和持续的重要原因,搔抓不仅促使角质形成细胞产生炎性介质,也会导致自身抗原释放,产生针对自身抗原的异常免疫应答。非免疫性因素,如神经-内分泌因素也可参与皮肤炎症的发生和发展。

三、临床表现

根据病程和临床特点可分为急性、亚急性和慢性,代表了炎症动态演变过程中的不同时期。在临床上,湿疹可始于任一阶段,并向其他阶段演变。

(一)急性鼻前庭湿疹

以鼻前庭局部渗液、瘙痒及烧灼感为主要症状,而后出现皮疹,皮疹以多数密集粟粒大的小丘疹、丘疱疹和小水疱,基底潮红,皮疹抓破后局部糜烂并有明显浆液性渗出。合并感染时炎症明显,可有脓疱形成或脓液渗出。

(二)亚急性鼻前庭湿疹

当急性湿疹炎症控制后,或急性期未及时处置而发展成亚急性湿疹。皮损以小丘疹、鳞屑、痂皮为主,仅有少数丘疱疹或小水疱及糜烂,瘙痒较剧。

(三)慢性鼻前庭湿疹

可由急性、亚急性反复发作不愈所致,也可发病即表现为慢性。常自觉明显瘙痒,呈阵发性。检查见鼻前庭皮肤粗糙增厚、鳞屑、痂皮或皲裂,病变多数局限,边界清楚,可伴有色素改变。

四、辅助检查

血常规检查可有嗜酸性粒细胞计数升高,部分患儿可有血清总 IgE 和 sIgE 增高,血清总 IgE 升高提示特应性敏感体质,sIgE 有助于寻找可能的致敏原,两项指标推荐同时检测。sIgE(sIgE)的数值超过 0.35kU/L 即定义为阳性,但并不是阳性即为过敏,需要结合病史和临床表现综合判断。一般来说,sIgE 的数值越高,过敏的可能性越大。皮损细菌培养可助于诊断继发细菌感染等。

五、诊断

该病主要根据病史、皮疹形态及病程进行诊断,需详细询问个人和家族的变应性鼻炎、哮喘、变应性结膜炎等病史。瘙痒剧烈、反复发作、多形性、对称性皮损、急性期有渗出、慢性期皮肤粗糙增厚或结痂皲裂为一般湿疹的特点。必要时行外周血嗜酸性粒细胞计数、血清总 IgE 和 sIgE 等检查,以协助诊断。

六、鉴别诊断

(一) 鼻前庭炎

鼻前庭炎(vestibulitis of nose)是发生在鼻前庭皮肤的弥漫性炎症,分急性和慢性两种。常见的病因包括急慢性鼻炎、鼻窦炎、变应性鼻炎、鼻腔异物、鼻腔及鼻窦特异性感染等的鼻分泌物反复刺激鼻前庭皮肤引发炎症。长期接触有害粉尘(如烟草、皮毛、水泥、石棉等)、挖鼻或反复摩擦鼻等不良习惯也可致鼻前庭皮肤损伤继发感染。急性期者感鼻前庭处疼痛剧烈,检查发现鼻前庭内及其与上唇交界处皮肤弥漫性红肿,或皲裂及浅表糜烂,可上附黏脓痂块。患儿往往因感鼻前庭处疼痛而惧怕行前鼻镜检查。慢性期者则感鼻前庭处干痒、灼热、异物感及触痛,检查发现鼻前庭处鼻毛稀少,局部皮肤增厚,甚至有痂皮形成或皲裂,去除痂皮后可见创面渗血。但湿疹合并感染时往往与鼻前庭炎不易鉴别。

(二) 寻常型脓疱疮

俗称"黄水疮",一种常见的急性化脓性皮肤病,多见于2~5岁儿童,常见于夏末秋初的闷热季节,由细菌感染引起,以金黄色葡萄球菌感染最常见,其次为溶血性链球菌感染,亦可两者混合感染。传染性强,常在托儿所、幼儿园流行,主要通过接触传染和自体接种感染。好发于颜面部如口角周围、鼻孔周围及四肢等暴露部位,自觉瘙痒,皮损初起为红斑或小丘疹,迅速转变为有炎性红晕的脓疱,易破溃、糜烂,皮损常有黄色脓性分泌物,蜜黄色厚痂壳最具特征性。患儿常因搔抓使相邻脓疱向周围扩散或融合,陈旧痂皮一般6~10天后脱落,不留瘢痕。

七、治疗

主要目的是控制症状,减少复发,提高患儿的生活质量。在恢复皮肤正常屏障功能的基础上,减轻或缓解皮肤症状的同时,注意避免各种可疑的致病因素,发病期间应避免食用辛辣刺激性食物,避免搔抓、挖鼻、过度洗烫、肥皂等局部刺激,以防加重损伤或继发感染。

(一) 全身治疗

尽量去除可疑的病因,如有全身或局部的变态反应性疾病应及时治疗。疾病早期使用抗组胺药效果较好,目的在于抗炎、止痒。因第一代抗组胺药物,如苯海拉明、氯苯那敏、赛庚啶、酮替芬等具有中枢神经抑制作用,目前已逐渐被第二代如氯雷他定、西替利嗪及具有抗炎及抗过敏双重作用的第三代抗组胺药如地氯雷他定、左旋西替利嗪所替代。多数情况下,抗组胺药对疾病的进程没有明显影响,患儿仍易反复发作,但能缓解瘙痒,减少因搔抓而造成的局部刺激和损害。有继发感染者可加用抗生素。

(二) 局部治疗

首先积极治疗急、慢性鼻炎及鼻窦炎。其次遵循外用药物的使用原则,根据皮损情况选用适当剂型和药物,对有感染者,应酌情使用抗生素治疗。急性湿疹有渗出者,可以外用生理盐水或3%硼酸溶液冷湿敷,鼻喷糖皮质激素和鼻喷抗组胺药物亦可使用;无明显渗出者,可选用炉甘石洗剂每日2~3次或氧化锌软膏每日2次外涂。亚急性和慢性湿疹,以含有弱效或中效糖皮质激素的软膏剂型为主,如糠酸莫米松乳膏(每日1次)、地奈德乳膏(每日2~4次)、丁酸氢化可的松乳膏(每日2次)等。2岁及以上慢性湿疹的患儿还可使用钙调磷酸酶抑制剂。这是一种非激素类、可长期使用的外用抗炎药,具有糖皮质激素类作用而无其相应的不良反应,最为常用的是0.03%他克莫司软膏(每日2次)。对于慢性湿疹,还需注重保湿润肤剂的长期规范使用。当湿疹继发感染时,可选用莫匹罗星软膏(每日3次,5天一个疗程)、复方多粘菌素B软膏(每日2~4次,5天一个疗程)、夫西地酸乳膏(每日2~3次,7天一个疗程)等,必要时可考虑全身应用有效抗生素。

(三) 中医治疗

中药可以外治也可以内治,应根据病情辨证施治。治疗婴幼儿和儿童非渗出性湿疹可用除湿止痒软膏(每日2次)联合外用糖皮质激素。对于儿童亚急性和慢性湿疹,青鹏软膏(每日2次)单一外用或联合外用糖皮质激素治疗可降低疾病严重程度,缓解瘙痒。而14岁以上儿童慢性湿疹,润燥止痒胶囊(每次4粒,每日3次)联合抗组胺药和外用糖皮质激素不仅可提高疗效,降低疾病严重程度,还可缓解瘙痒,改善生活质量。

(四) 复诊及随访

此病易复发,需定期复诊。急性湿疹患儿最好在治疗后1周,亚急性者在治疗后1~2周,慢性者在治疗后 2~4 周复诊 1 次。对于反复发作、持续不愈的情况,需注意分析其具体原因,如刺激原的改变、交叉过敏、继发感染、不利的环境因素等。

(江英,姚红兵)

第三节　变应性鼻炎

变应性鼻炎(allergic rhinitis,AR)是特应性个体暴露于过敏原(变应原)后主要由免疫球蛋白 E(immunoglobulin E,IgE)介导的鼻黏膜非感染性慢性炎性疾病。随着环境的变化,近年来儿童 AR 患病率明显上升,严重影响患儿的生活质量,造成了很大的经济负担。目前变应性鼻炎已经成为儿童主要呼吸系统疾病之一,在呼吸科、耳鼻喉科、变态反应科均受到高度重视。

一、流行病学

根据我国部分地区的流行病学研究显示,儿童 AR 患病率为 18.10%~49.68%,确诊患病率为 10.8%~21.09%,并呈增长趋势。既往的调查显示出 AR 具有比较明显的地域性。尘螨在南方的致敏率最高,杂草花粉是北方最常见的过敏原。此外,过去 10 年间,宠物引起的 AR 比例呈逐年上升趋势,年增长率达 1.3%,表明我国社会经济高速发展下的快速城市化与生活方式的转变将持续影响国内 AR 过敏原谱的变化。AR 的遗传特征较为明显,父母罹患变应性疾病会增加儿童 AR 的发病风险。若父母患有变态反应性疾病,儿童患变应性鼻炎的风险增加 3.44 倍。

二、发病机制

变应性鼻炎主要病理机制是吸入过敏原在鼻腔黏膜局部引发的由 IgE 介导的 I 型变态反应。分为致敏和激发两个阶段,激发阶段又分为速发相和迟发相。过敏原的吸入可诱导特应性个体区域引流淋巴结和鼻腔局部产生 sIgE,sIgE 与聚集在鼻黏膜的肥大细胞和嗜碱粒细胞表面高亲和力 IgE 受体结合,形成致敏状态;当机体再次接触相同过敏原时,过敏原与锚定在肥大细胞和嗜碱粒细胞表面的 IgE 结合,活化肥大细胞和嗜碱粒细胞,导致组胺和白三烯等炎性介质释放;这些炎性介质可刺激鼻黏膜的感觉神经末梢和血管,兴奋副交感神经,进而引起鼻黏膜血管扩张和腺体分泌增加,导致鼻痒、喷嚏、清水样涕等症状,该过程称为速发相反应。组胺等炎性介质的释放还可诱导血管内皮细胞、上皮细胞等表达或分泌黏附分子、趋化因子及细胞因子等,募集和活化嗜酸粒细胞、嗜碱粒细胞和 2 型辅助性 T 细胞(Th2 细胞)等免疫细胞,导致炎性介质(白三烯、前列腺素和血小板活化因子等)进一步释放,2 型免疫反应占优势的炎性反应得以持续和加重,鼻黏膜出现明显组织水肿导致鼻塞,该过程称为迟发相反应(图 11-3-1)。

研究显示,除上述获得性免疫外,先天性免疫也参与了 AR 发病。基因和环境因素在儿童 AR 的发生和发展中起着重要作用。同时抗生素的早期暴露可导致新生儿肠道菌群多样性下降,与儿童 AR 的发生相关。

三、诊断

(一)临床分类

1. 按变应原种类分类

(1)季节性变应性鼻炎(seasonal allergic rhinitis):症状发作呈季节性,常见致敏原为花粉、真菌等季节性吸入物变应原。花粉过敏引起的季节性变应性鼻炎也称花粉症(pollinosis)或枯草热花粉症(hay fever)。不同地区的季节性变应原暴露时间受地理环境和气候条件等因素影响。

(2)常年性变应性鼻炎(perennial allergic rhinitis):症状发作呈常年性,常见致敏原为尘螨、蟑螂、动物皮屑等室内常年性吸入物变应原,以及某些职业性变应原。

2. 按症状持续的时间分类

(1)间歇性变应性鼻炎:症状发作时间<4 天/周,或连续病程<4 周。

(2)持续性变应性鼻炎:症状发作时间≥4 天/周,或连续病程≥4 周。

3. 按疾病严重程度分类

(1)轻度变应性鼻炎:症状较轻,对生活质量(包括睡眠、日常生活、学习)未产生明显影响。

(2)中-重度变应性鼻炎:症状明显,对生活质量(包括睡眠、日常生活、学习)产生明显影响。

(二)临床表现

儿童变应性鼻炎典型的四大症状为清水样涕、鼻痒、鼻塞、喷嚏。

1. 鼻塞　通常为儿童 AR 最突出的症状,可呈间歇性或持续性,单侧或双侧,轻重程度不一,进食或睡眠时表现明显。

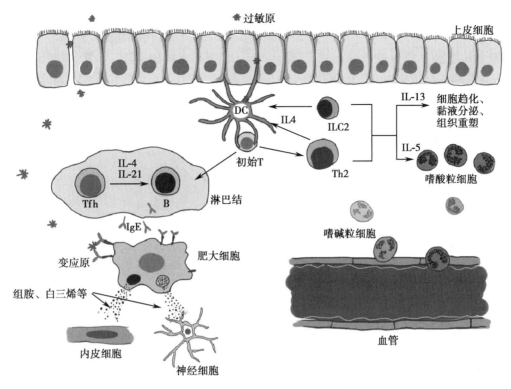

图 11-3-1　变应性鼻炎发病机制

2. 流涕　大量清水样涕,有时可不自觉地从前鼻孔滴下,也可能流至鼻咽部引起刺激性咳嗽。幼儿通常不会擤鼻涕,而表现为反复吸鼻、咳嗽及清嗓等。

3. 鼻痒　常为异物感或蚁行感,患儿可频繁揉鼻。"变应性敬礼"(allergic salute)为儿童 AR 的特殊动作,患儿由于鼻痒、鼻塞等不适症状,经常用手向上推移鼻尖或鼻翼。

4. 喷嚏　每天可数次阵发性发作,每次常多于 3 个,多在晨起、夜晚或接触过敏原后出现。

5. 其他症状　儿童变应性鼻炎可伴有打鼾、张口呼吸、慢性咳嗽、听力下降、鼻出血、眼痒等症状。

(三)体格检查

变应性鼻炎患儿最主要的体征是双侧鼻黏膜苍白、肿胀,下鼻甲水肿,鼻腔水样分泌物(见文末彩图 11-3-2)。眼部体征主要为结膜充血、水肿,伴有湿疹。此外,儿童变应性鼻炎还可能出现以下特殊表现。

1. 变应性黑眼圈(allergic shiner)　指下眼睑由于慢性充血呈蓝黑色,多见于年幼的患儿,由于眼部睑静脉和眼角静脉淤血回流受阻所致(见文末彩图 11-3-3)。

2. Dennie-Morgan 线(Dennie 线)　为下眼

睑皮肤上的新月形皱褶,可能与眼睑皮肤水肿和血液循环不良引起的睑板肌局部缺氧而出现持续痉挛有关。

3. 变应性皱褶(allergic crease)　指由于患儿经常向上揉搓鼻尖和鼻翼,而在鼻部皮肤表面出现的横行皱纹。

4. 唇上摩擦痕　为患儿反复摩擦鼻尖与上唇之间的锥形区域导致的皮损。

(四)辅助检查

1. 皮肤点刺试验　皮肤点刺试验(skin prick test,SPT)采用的变应原种类应为本地区常见的变应原,主要包括尘螨、花粉、动物毛发、真菌、蟑螂等。SPT 具有高敏感度和较高特异度,临床推荐用于诊断儿童变应性鼻炎。使用标准化变应原试剂,在前臂掌侧皮肤点刺,20min 分钟内在皮肤点刺部位出现风团和红斑,风团直径≥3mm 为 SPT 阳性。评价 SPT 强度可采用皮肤指数 SI,分别测量变应原和组胺风团最大和最小直径,两者风团的平均直径,其比值即为 SI。分为 4 个等级,$0.3 \leqslant SI < 0.5$ 为 +,$0.5 \leqslant SI < 1.0$ 为 ++,$1.0 \leqslant SI < 2.0$ 为 +++,$SI \geqslant 2.0$ 为 ++++。每次试验均进行阳性和阴性对照,阳性对照采用组胺,阴性对照采用变应原溶媒。按相应的标准化变应原试剂说明书判定结果。需注意检测前需评估被检者的皮肤条件,

停用口服抗组胺药及部分含抗组胺成分的感冒药及中成药。

2. 血清 IgE 检测　血清过敏原 sIgE 定量检测具有高特异性和较高敏感度,适用于任何年龄,且不受皮肤条件限制。是诊断儿童变应性鼻炎的重要实验室指标之一。

（1）血清总 IgE 检测:由于变态反应性疾病、寄生虫感染和种族等因素均可使血清总 IgE 水平升高,且大约 1/3 常年性变应性鼻炎患者血清总 IgE 水平在正常范围,因此,血清总 IgE 对于变应性鼻炎诊断价值不大。虽然有研究表明,血清总 IgE 与血清 sIgE 有较强相关性,但低水平的血清总 IgE 无法排除过敏反应。

（2）血清 sIgE 检测:即变应原体外检测,是机体过敏原反应的重要客观指标,是针对某一过敏原产生的 IgE,具有特异性。它与 SPT 具有相似的诊断性能,但各有特点。血清 sIgE 适用于任何年龄段患者,且不受用药、操作人员影响及皮肤条件限制。通常,血清 sIgE 水平≥0.35KU/L 即为阳性,提示机体处于致敏状态。

3. 鼻分泌物检测　包括鼻分泌物涂片、鼻灌洗液中 sIgE 测定等。鼻分泌物涂片采用伊红美蓝染色,高倍显微镜下嗜酸粒细胞比例>0.05 为阳性。

4. 鼻激发试验　将某种过敏原直接作用于鼻黏膜,观察是否诱发相关临床症状。记录激发试验后产生的症状,并结合客观检查结果进行综合评价,以获取有临床诊断和鉴别诊断价值的数据资料。鼻激发试验目前被认为是局部变应性鼻炎诊断的金标准,但该方法操作的复杂性限制了它的广泛开展,临床诊断中应用极少,主要用于科研工作。

5. 鼻灌洗液 sIgE 测定　儿童变应性鼻炎患者鼻腔分泌物中含有大量 sIgE,但血清 sIgE 可正常或升高,这可能与前者直接由鼻黏膜过敏反应所产生,而后者则需由炎症部位进入血液所致。因此,变应性鼻炎患儿分泌物 sIgE 较血清 sIgE 出现快、含量高,能早期、准确反映鼻黏膜炎症的性质,对儿童变应性鼻炎诊断有一定价值。

（五）诊断

变应性鼻炎的诊断主要依靠病史、临床表现,并具备过敏原检测中的任何一项的阳性结果。病史对诊断非常重要,通过详尽的病史调查,如发病季节、时间、诱因、生活环境、家族及个人过敏史,

就可大致判断是否为变态反应性鼻炎。最后确诊须与 sIgE 结果相符。变应性鼻炎的诊断标准为:①出现清水样涕、鼻痒、鼻塞、喷嚏 4 大症状中 2 项以上（含 2 项）,每天症状持续或累计约 1 小时以上;②鼻黏膜形态改变;③变应原检测至少 1 种过敏原 SPT 和/或血清 sIgE 阳性;④鼻分泌物检测高倍显微镜下嗜酸粒细胞比例>0.05 为阳性。

四、鉴别诊断

（一）急性鼻炎

急性鼻炎亦称普通感冒,早期可有喷嚏、鼻塞、清水样涕等症状,与间歇性 AR 的临床表现相似,全身症状较轻,发热不明显或仅有低热。而流感引发的急性鼻炎多突然起病,常有咳嗽、流涕或鼻塞症状,其主要症状为发热,体温可达 39~40℃,伴头痛、肌肉酸痛、乏力等全身症状。过敏原及病原学检测有助于鉴别。

（二）非变应性鼻炎伴嗜酸性粒细胞增多综合征

非变应性鼻炎伴嗜酸性粒细胞增多综合征（nonallergic rhinitis with eosinophilia syndrome, NARES）是一类以嗜酸粒细胞增多为特征的非变应性鼻炎,其发病机制不明,表现为持续性喷嚏、鼻痒、流涕症状,偶有嗅觉丧失,伴有鼻内嗜酸性粒细胞增多,过敏原检测阴性,鼻激发试验阴性,嗜酸粒细胞异常增多,其判断标准为鼻分泌物中嗜酸粒细胞数超过粒细胞和单核细胞数（除外上皮细胞）的 20%,外周血嗜酸粒细胞数增多。

（三）血管运动性鼻炎

症状与变应性鼻炎相似,主要为鼻塞及清水样涕,一般无典型的变应性鼻炎体征。表现为对温湿度变化、接触刺激性气味及运动时出现鼻黏膜神经源性炎性反应,变应原检测阴性,嗜酸粒细胞数正常。

（四）鼻窦炎

鼻窦炎与变应性鼻炎有相似的症状,比如鼻塞、流涕,但鼻窦炎鼻涕多为黏脓性分泌物,伴有发热、鼻部肿痛、头痛。鼻窦炎病因多为病毒或细菌感染所致,鼻内镜检查有助于鼻窦炎的诊断。

（五）脑脊液鼻漏

可分为先天性及后天性,后天性多为外伤后出现,主要表现为单侧清水样涕,量可因头位变化而改变,鼻漏出液糖定量或 β_2 转铁蛋白检查有助于鉴别。

（六）其他能够引起鼻塞的疾病

先天性后鼻孔闭锁、鼻腔狭窄、鼻腔异物、鼻中隔偏曲、腺样体肥大等，也需与 AR 进行鉴别。

五、伴随疾病

（一）支气管哮喘

变应性鼻炎是哮喘发病的独立危险因素，40%的变应性鼻炎患者可合并哮喘。上下气道炎性反应具有相似性并相互影响，被形容为"同一气道、同一疾病"。变应性鼻炎的存在会加重哮喘患者下气道炎症，显著影响哮喘患者肺功能，加重中重度哮喘患者症状评分，同时增加哮喘患者因急性发作到急诊的次数。因此，在诊治变应性鼻炎的同时要关注孩子是否有喘息、咳嗽等症状，应注意鉴别是否有支气管哮喘的可能；而在诊治支气管哮喘的同时也应注意孩子的鼻部症状控制。

（二）变应性结膜炎

患者经常出现眼痒、流泪和眼红等眼部症状，在季节性变应性鼻炎患者中眼部症状更多见。

（三）慢性鼻-鼻窦炎

变应性鼻炎导致鼻腔鼻窦黏膜肿胀，阻塞窦口，影响鼻窦引流，是导致儿童鼻-鼻窦炎发病的重要因素之一。慢性鼻-鼻窦炎主要症状为鼻塞、黏性或黏脓性鼻涕，可有头面部胀痛、嗅觉减退或丧失。鼻内镜检查可见来源于中鼻道、嗅裂的黏性或黏脓性分泌物，鼻黏膜充血、水肿或有息肉。

（四）上气道咳嗽综合征

鼻腔、鼻窦的炎性疾病引起鼻分泌物倒流至鼻后和咽喉等部位，直接或间接刺激咳嗽感受器，可导致以咳嗽为主要临床表现的一类疾病称为上气道咳嗽综合征（upper airway cough syndrome，UACS），是儿童慢性咳嗽的常见病因。该综合征已经被越来越多的临床医师所关注。变应性鼻炎是导致 UACS 的重要病因之一。

（五）分泌性中耳炎

分泌性中耳炎（secretory otitis media）是以中耳积液（包括浆液、黏液、浆-黏液）及听力下降为主要特征的中耳非化脓性炎性疾病。上呼吸道的过敏性炎症在分泌性中耳炎的发病中起着重要的作用。有研究表明，中耳黏膜是上呼吸道黏膜的侧向延续，存在着与变应性鼻炎相似的过敏性炎症机制。变应性鼻炎可能是儿童分泌性中耳炎的发病相关因素之一。

（六）阻塞性睡眠呼吸暂停

阻塞性睡眠呼吸暂停（obstructive sleep spneaobstructive sleep apnea，OSA）是指睡眠过程中频繁发生部分或全部上气道阻塞，扰乱正常通气和睡眠结构而引起的一系列病理生理变化。腺样体肥大是导致儿童 OSA 的重要因素，而变应性鼻炎与腺样体肥大的发生有密切关系。大量研究发现，变应性鼻炎是引起儿童腺样体肥大的重要原因。患有变应性鼻炎的儿童，尤其是对尘螨和霉菌过敏的患儿，腺样体肥大发生率显著增加；同时，近期研究显示，变应性鼻炎还是儿童腺样体术后鼻塞、打鼾症状缓解不理想的危险因素。

六、治疗

变应性鼻炎的治疗原则为"防控结合，四位一体"，即包括环境控制、药物治疗、免疫治疗和健康教育。通过规范化的综合防治，患儿的各种症状可得到长期控制，生活质量得以改善。儿童变应性鼻炎的药物治疗应采取阶梯治疗模式。

（一）变应原回避

避免接触变应原是变应性鼻炎防治策略中的重要组成部分，控制变应性鼻炎症状的第一步是识别和回避变应原，以下为常见变应原的识别和回避措施。

1. 花粉　对花粉过敏的变应性鼻炎患儿，需避开致敏花粉播散的高峰期，以减少症状发作。在自然暴露于花粉的环境中，患者使用特制的口罩、眼镜、鼻腔过滤器、花粉阻隔剂及惰性纤维素粉等可减少致敏花粉吸入鼻腔或与结膜接触，缓解鼻、眼症状。

2. 尘螨　最适宜的生长温度为 18~30℃，相对湿度为 70%~80%，对寒冷和高温都不耐受，-10℃环境 12 小时可以杀灭尘螨，55℃以上的热水也可以将其杀灭。阻止尘螨生长繁殖，减少尘螨暴露有助于减轻其引发的过敏，可以采取以下措施：

（1）降低室内的相对湿度。

（2）床上用品定期清洗、烘干。

（3）使用包装套。

（4）勤洗勤晒地毯、窗帘及家庭软装饰物。

3. 霉菌　霉菌繁殖需有较高的温度和湿度。预防霉菌过敏应尽量保持居室或作业场所干燥、洁净、向阳及通风良好。可采用室内空气过滤器，以去除空气中 99% 以上直径>2μm 的微粒，包括真菌孢子。远离潮湿的地下室等霉菌易滋生的地方,保持室内干燥清洁。定期在房间内的墙纸、挂画处喷喷洒除霉剂,进行防霉菌处理,及时扔掉易发霉的旧物件,如旧书、衣服、床上用品、报纸等。

4. 蟑螂　可采用灭蟑螂制剂杀灭家中的蟑螂,并彻底清除其尸体及排泄物,封闭蟑螂可能进出的通道或缝隙。减少家中蟑螂可能藏匿的空间,及时清理食物残渣,切断蟑螂食物来源。

5. 宠物　宠物的毛发、皮屑以及腺体分泌物可作为变应原,避免在室内饲养宠物,以减少变应原接触。

(二) 药物治疗

儿童 AR 用药需注意各类药物的年龄限制,针对不同年龄患儿选择合适的剂型和准确的剂量;除疗效外,还需重点关注药物的不良反应及对生长发育的影响。

1. 鼻用糖皮质激素　鼻用糖皮质激素是变应性鼻炎的一线治疗药物,其抗炎作用为非特异性,对各种炎性疾病均有效,包括基因效应(基因组机制)和快速效应(非基因组机制)。快速效应可在短时间内控制急性炎性反应,缓解症状;基因效应需数日至数周起效,可持续控制炎性反应状态。鼻内局部使用糖皮质激素可以使高浓度的药物直接作用于鼻黏膜的糖皮质激素受体部位而发挥治疗作用,可明显缓解变应性鼻炎引起的鼻塞、流涕、鼻痒、喷嚏等鼻部症状,对症状的缓解优于其他药物。中重度间歇性儿童变应性鼻炎使用鼻用糖皮质激素的每个疗程原则上不少于 2 周;中重度持续性儿童变应性鼻炎联合应用抗组胺药每个疗程 4 周以上。不同年龄段的儿童应按照各类药物说明书推荐的方法使用,掌握正确的鼻腔喷药方法(如避免朝向鼻中隔喷药)可以减少鼻出血及鼻中隔穿孔的发生。临床中常用的鼻用糖皮质激素包括糠酸莫米松鼻喷雾剂(3 岁以上,每侧 1 喷,每日 1 次)、布地奈德鼻喷雾剂(6 岁以上,每侧 1 喷,每日 1~2 次)、丙酸氟替卡松鼻喷雾剂(12 岁以上,每侧 1~2 喷,每日 1~2 次)。

2. 抗组胺药　抗组胺药可缓解 AR 的喷嚏、流涕和鼻痒等症状,包括口服和鼻用两种剂型。临床推荐使用第二代口服抗组胺药物,其血脑屏障穿透性低,可减少对中枢神经系统的抑制作用,镇静和嗜睡等不良反应少见;第二代抗组胺药具有一定的抗炎作用,起效较快、持续时间长,为治疗儿童 AR 的主要药物。伴有湿疹、眼部过敏症状的患儿更适用口服抗组胺药治疗。临床较常见的二代抗组胺药有:西替利嗪、左西替利嗪、氯雷他定、地氯雷他定等,按推荐剂量每天口服 1 次,睡前服用,疗程不少于 2 周。鼻用抗组胺药具备给药部位浓度高,起效快,全身反应小特点,对鼻塞症状缓解优于口服剂型。

3. 抗白三烯药　白三烯受体拮抗剂对儿童 AR 具有重要治疗作用,临床推荐使用。按推荐剂量每天口服 1 次,睡前服用,疗程不少于 4 周。临床使用孟鲁司特钠剂量为 2~5 岁每日 1 次,每次 4mg;6~14 岁,每日 1 次,每次 5mg。白三烯受体拮抗剂对鼻塞症状的改善作用优于第二代口服抗组胺药,而且能有效缓解喷嚏和流涕症状,尤其在合并哮喘、腺样体肥大及上气道咳嗽综合征的儿童 AR 患者中推荐使用。白三烯受体拮抗剂临床上治疗 AR 时可以单独应用,但更常与抗组胺药和/或鼻用激素联合使用。白三烯受体拮抗剂的安全性和耐受性良好,不良反应较轻微,主要为头痛、口干等。2020 年美国食品药品监督管理局发布了关于白三烯受体拮抗剂相关神经精神事件(如噩梦、非特定性焦虑、睡眠障碍、失眠和易怒等)风险的安全警告,提示在长期治疗儿童 AR 的用药过程中应加强随访观察,对潜在的不良反应予以足够重视。如果患儿预先存在活动性的焦虑、抑郁或提示精神障碍的症状,并不推荐使用孟鲁司特。

4. 减充血剂　通过激活 β 肾上腺素能受体而对鼻黏膜产生缩血管作用,可快速缓解普通感冒或变应性鼻炎引起的鼻塞症状。但连续应用不应超过 7 天,对鼻痒、打喷嚏、流涕等症状无效,因此,和其他药物如口服抗组胺类药物联用效果较佳。儿童变应性鼻炎患者鼻塞严重时,可适当选择低浓度的鼻用减充血剂。鼻用减充血剂的常见不良反应有鼻腔干燥、烧灼感和针刺感等,部分患者可出现头痛、头晕和心率加快等反应。3 岁以下儿童慎用,2 岁以下禁用。6 岁以上可使用羟甲唑啉喷雾剂(每次每侧 1 喷,每日 2 次)等,建议连续使用不超过 1 周。临床不推荐口服减充血剂(伪麻黄碱等)常规治疗变应性鼻炎。

5. 肥大细胞膜稳定剂　肥大细胞膜稳定剂可抑制细胞内磷酸二酯酶,使肥大细胞内环磷酸腺苷(cAMP)浓度增加,钙离子内流减少,从而阻止肥大细胞脱颗粒及其引发的组胺等炎性介质的释放。色甘酸钠和曲尼司特临床较常用,色甘酸钠用于儿童 AR 治疗的主要剂型为鼻喷剂,伴有眼部症状时可同时使用滴眼液,适用于 2 岁以上患者。由于其半衰期短,每天需给药 3~4 次。曲尼司特用于儿童 AR 需按体重计算剂量,每天 5mg/kg,分 3 次口服。肥大细胞膜稳定剂起效较慢,不良反应少且轻微,主要有鼻腔刺激或灼热感、喷嚏、鼻出血、头痛和胃肠道反应等。

6. 抗胆碱药 鼻用抗胆碱能药主要用于减少鼻腔分泌物,改善流涕症状。鼻用抗胆碱能药有异丙托溴铵和苯环喹溴铵等。异丙托溴铵可抑制浆黏液腺分泌,对 2 岁以上儿童常年性 AR 有效,起效快,但半衰期短,每天需给药 6 次,局部不良反应有鼻腔干燥、刺激感、烧灼感和鼻出血等,全身不良反应少见。苯环喹溴铵为国内自主研制药物,临床应用时间较短,疗效和安全性尚未在患儿中进行研究。

7. 中药 AR 在中医学上将其归属于"鼻鼽"范畴,祖国医学关于 AR 辨证论治论述较多。可有肺气虚寒、脾气虚弱、肾阳不足、肺经伏热等证型。遵循辨证论治的原则,儿童 AR 多以宣通鼻窍、敛涕止嚏为治疗策略,根据寒热虚实的不同随证施治,可作为中西医结合治疗的组成部分。现代药理研究显示,中药鼻渊通窍颗粒,玉屏风等在 AR 治疗中能够提高患儿免疫力,减轻炎性反应,有效缓解患儿鼻塞、流涕、打喷嚏等症状,对改善常年性、持续性变应性鼻炎的鼻部症状有效,且安全性良好。

8. 鼻腔冲洗 鼻腔盐水冲洗儿童 AR 辅助治疗,使用生理盐水或 2% 高渗盐水或鼻腔清洗液进行鼻腔冲洗,可清除鼻内刺激物、变应原和炎性分泌物等,减轻鼻黏膜水肿,改善黏液纤毛清除功能,恢复鼻腔动力(图 11-3-4)。生理盐水鼻腔冲洗可明显改善变应性鼻炎患者喷嚏和鼻塞症状,并降低鼻腔冲洗液中组胺和白三烯的含量。高渗盐水因具有较高的渗透压,鼻腔冲洗时其减轻鼻黏膜水肿、改善鼻塞症状的效果较好,但建议连续使用时间不超过 6 周。儿童清洗鼻腔较成人困难,可依据不同年龄选取冲洗、喷雾、盥洗等方式,并注意避免引起中耳炎。

(三) 免疫治疗

变应原免疫治疗(allergen immunotherapy,AIT)为变应性鼻炎的对因治疗措施,具有远期疗效,可阻止变应性疾病的进展,预防 AR 发展为哮喘,减少产生新的致敏,是目前唯一有可能通过免疫调节机制改变疾病自然进程的治疗方法。AIT 的有效性、长效性和安全性已被众多临床研究所证实。按照给药方式,AIT 分为皮下免疫治疗和舌下免疫治疗。

1. 皮下免疫治疗 目前国内临床应用较多的有常规免疫治疗和集群免疫治疗,常规免疫治疗的剂量递增阶段需要 3~6 个月,此期间每周注射 1 次;集群免疫治疗可将剂量递增阶段缩短至 6 周。与常规免疫治疗相比,集群免疫治疗的疗效与安全性均未见显著差别,但显效时间明显提前。皮下免疫治疗开展时间长,对成人和儿童的花粉及螨变态反应均有效,考虑到儿童免疫系统的发育成熟度和治疗的安全性,目前不推荐 5 岁以下儿童使用。

2. 舌下免疫治疗 舌下免疫治疗是一种经口腔黏膜给予过敏原疫苗,使患者逐渐实现免疫

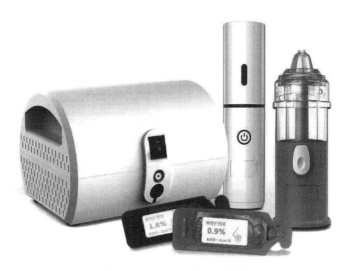

图 11-3-4 电动喷雾洗鼻器

耐受的特异性免疫治疗方法。大量国内外临床研究以及系统评价和荟萃分析证实了其对变应性鼻炎和哮喘的疗效及安全性。用于舌下免疫治疗的过敏原疫苗有滴剂和片剂两种剂型。国内目前可供临床使用的舌下含服标准化过敏原疫苗有粉尘螨滴剂和黄花蒿舌下滴剂。舌下免疫治疗操作相对简便，安全性和耐受性良好，可以通过医生的指导由患者(监护人)在家中自行使用变应原疫苗，更适合于低龄患儿。①适应证：尘螨过敏导致的中-重度持续性变应性鼻炎，合并其他变应原数量少(1~2种)，最好是单一尘螨过敏的患者。皮下免疫治疗通常在5岁以上的患者中进行，舌下免疫治疗则可以放宽到3岁。②禁忌证：伴有严重的或未控制的哮喘(FEV$_1$<70%预计值)以及不可逆的呼吸道阻塞性疾病，此为绝对禁忌证；正在使用β受体拮抗剂或血管紧张素转化酶(ACE)阻滞剂进行治疗；严重的心血管疾病；严重的免疫性疾病；严重的心理障碍或患者无法理解治疗的风险性和局限性；恶性肿瘤；妊娠期(开始新的AIT)；以及其他几种特殊情况，如急性感染、发热、接种其他疫苗等，应暂停注射。③治疗年限：特异性免疫疗法是目前被认为唯一可以改变变态反应性疾病自然进程的治疗方法，近年来已将脱敏治疗提升为AR的一线疗法，推荐在临床当中广泛使用。相关研究表明，尘螨舌下脱敏14周后，患者的鼻部症状总分、VAS评分显著下降，证明脱敏治疗开始发挥疗效，但变应原免疫治疗起效较慢，一般3个月以后为疗效发挥的高峰期。目前，国际上推荐AIT的疗程为3~29年，根据中国国内目前开展现状，也建议至少治疗3年，疗程越长，疗效越巩固。在脱敏治疗完成后，若患者再无临床症状，可建议直接停药，或保持原有剂量但减少用药频率的方式停药。

3. 生物制剂治疗　奥马珠单抗(Omalizumab)作为抗IgE的重组人源化单克隆抗体，可以显著降低游离IgE抗体的浓度，减轻患者的过敏症状，奥马珠单抗治疗与特异性免疫治疗二者联用可以改善其进行特异性免疫治疗的耐受性。全身过敏反应显著减少，并使更多的患者达到免疫疗法的目标维持剂量。与传统方案相比，可更快速地达到有效治疗剂量；与冲击治疗方案相比，发生全身过敏反应的风险更小。

其临床疗效和安全性已经在多个公布的6~12岁儿童的临床试验中得到证实。其中一项针对

6~20岁中重度持续哮喘患者的研究表明，奥马珠单抗可减少儿科患者ICS的使用剂量，并明显消除季节因素造成的哮喘恶化。在我国，该药获批的适应证目前为6岁以上儿童中-重度持续性哮喘。研究表明，奥马珠单抗可使6岁以上哮喘合并AR的患儿获益。已有奥马珠单抗治疗成人严重季节性AR疗效和安全性的真实世界研究。儿童单纯性AR尚无应用奥马珠单抗治疗的报道。一般情况下奥马珠单抗不用于基线IgE水平或体重在给药剂量表范围外的患者。奥马珠单抗适用人群的体重范围为20~150kg，适用的基线IgE水平为30~1 500kU/L。

(四) 手术治疗

外科治疗为变应性鼻炎的辅助治疗方法，临床酌情使用。手术方式主要有2两种类型：以改善鼻腔通气功能为目的的下鼻甲成形术和以降低鼻黏膜高反应性为目的的副交感神经切断术。变应性鼻炎的外科治疗应在个体化的前提下坚持以下原则：①严格掌握手术适应证和禁忌证；②进行充分的术前评估，包括疾病严重度和患者心理评估；③微创操作。

七、健康教育

健康教育在变应性鼻炎的防治体系中具有十分重要的意义。变应性鼻炎的治疗目标是达到并维持临床控制，患者对疾病的认知和对治疗的预期可以在一定程度上影响疾病的治疗效果，良好的健康教育可以提高患者预防和治疗疾病的意识，增强对治疗的依从性，从而优化治疗效果，提升医患双方满意度。健康教育在改善患者的变应性鼻炎治疗方案及有效管理变应性鼻炎症状方面很重要。

(一) 加强疾病认识

应对患儿及其监护人进行有关AR发病机制和临床特点的知识教育。可以就患儿变态反应进程、发病情况和家族史等进行沟通，针对AR周期长、病程反复的特点，引导患儿及其监护人以积极健康的心态面对治疗，减轻心理压力，稳定情绪，树立康复的动机。医护人员也要不断更新AR诊治知识，做好对患儿的健康管理。生后母乳喂养3~6个月可减少婴幼儿变态反应性疾病的发生，鼓励宣传纯母乳喂养。

(二) 重视疾病预防

告知患儿及其监护人接受过敏原检查的必要

性和主要方法,对检查结果进行合理解读,结合患儿的临床表现,制订有针对性的个体化预防措施。指导患儿及其监护人进行良好的环境控制,避免接触或尽可能少接触过敏原和刺激物。花粉过敏者在致敏花粉播散季节应关注本地区花粉预报,尽量减少外出,或外出时佩戴防护口罩、防护眼镜等。尘螨过敏者应保持室内清洁和空气流通,勤晒被褥,定期清洗空调过滤网,远离毛绒玩具,不用地毯,季节交替时橱柜内的衣物应晾晒后再穿着。动物皮屑过敏者需要远离宠物。对季节性AR患儿,应在症状发作前2~4周使用抗组胺药、肥大细胞膜稳定剂、鼻用激素等进行预防性治疗。

(三) 提高治疗依从性

AR对儿童学习能力、生活质量等方面存在潜在影响和危害,并可诱发哮喘,因此,应做好与患儿及其监护人的沟通,强调积极治疗控制症状的必要性。医务人员应耐心解释常用药物的作用机制、用法用量、疗程及不良反应,指导患儿正确使用药物(特别是鼻用激素),减少其对长期用药的恐惧,并对于在治疗过程中出现的问题及时作出科学、合理的解答,提高患儿及其监护人对治疗的依从性,从而优化治疗效果。对于接受免疫治疗的患儿,应按照免疫治疗规范定期进行疾病评估和随访。互联网医疗及人工智能软件亦为个性化随访提供了便利条件。

八、疗效评估

变应性鼻炎的治疗效果包括近期疗效和远期疗效,近期疗效在治疗结束时评价(免疫治疗除外),远期疗效至少在治疗结束后1年进行评价。免疫治疗的疗效评价,应在使用标准化变应原疫苗且连续治疗2年后进行。

(一) 主观评价

1. VAS症状评分 主要评价指标包括4个鼻部症状(喷嚏、流涕、鼻痒和鼻塞),以及2个眼部症状(眼痒、流泪)。如果合并哮喘,需要另外记录咳嗽、气急、喘息和呼吸困难等哮喘症状评分。患儿在0~10cm标尺上划线标出各种症状相应的分值,按0~10分进行评价,"0"代表没有此种症状,"10"代表此种症状最重。VAS评分简便易行,可对变应性鼻炎严重度进行量化评价,小年龄儿童适用(图11-3-5)。

2. 药物评分 药物评分采用"三步法":使用口服和/或局部(鼻用或眼用)抗组胺药,每天计1分;鼻用激素,每天计2分;口服糖皮质激素,每天计3分。如果合并哮喘,使用β2受体激动剂,每天计1分;吸入糖皮质激素,每天计2分。所有用药记录的累计分即为药物总评分。为了平衡免疫治疗过程中相关症状和抗变态反应药物使用之间的权重,推荐采用症状药物联合评分法。

3. 生活质量评分 目前最广泛的AR患者健康相关生活质量评分量表为鼻结膜炎生活质量调查问卷(rhinoconjunetivitis quality of life questionnaire,RQLQ)。儿童RQLQ(6~12岁使用)包括5个方面共23个项目。青少年RQLQ(12~17岁使用)包括6个方面共25个项目。临床推荐使用经授权的汉化版RQLQ(表11-3-1)。

(二) 客观评价

1. 鼻功能检查 包括鼻阻力和鼻声反射测量等,用于评价治疗前后患者的鼻腔通气程度和鼻塞改善情况,具有一定的临床价值。

2. 鼻激发试验 主要用于特异性免疫治疗,结合鼻阻力和鼻声反射测量,比较治疗前后变应原鼻激发试验的评分,可以此为依据进行疗效评价,临床酌情使用。

3. 其他检查 对于合并哮喘的AR患儿,还可用肺功能第一秒用力呼气容积、呼气峰流速和呼出气一氧化氮客观评价哮喘的控制水平。

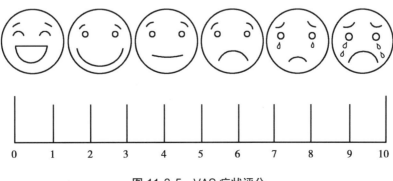

图 11-3-5 VAS 症状评分

表 11-3-1　变应性鼻炎患儿生活质量评分表

生活质量	（0分）无	（1分）轻微	（2分）中度	（3分）严重	（4分）非常严重
做事/学习能力降低					
精神不集中					
思考能力下降					
记忆力下降					
户外生活能力受限					
不愿外出					
不愿接触亲戚朋友					
与朋友或他人交流少					
不易相处					
睡眠受影响					
疲倦					
有挫折感					
抑郁					
不高兴					

（梁佳，姚红兵）

第四节　嗜酸性鼻-鼻窦炎

慢性鼻-鼻窦炎（chronic rhinosinusitis，CRS）是鼻腔、鼻窦黏膜的慢性炎症，可以引起鼻塞、流涕、头面部疼痛、肿胀感、嗅觉减退或丧失等症状。除了鼻部症状外，CRS还可以引起鼻外症状、睡眠障碍和心理方面症状。目前将病变黏膜或息肉中嗜酸性粒细胞（eosinophil，EOS）浸润增多的CRS称为嗜酸性鼻-鼻窦炎（eosinophilic chronic rhinosinusitis，eCRS），虽然EOS增多与CRS的临床表现没有相关性，但eCRS患者鼻内镜和CT评分严重，药物治疗效果差，术后容易复发，而且合并哮喘发生率高，在耳鼻喉科、呼吸科、变态反应科均受到高度重视。

一、流行病学

CRS在全球范围内的患病率不尽相同。一项来自欧洲12国的多中心研究显示成人CRS总体患病率在6.9%~27.1%，美国的患病率为12%~16%，来自我国7个中心城市的调查显示我国CRS的平均患病率约为8.0%，其中15~75岁年龄段人群患病率为8.2%。和成人CRS相比，儿童CRS的流行病学研究较少。美国的调查研究显示20岁以内的CRS患病率约为2.1%；欧洲瑞士的研究显示青少年CRS患病率约为1.5%。我国0~14岁儿童CRS患病率约为6.37%。

二、发病机制

eCRS具体的发病机制尚未明确。研究普遍认为eCRS是以组织EOS增多的Th2型炎性反应。

EOS由骨髓内$CD34^+$干细胞依赖关键转录因子（如GM-CSF）和细胞因子（如IL-5）生成。细胞内外信号通路（如Bcl2家族、Galectin-1）通过调节EOS的寿命来调控机体内EOS的数目。EOS的数目、定位和活化促成了EOS的致病力。EOS在鼻腔、鼻窦黏膜内募集和激活主要包括3个过程：

（1）EOS趋化因子在鼻腔、鼻窦黏膜上皮细胞表达增多（如RANTES、Eot）。

（2）鼻腔、鼻窦黏膜内GM-CSF和IL-5激活EOS，促进EOS存活。

（3）内皮细胞表达黏附分子（如VCAM）促进EOS进入黏膜固有层。

EOS通过释放嗜酸性阳离子蛋白破坏正常上皮细胞，同时释放多种炎性递质，促进鼻息肉形成。此外，eCRS也与Th2型细胞因子介导的炎性反应相关（表11-4-1）。

表 11-4-1 eCRS 细胞因子功能

细胞因子	功能
IL-9	调节过敏性炎症中的炎性细胞
IL-31,TGF-α	刺激上皮起源的细胞增殖、分化;增加黏液含量
IL-16	持续活化迁移嗜酸粒细胞
IL-25,IL-33	启动 Th2 型炎性反应和促进 EOS 迁移
IL-5	调节 EOS 的活化与成熟
IL-13	增加细胞黏附的 β-连环蛋白,增加黏液含量
TGF-β	黏膜组织重塑
ILC2s	增强气道上皮细胞中过敏原诱导的 Th2 型炎性反应
IL-6	刺激成纤维细胞增殖和胶原合成

三、诊断

(一) 临床表现

1. 全身症状 轻重不等,时有时无。较常见的为精神不振、易倦、头痛头昏、记忆力减退、注意力不集中等。

2. 局部症状

(1) 成人 CRS:①鼻塞;②鼻漏;③伴或不伴面部疼痛/肿胀感;④伴或不伴嗅觉减退或丧失;⑤持续≥12 周应询问有关过敏症状,例如打喷嚏、流鼻涕、鼻痒和眼睛发痒。

(2) 儿童 CRS:①鼻塞;②鼻漏;③伴或不伴面部疼痛/肿胀感;④伴或不伴咳嗽;⑤持续≥12 周。

(3) eCRS 嗅觉障碍的症状尤为突出。

3. 其他症状

(1) 流脓涕:涕多,黏脓性或脓性。前组鼻窦炎者,鼻涕易从前鼻孔擤出;后组鼻窦炎者,鼻涕多经后鼻孔流入咽部,引起咽痒、咽异物感及清嗓咳嗽。

(2) 鼻塞:鼻黏膜肿胀,鼻甲黏膜息肉样变、息肉形成、鼻内分泌物较多或稠厚。

(3) 张口呼吸:可能伴有腺样体肥大,由于长期鼻塞、张口呼吸,可导致患儿颌面部发育畸形,甚至智力、心理发育不良等。

(4) 听力下降:可能伴有分泌性中耳炎,导致患儿听力下降、言语发育迟缓等。

(5) 头痛:前组鼻窦炎者多在前额部位疼痛,后组鼻窦炎者多为眼球后或枕部钝痛。鼻窦炎所致头痛多为局部沉重、胀痛感,多在咳嗽、低头或用力等使头部静脉压升高时疼痛加重,亦可因情绪激动而疼痛加剧。

(二) 鼻腔检查

鼻内镜对于儿童 CRS 的检查尤为重要。鼻内镜下可见鼻黏膜慢性充血或苍白、肿胀、肥厚。中鼻甲肥大或息肉样变,中鼻道变窄,黏膜水肿或息肉。前组鼻窦炎患者脓涕在中鼻道,后组鼻窦炎患者脓涕在嗅裂或鼻咽部。可观察鼻咽部是否存在腺样体肥大。

(三) 影像学检查

鼻窦 CT 扫描可显示窦腔大小、形态、窦口鼻道复合体、窦内黏膜病变、液平面、息肉阴影等。此外,CT 对于各鼻窦病变范围、鉴别鼻窦占位性病变或破坏性病变有重要的价值。由于不同年龄儿童鼻窦的发育存在着差异,故儿童鼻窦 CT 不透光并不一定提示炎症。

(四) 诊断

根据患者病史、症状和检查做出诊断。

1. 外周血 外周血 EOS 数值及其在外周血中的比例可以预测 eCRS。外周血 EOS 截断值 4.27%或 $0.24 \times 10^9/L$。

2. 鼻窦 CT 鼻窦 CT 可以显示 CRS 病变范围及鼻窦解剖变异情况。eCRS,Lund-Mackay 评分对于病变在后组筛窦和嗅裂区,特别是后组筛窦病变的预测敏感。eCRS 伴鼻息肉,筛窦与上颌窦的 CT 评分比值具有更高的预测诊断价值,当筛窦与上颌窦评分比值的截断值>2.59 时,其敏感度和特异度分别为 94.3% 和 89.6%。

3. 病理 显微镜下每个高倍视野(HPF;放大倍数 ×400)鼻窦黏膜组织中 EOS 浸润的数量≥10 个。

四、伴随疾病

(一)支气管哮喘

eCRS 患者相比健康人增加了罹患哮喘的风险,哮喘也是 eCRS 复发的危险因素之一。两者并存时治疗棘手,会严重影响患者的生活质量。

(二)上气道咳嗽综合征

脓涕倒流至鼻后和咽喉等部位,直接或间接刺激咳嗽感受器,可导致以咳嗽为主要临床表现的一类疾病称为上气道咳嗽综合征,是儿童慢性咳嗽的常见病因。

(三)分泌性中耳炎

以中耳积液及听力下降为主要特征的中耳非化脓性炎性疾病。有研究表明,中耳黏膜是上呼吸道黏膜的侧向延续,存在着与过敏反应相似的炎症机制,嗜酸性粒细胞在其中扮演了关键角色。

(四)阻塞性睡眠呼吸暂停

儿童 CRS 通常合并腺样体肥大或腺样体炎,这些合并症会加重患儿打鼾等症状,此外腺样体还可作为"储菌池",导致炎症持续或药物治疗效果不佳。

五、治疗

eCRS 的治疗分为药物治疗、手术治疗、靶向治疗。

(一)药物治疗

药物治疗包括抗炎、抗菌、黏液促排、抗过敏、中药及鼻腔冲洗治疗。

1. 局部或全身使用糖皮质激素 鼻用糖皮质激素对 CRS 患者病情的改和生活质量提高均有积极影响,而且长期使用鼻用糖皮质激素是安全的。对于疗效不佳的 eCRS 或 eCRS 伴鼻息肉可考虑口服糖皮质激素。

2. 抗生素 大环内酯类抗生素的长期治疗(≥4 周)具有免疫调节特性。但目前暂无证据支持长期使用大环内酯类药物治疗儿童 CRS。

3. 抗组胺药 用于过敏性 CRS 伴鼻息肉患者。

4. 减充血剂 在鼻塞明显的情况下,可以考虑在鼻用激素治疗中短暂的加用鼻用减充血剂。

5. 黏液促排剂 通过促进黏液纤毛清除、分解黏液等作用而促使鼻腔黏脓性分泌物排出,改善患者流涕情况。

6. 中药 中药在 CRS 治疗中能够提高患者免疫力,减轻炎性反应,有效缓解患者鼻塞、流涕等症状,对改善 CRS 的鼻部症状有效,且安全性良好。

(二)鼻腔冲洗

用等渗盐水或鼻腔冲洗液进行鼻腔冲洗是 eCRS 患者的有效治疗方法,可减轻鼻黏膜水肿,改善黏液纤毛清除功能。电动喷雾洗鼻器将清洗液雾化为细小水雾,以脉冲方式冲入鼻腔,适合儿童使用。

(三)手术治疗

临床上 eCRS 多首选功能性内镜鼻窦手术(FESS)治疗。手术治疗不但可以减少对哮喘的临床干预,还可以有效缓解嗅觉减退的症状。手术目的在于鼻腔鼻窦结构修正、病变清除、引流通畅、黏膜保留。

药物支架植入是指包埋了糖皮质激素的聚合物自膨胀贴合于切开的筛窦腔壁,可提供 30 天的缓释药物释放,从而减轻术区黏膜肿胀,增强创面愈合。

手术后的治疗,即抗炎、术腔清洁,减少术腔粘连,减少术腔囊泡和息肉形成,保持窦口开放引流,加速黏膜上皮化,避免吸烟环境。

(四)生物制剂治疗

将单克隆抗体应用于治疗 eCRS,将是未来治疗的新方向。研究表明,针对 IL-5、IL-4/IL-13、IgE 等特异性抗体可改善鼻息肉评分、CT 评分、QoL 评分和嗅觉测试评分。目前国际上已有部分国家批准使用单克隆抗体治疗伴鼻息肉的顽固性 CRS。在伴鼻息肉 CRS 患者中得到过研究的生物制剂包括度普利尤单抗、美泊利珠单抗和奥马珠单抗,但目前尚无准确可靠的生物标记物可用于帮助此类患者选择生物制剂及预测疗效。

六、疗效评估

eCRS 治疗是否有效,需要进行系统性的评估。药物治疗近期评估为 3 个月,远期疗效评估时间为 1 年;手术治疗近期评估为 1 个月,远期疗效评估时间为 3 年。评估方法包括主观评估和客观评估,包括症状评分、生活质量评分、鼻内镜检查、鼻窦 CT 扫描。主观评估要考虑到儿童的理解和表达能力,需综合考虑儿童和家长的意见。

(一)VAS 评分

VAS 评分见表 11-4-2。

(二)SNOT-22 量表

SNOT-22 量表见表 11-4-3。

(三)Lund-Mackay 评分量表

Lund-Mackay 评分量表见表 11-4-4。

(四)Lund-Kennedy 鼻内镜评分量表

Lund-Kennedy 鼻内镜评分量表见表 11-4-5。

表 11-4-2　VAS 评分表

症　状	程　度
	|-------|-------|-------|-------|-------|-------|-------|-------|-------|-------|
	0　　1　　2　　3　　4　　5　　6　　7　　8　　9　　10
	（很好）（中等）（非常糟糕）

鼻塞

嗅觉减退

脓涕

头痛

鼻痒/喷嚏

咳嗽、发热、口臭

打鼾/口呼吸

耳痛/耳闷胀

轻度:0~3 分;中度:>3~7 分;重度:>7~10 分。

表 11-4-3　SNOT-22 量表

根据您的问题发生的严重程度和频率大小,就困扰程度打分。因为鼻窦炎,您:	无任何困扰	轻微困扰	轻度困扰	中度困扰	重度困扰	极重度困扰
1. 需要擤鼻涕	0	1	2	3	4	5
2. 打喷嚏	0	1	2	3	4	5
3. 流清涕	0	1	2	3	4	5
4. 咳嗽	0	1	2	3	4	5
5. 鼻涕倒流(咽喉)	0	1	2	3	4	5
6. 流脓涕	0	1	2	3	4	5
7. 嗅觉或味觉减退	0	1	2	3	4	5
8. 鼻塞或充血	0	1	2	3	4	5
9. 耳闷胀感	0	1	2	3	4	5
10. 头昏	0	1	2	3	4	5
11. 耳痛	0	1	2	3	4	5
12. 头面部疼痛或压迫感	0	1	2	3	4	5
13. 难以入睡	0	1	2	3	4	5
14. 半夜易醒	0	1	2	3	4	5
15. 夜间睡眠质量不好	0	1	2	3	4	5
16. 睡眠后觉得累	0	1	2	3	4	5
17. 工作效率下降	0	1	2	3	4	5
18. 注意力不集中	0	1	2	3	4	5
19. 沮丧、焦躁、易怒	0	1	2	3	4	5
20. 疲倦	0	1	2	3	4	5
21. 忧虑	0	1	2	3	4	5
22. 感觉不安或难堪	0	1	2	3	4	5

表 11-4-4　Lund-Mackay 评分量表

鼻窦	左侧	右侧	评分
上颌窦			
前组筛窦			
后组筛窦			
蝶窦			
额窦			
窦口鼻道复合体			
每侧鼻腔总分			

（1）5 组鼻窦：0 分正常、1 分部分浑浊、2 分完全浑浊；（2）窦口鼻道复合体：0 分无阻塞、2 分完全阻塞。

表 11-4-5　Lund-Kennedy 鼻内镜评分量表

特征	侧别	基线	3 个月	6 个月	1 年
息肉	左				
	右				
水肿	左				
	右				
鼻漏	左				
	右				
瘢痕	左				
	右				
结痂	左				
	右				

息肉：0 分无息肉、1 分息肉仅在中鼻道、2 分息肉超出中鼻道；水肿：0 分无、1 分轻度、2 分严重；鼻漏：0 分无、1 分清亮稀薄鼻涕、2 分脓涕；瘢痕：0 分无、1 分轻、2 分重（手术疗效）；结痂：0 分无、1 分轻、2 分重（手术疗效）。

（寇巍，姚红兵）

第五节　鼻　息　肉

鼻息肉（nasal polyp）是鼻、鼻窦黏膜慢性炎症性疾病，以极度水肿的黏膜在中鼻道形成息肉为临床特征。发病率占总人口的 1%~4%，但在支气管哮喘、阿司匹林耐受不良、变应性真菌性鼻窦炎及囊性纤维化患者中，发病率可在 15% 以上。儿童鼻息肉发病率低，病因、发病机制、临床表现及治疗与成人有相同之处，亦存在差别。本病病因不明，有明显复发倾向。

一、病因及发病机制

儿童鼻息肉病因及发病机制不清，相关病因可能有：

（一）遗传

研究儿童鼻息肉患者染色体组型结果显示有多发染色体数量异常，提示儿童鼻息肉，表鼻息肉的一个特殊亚群，它的特点就是只有染色体数量改变。染色体组型的差异也反映了儿童鼻息肉和成人鼻息肉具有不同的病理生理机制。此外，某些原发性鼻息肉患儿有鼻息肉家族史，也提示和遗传有关。

（二）慢性炎症

慢性鼻窦炎是儿童常见疾病，它的病理生理学基础是阻塞，尤其是窦口鼻道的阻塞，儿童窦口鼻道复合体相对狭窄，黏膜相对肥厚，一旦出现各种诱发因素容易出现阻塞。加之儿童鼻咽部淋巴组织增生，腺样体肥大等，容易导致鼻腔后部阻塞和引流障碍,从而导致炎症的发生,但儿童慢性鼻窦炎伴发鼻息肉不常见。

(三)先天性异常

1. 囊性纤维化(cystic fbrosis) 囊性纤维化是常染色体退行性变疾病,发病原因是囊性纤维化跨膜调节基因突变,上皮细胞表面离子转运调节异常导致外分泌腺功能异常,引起黏膜表面黏液分泌物稠厚,局部防御机制减弱导致黏膜慢性炎症形成。研究显示,囊性纤维化患者74%~100%患慢性鼻、鼻窦炎症,6%~44%患鼻息肉。儿童囊性纤维化患者首先表现为慢性鼻窦炎鼻息肉。息肉形成的原因不清,有研究显示息肉发生率和突变基因型没有相关性,也有研究发现某些特定基因变化的息肉发生率高。

2. 不动纤毛综合征(immobile cilia syndrome)及 Kartagener 综合征 先天异常导致黏液纤毛运动障碍从而导致鼻窦和中鼻道反复感染引起黏膜肿胀息肉形成。

3. Dubowitz 综合征 很少见,是一种常染色体退行性变,特征是子宫发育迟缓、身材矮小、小头畸形、明显面部畸形及精神运动发育迟缓,可以伴发鼻息肉。

(四)变态反应性疾病

1. 过敏性真菌性鼻窦炎(allergic fungal sinusitis) 由 IgE 介导的鼻、鼻窦黏膜对真菌抗原的一种过敏性炎症反应,属于非侵袭性真菌性鼻窦炎的一种。诊断标准其中一条即出现鼻息肉。儿童鼻息肉患者多有特应性特质,多伴发过敏性真菌性鼻窦炎。确切诊断需要组织病理学检查,表现为鼻窦黏膜嗜酸性粒细胞浸润、过敏性黏液,以及黏液真菌涂片阳性但不侵入黏膜。

2. 哮喘及变应性鼻炎 变态反应在鼻息肉形成过程中的作用仍存争议,研究发现鼻黏膜局部发生 IgE 介导的变态反应,释放大量组胺、白三烯和炎性细胞趋化因子,造成局部血管扩张、渗出增加、组织水肿、嗜酸性粒细胞浸润,容易引起息肉的形成。研究显示鼻息肉患儿多同时伴发哮喘。

3. 阿司匹林耐受不良 原因不明的呼吸道高反应性疾病,表现为服用阿司匹林等非甾体抗炎药后诱发鼻炎、哮喘发作,数年后可出现鼻息肉。

(五)免疫异常

儿童免疫系统发育不成熟,可以导致复发或慢性感染。IgG 亚群免疫缺陷及 IgA 免疫缺陷多与难治性鼻窦炎和复发性鼻息肉相关。

(六)解剖异常

引起中鼻道引流障碍的解剖异常,例如鼻中隔偏曲、中鼻甲反张等,可导致局部黏膜炎症从而息肉发生,也有研究显示两者相关性不大。

二、病理

组织学分型如下:

(一)嗜酸性粒细胞性息肉

嗜酸性粒细胞性息肉也称过敏性息肉,最常见。特征是呼吸上皮间质水肿,杯状细胞增生,大量嗜酸性粒细胞浸润,基底膜增厚,轻度透明样变,分隔上皮和间质。儿童鼻息肉中嗜酸性粒细胞息肉所占比例和成人(成人嗜酸性粒细胞息肉占所有息肉的 80%~90%)不同,可能的原因是上呼吸道感染、囊性纤维化及 Kartagener 综合征等导致鼻黏膜慢性炎症,这种情况在儿童更常见,由此推测儿童息肉可能只是其他疾病的一个症状。

(二)炎症性息肉

也称纤维炎症型息肉,特征是没有间质水肿和杯状细胞增生。上皮通常表现为鳞状上皮或立方上皮化生。浸润炎症细胞以淋巴细胞为主,也有嗜酸性粒细胞。间质含有大量成纤维细胞。大多数纤维炎症息肉中,浆液黏液腺体有轻度增生。这种类型约占 10%。

三、诊断

儿童鼻息肉的诊断多根据临床表现,包括鼻塞、流涕、呼吸不畅、嗅觉障碍,以及其他相关疾病。检查可见鼻腔尤其是中鼻道和筛区单发或多发圆形、表面光滑、灰白或淡红荔枝样肿物。鼻窦 CT 检查可以显示病变的部位和范围以及相应鼻腔受累情况,但不作为常规诊断工具,多用于手术前评估。

(一)临床表现

息肉可发生于双侧,也可发生单侧。

1. **主要症状** 随着息肉增大而逐渐加重的持续性鼻塞。因息肉上少有血管分布,故血管收缩剂滴鼻无明显效果。严重者呈鼻塞性鼻音,睡眠时打鼾。息肉蒂长者可感觉到鼻腔内有物体随呼吸上下移动。后鼻孔息肉可致呼气时经鼻呼气困难。

2. 嗅觉障碍。

3. 鼻腔分泌物增多,可为浆液性、黏液性,伴发感染可为脓性。

4. 如伴发变态反应性炎症时可有喷嚏、清涕等。

5. 鼻塞所致张口呼吸可继发慢性咽炎。息肉阻塞咽鼓管可引起耳闷、听力下降甚至分泌性中耳炎。若鼻窦受累，可有头晕及面部肿痛。鼻分泌物倒流可以引起反复咳嗽，甚至气管和肺部炎症。

6. 巨大息肉可以导致外鼻变形，鼻梁增宽扁平。长期张口呼吸可以导致面骨发育障碍，产生"腺样体面容"，表现为上颌骨变长，硬腭高拱，牙列不齐，上切牙外露，唇厚等。

7. 少数生长快、体积巨大息肉可挤压破坏周围组织造成眼肌麻痹、眼球突出等。

8. 上颌窦后鼻孔息肉（antrochoanal polyp，ACP）是儿童鼻息肉的特殊类型，好发于青少年，28% 的上颌窦后鼻孔息肉发生于儿童，单发上颌窦后鼻孔息肉为后鼻孔息肉最常见的一种，占据整个上颌窦腔后继续膨大的囊肿只能向相对薄弱的上颌窦口生长，并膨出到中鼻道，一方面受到窦内囊肿内压力的影响，膨出的囊壁逐渐增大增多；另一方面受到鼻腔气流的影响，膨出的囊壁增生变厚，并逐渐突向后鼻孔，最终形成上颌窦后鼻孔息肉。前鼻镜检查可以发现鼻腔或中鼻道：整个鼻咽部，甚至延伸至软腭以下，张口即可以看到。鼻咽侧位平片显示软腭鼻面软组织密度影。鼻窦 CT 扫描显示为软组织密度影，可以表现为密度均匀边缘整齐的类圆形软组织影，经中鼻道与鼻腔或中鼻道软组织连续：无骨质破坏。病理检查发现组织内有较多的黏液腺泡或肿大的囊肿，仅有少量浆细胞浸润。

9. 阿司匹林三联征（aspirin triad）　部分患者服用阿司匹林可诱发哮喘，因此把这类哮喘称为阿司匹林哮喘（aspirin asthma）。阿司匹林哮喘患者除了哮喘症状外，还有另一些特殊的表现，这些表现主要发生于鼻部，如鼻炎、鼻窦炎、鼻息肉等。为此，又把这些表现称阿司匹林三联征（aspirin triad）。根据患者原先有无哮喘和鼻症状，可将阿司匹林耐受不良分为以下类型：

（1）哮喘启动型：此型患者无既往哮喘史，哮喘是在应用某一解热镇痛药后首次发作的。哮喘一旦被启动，再次发作就可以为其他因素触发；而若再次应用解热镇痛剂时，则可引起哮喘的严重发作。这一类型比较少见。

（2）哮喘基础型：这一类型患者原来就患有支气管哮喘，以后又发生了阿司匹林耐受不良，如果由解热镇痛药再次引发哮喘，则症状往往很重。

（3）鼻炎基础型：此型患者先有鼻炎、鼻窦炎或鼻息肉，以后才出现阿司匹林耐受不良的。

（二）专科检查

前鼻镜和鼻内镜检查可发现一个或多个圆形、表面光滑、质软、可移动、灰白或淡红色荔枝状半透明肿物，触之柔软，不易出血，根蒂多在中鼻道，多发息肉根基较广（见文末彩图 11-5-1）。息肉小者需用血管收缩剂收缩鼻甲或用鼻内镜才能发现。息肉向前可发展至前鼻孔，因前端长期受空气及污染物的刺激而呈淡红色。息肉向后发展可至鼻咽部。鼻腔内可见浆液性或黏稠浓性分泌物。

（三）辅助检查

儿童鼻息肉患者多伴有其他基础疾病，因此辅助检查不仅要针对鼻息肉，还要关注基础疾病。

1. 免疫球蛋白水平检查　儿童鼻息肉患者常伴有免疫功能异常，尤其是体液免疫，常表现为 IgG 亚群的缺失。

2. 过敏相关检查　儿童鼻息肉患者多伴有过敏性真菌性鼻窦炎或哮喘。皮肤点刺实验、血清 IgE 检查等可有阳性发现。

3. 影像学检查　X 线多显示筛窦均匀一致的云雾样浑浊，可见黏膜增厚影，如伴有或继发鼻窦感染鼻窦内密度增高影。鼻窦 CT 扫描可清晰反映鼻部解剖变异、软组织情况和周边骨质情况（图 11-5-2），但是不作为儿童鼻息肉的常规检查，只用于手术患者。

4. 基因检测　可发现多发基因数量异常或阳性家族史。

四、鉴别诊断

根据患儿的症状、体征及检查诊断并不困难，但应注意与以下疾病相鉴别。

（一）鼻内翻性乳头状瘤

好发于中老年男性，极少见于儿童。常表现为鼻塞、涕中带血或流血涕，病变好发于鼻腔外侧壁尤其是中鼻道，易累及上颌窦和筛窦。检查可见肿瘤外化如乳头状，表面粗糙不平，色灰白或淡红，触之质脆，易出血。确诊有赖于病理检查。

（二）鼻咽纤维血管瘤

好发于青春期男性。主要表现为进行性加重

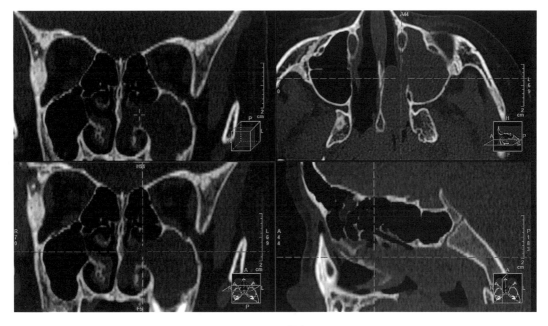

图 11-5-2　鼻窦 CT

的鼻塞和反复鼻出血。肿瘤原发于鼻咽部,基底广,不能活动,粉红色,触之质硬,易出血,局部呈侵袭性生长。影像学和病理学有助于诊断。

（三）脑膜脑膨出

多发于新生儿或幼儿。鼻塞不明显,病史长且进展缓慢。肿块多位于鼻腔顶部、嗅裂或鼻中隔的后上部。肿物单发、无蒂,粉红色,表面光滑,触之柔软有弹性,可有搏动感。可伴有脑脊液漏或脑膜炎。影像学有助于诊断。切忌活检,以免造成脑脊液鼻漏和颅内感染。

五、治疗和预防

治疗原则是切除息肉,解除鼻塞,预防复发。因儿童鼻息肉与多种基础疾病相关,所以要注意相关因素的治疗。

（一）基础疾病的治疗

例如变应性真菌性鼻窦炎、免疫功能异常、慢性鼻窦炎等。

（二）药物治疗

儿童鼻息肉主要采取药物治疗,包括:

1. 激素　鼻喷或口服激素均可减轻水肿,缩小息肉体积,控制局部炎症。但口服激素对儿童生长发育的影响仍存争议。以局部应用为主。

2. 抗生素　可以控制炎症以及并发或继发的感染。

3. 减充血剂　用于严重鼻塞患儿,选择儿童用盐酸羟甲唑啉滴鼻剂（每日每侧 1 滴,每日 2 次）或鼻喷剂（每日每侧 1 喷,每日 2 次）,但不宜长期使用,原则上连续使用不超过 7 天。

4. 抗组胺药物　多用于有过敏性体质患儿,尤其是伴发变应性鼻炎、哮喘或过敏性真菌性鼻窦炎者。

5. 黏液促排剂　可以稀释黏液,促进排出。

（三）免疫治疗

适用于有免疫功能异常或有缺陷的患儿。常用细菌溶解产物等。细菌溶解产物一般选用儿童规格（3.5mg/粒）每日空腹口服一粒,每月连用 10天,连续使用 3 个月为一个疗程。

（四）手术治疗

对于药物治疗效果不好,体积较大或多发的阻塞性息肉,或有慢性持续性鼻窦感染症状等,如鼻塞、慢性流涕、张口呼吸等的患儿需要手术治疗。术式以单纯息肉切除术为首要选择,注意保护周围的黏膜,不要过多开放鼻窦。基础疾病未解决,息肉复发率高。

（五）预防

预防感冒,根据季节变化及时增添衣物,注意防寒保暖。少吃辛辣刺激的食物。雾霾或沙尘天气外出时应戴口罩,以减少有害气体或粉尘等对鼻咽部的刺激。加强体育锻炼,提高自身免疫力。注意室内通风,保持室内空气干净、湿润。及时清洁鼻腔,不要用力抠鼻。避免长期使用血管收缩剂,以免引起药物性鼻炎。阿司匹林耐受不良的患者应避免使用解热镇痛药和非甾体类抗炎药。积极控制鼻腔、鼻窦疾病,以及过敏和哮喘等疾病。

(张建基)

第六节 外 耳 湿 疹

湿疹(eczema)是一种由多种内外因素引起的变态反应性皮肤病,主要特征为瘙痒、多形性皮疹、顽固性及易复发性。

外耳湿疹(eczema of external ear)是指发生在外耳道、耳廓及耳周皮肤的多形性皮疹,是耳鼻咽喉头颈外科门诊的常见病,属变态反应性疾病。表现为各种过敏因素致外耳道及周围皮肤出现红斑、丘疹、水泡、糜烂、渗液、结痂及鳞屑等损害。一般以小儿多见,婴儿期发生率更高。根据其病程,可分为急性、亚急性和慢性 3 种,临床多以急性和亚急性湿疹为主。

一、发病机制

湿疹是由多种内外因素引起的一种具有明显渗出倾向的变态反应性疾病,伴有明显瘙痒,易复发,严重影响患儿的生活质量。我国人群患病率约为 7.5%。病因及发病机制目前尚不清楚,目前多认为是机体处于免疫功能失调、皮肤屏障功能异常、精神因素、神经调节功能障碍、内分泌失调等基础上,由多种内外因素综合作用的结果。变态反应的免疫机制(食物,如鱼虾、海鲜、牛奶,吸入物,如尘螨、花粉或宠物皮毛)和非免疫性机制(如皮肤刺激)均可能参与此病的发生发展。微生物可以通过直接侵袭、超抗原作用或诱导免疫反应引发此病。潮湿、高温的环境是常见的诱因。慢性中耳炎的脓液、患者的分泌物刺激耳部皮肤也可引起外耳湿疹。

二、临床表现

(一)急性湿疹

局部症状明显,表现为患处极痒,可伴有烧灼感。患儿无法准确述说,可出现异常哭闹或不同的止痒动作,如摇头,可伴有入睡困难、频繁觉醒、烦躁不安等。常见体征为红斑、粟粒状小丘疹、丘疱疹或水疱密集成片,易渗出,边缘不清。若持续瘙痒,水疱抓破后,可出现糜烂结痂、渗出,并流出淡黄色水样分泌物,分泌物干燥凝固后可形成黄色结痂,附着于糜烂处,如继发感染可出现脓包或

脓痂。有时揭去痂皮可致出血,累及鼓膜可造成鼓膜浑浊、增厚。若鼓膜上皮受损,严重时易造成耳鸣或轻度耳聋。一般皮损可在 2~3 周后消退,但易复发。

(二)亚急性湿疹

急性湿疹未加以控制,常反复发作可转为亚急性湿疹。表现为局部瘙痒,但症状相对于急性湿疹较轻,渗液更黏稠,红肿轻,仍有结痂,可出现鳞屑。

(三)慢性湿疹

当急性、亚急性湿疹反复发作或迁延不愈时,就变成慢性湿疹。主要表现为外耳道、耳廓及耳周皮肤代偿性增生、增厚,无光泽、粗糙、皮肤皲裂、脱屑、苔藓样变及色素沉着等。可因诱因再出现而急性发作。

三、诊断

外耳湿疹主要由患儿的临床表现,并结合查体诊断。外耳道内的湿疹可借助耳镜辅助检查。同时可完善 SPT 或过敏原 sIgE 监测明确致敏因素。

四、防治

(一)治疗

外耳湿疹发病原因复杂,生活习惯、饮食等均可诱发。接触动物、环境污染、药物因素等的影响也可诱发该病。因该病多见于小儿,所以在治疗过程中监护人应当与医生密切配合,建立治愈信心,尽可能排除各种可疑致病因素。

1. 一般治疗

(1)让监护人正确了解湿疹的相关知识,治疗中尽可能寻找病因,避免接触变应原,避免再刺激。

(2)注意患处皮肤卫生,教育患儿不要搔抓外耳皮肤,不随便用水清洗。

(3)对于病因不明者,少食辛辣刺激性食物,避免鱼虾、海鲜等易于致敏和不易消化的食物,注意观察饮食与发病的关系。

(4)急性期暂缓接种疫苗。

2. 局部治疗

(1)干燥、无渗出者:局部多采用外用糖皮质激素、抗生素制剂如(曲安奈德益康唑乳膏、艾洛松乳膏、利福平软膏、醋酸氯霉素等)等减少渗出,控制炎症。干痂较多时可先用 3% 过氧化氢溶液清洗皮肤后再外用前述药物。可辅以中药制剂

（如冰硼散、黄连解毒汤油纱条）外用或辅以物理治疗（如激光治疗、微波治疗）等提高疗效。

（2）渗出较少者：可先涂擦 2% 甲紫溶液，干燥后再予以外用糖皮质激素、抗生素治疗。

（3）渗出液较多者：用 3% 过氧化氢溶液或炉甘石洗剂清洗渗出液、痂皮及鳞屑，再用硼酸溶液或醋酸溶液湿敷，待渗出减少后，在予以外用糖皮质激素、抗生素治疗。

3. 全身治疗　可酌情使用抗组胺药物。继发感染时，应全身或局部应用抗生素。

（二）预防

外耳湿疹应预防复发，生活上监护人需教育儿童正确对待疾病，树立信心，保持心情舒畅，改掉挖耳等不良习惯，平时保持大便通畅，保证充足的睡眠。应尽可能查找湿疹病因，避免食用或接触变应原，及时发现并治疗中耳炎及头面部湿疹。

（寇巍，姚红兵）

第七节　分泌性中耳炎

分泌性中耳炎（secretory otitis media）或称渗出性中耳炎（otitis media with effusion，OME）是以中耳（常含乳突腔）积液（包括浆液、黏液、浆-黏液，而非血液或脑脊液）及听力下降为主要特征的中耳非化脓性炎症性疾病。本病很常见，儿童的发病率比成人高，是引起小儿听力下降的重要原因之一。

一、流行病学

儿童 OME 的发病情况在不同地区和不同年龄段之间存在差异。我国部分地区的流行病学调查显示，儿童 OME 的检出率为 1.16%~30.7%。据统计，约 90% 的学龄前儿童至少罹患过 1 次 OME，其中 50% 发生在 1 岁之前。3 岁以内儿童 OME 的发病率为 11.7%~20.8%，7 岁时发病率则降至 2.68%~8.13%。OME 高危儿童（如唐氏综合征）的发病率明显增高，在 1 岁和 6~7 岁两个年龄段的发病率均高于 60%。

儿童 OME 具有自限性，多数可在 3 个月内自行好转，约半数以上患儿的中耳积液可在 6~10 周内吸收；约 40% 可反复发作，5%~10% 病程可能持续超过 1 年或更长。3 月龄婴儿 OME 随访 4~18 个月痊愈率为 80.4%，约 2/3 的患儿随访半年时多

已痊愈。

二、发病机制

儿童 OME 的病因及发病机制尚未完全阐明，目前认为与多种因素导致的咽鼓管功能障碍有关。其他可能的致病因素包括感染、免疫、环境和遗传因素等。

（一）咽鼓管功能障碍

1. 解剖学因素　与成人相比，儿童咽鼓管具有短、平、宽、直等形态学特点，出生时长 15~16mm，与水平面角度 ≤10°，1~4 岁可达 20mm，与水平面角度 ≤20°，至 7 岁左右逐渐发育成熟。因此，儿童鼻咽部炎症等易经咽鼓管进入鼓室引发 OME。

2. 咽鼓管阻塞　腺样体增生或肥大可压迫咽鼓管咽口，影响中耳引流与气体交换，导致鼓室负压与渗液。此外，鼻咽部肿物压迫亦可继发引起 OME。

3. 咽鼓管黏膜病变　咽鼓管管腔由假复层纤毛柱状上皮覆盖，纤毛与局部黏液毯共同组成"黏液纤毛输送系统"，不断向鼻咽部排出病原体和分泌物。各种原因引起的黏膜水肿、肥厚或炎性增生均可导致管腔狭窄。此外，黏液分泌异常与纤毛运动障碍亦可引起管腔内的分泌物阻塞。先天性纤毛不动综合征和细菌外毒素可导致咽鼓管纤毛运动障碍。中耳腔及咽鼓管的炎性分泌物也将影响纤毛运动与输送功能。此外，慢性鼻窦炎伴鼻息肉亦被认为是引发 OME 的重要因素之一。

4. 局部发育异常　腭裂患儿由于腭帆提肌发育异常，不能有效收缩，使中耳长期处于负压状态，易发生积液导致 OME。此外，由于腭帆张肌肌纤维发育不良，使咽鼓管引流与调压作用减退，亦可导致 OME。

（二）感染因素

OME 曾被认为是中耳的无菌性炎症，近年发现本病与感染有关。最常见的细菌为肺炎链球菌、流感嗜血杆菌和卡他莫拉菌，其次为金黄色葡萄球菌等。最常检出的病毒为呼吸道合胞病毒、腺病毒、鼻病毒和冠状病毒。

（三）免疫因素

1. 变态反应　对鼓室积液中蛋白质和酶类分析提示，其为分泌物而非渗出物，可能属于免疫复合物（Ⅲ型）疾病。上呼吸道的过敏性炎症在 OME 的发病中起着重要的作用。有研究表明，中耳黏膜是上呼吸道黏膜的侧向延续，存在着与变应性

鼻炎相似的过敏性炎症机制,变应性鼻炎可能是儿童 OME 的发病相关因素之一。变应性鼻炎患者 OME 发病率较高,但其发病系因鼻炎导致咽鼓管咽口黏膜水肿而继发,或是速发型变态反应(Ⅰ型),抑或 T 细胞介导的迟发性变态反应(Ⅳ型),尚无定论。

2. 免疫球蛋白缺乏 儿童 OME 高发可能与免疫系统未发育成熟有关。上呼吸道黏膜产生的分泌型抗体 IgA 可以防止病原体黏附,清除鼻咽部定居菌群,分泌型 IgA 缺乏可能与 OME 复发有关。

(四) 其他因素

婴幼儿 OME 可能与胃食管反流有关,此外被动吸烟、肥胖、内分泌疾病、哺乳姿势不当或过度使用安抚奶嘴也可能是诱发因素。

三、诊断

根据病程长短 OME 可分为急性 OME(<3 个月)和慢性 OME(≥3 个月)两种类型。病程计算:

(1) 从发病时开始(如能明确发病时间)。

(2) 从诊断之日开始(如不能明确发病时间)。

(一) 临床表现

儿童 OME 临床表现各异,约半数患儿可无明确主诉,多数为单耳发病。

1. 听力异常

(1) 部分患儿可主诉听力下降,但多数学龄前患儿不典型,也可出现耳内异响、自听增强和/或随体位改变的听力变化;

(2) 病程较长者可有行为异常或注意力不集中等表现;

(3) 婴幼儿患者可表现出对言语和环境声应答迟缓。

2. 耳部不适 少数患儿可有耳闷、不适感等非特异性表现。

3. 耳痛 多为一过性。

4. 头昏不适和走路不稳 少数患儿可有前庭症状和平衡异常。

(二) 体格检查

1. 早期鼓膜松弛部或紧张部周边血管呈放射状扩张。

2. 鼓膜内陷,光锥分散或消失,锤骨柄向后上方移位,锤骨短突外凸。

3. 鼓膜色泽发暗或呈琥珀色,反光增强。

4. 可见气液平面或气泡形成,积液量较多时可表现为鼓膜膨隆。

5. 部分患儿可见鼓膜前上象限内陷袋或呈现锤骨柄轮廓化。

6. 长期鼓室负压或合并粘连时可见鼓膜凹陷,甚至与鼓岬粘连。

(三) 辅助检查

1. 耳镜检查

(1) 电耳镜、耳内镜或显微镜:观察鼓膜形态、位置、色泽、透明度、有无气泡或气液平面;还可观察鼓膜有无内陷袋、萎缩或角化物聚集。

(2) 鼓气耳镜:用配有橡皮球的耳镜观察鼓膜,通过挤压橡皮球改变外耳道内压力,观察鼓膜动态变化。

2. 行为测听 应根据患儿年龄选择适合的行为测听:7 月龄至 2.5 岁婴幼儿可采用视觉强化测听,2.5~5.0 岁儿童可采用游戏测听,5 岁以上儿童可行纯音听阈测试。纯音测听以 500、1 000、2 000、4 000Hz 4 个频率的气导听阈平均值来判断听力损失程度。

3. 声导抗测试 声导抗测试是 OME 诊断和预后判断的重要检测手段,下列情形首选鼓室声导抗测试:①不耐受或不配合耳镜检查;②鼓气耳镜无法密封外耳道;③外耳道狭窄无法窥及鼓膜(如唐氏综合征);④鼓气耳镜检查结果不确定;⑤OME 高危患儿;⑥治疗前后的客观评估。

4. 客观测听 对于难以配合主观听阈测试的患儿可行听性脑干反应(auditory brainstem response,ABR)测试,观察 ABR 气导与骨导反应阈,计算骨气导 ABR 阈值之差。

5. 鼻及鼻咽部检查 观察鼻腔、鼻咽部、咽鼓管咽口及腺样体情况。

6. 影像学检查 不常规推荐,必要时可行颞骨 CT 检查。

(四) 诊断

依据病史和临床表现,结合耳科查体及相关听力学检查,即可确立 OME 的诊断,其要点如下。

1. 出现听力下降、自听增强,或随体位改变的听力变化(与鼓室积液黏度及液量有关)。

2. 不伴急性中耳感染的耳部症状和体征(如急性耳痛、耳溢液等)。

3. 耳镜检查发现中耳积液表现(见文末彩图 11-7-1)。

4. 声导抗检查鼓室图呈 B 或 C 型曲线(图 11-7-2,图 11-7-3),6 月龄以下患儿 1 000Hz 探测音检测无正向峰。

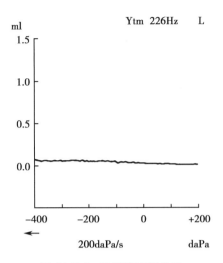

图 11-7-2　B 型鼓室图曲线

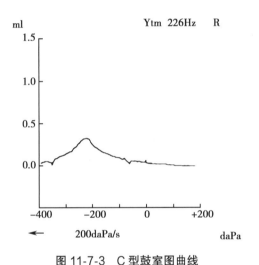

图 11-7-3　C 型鼓室图曲线

5. 纯音听阈测试通常提示患耳轻或中度传导性听力损失。

6. ABR 检查 I-V 波潜伏期延长,气导反应阈升高、存在气骨导差。

四、鉴别诊断

（一）急性化脓性中耳炎

由致病微生物(细菌和/或病毒)侵犯中耳黏膜所导致的中耳急性感染,表现为发热、耳痛,耳部检查有鼓膜充血等感染征象。急性化脓性中耳炎和 OME 均能导致中耳腔积液,但 OME 积液多为非感染性,且耳痛较轻或无。

（二）先天性中耳畸形

包括听骨链畸形(如缺失、中断、固定)等。对于鼓膜完整的传导性听力损失患儿,排除 OME 后需考虑本病,颞骨 CT 有助于鉴别,确诊需手术探查。

（三）先天性中耳胆脂瘤

常为传导性听力损失,耳镜检查可见鼓膜完整,多可见鼓膜内侧白色团块影,既往无耳部手术、耳溢液史,可有急性中耳炎、OME 病史。诊断依赖于影像学检查及手术探查。

（四）脑脊液耳鼻漏

对于鼓膜完整的脑脊液漏,可出现类似 OME 鼓室积液的临床表现。根据头部外伤史、有或无反复脑膜炎病史、实验室及相关影像学检查可加以鉴别。

（五）胆固醇肉芽肿

通常为 OME 的后遗疾病,鼓膜呈蓝色或蓝黑色(亦称特发性血鼓室),可通过颞骨 CT 鉴别。

（六）急性耳气压损伤

多在感冒未愈或咽鼓管功能不良时乘飞机或潜水时发生,表现为耳痛、鼓膜充血、鼓室积液以及暂时性听力下降,病史有助于鉴别。

（七）粘连性中耳炎

通常为 OME 的后遗疾病,可与慢性 OME 并存,但其病史较长,听力损伤较重,且伴有鼓室粘连表现。

（八）其他

鼓室积血、颈静脉球高位、鼓室球体瘤等可有蓝鼓膜表现,除常规耳镜、听力学和声导抗检查外,应根据病史和影像学诊断加以鉴别。

五、治疗

OME 为自限性疾病,有较高自愈率。病史在 3 个月以内且不伴高危因素的患儿应避免不必要的医学干预。重点观察鼓膜形态、结构有无异常,鼓室有无积液,是否对日常交流产生影响及其程度,嘱其定期复诊。部分患儿需进一步治疗干预。

（一）药物治疗

1. 糖皮质激素　局部或全身使用激素治疗 OME 存在争议,但确有变态反应表现时可考虑酌情使用,推荐鼻用剂型。

2. 抗生素　考虑到抗生素的不良反应、耐药性以及 OME 的自限性,在无明确合并感染证据时,不推荐常规使用。

3. 抗组胺药　可抑制炎性介质释放,减轻鼓室和咽鼓管黏膜水肿及渗出。OME 患儿缺少变态反应证据时,不推荐常规使用。

4. 黏液促排剂　可促进咽鼓管类表面活性物质合成和分泌,调节黏膜表面黏液毯溶胶层和凝胶层比例,促进黏膜纤毛运输与中耳液体排出。OME 患儿鼻腔及鼻咽部分泌物增多或较黏稠时,可酌情使用。

5. 减充血剂 虽可减轻鼻黏膜肿胀,但对改善 OME 症状并无确切效果,且有不良反应,不推荐使用。

(二) 咽鼓管吹张

波氏球法、自动吹张法等可不同程度地改善咽鼓管功能,是 OME 临床干预措施之一。>2 岁患儿可由家长协助使用波氏球或自动咽鼓管吹张器吹张,治疗 2~4 周后复诊。当合并急性上呼吸道感染、慢性鼻窦炎和急性中耳炎时应避免咽鼓管吹张。

(三) 手术治疗

1. 鼓膜置管

(1) 适应证:单侧或双侧 OME 病程超过 3 个月,鼓室图呈 B 型或 C 型,符合下列情况之一可行鼓膜置管。①患耳听力损失≥25dB HL,有气骨导差,或影响言语交流与学习;②检查发现鼓膜明显内陷、粘连和/或积液;③6 个月内发作≥3 次,或 1 年内发作≥4 次。

(2) 通气管的选择:临床常用的通气管包括 T 型管和钮扣管等,选择时不仅要考虑 OME 复发的可能性,还需考虑患者随访的依从性。建议:①患儿≤6 岁选择 T 型管,>6 岁可选钮扣管;②无法按时复诊者建议选用钮扣管;③伴有变应性鼻炎者初次置管时可采用 T 型管;④鼓膜内陷者应首选钮扣管;⑤鼓膜完全内陷,鼓室空间窄小者可选用 T 型管。

(3) 安放位置:通常置于鼓膜紧张部前方或后下方,避免鼓膜后上方置管,且不应靠近鼓环。

(4) 并发症及处理:并发症包括耳漏、鼓膜穿孔、内陷和胆脂瘤形成及鼓室硬化,处理原则如下。①术后保持耳道清洁干燥。②出现耳漏可使用抗生素滴耳液滴耳,亦可将糖皮质激素滴耳液与抗生素滴耳液联合使用;不推荐常规全身应用抗生素;不建议有耳漏时即取出通气管。③长期不愈的鼓膜穿孔可择期行鼓膜修补术。④鼓膜内陷袋和胆脂瘤形成应择期手术。⑤鼓室硬化一般不给予处理。

(5) 术后随访:置管后每 3 个月复诊 1 次,观察通气管是否通畅、有无移位或脱落。

(6) 留置时间:通气管应留置 12~18 个月,低龄儿童或多次复发者留置时间应酌情延长。部分通气管可自然脱落,逾期未脱落者需取管。

(7) 再次置管:鼓膜置管术后复发、通气管堵塞或提前脱出但疾病未愈者,需再次置管。

2. 腺样体切除 腺样体切除可降低通气管提前脱管率、缩短中耳积液持续时间、降低重复置管的概率。

(1) 适应证:≥4 岁患儿符合下列条件之一,建议鼓膜切开或置管同期行腺样体切除:①伴有反复发作的鼻窦炎、鼻咽炎;②OME 反复发作;③再次鼓膜置管;④其他符合腺样体切除的指征。<4 岁患儿腺样体切除的临床获益较差,除非具备腺样体手术指征(如腺样体肥大、阻塞性睡眠呼吸暂停或伴有鼻窦炎等),一般不推荐手术。

(2) 禁忌证:①先天性腭咽闭合功能不全(如腭裂、腭咽部括约肌麻痹以及肌张力减退等);②后天性腭咽闭合功能不全(如外伤、肿瘤等造成口咽部损伤等);③某些神经系统病变(如腭麻痹、面神经麻痹、多发性神经纤维瘤病等)为相对禁忌证。

3. 鼓膜穿刺与切开

(1) 鼓膜穿刺(抽吸积液):可快速排出鼓室积液,对 OME 有一定的治疗作用,但穿刺孔道保留时间短,且难以无痛操作,故不推荐用于治疗儿童 OME。

(2) 鼓膜切开:旨在引流中耳积液,提供短期通气。单纯鼓膜切开因造孔多于 7~10 天愈合,不建议常规用于儿童 OME。激光鼓膜造孔可使造孔边缘创面凝固,短期内不易愈合,可选择性使用。

4. 术后随访

(1) 观察内容:①检查鼓膜通气管位置是否正常,有无脱落、堵塞;②术后听力及言语交流情况。

(2) 随访间隔:建议置管术后至少每 3 个月复诊 1 次。

(四) 助听器

通常 OME 患儿不建议验配助听器,如果伴有其他相关疾病,经过规范治疗无法改善听力,患儿存在影响言语发育的潜在风险时,可酌情考虑佩戴助听器。

(五) 随访与评估

1. OME 高危患儿 应每间隔 1~2 个月随访 1 次。

(1) 观察鼓膜有无内陷、不张,是否存在内陷囊袋等。

(2) 听力学检查(包括声导抗、行为测听等)。

(3) 必要时观察鼻咽部情况。

2. 非 OME 高危患儿　建议每 3 个月随访评估 1 次,随访内容同上。

六、健康教育

由于儿童 OME 具有发病率高、病因多样、起病隐匿、病程迁延、危害明显等特点,应在诊治的同时做好相关知识普及,做到早发现、早诊治、早康复。

(一) 控制病因

告知家长 OME 的发生与变应性鼻炎、腺样体肥大、上呼吸道感染、空气污染、被动吸烟及咽喉反流等多种因素有关,应积极治疗原发疾病,减少复发。

(二) 配合随访

1. 多数患儿经过 3 个月的观察可自行缓解或痊愈,但仍有部分需跟踪随访,尤其是 OME 高危患儿。

2. 已行鼓膜置管的病例,需告知避免污水入耳引起感染,定期复诊,了解通气管是否通畅及有无脱落。

(三) 提供咨询

告知家长,患儿可因听力损失导致言语发育迟缓、学习交流困难和行为异常。随访时应询问治疗过程及有关听力、言语变化及生活质量等情况,并提供相应咨询。

(肖玲,姚红兵,张建基)

第八节　变应性喉炎

喉作为呼吸系统的组成部分,是下呼吸道的门户,和消化道毗邻,易与各类变应原接触后出现一些变态反应,却鲜少在上下气道变态反应性疾病中被提及。变应性喉炎(allergic laryngitis)由 Williams 在 1972 年首次提出,是指由免疫应答所引起的发生在咽喉黏膜的 I 型变态反应性病变,临床上主要表现为顽固性干咳和咽喉部异常感,杓状软骨黏膜苍白水肿。随着近年来对变态反应疾病的认识不断深化,变应性喉炎逐渐引起人们的重视。

一、病因

与其他 I 型变态反应疾病一样,IgE 介导的过敏反应在变应性喉炎中发挥重要作用。变应性喉炎的致敏原主要为吸入物和食物,也可以是药物抗原、细菌及代谢产物等。吸入性变应原引起的

的咳嗽和发音困难等症状可能是通过 3 种机制发生:①喉、鼻或副鼻窦的局部炎症导致炎性介质上调,这些介质通过循环,增加局部黏液的分泌;②黏液经喉部排出;③由清嗓和咳嗽等防御性反射引起的黏膜水肿。

二、临床表现

变应性喉炎在急性期常表现为喉水肿,它发展迅速,可在短期内导致严重窒息。变应性喉水肿一般发病急剧。患者常无先兆症状,或仅感咽喉部刺激感,继而迅速进展为声音嘶哑、吸气性呼吸困难等喉梗阻表现,随着呼吸困难的进一步加重,可出现发绀、面色苍白、四肢发冷、脉搏加快、血压升高等一系列呼吸性酸中毒和缺氧表现,如抢救无效,可迅速死亡。

在变应性喉炎的非急性阶段,其喉部症状不具有特异性,可表现为顽固性干咳、咽痛、清嗓、咽喉异常感和声音嘶哑等急性或慢性症状。干咳通常持续 3 周以上,夜间明显。咽喉异常感常由喉部感觉神经末梢受到炎性介质刺激引起的瘙痒感、异物感、干燥感或堵塞感。这些症状在其他喉部炎症性疾病中很常见,尤其是咽喉反流(laryngopharyngeal reflux,LPR)患者,因此,临床中变应性喉炎患者与 LPR 常不易鉴别。

三、辅助检查

(一) 过敏原检查

1. SPT　与变应性鼻炎相似,变应原(吸入物、食物)SPT 多呈阳性。常见吸入物如尘螨、真菌、羽毛、动物皮屑、花粉等,其中,尘螨是喉炎患者最常见的变应原。

2. 血清过敏原 sIgE 检测　sIgE 检测较 SPT 更不受用药、人员操作及皮肤条件限制,部分患者相应 sIgE 抗体检测呈阳性。

(二) 间接喉镜或电子纤维喉镜

杓状软骨黏膜苍白水肿为本病的重要特征。在变应性喉炎急性喉水肿阶段,喉镜检查可见会厌舌面黏膜苍白水肿,呈圆球形,水肿也可侵及杓状会厌皱襞及杓间区黏膜。在非急性期,喉镜下可见杓状软骨、杓间区、会厌、室带等喉部黏膜苍白水肿,而声带充血、水肿较为少见。

(三) 细胞学检查

喉分泌物涂片可见嗜酸粒细胞计数增多。喉拭子取杓状软骨或会厌黏膜,病理学检查可见嗜

酸粒细胞、嗜碱粒细胞及肥大细胞等炎性细胞浸润,电镜下可见肥大细胞脱颗粒现象。

四、诊断

由于变应性喉炎症状的非特异性易造成漏诊或误诊,因此,详细询问病史对诊断十分重要。根据患者的病史、临床表现和体征,再进行相关的辅助检查,患者常伴有 3 周以上的干咳、咽部异常感,过敏原检测提示其特应性体质,对于疑似病例,喉部黏膜病理学检查有助于确诊。

五、鉴别诊断

(一)咽喉反流

咽喉反流(laryngopharyngeal reflux,LPR)该病常由咽部异物感并伴咳嗽、声音嘶哑和咽喉部黏痰,喉镜下可见声带充血、水肿甚至有肉芽生长,需行食管内 24 小时 pH 值监测或胃镜检查确诊。尽管食管内 24 小时 pH 值监测是诊断 LPR 的金标准,但由于患者不适感和检测费用、操作难度等原因,并没有被常规使用,更常见的诊断是基于提示反流的临床症状、经验性治疗及内镜下黏膜变化而诊断。

(二)咳嗽变异型哮喘

咳嗽变异型哮喘(cough variant asthma,CVA)以持续 1 个月以上的慢性非阻塞性咳嗽,以夜间发作的干咳为特征,无喘鸣和呼吸困难。肺功能检查提示 1 秒钟用力呼气容积(FEV$_1$)轻度下降,β$_2$受体激动剂及皮质类固醇治疗有效,可与变应性喉炎相鉴别。

(三)职业性喉炎

教师、歌者或长期暴露于空气污染环境也可能出现与变应性喉炎类似的症状和体征,但常伴有明确的诱因,离开职业暴露后症状和体征常有减轻。

六、治疗

变应性喉炎的治疗主要有以下几个方面。

(一)急性期治疗

当患者在急性期出现变应性喉水肿导致吸气性呼吸困难时,应用大剂量皮质类固醇治疗,可口服或静脉滴注,并加局部皮质类固醇和异丙肾上腺素吸入,以促使水肿消退。当抗炎治疗效果有限、呼吸困难进一步加重时,可行喉气管插管、环甲膜切开或气管切开。

(二)远离过敏原

明确吸入性或食物过敏原后,应针对性避免接触,如室内通风、干燥,勤洗晒床单被褥,少接触毛绒玩具,避免接触宠物,花粉季减少外出,少食或不食已明确的食物过敏原等,可在一定程度上缓解变应性喉炎的症状。

(三)特异性免疫治疗

对于吸入物过敏的变应性喉炎,可针对过敏原进行特异性免疫治疗,包括皮下注射和舌下含服等。

(四)药物治疗

以下药物可用于治疗变应性喉炎,应根据本病的病理生理学特点及患者的临床表现选择最适合的药物。

1. **吸入糖皮质激素** 使用吸入糖皮质激素制剂对变应性喉炎进行治疗,减少局部分泌物,从而对咽喉内咳嗽感受器引发的咳嗽,同时还可以降低黏膜内刺激性受体的敏感度,从而减轻症状。

2. **抗组胺药** 其机制主要是与组织胺竞争效应细胞膜上 H1 组胺受体,减少炎性介质的释放,同时通过减轻炎症状态缓解症状。儿童常用第 2 代药物(如西替利嗪、左西替利嗪、氯雷他定、地氯雷他定等),起效较快,镇静作用小。

3. **肥大细胞膜稳定剂** 阻止肥大细胞脱颗粒,减少组胺等炎性介质的释放,如色甘酸钠、曲尼斯特等。

4. **白三烯受体拮抗剂** 可有效地预防白三烯多肽所致的血管通透性增加,抑制咽喉部嗜酸粒细胞浸润,控制迟发相反应,儿科常用药物如孟鲁斯特钠。

5. **黏液稀化剂** 黏液稀化剂口服可以溶解黏液,并促进喉内稠厚黏液的排出。常见黏液稀化剂如桉柠蒎、厄多司坦、羧甲坦司等。

(五)中药治疗

祖国医学认为本病属"喉痹"范畴,治疗上强调标本兼治,多以疏风散寒,宣肺止咳,清利咽喉为治疗策略,近年来发现了"玉屏风散""辛芩颗粒"在治变应性喉炎上取得良好的效果。

(梁佳,姚红兵)

参 考 文 献

1. Hellings PW,Steelant B.Epithelial barriers in allergy and asthma[J].J Allergy Clin Immunol,2020,145(6):

1499-1509.

2. Pedan H, Janosova V, Hajtman A, et al. Non-Reflex Defense Mechanisms of Upper Airway Mucosa: Possible Clinical Application [J]. Physiol Res, 2020, 69 (suppl): 55-67.

3. Cerutti A, Chen K, Chorny A. Immunoglobulin responses at the mucosal interface [J]. Annu Rev Immunol, 2011, 29: 273-293.

4. 《中华耳鼻咽喉头颈外科杂志》编辑委员会鼻科组, 中华医学会耳鼻咽喉头颈外科学分会鼻科学组、小儿学组, 中华儿科杂志编辑委员会. 儿童变应性鼻炎诊断和治疗指南（2020 年, 修订版）[J]. 中华耳鼻咽喉头颈外科杂志, 2022, 57 (4): 392-404.

5. Choi BY, Han M, Kwak JW, et al. Genetics and Epigenetics in Allergic Rhinitis [J]. Genes (Basel), 2021, 12 (12): 2004.

6. Tai J, Han MS, Kwak J, et al. Association between Microbiota and Nasal Mucosal Diseases in terms of Immunity [J]. Int J Mol Sci, 2021, 22 (9): 4744.

7. 中华医学会, 中华医学会杂志社, 中华医学会皮肤性病学分会, 等. 特应性皮炎基层诊疗指南（2022 年）[J]. 中华全科医师杂志, 2022, 21 (7): 609-619.

8. Fokkens WJ, Lund VJ, Hopkins C, et al. European Position Paper on Rhinosinusitis and Nasal Polyps 2020 [J]. Rhinology, 2020, 5: 8.

9. Rosenfeld RM, Tunkel DE, Schwartz SR, et al. Executive Summary of Clinical Practice Guideline on Tympanostomy Tubes in Children (Update) [J]. Otolaryngol Head Neck Surg, 2022, 166 (2): 189-206.

10. Campagnolo A, Benninger MS. Allergic laryngitis: chronic laryngitis and allergic sensitization [J]. Braz J Otorhinolaryngol, 2019, 85 (3): 263-266.

11. 许政敏, 刘大波. 临床儿童耳鼻咽喉头颈外科学 [M]. 北京: 人民卫生出版社, 2022.

12. 张亚梅, 张天宇. 实用小儿耳鼻咽喉科学 [M]. 北京: 人民卫生出版社, 2011.

第十二章

眼变态反应疾病

第一节 概 论

眼变态反应性疾病是儿童最常见的眼表疾病，随着生活卫生条件的不断改善，儿童眼部疾病占主导地位的病种已经不再是由细菌、病毒、衣原体、寄生虫导致的感染性眼病。随着对变态反应性眼病的认识不断深入，我们发现以过敏性结膜炎为主的眼变态反应性疾病在儿童群体中发病率越来越高，与其他变应性疾病享有共同的触发机制和特征性的炎症模式。

眼变态反应疾病主要表现在眼睑皮肤、结膜和角膜，眼睑皮肤属于全身皮肤的一部分，变态反应基本类型和全身皮肤相同，但是，由于眼睑皮肤是全身最薄的皮肤之一，眼睑还存在皮肤和黏膜移行的特殊结构——睑缘，并存在大量睫毛、毛囊、汗腺、睑板腺（全身最大的皮脂腺）等皮肤附件结构，故眼睑变态反应性疾病也具有自身特点。

结膜富含血管，覆盖与眼球表面，直接和外界环境接触，也是变态反应发生的主要部位。过敏性结膜炎是结膜对变应原刺激产生超敏反应所引起的一类疾病，以Ⅰ型和Ⅳ型超敏反应为主。过敏性结膜炎常伴随变应性鼻炎，当两种疾病一起出现时，将其称为变应性鼻结膜炎。在我国，所有过敏性结膜炎患者中，常年性过敏性结膜炎（perennial allergic conjunctivitis，PAC）和季节性过敏性结膜炎（seasonal allergic conjunctivitis，SAC）的占比高达74%。

角膜是不含血管的透明结构，通常被认为是"免疫赦免"的部位，但是由于直接和外界环境接触，容易受到外伤和病原微生物侵犯，而且还有另一个特殊结构，是含血管的结膜、巩膜和不含血管的透明角膜之间的移行带，称为角膜巩膜缘，该部位的特殊性，决定了免疫相关性角膜病变好发于此。因此，我们将发病机制以变态反应为主导的角膜病变称为免疫相关性角膜病变。包括：①泡性角膜炎；②角膜基质炎；③睑缘相关性角膜病变；④金黄色葡萄球菌周边角膜炎；⑤类风湿关节炎相关边缘性角膜溃疡。

（刘勃，姚红兵）

第二节 眼睑变态反应疾病

大多数人认为眼睛是面部最重要的器官，患儿眼部细微的变化就能引起家长关注。虽然眼睑的异常很少对视力相关的神经系统产生直接影响，但是对眼表的屏障功能可能造成破坏，间接影响视力。由于眼睑皮肤的菲薄、大量的环境暴露，以及潜在的系统性反应，所以眼睑是人体最脆弱的部位之一。免疫反应、刺激、感染、肿瘤和全身性疾病都可导致眼睑出现炎症。目前对眼睑变态反应病没有统一的分类，根据变态反应类型结合受累部位分为以下四类：①眼睑血管性水肿（acute allergic edema，AAE）；②眼睑接触性皮炎（allergic contact dermatitis，ACD）；③眼睑特应性皮炎（atopic dermatitis，AD）；④睑缘炎（blepharitis）。对于襁褓中的婴幼儿，食物和环境变应原是导致眼睑变态反应病主要致敏原。

一、眼睑血管性水肿

眼睑血管性水肿临床比较常见。儿童由于眼睑皮肤松弛，皮下组织疏松，比较容易发生血管性水肿。当真皮深部和皮下组织受到变应原刺激，炎症细胞聚集释放组胺等介质导致血管扩张、渗透性增高、渗出液自血管内渗出进入疏松组织中形成局限性水肿，具有发作性、反复性及非凹陷性的特点，该类损害可在数天内自然消退，但可能反复发生。儿童特别需要注意眼睑血管性水肿可能合并发生咽峡部急性水肿而造成窒息。如不及时处理,可导致死亡。

（一）流行病学

目前,我国缺乏儿童眼睑血管性水肿的流行病学调查资料。眼睑血管性水肿属于荨麻疹的一种,荨麻疹的患病率和地理特征、气候、湿度有关,在人群中发病率高,不同地区、不同人群、不同年龄段的患病率均不等,女性的患病率始终高于男性。

（二）发病机制

1. 自主神经功能障碍 在精神及物理因素作用下中枢及周围自主神经功能紊乱,如交感神经功能减退或副交感神经功能亢进。

2. 过敏反应 儿童眼睑血管性水肿与过敏有关,如食物药物或环境中某些物质均可刺激眼睑过敏导致血管性水肿。主要是IgE介导的I型超敏反应。

3. 遗传性因素 某些患者有家族遗传倾向。

（三）临床表现

1. 症状 儿童出现眼睑血管性水肿起病非常迅速,大部分孩子没有主观不适,主要表现为眼睑急性发作的水肿,眼睑睁不大,视物被遮挡,有时局部有眼痒,不剧烈,有时有胀痛的主诉。急性起病在数分钟或数十分钟内达到高峰,持续数天或数十天,不经治疗也可完全自行缓解。可能合并其他部位如眼结膜、口唇、咽峡部水肿,如发生于咽喉部黏膜者可出现急性呼吸困难、吞咽困难,严重水肿甚至可导致窒息而死亡。

2. 体征 眼睑局部出现正常皮肤颜色的肿胀或由于肿胀严重,压迫皮肤浅表的毛细血管而呈略显苍白色,也有可能皮肤轻度充血、发红,边缘不清,局部有轻度紧张感,无压痛(见文末彩图12-2-1)。一般不能扪到硬结、包块,也没有耳前淋巴结肿大。

（四）辅助检查

1. 血常规 对于眼睑血管性水肿,末梢血常规检查是必要的,可以了解有没有感染指标升高,如果白细胞总数增高需要除外细菌、病毒感染,如果嗜酸性粒细胞增高,需要除外寄生虫感染。

2. 尿蛋白定量 对于眼睑血管性水肿需要做尿蛋白定量检查排除肾性水肿。24小时尿蛋白定量检查是判定肾病是否发生的可靠指标。正常人,尿常规检测24小时尿蛋白定量范围<150mg/24h。如果受检人的24小时尿蛋白定量指标高出了此正常值参考范围,则可认为其存在肾功能受损的情况。

3. 眼部B超 B超成像可以清晰的对眼环、前房、晶状体、玻璃体成像,还可以了解皮下软组织有无积液、包块及异物。

4. CT断层扫描 对于严重眼睑肿胀病例,需要除外急性眶蜂窝组织炎,眼眶CT和副鼻窦CT扫描可以了解球后和邻近副鼻窦有无炎症。

（五）诊断

根据急性发作病史和眼睑皮肤软组织高度水肿,患儿不伴有发热、眼痛,局部没有结节;血常规白细胞总数、中性粒细胞比例、C反应蛋白等感染指标没有显著增加。如果有蚊虫叮咬病史、进食鱼虾蟹病史,临床诊断并不难。对于婴幼儿,检查不合作,也不能表达自己的不适,需要运用辅助检查排除眼球邻近组织的急性感染。

（六）鉴别诊断

突然的眼睑肿胀是儿童眼科和一般急症求诊的常见原因。最常见的原因是过敏性反应和感染。因此,儿童眼睑血管性水肿主要的鉴别疾病是眼睑和眼眶的感染性疾病。

1. 丹毒 丹毒(erysipelas)是由溶血性链球菌感染所致的皮肤和皮下组织的急性炎症。面部丹毒常易累及眼睑,上下眼睑均可发病,并向周围组织蔓延。典型症状为皮肤局部充血(鲜红色)、隆起、质地偏硬,表面光滑,病变边缘与正常皮肤之间分界清楚,周围有小疱疹包围,这是和眼睑血管性水肿鉴别的主要特征。眼睑常高度水肿,不能睁开,患部剧烈疼痛和压痛。耳前和颌下淋巴结肿大,全身伴有高热。在病变过程中,如发现深部组织硬结化,是睑脓肿的前驱症状。睑部丹毒除可由面部蔓延而来以外,还可因睑外伤或湿疹继发性感染所致。睑部丹毒可通过面部静脉或淋巴组织向眶内或颅内蔓延扩散,造成严重后果。有的病例由于眼球和眼眶组织的破坏,而导致视神经炎或视神经萎缩,以致失明,对于抵抗力低下的患儿,需要及时、足量、全身使用敏感抗生素治疗。

2. 睑腺炎 睑腺炎(hordeolum)是睑腺组织的化脓性炎症,又称麦粒肿,是儿童常见眼睑感染性疾病。睑腺炎多由葡萄球菌通过睑腺在睑缘的开口进入腺体内感染而引起。溃疡性睑缘炎常为诱因。根据被感染的腺组织的部位不同,又分为外睑腺炎(hordeolum externa)和内睑腺炎(hordeolum interna)。眼睑皮脂腺(Zeis腺)或汗腺(Moll腺)发生感染,称为外睑腺炎,即外麦粒肿,俗称"针眼",如系睑板腺受累,则称为内睑腺炎。

患儿临床表现自觉眼睑胀痛或眨眼时疼痛,逐渐加剧,眼睑局部水肿、充血,有压痛感,眼睑可扪到硬结,发生在外眦部者疼痛显著,外侧球结膜也发生水肿。内睑腺炎由于炎症为睑板纤维组织包绕,红肿一般较外睑腺炎轻,但疼痛较重。脓液可从睑板腺的管道向外排出。但较常见的是脓液突破睑板和结膜的屏障,流入结膜囊内。外睑腺炎通常在睫毛根部有黄色脓头。内外睑腺炎均有可能发生破溃,一旦脓液排出后红肿迅速消退,疼痛也随之减轻。如果致病菌毒性剧烈,则在脓液尚未向外穿破前,炎症已扩散,侵犯整个睑板而形成眼睑脓肿。有时伴有恶寒、发热的全身症状。耳前淋巴结肿大并有压痛。

3. 急性眶蜂窝织炎　眼眶蜂窝织炎(orbital cellulitis)是发生于眼眶软组织内的急性化脓性炎症,儿童常见。分为眶隔前蜂窝织炎和眶隔后蜂窝织炎,前者主要发生在眶隔前部眼睑。后者发生在眼眶深部组织内,病情严重,可以引起视力不可逆性丧失,特别是儿童,眼眶蜂窝织炎可能病情恶化迅速,甚至颅内蔓延或败血症而危及生命。此病由化脓性细菌感染引起,包括金黄色葡萄球菌、流感杆菌、厌氧链球菌、变形杆菌和大肠埃希菌。

眼眶蜂窝织炎的临床表现除疼痛、眼睑红肿、结膜充血水肿、眼球突出、眼球运动障碍等眼部症状外,通常伴有全身不适、发热、精神萎靡或烦躁。发病急,进展快,外周血白细胞计数增高。

超声表现为球后脂肪垫强回声区延长,眼球筋膜囊水肿可见"T"形征,眼外肌增厚,内回声少,视神经增粗等。CT和MRI扫描显示眼睑、眶隔前软组织密度增高并增厚,可见眶内软组织水肿,密度增高,同时CT和MRI可以对球后和眼眶周围鼻窦成像,明确炎症来源。

4. 急性泪腺炎　急性泪腺炎(acute dacryoadenitis)是由于感染或特发性炎症使泪腺出现急性红肿、增大等,儿童并不常见。发生在儿童多为单侧发病,常并发于麻疹、流行性腮腺炎或流行性感冒,泪腺感染引起者少见。泪腺感染引起者少见,主要发生在儿童,多为单侧发病,常并发于麻疹、流行性腮腺炎或流行性感冒。临床表现为上睑外侧发红、肿胀、疼痛、流泪不适,睑缘呈横S形下垂,肿胀可扩展到颞、颊部,耳前淋巴结肿痛,可扪及压痛实性包块,颞上结膜充血水肿,泪腺组织充血

隆起,可见黏液样分泌物。

5. 肾病综合征　肾病综合征(nephrotic syndrome,NS)是由于肾小球滤过膜对血浆蛋白通透性增高、大量血浆蛋白自尿中丢失而导致一系列病理生理改变的一种临床综合征,以大量蛋白尿(24小时尿蛋白定量≥50mg/kg)、低白蛋白血症(血清白蛋白≤25g/L)、高脂血症(血清胆固醇>5.7mmol/L)和水肿为其主要临床特点。血症和不同程度的水肿,小儿肾病综合征的水肿为双下肢凹陷性水肿,可伴有眼睑水肿,通常晨起时眼睑水肿明显。通过尿蛋白定性、定量检查可以鉴别。

(七)治疗

眼睑血管性水肿治疗目的是使症状得到完全缓解。要达到这一目的,一般需从两方面进行:

1. 明确并去除潜在的原因和诱因　最根本的治疗方法是去除病因,避免诱发因素和刺激因素。婴幼儿眼睑血管性水肿最常用的病因是食物和蚊虫叮咬。这主要适用于IgE介导的血管性水肿和一部分物理性血管性水肿患者。

2. 对症治疗　包括物理治疗和药物治疗。

(1)局部治疗:局部冷敷可见减轻水肿、止痒,是主要的物理治疗方法。

(2)药物治疗:①首选没有镇静作用的组胺H1受体拮抗剂治疗;②维生素C及钙剂可降低血管通透性,与抗组胺药有协同作用;③眼睑局部可以激素类眼膏和炉甘石洗剂止痒,儿童建议睡前使用,避免孩子揉眼导致药物误入结膜囊内。

二、眼睑接触性皮炎

眼睑接触性皮炎(atopic contact dermatitis,ACD)是指眼睑皮肤接触外界某些物质后发生的炎性反应。眼睑ACD是最常见的眼睑变态反应性疾病,儿童常表现为无法控制的抓挠、揉眼,对患儿生活质量和睡眠质量造成严重影响。

(一)致敏原

导致儿童眼睑ACD主要有化纤织物、洗涤用品、护肤品、尘螨、动物皮屑、花粉。此外,抗生素、阿托品等眼药及眼药中的防腐剂也是造成眼睑ACD的原因之一。

(二)发病机制

接触性皮炎为典型的接触性迟发型超敏反应,属于Ⅳ型超敏反应,通常是由于接触小分子半抗原物质引起,小分子的半抗原与体内蛋白质结

合成完全抗原,经朗格汉斯细胞摄取并提呈给T细胞,使其活化、分化为效应T细胞,机体再次接触相应抗原可发生接触性皮炎,导致局部皮肤出现红肿、皮疹、水疱,严重者可出现剥脱性皮炎。是一种抗原诱导的T细胞免疫应答。具体阐述见皮肤变态反应章节。

（三）临床表现

眼睑及眼周皮肤发生境界清楚的水肿性红斑、丘疹,伴有结痂、脱屑及大小不等的水疱(见文末彩图12-2-2);有的水疱壁紧张、初起疱内液体澄清,如果激发感染后形成脓疱;水疱破裂形成糜烂面,甚至组织坏死。机体若处于高度敏感状态,皮损不仅限于接触部位,范围可很广,甚至泛发全身。自觉症状轻者瘙痒,重者灼痛或胀痛。婴幼儿主要表现为在父母衣物和玩偶表面刮蹭;而刺激性接触性皮炎,或者因抓挠导致皮损严重更多是"灼烧和刺痛"。如果是儿童因接触眼药水引起的眼睑ACD眼睑,皮疹通常位于下睑皮肤,并且内眦、外眦部位眼液溢出后流经过的面部皮肤均会出现皮疹。眼睑ACD一般不会出现全身反应,如发热、畏寒、头痛、恶心及呕吐等。病程有局限性。去除病因经适当治疗1~2周后可痊愈,但如再接触致敏原可再发作,反复接触可反复发作。

（四）辅助检查

斑贴试验在临床上用于检测潜在的变应原或刺激物,多用于临床诊断变态反应性疾病,操作简单、检查较安全,不良反应极少,且试验结果准确、可靠。因背部、上臂和前臂屈侧皮肤有较多树突状细胞,常作为斑贴试验的部位,其中以上背部为最佳部位。斑贴试验的主要目的是寻找致敏原,找出致敏原因,从而对患者实施针对性治疗及预防。指导患者在今后的生活和工作中避免接触有相同或相似分子结构及功能基团的物质,避免变态反应性皮肤病的发生和恶化。

（五）诊断

根据过敏物质或刺激物接触史,在接触部位迅速出现皮损,局部轻者充血,界限清楚的淡红或鲜红色斑;重者出现丘疹、水疱、大疱、糜烂渗出等损害可诊断。若未能及时除去病因,致使病程迁延,可转变成慢性,类似湿疹样皮炎。接触物斑贴试验常呈阳性。

（六）鉴别诊断

眼睑接触性皮炎要和眼睑特应性皮炎、眼睑血管性水肿、眶蜂窝织炎鉴别。眼睑特应性皮炎和接触性皮炎临床表现类似,都可以出现眼睑皮肤湿疹样皮损,过敏物质或刺激物接触病史对于鉴别诊断非常重要,而且婴幼儿眼睑特应性皮炎往往合并全身其他部位皮肤出现特应性皮炎,眼睑血管性水肿通常只表现为皮肤软组织肿胀,而没有皮肤水疱、糜烂及渗出;眶蜂窝织炎一般仅单侧出现,伴有发热、精神食欲差等全身表现,血液分析出现白细胞总数和中性粒细胞百分比增加,比较容易鉴别。

（七）治疗

接触性皮炎的治疗首先应寻找病因,脱离接触,眼睑ACD通常不需要用全身性治疗药物。治疗包括以下措施。

1. 局部用药 红斑可用炉甘石洗剂(注意勿进入眼内),水疱、渗液用4%硼酸溶液冷湿敷。如有继发感染可用0.05%呋喃西林冷湿敷后用1%氢化可的松霜涂患处皮肤,每日2~3次,渗液可涂40%氧化锌膏。

2. 抗组织胺药 如氯苯吡胺,俗称扑尔敏,每日3次,是一种强效抗组胺药,镇静作用比异丙嗪稍弱,对于抗胆碱也具有一定的作用。药物可逆性占领组胺受体,竞争性阻断组胺与受体结合,从而表现抗组胺作用。故主要用于缓解过敏反应的症状,也可缓解炎症所致瘙痒。本类药物不良反应主要有中枢神经系统抑制,表现为乏力、头昏、困倦、嗜睡等。为防止药物引起嗜睡、困倦,可用特非那丁,每日2次。

3. 激素类药物 病情严重者可酌情口服泼尼松,每日0.5~1.0mg/kg,炎症控制后在两周内逐渐减量到停药。

4. 钙剂 病情严重也可静脉注入10%葡萄糖酸钙10mL,每日1次,或5%葡萄糖内加入维生素C 2~3mg,每日静脉注入1次。

5. 抗生素 有继发感染可全身用抗生素,儿童可口服阿莫西林、头孢克洛、阿奇霉素。

（八）健康教育

健康教育在预防眼睑接触性皮炎复发中具有重要的意义,主要是患儿的监护人了解常见的致敏原,避免患儿再次接触致病因素。

1. 家居环境 居家环境中的许多小角落都会成为引发过敏的源头。而通过简单的清洁措施,就可以有效地解除过敏困扰。例如,在床垫、靠垫、窗帘、地毯上就寄生着大量的尘螨,能导致接触性皮炎。

2. 避免接触致敏物质 如化纤类衣物及沐浴液、洗发液、护肤品、外用药物等应慎用。不能确诊变态反应原者,可于皮炎痊愈后作皮肤斑贴试验,寻找变应原,避免再次接触。

3. 避免食入易致敏和刺激性食物 如鱼、虾、蟹等海鲜类食物,辛辣食品。儿童切记不能盲目忌口,否则影响生长发育。

三、眼睑特应性皮炎

眼睑特应性皮炎(atopic dermatitis of eyelid, AD)是儿童常见的与变态反应密切相关的皮肤病。对皮炎湿疹类疾病诊断没有规范以前,基本统称为湿疹。发病原因比较复杂,致敏原往往不易查清。眼睑 AD 可单独发病,也可是面部或全身 AD 的一部分。

(一)流行病学

目前我国缺乏儿童眼睑 AD 的流行病学调查资料。但是从目前部分地区儿童变态反应性疾病的流行病学中可以推测,儿童眼睑 AD 并不少见。如重庆地区 2 岁以内儿童食物过敏检出率为 3.5%~7.7%;2014 年,采用临床医生诊断标准,我国 12 个城市 1~7 岁儿童 AD 患病率达到 12.94%,1~12 月婴儿 AD 患病率达 30.48%。

(二)发病机制

AD 的发病与遗传和环境等因素关系密切。父母亲等家族成员有变态反应性疾病史是本病的最强风险因素,遗传因素主要影响皮肤屏障功能与免疫平衡。本病患者往往有多种免疫学异常,其中 Th2 的活化为重要特征,还可有皮肤屏障功能减弱或破坏如表皮中聚丝蛋白减少或缺失。环境因素包括气候变化生活方式改变,不正确的洗浴、感染原和变应原刺激等。此外,心理因素(如精神紧张、焦虑、抑郁等)也在 AD 的发病中发挥一定的作用。

虽然 AD 的确切发病机制尚不清楚,但目前研究认为,免疫异常、皮肤屏障功能障碍、皮肤菌群紊乱等因素是本病发病的重要环节。特应性皮炎的异常免疫反应涉及多个环节,如朗格汉斯细胞和皮肤树突细胞对变应原的提呈、Th2 为主的异常免疫反应、调节性 T 细胞功能障碍、IgE 过度产生和嗜酸性粒细胞升高等。

(三)临床表现

眼睑 AD 是一种慢性、复发性、炎症性皮肤病。由于患者常合并变应性鼻炎、哮喘等其他特应性疾病,故被认为是一种系统性疾病,婴幼儿比较常见。AD 同 ACD 一样,有剧烈瘙痒表现。AD 通常初发于婴儿期,1 岁前发病者约占全部患者的 50%,但近来发现,晚发患者并不少见。该病呈慢性经过,临床表现多种多样,最基本的特征是皮肤干燥、慢性湿疹样皮损和明显瘙痒。

眼睑 AD 和 ACD 的体征十分相似,主要表现为眼睑皮肤湿疹样改变,包括充血、肿胀、粗糙、脱屑、水泡、渗液等(见文末彩图 12-2-3)。反复皮损后可能出现渗血、结痂。AD 患者除了变现为眼睑湿疹以外,还有一些有助于疾病诊断的特征性表现,包括皮肤干燥、手足部皮炎/湿疹、唇炎、复发性结膜炎、鼻下和耳根皱褶处湿疹、眶周黑晕、过度虫咬反应、白色划痕等。婴幼儿通常有面部甚至全身湿疹表现。

(四)辅助检查

针对变应原检测及血清总 IgE 和血清特异性 IgE 浓度的检测,其他章节均有提及,这里不再赘述。

(五)诊断

如果患儿眼睑表现为湿疹样皮损,应当怀疑有 AD 的可能,需详细询问病史、家族史,结合临床表现和全面体检进行诊断。姚志荣等提出的中国儿童 AD 临床诊断标准:①瘙痒;②典型的形态和部位(屈侧皮炎)或不典型的形态和部位同时伴发干皮症;③慢性或慢性复发性病程。同时具备以上 3 条即可诊断 AD。眼科医生可以结合此标准诊断眼睑特应性皮炎。

(六)鉴别诊断

AD 有典型表现者诊断并不困难,但临床上有部分患者临床表现不典型,勿轻易排除 AD 的诊断,应当仔细检查和问诊,必要时进行长期随访。AD 的鉴别诊断包括脂溢性皮炎、接触性皮炎、银屑病、鱼鳞病、疥疮、副银屑病、嗜酸性粒细胞增多性皮炎、皮肤 T 细胞淋巴瘤、Netherton 综合征、高 IgE 综合征、朗格汉斯细胞组织细胞增生 Wiskott-Aldrick 综合征、AD 样移植物抗宿主病(GVHD)等。

(七)治疗

1. 基础治疗

(1)洗浴:合理的洗浴不仅可以去除眼睑皮肤表面污秽痂皮,还可以降低皮肤表面金黄色葡萄球菌定植数量。建议洗浴温度在 32~37℃,洗浴时间 3~5 分钟。儿童眼睑皮肤清洗要注意清洗液体尽量无菌,等渗,避免继发结膜感染和刺激。清洗过程不能过度擦拭,导致皮肤损伤。推荐使用低敏无刺激的洁肤用品,其 pH 值最好接近正常表皮 pH 值(约为 6)。洗浴频度以每日或隔日 1 次为宜。

(2)恢复和保持皮肤屏障功能:外用保湿润肤剂有助于恢复皮肤屏障功能。保湿润肤剂不仅能阻止水分丢失,还能修复受损的皮肤屏障,减弱外源性不良因素的刺激,从而减少疾病的发作次数和严重度。

(3)改善环境:避免各种机械、化学物质刺激,如搔抓、摩擦,毛织物、酸性物质、漂白剂等刺激,及时清除汗液对皮肤的刺激,控制环境中致敏物,如尘螨、动物皮屑、花粉等。

(4)食物干预:据研究,5 岁以下儿童常见食物变应原为牛奶、鸡蛋、小麦、花生和大豆;5 岁以上儿童常见食物变应原为坚果、贝壳类和鱼,青少年食物过敏少见,如果食物和皮疹间的因果关系确切,建议避食 4~6 周,观察皮疹改善情况。

2. 外用药物治疗

(1)外用糖皮质激素(topical corticosteroids,TCS):是 AD 的一线疗法。根据患者的年龄、皮损性质、部位及病情程度选择不同剂型和强度的糖皮质激素制剂,以快速有效控制炎症,减轻症状。眼睑部位推荐短期使用中弱效 TCS(中效激素:0.05% 丙酸氟替卡松乳膏、0.1% 糠酸莫米松乳膏、0.1% 丁酸氢化可的松乳膏、0.1% 曲安奈德乳膏;弱效激素:氢化可的松乳膏、0.05% 地奈德乳膏/软膏)。但要注意长期大面积使用 TCS 可能导致皮肤和系统不良反应。

有不少患儿家长过于担心外用糖皮质激素的不良反应,常常心存顾虑,甚至拒绝使用,医生要耐心解释正规使用药物的安全性、用药量、用药方法、用药频度、疗程、如何调整药物等,消除患者顾虑,提高治疗的依从性。

(2)外用钙调神经磷酸酶抑制剂(topical calcineurin inhibitors,TCI):此类药物是治疗 AD 重要的抗炎药物,推荐用于主动维持治疗,减少复发。1% 吡美莫司乳膏多用于轻中度 AD,0.03%(儿童用)他克莫司软膏用于中重度 AD。

3. 瘙痒的治疗 瘙痒是 AD 的最主要症状,可引起睡眠障碍,甚至身心问题,影响患者生活质量,同时“瘙痒-搔抓”恶性循环可能诱发加重 AD,控制瘙痒症状是 AD 治疗的主要目的之一。润肤剂、抗组胺药、外用抗炎药物都有良好疗效。

4. 抗微生物治疗 AD 皮损存在金黄色葡萄球菌定植增加,只有在有明显感染征象时短期系统或外用抗生素治疗,眼睑 AD 一般不需要系统性抗生素治疗,局部可以根据药敏结果选择红霉素眼膏、夫西地酸眼用凝胶涂患处,外用抗菌药物也以 1~2 周为宜,时间过长可能导致耐药和过敏的发生。

四、睑缘炎

睑缘炎是睑缘慢性、间歇性炎症过程,常双眼发病,成人及儿童均可发病。睑缘炎在解剖学上以灰线为标准分为前部睑缘炎、后部睑缘炎和混合型睑缘炎;也可通过病因学将睑缘炎分为感染性和非感染性,非感染性睑缘炎又细分为脂溢性、睑板腺功能障碍(meibomaingland dysfunction,MGD)、变态反应性和皮肤相关性;还可按病情严重程度将睑缘炎分为干燥性睑缘炎、鳞屑性睑缘炎、溃疡性睑缘炎和眦部睑缘炎。变态反应所致的睑缘炎仅仅是睑缘炎的一部分,近年来,蠕形螨睑缘炎成为目前研究的热点之一,而蠕形螨虫体及其分泌物、死亡后的裂解产物导致的免疫反应是儿童睑缘炎主要原因,因此,蠕形螨睑缘炎是本节讨论的重点。

(一)流行病学

睑缘炎相关的蠕形螨是一种永久性寄生螨类,广泛存在于人类和其他哺乳动物体表。国外人群的感染率为 27%~100%,国内人群的感染率在 0.8%~81% 之间。2004 年开封市区儿童蠕形螨总感染率为 45.38%。我国淮南地区一项单中心研究结果显示,在 400 例睑缘炎患者中,蠕形螨的检出率为 26.76%。印度一项研究结果显示,在 150 例睑缘炎患者中,蠕形螨的检出率为 78.7%。寄生在人体的蠕形螨有 2 种,即毛囊蠕形螨和皮脂蠕形螨。在眼部,毛囊蠕形螨主要寄生在睫毛毛囊;皮脂蠕形螨主要寄生在眼睑相关的皮脂腺和睑板腺。蠕形螨与宿主可处于共栖状态,但当出现某些因素,如皮脂分泌异常或人体免疫功能紊乱时,二者共栖条件遭到破坏,进而可能引起蠕形螨感染。研究报道,睑缘炎患者中蠕形螨检出率为 80.36%。健康人眼部也存在蠕形螨,但蠕形螨的检出率明显低于睑缘炎患者。健康人群眼部蠕形螨检出率为 24.30%。

(二)发病机制

其病因非常复杂。睑缘是皮肤与结膜的汇

合区域,无论哪一方面的病变都可累及睑缘;睑缘暴露于外部环境中,由于睑缘部位富于腺体组织和脂肪性分泌物,容易粘上尘垢和病菌,从而易致感染。临床上多见葡萄球菌感染如金黄色葡萄球菌感染或者螨虫感染。近年来越来越多的国内外研究结果支持蠕形螨感染在睑缘炎发病及进展中发挥重要作用。由于传统观点认为儿童蠕形螨感染仅见于免疫抑制状态者,故以往对儿童睑缘炎诊断忽视了蠕形螨感染的可能。然而有学者在2.5~11岁对抗生素治疗无效的顽固性睑缘炎患儿眼部检出了蠕形螨,而这组患儿均不伴有系统性免疫功能低下,接受局部杀螨治疗后,随着蠕形螨计数的下降眼表炎症均得到了很好的控制。除了蠕形螨的直接损害作用和作为病原微生物载体的发病机制以外,免疫反应不容忽视。蠕形螨可直接对睫毛毛囊、睑板腺、脂腺等睑缘结构造成物理损害并影响脂质的代谢,相关炎性反应也可能参与蠕形螨睑缘炎的发病过程,蠕形螨虫体及其分泌物、死亡后的裂解产物、蠕形螨所携带细菌均可作为抗原激活人体免疫系统。

（三）临床表现

自觉症状轻微,或有睑缘轻度发痒,儿童常表现为揉眼睛、频繁眨眼。临床体征主要为睑缘充血、肥厚、糜烂及新生血管形成,睑缘过度角化,睑缘形态改变,睑板腺腺口及分泌物的变化,如腺口狭窄、闭塞、隆起、脂栓形成、睑板腺缺失、扭曲等,甚至出现多发性霰粒肿,合并细菌感染后睑缘可见脓疱形成(见文末彩图12-2-4)。通常伴有结膜明显充血。如果累及角膜,早期主要表现为角膜上皮点状糜烂、周边角膜浸润、泡性角膜炎等,主要表现为红眼、畏光、流泪,严重者导致视力下降。病变迁延者留有永久性的水肿、肥厚,丧失锐利的内唇而变得钝圆,下睑可外翻露出下泪小点,引起泪溢及下睑皮肤湿疹。

（四）辅助检查

1. 裂隙灯显微镜检查　对于3岁以上合作检查的睑缘炎患儿,需要进行裂隙灯显微镜检查。显微镜可以观察到睑缘充血、肥厚、毛细血管扩张表现,睫毛根部可见脂样袖套状分泌物。后者具有重要的诊断价值。显微镜可以观察到角膜损害,如角膜浸润灶、浅表溃疡累及角膜新生血管,如果伴有角膜损害,则可诊断为BKC。

2. 角膜荧光素染色检查　用荧光素纸条或0.5%~2%荧光素钠溶液将荧光素涂于结膜囊内,在裂隙灯显微镜下用蓝光观察。如果睑缘炎导致角膜损害,早期可见角膜上皮缺损处有黄绿色染色。

3. 睑缘螨虫检测　蠕形螨的检测手段包括以下两种。

（1）直接显微镜检查:拔取睫毛置于载玻片上,滴加香柏油,显微镜下寻找蠕形螨,并进行蠕形螨计数。国外文献报道,16根睫毛(每个眼睑4根)中,多于6根睫毛有虫体,且每根睫毛有4或5个虫体时,视为蠕形螨检查阳性。若拔出的睫毛根部鳞屑较多,可于载玻片上滴加100%乙醇20μL或0.25%荧光素滴剂,若蠕形螨感染阳性,20分钟后可观察到虫体从鳞屑中爬出。直接显微镜检查法简便快捷,设备简单,适合在基层医院使用,但只有与睫毛黏附紧密的蠕形螨才能被检出,可能会有蠕形螨存在于毛囊内,导致出现假阴性结果。

（2）活体激光共焦显微镜检查:活体激光共焦显微镜的分辨率为1μm,放大倍率为800倍。其可通过对角结膜组织、睫毛毛囊进行无创、实时观察,从细胞水平直接观察组织的细胞学变化,以及蠕形螨的数量和形态。优点:①可在活体状态下对多个毛囊进行检测,检出率更高;②可观察睑缘及睑板腺的结构;③无创性,适合于3岁以上的儿童。

（五）诊断

患者有反复发作的眼睑发痒、异物感、眼干、眼红、眼分泌物增多、反复睫毛脱落、倒睫等病史,或伴有反复发作、难治性霰粒肿。可以诊断睑缘炎,如果裂隙灯显微镜下检查发现睫毛根部透明的袖套样物、睑板腺功能异常的患者,应高度怀疑蠕形螨性睑缘炎。

（六）鉴别诊断

睑缘炎的鉴别诊断主要是解剖部位和病因的鉴别。解剖部位注意区分前部睑缘炎、后部睑缘炎和全睑缘炎,可以在裂隙灯显微镜下观察加以鉴别;病因可分为感染性和非感染性睑缘炎两大类。感染性睑缘炎最常见的是细菌感染,儿童时期大多为葡萄球菌感染,蠕形螨感染也是儿童感染性睑缘炎比较常见的原因,表现为睑缘轻中度充血,一般较葡萄球菌性睑缘炎的充血程度轻,最为典型的体征是在睫毛根部出现丘状的结痂或套袖样的结痂。蠕形螨感染虽然属于感染性睑缘炎,但是,由于蠕形螨虫体阻塞或虫体代谢产物可诱导机体产生迟发型超敏反应,以及位于蠕形螨虫体内的细菌是诱导机体免疫反应的重要因素。非感染性睑缘炎的鉴别诊断要点在于全身及局部相关疾病的检查,儿童主要注意睑板腺功能障碍和邻近部位皮肤湿疹蔓延所致的睑缘炎。

（七）治疗

睑缘炎的治疗方法包括物理治疗和药物治疗。对于反复发作性、难治性除眼部局部治疗外,可结合全身药物治疗。

1. 物理治疗

（1）擦洗:睑缘的擦洗可清除前部睑缘炎患者睫毛根部附着的鳞屑和分泌过多的脂,用棉签蘸生理盐水清洗睫毛根部,去除睑缘鳞屑、结痂等。

（2）热敷:后部睑缘炎患者往往有睑板腺内分泌物熔点增高、黏稠,引起开口阻塞。热敷不仅可以软化睫毛根部的鳞屑,还能软化睑板腺内分泌物,促进睑板腺分泌脂质。准备好备用的热毛巾以便及时更换,总的热敷时间应达到 4 分钟以上。

（3）按摩:眼睑的按摩常常在热敷后进行,有利于软化的分泌物更好地排出。关于按摩方法的研究文献较少,一般认为先从眼睑根部到睑缘方向轻轻按压,再用棉签轻轻擦去睑缘上的分泌物。注意避免接触眼球。按摩的次数不宜过多,一般每天 2 次即可。频繁按摩会加重对眼表的刺激。

2. 药物治疗

（1）局部抗生素:睑缘炎患者,尤其是葡萄球菌性睑缘炎,眼表菌群的变化已被许多研究者所关注。在葡萄球菌性或混合性睑缘炎患者中,金黄色葡萄球菌检出率明显高于脂溢性睑缘炎患者和正常对照组。大环内酯类药物不但有抗菌作用;还具有较好的抗炎作用;然而,红霉素作为最经典的大环内酯类抗菌药,由于广泛使用,耐药较为明显。而阿奇霉素作为新一代的大环内酯类药物,具有更广泛的抗菌谱,对结膜有更强的穿透力。在应用局部抗生素时应注意,由于眼表原本就具有一系列正常菌群,不应以眼表无菌作为治疗的目标。细菌生长不一定是睑缘炎的根本原因,细菌毒素和代谢产物所致的免疫反应才是睑缘炎的主要原因,也可能是睑缘炎患者的眼表微环境利于细菌繁殖。目前尚不清楚细菌增殖在睑缘炎发生、发展中的具体机制,还需后续的进一步研究。但值得肯定的是,通过局部抗生素的合理应用,减少细菌引起的炎性反应,恢复眼表正常菌群平衡,可以改善患者的临床症状。

（2）口服抗生素:口服抗生素常用于反复发作的睑缘炎患者,目前研究较多为四环素类抗生素。四环素类抗生素对 MGD 相关的睑缘炎患者的治疗作用可能与抑制葡萄球菌产生脂肪酶有关,从而减少了眼表有害的游离脂肪酸,而不仅仅是依赖于其抑菌作用及抗炎作用,这也解释了其低剂量即可产生较好的疗效,但是不适合儿童使用。

（3）局部用抗炎药和免疫抑制剂:糖皮质激素具有较强的抗炎作用,在睑缘炎的治疗中常与局部抗生素联合应用。合并早期角膜或结膜病变的患者,可选用低浓度糖皮质激素,如 0.02% 或 0.1% 氟米龙或刺激性较小的非甾体抗炎药,如普拉洛芬等。有角膜浸润的患者,夜间需要涂抗炎眼膏,如夫西地酸或妥布霉素眼膏。妥布霉素/地塞米松（0.3%）滴眼液抗炎作用强,治疗睑缘炎的效果优。但糖皮质激素有眼压增高的风险,故不宜长期应用。氯替泼诺/妥布霉素引起眼压高的患者少于地塞米松/妥布霉素,故对眼压敏感的睑缘炎患者治疗时,可选用更为安全的氯替泼诺。环孢素 A 作为一种免疫调节剂,具有较好的抗炎作用,且副反应小,眼部应用具有较好的安全性。其作用可能与减少眼表的促炎细胞因子,抑制淋巴细胞活化,调节结膜细胞、杯状细胞的免疫介导炎性反应有关。

（4）茶树油:为桃金娘科白千层属灌木树种。茶树油可以清除鳞屑,诱导螨虫迁移出毛囊,成分中含有的松油烯-4-醇可有效杀伤螨虫。此外,茶树油还可以破坏膜结构,刺激细胞自溶,从而改变细胞的形态,起到抗细菌、抗真菌的作用;在不影响抗炎症因子分泌的同时,可减少炎性细胞增殖,具有一定的抗炎活性,使相应的睑缘和角膜结膜炎性反应均明显减轻。

（刘勍,姚红兵）

第三节　过敏性结膜炎

过敏性结膜炎（allergic conjunctivitis, AC）是结膜对变应原刺激产生超敏反应所引起的一类疾病,以 I 型和 IV 型超敏反应为主。是临床上常见的变态反应性疾病之一。过敏性结膜炎可造成泪膜稳定性下降诱发干眼,从而导致角膜上皮损伤。如果治疗不当,严重者可引起角膜溃疡、圆锥角膜和角膜缘干细胞损伤等一系列并发症,导致视力下降,影响视觉发育。过敏性结膜炎反复发作还与抽动障碍等神经精神症状、行为异常密切相关。因此,过敏性结膜炎是一类严重影响患儿的视觉质量和生活质量的病症。在解剖生理功能上,鼻泪管作为引流系统维持着结膜与鼻腔黏膜的联系,结膜可被视为呼吸系统的最上端。由于结膜暴露区有几百平方毫米面积,眼表结膜暴露区是一个较大的变应原接触窗口。因此,临床上变应性鼻炎是过敏性结膜炎最常见的伴发病,高达 50%~60%。当两者共同发病时,称之为过敏性鼻结膜炎(allergic rhinoconjunctivitis,ARC)。

一、流行病学

过敏性结膜炎的全球发病率为 30%~40%,其中,SAC 和 PAC 是最常见的类型,在过敏性结膜炎中占 90%~95%,占所有眼部过敏病例的 25%~50%。由于生活方式和环境因素的变化,过去几十年里世界范围内发病率呈上升趋势。儿童是过敏性结膜炎的高发人群,常与儿童特应性疾病有关,包括变应性鼻炎、特应性皮炎、食物过敏和哮喘。由于遗传差异和环境因素的差异,且对单独的过敏性结膜炎的流行病学调查缺乏统一的标准,过敏性结膜炎的患病率在不同地区的报道中有一定的差异。由于儿童较难准确表达自身症状,临床检查配合度偏低,儿童过敏性结膜炎在不同地区及不同人群的发病率差异较大,从 3.4%~40.0% 不等。目前,国际上少数关于儿童过敏性结膜炎的流行病学研究由于研究方法不完全相同,结论亦具有一定差异性。巴基斯坦一项针对 5~19 岁 818 名儿童的调查发现,过敏性结膜炎发病率为 19%,其中,男性发病率高于女性。近期巴西对 3 120 名 13~14 岁青少年的调查发现,过敏性结膜炎发病率为 37%,这项大型队列研究中发现女性的过敏性结膜炎发病率高于男性。

二、发病机制

过敏性结膜炎发病机制主要以与 IgE 介导的 I 型超敏反应以及 T 淋巴细胞介导的 IV 型超敏反应为主。SAC 和 PAC 都由 I 型超敏反应介导。

经典途径 IgE 介导的 I 型变态反应(超敏反应)包括早期相反应和晚期相反应两个阶段:①早期相反应阶段:结膜首次接触变应原后,分泌的蛋白酶激活结膜上皮细胞表面的蛋白酶激活受体,从而破坏结膜上皮屏障功能。这种屏障功能的破坏造成变应原结膜基质中的抗原提呈细胞

(antigen-presenting cells,APC)。在致敏个体中,辅助型 T2(T Helper 2,Th2)细胞释放促炎细胞因子白介素(IL-3、IL-4、IL-5、IL-13),刺激辅助 B 细胞分化成效应 B 细胞(即浆细胞),产生变应原特异性 IgE。变应原特异性 IgE 结合结膜肥大细胞(Mast cell,MC)上 Fcε 受体 I(Fc-epsilon Receptor I,FcεR I)α 链的免疫球蛋白样结构域,这种相互作用导致结膜肥大细胞上形成 IgE-FcεR I 复合体。研究认为 Th1/Th2 失衡是变态反应性疾病的重要的发病机制。当变应原再次与结膜接触时,可与致敏的肥大细胞表面特异性抗原 IgE 结合,引起肥大细胞脱颗粒。一方面颗粒中储备的介质(如组胺、胰蛋白酶、前列腺素、白三烯及激肽酶原)释放可立即导致超敏反应发生,即超敏反应早期相,临床表现为眼痒、流泪、眼红(结膜血管扩张引起的充血)、结膜水肿、眼周肿胀和乳头状反应。过敏性结膜炎约有一半以上的症状和体征与组胺释放有关。早期阶段在暴露后的几秒钟到几分钟内开始,并在临床上持续了 20~30 分钟。②晚期相反应阶段:在变应原暴露数小时后发生的后期反应。肥大细胞脱颗粒诱导血管内皮细胞的激活,导致趋化因子和黏附分子的表达上调,增加结膜黏膜中活化的炎性细胞的募集。致敏的嗜酸性粒细胞也可释放组胺、血小板活化因子(platelet-activating factor,PAF)等介质,从调控活化 T 细胞表达和分泌趋化因子,单核细胞趋化蛋白,IL-8、嗜酸性粒细胞趋化因子,巨噬细胞炎性蛋白等。这些因素炎症级联反应通过白三烯(leukotriene,LT)激活的脂氧合酶途径、前列腺素 D(prostaglandin,DPGD)激活的环氧合酶途径导致过敏症状的复发或病程迁延。晚期相以结膜内渗透入嗜酸性粒细胞、中性粒细胞和 T 淋巴细胞为特征表现。晚期相反应一般在接触抗原后 6~12 小时发作,48~72 小时达高峰,持续数天。这种晚期反应也导致了慢性严重过敏性眼病,包括春季角结膜炎(vernal keratoconjunctivitis,VKC)和特应性角结膜炎(atopic keratoconjunctivitis,AKC)。

另一个主要途径是 T 淋巴细胞介导的 IV 型超敏反应。环境变应原激活结膜上皮细胞产生胸腺基质淋巴生成素(thymic stromal lymphopoietin,TSLP),TSLP 与树突状细胞(dendritic cell,DCs)上的 TSLP 受体结合后启动树突状细胞激活 T 细胞,激活的 T 细胞增殖和分化进入 Th2 细胞产生 IL-4,IL-4 与 IL-4 受体相互作用诱导其增殖,

Th2 细胞和嗜酸性粒细胞分别被趋化因子配体 17（C-C motif chemokine ligand，CCL17）和 CCL11 招募，结膜上皮表达的 IL-5 和细胞间黏附分子（inter cellular adhesion molecules，ICAM-1）进一步诱导嗜酸性粒细胞向结膜募集和浸润，组胺、白三烯、前列腺素、细胞因子、趋化因子和生长因子是过敏性结膜炎免疫病理机制的介质。VKC 主要是由 Th2 淋巴细胞介导的眼表慢性过敏性炎症，近期研究证实，VKC 初期为变应原激活的树突状细胞（dendritic cell，DR），结膜内 Th 细胞通过影响树突状细胞的数量和表型而促进 VKC 的发生。对人和小鼠结膜树突状细胞亚群的分析表明，结膜内树突状细胞及 Th 细胞这类抗原递呈细胞的表型在 VKC 患者结膜中是有异于正常群体的。AKC 的发病过程主要包括 IgE 介导的肥大细胞脱颗粒，以及 Th1 和 Th2 淋巴细胞衍生的细胞因子介导的免疫反应，嗜酸性粒细胞也参与其中。巨乳头性结膜炎（giant papillary conjunctivitis，GPC）与长期配戴角膜接触镜机械磨损有关。当蛋白质沉积在隐形眼镜或假体上时，可能成为过敏成分，产生 I 型或 IV 型超敏反应。外界某种物质作为抗原刺激 IgE 的产生，机械损伤和慢性刺激导致结膜上皮细胞释放炎性介质（如趋化因子配体 CXCL8、TNF-α），造成上睑结膜炎性反应和增生性改变。

三、临床分类

（一）根据发病机制及临床表现分类

《我国过敏性结膜炎诊断和治疗专家共识（2018 年）》将过敏性结膜炎分为以下 5 个亚型，这也是临床工作中最常用的分类方法。

1. 季节性过敏性结膜炎 SAC 也叫枯草热性结膜炎，是眼部过敏最常见的类型之一。SAC 的变应原主要为树花粉、杂草花粉和草等空气变应原。发病特征主要表现为季节性发作，在春季和夏季最为严重。表现为双眼同时发作，迅速出现眼痒、异物感、灼热感、流泪和畏光。眼痒是最常见的症状。常见体征为结膜充血，结膜水肿，细小乳头形成。60% 的本病患者伴有变应性鼻炎。发病机制为 I 型超敏反应。

2. 常年性过敏性结膜炎 PAC 是眼部过敏最常见的类型之一。临床表现与季节性过敏性结膜炎相似，常双眼发病。眼痒是最常见的临床症状，其次为眼红、异物感、灼热感、流泪和畏光。临床症状常持续存在，为常年发病，呈季节性加重。最常

见致敏原为尘螨，其他致敏原还包括粉尘、动物皮屑和霉菌等。发病机制为 I 型超敏反应。

3. 春季角结膜炎 又称"春季卡他性结膜炎、季节性结膜炎"。本病与遗传因素有关。春季角膜结膜炎占过敏性眼病的 0.5%，主要影响儿童和青少年，以男性为主，可常年发病，有明显的季节性发作及加重，春夏季气温较高时高发。60% 的患者有全年反复发作，有慢性发病的特点。病因尚不明确，主要变应原是尘螨，部分患者对花粉和动物皮毛过敏，但也有大部分患者找不到变应原。该类型中 I 型和 IV 型超敏反应共同参与发病，因此结膜及炎性细胞增生性病变较为常见。多表现于双侧，有时症状可不对称。典型症状为眼部奇痒、粘丝状分泌物、异物感或畏光。结膜乳头是本病的主要体征，根据乳头形成的位置，临床分为三个亚型：①睑结膜型：表现为上睑结膜巨大铺路石样乳头（见文末彩图 12-3-1）；②角膜缘型：常在睑裂区、上 1/2 角膜缘甚至全周，角膜缘结膜半透明胶样结节，角膜缘黄褐色或污红色增厚的胶样外观，患者角膜缘可出现胶状嗜酸性和嗜中性粒细胞丘（Horner-Trantas 结节）（见文末彩图 12-3-2）；③混合型：结膜和角膜缘均累及，严重者合并角膜盾形溃疡（shield ulcer）（见文末彩图 12-3-3）。

VKC 角膜受损率为 3%~50%。结膜内大量的嗜酸性粒细胞滤过和活化是导致角膜并发症的原因。当角膜受累后，轻者表现为点状上皮脱落，随病变进展可出现角膜片状上皮脱落，重者则可见盾形溃疡，伴或不伴新生血管。该病导致的慢性揉眼会导致圆锥角膜和其他角膜扩张，严重时可形成角膜溃疡，角膜缘干细胞缺乏，角膜瘢痕和血管化。

4. 特应性角结膜炎 AKC 是一种严重的、慢性的、双侧的眼表炎症。在成年期更常见，高达 95% 的患者有变态反应性疾病的个人或家族病史，特应性皮炎是最常见的关联疾病，因此，特应性角结膜炎被认为是特应性皮炎的"眼部对应病"。本类型发病多常年存在，炎热季节加重。临床表现眼痒、充血、量多的浆液性或黏性分泌物、异物感或畏光。常见体征包括眼睑、角膜和结膜的慢性过敏性改变，乳头增生以下睑明显。黏膜变性常致结膜纤维化、瘢痕形成，下穹窿变浅，部分病情迁延患者甚至可出现睑球粘连和结膜囊狭窄。本类型角膜受累率高达 75%。除具有过敏性结膜炎的表现外，最主要的体征是面部伴发特应性皮炎，

如湿疹、苔藓样改变、皮肤硬化等。患者也可能发展为特应性白内障,并可能在年轻时就需要进行白内障手术。

5. 巨乳头性结膜炎　本型患者常有角膜接触镜、眼部假体或结膜缝线等诱因。通常由刺激引起的机械创伤引起,如隐形眼镜或眼部假体。临床特征性体征为上睑的巨乳头,即直径>1mm 的结膜乳头(见文末彩图 12-3-4)。

（二）根据病理生理特征分类

根据有无结膜及炎性细胞的增殖性病变,如睑结膜巨大乳头、角膜缘胶样增生及 Horner-Trantas 结节,可分为以下两类。该分类方法对于疾病的诊断及治疗有指导作用。

1. 非增殖性过敏性结膜炎　包括 SAC 和 PAC,以结膜充血、水肿为主,极少有或缺乏结膜巨大乳头等增殖性病变。

2. 增殖性过敏性结膜炎　包括 VKC、巨乳头性结膜炎和特应性角结膜炎,多数伴有结膜及炎性细胞的增殖性病变,均有结膜乳头,病变常累及角膜。

四、临床表现

（一）症状

过敏性结膜炎常见的症状包括:眼痒、眼红、灼烧感、异物感、刺痛、畏光、流泪、结膜囊分泌物增多。其中,眼痒是儿童过敏性结膜炎最常见的临床症状。在低龄儿童对主观症状描述及表达不准确,也有表现为揉眼、频繁眨眼等症状。

（二）体征

1. 结膜充血　结膜充血是过敏性结膜炎最常见的体征(见文末彩图 12-3-5),在所有类型中均可出现。充血程度可分为:①轻度:少量血管扩张;②中度:介于轻度和重度之间;③重度:血管明显扩张,以至于无法区分血管走行。

2. 结膜水肿　SAC 和 PAC 患者中的常有不同程度的结膜水肿(见文末彩图 12-3-6)。根据水肿范围可分为:①轻度:区域性结膜水肿;②弥漫性全结膜水肿,不高于结膜囊;③重度:弥漫性全结膜水肿,高于结膜囊。

3. 结膜乳头　常年过敏性结膜炎的结膜乳头表现为上睑的细小乳头,根据乳头累及上睑结膜的面积分为:①轻度:累及区域<1/3 上睑结膜面积;②中度:累及区域为 1/3~1/2 上睑结膜面积;③重度:累及区域>1/2 上睑结膜面积。春季角膜结膜炎患者的结膜乳头表现为上睑的铺路石样乳

头增生及巩膜缘的 Horner-Trantas 结节。巨乳头性结膜炎则为上睑特征性巨乳头形成。

4. 结膜分泌物　SAC 和 PAC 的结膜囊分泌物主要表现为白色粘丝状或黏液性分泌物(见文末彩图 12-3-7)。春季角膜结膜炎和特应性角结膜炎的分泌物表现为覆盖于乳头之间及其表面的一层乳白色分泌物,形成黏性假膜。

5. 角膜体征　3%~50% 的 VKC 及 75%AKC 患者可出现角膜体征。根据其严重程度分为:①轻度:为弥散性点状角膜上皮脱落,即浅层点状角膜炎(见文末彩图 12-3-8A);②中度:表现为片状角膜上皮脱落(见文末彩图 12-3-8B);③重度:表现为盾形角膜溃疡,盾性溃疡是一种椭圆形的上皮缺损,边缘略高,往往发生在角膜的中央或上部,分泌的蛋白质和黏蛋白可能聚集在裸露的基质表面,形成致密的斑块(见文末彩图 12-3-8C)。这种溃疡更为常见在眼睑型和混合型 VKC。盾形溃疡是一种对视力造成严重威胁的并发症,可导致 6% 的患眼永久性视力丧失。根据临床特征、治疗反应和并发症可将盾形溃疡分为 3 级:①1 级:为透明基底的溃疡;②2 级:为溃疡基底可见白色或黄色炎症聚集;③3 级:为溃疡在邻近正常上皮上方有凸起的不透明斑块。

6. 其他　由于特应性角结膜炎患者的乳头增生以下睑明显。病程后期常可导致结膜纤维化、结膜瘢痕、下穹窿结膜变浅,甚至睑球粘连。特应性角结膜炎患者伴有面部特异性皮炎的体征,如湿疹、苔藓样改变,皮肤硬化,从而导致眼睑增厚、上睑下垂。巨大乳头状结膜炎(GPC)与眼睑炎症有关,后期也可引起眼睑下垂。

五、辅助检查

合理、必要的实验室检查有利于明确诊断。相关实验室检查包括以下几种。

（一）结膜刮片检查

0.4% 盐酸奥布卡因滴眼液作表面麻醉后,刮片材料均采至上睑结膜的睑板上缘,以消毒的 15 号刀片的刀刃面,从一眦至另一眦在结膜表面上轻轻擦过,不致出血过度,将材料均匀涂于清洁玻片上。采用吉姆萨染色或 Hansel 染色后观察。嗜酸性粒细胞的核呈 2~3 叶,无核仁,染色质粗大,细胞浆丰富,含密集的嗜酸性颗粒,颗粒粗大、密集、红色,多充满细胞浆(见文末彩图 12-3-9)。若发现嗜酸性细胞,可反映眼局部存在过敏反应,有

助于过敏性结膜炎的诊断,但嗜酸性细胞阴性也不能排除过敏性结膜炎。

（二）结膜印迹细胞学检查

选用医用乙酸纤维素薄膜,厚度约120μm,剪成5mm或7mm条状滤纸浸入蒸馏水中,再置于空气中自然干燥。0.4%盐酸奥布卡因滴眼液作表面麻醉后,开睑器开睑,用微量注射器将下穹窿部泪液吸干,将滤纸条粗糙面压印在球结膜及睑结膜上3~5分钟,取出染色。显微镜下观察嗜酸性粒细胞形态和数量。查见嗜酸性粒细胞(嗜酸性粒细胞检出率>2/HPF)有助于诊断,但检查阴性并不能排除诊断。有条件者建议做细菌培养,排除细菌性结膜炎。

（三）角膜活体共聚焦显微镜检查

可观察到VKC、PAC的角膜炎性反应状态。临床观察发现VKC患者的浅表上皮细胞直径、反射率增加,以及细胞核活化表现;基底膜密度降低;角质细胞密度降低,活化角质细胞增加,前间质炎性细胞增多;纤维密度和数量较低,基底下神经丛纤维弯曲度较高。角膜基质神经的厚度、偏转和弯曲度的改变增加。靠近基底下和基质神经纤维的炎性细胞数量增加。AKC患者角膜基底上皮细胞、基底下长神经纤维(LNFs)和基底下神经丛的总神经分支(NBs)的密度明显低于正常眼。神经纤维异常,如弯曲度增加、分叉异常、尖锐偏转、间质神经增厚,以及在基底下神经纤维和基质神经纤维附近存在炎性细胞。

（四）泪液IgE抗体检测

将特定变应原的膜条与患者泪液接触,可半定量评估IgE抗体的滴度。IgE抗体滴度升高有助于诊断。本项检查在我国临床并不常用。

（五）结膜变应原应激试验

结膜变应原应激试验(conjunctival allergen challenge,CAC)将少量特定变应原溶液滴于患者结膜囊,3~5分钟内患者阳性反应的特征包括体征(充血、水肿和眼睑肿胀)和症状(眼痒和流泪)可判定为阳性。阳性反应通常会在20分钟内逐渐消退。虽然结膜变应原应激试验是一种安全简单的检查方法,可提供有价值的临床信息,也很少出现系统性副反应(全身性瘙痒、支气管痉挛、过敏反应),但对儿童患者中,该检查眼表反应较大,临床实际应用不多。

（六）皮肤点刺试验

皮肤点刺试验(skin prick test,SPT)是筛查食入性和吸入性变应原诱发IgE介导的速发型变态反应最常用的方法。测试时应同时设立阳性(组胺:10g/L)及阴性对照(生理盐水)。无论对于吸入或食入变应原,皮肤点刺试验均具有较低的阳性预测正确率和较高的阴性预测正确率,故皮肤点刺试验阴性可基本排除该变应原诱发的IgE介导的过敏反应,而阳性者则需进一步确诊。

（七）血清变应原特异性IgE检测

血清总IgE水平对于诊断变态反应性疾病价值有限,故应采用血清特异性sIgE测定筛查I型超敏反应,灵敏度和特异性较高。血清sIgE水平越高,患儿对相应变应原发生过敏反应的可能性越大,但并不能反映症状的严重程度。与皮肤点刺试验相同,血清sIgE检测阳性,仅代表致敏状态而不一定出现过敏的临床表现。

六、诊断

（一）病史询问

详细询问患者病史是诊断过敏性结膜炎的第一个关键步骤。眼部过敏的特征是眼痒、眼红和流泪。不常见的眼部过敏症状包括灼烧感、畏光、视力模糊和疼痛。病史还包括发病是单侧还是双侧眼,发病年龄和症状持续时间、发病季节、加重或缓解因素、既往发作史、既往的检查情况、既往的治疗用药史和治疗的持续时间。是否有特应性共患病(变应性鼻炎、哮喘、特应性皮炎及食物过敏)或已知变应原或过敏史、系统性疾病、环境或职业暴露(如宠物、霉菌、花粉或烟雾)、是否使用角膜接触镜及眼部手术史。

（二）临床诊断

过敏性结膜炎的临床诊断需同时满足以下两项必要条件。①症状:眼痒,可伴有异物感,结膜囊分泌物增多;②体征:结膜充血、结膜乳头、角膜特异性病变特征至少1项。在实验室辅助检查中,通过皮肤点刺试验、结膜涂片中的嗜酸性粒细胞以及泪液或血清特异性IgE升高更有助于明确诊断过敏性结膜炎。

（三）亚型诊断

过敏性结膜炎不同亚型的诊断对于临床治疗有重要意义。根据有无结膜及炎性细胞的增殖性病变(睑结膜巨大乳头、角膜缘胶样增生及Horner-Trantas结节)可分为增殖性过敏性结膜炎和非增殖性过敏性结膜炎2大类型。非增殖性过敏性结膜炎包括SAC和PAC,以结膜充血、水肿为主,极少有或缺乏结膜乳头等增殖性病变。增殖性过敏性结膜炎包括 VKC、GPC 和 AKC,多数伴有结膜增殖性病变,均有结膜乳头,病变常累及角膜。其次在增殖性过敏性结膜炎患者中,特应性角结膜炎通常伴发特应性皮炎,巨乳头性结膜炎则有角膜接触镜佩戴史。我国过敏性结膜炎专家共识建议的过敏性结膜炎诊断流程见图12-3-10。

七、鉴别诊断

(一)感染性结膜炎

急性或亚急性细菌性结膜炎俗称"红眼病",常由流感嗜血杆菌、肺炎双球菌金黄色葡萄球菌、Koch-Week 杆菌感染引起,潜伏期 1~3 天,双眼同时或先后发病,3~4 天后达高峰,其黄色或黄绿色脓性分泌物,可与过敏性结膜炎黏丝状分泌物鉴别。慢性细菌性结膜炎由急性炎症治疗不当演变而成,或因毒力不强的菌类感染,也可由不良环境刺激,或周围组织炎症(慢性泪囊炎、睑缘炎、睑板腺功能障碍等)迁延而发病,详细询问病史对诊断及鉴别诊断非常有帮助,发病早期是否有急性细菌性结膜炎,既往是否有慢性泪囊炎、睑缘炎、睑板腺功能障碍。查体时注意泪道、睑缘、睑板腺形态及功能的检查。分泌物涂片多形核白细胞增多有助于鉴别。

(二)病毒性结膜炎

常见于腺病毒感染,潜伏期 5~7 天,传染性强、起病急、单或双眼发病。常见症状为眼红、疼痛、畏光、流泪、水样分泌物。常见体征包括结膜充血、轻度水肿,大量滤泡形成,可有结膜下出血,严重时睑结膜面有伪膜形成、角膜弥散性斑点状

上皮损害、上皮下浸润。鉴别点为急性滤泡性结膜炎及特征性的耳前淋巴结肿大、压痛。单纯疱疹病毒性角膜炎可出现特征性的树枝状或地图状浸润灶。儿童患者可伴发上感、发热、咽痛、中耳炎、腹泻。此外,结膜刮片可见大量单核细胞也可辅助诊断。

(三)药物毒性结膜炎

长期使用眼药水,如抗生素、抗病毒、抗青光眼药 1 个月以上,常可引起药物毒性结膜炎和角膜炎,结膜体征表现为慢性乳头和滤泡增生、增厚和瘢痕化等,可伴有少量分泌物。角膜早期表现为角膜上皮点状糜烂,重者可表现为角膜知觉减退、上皮缺损及基质水肿浸润,甚至角膜溃疡形成、前房积脓及内皮细胞损伤。由于患者有明确的用药史,可根据患者长期眼部用药史进行鉴别。

(四)睑缘炎相关性角结膜炎

睑缘炎相关性角结膜炎(blepharo keratoconjunctivitis,BKC)是继发于睑缘炎的一系列结膜和角膜病变。包括眼睑的改变,睑板腺的功能障碍,结膜和角膜的炎症。儿童睑缘相关性角结膜炎可引起明显刺激症状,包括异物感、烧灼感、眼干、眼炎、眼红、畏光、流泪、分泌物增多、视力下降。大多数情况下是双侧发病。睑缘体征表现为睑缘红肿充血,毛细血管扩张,睫毛根部鳞屑结痂;慢性病变可出现睑板腺开口阻塞,睑缘增厚,睑缘溃疡、秃睫或乱睫。蠕形螨感染是可表现为典型的"袖套状分泌物",即脂样袖套状分泌物包绕睫毛根部。结膜体征表现为不同程度结膜充血,结膜乳头增生和滤泡形成、泡性结膜炎。角膜体征表现为点状上皮糜烂、角膜基质浸润、角膜溃疡,以及角膜瘢痕和新生血管形成;严重者角膜变薄,其

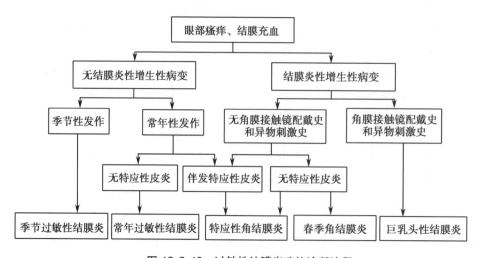

图 12-3-10 过敏性结膜炎建议诊断流程

至穿孔。对睑缘、结膜及角膜的查体有助于诊断该病。临床中过敏性结膜炎的儿童也有病程后期因反复揉眼继发感染或继发睑板腺功能障碍，因此详细询问病史对诊断及鉴别诊断非常有帮助，如全身其他部位的变态反应性疾病史、变态反应性疾病家族史、生活环境、接触镜配戴史及眼部手术史等。

（五）干眼

干眼是由于泪液的量或质或流体动力学异常引起的泪膜不稳定和/或眼表损害，从而导致眼部不适症状及视功能障碍的一类疾病。主要症状表现为眼表干涩感、异物感、视疲劳，也可有烧灼感、畏光、眼红、眼胀、视物模糊等，儿童可仅表述为"眼不适"。球结膜充血，泪河变窄或中断，有时见黏丝状分泌物，睑裂区角膜上皮点状脱落，角膜上皮缺损区荧光素着染。临床上主要通过干眼症状、泪膜破裂时间（tear film breakup time，TFBUT）及泪液分泌试验（Schirmer's test）进行诊断。虽然过敏性结膜炎是干眼的危险因素之一，临床中仍需要通过既往病史的问诊与其他危险因素诱发的干眼相鉴别，如老龄、女性、高海拔、空气污染、眼药水滥用、视屏终端、角膜屈光手术等。

八、伴随疾病

（一）全身伴随疾病

1. 变应性鼻炎　过敏性结膜炎的儿童中常伴发为阵发性鼻痒、喷嚏、流大量清涕等症状。30%~70% 的变应性鼻炎患者出现结膜症状。由于变应性鼻炎和过敏性结膜炎经常联系在一起，因此大量文献中出现一个新的术语——过敏性鼻结膜炎来描述同时出现眼、鼻症状一类临床表现。

2. 哮喘　在基于过敏性结膜炎共识文件（the Consensus Document for Allergic Conjunctivitis，DECA）对过敏性结膜炎分类与其他变态反应性疾病的相关性研究发现，过敏性结膜炎与 38.2% 的哮喘相关。在过敏性呼吸系统疾病中，鼻炎先于过敏性结膜炎，而哮喘则发展较晚。过敏性结膜炎的严重程度和持续时间与鼻炎和哮喘的严重程度和持续时间显著相关。

3. 特应性皮炎（atopic dermatitis，AD）　是一种慢性反复发作的炎症性皮肤病，以剧烈瘙痒和湿疹样损害为主要特征，好发于儿童，大多数婴儿期发病，患儿往往有特应性体质。多达 40% 的特应性皮炎患者存在 AKC。AKC 患者伴有面部特异性皮炎的体征，如湿疹、苔藓样改变、皮肤硬化等，也是鉴别 AKC 与 VKC 的重要体征。

4. 抽动障碍（tic disorders，TD）　抽动障碍是一种好发于儿童及青少年时期的神经精神障碍性疾病，其临床表现通常包括挤眉、眨眼、咧嘴、耸鼻等运动性抽动，以及清嗓、秽语等发声性抽动。短暂性抽动障碍（provisional tic disorder，PTD）是 TD 以抽搐为特征，症状持续 1 年以上的一种类型，在儿童人群发病率高达 3%。在儿童中，注意力诊断多动障碍的诊断与患过敏性结膜炎的可能性更高相关。国内一项单中心研究发现过敏性结膜炎、变应性鼻炎与短暂性抽动障碍关系密切。一项多中心研究发现抽动障碍和变态反应性疾病相关度从高到低依次为过敏性结膜炎、湿疹、变应性鼻炎和食物过敏。变态反应性疾病通常先于抽动障碍发生，随着儿童患变态反应性疾病的种类增加，伴发抽动障碍的概率明显增大，且发生持续性抽动障碍及抽动秽语综合征（Tourette 综合征）的概率越大。

（二）眼部伴随疾病

1. 干眼　过敏性结膜炎是干眼的重要危险因素之一。干眼常见症状有眼部干涩感、烧灼感、异物感、针刺感、眼痒、畏光、眼红、视物模糊、视力波动等。儿童患者则常出现频繁眨眼或挤眼。过敏性结膜炎人群中干眼的发生率为 0.9%~97.5%。研究证实过敏性结膜炎患者干眼的发生与泪膜不稳定性增加，泪膜蒸发率增高及泪膜脂质层厚度的变化有关。

2. 睑板腺功能障碍（meibomian gland dysfunction，MGD）　是一种以睑板腺终末导管阻塞和/或睑脂分泌的质或量异常为主要特征的慢性、弥漫性睑板腺病变，临床上可引起泪膜异常和眼表炎性反应，从而导致眼部刺激症状，严重时可能损伤角膜而影响视功能。睑板腺功能障碍是过敏性结膜炎的远期并发疾病，尤其在 VKC 及 ACK 患者中更常见。通过激光扫描共聚焦显微镜观察到过敏性结膜炎患者睑板腺腺体细胞、腺泡细胞、炎性细胞密度增大，睑板腺腺泡萎缩增多。随着红外线睑板腺成像在临床的广泛应用，大量研究已发现过敏性结膜炎患者的睑板腺形态异常，睑板腺腺体弯曲及缺失率增高（图 12-3-11），且与泪膜不稳定性相关。这种变化也同样发生在于儿童患者中，但与成人的区别在于，经过治疗后睑板腺的形态有一定的恢复。

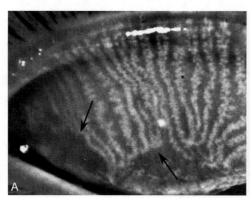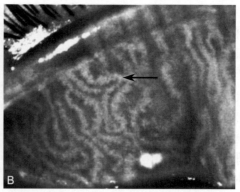

图 12-3-11 睑板腺功能障碍
A. 睑板腺缩短；B. 睑板腺弯曲。

九、治疗

过敏性结膜炎的治疗原则包括健康教育、脱离变应原、减轻患者症状及体征。对于多数患者，主要缓解眼痒、眼红等不适；对于长期发作或病情迁延患者，则以控制炎性反应状态为主。

（一）非药物治疗

1. 回避及减少变应原接触 尽量避免或减少接触变应原、改善生活环境有助于缓解和控制过敏性结膜炎病情。患儿和/或家长的依从性是决定疗效的重要因素。当明确为吸入性变应原时，有效的预防措施包括：尘螨过敏患者应做好室内清洁和除螨工作，保持室内清洁，空气流通，降低湿度，定期清洗空调过滤网，使用密闭良好的床垫及枕头防螨，床单、枕巾及被褥每周用热水（>54.4℃）清洗，远离毛绒玩具，不用地毯、挂毯、布沙发及靠垫。花粉过敏症患者则需要在花粉季节尽量采取保护措施：在花粉浓度较高的季节注意关窗，尽量减少户外活动时间，不在户外晒被褥和床单，避免花粉沾染，室内安装空调及高效空气过滤器；在花粉传播期间，建议佩戴护目镜进行日常户外活动，如骑自行车和散步，减少眼表的花粉接触量。在花粉传播期间，避免配戴隐形眼镜，建议换框架眼镜。空气污染严重时患者应适当减少户外活动时间。霉菌过敏者需要采取的预防措施包括：修缮易潮湿区域，定期监测霉菌情况；卧室避免湿度过高；生活区域使用高效空气过滤器、除湿机；不用地毯；注意清洁小物件，如玩具、挂件、绒毛玩偶；季节交替时橱柜内的衣物晾晒后穿着。动物皮屑过敏性者不养宠物或至少宠物不进卧室。蟑螂过敏者需要监测食物和水源，保持厨房浴室干燥，修缮墙壁缝隙，使用安全的杀虫剂灭虫。当确诊为食物过敏或由食物诱发的其他变态反应性疾病，应严格回避过敏食物；同时，医生及营养师应在饮食回避过程中密切随访、及时调整膳食结构和补充微量营养素，以维持患儿正常生长发育。

2. 其他 冷敷或冰敷以收缩结膜血管，从而缓解水肿、充血及眼部瘙痒症状。不含防腐剂的人工泪液或洗眼液冲洗结膜，有助于将眼表变应原洗出，以减轻过敏症状。不推荐使用杯式洗眼工具，以避免当清洗周围皮肤时，变应原或灰尘接触眼表。应避免经常用自来水洗眼睛，因为它会降低泪液层的稳定性。户外戴太阳镜可以用来防止接触空气变应原和改善畏光。外出后洗脸、沐浴更衣以减少变应原接触。

（二）药物治疗

药物治疗是过敏性结膜炎的首选治疗方法。首选药物为是抗过敏眼液（表12-3-1），抗组胺药及肥大细胞稳定剂双效药物是治疗过敏性结膜炎的一线用药，根据严重程度酌情使用糖皮质激素眼液。对于严重过敏性结膜炎和病情反复迁延的患者（AKC 和 VKC），酌情使用免疫抑制眼液、类固醇口服药物。

1. 抗组胺药 目前最常见的治疗药物是组胺H1受体拮抗剂，从而减弱变应原引起的结膜炎症。这些可以局部或全身给药。通过肥大细胞脱颗粒释放的代表性介质是组胺，局部抗组胺药竞争性地阻断组胺受体，防止相关的眼痒及充血症状。临床常用药包括：0.05% 富马酸依美斯汀滴眼液和盐酸左卡巴斯汀滴眼液。此外，在过敏反应中通常释放的其他促炎介质，如前列腺素和白三烯，不

表 12-3-1　临床常用抗过敏眼液

类型	名称	用法用量	儿童用药安全性
抗组胺药（H1 受体拮抗剂）	0.05% 富马酸依美斯汀眼液（emedastine difumarate）	b.i.d.	尚未确定 3 岁以下儿童使用安全性和有效性。3 岁或 3 岁以上儿童患者的用药剂量与成人相同
	盐酸左卡巴斯汀眼（levocabastine hydrochloride）	b.i.d.	儿童用药安全性尚未建立
肥大细胞膜稳定剂	2% 色甘酸钠眼液（sodium cromoglicate）	4~6 次/d	儿童用药安全性尚未建立
	0.1% 吡嘧司特钾滴眼液（pemirolast potassium）	b.i.d.	3 岁以下儿童应慎用
双效药物	0.1% 奥洛他定眼液（olopatadine）	b.i.d.	尚未确定 3 岁以下儿童使用本品的安全性和有效性
	0.025% 富马酸酮替芬滴眼液（ketotifen fumarate）	q.d.	儿童用药安全性尚未建立
	0.05% 氮䓬斯汀滴眼液（azelastine）	2~4 次/d	4 岁以下儿童不推荐使用
	0.1% 洛度沙胺氨丁三醇眼液（lodoxamide tromethamine）	q.d.	尚未确定 2 岁以下儿童使用安全性和有效性

受抗组胺药的影响。抗组胺药局部点眼仅治疗轻中度过敏性结膜炎。临床常用的严重或频发者可联合口服抗组胺药来缓解过敏性结膜炎相关的症状，首选第二代抗组胺药（包括氯雷他定、地氯雷他定和非索非那定），临床安全性更高。应注意的是使用口服抗组胺药可能会引起干眼或加重干眼患者的症状，进一步加重眼部不适。通常不建议单独使用任何类型的口服抗组胺药，可联合人工泪液使用缓解干眼的不适症状。此外，闭角型青光眼患者慎用抗组胺药。

2. 肥大细胞膜稳定剂　肥大细胞膜稳定剂是通过抑制肥大细胞脱颗粒而抑制炎症介质（如组胺、白三烯、血栓素 A2）的释放，抑制 Ⅰ 型过敏的早期反应，从而抑制后续嗜酸性粒细胞、中性粒细胞和单核细胞的激活和聚集，导致过敏反应后期相反应减少。药物包括：2% 色甘酸钠（Sodium Cromoglicate）滴眼液和 0.1% 吡嘧司特钾滴眼液。肥大细胞稳定剂局部点眼仅可有效减轻 Ⅰ 型超敏反应中肥大细胞的脱颗粒反应，但此过程需 3~5 天才能达到最佳效果，因此仅适用于过敏性结膜炎患者发作间期的病情控制，过敏发生前的预防性用药。为了达到最佳的预防效果，肥大细胞稳定剂需要很长的加载期，必须连续几周定期使用。由于需要长时间的常规给药，患儿用药依从性可能成为一个问题。

3. 抗组胺药及肥大细胞稳定剂双效药物　抗组胺药及肥大细胞稳定剂双效药物是治疗过敏性结膜炎的首选基础药物，其可同时起到稳定肥大细胞胞膜和拮抗组胺的双重作用，局部点眼对于急性发作期的炎性反应和间歇期的炎性反应活化均有较好的控制作用。包括以下药物：

（1）0.1% 奥洛他定滴眼液：具有肥大细胞膜稳定剂和抗组胺药物的作用，同时还可抑制白三烯、黏附因子和多种细胞因子的释放，能抑制 Ⅰ 型速发型超敏反应。

（2）0.025% 富马酸酮替芬滴眼液：可竞争性地与 H1 受体结合而阻断组胺与 H1 受体的结合，从而抑制组胺发挥生物学效应，快速缓解瘙痒症状；同时可稳定肥大细胞膜，抑制 Ca2 内流，阻断细胞去极化，从而抑制肥大细胞脱颗粒释放炎性介质，阻断炎性介质特别是组胺、慢反应物质等引起的生物学效应，可发挥较长时间的缓解作用；还可以抑制致敏后期的炎性细胞如嗜酸性粒细胞的趋化和活化，以及白三烯、血小板活化因子介导的炎性反应。临床研究结果证实可在数分钟内发挥作用，而且几乎立即减轻症状，作用持续时间长达 8~12 小时。既可以缓解症状，又具有良好的耐受度。

（3）0.05% 氮䓬斯汀滴眼液：是第二代 H1 受体拮抗剂和肥大细胞稳定剂，抑制肥大细胞释放组胺,降低嗜酸性细胞和T淋巴细胞的活化,抑制白三烯、血小板活化因子(PAF)等炎性介质的产生和释放,降低细胞间黏附分子1(ICAM-1)表达。临床观察显示氮䓬斯汀滴眼液能在3分组内迅速起效,并且能至少维持8~10小时。

(4)0.1%洛度沙胺氨丁三醇滴眼液:是新一代抗过敏药。它可以在稳定肥大细胞膜,对肥大细胞膜的稳定作用是色甘酸钠的2 500倍。在体内抑制I型速发性变态反应以及抗体或IgE和抗原介导的反应引起的皮肤血管通透性增加。同时还能阻止其他炎性介质如慢反应物质A的释放,抑制嗜酸细胞趋化,故有双重抗过敏作用。辅料含增稠剂玻璃酸钠,可缓解眼干不适症状。

4. 糖皮质激素药物 糖皮质激素药物局部点眼能有效抑制多种免疫细胞的活化和炎性反应介质的释放。适用于严重过敏性结膜炎和病情反复迁延的患者。局部使用糖皮质激素是治疗VKC最有效的药物,大约85%的患者需要在疾病的活动期使用糖皮质激素滴眼液。由于这些药物的副反应,包括青光眼、白内障、切口愈合延迟和对感染的易感性增加,因此不应被考虑为一线治疗。皮质类固醇适用于对组胺受体拮抗剂和肥大细胞膜稳定剂无反应或任何阶段角膜受累的患者。局部眼用糖皮质激素可分为两类。高效类固醇包括0.1%倍他米松钠、0.1%地塞米松磷酸钠、1%醋酸泼尼松龙、1%磷酸泼尼松龙和0.05%二氟磷酸钠。高效类固醇具有更有效的抗炎作用,但也与更高的不良反应风险相关,主要可用于难治性病例或有角膜并发症的病例。在没有角膜受累的情况下,推荐使用低效类固醇眼液,如0.5%洛替普诺酯、0.1%醋酸氟米酮和1%利克松,是VKC活动期的一线皮质类固醇。难治性和严重VKC的病例采用睑结膜注射长效类固醇有一定疗效。对这些局部治疗无反应的严重病例可能需要在短期内使用口服糖皮质激素[强的松 1mg/(kg·d)]进行治疗。使用时间不宜过长,应密切随访观察,以免引起白内障、青光眼、真菌感染及角膜上皮愈合延迟等并发症。

5. 免疫抑制剂 对于重度过敏性结膜炎,尤其不耐受糖皮质激素药物的患者,可考虑使用该类药物的眼用制剂。常用的免疫抑制剂如0.05%~2%环孢素A、0.05%~0.1%他克莫司(FK-506)滴眼液。这些药物是钙调神经磷酸酶抑制剂,可以阻断Th2淋巴细胞的增殖和IL-2的产生,通过阻断IL-5的产生来抑制嗜碱性粒细胞和肥大细胞的组胺释放,并抑制嗜酸性粒细胞的趋化性。多项研究表明,局部使用环孢霉素A,每日4次,可减少VKC的体征和症状,具有抑制多种炎性反应介质的作用无严重不良反应,并可抑制由肥大细胞和T淋巴细胞介导的结膜过敏性炎性反应。局部环孢素A也有助于改善皮质类固醇耐药性盾形溃疡。据报道,0.1%他克莫司眼膏和2%环孢素滴眼液在减轻VKC体征方面的疗效相似,不良反应差异无统计学意义。局部使用0.1%他克莫司对严重的类固醇和环孢霉素耐药的VKC有效。长期使用0.1%他克莫司除点眼时的轻微刺激和烧灼感外,不会引起任何眼部不良反应。在停止治疗后,VKC的症状可能会复发。目前临床仍然缺乏儿童使用该类药物安全性的远期随访资料,因此在使用该类药物时应注意观察患者病情变化,病情缓解后调整用药。一般而言,伴有增殖性病变的过敏性结膜炎即可考虑早期加用皮质类固醇药物或者免疫抑制剂,有利于尽快控制过敏性结膜炎的症状及体征,避免病情迁延及长期用药导致的眼表损伤。

6. 其他药物

(1)眼表润滑剂:冲洗眼表的作用是稀释和去除变应原,最大限度地减少暴露在眼表变应原。人工泪液通过结合生理盐水和润湿和黏稠剂来润滑眼表,润滑眼表,缓解患者症状。这些药物既不能治疗潜在的过敏反应,也不能改变任何炎性介质的活性。因此,它们的使用应限于轻度季节性、过敏间歇期或缓解慢性持续性眼部过敏患者加重。需长期用药时建议使用不含防腐剂的人工泪液。

(2)缩血管药物:该类药为α肾上腺素能受体激动剂,主要是α_1受体激动剂,局部点眼可刺激血管收缩,降低毛细血管通透性,减轻眼红、水肿和分泌物增多的体征和症状。如:萘唑啉、四氢唑啉、羟甲唑啉和酒石酸溴莫尼定。但缩血管药物不会拮抗过敏性炎症的炎性介质,不能阻止炎性反应和缓解眼痒。且长时血管收缩剂会导致α_1肾上腺素能受体下调,从而导致其耐药性产生,一旦停药可能导致回弹性充血,其他不良影响包括刺痛、结膜水肿,不建议常规使用。

(3)非甾体抗炎药(NSAID)眼:局部点眼可抑制I型超敏反应中前列腺素的产生。临床常用0.1%普拉洛芬滴眼液、0.1%双氯芬酸钠滴眼液、0.1%溴芬酸钠滴眼液和0.5%酮咯酸氨丁三醇。这类药物仅适用于部分轻度的SAC，对于急性过敏性结膜炎疗效有限。

7. 变应原免疫疗法（allergen immunotherapy，AIT） 俗称"脱敏治疗"，是目前世界卫生组织推荐的唯一能够改变变态反应性疾病自然病程的治疗方法。AIT通过在设定的时间间隔内逐渐增加剂量的特异性变应原提取物，以达到调节免疫系统，实现机体对该变应原的耐受的治疗方法。免疫治疗的有效性主要通过控制症状和减少伴随药物的使用量来综合评估。AIT在过敏性结膜炎的临床应用远低于哮喘及变应性鼻炎。在美国一项调查中，眼科医师在确诊的过敏性结膜炎患者中使用AIT的比例不超过14%，而国内临床中应用更有限。现有数据主要见于国外报道及治疗过敏性鼻结膜炎时眼部症状的报道。根据欧洲过敏和临床免疫学学会指南，变应原免疫治疗适用于符合以下标准的患者：①有过敏性鼻结膜炎临床症状，包括水样分泌物、眼红或眼痒、打喷嚏、鼻塞或水样鼻涕；②有中重度症状干扰日常生活及活动，难以接受适当的药物治疗和变应原回避策略；③在特殊空气变应原暴露后反复出现临床症状的患者。根据给药方式分为以下几种。

（1）皮下免疫疗法（subcutaneous immunotherapy，SCIT）：是传统的变应原免疫治疗给药途径，包括加药累积阶段及维持阶段。加药累积阶段包括接受SCIT注射变应原通常需要每周增加给药；维持阶段需要后续4~6周维持注射，持续6个月至3年。在患者达到维持剂量后不久可以观察到临床症状改善，患者应该每6个月随访1次以监测症状。临床症状未得到改善的原因包括：①未能从家庭中去除严重的变应原暴露；②持续暴露于高水平的变应原中；③持续暴露于非过敏性触发器；④对临床相关变应原的识别和治疗不完全；⑤未能按每种变应原的适当剂量给药。SCIT注射的局部反应很常见，表现为注射部位的红斑、瘙痒和肿胀。可以通过冷敷、抗组胺药或局部使用皮质类固醇来缓解不良反应，不需要调整注射剂量。对于反复出现严重局部反应的患者，可以考虑预先使用组胺受体拮抗剂。但局部反应的大小并不能预测下次注射时全身反应的发生的情况。变应原免疫治疗发生系统性过敏反应或过敏反应的风险非常小，但仍然存在。与舌下免疫疗法相比，SCIT的风险稍大，因此SCIT应在免疫治疗方面有经验

的医疗机构中实施，以便及时识别和处理不良反应。对SCIT全身不良反应率的回顾研究发现，全身不良反应率（包括打喷嚏、鼻塞、荨麻疹）为1.9%，过敏反应率为0.02%。全身过敏反应可在注射SCIT后的几分钟内发生，应进行适当的复苏治疗（包括肌肉注射肾上腺素、糖皮质激素、补充氧气和静脉输液）。延迟的全身过敏反应可在SCIT注射后30分钟内发生，并可在没有任何既往症状的情况下发生，因此建议患者在注射SCIT后，在院观察30分钟。在SCIT诱导的全身反应后，应评估正在进行的免疫治疗的风险，并应适当减少下一个维持剂量。为了减少全身反应的风险，可以采取以下措施：注射前健康评估、哮喘峰值低、明确的文件、晚期注射减少剂量，以及根据制造商批次的变化减少剂量50%~90%。

（2）舌下免疫疗法（sublingual immunotherapy，SLIT）：被证明是治疗由草花粉、豚草和室内尘螨变应原引起的过敏性鼻结膜炎的一种有效和安全的方法。在SLIT过程中，变应原通过树突状细胞通过口腔黏膜捕获，树突状细胞成熟并迁移到近端引流的特殊微环境淋巴结，通过产生IgG抗体和诱导调节性T来诱导黏膜耐受细胞。在过去的10年中，许多高质量的试验证明了SLIT的临床有效性，它改善了过敏性鼻结膜炎患者的眼红、眼痒等眼部症状、结膜敏感度、伴随的用药和生活质量。SLIT可采用可溶性片剂或提取液，在舌下保留至少1分钟，然后吞下。试验证明贴片剂比滴剂更加有效，特别是对于室内尘螨。可以连续或季节性服用，季节性变应性结膜炎患者建议在草花粉、花粉季节开始前2~4个月开始免疫治疗。SLIT疗法是通常以全剂量开始，或非常短的时间剂量递增剂量。常年变应性结膜炎患者变应原暴露最低，建议至少进行3年的变应原免疫治疗，对于室内尘螨至少1年。启动变应原免疫治疗没有特殊的年龄上限或年龄下限。SLIT是一种安全且耐受性良好的治疗方法，具有比SCIT更高的安全性。在能够处理过敏反应的医疗中心的医生的监督下进行首次给药后，可以在家里给药：每天持续服用1次剂量。SLIT常见的局部反应包括口腔黏膜瘙痒和嘴唇血管性水肿，通常发生在疗程的初始阶段，有自限性，通常不会持续出现。由于部分患者可能因为这些局部反应而停止治疗，可以在治疗开始前和最初几周给予口服抗组胺药减少局部刺激。在某些情况下，如拔牙后、口腔手术、口腔溃

痒或急性哮喘加重,可建议暂时停止 SLIT 治疗 7 天。SLIT 也可能发生全身反应,且不耐受 SCIT 的患者也有可能出现 SLIT 过敏反应。2012 年的一项综述估计,SLIT 的过敏反应率为每 1 亿剂 1 次。在不同的大规模随机对照试验中,没有发生过与 SLIT 治疗相关的过敏反应。

（3）口服免疫疗法:口服途径是皮下和舌下途径的替代方法:也被称为"口服耐受性"。目前在口服免疫疗法在过敏性结膜炎动物模型中的有效性及耐受性得到证实。Koizumi 等通过口服卵清蛋白（OVA）诱导过敏性结膜炎大鼠模型,发现 OVA 喂养大鼠 IgE 介导的早期过敏反应受到明显抑制。Zemann 等人将 OVA 溶于牛奶后喂养 IgE 高反应的犬模型从而诱导其产生口服耐受性,发现犬模型在喂养 OVA 后可显著抑制过敏性结膜炎的充血和水肿症状。但该方法还未用于临床。

（4）局部结膜免疫疗法（LCIT）:一项前瞻性、双盲和随机对照试验观察力 18 例对屋尘螨皮肤点刺试验反应呈阳性的患者,采用螨虫提取物制成滴眼液,每天给药 1 次,治疗 6 个月。患者能够耐受变应原而没有发生任何严重的不良事件。但与平衡盐溶液（BSS）作为对照治疗患者相比,临床症状、体征及结膜激发试验（CPT）评分均差异无统计学意义。表面短期内单独使用 LCIT 并不能缓解多种变应原引起的过敏性结膜炎的症状和体征。近期一项双盲对照试验评估了局部结膜免疫疗法 LCIT 与标准化屋尘螨提取物对过敏性结膜炎患者抗原特异性 CPT 的影响,LCIT 治疗 6 个月后观察 CPT 后结膜充血、流泪、眼痒、灼痛和眼睑肿胀的评分与安慰剂有明显差异,并建议将 LCIT 作为过敏性结膜炎患者传统皮下免疫疗法的有用替代方案。目前该方法还未广泛用于临床。

（三）外科手术治疗

1. 巨乳头的外科治疗　由于持续存在的巨乳头可导致角膜受累,甚至盾形溃疡,当巨乳头对药物治疗没有反应时应考虑手术治疗。去除巨乳头不仅消除了角膜的机械摩擦,还减少了结膜中的炎性细胞和介质。手术可通过结膜下切口切除巨大乳头和睑结膜。术中应注意避开睑缘、睑板和睑板腺。手术切除巨乳头可在 1 周内改善角膜病变,但单纯切除巨乳头的术后复发率高达 82.4%。二氧化碳激光也可以安全地用于去除难治性 VKC 巨乳头,术后轻微结膜水肿外,无术中或术后并发症。这种治疗可在复发病例中重复。即使重复手

术,也没有术后结膜瘢痕的报道。为了降低巨乳头复发率,还可采取冷冻联合羊膜移植术、手术切除联合羊膜移植覆盖结膜缺损、手术切除乳头可结合术中应用丝裂霉素 C、手术切除联合自体结膜移植。然而,这种手术只消除了巨大乳头造成的机械性创伤,而对潜在的免疫过程没有影响。因此,患者术后应接受药物治疗。手术切除巨大乳头可能导致的长期并发症包括结膜瘢痕和干眼症。因此,建议任何手术干预应推迟到巨乳头对药物治疗无效时考虑。

2. 盾形溃疡的外科治疗　主要治疗目的是防止上睑铺路石样乳头对角膜的机械损伤,通过防止炎症因子的进一步释放和清除溃疡创面表面的炎症碎片来促进角膜上皮缺损的愈合。可以用润滑滴剂、肥大细胞稳定剂和类固醇来治疗上睑巨大乳头机械和化学损伤。在乳头消退不理想的情况下,可以考虑采用上述方法去除巨大的乳头。1 级盾形溃疡常通过药物治疗改善,可能留下轻度瘢痕。2 级溃疡的处理类似于 1 级,当治疗 1 周后无效时,应考虑进行溃疡边缘和基底浅表清创并清除炎症沉积物。3 级溃疡在前期药物控制活动性 VKC 后,需要手术清除斑块。当斑块附着在溃疡表面较松动时,可以进行简单的刮除(手术清创)。当附着牢固时,则需要角膜切除术。角膜切除术可以使用准分子激光角膜切除术,术后 1~4 周内角膜上皮化。据报道,14.5% 的术眼发生盾形溃疡复发,需要重复手术。对于 2 级和 3 级盾形溃疡,可采用浅表清创联合类固醇治疗;如果皮质类固醇是禁忌证,采用羊膜移植加手术清创是一种有效的方法,羊膜有抗炎、抗纤维化及促进愈合的作用,同时保护上皮细胞不受眼睑运动的影响,促进上皮细胞的分化和迁移,并加强基底上皮细胞的黏附。术后角膜可在 1~6 周内愈合。此外,角膜绷带镜即大直径（22mm）硅水凝胶绷带隐形眼镜覆盖角膜,也可以促进难治性盾形溃疡的愈合。绷带镜为防止上睑乳头的微损伤提供了一个屏障,促进了盾形溃疡的再上皮化。但为 AKC、VKC 患儿安装角膜绷带镜具有挑战性,而且使用局部皮质类固醇的患者发生角膜接触镜相关的感染性角膜炎的风险增加,临床上需酌情谨慎使用。目前还没有研究比较不同的方法,即手术清创、羊膜移植和角膜绷带镜在盾形溃疡治疗中的疗效,临床应用时要根据病情、患儿配合程度酌情选择。

3. 圆锥角膜的外科治疗　角膜交联（corneal

cross-linking,CXL）手术是预防角膜扩张进展的首选治疗方法。它可以加强角膜,防止疾病的进展,从而延迟或避免对角膜移植的需要。去上皮和经上皮角膜交联均能有效稳定扩张状态和改善视力,术后无明显的角膜血管化、角膜瘢痕等并发症。另外,角膜交联手术联合角膜基质环植入术可以提高治疗效果。但持续性的眼表炎症,加上部分角膜缘干细胞缺乏,慢性眼部炎症可能阻碍术后角膜上皮化,可能导致角膜交联手术后切口愈合的延迟,增加角膜感染、血管化和融化的风险,因此术前应积极控制眼部活动性炎症。当盾形溃疡愈合引起的角膜瘢痕、感染性溃疡消退、角膜缘干细胞功能障碍时可考虑穿透性角膜移植术（penetrating keratoplasty,PK）或深板层角膜移植术（deep anterior lamellar keratoplasty,DALK）,由于移植术后的 VKC 或 ACK 的复发活动期可增加角膜移植术后并发症的发生率,包括缝合线松动、类固醇性白内障、迟发性持续性上皮缺损、移植物排斥反应导致手术失败。因此,积极治疗疾病活动期炎性反应,选择在疾病静止期进行角膜移植术,且术后积极治疗诱发疾病活动的因素,对角膜移植的成果至关重要。

十、健康教育

健康教育在过敏性结膜炎的防治体系中具有十分重要的意义,患儿和/或家长的依从性常常决定了治疗的效果。

（一）过敏性结膜炎相关知识的普及

让患儿及家长了解过敏性结膜炎的病因、危险因素、疾病特点及疾病可能造成的危害;告知患儿及其家长进行良好的环境控制,掌握常用的变应原回避方法,经眼部致敏的措施,尽可能少接触变应原,如何观察并排除可疑变应原;告知患儿及家长缓解眼部症状的方法,培养正确的眼卫生习惯;告知患儿及家长过敏性结膜炎相关检查的必要性和主要方法。

（二）过敏性结膜炎的治疗指导

介绍局部及全身药物治疗的作用、效果、疗程和可能发生的不良反应,指导患儿及家长在治疗过程中监测过敏症状及用药效果。正确看待激素的必要性和监测并发症的随访,从而提高治疗依从性。介绍过敏性结膜炎伴发疾病的特点和关系,让患儿和家长能及时接受相关科室的治疗,提高治疗满意度。

（三）健康宣教及心理疏导

由于过敏性结膜炎病程长,慢性反复发作的特点,严重影响患儿的生活质量,因此,需要充分做好与患儿或家长的沟通工作及心理指导。使其正确理解过敏性结膜炎有慢性和复发性特点,使患儿及家长了解该病长期用药的必要性,降低焦虑情绪,从而提高治疗依从性。对于伴发抽动障碍的患儿,积极引导患儿至相关科室配合治疗,通过治疗改善症状,让孩子客观认识自己的疾病,消除孩子内心的自卑感和情绪障碍。家长尽量保持情绪稳定,建立良好的亲子关系,注意患儿的精神状态,为患儿打造一个愉快而有温度的家庭环境。

（陈琳,姚红兵）

第四节　免疫相关性角膜病

感染、外伤和免疫性损伤是造成角膜结构和功能破坏引起角膜盲的主要危险因素。免疫相关性角膜病是指由于全身或眼局部免疫功能异常,对自身正常角膜组织或变性角膜组织产生异常免疫应答,造成角膜、结膜和眼表结构和功能破坏,导致视力损伤的一类疾病。4 种类型变态反应反都可造成角膜损伤,即由免疫抗体介导的 I 型（速发型）、II 型（细胞毒型或细胞溶解型）、III 型（免疫复合物型）和由免疫细胞介导的 IV 型（迟发型）。不同免疫学发病机制可出现在边缘性免疫相关性角膜病的不同类型和疾病发展的不同阶段。

角膜周边部因邻近富含血管和淋巴管的角膜缘和结膜,为免疫反应炎性细胞输送提供了渠道,同时也是免疫复合物容易沉积的部位,所以免疫相关性角膜病好发于周边部角膜,包括泡性角膜炎、睑缘炎相关角膜病变、金黄色葡萄球菌性边缘性角膜炎、蚕蚀性角膜溃疡。

角膜被称为“免疫赦免部位”,但是,致病微生物可以直接侵犯角膜基质,其病原体本身和代谢产物同样可以引起免疫炎性反应。周边角膜邻近结膜丰富的血管、淋巴管和免疫活性细胞,为角膜免疫反应提供传入通路。同时角膜缘朗格罕斯细胞的密度与结膜相当,它们是眼表主要的抗原递呈细胞,能够分泌炎性介质。儿童常见的免疫相关性角膜病变还包括角膜基质炎。

随着临床医师对儿童感染性角膜病的认识不断提高以及高效抗感染药物广泛应用,感染性角膜病的误诊、漏诊率逐步下降,而儿童免疫性相关角膜病,因临床表现多样,和全身基础疾病关系密切,病程反复迁延,误诊、漏诊率高。值得临床眼科医生高度重视。

一、泡性角膜炎

泡性角膜炎是包括结膜、角膜缘及角膜同时发生炎症的免疫性眼病,双眼均可发生,儿童较多见。它是一种引起结膜或角膜形成疱疹结节的炎性疾患,结节多发生于角膜缘部,主要发生在颞侧和鼻侧睑裂暴露区域的结膜和角膜缘。1722 年 C.deSaint 首先描述了泡性角膜炎的特征。它是眼表局限性的、非感染性的炎症性疾病。

（一）流行病学

泡性角膜炎可发生于世界各地。结核病大流行并且频繁感染儿童时,泡性角膜炎是儿童常见的眼病。虽然这种情况仍然见于世界上一些地方,但是,泡性角膜炎现在更常见于成年人,妇女患者占 60%~70%。结核菌素阳性试验者在逐渐减少。

（二）发病机制

泡性角膜炎是眼表组织对某些细菌抗原诱发的自身免疫性疾病,与细胞介导的Ⅳ型变态反应有关。结核蛋白一直是泡性角膜炎的常见抗原。其他抗原,如葡萄球菌、念珠菌、衣原体、球孢子菌属、线虫等也可以引起泡性结角膜炎。20 世纪 50 年代中期,在结核病被消灭以前,泡性角膜炎主要发生于居住拥挤和卫生条件差的儿童,他们的结核菌素试验为阳性。一些研究提示,对结核蛋白的过敏反应导致了本病。Philip 等认为在结核菌素试验阳性者中,发生泡性角膜炎的可能性增大,而泡性角膜炎的患者也有可能患结核病。随着结核病的控制,儿童泡性角膜炎患者患结核十分罕见,因此,病因可能和其他微生物及其代谢产物有关。

泡性角膜炎是微生物体内的抗原引起的 T 细胞介导的过敏反应。微生物学和免疫学的研究表明,疱疹病灶主要由单核细胞、巨噬细胞、Langerhans 细胞、T 细胞等炎性细胞组成。体液免疫反应起次要作用。

（三）诊断

1. 临床表现

（1）症状:泡性角膜炎可发生于结膜和角膜,多数病例位于角膜缘,同时累及结膜和角膜,临床症状有可能存在差异。泡性角膜炎累及结膜出现

有轻到中度的症状,包括流泪、异物感、畏光、灼热感、眼痒等。这些症状持续 1~2 周,并可经常复发。累及角膜的症状同上,但往往更严重,可出现睑痉挛。

（2）体征:泡性角膜炎可影响眼表的角膜、角膜缘、球结膜等。常表现为角膜缘、球结膜淡红色或灰色疱疹结节,形状不一,直径 1~2mm,结节最常位于角膜炎附近（见文末彩图 12-4-1）,也可发生在球结膜的任何部位,但很少发生于睑结膜。2~5 天后,结节变软,充血减轻,结节中央形成溃疡并伴有坏死。10~14 天后开始愈合,常形成角膜浅基质层瘢痕,瘢痕大小与炎症的严重程度有关,结膜瘢痕少见。当疱疹长入角膜后,从角膜缘向疱疹长入束状浅层新生血管。

一些患者的角膜疱疹可首先出现在中央角膜。继发于角膜疱疹的角膜穿孔很罕见。角膜病灶随着疾病复发而扩大和加深,有的角膜基质呈舌状或盘状混浊,但特点是仍可见一束状血管从角膜缘伸入病灶中央,反复发作,角膜可有多发瘢痕,角膜基质变薄,严重影响视力。本病有自愈性病程,也可以继发感染,形成感染性角膜炎。

2. 辅助检查　对于初发病例,可以做结核菌素试验,血清结核抗体检测。对于复发性泡性角膜炎患者,特别是年轻患者,应怀疑有衣原体感染。怀疑有感染性角膜溃疡时,应作角膜刮片和培养。

3. 诊断　泡性角膜炎患者应该作结核菌素试验和胸部 X 线检查,以排除肺结核。如果有任何一项阳性结果,应该请感染病科的医生协助诊断和治疗。

（四）鉴别诊断

泡性角膜炎可类似于眼表各种局限性的损害。需要与其他眼表疾病进行鉴别。

1. 角膜疱疹阶段　需要和春季结角膜炎的角膜缘乳头、Salzmann 结节状角膜变性（salzmann-nodular degeneration,SND）、伴有炎症的睑裂斑、结节性巩膜炎相鉴别。SND 这是一种罕见的、非炎症性的、进行性的角膜退行性病变,表现为角膜上皮下的灰白色隆起结节,结节是由上皮下纤维变性所构成,结节稳定,没有炎症表现。春季结角膜炎的患者有奇痒,黏性分泌物,角膜缘肥厚,以及睑结膜铺路石样乳头等。伴有炎症的睑裂斑一般不迁移,不形成溃疡,常位于 3 点或 9 点位,颜色为黄褐色。结节性巩膜炎一般不迁移,不形成溃疡,

表层巩膜血管扩张,用裂缝灯显微镜绿光带检查最为清楚,滴 10% 脱羟肾上腺素后巩膜血管充血不消褪。

2. 感染性角膜炎 在溃疡的形成和愈合阶段,泡性角膜炎可类似于感染性角膜溃疡、单纯疱疹病毒性角膜炎、边缘性角膜溃疡、沙眼、梅毒性角膜炎等。感染性角膜溃疡的边界不清楚,多位于中央角膜,伴有明显的前房反应。胶原血管性疾病合并的角膜溃疡前房反应明显,而泡性角膜炎几乎没有前房反应。单纯疱疹病毒性角膜炎引起典型的树枝状或地图状角膜溃疡,角膜感觉减退,前房反应明显。金黄色葡萄球菌性周边性角膜溃疡位于角膜周边部,与角膜缘之间有一透明间隔区。沙眼有特征性的 Herbert 角膜小凹和上方角膜血管翳。梅毒性角膜炎累及角膜深基质层,合并血管影子和陈旧性虹膜睫状体炎。

3. 通过对治疗效果的判断 泡性角膜炎对单纯用糖皮质激素眼药水滴眼治疗效果立竿见影,有的儿童患者点药 1~2 次以后,疱疹就开始减小,结膜充血减轻。然而,特别需要注意,单独用糖皮质激素眼药水滴眼,可使感染性角膜溃疡加重。

(五)治疗

泡性角膜炎的治疗取决于它的病因。必要时通过涂片和细菌培养确立诊断后,用皮质类固醇眼药水或联合抗生素进行治疗。除了药物以外,还需要增加机体抵抗力,补充营养及维生素。

如果是怀疑结核所致,病变局限于球结膜,症状轻,可以观察,待其自行消退。泡性角膜炎的症状重可能遗留严重后遗症,需要用皮质类固醇治疗,0.1% 地塞米松眼药水滴眼,每日 3~4 次,1 周后根据临床表现逐渐减量,期间需监测眼压。如果角膜病灶的上皮有缺损,在使用皮质类固醇眼药水以前,应该使用抗生素眼药水。

对于非结核性泡性角膜炎,最常见的原因是金黄色葡萄球菌。合并有眼睑炎或睑板腺炎时,应同时给予治疗。用抗生素皮质类固醇眼膏涂眼睑,每天 2~3 次,持续几周。18 岁以下的泡性角膜炎患者口服四环素治疗是一种有效的方法。对于复发的泡性角膜炎患者,口服四环素是皮质类固醇激素的一种替代疗法。四环素可引起胎儿和儿童的牙齿变黄。因此,禁用于 8 岁以下的儿童、孕妇、哺乳期妇女等。

角膜疱疹的表面有上皮缺损时,以及怀疑泡性角膜炎的诊断时,应该在用皮质类固醇眼药水滴眼之前,使用广谱抗生素滴眼几天。泡性角膜炎可立即用皮质类固醇眼药水滴眼。

泡性角膜炎引起角膜穿孔非常罕见。对于有明显角膜瘢痕的患者,炎症完全静止至少 6 个月及眼睑炎症治愈后,再作角膜移植手术或者激光切削手术。手术的预后良好。

二、角膜基质炎

角膜基质炎也称为非溃疡性角膜炎,是位于角膜基质层的非溃疡和非化脓性炎症,是一种抗原和抗体在角膜基质层内引起的 T 细胞介导的迟发型超敏反应。

(一)发病机制

本病与全身性疾病密切相关,常常是全身疾病的局部表现。病程较迁延,病因多而复杂,做出病因学诊断有一定的困难,病因可能与细菌、病毒、寄生虫感染有关。梅毒螺旋体、麻风杆菌、结核杆菌和单纯疱疹病毒(herpes simplex virus, HSV)感染是常见的病因,虽然致病微生物可以直接侵犯角膜基质,但大多数角膜病变是由于感染原所致的免疫反应性炎症。儿童角膜基质炎并不罕见,以单纯疱疹病毒角膜炎(herpes simplex keratitis, HSK)为主,很少发现螺旋体、麻风杆菌、结核杆菌全身感染。

发病机制是宿主对感染原的免疫反应,而不仅是病原活动感染的直接结果,该病属于Ⅳ型(迟发型)超敏反应。当机体第 1 次接触致敏病原后,T 淋巴细胞致敏,当第 2 次感染致病原时,T 淋巴细胞迅速活化增殖并产生淋巴毒素,使角膜基质层发生炎症浸润。检查显示在水肿的基质层内有局限性或弥漫性的淋巴细胞浸润。并在一些炎症因子及血管生成因素的作用下,角膜基质出现新生血管长入。

(二)诊断

1. 症状 眼部有疼痛、畏光及流泪等刺激症状,伴有水样分泌物和眼睑痉挛。多伴有视力下降,下降程度与角膜累及部位及炎症的程度有关。

2. 体征 结膜睫状充血或混合充血,疾病初期角膜上皮完整,可有弥漫性、圆形或环状的基质浸润(见文末彩图 12-4-2),角膜后伴有灰白色 KP。随着基质内炎性反应的加重,基质层和上皮层水肿加剧,角膜常呈毛玻璃样外观,新生血管从角膜缘深层呈毛刷状侵入基质层内(见文末彩图 12-4-3)。前房反应加重,患者的症状加剧,有的还可出现前房积脓,反复发作,角膜病灶区炎性混浊、脂质样变性,伴有深层血管,呈黄白色外观。根据严重程度,整个病变可能局限于角膜周边部,也可能向中央发展波及整个角膜。经治疗炎症消退,血管逐渐闭塞,角膜永久性瘢痕形成。有时角膜基质的炎症来自于相邻的角膜缘和巩膜,某些深层巩膜炎累及相邻角膜基质时,称为硬化型角膜基质炎,反复发作可以向角膜中央进展。

3. 不同类型角膜基质炎全身表现

(1)单纯疱疹病毒感染性角膜基质炎(基质型HSK):是导致角膜混浊的首要原因,也是儿童基质性角膜炎主要类型。分为坏死性基质型角膜炎和非坏死性基质型角膜炎。坏死性基质型角膜炎一般认为是免疫系统和病毒促进基质坏死。常常伴随着上皮缺损,大量的炎性浸润,角膜后沉着物,诱发基质层新生血管。如果不能及时获得有效的治疗,长期的炎性反应会导致角膜变薄甚至穿孔,特别是在同时合并有细菌感染的部位。实验室检查可以在角膜中检测到HSV-1抗原和HSV-DNA,甚至是完整的病毒颗粒。非坏死性基质型角膜炎又称免疫性基质型角膜炎,此型比较常见,许多研究认为是由于病毒侵入基质所致,可能是潜伏在神经节的病毒重新被激活,或是上皮的病毒直接侵入和潜伏在基质中的病毒重新被激活。当病毒侵入角膜基质层,病毒部分被消除,部分逃逸免疫反应留在基质内,在角膜基质细胞内增殖并改变基质细胞壁的抗原,引起免疫反应。在病毒没有活动性改变时,基质细胞壁已永久改变了抗原性,可导致持续性的自身免疫反应,造成临床上疾病的迁延不愈或基质坏死性角膜溃疡,这时在角膜的活化病毒颗粒极少,而真正的病理损害是自身免疫造成的。非坏死性基质型角膜炎主要表现为基质炎症,大部分没有上皮型角膜炎史,上皮往往是完整的。基质的炎症可以是局灶性、多灶性或弥散性的,可能伴有前部的葡萄膜炎。长期频繁复发的炎性反应常常形成基质疤痕、变薄、新生血管化。

(2)梅毒性角膜基质炎:是先天性梅毒的晚期表现之一,大多数发生于5~20岁。父母既往有性病史,母亲有流产及死产史,梅毒血清学检查阳性。后天梅毒引起者少见。眼部征象包括"胡椒盐"状的脉络膜视网膜炎或视神经萎缩,患者常有一些其他的晚期梅毒表现,包括Hutchinson牙齿和骨骼的畸形、第Ⅷ对脑神经受累导致耳聋、精神

发育迟缓及行为异常等。梅毒血清学检查包含有补体结合试验(如Wassermann试验)和沉淀试验(如Kahn试验)等,这些试验对于各期梅毒的诊断,治疗效果的判断以及发现隐性梅毒感染均有重要意义。

(3)结核性角膜基质炎:病因为全身结核杆菌感染。结核菌素试验阳性以及全身结核感染的病史是诊断的重要依据,多单眼发病。在角膜基质中、后层发生浸润。初期靠近角膜缘,后渐向角膜中央发展。浸润性混浊多呈结节状或团块状。其数目不定,多局限于一定区域,不像梅毒性角膜基质炎的全面蔓延。

(4)麻风性角膜基质炎:面部有典型的"狮样面容",眼睑皮肤增厚,秃睫,面神经麻痹是常见的晚期征象,可形成兔眼和睑外翻。主要表现为早期细小点状角膜炎,后发展为弥漫性表层点状角膜炎,继而出现盘状基质浸润或弥漫性基质浸润,伴有新生血管长入。目前罕见。

(三)治疗

1. 基质型HSK

(1)皮质类固醇:局部使用皮质类固醇类药物治疗基质型HSK是有效的。皮质类固醇通过抑制CD4$^+$细胞因子的产生控制基质型角膜炎的免疫反应,减轻炎症浸润、水肿和新生血管形成。但是皮质类固醇会延缓角膜上皮或基质愈合、促进胶原酶溶解产生、刺激病毒复制、具有继发青光眼和白内障的危险性,不提倡长期使用。总体而言,皮质类固醇的使用利大于弊。而且联合抗病毒药物可以显著降低基质型HSK的病程和进展,大大缩短了基质炎症的持续时间。

(2)抗病毒药:临床上常用的鸟苷类抗病毒药,进入细胞后由病毒的激酶诱导生成三磷酸化物,通过竞争性地抑制病毒的DNA聚合酶及与病毒DNA结合从而终止病毒DNA链的延长来抑制病毒的DNA合成。阿昔洛韦是目前治疗HSK的首选用药,也是应用最广的抗HSV药物。对于反复发作的基质型HSK患者,建议行预防性治疗,长期口服阿昔洛韦可以减少角膜炎的复发。阿昔洛韦400mg的剂量,只是口服阿昔洛韦最大剂量的20%,是基于对皮肤疱疹性疾病研究基础上的经验性选择,而对于小儿,必须随着年龄的增长对阿昔洛韦的剂量做出相应的调整。

(3)环孢素:环孢素通过抑制T细胞的激活,从而起到治疗角膜基质炎的作用。0.05%环孢素

经过大量的临床实验证明用于治疗眼部炎症和干眼症是有效和安全的。在临床上环孢素常作为辅助类固醇治疗基质型 HSK,对激素耐药的病例,可代替糖皮质激素。

2. 梅毒性角膜基质炎 梅毒性角膜基质炎是全身梅毒的局部表现,应全身进行抗梅毒治疗;局部应用肾上腺皮质激素滴眼液频繁点眼,炎症消退后减量,维持数周后逐渐停药,以防止复发;可加用 0.5% 环孢素滴眼液;为预防葡萄膜炎及其并发症的发生,可使用硫酸阿托品眼膏散瞳;对于角膜炎症消退后遗留的瘢痕,视力低下者,可考虑行穿透性角膜移植术。

3. 结核性角膜基质炎 首先应全身抗结核治疗,眼部治疗基本同梅毒性角膜基质炎。

4. 麻风性角膜基质炎 WHO 已制定了治疗麻风的标准,患者可能需要长时间的、甚至是终生的治疗,眼部的治疗基本同梅毒性角膜基质炎,但对于严重的眼睑畸形,面神经麻痹或干眼症的患者,穿透性角膜移植术应慎重考虑。

三、睑缘炎相关角结膜病变

睑缘炎相关角结膜病变(blepharokeratoconjunetivitis,BKC)是一种由睑缘炎引起的角结膜慢性炎症性疾病,其与后部睑缘炎密切相关。因 BKC 临床表现复杂,容易造成误诊,且反复发作可导致角膜混浊、屈光不正或弱视等并发症,最终损害视力,故及时诊断和治疗对控制病情、减少复发及并发症的发生十分关键。

(一)流行病学

研究表明,BKC 发病率女性高于男性。近年来其发病趋于低龄化,尤其以亚洲和中东地区的儿童患者常见,Jones 等研究发现,BKC 在儿童中平均发病年龄为 6.5 岁,但是 Teo 等的研究显示中国 BKC 儿童平均发病年龄为 11 岁。张晓玉对北京同仁医院诊断为 BKC 的 172 例患者进行调查,其中儿童 47 例,占 27.3%,儿童睑缘炎患者中 BKC 占 41.2%。

(二)发病机制

由于睑缘炎有不同的类型和不同的发病机制,故 BKC 的发病机制也比较复杂,目前尚未完全研究清楚,多由不同因素共同作用所致,包括细菌感染、炎性反应、泪膜稳定性下降、睑板腺功能障碍、免疫反应等。睑板腺功能障碍、睑板腺细菌定植、泪液高渗透压、炎性因子的表达上调等可能与

疾病的发生发展有关,儿童 BKC 主要和细菌、寄生虫感染导致的免疫反应有关,是本节讨论的重点。如葡萄球菌的感染可继发性地通过 T 淋巴细胞介导细菌细胞壁抗原抗体反应或介导细菌毒素的免疫应答反应引起结膜和角膜的炎性反应。细菌产物以及其他抗原引起的迟发型超敏反应引起眼表炎症正是儿童 BKC 的主要发病机制,也是 BKC 好发与儿童的原因,正如儿童受链球菌感染后易患肾小球肾炎等;或者与儿童缺乏成熟的角膜防御机制有关,其机制尚需要进一步研究。螨虫感染引起 BKC 也是目前研究的热点,螨虫导致睑缘炎在睑缘炎章节已经阐述。另外,睑缘炎患者睑缘定植菌除了葡萄球菌以外,棒状杆菌和痤疮丙酸杆菌,细菌脂多糖也能刺激促炎因子如 TNF-α 的产生和释放,细菌磷脂酶促进花生四烯酸的释放前列腺素和白三烯,同时游离脂肪酸、脂肪酶的释放影响了泪膜的稳定性,并通过趋化作用聚集中性粒细胞促进炎症形成。

(三)临床表现

1. 症状 BKC 临床表现多样,患者可有眼红、眼痒、眼干涩、异物感、流泪、畏光、疼痛、视力下降、眼分泌物增多等临床表现,不具有特异性,发病早期可能只有睑缘炎的表现,随着角膜受累的程度加重出现角膜炎症状。

2. 体征

(1)睑缘体征:主要表现为睑缘充血、肥厚;睫毛根部鳞屑、痂皮或溃疡;睫毛乱生或睫毛脱失;睑板腺开口阻塞(见文末彩图 12-4-4),睑板腺开口处脂栓等。

(2)结膜的体征:主要表现为结膜充血、水肿,结膜乳头增生,结膜囊分泌物增多等。

(3)角膜的体征:主要表现为病灶在角膜中央或旁中央,早期主要表现为角膜上皮点状糜烂、周边角膜浸润、泡性角膜炎等(见文末彩图 12-4-5)。角膜上皮糜烂常位于下方 1/3 角膜或睑裂区,急性加重期角膜受累主要表现为上皮或上皮下浸润、点状上皮糜烂、角膜溃疡等;瘢痕期角膜浸润吸收,溃疡愈合,但常造成角膜云翳或角膜斑翳;角膜浸润通常比较表浅,早期出现角膜新生血管或者血管翳是 BKC 的特征表现。儿童 BKC 患者中,角膜损害和继发性屈光变化可能导致弱视发生。

(四)辅助检查

1. 裂隙灯显微镜和角膜荧光素染色检查 裂隙灯显微镜检查可以观察到睑缘、角膜损害和角

膜新生血管，角膜荧光素染色可以很容易发现角膜的上皮浸润灶。但是对于3岁以下的婴幼儿，该检查很难取得患儿合作，必要时开睑后用手持裂隙灯进行检查。

2. 微生物检查　蠕形螨的相关检查在睑缘炎中已经阐述，这里不再赘述。对于细菌检查，先用生理盐水清洁患儿眼睑皮肤，用无菌棉棒压迫患儿下眼睑皮肤，暴露下穹窿结膜，再用浸湿生理盐水的无菌棉棒在结膜囊旋转擦拭采集标本，采集过程中，注意棉棒不要触及睫毛及眼睑皮肤，然后放入无菌试管内送检，做细菌培养和药物敏感度试验，结果可明确患者结膜中分离的菌群是否为金黄色葡萄球菌、表皮葡萄球菌和丙酸杆菌等。

（五）诊断

临床上关于BKC的诊断，主要依据眼部体征进行诊断，目前暂无统一的诊断标准。目前建议BKC的诊断标准为：

（1）患者有睑缘炎病史。

（2）呈慢性病程。

（3）具有以下典型体征之一：①结膜充血、结膜乳头增生、滤泡形成；②角膜周边糜烂、浸润、溃疡形成，或浅层新生血管形成；③随睑缘炎治疗好转后，角结膜病变明显好转。儿童如果有反复发作的霰粒肿、睑板腺功能障碍、反复发作眼红、畏光、流泪、角膜溃疡、角膜新生血管均是BKC诊断的支持点。

BKC的临床分级：①轻度：病变仅累及角膜上皮层，无基质瘢痕形成，无明显角膜新生血管形成，或结膜充血、轻度结膜乳头增生。②中度：病变累及角膜基质层，但未累及角膜中央直径4mm光学区，可伴有周边角膜浅层新生血管，或伴有结膜明显充血，结膜乳头或滤泡增生，以及孤立性泡性结膜炎。③重度：病变累及角膜基质层，并累及角膜光学区，伴或不伴角膜基质明显变薄，明显的角膜新生血管增生，或伴有多灶性泡性角结膜炎。

（六）鉴别诊断

1. 病毒性角膜炎　BKC通常双眼发病，而病毒性角膜炎通常单眼发病，发病前可有发热病史。病毒性角膜炎通常先出现角膜上皮损伤，随后出现树枝状、地图状角膜损害。BKC角膜树枝状改变不存在树枝末端膨大，且BKC可引起角膜基质混浊，但很少出现基质水肿。角膜知觉检查也有助于鉴别诊断。如果临床上难以鉴别，对于高度怀疑为上皮型病毒性角膜炎的患者可采用更昔洛韦、阿昔洛韦等抗病毒眼用制剂诊断性治疗3天，观察临床表现，如好转则可确诊为病毒性角膜炎。

2. 变态反应性结膜炎　变态反应性结膜炎有独特的体征，如结膜充血、水肿、结膜呈乌棕色外观、乳头增生、铺路石样改变等。实验室检查可见嗜酸性粒细胞增多。严重过敏性结膜炎也可引起睑缘及角膜损害，特别是春季卡他性角结膜炎，进而产生BKC表现，结膜囊分泌物涂片等检查可帮助鉴别诊断。在某些情况下，过敏性眼病和BKC可以共存。

3. 类风湿疾病相关性角膜病变　患者有类风湿关节炎病史，无明显的睑缘炎表现。

（七）防治

BKC患者如果延误治疗可造成患者永久性矫正视力下降，BKC的治疗主要包括物理治疗和药物治疗，首先需要控制睑缘炎症，以局部治疗为主，对于病情较重的患者，可加用口服药物系统治疗，对于重度迁延不愈的BKC患者可行手术治疗。治疗策略包括：①减少眼部异常菌群的滋生，减轻眼部炎性反应的刺激；②减轻宿主的免疫应答；③改善睑板腺功能障碍。BKC一般呈慢性病程，易反复发作，因此治疗疗程一般不应少于3个月。

1. 物理治疗　可采用热敷、加热眼罩、蒸气加热器、睑板腺热脉动治疗仪、微波温热眼包疗法及睑板腺按摩等方法减轻睑缘炎症状，局部热敷及按摩可以软化睑板腺分泌物以利于排出，并使用稀释的婴儿洗发水或清洁剂清洗眼睑，然后可以用湿棉球对睑缘和睫毛根部进行物理清洁，防止炎症复发。

2. 药物治疗　包括局部及全身应用药物治疗，旨在降低葡萄球菌感染率、改善睑板腺功能、减少宿主的局部免疫应答反应，以及减轻眼表炎症，膳食的调整（增加必需脂肪酸摄入）也可能是有益的。角膜受累的活动性BKC患者应使用高效类固醇激素及全身应用抗生素，可能还需要免疫抑制剂治疗巩固维持；通过一般治疗疗效较差的患者及反复发作的霰粒肿患者应口服抗生素治疗。

（1）人工泪液：局部使用人工泪液可以维持泪膜稳定，使泪液渗透压接近生理水平，稀释炎症因子，对于控制BKC症状可能有效。临床上常用的人工泪液包括聚乙二醇滴眼液、玻璃酸钠滴眼液、羧甲基纤维素钠滴眼液等，建议使用不含防腐剂的人工泪液，以减少对眼表的刺激。

（2）补充必需脂肪酸：特别是增加 α-亚麻酸和亚油酸的摄入目前可作为儿童 BKC 患者的辅助治疗。必需脂肪酸（essential fatty acids，EFA）是指人体维持机体正常代谢不可缺少而自身又不能合成，或合成速度慢无法满足机体需要，必须通过食物供给的脂肪酸。主要包括亚油酸（ω-6）和 ω-亚麻酸（ω-3），人体可利用亚油酸和 ω-亚麻酸合成其余的必需脂肪酸。其主要作用：①是磷脂的重要组成部分；②是合成前列腺素（PG）、血栓素及白三烯等类二十烷酸的前体物质；③与胆固醇代谢有关；④维持正常视觉功能。膳食中必需脂肪酸主要来自花生、海产品、坚果、玉米等食物。亚麻油中含 ω-3 必需脂肪酸，其可改善睑板腺分泌的质量，进而改善泪膜破裂时间，并具有抗炎作用。从 2003 年起，亚麻籽油被纳入治疗方案。日常增加 ω-3 脂肪酸膳食的摄入也有助于减轻干眼症状和相关疾病的发生。

（3）抗生素类药物：包括四环素类、红霉素、夫西地酸、左氧氟沙星和妥布霉素等。①四环素类：四环素类药物可以改善患者泪膜破裂时间，减少细菌滋生，减少表皮葡萄球菌和金黄色葡萄球菌脂肪酶的生成。由于存在药物耐受性，四环素常采用间歇给药。需注意四环素类药物禁用于未换牙的儿童，且其常引起消化道的不良作用，大部分患者难以坚持使用。多西环素常用于有四环素使用禁忌证的患者。②红霉素：红霉素可影响睑板腺脂质形成、抑制细菌蛋白质合成和脂肪酶生产，治疗效果良好，安全性高，但需要注意红霉素对葡萄球菌有抗药性。③夫西地酸：夫西地酸对表皮葡萄球菌和金黄色葡萄球菌，包括耐甲氧西林金黄色葡萄球菌抗菌效果好，通常睡前涂于睑缘。④阿奇霉素：阿奇霉素具有抗菌谱广且半衰期长的特点，其在组织中生物利用度和组织浓度也较高，可减少 IL-6 和 IL-12 的产生，从而影响其介导的免疫反应，并有抑制巨噬细胞、角膜上皮细胞外 Toll 样受体等作用。局部应用阿奇霉素可用于治疗眼部红斑痤疮，尤其对结膜及睑缘炎的治疗效果明显，但阿奇霉素刺激性较强，若患者不能耐受需停止用药。⑤妥布霉素：妥布霉素是氨基糖苷类广谱抗生素，对革兰氏阳性菌无杀伤作用，长期使用可能引起毒性作用，儿童不应长时间使用。

（4）糖皮质激素类药物：局部应用糖皮质激素是治疗 BKC 的最主要方法，也是最有效的方法，可以迅速控制炎性反应。糖皮质激素类药物通过抑制转录酶因子来抑制促炎因子的生成，达到控制炎症的效果。通常选用氯替泼诺滴眼液和氟米龙滴眼液等治疗，氯替泼诺与其他糖皮质激素类药物的不同之处在于脂溶性高，易水解，用药后快速代谢为无活性的羧基代谢产物；氟米龙穿透性差，半衰期短，代谢快，故以上 2 种药物升高眼压的不良反应较小。长期应用类固醇类药物会出现眼压升高、感染性角膜炎、青光眼和药物性白内障等不良反应，临床上应用糖皮质激素时应注意监测眼压。

（5）免疫抑制剂：免疫抑制剂可用于重度 BKC 和激素不耐受的 BKC 治疗，环孢素 A 和他克莫司眼用制剂常用。环孢素最初用于器官移植后的免疫排斥，近年来用于眼表相关疾病的治疗，如重度干眼、春季结膜炎等。环孢素 A 的作用机制是抑制活化 T 细胞核因子的转录因子活性，干扰细胞因子和其他因素诱导的免疫反应，具有稳定泪膜、改善睑板腺形态和功能、提高睑板腺分泌质量的作用，从而改善 BKC 患者的视物模糊、瘙痒、灼热、结膜充血等症状，其最常见的不良反应是眼部烧灼感。他克莫司是一种强效免疫抑制剂，具有抑制特异性 T 细胞的活化和增生、抑制细胞间黏附因子表达、减少免疫活性细胞聚集、抑制免疫反应的作用，效果明显优于环孢素 A，其抗炎效果是环孢素 A 的 10~100 倍，且不良反应较少。

（6）非甾体抗炎药：非甾体抗炎药眼用制剂包括溴芬酸钠、双氯芬酸钠和普拉洛芬滴眼液，其通过抑制环氧化酶，阻断花生四烯酸合成前列腺素和血栓素 A2，从而发挥抗炎作用。HLA-DR 是反映眼表免疫炎症严重程度的指标，普拉洛芬可降低结膜上皮细胞 HLA-DR 的表达。非甾体抗炎药常见的不良反应为眼部刺激症状，如烧灼感、刺痛感、结膜充血等，其可避免类固醇激素所导致的不良反应。轻中度 BKC 患者经过激素等药物治疗控制症状后，为避免长期应用激素产生并发症，可选择非甾体抗炎药维持治疗。

（7）茶树油：茶树油可影响蠕形螨生活周期，阻碍其繁殖，其也可使细菌和真菌等自溶。茶树油可减少炎性细胞数量，但并不影响抗炎因子的分泌。高浓度茶树油对眼表面有一定的刺激性，可导致角膜上皮剥脱，故常采用 5% 茶树油进行治疗。

（8）甲硝唑：甲硝唑主要通过抑制氧化还原反应、破坏虫体来发挥作用。甲硝唑滴眼液浓度一般为 2%。甲硝唑持续应用 2~3 个月才能杀灭螨虫,用药时应注意甲硝唑滴眼液的局部刺激症状和变态反应。

3. 手术治疗 严重的 BKC 患者症状缓解以后,患儿霰粒肿仍存在,需行霰粒肿手术治疗,如果存在倒睫,需行倒睫矫正手术。BKC 患者中重度患者占 26.3%,其中 7.8% 患者因角膜混浊需要角膜移植手术治疗恢复视力。

4. 预防 日常生活中应注意避免刺激因素,注意保持环境卫生,定期消灭螨虫;更换优质的角膜接触镜和护理液等;饮食方面注意必需脂肪酸的补充;避免精神压力和情绪激动,避免冷热刺激等外界因素。

四、蚕蚀性角膜溃疡

蚕蚀性角膜溃疡(Mooren's ulcer)是一种慢性、匐行性、疼痛性、非感染性角膜溃疡,多起源于角膜周边,伴有深潜掘状进展边缘,能同时向角膜周边和中央进展。近来研究认为,该病是针对角膜基质中某个特殊靶抗原的自身免疫性疾病,可能由个体易感基因所激发。儿童发病率极低,没有相关流行病学资料。

(一)发病机制

具体机制仍不明了,是针对角膜基质中某个特殊的靶抗原的自身免疫性疾病,可能由个体易感基因所激发,既有细胞免疫介导,也有体液免疫参与。病变角膜组织的病理学检查可见浆细胞、多形核白细胞、嗜酸性粒细胞、肥大细胞、免疫球蛋白和补体等;病变区角膜、结膜上皮细胞以及角膜基质细胞异常表达 HLA-DR 抗原,辅助性 T 细胞/抑制性 T 细胞(T/T)比值较正常组织明显增高;溃疡周围的结膜组织胶原酶和蛋白水解酶活性增高。

蚕食性角膜溃疡的病理机制可能是感染、外伤或其他生物学因素改变角膜的抗原性,或使隐蔽的角膜抗原释放,激活机体体液和细胞免疫反应。抗原抗体形成复合物沉积于角膜缘,使局部浆细胞增多,补体活化,趋化嗜中性粒细胞,释放胶原酶和基质金属蛋白酶引起角膜溶解,并使角膜抗原进一步变化暴露,这一循环不断进行,直至整个角膜被溶解。

(二)诊断

Mooren 溃疡是一种伴有疼痛较重的角膜慢性溃疡,随着病情的发展,患者由一般的角膜刺激症状发展为不可缓解的痛感。体征表现为溃疡总是从角膜缘发生,开始为角膜缘充血和灰色浸润,几周内逐渐向纵深发展为局限性溃疡,角膜溃疡可在角膜缘的任何位置发生,逐渐向周围沿角膜缘发展并且相互融合(见文末彩图 12-4-6)。病变有时也向巩膜发展,溃疡周围的结膜和巩膜有炎性水肿、破坏。严重病例,进行性的溃疡有继发细菌或真菌感染,可以导致前房积脓或穿孔,并发症可有青光眼和白内障。

(三)鉴别诊断

Mooren 溃疡应与其他可引起周边部角膜溃疡、角膜融解性病变的胶原血管性疾病进行鉴别诊断。

1. Wegener 肉芽肿 是一种坏死性肉芽肿性血管炎,病变累及小动脉、静脉及毛细血管,偶累及大动脉,以血管壁的炎症为特征,临床表现为鼻炎和鼻窦炎、肺部病变和进行性肾衰竭,还可累及关节、眼、皮肤,亦可侵及心脏神经系统及耳等。28%~60% 累及眼部,包括邻近的副鼻窦病变累及眼眶,以及原发性眼部病变,如巩膜炎、表层巩膜炎、葡萄膜炎、角膜炎、视网膜血管炎、结膜炎、鼻泪管阻塞、眼肌受累、视神经病变及视网膜脱离,16% 的患者以眼部表现首发。溃疡通常是环周发展,最后可以形成 360° 周边溃疡环,也有部分向中央发展。

2. Terrien 边缘角膜变性 视力缓慢逐渐下降。单眼或双眼对称性角膜边缘变薄扩张,以鼻上象限多见,部分患者下方角膜周边部亦变薄扩张,有的因轻微创伤而穿孔,但自发穿孔少见。变薄区有浅层新生血管。进展缘可有冷脂质沉积。角膜周边部变薄扩张引起不规则近视散光,视力减退且无法矫正。

3. 类风湿关节炎相关角膜溃疡 类风湿关节炎最常见的眼部表现是角膜结膜干燥症,角膜损害可能与周围的巩膜炎有关,也常常与 Sjögren 综合征引起的角膜结膜干燥症相关。RA 合并巩膜炎者占 0.67%~6.30%,巩膜炎患者中有 46%~69% 角膜受累,最常累及周边角膜。

(四)治疗

1. 皮质激素类药物 是目前该病的最常用药。常用局部制剂为 1% 的泼尼松龙滴眼液,初期多为每小时 1 次,联合抗生素眼液以预防感染。也可以使用复方制剂如妥布霉素地塞米松眼液(膏)、复方硫酸新霉素眼液,对单侧良性患者治疗可取得良好效果。

2. 免疫抑制剂

（1）环孢素 A：环孢素 A 是一种相对较为常用的免疫抑制剂，能抑制静止期 T 细胞增殖分化，阻碍其功能发挥；诱导抑制性 T 细胞增殖，从而发挥免疫抑制作用。临床上较为常用的是 1% 环孢霉素 A 滴眼液，每日 4~6 次。

（2）环磷酰胺：环磷酰胺能杀伤增殖淋巴细胞，影响某些静止细胞活性减少循环中淋巴细胞数目，对 B 细胞的抑制作用强于 T 细胞，也可抑制 NK 细胞活性，从而抑制初次、再次体液和细胞免疫反应。

（3）他克莫司：他克莫司（FK506）是从链霉素提取的大环内酯类抗生素，与细胞内的结合蛋白形成复合物后，抑制 TB 细胞活化增殖，阻碍 IL-2、IL-3 及干扰素-γ 等淋巴因子生成，以及调节 IL-2 受体的表达，抑制免疫反应。

3. 单克隆抗体 英夫利昔单克隆抗体在类风湿性关节炎中的成功应用，是其应用于眼部炎性疾病治疗提供了基础，取得了不错的临床疗效。

五、金黄色葡萄球菌性边缘性角膜炎

金黄色葡萄球菌性边缘性角膜炎也称为边缘性卡他性角膜炎或卡他性角膜溃疡。该病是宿主对金黄色葡萄球菌抗原的免疫反应，而不是细菌直接的侵袭导致。由于它和金黄色葡萄球菌引起的泡性角膜炎病因相同，所以，在鉴别边缘性角膜浸润时，应同时考虑到这两个疾病。

（一）发病机制

金黄色葡萄球菌性角膜炎的病因是金黄色葡萄球菌感染，通常是由慢性睑结膜炎所引起。宿主对金黄色葡萄球菌抗原产生的抗体反应与角膜浸润有关。有报道，B 溶血性链球菌也可以引起周边角膜溃疡，与金黄色葡萄球菌性边缘性角膜溃疡相似。患者眼睫毛处常有细菌，90% 的患者分离出金黄色葡萄球菌和表皮葡萄球菌，金黄色葡萄球菌性周边性角膜炎是继发于抗原-抗体反应和抗原-抗体反应引起的多形核白细胞反应。

（二）诊断

1. 症状 金黄色葡萄球菌性角膜炎患者有轻度到中度的眼痛、畏光、异物感、结膜充血等。症状无特异性，和其他边缘性角膜病变症状相似。

2. 体征 金黄色葡萄球菌性角膜炎以周边角膜浸润起病，浸润常位于睑裂暴露部位，角膜缘

2~4 点、8~10 点位。浸润与角膜缘之间有 1~2mm 的透明角膜（见文末彩图 12-4-7）。角膜浸润可为单发或多发平行于角膜缘而扩展，浸润可融合。随着角膜炎的迁移，浸润部位的角膜上皮脱落，形成角膜溃疡或角膜基质变薄（见文末彩图 12-4-8）。角膜缘血管长入溃疡区。前房通常安静。在严重的病例，溃疡偶尔可穿孔。

金黄色葡萄球菌性边缘性角膜炎的患者，常伴有葡萄球菌性睑缘炎的体征，睫毛根部红疹，红斑，睑缘不规则，睑板腺分泌物黏稠，睫毛脱落等。眼睑和球结膜可培养出金黄色葡萄球菌。

诊断主要根据临床表现。角膜溃疡与角膜缘之间有 1~2mm 透明区，常伴有溃疡型睑缘炎。睑缘细菌培养为金黄色葡萄球菌。

（三）鉴别诊断

金黄色葡萄球菌周边角膜炎需与以下疾病鉴别：

1. 感染性角膜炎或溃疡 当金黄色葡萄球菌性周边性角膜炎出现溃疡时，很难与感染性角膜炎或溃疡鉴别，特别是不能配合裂隙灯检查的孩子。然而，前者的角膜基质浸润与角膜缘之间有一透明间隔区，前房安静。后者通常有中度到重度的前房炎性反应，角膜基质的浸润可以扩展到角膜缘，病情进展快。

2. 单纯疱疹病毒性角膜炎 单纯疱疹病毒性角膜炎表现也可类似于金黄色葡萄球菌性边缘性角膜炎。然而，前者的特点为树枝状或地图状角膜上皮损害，角膜知觉减退，基质浸润可扩展到角膜缘，而且患儿畏光、流泪症状明显，一般发病前有上呼吸道感染、腹泻等抵抗力低下病史。后者没有这些临床特点。

3. 其他周边性角膜溃疡 金黄色葡萄球菌性角膜炎出现角膜溃疡时与蚕食性角膜溃疡及胶原血管性疾病引起的周边性角膜溃疡相似。但前者的预后良好，后者的病变严重且进行性发展。此外，前者对皮质类固醇眼药水治疗的反应好，后者通常需要全身应用免疫抑制剂来控制角膜炎症和溃疡。

（四）治疗

皮质类固醇眼药水滴眼是主要的治疗方法。对不伴有角膜上皮缺损的角膜基质浸润，可单独用皮质类固醇眼药水滴眼。有角膜上皮缺损和溃疡时，采用广谱抗生素眼药水和皮质类固醇眼药水滴眼，如妥布霉素地塞米松滴眼液。一般情况

下,经过皮质类固醇眼药水滴眼后很快愈合。治疗过程中如果浸润扩大,溃疡加深前房炎性反应明显,应考虑到感染性角膜溃疡的可能。

治疗眼睑及睑缘炎对减少角膜浸润和溃疡的复发是必要的。眼睑湿热敷、眼睑清洁、睑缘涂抗生素眼膏等有助于控制眼睑的炎症。对复发性眼睑炎或者睑缘炎的患者可口服抗生素治疗。

我们在诊断过程中仍会遇到困难。眼科医生应该将这两种疾病同急性感染性眼表疾病相鉴别。对多种的致病原因需要进行详细分析,对诊断需要作出全面评价。虽然对这两种疾病已进行了多年的研究,随着对流行病学、病因、发病机制的更深入认识,我们对这两种疾病的诊断更为准确,治疗更为有效。

(刘勍,姚红兵)

参 考 文 献

1. 李凤鸣,谢立信.中华眼科学.3版.北京:人民卫生出版社,2014.
2. Cheng R,Zhang H,Zong W,et al. Development and validation of new diagnostic criteria for atopic dermatitis in children of China[J]. Eur Acad Dermatol Venereol,2019.doi:10.1111/jdv.15979.
3. 王建东,怀立.欧洲变态反应与临床免疫学会严重过敏反应指南2021版解读[J].中国小儿急救医学,2022,29(4):260-265.
4. PyunBY. Natural history and risk factors of atopic dermatitis in children[J]. Allergy Asthma Immunol Res,2015,7(2):101-105.
5. Zhao Y,Balato A,Fishelevich R,et al. Th17/Tc17 infiltration and associated cytokine expression in elicitation phase of allergic contact dermatitis[J]. Br J Dermatol,2009,161:1301-1306.
6. 中华医学会皮肤性病学分会免疫学组,特应性皮炎协作研究中心.中国特应性皮炎诊疗指南(2020版)[J].中华皮肤科杂志,2020,53(2):81-88.
7. 欧阳维杰,张晓博,刘祖国.蠕形螨睑缘炎研究进展[J].中华实验眼科杂志,2019,37(3):229-232.
8. 姚卫兰,许福荣,黄碧文,等.蠕形螨睑缘炎临床特征研究[J].中国实用眼科杂志,2017,35(2):151-154.
9. Zhang XY,Sun XG. Progress of study on the Demodex blepharitis[J]. Chin J Ophthalmol,2016,52(4):315-320.
10. 亚洲干眼协会中国分会,海峡两岸医药交流协会眼科专业委员会眼表与泪液病学组.我国蠕形螨睑缘炎诊断和治疗专家共识(2018年)[J].中华眼科杂志,2018,54(7):491-495.
11. 中华医学会眼科学分会角膜病学组.我国过敏性结膜炎诊断和治疗专家共识(2018年)[J].中华眼科杂志,2018,54(6):6.
12. Chong Neto HJ,Rosario C,Leonardi A,et al. Ocular allergy in children and adolescents. Allergol Immunopathol(Madr),2022,50(S Pt 1):30-36.
13. Feizi S,Javadi MA,Alemzadeh-Ansari M,et al. Management of corneal complications in vernal keratoconjunctivitis:A review. Ocul Surf,2021,19:282-289.
14. Fukuda K,Ishida W,Kishimoto T,et al. Role of Damage-Associated Molecular Patterns(DAMPs/Alarmins) in Severe Ocular Allergic Diseases. Cells,2022,11(6):1051.
15. Kasetsuwan N,Chatchatee P,Reinprayoon U. Efficacy of local conjunctival immunotherapy in allergic conjunctivitis. Asian PAC J Allergy Immunol,2010,28(4):237-241.
16. Cheng R,Zhang H,Zong W,et al.Development and validation of new diagnostic criteria for atopic dermatitis in children of China[J].J Eur Acad Dermatol Venereol,2020,34(3):542-548.
17. Pyun BY.Natural history and risk factors of atopic dermatitis in children[J].Allergy Asthma Immunol Res,2015,7(2):101-105.
18. Zhao Y,Balato A,Fishelevich R,et al.Th17/Tc17 infiltration and associated cytokine gene expression in elicitation phase of allergic contact dermatitis[J].Br J Dermatol,2009,161(6):1301-1306.
19. Leonardi A,Castegnaro A,Valerio AL,et al.Epidemiology of allergic conjunctivitis:clinical appearance and treatment patterns in a population-based study[J].Curr Opin Allergy Clin Immunol,2015,15(5):482-488.

第十三章

呼吸系统变态反应疾病

第一节 概 论

呼吸道受到生理剂量的过敏原刺激后,出现异于常人的生理功能紊乱或组织细胞损伤的反应称为呼吸系统变态反应(allergic reaction of respiratory system)。

呼吸系统变态反应性疾病(allergic diseases of respiratory system)系一组由于机体免疫系统对环境中典型无害物质产生的呼吸系统变态反应性疾病。包括变应性鼻炎(AR)、支气管哮喘(AS)、变应性肺泡炎、变应性支气管肺曲霉菌病、嗜酸细胞性肺炎等。

一、流行病学

流行病学调查结果显示,全球的 AS 患者数量在 3 亿左右,而我国 20 岁及以上人群哮喘现患率已达 4.2%,远超以往预估值,据此推测,我国儿童哮喘的患病情况有可能高于目前的预期水平。AR 也是目前我国儿童人群中较为常见的一种呼吸道疾病,AR 自报患病率在 6~7 岁儿童中平均为 8.5%,在 13~14 岁儿童中平均为 14.6%,不同国家和地区之间存在显著差异。我国部分地区的流行病学研究显示,儿童 AR 自报患病率为18.10%~49.68%,确诊患病率为 10.80%~21.09%,并呈增长趋势。

二、病因及发病机制

(一)病因

1. 遗传因素 呼吸系统过敏性疾病患者具有特应性体质,通常显示出家族聚集性,已有研究发现某些基因与呼吸系统过敏性疾病相关联。从 1916 年 Cooke 和 Vander Veer 提出变态反应性疾病为"单基因遗传疾病"至今,变态反应性疾病的遗传学研究经历了近一个世纪的时间,如今已公认变态反应性疾病为多基因遗传疾病,并且基因与环境之间,基因与基因之间的相互作用共同决定疾病的发生发展。

2. 变应原暴露 变应原是诱导特异性 IgE 抗体并与之发生反应的抗原。吸入性变应原是呼吸系统过敏性疾病的主要原因,常见吸入性变应原包括螨、花粉、动物皮屑、真菌等。空气中吸入物变应原浓度与呼吸系统变态反应性疾病发病有关。药物可以诱发严重过敏反应,累及呼吸系统。抗生素、普萘洛尔和阿司匹林等一些非甾体抗炎药是药物导致呼吸系统过敏反应的主要变应原。鱼、虾、蟹、蛋类、牛奶等食物亦可诱发呼吸系统过敏反应。

3. 诱发因素 常见空气污染、吸烟、呼吸道感染,如细菌、病毒、原虫、寄生虫等感染,妊娠,以及剧烈运动、气候转变;多种非特异性刺激,如吸入冷空气、刺激性气体、蒸馏水雾滴等都可诱发呼吸系统变态反应性疾病发作。此外,精神因素亦可诱发哮喘。

(二)发病机制

呼吸系统过敏性疾病主要是由 IgE 介导的 I 型超敏反应引起。发生过程:过敏原进入机体诱导 B 细胞分泌 IgE 抗体,这些抗体结合在肥大细胞和嗜碱粒细胞表面。当相同的抗原再次进入致敏的机体,与 2 个及以上 IgE 抗体结合,使 FceR I 交联,导致肥大细胞与嗜碱粒细胞释放预存的组胺、缓激肽酶、嗜酸粒细胞(eosinophile granulocyte, EOS)趋化因子等引起平滑肌收缩,腺体分泌增加,EOS 增多、浸润,引起呼吸系统过敏性疾病。非 IgE 介导过敏的发病机制尚不清楚,属免疫延迟反应,参与细胞众多,如 T 淋巴细胞、调节性 T 细胞、树突细胞等。部分患儿同时存在 IgE 及非 IgE 混合介导的过敏机制。

三、诊断

(一) 临床表现

呼吸系统变态反应性疾病的临床症状有时缺乏特异性,需详细询问病史,寻找病因线索。为下一步选择辅助检查手段提供依据。当疑诊变态反应性疾病时,病史询问的重点在于推测可疑过敏原。吸入过敏原所致季节性过敏多发生于年长儿,如花粉过敏患儿发病一般是在特殊花粉出现的季节,并因地理环境、不同发病时间也有变化;霉菌所引起的过敏可能在潮湿的季节多发或加重;全年发作的患儿往往与螨、蟑螂、动物皮毛、食物有关。

(二) 辅助检查

1. 皮肤点刺试验　是快速筛查过敏原诱发 IgE 介导的速发型变态反应最常用的方法。其操作简单、价格低廉、结果直观清晰,可广泛应用于临床。皮肤点刺试验具有较低的阳性预测正确率和较高的阴性预测正确率,故皮肤点刺试验阴性可基本排除该过敏原诱发的 IgE 介导的过敏反应,而阳性者则需进一步确诊。

2. 肺功能检查　肺功能测定是确定儿童哮喘诊断、评估疾病严重度并指导控制药物治疗强度的主要手段,哮喘患儿存在可逆性通气功能受限,表现为阻塞性通气功能障碍。尽可能对所有怀疑哮喘的适龄儿童进行此项检查,并定期复查。

3. 呼出气一氧化氮测定　为无创气道炎症检测手段,有利于气道炎症状况评估,对长期控制治疗药物剂量的调整有一定帮助,建议进行系列动态监测。

4. 实验室检查　外周血、局部体液(鼻分泌物、支气管肺泡液等)中的 EOS 增高可辅助诊断呼吸系统变态反应性疾病。过敏患儿外周血常 EOS$>0.5 \times 10^9$/L;当诱导痰液中 EOS 计数>0.03提示存在 EOS 性气道炎症。血清特异性 IgE 灵敏度和特异性较高,水平越高,患儿对相应过敏原发生过敏反应的可能性越大,但并不能反映症状的严重程度。

四、治疗原则

呼吸系统变态反应性疾病属于慢性非传染性疾病,管理的主要策略包括:回避过敏原、特异性免疫疗法、药物对症治疗、教育管理。患儿和/或家长的依从性是决定疗效的重要因素。

(一) 回避过敏原

主要是保持室内清洁,空气流通,降低湿度,在花粉浓度较高的季节注意关窗,尽量减少户外活动时间,户外活动时做好适当防范等。

(二) 特异性免疫疗法

对于诊断明确的变应性鼻炎或哮喘患儿,如果证实过敏原与疾病相关,可在基础药物治疗同时使用变应原特异性免疫治疗。

(三) 药物治疗

主要包括抗组胺药、白三烯受体拮抗剂、糖皮质激素、肥大细胞膜稳定剂、抗 IgE 抗体以及肾上腺素等。需要专科医生根据专业指南进行药物选择并随访。

(四) 教育管理

健康教育在变态反应性疾病的防治体系中具有十分重要的意义,治疗依从性常常决定了治疗的效果。充分做好与患儿或监护人的沟通,使其正确理解该病的发作因素、慢性和复发性特点,以及对学习能力、生活质量等的影响,使患儿及家长了解变态反应性疾病长期用药的必要性,克服激素恐惧,从而增强治疗依从性。

(艾涛)

第二节　过敏相关性咳嗽

咳嗽的本质是呼吸道对不同刺激的保护性反射,作为呼吸系统疾病最常见的症状,咳嗽也是儿童就诊最常见的原因之一。儿童咳嗽的病因与成人不尽相同,不同年龄儿童的咳嗽病因也有差异,需要临床医师仔细地鉴别诊断。近年来,过敏相关性咳嗽逐渐得到重视,这是一类与接触变应原相关的咳嗽,指机体在接触变应原后,各种炎症因子介导的非感染性炎性疾病,变应原既是疾病的发生因素,也是病情反复发作或恶化的重要原因。该类咳嗽往往病程较长,可持续数月,常见的过敏相关性咳嗽包括变应性咽炎、变应性鼻炎、变应性咳嗽、咳嗽变异性哮喘等,部分反复发作的过敏相关性咳嗽可进一步发展成支气管哮喘。

一、变应性咳嗽

临床上,某些慢性咳嗽患者具有特应质,痰嗜酸粒细胞正常,无气道高反应性,糖皮质激素及抗组胺药物治疗有效,将此类咳嗽定义为变应性咳嗽(atopic cough, AC)。如果慢性咳嗽患者支气管激发试验阴性,痰嗜酸粒细胞不高,应考虑 AC 的可能。

（一）临床表现

刺激性干咳,多为阵发性,白天或夜间均可咳嗽,油烟、灰尘、冷空气、讲话等容易诱发咳嗽,常伴有咽喉发痒。通气功能正常,无气道高反应性,诱导痰细胞学检查嗜酸粒细胞比例正常。

（二）诊断

符合下述标准（1）、（2）、（3）、（5）及（4）中的一条可确诊 AC。

（1）慢性咳嗽,多为刺激性干咳。

（2）肺通气功能正常,支气管激发试验阴性。

（3）诱导痰嗜酸粒细胞不增高。

（4）具有下列指征之一:①有变应性疾病史或变应原接触史;②变应原皮试阳性;③血清总 IgE 或特异性 IgE 增高。

（5）糖皮质激素或抗组胺药治疗有效。

（三）治疗

吸入 ICS 和/或口服抗组胺药物治疗 4 周以上,初期可短期口服小剂量糖皮质激素（3~5 天）。

二、咳嗽变异性哮喘

咳嗽变异性哮喘（cough variant asthma,CVA）是哮喘的一种特殊类型,咳嗽是其唯一或主要的临床表现,无明显喘息、气促等症状,但存在气道高反应性。CVA 是儿童慢性咳嗽的常见病因之一。

（一）临床表现

主要表现为刺激性干咳,通常咳嗽比较剧烈,夜间及凌晨咳嗽为其重要特征。感冒、冷空气、灰尘及油烟等容易诱发或加重咳嗽。

（二）诊断

①咳嗽持续>4 周,常在运动、夜间和/或凌晨发作或加重,以干咳为主,不伴有喘息;②临床上无感染征象,或经较长时间抗菌药物治疗无效;③抗哮喘药物诊断性治疗有效;④排除其他原因引起的慢性咳嗽;⑤支气管激发试验阳性和/或 PEF 日间变异率（连续监测 2 周）≥13%。

（三）治疗

1. 推荐吸入 ICS,可单用或联合支气管舒张剂。联合治疗比单用 ICS 或支气管舒张剂治疗能更快速有效地缓解咳嗽症状。治疗时间 8 周以上,部分患者可能需要长期治疗或者按需间歇治疗,建议参考支气管哮喘治疗方案。

2. 白三烯受体拮抗剂治疗对 CVA 有效,能够

减轻患者咳嗽症状,改善生活质量并减缓气道炎症。治疗疗程尚需更多研究。

三、变应性咽炎

变应性咽炎（allergic pharyngitis,AP）是特应性个体接触致敏原后,由 IgE 介导的递质释放,并有多种细胞因子和免疫活性细胞参与的咽黏膜、黏膜下淋巴组织慢性炎症反应性疾病。

（一）临床表现

咽喉发痒,阵发性、刺激性干咳,可伴有少许白色痰,咽喉肿痛。

（二）诊断

满足以下①+③或者①+②+③者,诊断可以确立。如果只有①+②者考虑为疑似诊断:①咽痒,刺激性以及阵发性的干咳;②主要体征是咽部黏膜的颜色较淡,表面如洒水样,咽后壁淋巴滤泡增生比较轻,咽侧索增粗,舌体肿胀,侧缘可见牙齿的压痕;③实验室检查为特异性 IgE（+）或皮肤点刺试验（+）。

（三）治疗

提议联合用药,分阶梯治疗。①H1 抗组胺药:选用第二代抗组胺药,可作为 AP 的首选用药。②抗白三烯药:白三烯受体拮抗剂可作为 AP 的首选用药。③糖皮质激素:采用咽喉局部雾化吸入疗法。④肥大细胞稳定剂:仅适用于轻症患者及预防性用药物。⑤特异性免疫治疗:类似于 AR,避免暴露于致敏物是最有效的治疗方法,常规免疫疗法疗程较长。⑥镇咳药:中枢性和外周性镇咳药物对 AP 的咳嗽症状疗效不确切,并不推荐应用治疗。⑦针对咽后壁淋巴滤泡增生明显及咽后壁敏感性增强可采用冷冻、微波治疗。

（朱慧慧,张海邻）

第三节　支气管哮喘

支气管哮喘（简称哮喘）是一种常见且具有潜在危险的异质性疾病,其病理基础是多种炎症细胞（如嗜酸性粒细胞、肥大细胞、T 淋巴细胞、中性粒细胞和气道上皮细胞等）和细胞组分共同参与的气道慢性炎症,临床表现为不同程度和不同时间出现的呼吸道症状,如喘息、气短、伴或不伴胸闷或咳嗽,常在夜间和/或清晨发作或加剧,同时具有可逆性气流受限,多数患者可经治疗缓解或自行缓解。

一、流行病学

哮喘是一个严重的全球性健康问题,影响各年龄段人群。根据 2015 年全球疾病负担研究(Global Burden of Disease Study)结果显示,全球哮喘患者达 3.58 亿。全球哮喘网络研究发现,2015—2020 年 13~14 岁青春期哮喘的全球平均患病率为 10.4%,高于 6~7 岁儿童的 9.9%。我国 2010 年儿童哮喘流行病学调查发现,0~14 岁儿童哮喘患病率为 3.02%,相比 2000 年的 1.97%,增加了 50.6%。2008—2018 年我国儿童和青少年哮喘死亡率波动于每年(0.023~0.046)/10 万,2016—2020 年我国共有 328 名儿童和青少年死于哮喘,其中青春期人群占比 55.49%。

二、发病机制

哮喘的发生与多种因素有关,如免疫因素、神经精神因素、遗传学因素和环境因素等共同参与,不同的表型有不同的病理生理机制。

(一)免疫因素

参与哮喘发病的免疫细胞种类繁多,包括 T 细胞、嗜酸性粒细胞、中性粒细胞等,分化成熟的 T 细胞根据分泌的细胞因子的不同可发挥不同的作用,Th1 细胞、Th2 细胞、Th9 细胞、Th17 细胞、调节性 T 细胞、滤泡性辅助性 T 细胞等与哮喘的发病关系密切。Th1/Th2 比例失衡是哮喘发病机制中的经典理论,Th2 细胞分泌的细胞因子 IL-4 可以促进 B 细胞增殖、浆细胞分化及抗体向 IgE 表型转化,IL-5 会促进嗜酸性粒细胞聚集,IL-13 可刺激杯状细胞增生和黏液产生,引起嗜酸性粒细胞分泌更多的 IgE,促进呼吸道黏液分泌增加,形成气道高反应状态,最终诱发速发型变态反应和慢性气道炎症。

(二)遗传因素

哮喘的发生具有家族性特点,同卵双生的双胞胎共同发生哮喘的比率高于异卵双生的双胞胎,哮喘的遗传度约为 60%。哮喘是多基因遗传病,目前已陆续发现了数百个哮喘易感基因,这些基因与特应性、气道高反应性、炎症介质(如细胞因子、趋化因子、生长因子等)的产生、Th 细胞亚群比例等相关。目前已知的哮喘的遗传性进展主要来自全基因扫描及候选基因的研究结果,基因的多态性在不同人群中有不同的分布和影响。遗传和环境因素的结合被认为是影响炎症消退或进展的重要因素,因此表观遗传修饰在环境和遗传因素之间的调控尤为重要。哮喘发生的表观遗传学调控包括 DNA 甲基化、组蛋白修饰、非编码 RNA 调控等。

(三)环境因素

空气污染、室内外变应原、烟草烟雾等环境因素均会增加儿童哮喘风险。如二氧化氮(NO_2)和大气中颗粒物(particulate matter,PM),尤其是直径 ≤2.5μm 的细颗粒物($PM_{2.5}$)、臭氧(O_3)等都是公认对呼吸系统有害的物质,这些污染物会诱发或加重哮喘。国内外研究均发现,改善空气质量能显著降低儿童哮喘患病率。环境烟草烟雾暴露也是公认的导致急慢性呼吸道疾病的危险因素,是哮喘发作的一个常见诱因。2014 年首个关于生命早期烟草烟雾暴露与哮喘的全基因组交互作用研究,确定了 6 号与 18 号染色体与烟草烟雾暴露具有相互作用并参与哮喘发生。

在众多因素中,吸入性变应原是哮喘主要的诱因。在我国尘螨是诱发变应性哮喘的主要因素。尘螨变应原的致敏机制与其他变应原相似,大部分研究认为其本质是 Th1/Th2 型免疫失衡所致。当尘螨通过呼吸道进入机体后,使机体对该变应原致敏。当尘螨再次进入机体时,与肥大细胞、嗜碱性粒细胞表面的 IgE 发生作用,释放白三烯、前列腺素、组胺等炎性介质。释放的介质可使支气管发生炎症、收缩、黏液过度分泌、黏膜水肿等,导致气道堵塞,换气和吸气失常而诱发哮喘。

(四)神经精神因素

心理压力可以加重哮喘,影响疾病进展,大脑对心理压力的接受能力在启动信号传导过程中起着至关重要的作用,这种社会心理压力信号通过下丘脑-垂体-肾上腺从大脑传导到肺,伴随内源性糖皮质激素、乙酰胆碱等应激激素的释放,通过诱导 Th1/Th2 或 Treg/Th17 细胞反应失衡,导致哮喘的加重。

三、诊断

(一)临床表现

哮喘最常见症状为喘息、咳嗽、气促、胸闷。典型哮喘的呼吸道症状具有以下特征:①诱因多样性:常有上呼吸道感染、变应原暴露、剧烈运动、大笑、哭闹、气候变化等诱因;②反复发作性:当遇到诱因时突然发作或呈发作性加重;③时间节律性:常在夜间及凌晨发作或加重;④季节性:常在秋冬季节或换季时发作或加重;⑤可逆性:平喘药通常能够缓解症状,可有明显的缓解期。严重的哮喘发作可有呼吸急促、端坐呼吸、大汗淋漓和面色青灰。部分儿童则以单纯咳嗽或胸闷为主要表现。哮喘儿童常有湿疹、变应性鼻炎等其他变应性疾病病史,或有变应性鼻炎和哮喘等家族史。

哮喘患儿最常见异常体征为呼气相哮鸣音,但慢性持续期和临床缓解期患儿可能没有异常体征。重症哮喘急性发作时,由于气道阻塞严重,呼吸音可明显减弱,哮鸣音反而减弱,甚至消失("沉默肺"),此时通常存在呼吸衰竭的其他相关体征,甚至危及生命。此外在体格检查还应注意有无变应性鼻炎、鼻窦炎、结膜炎和湿疹等伴随体征。

（二）辅助检查

1. 肺通气功能 肺功能是诊断哮喘的重要手段,也是评估哮喘病情严重程度和控制水平的重要依据。全球哮喘防治创议（Global Initiative for Asthma,GINA）强调,对于所有适龄儿童（通常为5岁及以上能按要求完成肺通气功能检测的儿童）在哮喘诊断及治疗前,应进行肺通气功能检测并定期随访。哮喘患儿肺功能主要特征是可变性呼气气流受限和气道反应性增加,前者主要表现在肺功能变化幅度超过正常人群,不同患儿的肺功能变异度很大,同一患儿的肺功能随时间变化亦不同。

根据相关指南和临床实践,我国建议以一秒用力呼气容积（FEV_1）小于80%预计值及FEV_1/用力肺活量（FVC）小于0.8作为判断儿童哮喘气流受限的重要指标。呼气峰流速（peak expiratory flow,PEF）日间变异率（连续监测2周）≥13%也提示气流受限。支气管激发试验阳性和支气管舒张试验阳性均有助于诊断哮喘。对于FEV_1≥正常预计值70%的疑似哮喘患儿,可选择支气管激发试验测定气道反应性,对于FEV1<正常预计值70%的疑似哮喘患儿,则应选择支气管舒张试验。

2. 变应原检测 怀疑哮喘者均应接受变应原皮肤点刺试验或血清IgE测定来检测变应原。哮喘患者总IgE水平的判断价值有限,而变应原特异性IgE水平越高,与变应性疾病的相关性越强,特异性IgE较客观且定量反映致敏状态,但其结果及等级并不一定与临床症状和疾病的严重程度完全一致。需要结合病史来判断。变应原皮肤点刺试验要注意质控,避免假阴性和假阳性的发生。变应原组分检测是指使用天然或重组的单体变应原来鉴定引起过敏的特定分子,有助于评估变态反应性疾病的发生风险并指导治疗,是变应原检测的发展趋势。

3. 气道炎症指标检测 哮喘未治疗或控制不佳时呼出一氧化氮的分数浓度（fractional concentration of exhaled nitric oxide,FeNO）升高,糖皮质激素治疗后降低。FeNO测定可以作为评估气道炎症类型和哮喘控制水平的指标,可以用于预判和评估吸入激素治疗的反应。但FeNO测定结果受多种因素的影响,不同研究显示的敏感度和特异度差别较大。连续测定、动态观察FeNO的变化价值更大,在开始抗炎治疗前或调整治疗方案前获得基线FeNO的水平更为重要。

4. 痰液和外周血嗜酸粒细胞计数 大多数哮喘患者诱导痰液中嗜酸粒细胞计数增高（>2.5%）,且与哮喘症状相关。抗炎治疗后可使痰嗜酸粒细胞计数降低,诱导痰嗜酸粒细胞计数可作为评价哮喘气道炎性指标之一,也是评估糖皮质激素治疗反应性的敏感指标。部分哮喘患者外周血嗜酸粒细胞计数增高,可作为诱导痰嗜酸粒细胞的替代指标,但是外周血嗜酸粒细胞计数增高的具体计数值文献报告尚不统一,多数研究界定的参考值为≥300/μL为增高,也有研究界定为≥150/μL为增高。

5. 其他 儿童哮喘胸部影像学无特异性征象,但是对于诊断困难、治疗后症状控制不佳的患儿,适时进行胸部X线和CT等检查,有利于鉴别诊断。反复咳嗽喘息,经规范抗哮喘治疗无效,怀疑其他疾病或哮喘合并其他疾病时,可酌情选择支气管镜检查。

（三）诊断标准

1. 反复发作性喘息、咳嗽、气促、胸闷,多与接触变应原、冷空气、物理、化学刺激、呼吸道感染、运动及过度通气（如大笑和哭闹）等有关,常在夜间和/或凌晨发作或加剧。

2. 发作时双肺可闻及散在或弥漫性、以呼气相为主的哮鸣音,呼气相延长。

3. 上述症状和体征可经抗哮喘治疗有效,或自行缓解。

4. 除外其他疾病引起的喘息、咳嗽、气促和胸闷。

5. 临床表现不典型者,应至少具备以下1项:

（1）证实存在可逆性气流受限:①支气管舒

张试验阳性:吸入速效 β_2 受体激动剂后 15 分钟 FEV_1 增加 ≥12%;②抗炎治疗后肺通气功能改善:给予吸入糖皮质激素和/或抗白三烯药物治疗 4~8 周,FEV_1 增加 ≥12%。

（2）支气管激发试验阳性:一般应用吸入激发剂为乙酰甲胆碱或组胺,通常以吸入激发剂后 FEV_1 下降 ≥20%。

（3）PEF 日间变异率（连续监测 2 周）≥13%。

符合第 1~4 条或第 4、5 条者,可诊断为哮喘。

（四）不典型哮喘的诊断

临床上还存在无喘息、也无哮鸣音的不典型哮喘,患者仅表现为反复咳嗽、胸闷或其他呼吸道症状。

1. 咳嗽变异性哮喘（cough variant asthma, CVA） 咳嗽作为唯一或主要症状,诊断依据:①咳嗽持续>4 周,常在运动、夜间和/或凌晨发作或加重,以干咳为主,不伴有喘息;②临床上无感染征象,或经较长时间抗菌药物治疗无效;③抗哮喘药物诊断性治疗有效;④排除其他原因引起的慢性咳嗽;⑤支气管激发试验阳性和/或 PEF 日间变异率（连续监测 2 周）≥13%。

2. 胸闷变异性哮喘（chest tightness variant asthma, CTVA） 胸闷作为唯一或主要症状,无喘息、气促等典型哮喘的症状和体征,同时具备可变气流受限客观检查中的任一条,除外其他疾病所引起的胸闷。

（五）临床评估

包括 ≥12 岁儿童的哮喘控制测试（asthma control test, ACT）、4~11 岁的儿童哮喘控制测试（children asthma control test, C-ACT）、<5 岁儿童的呼吸和哮喘控制测试（the test for respiratory and asthma control in kids, TRACK）。

（六）6 岁以下儿童哮喘高危患儿的早期识别

研究发现,80% 以上的哮喘起始于 3 岁前,具有肺功能损害的持续性哮喘患者,其肺功能损害往往起始于 6 岁以前,因此如何及时识别 6 岁以下儿童哮喘并进行早期干预是必要的,但 6 岁以下儿童哮喘的诊断仍是一个具有挑战性的临床问题。

目前国外多使用哮喘危险因素预测模型判断喘息儿童发生哮喘的概率。哮喘预测指数:在过去 1 年喘息 ≥4 次,具有 1 项主要危险因素或 2 项次要危险因素。

1. 主要危险因素 ①父母有哮喘病史;②经医生诊断为特应性皮炎;③有吸入变应原致敏的依据。

2. 次要危险因素 ①有食物变应原致敏的依据;②外周血嗜酸性粒细胞 ≥4%;③与感冒无关的喘息。如哮喘预测指数阳性,预计 6~13 岁时哮喘发生的危险度呈 4~10 倍升高,建议按哮喘规范治疗。

我国儿科医师通过建立风险预测模型并结合临床经验,对建立 6 岁以下儿童哮喘诊断评分系统进行了初步探索,其中主要指标是喘息发作频率（累计 ≥4 次）和可逆性气流受限的证据（表 13-3-1）,总分 ≥4 分即可诊断为哮喘。

四、鉴别诊断

在作出儿童哮喘的诊断之前,需排除其他可引起反复咳嗽和/或喘息的疾病（表 13-3-2）。

此外,要注意某些疾病还可和哮喘共存,除了常见的变应性鼻炎,其他包括原发纤毛功能障碍、囊性纤维化及某些自身炎症性疾病可与哮喘并存。变应性支气管肺曲霉菌病、嗜酸细胞性多血管炎可以喘息为首发表现,且多表现为重症或难治性哮喘,应予以识别。

表 13-3-1　2018 年我国初步建立的 6 岁以下儿童哮喘诊断标准

参数	计分
喘息发作频率累计 ≥4 次	3 分
是否存在可逆性气流受限 *	3 分
是否存在变应性鼻炎和/或特应性皮炎	1 分
一级亲属中是否存在过敏史	1 分
体内或体外变应原检测结果是否阳性	1 分

注:*（1）支气管舒张试验阳性:吸入速效 β_2 受体激动剂（如沙丁胺醇压力定量气雾剂 200~400μg）后 15 分钟,喘息明显减轻和/或第 1 秒用力呼气量（FEV_1）增加 ≥12%;（2）抗哮喘治疗有效:吸入糖皮质激素和/或白三烯受体拮抗剂治疗 4~8 周,达到良好控制或 FEV_1 增加 ≥12%。

表 13-3-2　儿童哮喘的常见鉴别诊断

疾病	典型特征
反复病毒性呼吸道感染	主要表现为咳嗽、流涕、鼻塞<10天;感染之间无症状
胃食管反流病	进食时咳嗽;反复肺部感染;易呕吐,特别是在大量进食后;对哮喘药物反应不良
异物吸入	进食或游戏时突然剧烈咳嗽和/或喘鸣发作;反复肺部感染和咳嗽;局灶性肺部体征
迁延性细菌性支气管炎	持续湿性咳嗽,抗菌药物治疗可有效,抗哮喘药物治疗无效
气管软化	哭吵、进食时或上呼吸道感染期间有单音调哮鸣音,可伴有双相喘鸣;剧烈咳嗽;自出生后经常出现症状
肺结核	咳嗽伴低热、食欲不振、消瘦、盗汗;对常用抗菌药物治疗无反应;淋巴结肿大;有肺结核接触史
先天性心脏病	心脏杂音;哭吵、运动和进食时可有发绀;生长发育异常;声音嘶哑;心动过速;呼吸急促或肝大;可有吸气性喘鸣
囊性纤维化	出生后不久就开始咳嗽;反复肺部感染;生长发育异常(吸收不良);可见杵状指/趾,及大量松散油腻的粪便
原发性纤毛运动障碍	咳嗽;反复肺部轻度感染;耳部慢性感染和脓性鼻涕;对哮喘治疗药物反应差;50%的儿童有内脏转位
血管环	往往存在持续性呼吸音异常或单音调哮鸣音,或吸气性喘鸣;症状严重者可以出现喂养困难和呼吸困难
支气管肺发育不良	主要见于早产婴儿;极低的出生体重;出生时呼吸困难;需要长期机械通气或吸氧
免疫缺陷	反复发热和感染(包括非呼吸道感染);生长发育异常

五、分期与分级

根据患儿临床表现和肺功能,将哮喘划分为急性发作期、慢性持续期和临床缓解期。急性发作期是指喘息、气急、胸闷或咳嗽等症状突然发生,或原有症状加重,伴有呼气流量降低,常因接触变应原等刺激物、呼吸道感染或治疗不当所致。慢性持续期是指近3个月内不同频度和/或不同程度出现过喘息、咳嗽、气促、胸闷等症状;临床缓解期是指经过治疗或未经治疗症状、体征消失,肺功能恢复到急性发作前水平,并维持3个月以上。

（一）哮喘急性发作期

6岁以下哮喘儿童急性发作的严重度分为轻度和重度（表13-3-3）。≥6岁儿童哮喘急性发作严重程度分为轻度、中度、重度和危重4级（表13-3-4）。

（二）哮喘非急性发作期

1. 哮喘控制水平的分级　儿童哮喘控制水平的评估包括对目前哮喘症状控制水平的评估和未来危险因素评估。通过评估近4周内的哮喘症状,确定良好控制、部分控制、未控制3个等级的哮喘控制水平（表13-3-5和表13-3-6）。哮喘预后不良的未来危险因素评估包括未来发生急性发作、

不可逆肺功能损害和药物相关不良反应风险的评估。

2. 病情严重程度分级　根据达到哮喘控制所采用的治疗级别来进行分级,在临床实践中更实用。轻度持续哮喘:经过第1级、第2级阶梯治疗能达到良好控制者;中度持续哮喘:经过第3级治疗能达到良好控制者;重度持续哮喘:需要第4级或第5级治疗才能达到良好控制,或者即使经过第4级或第5级治疗仍不能达到控制者。

六、治疗

哮喘治疗应尽早开始,并坚持长期、持续、规范、个体化治疗原则。哮喘治疗包括急性发作期使用缓解药物快速缓解症状,慢性持续期和临床缓解期使用控制药物抑制气道炎症,防治症状加重和预防复发,根据症状控制情况调整所用药物。此外,哮喘的治疗还包括生物药物治疗和变应原特异性免疫治疗。治疗目标包括:①达到并维持症状的控制;②维持正常活动水平包括运动能力;③维持肺功能水平尽量接近正常;④预防哮喘急性发作;⑤避免因哮喘药物治疗导致的不良反应;⑥预防哮喘导致的死亡。

表 13-3-3 <6 岁儿童哮喘急性发作期病情严重程度分级

症状	轻度	重度
精神意识改变	无	焦虑、烦躁、嗜睡或意识不清
血氧饱和度（治疗前）	≥0.95	<0.92
讲话方式	能成句	说单字
脉率（次/min）	<100	>200（0~3 岁） >180（4~5 岁）
呼吸频率（次/min）	≤40	>40
发绀	无	可能存在
哮鸣音	存在	减弱，甚至消失

表 13-3-4 ≥6 岁儿童哮喘急性发作期病情严重程度分级

临床特点	轻度	中度	重度	危重度
气短	走路时	稍事活动时	休息时	呼吸不整
体位	可平卧	喜坐位	前弓位	不定
讲话方式	能成句	成短句	说单字	难以说话
精神意识	可有焦虑、烦躁	常焦虑、烦躁	常焦虑、烦躁	嗜睡、意识模糊
辅助呼吸肌活动及三凹征	常无	可有	通常有	胸腹矛盾运动
哮鸣音	散在、呼气末期	响亮、弥漫	响亮、弥漫	减弱乃至消失
脉率	略增加	增加	明显增加	减慢或不规则
PEF 占正常预计值或本人最佳值的百分数（%）	SABA 治疗后：>80	SABA 治疗前：>50~80 SABA 治疗后：60~80	SABA 治疗前：≤50 SABA 治疗后：≤60	无法完成检查
血氧饱和度（治疗前）	0.90~0.94	0.90~0.94	<0.90	<0.90

注：（1）判断急性发作严重度时，只要存在某项严重程度的指标，即可归入该严重度等级；（2）幼龄儿童较年长儿和成人更易发生高碳酸血症（低通气）；（3）吸入短效 β_2 受体激动剂（short-acting beta$_2$ agonist，SABA）。

表 13-3-5 ≥ 6 岁儿童哮喘症状控制水平分级

评估项目	良好控制	部分控制	未控制
日间症状>2 次/周 夜间因哮喘憋醒 应急缓解药物使用>2 次/周 因哮喘出现活动受限	无	存在 1~2 项	存在 3~4 项

表 13-3-6 <6 岁儿童哮喘症状控制水平分级

评估项目	良好控制	部分控制	未控制
持续至少数分钟的日间症状>2 次/周 夜间因哮喘憋醒或咳嗽 应急缓解药物使用>1 次/周 因哮喘出现活动受限（减少或易疲劳）	无	存在 1~2 项	存在 3~4 项

（一）哮喘急性发作的处理

哮喘急性发作时需尽快采取恰当的治疗措施，以迅速缓解气道阻塞症状。因大多数哮喘急性发作发生在院外，应正确指导哮喘患儿和/或家长如何在出现哮喘发作征象时及时吸入短效 β₂ 受体激动剂（SABA）。如经 SABA 治疗后喘息症状未能有效缓解或症状缓解持续时间短于 4h，应即刻前往医院就诊。对于危及生命的哮喘发作或对初始治疗反应不佳的患儿，应及时转入重症监护病房。

1. 氧疗和一般治疗　有低氧血症者，采用鼻导管或面罩吸氧，以维持血氧饱和度在 >0.94。此外要注意维持水、电解质平衡，纠正酸碱紊乱。如果患儿烦躁，可用水合氯醛灌肠，禁用其他镇静剂以免呼吸抑制。在插管条件下，亦可用地西泮镇静，剂量为每次 0.3~0.5mg/kg。

2. 常用药物

（1）β₂ 受体激动剂：SABA 治疗儿童哮喘急性发作的一线药物，如具备雾化给药条件，雾化吸入应为首选。可使用氧驱动（氧气流量 6~8L/min）或空气压缩泵雾化吸入。如不具备雾化吸入条件时，可使用压力型定量气雾剂（pMDI）经储物罐吸药。快速起效的长效 β₂ 受体激动剂（long acting beta agonist，LABA）（如福莫特罗）也可在 ≥6 岁哮喘儿童作为缓解药物使用。经吸入 SABA 及其他治疗无效的哮喘重度发作患儿，可静脉应用 β₂ 受体激动剂，但需要注意严重不良反应。

（2）糖皮质激素：全身应用糖皮质激素是治疗儿童哮喘重度发作的一线药物，早期使用可以减轻疾病的严重度，给药后 3~4 小时即可显示明显的疗效。可根据病情选择口服或静脉途径给药。早期应用大剂量 ICS 可能有助于哮喘急性发作的控制。但病情严重时不能以吸入治疗替代全身糖皮质激素治疗，以免贻误病情。

（3）抗胆碱能药物：短效抗胆碱药物（SAMA）是儿童哮喘急性发作联合治疗的组成部分，可以增加支气管舒张效应，尤其是对 SABA 治疗反应不佳的中重度患儿应尽早联合使用。

（4）硫酸镁：有助于危重哮喘症状的缓解，安全性良好。

（5）茶碱：如哮喘发作经上述药物治疗后仍不能有效控制时，可酌情考虑使用，但治疗时需密切观察，并监测心电图和血药浓度。

（6）经合理联合治疗，症状仍持续加重，出现呼吸衰竭征象时，应及时给予辅助机械通气。

适应证：①持续严重的呼吸困难；②呼吸音减低或几乎听不到哮鸣音及呼吸音；③因过度通气和呼吸肌疲劳而使胸廓运动受限；④意识障碍、烦躁或抑制，甚至昏迷；⑤吸氧状态下发绀进行性加重；⑥二氧化碳分压（PaCO₂）≥65mmHg。

3. 治疗方案和剂量　儿童哮喘轻度/中度急性发作和重度/危重度急性发作的剂量和方法见表 13-3-7 和表 13-3-8。

表 13-3-7　儿童轻度/中度哮喘急性发作药物剂量及方法

药物种类	药物名称	给药剂量	给药方法
吸入 SABA	沙丁胺醇	体重 <20kg，每次 2.5mg	氧驱动（氧流量 6~8L/min）或空气压缩泵雾化吸入
	特布他林	体重 >20kg，每次 5mg	第 1 小时可每 20~30min 1 次，连用 3 次，根据病情每 1~4 小时重复 1 次，后根据治疗反应和病情逐渐延长给药间隔
	左沙丁胺醇	体重 <20kg，每次 0.31mg 体重 >20kg，每次 0.63mg	或使用 pMDI 经储雾罐吸药，每次单剂喷药，连用 4~10 喷（<6 岁，3~6 喷），用药间隔与雾化吸入方法相同
吸入 SAMA	异丙托溴铵	体重 <20kg，每次 250μg 体重 >20kg，每次 500μg	加入 β₂ 受体激动剂溶液作雾化吸入，间隔时间同吸入 β₂ 受体激动剂 或使用 pMDI 经储雾罐吸药
雾化 ICS	布地奈德悬液（BUD）	1mg 次，每 6~8 小时 1 次	雾化吸入
	丙酸倍氯米松混悬液（BDP）	0.8mg/次，每 6~8 小时 1 次	雾化吸入
	丙酸氟替卡松混悬液（FP）	0.5mg/次，每 6~8 小时 1 次	雾化吸入

注：pMDI：定量气雾吸入剂。

表 13-3-8　儿童重度/危重度哮喘急性发作药物剂量及方法

药物种类	药物名称	给药剂量	给药方法
联合雾化吸入 SABA 和 SAMA 治疗,推荐间断(每 20min)或连续雾化给药,随后根据需要间断给药(每 4 小时 1 次)			
β_2 受体激动剂	沙丁胺醇	沙丁胺醇 15μg/kg 缓慢静脉注射,持续 10min 以上	对持续雾化吸入无效或无法雾化吸入的严重哮喘发作者可考虑静脉注射 β_2 受体激动剂
全身应用糖皮质激素	泼尼松或泼尼松龙	1~2mg/(kg·d)	口服,疗程 3~5d
	甲泼尼龙	1~2mg/(kg·d)	静脉注射,必要时可间隔 4~8h 重复使用
	琥珀酸氢化可的松	每次 5~10mg/kg	静脉注射,必要时可间隔 4~8h 重复使用
其他	硫酸镁	25~40mg/(kg·d)(总量≤2g/d)	分 1~2 次,加入 10% 葡萄糖溶液 20ml 缓慢静脉滴注(20min 以上) 酌情使用 1~3d
	氨茶碱	负荷量:4~6mg/kg(总量≤250mg) 维持剂量:0.7~1.0mg/(kg·h); 间歇给药:每 6~8 小时缓慢静脉滴注 4~6mg/kg	负荷剂量缓慢静脉滴注 20~30min 继之根据年龄持续以维持剂量滴注 已用口服氨茶碱者,可直接使用维持剂量持续静滴;亦可采用间歇给药方法

（二）哮喘长期治疗方案

哮喘管理是一个长期、循环的过程,即在连续的管理周期内对患者的症状控制和未来风险进行评估,调整治疗方案并复核疗效。

1. 常用药物

（1）糖皮质激素:是控制气道炎症最有效的药物。ICS 直接作用于气道,局部抗炎作用强,全身性不良反应轻微,是哮喘长期控制的首选药物。常用 ICS 有布地奈德（BUD）、二丙酸倍氯米松（BDP）、丙酸氟替卡松（FP）,口服糖皮质激素（oral corticosteroids,OCS）仅用于规范化治疗无法控制的重度哮喘患儿,在充分评估不良反应的基础上,可考虑短疗程 OCS 作为备选。

（2）长效 β_2 受体激动剂（LABA）:代表药物有福莫特罗、沙美特罗、班布特罗等,作用时效长达 12~24 小时。LABA 应与 ICS 联合应用。ICS-LABA 复合制剂可发挥协同抗炎、平喘的作用,可增加患儿的用药依从性、减少大剂量 ICS 使用,适用于中重度哮喘患儿的长期维持治疗。

（3）其他药物:主要包括白三烯受体拮抗剂（leukotriene receptor antagonist,LTRA）、生物制剂、长效抗胆碱能药物（long acting muscarine anticholinergic,LAMA）。

2. 治疗方案　<6 岁、6~11 岁、≥12 岁哮喘儿童缓解期控制治疗方案详见图 13-3-1~图 13-3-3。

3. 升级与降级治疗方案调整　哮喘儿童部分控制或未控制,可考虑升级或强化(越级)治疗,直至达到控制。可根据临床具体情况采用阶段升级治疗(至少持续 2~3 个月)、短期升级治疗(1~2 周)或基于症状的逐日调整(按需)治疗。对于≥6 岁哮喘儿童,ICS-LABA 是该年龄段优选升级/强化优选选择,对于<6 岁哮喘儿童,加倍 ICS 是升级/强化治疗的优选考虑。

哮喘良好控制、肺功能稳定≥3 个月后可考虑降级治疗。降级治疗时根据现有方案,下调治疗药物强度的顺序按以下原则:减少口服糖皮质激素用量直至停用、降低高剂量 ICS 的用量、减少药物使用频率,直至每晚 1 次、单用低剂量 ICS 或白三烯受体拮抗剂,直至停药随访观察。使用 ICS-LABA,患儿先减少 ICS 50%,直至达到低剂量 ICS,再考虑停用 LABA,直至最低剂量 ICS 维持。单用 ICS,患儿每 3 个月可降低 25%~50% 的剂量,直至最低剂量 ICS 良好控制,≥6 岁患儿 6~12 个月后、<6 岁患儿 3~6 个月后,可考虑停用 ICS。对于部分不愿或不能持续使用 ICS 控制治疗的≥6 岁患儿,可以考虑按需使用 ICS-福莫特罗。加用白三烯受体拮抗剂有利于 ICS 剂量的下调。

4. 变应原免疫治疗和生物制剂　见相关章节。

（三）健康管理

良好的健康教育可以预防或减少哮喘的发作,提高哮喘儿童及监护人对药物治疗的依从性,

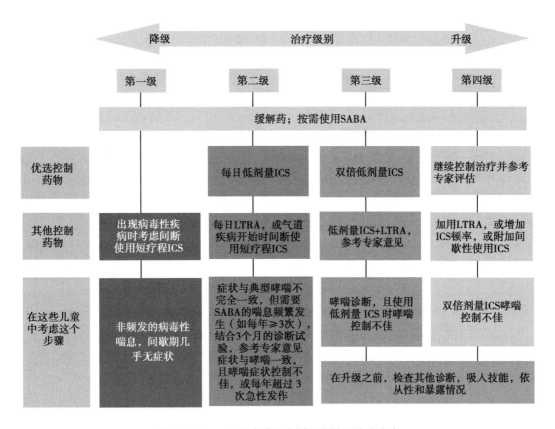

图 13-3-1 <6 岁哮喘儿童缓解期控制治疗方案

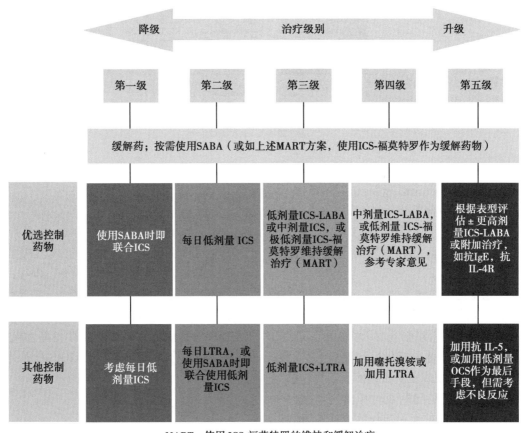

MART：使用 ICS-福莫特罗的维持和缓解治疗

图 13-3-2 6~11 岁哮喘儿童缓解期控制治疗方案

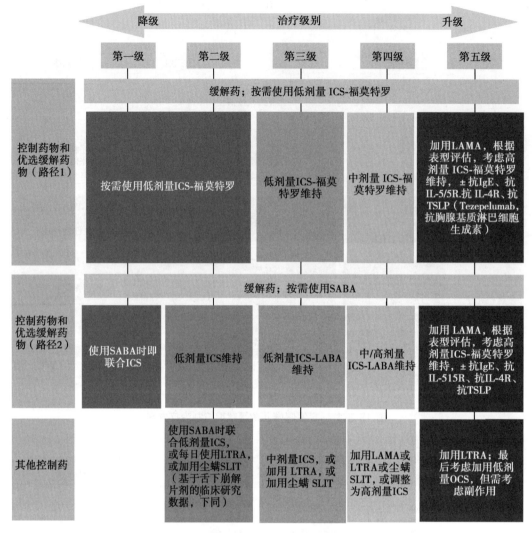

图 13-3-3　≥12 岁哮喘儿童缓解期控制治疗方案

从而起到更好地控制症状、减少并发症的发生。

1. 宣传疾病知识　应对哮喘儿童和/或家长进行哮喘发病机制、临床特点、治疗和预防要点以及疾病管理知识的教育，引导儿童和/或家长以积极健康的心态面对疾病。同时积极指导哮喘儿童合理饮食、适度运动。

2. 数字化管理　哮喘需要坚持随访。提倡推行书面哮喘行动计划，对于接受免疫治疗的儿童，应按照免疫治疗规范定期进行疾病评估和随访。

3. 提高治疗依从性　应做好与儿童和/或家长的沟通，指导儿童和/或家长正确使用药物，并对于在治疗过程中出现的问题及时作出科学、合理的解答，提高儿童及监护人对治疗的依从性，提高优化治疗效果。

（朱慧慧，张海邻）

第四节　变应性鼻炎哮喘综合征

变应性鼻炎哮喘综合征（combined allergic rhinitis and asthma syndrome，CARAS）是指一种上、下气道同时受累的变应性疾病，以 I 型变态反应为主。其特点是兼具变应性鼻炎（allergic rhinitis，AR）和哮喘的临床或亚临床特征，部分儿童可能伴有鼻窦炎、变应性结膜炎和特应性皮炎等症状。CARAS 是儿童常见的气道慢性炎症性疾病之一，多学科的联合管理对提高 CARAS 诊治水平十分重要。

一、概述

上、下气道以环状软骨为界，共有相近的解剖学和组织学特性包括纤毛上皮、基底膜、固有层、腺体和杯状细胞,形成所谓的联合气道(united airway)。AR 和哮喘具有相同的触发因素和相同的炎症反应特征,最主要的病理学特征是全气道以肥大细胞、嗜酸粒细胞和 T 细胞为主,淋巴细胞、巨噬细胞参与的变应性炎症。这种炎症导致鼻黏膜和支气管反应性增高,临床上表现为反复发作的鼻塞、鼻痒、流涕、打喷嚏,阵发性咳嗽和间断喘息,上述症状可自行缓解或通过治疗缓解。

20 世纪 90 年代起先后提出了"系统性呼吸道黏膜病""同一气道,同一疾病""过敏性鼻、支气管炎综合征""整体气道病""慢性过敏性整体气道疾病综合征"等概念描述 AR 和哮喘之间的关系。21 世纪初世界变态反应组织(WAO)提出"CARAS"。2008 年世界卫生组织制订的变应性鼻炎及其对哮喘的影响(allergic rhinitis impact on asthma,ARIA)及 2010 年和 2012 年的修订版均指出 CARAS 的诊断即 AR 和哮喘的联合诊断,并强调临床医生在发现患儿存在 AR 或哮喘相关症状时,应对上、下气道同时进行检查评估和诊断。

二、病因和发病机制

CARAS 属于变应性疾病,容易受到内外多种因素影响。发病机制包括生理、免疫、遗传等。容易受到内外多种因素影响,包括外界过敏原、空气污染、被动吸烟、特应性体质、变应性家族史等。

(一)遗传因素

变应性鼻炎和支气管哮喘之间的关系十分密切。从本质上讲,两者都属于变应性疾病,只是病变部位不同。特应性体质是 CARAS 不可改变的重要危险因素。变应性鼻炎和哮喘的发生都与遗传因素有关,两病的相关性与遗传基因的关系非常密切,约有 50%~70% 的患者有变态反应性疾病的家族史。

(二)变应原接触

CARAS 多发生在特应质(atopy)个体,后者易受空气变应原刺激并容易发生速发型超敏反应。空气变应原通常是存在于不同部位的可溶性蛋白质,如花粉、尘螨、蟑螂、真菌、动物皮毛等,很容易分散在空气中进入呼吸道,促进固有和适应性免疫反应异常,导致 CARAS。在呼吸过程中,大多数气溶胶直径>15μm 的颗粒主要沉积在上呼吸道,>2.5μm 的颗粒主要沉积在气管和支气管中,≤2.5μm 的颗粒则能穿透肺的气体交换区。相

对来说,花粉容易被上气道的屏障所过滤,花粉致敏以上气道症状为主,若经口呼吸,也可以导致下气道症状。此外,花粉还会因天气环境因素碎裂,其碎片也有可能进入下气道导致过敏症状。屋尘螨、真菌和宠物变应原等由于直径较小,更容易导致下气道症状。

(三)免疫学机制

主要表现为 TH2 型免疫反应,可分为 3 个阶段:第一阶段为变应原致敏阶段,从与变应原的第一次接触开始,变应原激活上皮细胞,促进胸腺间质淋巴生成素、IL-33 和 IL-25 等警报素(alarmines)刺激 2 型固有淋巴细胞(type 2 innate lymphocytes,ILCs2)和抗原递呈细胞产生 IL-4、IL-5 和 IL-13。IL-5 是嗜酸性粒细胞增多的重要诱导剂,它可以作用于骨髓激发嗜酸性粒细胞的产生、成熟和迁移。IL-4 和 IL-13 则刺激 B 细胞产生 IgE,这些 B 细胞与肥大细胞膜中的高亲和力 IgE(FcεRI)受体结合,实现变应原致敏的第一阶段。第二阶段,变应原再次暴露导致肥大细胞中的变应原-IgE 交联,激活脱颗粒过程,释放组胺、前列腺素和白三烯等,作用于传入神经引起打喷嚏和鼻痒,作用于气道上皮,增加血管渗透性导致水肿以及平滑肌收缩。第三个阶段,IL-4 和 IL-13 持续分泌,作用于杯状细胞促进黏液的过度产生、平滑肌细胞增生肥大和气道高反应性。激活巨噬细胞产生转化生长因子 β,后者和胶原纤维过度增生、组织重塑和纤维化相关。嗜酸性粒细胞是慢性炎症过程的效应细胞,通过释放嗜酸性阳离子蛋白和主要碱性蛋白等介质,直接作用于上皮细胞的破坏和气道重塑。在 CARAS 中,T 调节细胞通过细胞接触和分泌 IL-10、TGF-β 和 IL-35 等细胞因子抑制肥大细胞脱颗粒发挥作用,CD8⁺T 细胞则通过 IFN-γ 的产生来抑制变应原致敏,从而驱动 TH1 表型。

(四)鼻-支气管反射

鼻与支气管之间相互存在着神经反射,鼻黏膜受到机械刺激时,可影响人体呼吸节律并使气道平滑肌紧张和腺体分泌增加,称之为鼻-支气管反射,也是导致 CARAS 发生的可能机制。

(五)中医病因病机

中医将 CARAS 归于鼻鼽和哮病范畴,其病因病机可归纳为"本虚"和"标实"。病机关键为外邪引动伏风宿痰,风痰上犯鼻窍,痰气郁结气道。"伏风宿痰"为夙根。

三、诊断

（一）临床症状

鼻痒、鼻塞、打喷嚏和流清涕是CARAS的常见症状。鼻痒多在接触变应原数分钟内开始，可伴眼痒、耳痒、咽喉痒等症状。年幼儿常以鼻塞、揉鼻、揉眼为主要表现。之后出现频繁打喷嚏、流清涕，偶有血性或脓性涕，鼻后滴漏时可有清嗓样动作或咳嗽。部分CARAS儿童可以鼻塞为唯一症状，鼻塞常在夜间明显，可伴有打鼾和张口呼吸，也可以有头痛、嗅觉障碍等症状。

CARAS儿童在哮喘发作前可有刺激性干咳，之后可出现发作性喘息，有气促、呼吸困难、胸闷等症状。咳嗽可为哮喘唯一症状，表现为干咳、日轻夜重。儿童CARAS儿童容易合并腺样体肥大，会有打鼾、夜间睡眠呼吸障碍等一系列的表现，还可出现注意力不集中、认知障碍、社会交往能力和运动能力下降等。

（二）体征

CARAS儿童鼻黏膜苍白或偏红、水肿，以下鼻甲为著，触之柔软，可见水样或较稀薄鼻涕，鼻甲肿大，可见变应性敬礼、变应性黑眼圈、变应性鼻皱褶、唇上摩擦痕等体征。哮喘发作时可闻及两肺对称分布的呼气相哮鸣音，严重时可有面色苍白、大汗淋漓、言语不能、呼吸急促、口周发绀、胸廓凹陷等体征。支气管高度痉挛时，两肺哮鸣音减弱甚至消失，提示病情危重，要注意识别。

（三）辅助检查

1. 变应原检查 目前多采用皮肤点刺试验和血清特异性IgE检测来寻找变应原，但结果及等级与疾病的症状及严重程度不一定完全一致，分析时要结合临床。两者协同检查有助于明确变应原。鼻黏膜激发试验是诊断AR的金标准，对皮肤点刺试验及血清特异性IgE阴性儿童是最佳的确诊手段。

2. 气道炎症水平评估 呼出气一氧化氮（nitric oxide，NO）是Ⅱ型气道炎症的生物标志物，有助于CARAS的诊断及病情评估。其中FnNO用于AR症状评估，而FeNO则可评估气道炎症类型，判断糖皮质激素治疗效应。

3. 肺功能检测 是评估CARAS呼吸生理的重要内容，重点关注气流受限及可逆性，根据年龄和临床需要可选择常规肺通气、脉冲振荡等。气流受限的指标包括：PEF日间变异率（连续监测2

周）≥13%，FEV$_1$<80%预计值和FEV$_1$/FVC<0.8，吸入支气管舒张剂15分钟后FEV$_1$改善≥12%。支气管激发试验和支气管舒张试验有助于判断可逆性气流受限，可根据各单位实际选择。

4. 鼻分泌物检查 鼻分泌物涂片高倍显微镜下嗜酸粒细胞比例≥5%为阳性。鼻腔灌洗液中变应原特异性IgE测定对儿童CARAS的诊断有一定临床价值。

5. 其他 反复咳嗽或喘息的儿童，需要和其他疾病做鉴别时，可酌情选择胸部影像学和支气管镜检查。有条件者可行诱导痰检查，诱导痰和外周血嗜酸粒细胞比例对诊断CARAS也有一定参考。

（四）诊断

所有诊断为AR患者均应通过仔细询问病史和体检来判断有无下呼吸道症状，对于怀疑有哮喘者应进行气道反应性测定或支气管舒张实验来明确，年幼儿也可以根据治疗反应协助诊断。对于以哮喘为主要表现的患者也应该询问有无间歇或持续的鼻部症状，同时进行鼻镜检查，必要时进行鼻黏膜激发试验进行判别。CARAS依靠AR和哮喘的联合诊断，应同时符合上述两个疾病的诊断标准（AR和哮喘的诊断标准参见本书第十一章第三节和第十三章第二节）。

（五）分期

1. 亚临床阶段 有AR症状但无哮喘症状，存在可逆性气流受限的证据。AR的分类主要依据症状发作时间和严重程度。中医辨证常见肺经伏热证及肺经风寒证。

2. 临床阶段 既有AR症状又有哮喘症状，且有可逆性气流受限的证据或抗哮喘治疗有效。该阶段根据近3个月内有无哮喘急性症状分为急性发作期和非急性发作期。急性发作期中医辨证常见寒证、热证，非急性发作期常见气虚痰恋证和肾虚痰恋证。

3. 临床缓解阶段 AR症状控制良好1个月以上，哮喘症状控制良好且肺功能良好持续3个月以上。中医辨证此期常见肺脾气虚、肺肾阴虚证及脾肾阳虚证。

（六）内表型

变应性疾病的生物标志物与表型分类相关，能帮助识别疾病发生中的分子靶点，提供更精确的个体化治疗，有学者将CARAS可分为四种内表型。

1. 2型免疫反应　这种内型的生物标志物是TH2 型细胞因子（IL-4、粒细胞-5 和 IL13）、嗜酸性粒细胞和 IgE。

2. 1型免疫反应　其生物标志物是中性粒细胞增多和 IFNγ。

3. 神经源性　其生物标志物是神经激素和 P 物质。

4. 上皮功能障碍　以胸腺间质淋巴细胞蛋白、IL-33 和 IL-25 作为它们的生物标志物。

四、临床评估

1. 鼻结膜炎生活质量调查问卷（rhinoconjunctivitis quality of life questionnaire，RQLQ）　广泛应用于 AR 患者健康相关生活质量的评价。儿童版 RQLQ（适用于 6~12 岁）包括 5 个方面共 23 个项目，青少年版 RQLQ（适用于 12~17 岁）包括 6 个方面共 25 个项目，患儿（或其监护人协助）根据自评情况在对应处打勾，得分越高提示生活质量越差。临床推荐使用经授权的汉化版 RQLQ。

2. 哮喘控制评分　可对哮喘症状控制水平作出评价，具有较好的可操作性和临床应用价值。临床常用的有哮喘控制测试（asthma control，ACT）、儿童哮喘控制测试（childhood asthma control test，C-ACT），以及儿童呼吸和哮喘控制测试（test for respiratory and asthma control in kids，TRACK），上述各类评估工具的适用年龄、主观性指标的量化评分范围、具有临床意义的变量差值均有所不同，应根据适用年龄和条件，合理选用评估工具。

3. AR 和哮喘控制测试　对于 CARAS 患儿，若分别评估 AR 和哮喘症状，耗时加倍，更重要的是割裂了同一气道的整体性。鉴于哮喘控制情况与 AR 症状评分及患者生活质量密切相关，故主张联系评估。从鼻炎-哮喘患者感知评估（rhin asthma patient perspective，RAPP）演变而来的儿童版 RAPP-children 可用于评估 6~11 岁伴有哮喘和 AR 儿童健康相关的生活质量（Health related Quality of life，HRQoL）。在成人版 AR 和哮喘控制试验（control of allergic rhinitis and asthma test，CARAT）基础上演变而来的儿童版 CARATkids 适用于<14 岁的儿童，已在多个国家应用并得到验证。

4. 视觉模拟量表（visual analog scale，VAS）　对治疗前后症状评分和/或鼻部、眼部、哮喘症状总评分的改善情况进行评价。儿童在 0~10cm 标尺上方标出各种与症状严重程度相对应的面部表情卡通图，按 0~10 分进行评价。

五、鉴别诊断

1. 以鼻塞流涕为主要表现时，需要跟急性鼻炎、血管运动性鼻炎、脑脊液鼻漏等疾病鉴别，同时要注意有无中耳炎、腺样体肥大等并存疾病的存在。

2. 儿童先天性后鼻孔闭锁、鼻腔狭窄、鼻腔异物、鼻中隔偏曲和腺样体肥大等疾病可引起鼻塞症状，需要鉴别。

3. 以单咳、清嗓样动作、皱鼻、吸气、眨眼为主要表现的要跟抽动障碍鉴别，同时注意有无合并变应性结膜炎。

4. 以反复咳嗽喘息为主要表现的，诊断哮喘前要除外反复呼吸道感染、迁延性细菌性支气管炎、气管支气管发育畸形、气道异物等疾病。

5. 注意有无合并先天性纤毛运动不良、胃食管反流等并存疾病。

六、治疗

（一）非药物治疗

1. 环境控制　可减轻症状，预防 CARAS 的发生和进展。但疗效和影响与致敏个体暴露于变应原的时间直接相关，因此应尽可能从个体环境中寻找变应原并避免。

2. 鼻腔清洗　鼻腔盐水清洗有效、安全，不仅可减少 AR 儿童对常用治疗药物的需求，还能改善 AR 和哮喘儿童的气道高反应性和哮喘控制测试评分。医用电动喷雾洗鼻器将医用鼻腔清洗液雾化为细小水雾并以脉冲的方式冲入鼻腔，促使鼻黏膜纤毛运动恢复黏液纤毛鼻腔动力系统，可用于 9 月龄以上的儿童。与等渗盐水相比，高渗盐水鼻腔清洗更能有效地减轻 AR 儿童的鼻部症状评分，不良反应相似。建议高渗盐水浓度不超过 2.7%，持续应用时间一般不超过 3 个月。

3. 推拿手法　亚临床阶段可选用黄蜂入洞、揉二人上马等穴位。每日 1 次，治疗到症状缓解为止。临床非急性发作期气虚痰恋证，加揉足三里；肾虚痰恋证，加揉命门。每日 1 次，10 天为 1 个疗程。临床缓解期可选用补脾经、补肾经、补肺经、运内八卦、按揉天突、分推膻中、按涌泉、按弦走搓摩、揉肺俞、揉脾俞、揉肾俞、捏脊。肺脾气虚证，加推三关、揉足三里；脾肾阳虚证，加揉命门、摩揉丹田;肺肾阴虚证,加揉二人上马、取天河水、推下七节骨、拿血海。每日1次,10天为1个疗程。

（二）药物治疗

1.亚临床阶段　该阶段治疗原则是控制AR症状,减轻鼻腔炎症向下气道蔓延的程度和进度,根据患儿的症状类型和疾病严重程度选择有针对性的阶梯治疗方案。建议每2~4周评估一次,在联合治疗使AR病情得到控制后,减为单药治疗;在使用单药治疗使AR病情得到控制后,减为按需治疗。若规范治疗后诱导痰中EOS增高、FeNO异常、气道激发试验阳性等异常指标好转,可暂缓加用下气道治疗药物。

（1）鼻用糖皮质激素:是目前治疗儿童AR最有效的药物,轻度AR和中-重度间歇性AR儿童,鼻用糖皮质激素按推荐剂量每天喷鼻1~2次,疗程不少于2周;中-重度持续性AR儿童疗程应在4周以上。

（2）鼻用抗组胺药:疗效与第二代口服抗组胺药相当,在鼻塞症状的缓解上优于口服剂型,疗程不少于2周。抗组胺药单药治疗无法控制症状时,可联合减充血剂、白三烯受体拮抗剂提高疗效。

（3）减充血剂:一般用于严重持续性鼻塞儿童的对症治疗,首选α肾上腺素能受体激动剂,3~5岁儿童给药浓度应减半,连续使用不超过1周,3岁以下儿童不推荐使用。

（4）中西医结合治疗:中成药可选用鼻渊通窍颗粒等。

2.临床阶段急性发作期　此期治疗原则是缓解哮喘症状,同时继续按亚临床阶段方案治疗AR。有哮喘急性发作症状时首选雾化吸入短效β₂受体激动剂,联合吸入性糖皮质激素,可酌情加用M胆碱受体拮抗剂。严重者可加用全身糖皮质激素、硫酸镁或氨茶碱等(具体药物选择和用法参考第十二章第二节)。

3.临床阶段非急性发作期　该期强调上下气道同治,控制AR和哮喘。

（1）糖皮质激素:经面罩雾化吸入激素、经鼻吸入激素、鼻喷激素等均可以改善CARAS儿童上下气道炎症和临床症状。鼻用糖皮质激素能改善CARAS儿童的肺功能、气道高反应性、哮喘症状评分、哮喘特异性生活质量和急救药物使用,是CARAS的一线用药。以鼻部症状为主的CARAS儿童首选鼻用糖皮质激素,可根据鼻部和哮喘症状加用白三烯受体拮抗剂（leukotriene receptor

antagonist,LTRA）和/或抗组胺药。如哮喘评估为中-重度,应转到哮喘专科门诊,在鼻用糖皮质激素基础上加用吸入糖皮质激素,酌情加用LTRA和/或抗组胺药。两种途径糖皮质激素同时使用,应观察潜在的不良反应风险。若不良反应明显或家长依从性差时,可考虑经面罩吸入糖皮质激素。

（2）白三烯受体拮抗剂:可用于控制AR和哮喘的症状,可用于急性期也可以用于非急性期。LTRA对鼻塞症状的改善作用优于第二代口服抗组胺药,且能有效缓解喷嚏和流涕症状,尤其在合并腺样体肥大的CARAS儿童中推荐使用。在AR合并轻中度哮喘儿童中,若鼻部症状和眼部症状突出,可优先选择LTRA作为协同治疗药物。对于合并AR的轻中度哮喘患者,吸入糖皮质激素联合孟鲁司特的疗效优于激素剂量加倍。推荐剂量每天口服1次,睡前服用,疗程不少于4周。孟鲁司特可能引起噩梦、亢奋等神经精神不良反应,大多数有该不良反应的儿童停药后症状消失了,部分儿童消失需要很长时间,因此应予关注。

（3）组胺受体拮抗剂:第二代组胺受体拮抗剂能明显缓解鼻部症状特别是鼻痒、打喷嚏和流涕,但对改善鼻塞的效果有限。一般每天只需用药1次,重症剂量可加倍,疗程不少于2周。第二代组胺受体拮抗剂对于神经精神事件相对安全。鼻用组胺受体拮抗剂每天用药2次,疗程不少于2周。

（4）肥大细胞膜稳定剂:可与糖皮质激素联合用于CARAS的治疗。常用药物有色甘酸钠、曲尼司特等。色甘酸钠鼻喷剂适用于2岁以上儿童,每天需给药3~6次。曲尼司特用于儿童AR需按体重计算剂量,每天5mg/kg,分3次口服。

4.临床缓解阶段治疗　继续使用长期控制药物规范治疗,定期评估AR和哮喘症状及控制水平,适时调整治疗方案直至停药。哮喘症状良好控制且通气功能稳定持续3个月以上,可以考虑降级治疗。要根据患儿当前的治疗方案、风险因素和偏好,具体方法因人而异。建议达到良好控制至少半年以上才能停药。

（三）变应原特异性免疫治疗

变应原特异性免疫治疗（allergen-specific immunotherapy,AIT）是唯一可以改变变应性疾病自然病程的治疗方法,也是儿童CARAS的重要治疗方法之一。现有皮下免疫治疗（subcutaneous immuno-therapy,SCIT）和舌下免疫治疗（sublingual immunotherapy,SLIT）两种方法。真实世界研究显示,AIT 可以减少哮喘合并 AR 患者的哮喘控制和缓解药物使用,减少严重哮喘发作次数。与仅使用药物治疗相比,AIT 在 AR 和哮喘的治疗方面具有成本效益。

AIT 临床应用不需要以药物治疗无效为前提,早期开展 AIT 对疾病的预后具有重要意义。对于 CARAS 儿童尽早进行免疫治疗可以降低哮喘发作的风险,但是所用变应原制剂的标准化以及治疗疗程仍需完善。同时应该严格掌握适应证和禁忌证。适应证包括:诊断明确、主要为尘螨过敏、儿童家长理解治疗的风险性和局限性。禁忌证包括:重度未控制的哮喘、哮喘急性发作、正在使用 β₂ 受体拮抗剂、合并其他免疫性疾病等。SCIT 通常用于 5 岁以上儿童,SLIT 则可用于 3 岁以上儿童。

AIT 分为剂量递增和剂量维持两个阶段,疗程 3 年以上。根据剂量递增阶段注射频率的不同,SCIT 又分为常规免疫治疗和集群免疫治疗。系统综述显示 SCIT 可以同时改善 AR 和哮喘症状,减少 AR 和哮喘用药并显著改善儿童的生活质量,是 AR 合并哮喘儿童协同治疗的有效治疗策略。关于 SLIT 的系统综述提示 SLIT 也可以显著改善儿童 AR 和哮喘症状,减少症状用药评分,提高儿童的生活质量,但证据等级不如成人。有学者比较 SLIT 滴剂、SLIT 片剂和 SCIT 对常年性变应性鼻炎儿童的疗效,发现 SCIT 的临床疗效优于 SLIT 滴剂或 SLIT 片剂,然而 SLIT 滴剂和片剂的症状评分没有显著差异。

(四)生物制剂治疗

使用生物制剂的新型靶向治疗方法已在 AR 和哮喘患者中进行了研究和应用,尤其是针对病情严重及控制不佳的患者。

1. 奥马珠单抗(omalizumab) 是一种人源化的单克隆抗体,可结合游离 IgE 并防止其附着于高亲和力受体,抑制肥大细胞和嗜碱粒细胞脱颗粒,减少炎性介质释放,可同时改善上呼吸道和下呼吸道疾病,减少鼻部和哮喘症状及病情恶化。对于 6 岁以上中-重度持续性哮喘合并 AR 的患儿,血清总 IgE 水平是计算用药剂量的基础。根据治疗开始前测定的患儿基线 IgE 水平和体重确定奥马珠单抗合适的给药剂量(每次给药剂量为 75~600mg)和给药频率(每 2 周或 4 周给药一次)。

2. 度普利尤单抗(dupilumab) 为 IL-4 受体 α 拮抗剂,通过抑制 IL-4/IL-13 的作用发挥抗炎

效应。2019 年美国 FDA 批准后用于治疗重度特应性皮炎、中到重度哮喘和慢性鼻-鼻窦炎并鼻息肉患者。一项为期 52 周、随机、双盲、安慰剂对照的试验中,408 名 6~11 岁患有未控制的中度至重度哮喘的儿童接受皮下注射度匹鲁单抗(体重≤30kg 的患者剂量为 100mg,体重>30kg 的患者剂量为 200mg)或匹配安慰剂,每 2 周 1 次,结果显示在未控制的中度至重度哮喘儿童中,与接受安慰剂的儿童相比,接受附加度匹鲁单抗的儿童哮喘发作更少,肺功能和哮喘控制更好。

3. 人源化单克隆抗体美泊利单抗(mepolizumab) 可通过靶向嗜酸性粒细胞活化途径的关键介质白细胞介素 5(IL-5)来有效控制嗜酸性粒细胞增殖。6~11 岁儿童每 4 周 40mg 的推荐剂量和 12 岁以上患者 100mg 的推荐剂量度,证明了与成人研究组相似的治疗效果。EPOS2020 指导小组指出在有严格的治疗指征的情况下可使用美泊利单抗治疗慢性鼻-鼻窦炎合并鼻息肉患者。

(朱慧慧,张海邻)

第五节　过敏性肺炎

过敏性肺炎(hypersensitivity pneumonitis,HP),又称外源性过敏性肺泡炎(extrinsic allergic alveolitis,EAA),是由于反复吸入各种具有抗原性的有机气雾微粒、低分子量化学物质所引起的非 IgE 介导的超敏反应,表现为外周气道、肺泡和周围间质组织的淋巴细胞及非干酪样肉芽肿性炎症性肺部疾病。HP 在儿童中相对罕见,但却是儿童最常见的间质性肺病之一,约占所有间质性肺病的 50%。根据丹麦的报道,HP 的患病率约为 4 例/100 万儿童,发病率为 2 例/年。HP 最常在 10 岁左右的儿童中诊断,25% 的儿童有家族史。儿童 HP 的症状与复发性急性呼吸道感染和哮喘急性发作相似,诊断困难,比成人更具有挑战性。在出现长期或复发性咳嗽或呼吸困难但无明显触发因素的患者中应考虑 HP。如果可以避免反复吸入抗原,儿童 HP 的预后通常被认为是良好的,但在诊断明显延迟的病例中,可能存在进行性肺纤维化。

一、病因

导致 HP 的病因很多,主要有细菌、真菌、动物源性蛋白质、植物蛋白质、低分子质量化学品和金属等 6 种原因。儿童 HP 病例最早报告可追溯到

20世纪60年代,旧称为"鸽子肺"和"农民肺病"。引起儿童HP的通常是家庭环境中日常活动可接触到的抗原,大致可以分为微生物性抗原、动物蛋白及小分子质量化学物质等3类,吸入抗原的性质、接触抗原的具体情况及宿主的免疫反应均与是否发生过敏性肺炎有关。病毒感染(例如RSV、甲型流感病毒)是诱发HP的原因之一,这可能与其免疫抑制作用有关,特别是其抑制巨噬细胞产生促炎细胞因子和抑制淋巴细胞增殖。HP病因似乎是多因素的,即在具有遗传易感性的个体中,同时存在多种触发因素时发生可能导致肺部炎性病变,常见病原及其所致疾病见表13-5-1。

二、发病机制

HP病变主要累及肺泡、肺泡间隔、血管和终末细支气管,具体发病机制尚不甚清楚。在疾病早期,以免疫复合物性炎症反应为主,随着病程的进展,细胞免疫介导的组织损伤占了主导地位。在炎症的免疫应答反应中,T细胞(尤其是I型辅助性T细胞)和肺泡巨噬细胞通过相互之间的作用,以及分泌各种调节因子发挥了极其关键的作用。支气管肺泡灌洗液(bronchoalveolar lavage fluid,BALF)中存在被活化的T淋巴细胞,间质有单核细胞浸润。

有机粉尘(直径小于 $5\mu m$ 的小颗粒)吸入人体后,其抗原成分导致机体过敏,产生相应的抗体,当人体再次吸入相同抗原后,抗原与血中的抗体结合形成抗原-抗体复合物,如不能被单核巨噬细胞系统及时清除,沉积于肺泡壁和细支气管壁内

易引起炎症性肺损伤。其发病与下列因素有关:①反复接触抗原;②宿主对抗原的免疫激活;③免疫介导的肺损伤。这种由吸入性抗原所激发的免疫性炎症,与补体介导的Ⅲ型变态反应有关及细胞介导的迟发型免疫反应(Ⅳ型)共同作用相关。沉淀素在该病发病机制中的作用尚不完全清楚,在暴露于特定抗原但未表现出任何疾病临床症状的人群中,约50%血清中发现了这些抗体。

研究发现,HP患者BALF中淋巴细胞比例与正常对照组相比显著增多,其中主要是 $CD8^+$ 细胞毒性T细胞,T细胞介导的免疫反应对连续的抗原接触起到更重要的作用,其中Th1系统反应占优势的易发展为过敏性肺泡炎。抗原刺激的早期反应为肺泡内中性粒细胞增加,随后单核细胞渗入小气道,肺泡巨噬细胞在过敏性肺炎中亦起重要的作用。肺泡巨噬细胞可分泌IL-1、TNF-α、IL-6、IL-8等促炎因子,以及IL-12、IL-15、IL-18等T细胞调节性细胞因子,后者促使淋巴细胞向Th1细胞的分化,促炎因子和抗炎因子的分布与HP的发生与转归有关。此外,肺泡巨噬细胞释放的IL-8、单核细胞趋化蛋白(monocyte chemoattractant protein,MCP)-1和RANTES等可趋化聚集不同的细胞,促进肉芽肿形成。由于HP抗原的慢性暴露,Th17细胞增加可促进肺中胶原沉积。炎性与免疫效应细胞的积聚、活化了的肺巨噬细胞及成纤维细胞释放的纤维结合素及其他基质蛋白多糖均与常见于慢性过敏性肺炎的基质重建、肺纤维化有关。

许多可以导致过敏性肺炎的颗粒性抗原可以刺激T淋巴细胞介导的反应,HP患者BALF中的

表13-5-1　常见HP及其病原学

疾病(宿主因素)	抗原	抗原来源
热浴肺	鸟分枝杆菌复合体	污染水
农民肺	嗜热放线菌	发霉的干草、堆肥
洗涤工肺	枯草杆菌	洗涤剂酶
湿化器肺	格鲁伯奈格尔菌、棘阿米巴属、高温放线菌属、念珠菌属、其他	家用加湿器、超声波喷雾、喷泉的污染水
日本夏季型HP	丝孢酵母属	家庭环境污染
养鸽者肺等	动物蛋白质	禽血清和羽毛蛋白
塑料工人肺、化学工人肺、环氧树脂工人肺等	酸酐	塑料
油漆肺	异氰酸酯	油漆、塑料
杀虫剂肺	除虫菊	杀虫剂

淋巴细胞以 Th1 细胞为主,尤其是分泌 IFN-γ 的 T 细胞明显增多,可能与体内 IL-10 水平下降和 IL-18 水平升高或高亲和 IL-12 受体的增加有关。动物实验发现,将致敏 T 淋巴细胞植入实验动物体内,再吸入抗原进行激发,可引起与人类外源性过敏性肺炎很相似的肺部损伤。可以导致农民肺病的嗜热细菌可以诱发人巨噬细胞释放促炎因子白介素-1 及 TNF-α,二者均可诱发发热及炎症,也是组织损伤与重建的重要介质。

组织病理学

HP 的组织病理学不具备特征性,但有其自身特点,组织学特点随活检时病变的不同时相而异。典型的组织学三联征包括:①细胞性细支气管炎(气道中心性炎症);②间质性单核细胞性浸润;③散在的小的非干酪样坏死性肉芽肿。但是有相当数量的过敏性肺炎不具备这些典型的特点,易与其他疾病相混淆,诊断本病时一定要结合临床表现。

1. 急性期　肺泡壁和细支气管壁水肿,有大量淋巴细胞、浆细胞浸润,而嗜酸性粒细胞浸润较少,含气腔内泡沫细胞(泡沫巨噬细胞)是气道炎症的特征性表现,不典型的肉芽肿为其特点,不典型的肉芽肿可为孤立的巨噬细胞或一簇的上皮组织细胞。

2. 亚急性期　出现典型的非干酪性的肉芽肿,常可见上皮样肉芽肿或巨核细胞。可有毛细支气管炎、闭塞性细支气管炎伴机化性肺炎(bronchiolitis obliterans with organizing pneumonia,BOOP)。

3. 慢性期　肺泡壁淋巴细胞浸润呈慢性炎性改变,可见间质纤维化,在细支气管和所属小动脉因肌纤维和内皮细胞增生而增厚。间质纤维化可导致肺泡的破坏,可发展为肺气肿乃至蜂窝肺。慢性期在肉芽肿内或周围可见胆固醇结晶和星状小体,形成很差的肉芽肿或星状小体可帮助病理正确诊断。本病的晚期肉芽肿可能已经消散,肺间质纤维化可以气道为中心,难与寻常型间质性肺炎相鉴别。

三、诊断

(一) 临床表现

患者详细完整的病史在 HP 诊断和明确诱因方面发挥着关键作用。临床表现具有以下特征:①呼吸道症状:如运动时呼吸困难(94%)或休息时呼吸困难(52%)、咳嗽(52%)和喘息(5%);②体重减轻(近 50%);③体格检查:除呼吸困难外,听诊有湿啰音(约 50% 的儿童);④肺功能提示气道阻塞性改变;⑤晚期可出现杵状指/趾(10%~30% 的儿童)。

暴露于诱因的持续时间和强度决定了疾病的临床进程。以往 HP 分为急性、亚急性和慢性三种形式,但由于在临床实践中难以区分特定形式,目前建议分为以下两种类型:①急性/亚急性 HP:症状多在接触触发因子后 2~9 小时内出现,并持续数小时或数天,脱离变应原后症状消失。以流感样症状复发为特征:发热、肌肉疼痛、咳嗽和呼吸困难,临床表现常类似于感染诱发的哮喘急性发作或肺炎支原体感染,经常给予吸入性糖皮质激素、支气管扩张剂和大环内酯类抗生素治疗,但治疗后临床症状无改善、且在接触特殊环境抗原后症状反复出现。体格检查可在双侧肺底闻及湿啰音,肺功能可出现气道阻塞性改变的征象。②慢性 HP:临床进程由小剂量变应原持续暴露引起,可导致进行性肺纤维化、肺气肿和继发性肺动脉高压。患者症状为逐渐进展的呼吸衰竭,伴有慢性干咳或咳嗽伴少量咳痰,以及体重减轻。可能会出现疾病加重期,表现为呼吸困难加重和肺部影像学恶化。除了呼吸困难的体征外,体格检查显示肺底部或整个肺野有啰音;约 10%~30% 的患者出现杵状指/趾。

(二) 辅助检查

1. 实验室检查

(1) 沉淀抗体:有助于确定触发因子,但特异性 IgG 抗体的存在仅表明暴露于具体抗原,而不是疾病的标志物,儿童的阳性率高,约为 90%。需强调在没有疾病临床症状的个体中也可发现阳性结果,而特异性沉淀抗体阴性并不能排除 HP 的诊断,沉淀抗体缺乏敏感性和特异性。疑为过敏性肺炎的患者,其血清出现特异性 IgG 沉淀抗体,仅说明曾接触过足以引发体液免疫反应的抗原,可能为本病的诊断提供一定的线索。血清沉淀素阳性可见于 3%~30% 的无临床症状的农场工作者、近 50% 的无临床症状的养鸽者。过敏性肺炎患者特异性沉淀抗体常呈阴性。一组研究发现,30%~40% 农民肺病患者其血清中测不到由常见抗原产生的特异性沉淀素。

(2) 其他实验室检查:可表现中度白细胞增多、炎症标志物升高(C 反应蛋白水平升高、红细胞沉降率加快),在某些情况下,免疫球蛋白 IgG 和

IgA 水平升高。血清血管紧张素转换酶升高仅见于少数急性症状反复发作的患者。抗核抗体及其他自身抗体罕见阳性。速发型及迟发型皮肤试验均无助于诊断。

2. 影像学检查　在急性/亚急性疾病中,胸部 X 线片主要显示实变影和弥漫性边界不清的结节影,18%~37% 的病例显示正常,尤其是在首次暴露于抗原的情况下。在慢性 HP 中,98% 的病例胸片异常,以持续性网状和线状阴影为主。在急性/亚急性 HP 中,高分辨率计算机断层扫描(HRCT)显示弥漫性磨玻璃样阴影、马赛克衰减、边界不清的小叶中心小结节和呼气 CT 图像上的空气潴留,对于急性病例,如果停止进一步的接触,胸片的异常可在 4~6 周减轻或消散。慢性 HP 的特征在于由于纤维化过程而存在网状结构和实质变形;也可发现支气管扩张,也有报告纵隔淋巴结肿大。

3. 肺功能检查　所有怀疑 HP 的患者均应接受肺功能检查,包括肺总量(TLC)、肺活量(FVC)和一秒用力呼气量(FEV_1),尽可能完善弥散功能检查。肺功能检查通常显示限制性通气功能障碍和气体交换障碍(一氧化碳弥散量可下降至预测值的 50%~62%)。在报告的儿科病例中,FVC 和 FEV_1 可降低至预测值的约 40%~53%。全身体积描记术检查可观察到 TLC 值降低至预测值的60%,同时伴随空气潴留(RV/TLC 比增加),偶见细支气管炎相关的气流阻塞(FEV_1/FVC 比值降低)。吸入激发试验(IPT)由于缺乏标准化和存在重度反应的风险,难以常规进行并正确判读结果,不建议常规使用,仅在其他诊断方法不足以确定诊断时才在具有适当经验的专门中心进行检测,55%儿科 HP 病例中 IPT 呈阳性。

急性期肺功能损伤需要 4~6 周才能完全恢复正常,急性期过去、慢性肺间质纤维化尚未出现时肺功能检查可能正常。亚急性者肺功能检查可能仍在正常范围内,此时如果无病前检查结果相对照,则很容易造成判断错误。亚急性及慢性者则可出现限制性及阻塞性肺功能异常,尤以混合型常见。静息及运动后的肺功能检查是诊断过敏性肺炎的重要指标,但均缺乏特异性及敏感性。肺活量测定正常不能排除本病。诊断一旦确立,就应动态测定肺功能直到完全恢复或稳定,以评估治疗效果、指导选择治疗方法。

4. 支气管肺泡灌洗检查　儿科人群的诊断价值低于成人,支气管肺泡灌洗检查是确定肺泡炎存在与否的敏感方法。一般可见淋巴细胞显著增多(占 30%~70%),经常以 CD8⁺T 为主,嗜酸性粒细胞或中性粒细胞不增多。肺泡灌洗液中总细胞计数增加伴淋巴细胞显著增多、CD8⁺T 细胞占优势和 CD4⁺/CD8⁺ 比值较低是成人 HP 的特征。尽管因淋巴细胞数量增加而使巨噬细胞所占百分比下降,但其绝对计数与对照组相似。浆细胞数量升高可见于有症状的过敏性肺炎。肺泡灌洗液中 IgG、IgM 及 IgA 抗体的滴度升高,总蛋白及白蛋白水平也升高。由于进行支气管肺泡灌洗时疾病所处的时相及最后一次抗原接触距灌洗检查的时间间隔不一,灌洗液中各种细胞成分所占的比例变化很大。脱离抗原接触后,尽管其他临床指标出现改善,淋巴细胞增多仍可持续数年,使其在动态观察病情发展、判断避免抗原接触的效果方面受到限制。接触致敏抗原但无主、客观异常者也可能发生淋巴细胞性肺泡炎,进一步降低了肺泡灌洗检查对本病的特异性。在儿科患者中,所有病例中也会发生肺泡灌洗液淋巴细胞增多,以及 CD4⁺/CD8⁺ 比值降低(<1),然而,也观察到 CD4⁺/CD 8⁺ 比值升高。此外,在无间质性肺病的儿童中,可能存在 CD8⁺ 细胞占主导地位以及无肺泡灌洗液淋巴细胞增多的情况下出现 CD4⁺/CD8⁺ 比值降低,这些情况导致该方法特异性不高,但肺泡灌洗液是一种重要的诊断工具,可以在一定程度上避免肺活检。正常的肺泡灌洗液细胞构成在 HP 的排除诊断中敏感性高,目前研究未发现肺泡灌洗液检查与放射学检查、肺功能检查、沉淀抗体等似乎无相关性。

5. 肺活检　HP 疑似病例当确诊依据不充分或为了排除有特殊治疗方法的其他疾病时可以考虑肺活检,常规诊断不需要肺活检证据。经支气管肺活检,特别是在 CT 指导下,常可取得满意结果,取 6~10 块标本可增加确诊率。HP 的组织病理学结果取决于疾病的分期、强度和抗原暴露的持续时间,主要异常包括肺泡腔和间质炎症浸润,亚急性 HP 的病理学模式主要是小气道和肺实质的淋巴细胞炎症,伴有形成不良的小型非坏死性肉芽肿,病变位于细支气管周围和小叶间。典型的 HP 肉芽肿由松散的组织细胞或分散的巨细胞组成,通常伴有胆固醇裂缝或其他非特异性胞质内含物,如 Schaumann 小体和草酸盐晶体。在慢性 HP 中,间质性肺纤维化图像占主导地位;此外,亚急性 HP 的异常也很常见。这种类型的 HP 应与其他慢性间质性肺疾病相鉴别。鉴别的主要辅助特征是纤维化病变的支气管中心定位、存在 Schaumann 小体、巨大多核细胞或小肉芽肿以及显著淋巴/浆细胞浸润。鉴于这类肉芽肿性疾病在组织学上有很多相同之处，如果不结合临床，仅凭病理不足以确诊本病。

（三）诊断

对于一切可疑的患者都应按下列路径进行：①详细地询问病史；②体格检查；③除 X 线平片有典型的异常外，都应行高分辨 CT（HRCT）检查；④肺功能检查，包括肺容量、使用支气管扩张剂前后的肺活量检查及 DLco；⑤纤维支气管镜检查，常同时行支气管肺泡灌洗检查及经支气管肺活检，包括针对致病微生物的特殊染色及培养；⑥血清沉淀素检查：阳性有助于确诊养鸟者肺及其他由已制成试剂的可疑抗原引起的过敏性肺炎，但是沉淀素阴性不能排除本病。

目前儿科尚无 HP 的单独诊断标准，主要依据 HP 的临床表现（特别是症状和暴露于触发因素之间的关系）与肺的特征性 HRCT 图像的相关进行临床诊断。沉淀素测定有助于鉴别触发因子，而 BAL 可确定下呼吸道分泌物的细胞组成，并进行细菌学检测以排除异常的感染源。在可疑病例中，肺活检标本的组织病理学评估是有帮助的。基于 2016 年欧洲变态反应与临床免疫学学会（EAACI）指南的现行过敏性肺炎诊断标准如下：

1. 急性/亚急性 HP 如果符合以下所有标准，则可确诊：①接触潜在的环境触发因素；②接触触发因子后 4~8 小时症状反复发作；③职业抗原特异性沉淀素阳性；④存在吸气相啰音；⑤HRCT 图像模式与急性/亚急性 HP 一致。

如果仅满足这些特征的一部分，则可使用以下附加标准之一：①肺泡灌洗液淋巴细胞增多；②符合急性/亚急性 HP 的肺病理学特征；③支气管激发试验阳性或脱离接触触发因子后临床症状改善，再次接触后症状复发。

2. 慢性 HP 如果符合以下 4 项或以上标准则可确诊：①暴露于周围环境中的潜在触发因素；②存在特异性沉淀素或肺泡灌洗液淋巴细胞增多症；③休息或运动时 DLCO 降低或低氧血症；④HRCT 图像模式与慢性 HP 一致；⑤慢性 HP 肺标本的病理学特征；⑥激发试验阳性或接触触发因子结束后临床改善，再次接触后症状复发。

四、鉴别诊断

急性/亚急性 HP 的诊断通常需要鉴别急性病毒性或非典型细菌性呼吸道感染，以及哮喘急性发作。HP 诊断的依据是尽管有各种治疗方案（抗生素治疗、对症吸入治疗），症状仍持续存在，环境改变后症状自发消退，重新暴露于抗原后再次复发。慢性 HP 应与其他慢性间质性肺疾病相鉴别，在某些情况下，还应与严重的激素耐药哮喘相鉴别。特别是在持续暴露于特定环境因素的情况下，应怀疑 HP。HRCT 图像有助于鉴别诊断。慢性 HP 的 HRCT 表现特征包括由于纤维化过程导致的网状和实质变形以及一些亚急性形式的发现，如弥漫性磨玻璃样阴影和界限不清的小叶中心小结节，一般认为，HRCT 扫描中强烈提示慢性 HP 的特征包括上肺区异常、空气潴留和存在明显的毛玻璃样阴影。

五、治疗和预防

过敏性肺炎的治疗原则为脱离变应原，必要时应改变环境，包括家庭搬迁和更换工作。症状严重的病例应使用糖皮质激素，疗程常需数月，直到肺功能稳定为止。

（一）一般治疗

脱离致病变应原，完全避免接触致病变应原是最根本的防治措施，也是这种疾病唯一的病因治疗方法。改善生产环境，注意防尘，通风，严格遵守操作规程如收割的干草和谷物应晒干后入仓；饲养禽类的场所经常清洁，妥善处理鸟粪；湿化器和空调系统中的水保持清洁，避免污染。在病程较轻的急性 HP 中，不再接触抗原症状通常会完全消退。

（二）药物治疗

糖皮质激素是主要的治疗药物，在中度或重度病程的病例中，应考虑应用全身性糖皮质激素。通常使用口服泼尼松治疗，泼尼松 $1~2mg/(kg \cdot d)$，1~2 周的治疗后可停用。亚急性期和慢性起病的患者需口服足量 4 周后，逐渐减量，治疗维持数月。对病情严重的过敏性肺炎患者可以应用大剂量激素冲击治疗后改短疗程维持。甲泼尼龙冲击疗法和布地奈德吸入疗法的报告很少，疗效存在争议。在使用全身性糖皮质激素后疾病进展的情况下，应考虑羟氯喹、环孢霉素、硫唑嘌呤或吗替麦考酚酯等免疫抑制治疗。

（三）其他治疗

肺移植是广泛肺纤维化、呼吸衰竭和继发性肺动脉高压的晚期病例的唯一有效的治疗方法。治疗持续时间取决于疾病的形式,以及临床、肺功能和影像学改善。在对治疗反应良好的情况下,肺容量参数通常会在前6个月逐渐改善达到一个平台期,在晚期肺纤维化病例中,患者的肺功能参数和放射学图像通常不会恢复正常。

（四）预防

过敏性肺炎是可治的,如果发现及时甚至可临床治愈;若能确定变应原接触且能有效降低抗原水平,也是可以预防的。具有抗原性的物质普遍存在于环境中,随着对其认识的不断深入,加之诊断手段的不断完善,由接触职业性及非职业性环境中的变应原而导致的过敏性肺炎不断增加。由于其临床表现的多样性,且缺乏"黄金诊断标准",过敏性肺炎的确诊仍存在不少困难。环境管理包括对环境进行调查、评估、干预,如室内微生物污染常与湿度控制等,保持室内相对湿度低于70%则可使HP明显减少。保持湿化器清洁、经常换水,可以减少微生物生长的机会。增加室外空气的流入可以稀释室内的污染,通风设备加用高效过滤装置可以净化空气。彻底清除室内抗原有时是不现实的,所以一旦患有过敏性肺病,让患者搬家常是必要的。

六、预后

如果可以避免抗原,通常认为HP儿童的预后是好的。消除触发因子联合全身性糖皮质激素治疗可使症状消退并改善肺功能,但在诊断显著延迟的情况下,已有发展为进行性肺纤维化和重度呼吸功能不全病例报告。尽管身体状况正常,但在41%的病例中仍可观察到气体交换受损（DLCO降低）,近一半的患者中发现存在外周气道功能异常。

（邹映雪）

第六节　变应性支气管肺曲菌病

变应性支气管肺曲菌病（allergic bronchopulmonary aspergillosis,ABPA）是一种由机体对腐生丝状真菌曲霉抗原过敏引起的过敏性肺疾病,是嗜酸性粒细胞肺炎中常见的一种非感染性疾病,最常见的病原体是烟曲霉菌（aspergillus fumigatus,

Af）。烟曲霉在室内和室外环境中广泛丰富存在,在免疫功能正常的个体中通常不会引发疾病,在免疫能力弱的个体或有潜在肺部疾病的个体中,尤其是在哮喘或囊性纤维化患者（cystic fibrosis,CF）人群中发病率较高。1952年,ABPA首先被Hinson等在哮喘、CF、慢性肉芽肿病和高IgE综合征等患者中发现并命名,在普通人群中的发病率未见于文献记载,在成人和儿童哮喘中ABPA的精确发病率尚不明确,估计ABPA在哮喘中的患病率在0.7%~22%,严重哮喘患者ABPA的患病率可能要高得多,一项针对印度北部严重哮喘患者的前瞻性研究显示,ABPA的患病率为70%,由于ABPA广泛存在于世界各地,更由于它具有毁坏组织的潜在能力,因而Greenberger认为,所有慢性哮喘患者都应肯定或排除ABPA;CF患者ABPA患病率在2%~19%。我们国家缺乏成人及儿童的ABPA研究数据报告。

一、病因

ABPA的致病原主要为曲菌属,其中尤以Af最常见,国际免疫协会联合会承认并被标记的Af有18种变应原成分,其他曲菌如棒曲菌、黄曲菌、构巢曲菌等也可引起。曲菌属常年无处不在,耐热,曲菌孢子大小为2~3.5μm,菌丝直径为7~10μm,分隔,典型分枝呈45°角。除曲菌外,其他真菌如青霉菌（penicillium）、念珠菌（candida）、霉孢菌等也可引起与ABPA相同的病理改变和临床特点,但较少见,诊断为变应性支气管肺真菌病（allergic bronchopulmonary mycosis,ABPM）。

二、病理及发病机制

ABPA的病理改变早期主要表现为支气管壁大量单核细胞和嗜酸性粒细胞浸润,但不发生组织侵袭。以后出现黏液嵌塞、中心型支气管扩张和嗜酸性粒细胞性肺炎,进一步发展为慢性细支气管炎和非干酪性支气管肉芽肿,晚期则出现广泛肺纤维化。除肺部以外,至今未发现累及其他器官。病理改变包括:①支气管管腔中含有大量黏稠的黏液,其中有纤维素、嗜酸性粒细胞和夏科-雷登晶体（Charcot-Leyden crystal,CLC）,还可能见到曲霉菌菌丝,且经反复检查未见侵入支气管壁;②上叶支气管可有扩张和黏液堵塞致部分肺萎陷（即近端支气管扩张,远端肺不张）;③显微镜检查有支气管中心性肉芽肿,支气管壁充满炎症细胞如组织细胞、淋巴细胞、浆细胞和嗜酸性粒细胞；④支气管壁被间断毁坏，以胶原代替黏膜下层的腺体和平滑肌纤维；⑤慢性气道炎症和气道重塑：出现哮喘相同的形态上的改变，如基底膜增厚、平滑肌肥大、黏液腺增生等。

ABPA 的发病机制尚不清楚，可能与遗传因素有关，在吸入烟曲霉孢子后，遗传易感个体的支气管对烟曲霉抗原表现出免疫反应，导致肺部浸润和近端支气管扩张，由于气道中持续的真菌定植导致反复暴露于曲霉菌抗原，ABPA 的特点是早期过敏反应和晚期肺损伤，临床可引起从侵袭性曲霉菌病到变应性曲霉菌病的一系列疾病，变应性曲霉菌病分为 ABPA 和伴有真菌致敏的严重哮喘。宿主因素是决定发病的首要原因，遗传学研究发现 ABPA 的发生或与宿主的基因表型有关，HLA-DR2 和 HLA-DR5 基因型与易感者之间有密切关系，有研究发现 IL-10 启动因子多态性、IL-4α受体多态性等也与 ABPA 的易感性及发病有关。目前认为本病的致病机制涉及 I 型和Ⅲ型超敏反应。由特异性 IgE 介导的 I 型变态反应引起气道壁和周围组织的损害，出现支气管痉挛，腺体分泌增多，临床上表现为喘息、咳痰，皮肤试验呈阳性速发型反应，外周血或痰中嗜酸性粒细胞增多，血清总 IgE 和 IgE-Af 水平增高和变应性哮喘；特异性 IgG 介导的Ⅲ型超敏反应引起气道重构，最终致肺纤维化，表现为以 Af 与患者血清作沉淀素试验呈阳性反应，血清 IgG-Af 水平增高。肉芽肿和单核细胞浸润等病理改变的临床证据尚不清晰，目前认为可能与Ⅳ型超敏反应有关。

ABPA 的免疫反应特点是强的多克隆抗体反应和弱的不典型的细胞反应，由于 Af 抗原与 Af 慢性持续的刺激所产生的 IgG-Af 抗体，以及 Af 分泌的溶蛋白酶造成的损伤，导致肺浸润、组织损伤和中心性支气管扩张（central bronchiectusis，CB）。Af 孢子被哮喘患者吸入到达中等大小的段支气管的黏痰中，引起一系列免疫反应如特异性 IgE 和 IgG 的产生等，同时，Af 分泌的蛋白溶解酶破坏气道上皮并激活上皮细胞，释放一系列炎症前细胞因子和细胞趋化因子启动炎症反应，被蛋白水解酶破坏的上皮层增强了对曲霉抗原和其他变应原转运和递呈，进而诱导 Th2 型免疫反应，产生 IL-4、IL-5、IL-13，其中 IL-4 和 IL-13 诱导 B 细胞产生 IgE 并激活肥大细胞，IL-5 使嗜酸性粒细胞脱颗粒，导致哮喘症状持续加重，引起气道重构，最终致肺纤维化。

三、诊断

（一）临床表现

ABPA 患者的典型表现为呼吸道症状，包括哮喘控制不佳、喘息、咯血和湿性咳嗽，常伴有发热和体重减轻等全身症状，并可能反复、进行性加重。在 CF 患者中，ABPA 可能出现临床症状或肺功能的恶化，以及对常规抗生素治疗无反应。ABPA 通常可导致大面积气道塌陷并导致中心型支气管扩张。在某些情况下，ABPA 可能发展为慢性肺曲霉菌病，终末期疾病的典型表现为肺源性心脏病和Ⅱ型呼吸衰竭。

本病冬季发病较多，儿童和年轻人多见，大多数患者起病于儿童时期，因临床无特征性表现，常被漏诊。患者具高特应性特征（指患者本人易患其他特应性疾病，如变应性鼻炎、特应性皮炎，家族中特应性疾病患者较多，本人的变应原皮肤试验常出现多项阳性反应）。最常见的症状为喘鸣，常诊断为哮喘，疾病可隐袭进展到晚期。急性发作时有发热、咳嗽、头痛、胸痛、腹痛、全身不适、乏力、食欲减退和消瘦等症状，类似感染诱发哮喘急性发作，胸痛部位常与肺浸润的部位一致。间歇期症状消失，但肺部哮鸣音可持续存在。早期体征不明显，在肺浸润部位可能听到捻发音、支气管呼吸音或哮鸣音，当黏液嵌顿可引起肺不张甚至肺萎陷，体检时呼吸音减低或出现管样呼吸音。ABPA 可发生胸膜炎，吸气时可伴胸壁活动受限和胸膜摩擦音。部分患者表现为胸廓畸形（桶状胸、鸡胸等），可有生长发育落后、晚期出现杵状指和持续发绀等表现。

（二）辅助检查

1. 实验室检查

（1）皮肤试验：皮内注射变应原量为 1:100 稀释度的 0.01~0.02mL；变应原一般选择混合真菌、混合曲菌和 Af，于 15~20 分钟观察结果。阳性反应是根据出现的风团和红晕的大小而定，皮内试验以风团反应≥0.5cm 为 Af 阳性。对 Af 呈现的阳性速发型皮肤反应是诊断的必备条件，如变应原为高纯度的话，阴性的皮肤反应可排除本病。由于其他曲菌甚至其他真菌也可引起本病，当 Af 皮试呈阴性反应，临床高度怀疑 ABPA 时，还应进行其他曲菌或其他真菌的相关试验。部分患者皮试 4~8 小时后局部出现一边界不十分清楚的红斑和硬结，24 小时后消失为晚发反应，皮肤晚发反应不是 ABPA 的主要诊断依据,速发反应与晚发反应同时存在称为双相反应。

（2）痰液检查:简便而重要,直接显微镜检查或染色后镜检可发现菌丝、嗜酸性粒细胞,有时可见到夏科-雷登晶体（CLC）。痰培养必须重复,多次出现同一种真菌才有意义。因为 Af 无处不在,易于污染,仅一次阳性培养不具诊断意义。

（3）外周血白细胞:外周血嗜酸性粒细胞明显增多。在白细胞分类中,嗜酸性粒细胞≥0.08（≥8%）或嗜酸性粒细胞计数≥0.6×10⁹/L,大多在（1.0~3.0)×10⁹/L 范围。嗜酸性粒细胞增多的程度与发生 ABPA 的可能性无关。

（4）血清学检查:①血清总 IgE 水平:明显增高大于正常两倍有诊断意义。国外提出总 IgE≥1 000ng/ml 为主要诊断条件之一,应在激素治疗开始之前进行血清学的诊断。哮喘患者 IgE 明显增高提示 ABPA 可能;②血清抗 Af 的沉淀抗体:血清特异沉淀抗体（主要为特异 IgG 抗体）的较简单的方法,但当患者处于缓解期时,沉淀抗体将可能消失;③抗 Af 的特异性 IgE 和特异性 IgG 抗体（IgE-Af 和 IgG-Af）:血清 IgE-Af 和 IgG-Af 水平至少两倍于 Af 皮试阳性的哮喘患者（对照组）血清才有诊断意义。该项检查对未发现中心性支气管扩张（CB）和未出现肺浸润的患者有临床意义。Af 致哮喘和 Af 致 ABPA 患者血清中的 IgE-Af 和 IgG-Af 均有增高,对照组必须是 Af 阳性的哮喘患者,而不能以正常健康人作为对照。支气管灌洗液中 IgE-Af 为外周血的 48 倍,但总 IgL 和 IgG-Af 与外周血中一致。IgG-Af 和总 IgE 升高是疾病活动的敏感指标,对非 Af 此项检查没有意义。

2. 胸部影像学检查　ABPA 的影像学表现为肺部浸润影和实变影,肺浸润呈均质性斑片状、片状或点片状,不伴叶间隙移位,上中下肺部均可分布,可以表现为一过性、反复性、游走性异常及永久性异常。一般短于 6 个月为暂时性,长于 6 个月者称永久性。暂时性影像所见有浸润阴影包括肺门周围浸润、扩张的中心性支气管充满了液体和碎屑而产生的气液面、单侧或双侧的大片实变、"牙膏样"阴影和"指套样"阴影。永久性 X 线片所见均与近端支气管扩张有关,多发生于以前浸润的部位,常发生于上叶,表现为平行线阴影和环形阴影。ABPA 的末期改变包括空腔、上叶收缩和局限性气肿,存在大疱时可发生自发性气胸。胸部 X 线检查正常而又高度怀疑 ABPA 者应在 1~2 年后重复检查。

（1）胸部影像的非特异改变:肺部的非特异改变包括肺浸润、肺不张、肺气肿、纤维化、肺叶收缩伴肺上移、空泡和气胸等。①肺浸润:呈均质性斑片状分布,上叶多见,是胸片上常见的和最早出现的异常,表现为暂时性、反复性、移行性等特点。浸润范围大小不定,可遍及全肺,但并不多见。糖皮质激素治疗后可消散,如果浸润部位固定从不消退,甚至范围越来越大,应考虑其他疾病的可能。肺浸润反映了疾病的活动性,浸润反复出现在同一个部位提示该部位很可能已有中心性支气管扩张（CB）。②肺不张:亦较常见,可累及肺的一叶,为痰栓引起,痰栓排除即消散。常出现于右中叶、左舌段、双下叶基底段的部位。胸部 X 线断层摄影（computerized tomograply,CT）表现为支气管扩张及支气管黏液栓形成。主要为段或亚段等较大支气管囊状扩张,中上肺野多于双下肺野,扩张的支气管轮廓较柔和纤曲,受累范围较长时类似静脉曲张样改变。

（2）胸部胸像的特异性改变:包括黏液嵌塞、CB、小叶中心结节、马赛克征等。CB 是支气管近端扩张而远端正常,有别于感染所致的周围性支气管扩张。CB 存在于 ABPA 和 CF,尚未见于其他疾病,但在我国 CF 极为罕见,因而一旦出现 CB,一般情况下,就应考虑为 ABPA。本病早期支气管可正常。CB 多见于上叶,可用 3 种放射技术证实:①胸片:它们表现为特征性的平行线阴影（parallel shadow）、环形阴影（ring shadow）、带状或牙膏样阴影（band 或 toothpaste shadow）和指套样阴影（gloved-finger shadow）。平行线阴影是较正常同级支气管宽的支气管阴影,它从肺门沿支气管向外周走行,长 2~3cm,宽 5~8mm。如其中充满分泌物则成带状或牙膏样阴影。车轨样阴影（tramline shadow）也是从肺门向外周走行的两条平行线阴影,但其宽度与正常同级支气管分支的宽度相等,可见于慢性支气管炎。指套样阴影,也是分泌物填满了已扩张的支气管。环形阴影是扩张的支气管迎面而来,呈环形,其直径为 1~2cm。②胸部 CT:对诊断 CB 很有价值,CT 表现为支气管扩张及支气管黏液栓形成。主要为段或亚段等较大支气管囊状扩张,中上肺野多于双下肺野,扩张的支气管轮廓较柔和纤曲,受累范围较长时类似静脉曲张样改变。高密度黏液栓对于 ABPA 和其他疾病的鉴别诊断具有一定意义。在除外 CF 的前提下,

CB 可作为 ABPA 的特异性表现,高分辨率的 CT(high-resolution CT,HRCT),对诊断支气管扩张具有较高的敏感性和特异性。③支气管造影:CB 及其累及的分支均能被显示,因其可加重哮喘且具有麻醉及造影剂过敏风险,当前基本不采用。

(3)肺功能测定:均存在肺功能障碍,急性发作时存在可逆的阻塞性通气障碍(obstructive ventidory disorder),表现为 FEV 或 PEF 下降、气道阻力增加,以及限制性通气障碍(restrictive ventilatory disorder)。晚期病例由于肺部出现间质损害如肺纤维化,可出现不可逆的通气和限制性通气障碍,肺一氧化碳弥散量(diffusing capacity for CO of lung)减低。

(4)支气管镜检查:细支气管腔内可有硬性肉芽肿或伴有干酪样坏死物、黄色分泌物生成,可见新月形、圆形息肉样物堵塞支气管,表面不光滑,易误诊为支气管结核。如治疗 1 周后痰黏液阻塞仍存在,应作支气管镜检查,以明确诊断并清除阻塞的分泌物。

(三)诊断

1. 诊断标准　ABPA 没有特异的诊断方法,诊断标准依据临床、血清学检验和放射学特征综合判定。目前有几种常用诊断标准,包括 Rosenberg Patterson 哮喘 ABPA 诊断标准(1977)、ISHAM 标准(国际人类和动物真菌学会)(2013)、非 CF 患者 ABPM 诊断的 Asano 标准(2020),以及 Saxena 哮喘 ABPA 诊断的改良 ISHAM 标准(2020)。因为 CF 的临床特征与 ABPA 急性加重有重叠,由 CF 基金会提出的 CF 患者 ABPA、ABPM 的不同标准,2022 年我国成人制定了 ABPA 简易诊断标准,几种分类标准的具体说明见表 13-6-1。应该强调的是,所有对 Af 呈速发皮肤反应的哮喘患者都应疑及 ABPA;当胸部 X 线片有浸润、肺炎或异常改变,以及具有变应性真菌性鼻炎的患者也应疑及 ABPA;没有其他可解释的原因而哮喘越来越重,可能提示将进展为 ABPA。

2. 临床分期　Patterson 等于 1982 年建立了 ABPA 的五期分类法:急性期、缓解期、恶化期、依赖皮质激素哮喘期和纤维化期。ISHAM 小组提出了一种新的分期系统,分为从 0(无症状)到 6(晚期 ABPA)的 7 个阶段:①0 期:无症状,符合全球哮喘倡议(GINA)对哮喘控制的定义、符合 ABPA 诊断标准、既往无 ABPA 诊断。②1 期:无症状,符合哮喘未控制/有全身症状,符合 ABPA 诊断标准、

既往无 ABPA 诊断;Ⅰa 期黏液嵌塞,胸部 X 线、CT 或支气管镜检查符合黏液嵌塞所有标准,Ⅰb 期无黏液嵌塞。③2 期:应答期,临床改善(缓解体质症状和改善哮喘控制),明显放射学改善,8 周时 IgE 下降≥基线的 25%。④3 期:恶化期,IgE 升高≥50% 或影像学恶化加剧。⑤4 期:缓解期,临床或影像学持续性改善,IgE 水平保持低于基线水平或增加<50%,且持续≥6 个月,除全身激素外停止其他治疗。⑥5 期:5a 期指治疗依赖性 ABPA,在停止治疗的 6 个月内连续复发≥2 次,或在逐渐减少口服激素/唑类药物时,临床、影像或免疫学参数恶化;5b 期指糖皮质激素依赖型哮喘,哮喘患者需要口服或静脉糖皮质激素来控制哮喘。⑦6 期:晚期 ABPA,排除其他急性呼吸衰竭的可逆性原因,出现Ⅱ型呼吸衰竭和/或肺心病,CT 显示有与 ABPA 符合的纤维化影像证据。

四、鉴别诊断

ABPA 极易误诊,与曲霉菌球和曲霉菌感染的鉴别主要在于后二者没有嗜酸性粒细胞增多、总 IgE 的升高等特应性表现。曲霉菌感染一般发生于机体抵抗力低下时,曲霉菌球常为早已存在的肺部囊腔(如结核性空洞、支气管扩张、手术残端)中生长了曲霉菌而形成。还需与过敏性哮喘、过敏性肺炎(bypersensitivity pneumonitis,HP)鉴别,如哮喘患者有间歇性或持续性肺部浸润应怀疑 ABPA。ABPA 急性期亦被误诊为感染性肺炎、肺结核等疾病。

五、治疗

ABPA 管理的总体治疗目标是尽量减少促炎反应并减少气道真菌负荷,以控制症状、减少急性加重、维持正常肺功能,以及防止影像学检查进展。

(一)一般治疗

环境管理即减少曲霉菌孢子暴露是减少真菌负担的最简单方法,建议患者避免高风险环境,如有分解物质的区域和发霉的室内环境,但是鉴于曲霉菌在环境中无处不在,环境管理不太可能显著减轻大多数患者的真菌负担。

(二)药物治疗

1. 糖皮质激素

(1)全身糖皮质激素:口服激素是目前治疗 ABPA 的主要方法。激素可使大多数患者的肺部

表 13-6-1 ABPA 临床诊断标准比较

Rosenberg标准	ISHAM标准	Asano标准	Saxena潜在类别分析标准	CF患者标准	我国推荐诊断标准
主要标准 ✓ 哮喘 ✓ 胸片显示暂时或固定肺浸润 ✓ 皮试曲菌抗原呈阳性速发型反应 ✓ 血清总IgE>1 000IU/mL ✓ Af的沉淀抗体 ✓ 外周血嗜酸性粒细胞增多 ✓ 中央/近端支气管扩张伴近端支气管正常变细 次要标准 • 祛痰药后咳出金棕色痰栓病史 • 痰中有烟曲菌培养或镜检（重复培养或镜检证实） ✓ 皮试曲菌抗原呈迟发型反应	易感因素为哮喘或囊性纤维化 制订性标准（两者都应存在） ✓ I型曲菌皮肤试验阳性或血清Af-IgE水平升高 ✓ 总IgE水平升高（>1 000IU/mL） 其他标准（至少具备3项中的2项） • 血清中出现抗Af的沉淀抗体或Af-IgG抗体阳性 • 符合ABPA的影像学改变 • 未使用糖皮质激素患者外周血嗜酸性粒细胞总数>500/μL	需要6个或更多进行诊断 ✓ 患有或既往有哮喘病史或哮喘症状 ✓ 外周血嗜酸性粒细胞增多（≥500/mm³） ✓ 血清总IgE升高（≥417IU/mL） ✓ 皮试曲菌抗原呈阳性速发型反应或曲菌特异性IgE阳性 ✓ 丝状真菌沉淀蛋白或血清特异性IgG抗体存在 ✓ 痰培养或支气管灌洗液中丝状真菌生长 ✓ 支气管黏栓中存在丝状菌丝 ✓ CT显示中央支气管扩张 ✓ CT/支气管镜检查见中央支气管黏栓或中央黏液栓塞或高密度黏液痰史 ✓ CT提示支气管内高密度黏液	存在以下所有情况： ✓ 哮喘 ✓ 烟曲霉特异性IgE>0.35KUA/L ✓ 血清总IgE水平>500IU/mL伴有以下两种：烟曲霉特异性IgG>27mg/L;胸部CT异常支气管扩张,嗜酸性粒细胞计数>500/mL	经典标准 ✓ 非其他病因引起的急性或亚急性临床恶化 ✓ 血清总IgE>1 000IU/mL（2 400ng/mL）,未接受全身激素治疗情况下 ✓ 皮试曲菌抗原呈阳性速发型反应（>3mm）或血清Af-IgE抗体阳性 ✓ 血清中出现抗Af的沉淀抗体或Af-IgG抗体 ✓ 胸部X线检查（浸润或黏液堵塞）或胸部CT（支气管扩张）新出现或近期出现的异常,抗生素和标准物理疗法治疗后无改善 最低诊断标准 ✓ 排除其他病因引起的急性或亚急性临床恶化（咳嗽、喘息、运动不耐受、运动诱发哮喘、肺功能改变或痰液增多）如果疑诊 ✓ 血清总IgE>500IU/mL。如使用激素,且总IgE水平为200~500IU/mL,则在1~3个月内重复检测。如果使用激素,则停止激素治疗后复查 ✓ 皮试曲菌抗原呈阳性速发型反应（>3mm,周围有红晕,未使用全身组胺受体拮抗剂）或血清Af-IgE抗体阳性 ✓ 具备下列任一条：Af沉淀蛋白或IgG抗体阳性 ✓ 新增异常胸部影像征,胸片（支气管扩张）或CT（浸润或黏液堵塞）,抗生素和标准物理疗法治疗后无改善	1. 相关疾病 (1) 哮喘 (2) 其他:支气管扩张症、慢性阻塞性肺疾病、肺囊性纤维化等 2. 必需条件 (1) 烟曲霉特异性IgE水平升高,或烟曲霉皮肤试验速发反应阳性 (2) 血清总IgE水平升高（通常>1 000IU/ml）a 3. 其他条件 (1) 血嗜酸性粒细胞计数>0.5×10⁹/L b (2) 影像学与ABPA一致的肺部阴影c (3) 血清曲霉特异IgG抗体升高 备注: a. 如果满足第1条、第2条中的(1)和第3条,≤1 000U/ml也可考虑诊断; b. 对于接受激素治疗者,外周血嗜酸性粒细胞可<0.5×10⁹/L,使用糖皮质激素前的检查结果可作为诊断条件; c. 与ABPA一致的肺部阴影可为一过性病变或持久性病变。

ABPA:变应性支气管肺曲霉菌病;CF:囊性纤维化;CT:计算机断层扫描;ISHAM,国际人类与动物真菌学会;Af:烟曲霉菌。

浸润病变消退，痰的分泌减少，痰培养曲菌转阴，痰栓排出减少，血清总 IgE 下降、LgE-Af 和 IgG-Af 下降。应用糖皮质激素的有效性、剂量和持续时间的临床试验很少，目前有中剂量和高剂量两种口服糖皮质激素治疗的剂量方案：①中等剂量方案为泼尼松龙 0.5mg/（kg·d），持续 1~2 周，然后隔日交替治疗 6~8 周，最后每 2 周减量 5~10mg，直到 3~5 个月后停止；②高剂量方案为泼尼松龙 0.75mg/（kg·d），持续 6 周，然后 0.5mg/（kg·d），持续 6 周。然后将剂量每 6 周减少 5mg，以完成 6~12 个月的治疗持续时间。高剂量类固醇治疗可诱导所有患者在 3 个月时缓解（定义为血清 IgE 水平降低至少 25%）。激素冲击治疗已被研究并证明对长期使用类固醇相关的难治性 ABPA 加重的儿童有益。全身激素减量过程中约 50% 的患者会复发，45% 的患者会变得类固醇依赖。长期使用全身性糖皮质激素需关注副作用，包括肥胖、骨质疏松、2 型糖尿病等诸多其他影响，还应注意长期使用糖皮质激素导致糖皮质激素受体下调，诱导类固醇抵抗状态。

（2）吸入激素：在治疗 ABPA 中的应用尚缺乏证据，在应用全身糖皮质治疗的患者中联合吸入激素，对肺部影像学和肺功能改善有一定价值，但对血清学评价没有意义。ISHAM 委员会建议由于缺乏疗效证据，不应单独使用高剂量吸入性皮质类固醇 ABPA。

2. 抗真菌治疗　抗真菌治疗能减少气道中的真菌负荷、减少抗原刺激，从而减轻气道炎症。抗真菌药物治疗 ABPA 已有 30 多年的历史，不能完全代替全身激素，且不良反应较大，吸入抗真菌药目前未发现有确切疗效。

（1）口服三唑类抗真菌药物：对烟曲霉有效，是慢性呼吸道疾病中曲霉相关感染和过敏的主要一线治疗药物。三唑类抗真菌药包括第一代药物伊曲康唑、氟康唑，第二代三唑类抗真菌药如伏立康唑、泊沙康唑、依沙夫康唑等。伊曲康唑治疗类固醇依赖性 ABPA 可激素剂量降低了 50% 以上，总 IgE 水平也降低 25% 以上，临床可见运动能力提高、胸片影像学和肺活量也有改善，但缺乏统计学意义；伊曲康唑可降低 ABPA 临床稳定期患者的痰炎症标志物及血清总 IgE 水平，减少病情加重的频率，伊曲康唑联合泼尼松治疗 ABPA，治疗后 1 年内急性加重率较泼尼松单药治疗组低，且 1 年内急性加重率可降低 10% 以上。儿童常规用

量：≥2 岁口服混悬液；负荷剂量 5mg/kg，一日两次给药，维持剂量 2.5mg/kg，一日两次，疗程 4~6 个月；如需继续用药，可考虑减至一日一次，4~6 个月。泊沙康唑和伏立康唑多用于伊曲康唑治疗失败或不耐受的 ABPA，泊沙康唑可用于 13 岁以上儿童，肠溶片负荷剂量 300mg，一日两次，维持剂量 300mg，一天一次给药；混悬液每天 600mg，分 3 次服用。伏立康唑可用于 2 岁以上儿童，口服负荷剂量未建议，维持剂量 9mg/kg，一日两次（最大单次剂量 350mg）。使用唑类药物应同时进行药物监测（therapeutic drug monitoring，TDM）。

长期使用唑类药物可能会产生多种不良反应，包括胃肠道紊乱、高脂血症、外周水肿、周围神经病变和心力衰竭。伊曲康唑是一种细胞色素 P450 抑制剂，因此可能与其他药物（包括皮质类固醇）有相互作用，当用于类固醇依赖病例时，唑类药物治疗与类固醇联合使用的有效性可能与类固醇生物利用度增加有关。

在 CF 人群中，有证据表明泊沙康唑在治疗 ABPA 方面可能比其他三唑类更有效。一项回顾性研究纳入了 32 例接受伊曲康唑、伏立康唑和泊沙康唑治疗的 ABPA 的 CF 患者，结果显示曲霉特异性 IgE 明显降低，且曲霉特异性 IgE 水平与药物水平呈负相关。临床试验中有许多新型吸入唑类化合物，旨在减少通常与唑类治疗相关的全身副反应，伊曲康唑已被开发为干粉吸入器，目前处于 Ⅱ 期临床试验阶段。此外，一种新型三唑 PC945 已被证明在体外和体内对曲霉的治疗效果优于伏立康唑，但其系统生物利用度有限，预计将于 2021 年开始三期临床试验。

（2）其他抗真菌药：目前可用的抗真菌治疗类别包括棘白菌素组（如卡波芬净、米卡芬净和阿尼杜拉芬净）和多烯类（如两性霉素）等，已被用于对唑类药物耐药的曲霉菌感染的治疗，但这些制剂在 ABPA 管理中是否临床获益还有待研究。雾化两性霉素 B 也被用于治疗 ABPA，在一项针对 21 例患者治疗中，发现雾化两性霉素脱氧胆酸钠 3 例有效，18 例患者因支气管痉挛而停止治疗，两性霉素酯质体的耐受性较好，有证据表明适用于 CF 患儿。

（3）抗真菌毒素药：曲霉会产生多种毒素，以毒素作为 ABPA 的治疗靶点目前也纳入很多临床研究。碱性蛋白酶 1（Alp1）可能是 ABPA 治疗的一个潜在的新靶点；烟曲霉丝氨酸蛋白酶也被证

明能引起气道高反应性、气道炎症和平滑肌痉挛，针对这些分泌产物的研究可能是成为未来ABPA这种复杂疾病治疗的一种新方法。

3. 生物制剂治疗 越来越多的证据表明单克隆抗体治疗ABPA可使患者获益。

（1）奥马珠单抗（omalizumab）：剂量取决于初始IgE水平（0.016mg/kg/IU），IgE上限为1 500IU/mL，最大剂量为每月1 200mg。近年的临床研究显示奥马珠单抗治疗ABPA可改善症状，减少口服激素剂量，减少急性加重和住院次数，并改善肺功能。

（2）美泊利单抗（mepolizumab）：建议给予皮下注射美泊利单抗100mg，每4周一次，可降低外周血嗜酸细胞水平、改善临床症状，未发现不良反应。

（3）度普利尤单抗（dupilumab）：对既往伊曲康唑、奥马珠单抗和贝那利珠单抗治疗失败的ABPA患者中使用度普利尤单抗，联合大剂量吸入性糖皮质激素、长效β受体激动剂和口服泼尼松龙20mg/d，症状在4个月时改善，口服激素逐渐减量，8个月时肺功能有明显改善，总IgE水平和嗜酸性粒细胞水平也在8个月后恢复正常。

（4）其他单克隆抗体：①特泽鲁单抗（Tezepelumab）：可以降低哮喘表型患者的加重率，改善肺功能和减轻症状；②前列腺素D_2受体2拮抗剂（fevipiprant）：可以减少嗜酸性气道炎症，可能对ABPA患者有益。

4. 黏液溶解剂 除了抗炎和抗真菌药物外，降低黏液黏度的治疗方法也被用于减轻ABPA患者的症状负担。常用药物和方法包括：①高渗盐水雾化：降低痰液黏度并促进清除（建议与沙丁胺醇联合使用以预防支气管痉挛），然而目前尚未进行有关于长期益处的研究；②黏液溶解剂：雾化N-乙酰半胱氨酸、Dornase-alpha等在ABPA中可能是有益的。英国一项关于DNase在CF人群中应用的观察性研究显示，肺功能较低的患者（FEV_1预测值<70%）可获得长期改善，但在ABPA亚群中判定额外获益。另一项病例系列研究回顾了5例CF和ABPA大叶肺不张患者使用DNase支气管镜灌洗治疗后，所有病例的全肺再次扩张，但需要进一步的随机试验来确定DNase在ABPA中的有效性。

（三）免疫治疗

少量给予变应原可诱导免疫耐受，即使在停止治疗后也能保持免疫耐受，减少对曲霉菌属在

ABPA中的过敏反应，在未来治疗方案中可能有一定地位。详见第七章第三节。

（邹映雪）

第七节 嗜酸细胞性肺炎

嗜酸细胞性肺炎（eosinophilic pneumonia）是以肺部嗜酸性粒细胞浸润聚集，伴或不伴外周血嗜酸性粒细胞增多为特征的一组异质性弥漫性肺疾病。根据病因可分为特发性和继发性嗜酸细胞性肺炎。特发性包括特发性急性嗜酸细胞性肺炎（idiopathic acute eosinophilic pneumonia）、特发性慢性嗜酸细胞性肺炎（idiopathic chronic eosinophilic pneumonia）；继发性包括单纯性肺嗜酸细胞浸润症（simple eosinophilic pneumonia，Löffler syndrome）、热带性肺嗜酸粒细胞增多症（tropical pulmonary eosinophilia）、变应性支气管肺曲霉病（allergic bronchopulmonary aspergillosis，ABPA）等。可表现为局限于肺部的疾病，也可为全身疾病的部分表现。

一、病因

导致肺部嗜酸性粒细胞浸润聚集的原因有多种，可由感染性或非感染性因素引起。感染性因素多见于寄生虫感染，包括吸虫、钩虫、蛔虫、粪类圆线虫等，也可见于真菌、细菌、病毒等。非感染性因素包括：药物（苯妥英、氨苄西林、呋喃妥因、雷尼替丁、对乙酰氨基酚、碘化物等）、花粉、食物、变态反应性疾病、风湿性疾病等。此外，也有一部分嗜酸细胞性肺炎未发现确切病因，归为特发性。

二、发病机制

近年来，随着对嗜酸性粒细胞的生物学研究的进展，对嗜酸性粒细胞的分化、产生和募集等环节的调节因子认识加深，从而促进了对嗜酸细胞性肺炎的发病机制的认识。机体受到内、外界相关因素刺激时，在粒-单核系集落刺激因子、白细胞介素（interleukin，IL）、嗜酸粒细胞趋化因子-1等多种细胞因子介导下，骨髓中的共同髓系祖细胞定向分化为粒-单核系祖细胞，再分化发育为嗜酸性粒细胞祖细胞，最终发育为成熟的嗜酸性粒细胞，成熟的嗜酸性粒细胞在嗜酸粒细胞趋化因子-1、2、3（分别也称为CCL11、CCL24、CCL26）介导下，穿过血管及气道上皮屏障进入肺组织，通常伴随其他炎性细胞（如淋巴细胞、浆细胞和中性

粒细胞等）浸润。在众多的细胞因子中,IL-5 对促进嗜酸性粒细胞的分化、增殖、募集和存活起重要的作用,IL-5 升高与以嗜酸性粒细胞增多为特征的几种疾病发病有密切相关性。关于嗜酸性粒细胞致病的机制,目前认为嗜酸性粒细胞通过其特异性的嗜酸粒细胞过氧化物酶（eosinophil peroxidase,EPO）及主要碱性蛋白（major basic protein,MBP）产生氧化应激,破坏细胞外基质的结构组织,通过颗粒蛋白（如嗜酸阳离子蛋白）或通过抗体依赖细胞介导的细胞毒作用,引起组织损伤。嗜酸性粒细胞浸润还可能通过释放转化生长因子-β、IL-4 和 IL-13 来直接促进纤维化,或通过 EPO 或 MBP 刺激组织上皮细胞表达纤维化介质而间接促进纤维化。

三、诊断

（一）临床表现

轻症只有微热、疲倦、干咳等,重者可有高热、阵发性咳嗽及喘息等,急性症状严重时,可发生急性呼吸窘迫综合征表现。肺部可有干性或湿性啰音。脾脏可稍肿大。伴发全身血管炎的重症患儿可呈多系统损害。

特发性急性嗜酸细胞性肺炎常表现为急性发作的呼吸困难、咳嗽、发热、胸膜炎性胸痛和肌痛,常在 1 周内进展为呼吸衰竭,可表现为急性肺损伤或急性呼吸窘迫综合征,但不同于急性呼吸窘迫综合征的是,该病少见肺外器官衰竭和休克。肺部查体可闻及广泛的湿啰音。患者少见外周血嗜酸性粒细胞增多,也少有哮喘病史。胸片常表现为双侧弥漫性浸润,胸部 CT 显示弥漫性磨玻璃影、小叶间隔增宽、结节和胸腔积液,若 CT 影像见牵拉性支气管扩张可能预示致命的急性嗜酸细胞性肺炎（图 13-7-1）。

特发性慢性嗜酸细胞性肺炎常表现为进行性呼吸困难、高热、外周血嗜酸性粒细胞增多和肺外带浸润,可伴体重减轻。患者通常在数周至数月内逐渐出现症状,也有少数病例在 10 天内起病。约有一半的患者合并特应性疾病,如哮喘、变应性鼻炎、药物过敏等。胸片通常显示肺外带 2/3 的肺野浸润,呈"反向肺水肿"征,复发常在原来的部位。胸部 CT 早期可见近胸膜处肺实变和磨玻璃影,后期表现为结节或网状影（图 13-7-2）。

单纯性肺嗜酸细胞浸润症、热带性肺嗜酸粒细胞增多症为临床上常见的继发性嗜酸细胞性肺

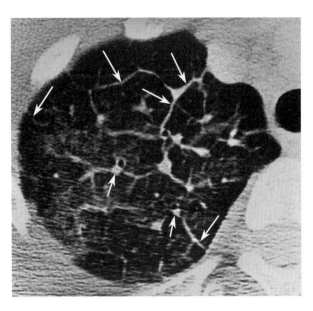

图 13-7-1 特发性急性嗜酸细胞肺炎 CT 影像

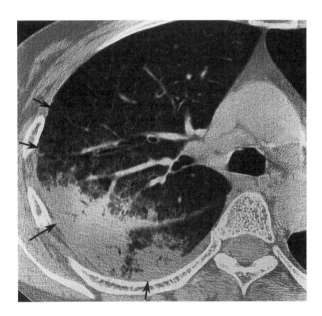

图 13-7-2 特发性慢性嗜酸细胞肺炎 CT 影像

炎。前者与寄生虫蚴虫移行有关,也可与药物或化学物质有关,常呈轻症、有自限性,病程较短,多为数周左右,血清 IgE 可正常,X 线表现为肺浸润性病变呈暂时性和游走性,胸部 CT 可见磨玻璃影和支气管壁增厚（图 13-7-3）。后者主要与丝虫、犬及猫蛔虫、钩虫感染有关,表现为刺激性干咳、喘息和周围淋巴结肿大,血清 IgE 升高伴丝虫特异性 IgE 及 IgG 阳性,胸片显示网状结节影（主要分布在肺中下野）、粟粒样斑点影和肺门增大。大约 20% 的胸片表现可能是正常的。胸部 CT 可表现为网状结节影、支气管扩张、气体滞留、钙化和纵隔淋巴结增大等（图 13-7-4）。

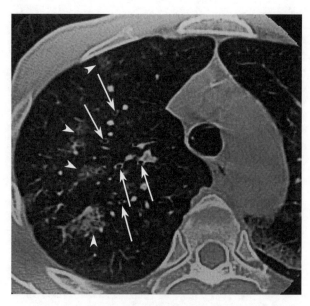

图 13-7-3　单纯性肺嗜酸细胞浸润胸部 CT 影像

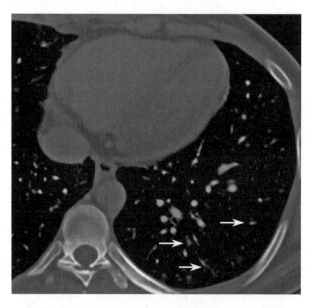

图 13-7-4　热带性肺嗜酸粒细胞增多症胸部 CT 影像

其他嗜酸细胞性肺炎：①药物相关性嗜酸细胞性肺炎可以有短暂的、急性的或慢性的临床表现。常见临床表现有呼吸系统症状及发热、皮疹、疲乏、关节痛等全身症状。伴嗜酸性粒细胞增多和系统症状的药疹综合征是一种严重药物不良反应，表现为发热、皮疹、嗜酸性粒细胞增多和淋巴结肿大，可以累及肝、肾、肺等多器官。诊断的关键是相关用药史与临床表现的时序性以及外周血嗜酸性粒细胞计数，停用相应药物后缓解。②变应性支气管肺曲霉病是一种罕见的肺部疾病，与 Th2 CD 4[+]T 细胞介导的烟曲霉过敏有关，多数患者有哮喘、支气管扩张或囊性纤维化病史，以反复

肺浸润、慢性支气管阻塞，并进展为中央型支气管扩张为主要表现。重组烟曲霉抗原和胸腺激活调节趋化因子水平可用于辅助诊断。③重度嗜酸粒细胞性哮喘已在成人嗜酸细胞性肺炎中提及，是重度哮喘 2 型炎症表型（正使用高剂量吸入糖皮质激素或最低剂量口服糖皮质激素维持治疗者，且血 EOS 计数≥150/μL 和/或呼出气一氧化氮≥20ppb 和/或痰嗜酸性粒细胞≥2% 和/或哮喘症状由过敏原诱发）中的常见类型。④嗜酸性粒细胞性肉芽肿性多血管炎为全身性疾病，富含嗜酸性粒细胞的坏死性肉芽肿性炎症常累及呼吸道，坏死性血管炎主要影响中小血管，并与哮喘和嗜酸性粒细胞增多有关。这种多系统疾病涉及肺和鼻窦，大多数儿童在最初的表现时都有哮喘和鼻窦炎的病史，还可累及心脏、肾脏、胃肠和周围神经系统、肌肉和关节等，可伴 MPO-ANCA 阳性。

（二）辅助检查

1. 血常规检查　外周血嗜酸性粒细胞增多的分度包括：正常：(0.05~0.5)×10⁹/L；轻度：(0.5~1.5)×10⁹/L；中度：(1.5~5.0)×10⁹/L；重度：>5×10⁹/L。需注意血嗜酸性粒细胞数值的波动和全身激素或其他药物对血嗜酸性粒细胞计数的影响。多数嗜酸细胞性肺炎患者血常规表现为嗜酸性粒细胞增多，但特发性急性嗜酸细胞性肺炎患者常无嗜酸性粒细胞增多表现，甚至表现为以中性粒细胞增多为主的外周血象。

2. 血清 IgE 检查　可升高或正常，热带性肺嗜酸粒细胞增多症可明显升高>1 000IU/mL。

3. 胸部影像学检查　胸部 X 线和 CT 检查是评估肺部是否受累的主要方法，起始诊断时优先推荐胸部高分辨率 CT。影像学特点根据不同疾病种类而不同，已在"临床表现"中阐述。

4. 诱导痰嗜酸性粒细胞检查　可升高，但阳性率不高。

5. 肺泡灌洗液嗜酸性粒细胞检查　嗜酸性粒细胞比例常升高超过 25%，但仍有部分嗜酸细胞性肺炎无明显升高。

6. 肺活检　该检查通常在其他检查无法提供诊断证据而又高度怀疑嗜酸细胞性肺炎时进行，可见大量嗜酸性粒细胞浸润。其中，特发性急性嗜酸细胞性肺炎除表现为嗜酸性粒细胞增多外，还表现为弥漫性肺泡损伤，可见嗜酸性粒细胞在间质和肺泡内浸润，以及透明膜和肺泡内机化的纤维素性渗出物。慢性嗜酸细胞性肺炎可见肺泡

内嗜酸性粒细胞浸润，并伴有不同数量的组织细胞、纤维蛋白和蛋白质碎片，也可见多核细胞，组织细胞内偶可见嗜酸性颗粒，甚至夏科-雷登结晶。

7. 针对不同病因的相关检查

（1）感染性疾病：针对寄生虫、真菌、病毒、细菌的血清学及病原学检查。

（2）变态反应性疾病：血清特异性 IgE、过敏原皮肤点刺试验等。当怀疑有哮喘时，行肺通气功能检查、呼出气一氧化氮测试，按指征选择支气管激发试验，最大呼气峰流速动态监测等检查。

（3）风湿性疾病：血清风湿性疾病相关自身抗体谱、补体、免疫球蛋白、蛋白电泳、肌炎抗体谱等检查。

（4）肿瘤性疾病：血肿瘤标志物、全身多器官影像学检查、病理活检、骨髓穿刺等。

（三）诊断

通过患者发热、咳嗽等症状，结合以下 3 项中任 1 项：

（1）肺部浸润伴外周血 EOS 增多（>0.5×10^9/L）。

（2）支气管肺泡灌洗液中 EOS 增多（>10%）。

（3）外科活检或经支气管镜活检证实组织嗜酸性粒细胞浸润，即可诊断。

病史询问中注意患者被动吸烟史、疫区旅居史及基础疾病病史等。

四、鉴别诊断

特发性急性嗜酸细胞性肺炎需与重症社区获得性肺炎、急性呼吸窘迫综合征等鉴别，均可有急性呼吸衰竭表现，但特发性急性嗜酸细胞性肺炎一般无确切感染因素，肺泡灌洗液嗜酸性粒细胞明显升高。特发性慢性嗜酸细胞性肺炎需与闭塞性细支气管炎、支气管哮喘等鉴别，均呈慢性病程，且特发性慢性嗜酸细胞性肺炎常合并支气管哮喘，可根据其典型的胸部影像学表现和肺泡灌洗液和/或肺活检大量嗜酸性粒细胞加以鉴别。

五、治疗

（一）支持治疗

对于重症患者，应给予卧床休息、氧疗、营养支持等。

（二）针对原发病治疗

对于继发性嗜酸细胞性肺炎，应积极治疗原发病。寄生虫感染者予以驱虫治疗，在驱虫剂中，

常用乙胺嗪，口服 12~15mg/（kg·d），分 3 次，连服 4~5 天，可使肺部体征好转，但一般易复发，历时可达数年之久，年长后渐愈。药物相关性嗜酸细胞性肺炎则停用相关药物。变应性支气管肺曲霉病应使用抗真菌药，口服伊曲康唑，若伊曲康唑无效，也可选用伏立康唑。重度嗜酸粒细胞性哮喘应根据 GINA 建议，进行阶梯化治疗。

（三）糖皮质激素

特发性急性嗜酸细胞性肺炎和特发性慢性嗜酸细胞性肺炎需使用糖皮质激素。儿童口服泼尼松量为 0.5~1.0mg/（kg·d），急性者应尽早给药，开始时可静脉给药，呼吸衰竭纠正后改为口服，于 2~4 周内减药，其后数周逐渐停药；慢性者通常使用至症状缓解、胸部影像学好转 2 周，疗程 6~9 个月甚至更长，其后以吸入糖皮质激素替代。变应性支气管肺曲霉病也需依赖糖皮质激素治疗，口服泼尼松量为 1~2mg/（kg·d），2~3 个月逐渐减量。

（四）生物制剂治疗

针对糖皮质激素不敏感的嗜酸细胞性肺炎，可选用生物靶向治疗，奥马珠单抗已被证实对变应性支气管肺曲霉病有效，剂量取决于初始 IgE 水平（0.016mg/kg/IU），IgE 上限为 1 500IU/mL，最大剂量为每月 1 200mg。重度嗜酸粒细胞性哮喘可从针对 2 型炎症通路生物靶向治疗，如抗 IL-5/5R 药物和抗 IL-4R/13 药物中获益，如度普利尤单抗（dupilumab）为 IL-4 受体 α 拮抗剂，通过抑制 IL-4/IL-13 的作用发挥抗炎效应。2019 年美国 FDA 批准后用于治疗重度特应性皮炎、中到重度哮喘和慢性鼻-鼻窦炎并鼻息肉患者。一项为期 52 周、随机、双盲、安慰剂对照的试验中，408 名 6~11 岁患有未控制的中度至重度哮喘的儿童接受皮下注射度普利尤单抗（体重≤30kg 的患者剂量为 100mg，体重>30kg 的患者剂量为 200mg）或匹配安慰剂，每 2 周 1 次，结果显示在未控制的中度至重度哮喘儿童中，与接受安慰剂的儿童相比，接受附加度普利尤单抗的儿童哮喘发作更少，肺功能和哮喘控制更好。人源化单克隆抗体美泊利单抗（mepolizumab）可通过靶向嗜酸性粒细胞活化途径的关键介质白细胞介素 5（IL-5）来有效控制嗜酸性粒细胞增殖。2015 年上市后，2019 年被批准用于 6 岁以上的患者，尤其是在 6~11 岁的儿童中，美泊利单抗显示出更高的生物利用度，6~11 岁儿童每 4 周 40mg 的推荐剂量和 12 岁以上患者

100mg 的推荐剂量度,证明了与成人研究组相似的治疗效果。

(艾涛)

参 考 文 献

1. 《中华耳鼻咽喉头颈外科杂志》编辑委员会鼻科组,中华医学会耳鼻咽喉头颈外科学分会鼻科学组、小儿学组,中华儿科杂志编辑委员会.儿童变应性鼻炎诊断和治疗指南(2022 年,修订版)[J].中华耳鼻咽喉头颈外科杂志,2022,57(4):392-404.

2. 中华医学会呼吸病学分会哮喘学组.咳嗽的诊断与治疗指南(2021)[J].中华结核和呼吸杂志,2022,45(1):13-46.

3. 杨好喜,龚淑敏,王虹.变应性咽炎的临床诊治进展[J].继续医学教育,2022,36(10):149-152.

4. 洪建国.儿童支气管哮喘规范化诊治建议(2020 年版)[J].中华儿科杂志,2020(9):708-717.

5. 中华医学会儿科学分会呼吸学组,《中华儿科杂志》编辑委员会.儿童支气管哮喘诊断与防治指南(2016 年版)[J].中华儿科杂志,2016,54(003):167-181.

6. 郭茹茹.儿童过敏性鼻炎-哮喘综合征诊治进展[J].国际儿科学杂志,2014,41(2):157-160.

7. 刘光辉.临床变态反应学[M].北京:人民卫生出版社,2014:267-275.

8. 刘晓颖,向莉.儿童变应性鼻炎合并支气管哮喘协同治疗及管理研究进展[J].国际儿科学杂志,2016,43(3):161-170.

9. 中国妇幼保健协会儿童变态反应专业委员会,《中国实用儿科杂志》编辑委员会.儿童变应性鼻炎-哮喘综合征中西医结合诊治专家共识(2023)[J].中国实用儿科杂志,2023,38(03):168-176.

10. Nathan N,Griese M,Michel K,et al.ERS CRC chILD-EU group.Diagnostic workup of childhood interstitial lung disease [J].Eur Respir Rev,2023,32(167):220188.

11. Mastrorilli C,Pecoraro L,Arasi S,et al.Pediatric hypersensitivity pneumonitis:Literature update and proposal of a diagnostic algorithm [J].Ital J Pediatr,2022,48(1):51.

12. Hamblin M,Prosch H,Vašáková M.Diagnosis,course and management of hypersensitivity pneumonitis [J].Eur Respir Rev,2022,31(163):210169.

13. Bartemes KR and Kita H.Roles of innate lymphoid cells(ILCs)in allergic diseases:the 10-year anniversary for ILC2s [J].J Allergy Clin Immunol,2021,147:1531-1547.

14. She L,Barrera GD,Yan L,et al.STING activation in alveolar macrophages and group 2 innate lymphoid cells suppresses IL-33-driven type 2 immunopathology [J].JCI Insight,2021,6:e143509.

15. Saxena P,Choudhary H,Muthu V,et al. Which are the optimal criteria for the diagnosis of allergic bronchopulmonary aspergillosis? A latent class analysis [J].J Allergy Clin Immunol Pract,2021,9:328-335.

16. 中华医学会呼吸病学分会哮喘学组.变应性支气管肺曲霉病诊治专家共识(2022 年修订版)[J].中华结核和呼吸杂志,2022,45(12):1169-1179.

17. Francis NZ,Southern KW.Antifungal therapies for allergic bronchopulmonary aspergillosis in people with cystic fibrosis [J].Cochrane Database Syst Rev,2022,9(9):CD002204.

18. 广州医科大学附属第一医院国家呼吸医学中心,国家呼吸系统疾病临床医学研究中心,中华医学会呼吸病学分会哮喘学组.嗜酸粒细胞增多相关性肺疾病诊疗中国专家共识[J].中华医学杂志,2022,102(1):21-35.

19. 王天有,申昆玲,沈颖.诸福棠实用儿科学[M].9 版.北京:人民卫生出版社,2022.

第十四章

皮肤变态反应疾病

第一节 概　论

皮肤不仅是人体与外界环境直接接触的组织器官,与体内又有着密切的联系。由于其结构和功能的特殊性,使它具有很强的非特异性免疫防御能力,是人体抵御外界环境有害物质的第一道防线,它能够有效地防御物理性、化学性、生物性等有害物质对机体的刺激和侵袭,对于人体适应周围环境,健康地生长发育和生存起了十分重要的作用。长期以来,人们认为皮肤的功能仅仅是组成机体的外表屏障,保持着皮肤生化及物理的完整性。即使与免疫反应有关,也仅仅认为它起到了免疫反应的场所及靶器官的被动地位和真皮部的非特异性免疫成分的作用。随着生物学和医学免疫学的不断发展,人们对皮肤与特异性免疫之间的相互作用和影响有了深入的研究,皮肤不仅具有很强的非特异性免疫防御能力,而且具有非常重要的特异性免疫功能。近年来的研究表明,皮肤是一个独特的免疫器官,具有独特的免疫功能。

变态反应(allergy)亦称为超敏反应(hypersensitivity)。变态反应是对抗原的不适当或过度反应性免疫应答,可导致不良反应。这些症状通常出现在既往至少暴露于一次抗原的个体中。当抗原物质作用于机体后可致使机体的反应性发生改变。当机体再次暴露于相同抗原时,出现对机体组织有损伤的变态反应。常见的皮肤变态反应性疾病有特应性皮炎、接触性皮炎、荨麻疹、丘疹性荨麻疹、血管性水肿、光敏性皮炎等。

皮肤病的临床表现包括症状和体征,是诊断皮肤性疾病的主要依据。症状是患者主观感受到的不适,主要有瘙痒、疼痛、烧灼及麻木等。客观存在、可看到或触摸到的皮肤黏膜及其附属器的改变称为体征,又称为皮肤损害(简称皮损)。皮损可分为原发性和继发性两大类,对皮肤病的诊断具有重要价值,常见的有斑疹、斑块、丘疹、风团、水疱、脓疱、结节、糜烂、溃疡、鳞屑、裂隙、瘢痕、痂皮、苔藓样变等。

1. 斑疹　皮肤黏膜的局限性颜色改变,与周围皮肤平齐,大小形态不一,一般直径小于1cm。直径达到或者超过1cm时,成为斑片。可分为红斑、出血斑、色素沉着及色素减退斑等,最常见的为红斑(见文末彩图 14-1-1)。

2. 丘疹　局限性、实质性、直径小于1cm的表浅隆起性皮损。形态介于斑疹与丘疹之间的稍微隆起皮损成为斑丘疹,丘疹顶部有小水疱时成为丘疱疹,丘疹顶部有小脓疱时称为丘脓疱疹(见文末彩图 14-1-2)。

3. 斑块　为丘疹扩大或者较多丘疹融合而成、直径大于1cm的隆起性扁平皮损,中央可有凹陷(见文末彩图 14-1-3)。

4. 风团　为真皮浅层水肿引起的暂时性、隆起性皮损。皮损可呈红色或苍白色,周围常有红晕,大小形态不规则。皮损发生快,此起彼伏,一般经数小时消退,消退后多不留痕迹,常伴剧烈瘙痒(见文末彩图 14-1-4)。

5. 水疱和大疱　局限性、隆起性、内含液体的腔隙皮损,直径一般小于1cm,大于1cm者称为大疱,内容物含血液者称血疱(见文末彩图 14-1-5,彩图 14-1-6)。

6. 结节　局限性、实质性、深在性皮损,呈圆形或椭圆形,可隆起于皮面,也可不隆起,需触诊才可查出,有一定的硬度或浸润感(见文末彩图 14-1-7)。

7. 囊肿　含有液体或者黏稠物及细胞成分的囊性皮损(见文末彩图 14-1-8)。

(刘琪琪,李钦峰)

第二节　特应性皮炎

一、概述

特应性皮炎(atopic dermatitis,AD),原称"异位性皮炎"、"遗传过敏性皮炎",是一种与遗传过敏素质有关的慢性、炎症性、复发性皮肤病,表现为瘙痒、多形性皮损并有渗出倾向,常伴发哮喘、变应性鼻炎。随着环境的变化,近年来儿童 AD 患病率明显上升,严重影响患儿的生活质量,造成了很大的经济负担。目前 AD 已经成为儿童主要皮肤疾病之一,在皮肤科和变态反应科均受到高度重视。

随着环境变化和全球工业化的快速发展,AD 的患病率呈逐年上升趋势,在发达国家影响了 20%~30% 的儿童。我国近 20 年 AD 的患病率呈明显上升趋势,患病率在性别上没有明显差异,但是城市显著高于农村。

二、病因和发病机制

本病的病因和发病机制复杂,涉及遗传、皮肤屏障、免疫、环境等多种因素。其中遗传因素作为内因、环境因素作为外因,两者相互作用,共同影响了 AD 的发病。

(一) 遗传因素

1. 父母一方有 AD 者,其子女出生后 3 个月内发病率可达 25% 以上,2 岁内发病率可达 50%以上,如果父母双方均有特应性疾病史,其子女 AD 发病率可高达 79%。

2. 双生子研究显示,同卵双生子与异卵双生子一方患 AD,另一方患病的概率分别为 77% 和 15%。

3. 目前已经有大于 34 个基因位点被发现与 AD 遗传易感性有关,包括与表皮屏障功能障碍、免疫失调和皮肤微生物群异常等相关的基因位点。其中位于染色体 1q21.3 的 Flaggrin(FLG)基因被认为是主要的 AD 易感因素。

(二) 皮肤屏障

皮肤屏障是皮肤的一层天然保护膜,由弱酸性的皮脂膜和类似砖墙结构的角质层构成。完整的、正常的皮肤屏障可以抵抗外界的过敏原、微生物等刺激,还可以减少体内的水分丢失,起到保护的作用。而特应性皮炎的患者由于先天的或者的后天的因素皮肤屏障受损导致各种症状的产生和

反复发作。另外皮肤屏障受损、免疫失调、遗传等原因导致 AD 患者容易受微生物的感染。皮肤共生菌的种类和 AD 患者的严重程度有关。表皮葡萄球菌通过竞争资源和分泌抗菌肽来限制致病性革兰氏阳性菌的生长和繁殖。而金黄色葡萄球菌的定植可以诱发 AD 加重。其机制与金黄色葡萄球菌分泌肠毒素诱发免疫反应,其含有丝氨酸蛋白酶可以破坏表皮的屏障功能,以及物理性消化上皮屏障有关。缓解期与微生物的多样性增加相关。

(三) 免疫失调

各种环境变应原、机械损伤、微生物触发皮肤先天免疫系统,刺激炎症因子表达增加。在局部变应原和细胞因子的刺激下,抗原递呈细胞被激活,屏障功能受损可以增加变应原的暴露,增加抗原递呈细胞对抗原的提呈作用。IL-4 和 IL-13 是较为关键的细胞因子,可以增强 Th2 免疫反应,同时可以抑制抗菌肽的生成。AD 患者中高水平的 Th2 细胞因子可以通过增加丝氨酸蛋白酶激肽酶 7 的水平,促进 TSLP 释放,减少长链游离脂肪酸和酯链 X-羟基(EO)神经酰胺的产生,减少丝聚合蛋白的产生等方面导致表皮屏障功能进一步受损。屏障功能受损继而增加变应原的暴露,导致炎症进一步加重,如此形成恶性循环。

(四) 环境

外界环境中的变应原(如屋尘螨、花粉等)可诱发 AD,某些患者用变应原进行皮试可出现皮肤湿疹样改变,婴儿期有食物蛋白过敏。疲劳、精神因素与特应性皮炎也密切相关。

总之,本病病因与发病机制目前还不很清楚,一般认为可能是遗传因素、皮肤屏障、免疫因素、环境因素等相互作用并通过免疫途径介导炎症反应产生的结果。

三、诊断

(一) 临床表现

本病临床表现多种多样,可表现为急性和慢性反复发作。本病在不同年龄阶段有不同临床表现,通常可分为婴儿期、儿童期、青年成人期。

1. 婴儿期　婴儿期约 60% 患者于 1 岁以内发病,以出生 2 个月以后为多。初发皮损为颊面部瘙痒性红斑,继而在红斑基础上出现针尖大小的丘疹、丘疱疹,密集成片,皮损呈多形性,境界不清,搔抓、摩擦后很快形成糜烂、渗出和结痂等,皮

损可迅速扩展至其他部位（如头皮、额、颈、腕、四肢等）。病情时重时轻，某些食品或环境等因素可使病情加剧，可出现继发感染。一般在2岁以内逐渐好转、痊愈，部分患者病情迁延并发展为儿童期AD（见文末彩图14-2-1）。

2. 儿童期 多在婴儿期AD缓解1~2年后发生并逐渐加重，少数自婴儿期延续发生。皮损累及四肢屈侧或伸侧，常限于肘窝、腘窝等处，其次为眼睑、颜面和颈部。皮损暗红色，渗出较婴儿期为轻，常伴抓痕等继发皮损，久之形成苔藓样变。此期瘙痒仍很剧烈，形成"瘙痒-搔抓-瘙痒"的恶性循环。

3. 青年成人期 指12岁以后青少年期及成人阶段的AD。常起病于青春发育期，皮损与儿童期相似，多为局限性干燥性皮损，红斑或丘疹融合后皮肤浸润肥厚，反复搔抓呈苔藓样变，主要发生在肘窝、腘窝和颈前及侧部，以屈侧为重。手部、四肢等其他部位也可受累。常有面部侵犯倾向，皮肤损害常以苔藓样变为主，似播散性神经性皮炎（见文末彩图14-2-2）。

这类患者常伴发皮肤干燥、鱼鳞病、掌纹症、毛周隆起、苍白面容及皮肤白色划痕反应等。由于剧烈的皮损瘙痒常引起患者睡眠障碍。此外，这类患者容易合并病毒（单纯疱疹病毒，传染性软疣，人乳头瘤病毒）、细菌（金黄色葡萄球菌、链球菌）、真菌（红色毛癣菌，卵圆形糠秕孢子菌）等感染。

（二）辅助检查

1. 患者外周血嗜酸粒细胞计数常增高，但缺乏特异性。

2. 血清IgE检测血清变应原sIgE定量检测具有较高特异性和较高敏感性，适用于任何年龄，且不受皮肤条件限制。是诊断儿童特应性皮炎的重要实验室指标之一。

3. 对尘螨、花粉等变应原的皮肤针刺或划痕试验显示即刻型阳性反应。

（三）诊断

根据皮损好发特点与临床表现、家族成员发病、高IgE、血液中嗜酸性粒细胞增多、常伴发过敏性哮喘、变应性鼻炎等变态反应性疾病可做出诊断。特应性皮炎的诊断标准目前有以下五种，其中成人常用标准为Williams标准及张氏标准，儿童常用的诊断标准为姚氏标准。

1. Williams标准 患者必须在过去有持续12个月的皮肤瘙痒史，此外再加上下列三条或更多的表现：

（1）起病年龄小于2岁（如果患者超过4岁）。

（2）屈侧皮肤受累病史。

（3）全身皮肤干燥病史。

（4）其他特应性疾病如哮喘或变应性鼻炎的个人史，或一级亲属中有变态反应性疾病史。

（5）可见到屈侧湿疹样皮损损害。

目前Williams标准比较简便、容易操作，重点明确，临床应用起来较为方便省时，且敏感性与特异性均较高，因此在临床操作及流行病学调查中均得到了广泛应用。

2. Hanifin&Rajka标准 该标准包括4条主要指标和23条次要指标。主要指标包括：①瘙痒；②典型的皮疹形态和分布，成人为屈侧苔藓化或条状表现，儿童为面部及伸侧受累；③慢性或慢性复发性皮炎；④个人或家族特应性疾病史（如支气管哮喘、变应性鼻炎或AD病史）。23条次要指标包括干皮病、掌纹征、毛周角化病、血清IgE升高等。诊断需符合3条或以上主要指标加上3条或以上的次要指标。

目前Hanifin&Rajka标准被认为是AD诊断的金标准，但由于其内容较多，不易记忆，临床操作不便，有的次要指标发生率不一且并非特异，主观成分较多，因此仅用于部分临床研究。

3. 儿童哮喘与过敏国际研究协作组标准 该标准为问卷形式的儿童AD诊断标准，其问卷主要分为两个年龄组，即6~7岁和13~14岁。主要有以下3条：①持续6个月以上的瘙痒性皮疹；②近12个月内瘙痒性皮疹史；③瘙痒性皮疹的典型部位。该标准应用起来极其简洁方便，容易操作，适合大规模流行病学筛查，目前主要应用于部分儿童AD的流行病学研究。

4. 张氏标准 张建中团队提出了成人/青少年AD诊断的中国标准（张氏标准）。该标准包括3条：①病程>6个月的对称性湿疹；②特应性个人史和/或家族史；③血清总IgE升高和/或外周血嗜酸性粒细胞升高和/或变应原阳性（变应原特异性IgE（specific IgE，sIgE）检测2级或2级以上阳性）。第1条加上第2条或第3条即可诊断。其中，特应性个人史是指曾经或现在患变应性鼻炎、哮喘或过敏性结膜炎等特应性疾病；特应性家族史是指3代以内的亲属中有湿疹/AD、变应性鼻炎、过敏性哮喘或过敏性结膜炎等病史。张氏标准对内源性

AD 及外源性 AD 均可诊断,但需排除其他疾病(接触性皮炎、毛发红糠疹、药疹、高 IgE 综合征及皮肤淋巴瘤等)。

该标准简单明了,便于临床应用,此外加入了实验室检查项目,使诊断评价指标更为客观。该标准显著减少了临床诊断 AD 的耗时,也提高了诊断的准确性,但其缺点是仅适用于成人和青少年。

5. 姚氏标准　姚志荣团队发表了关于建立婴儿及儿童 AD 中国诊断标准。其婴儿 AD 诊断标准(0~1岁)为:①出生 2 周后发疹;②与皮疹相对应的瘙痒和/或易激惹/睡眠障碍;③符合以上两条者,加上以下两条中任意一条,即可诊断 AD:a)面颊部和/或头皮和/或四肢伸侧的湿疹样皮损;b)身体其他任意部位的湿疹样皮损,同时伴有干皮症。需排除接触性皮炎、银屑病、疥疮,或遗传、代谢性疾病和淋巴瘤。

儿童 AD 诊断标准(1~7岁):①瘙痒;②典型的形态和部位(屈侧皮炎)或不典型的形态和部位伴干皮症;③慢性或慢性复发性病程。本标准与 Hanifin & Rajka 标准以 Williams 标准的特异性相似,但敏感性更高。

四、鉴别诊断

本病需与湿疹、慢性单纯性苔藓、婴儿脂溢性皮炎、刺激性或变应性接触性皮炎、疥疮、银屑病等进行鉴别。

1. 湿疹　湿疹的皮肤损害与特应性皮炎没有太大区别,但是湿疹常无家族史,无一定好发部位。

2. 慢性单纯性苔藓　皮损为苔藓样变和多角形扁平丘疹,无个人和家族遗传过敏史,无特殊的皮损发生和发展规律,无血清和皮肤点刺试验的异常发现。

3. 婴儿脂溢性皮炎　常发生于婴儿的头皮、耳后、眉间及鼻唇沟处,以灰黄色或棕黄色油腻性鳞屑为特征性皮损,无遗传过敏性家族史。

4. Wiskott-Aldrich 综合征　又名紫癜湿疹综合征,是一种罕见的 X 连锁隐性遗传的原发性免疫缺陷病,以反复感染、血小板减少引起的出血症状和湿疹样皮损为特点,易患淋巴系统恶性肿瘤和自身免疫性疾病。于婴幼儿期发病,仅发生于男孩。

5. 高 IgE 综合征　主要表现为皮肤湿疹、皮肤和系统性感染,以及肌肉骨骼改变。实验室检查血清 IgE 水平升高和高嗜酸性粒细胞血症。

6. Nethernton 综合征　又称鱼鳞病样红皮病异型,为常染色体隐性遗传性皮肤病,临床表现为先天性鱼鳞病、竹节状发和特应性皮炎。

五、治疗

特应性皮炎是慢性复发性疾病,治疗目的是缓解或消除临床症状,消除诱发和/或加重因素,减少和预防复发,提高患者的生活质量。

(一) 患者教育

医师应向患儿及患儿家长详细解释本病的病因、发病机制、临床特点、变化规律及治疗方案的选择,医患应建立起长期和良好的关系,互相配合,以获得尽可能好的疗效。患者教育是做好 AD 长期治疗管理的基础。

(二) 基础治疗

儿童 AD 用药需注意各类药物的年龄限制,针对不同年龄患儿选择合适的剂型和准确的剂量;除疗效外,还需重点关注药物的不良反应及对生长发育的影响。

1. 一般护理提倡母乳喂养,辅食添加开始时间同正常婴儿。添加方式建议少量、逐一增加,充分煮熟。回避有明确过敏的食物;衣物应为略薄、纯棉质地,宽松柔软;居室环境应凉爽、通风和清洁,勤换衣物和床单,不养宠物、不铺地毯、少养花草,尽量减少生活环境中的变应原。

2. 皮肤护理主要包括如何洗澡及使用润肤剂,恢复和保持皮肤屏障功能,为 AD 治疗的基础。洗澡水温以 32~38℃为宜,每日一次或隔日一次,每次 10~15 分钟;建议使用清水洗澡,可使用低敏无刺激 pH 值为弱酸性(约为 6)的洁肤用品。外用润肤剂不仅可以阻止皮肤水分蒸发,增加皮肤含水量;还可以外源性补充皮肤脂质含量,修复受损的皮肤,改善皮肤屏障功能。浴后 3 分钟内立即使用润肤剂,效果最佳,每日 1~2 次。根据剂型不同,润肤剂分为润肤露(乳)、润肤霜及润肤膏三种,应根据气候、皮损部位和特点合理选择。

(三) 外用药治疗

1. 基础护理　合理的洗澡及润肤是治疗 AD 的基础。外用保湿润肤霜尤其是含有一些抗炎止痒镇痛功效成分的保湿润肤霜(含有 4-叔丁基环己醇、胀果甘草、可食用玉米糖、牛油果、氢化磷脂酰胆碱等),不单有保湿补水的功效还有轻度的治疗作用,长期使用安全性高,家长的依从性及认同度高。多磺酸黏多糖乳膏、重组牛碱性成纤维细胞生长因子凝胶可以修复皮肤屏障,起到基础保湿及抗炎的功效,协同激素或其他外用药,能达到增效降损的作用。药浴及湿敷疗法目前在治疗儿童特应性皮炎中,显示出令人满意的效果。

2. 外用激素　局部外用激素治疗是特应性皮炎的重要环节,也是目前外用一线治疗药物。外用糖皮质激素可分为弱效、中效、强效及超强效。儿童尽量不使用强效和超强效激素。初治时应选用强度足够的制剂,以求快速控制炎症,此后逐渐降低外用激素强度或使用其他非激素药物维持治疗。

3. 外用钙调神经磷酸酶抑制剂　此类药对T淋巴细胞有选择性抑制作用,有较强的抗炎作用。主要有1%吡美莫司乳膏和0.03%或0.1%他克莫司软膏。多用于AD患儿的面颈部和皱褶部、外用糖皮质激素治疗效果不佳、与外用激素联合应用或序贯使用及长期维持治疗。1%吡美莫司乳膏3个月以上AD患儿适用;0.03%他克莫司软膏适用于2岁以上AD患儿;0.1%的他克莫司软膏适用于12岁以上AD患儿。其不良反应为局部烧灼和刺激感,不适用于皮肤有糜烂和溃疡处。

4. PDE-4抑制剂　目前PDE-4在AD发病中所起的作用尚未完全明确,但AD患者中可观察到PDE-4升高。该药于被美国食品药品监理局(FDA)批准用于治疗3个月及以上的轻中度AD患者,可作为局部外用糖皮质激素的替代或补充治疗。

(四)系统药物治疗

1. 抗组胺药和抗炎症介质药物　用于瘙痒明显或伴有睡眠障碍者,可选用一代、二代抗组胺药,白三烯受体拮抗剂及肥大细胞膜稳定剂等。

2. 抗感染治疗　当继发大面积细菌感染伴发系统性感染症状时,可应用一代或二代头孢类抗生素或半合成青霉素治疗。

3. 糖皮质激素治疗　原则上尽量不用或少用此类药物,重度反复难治型的患者可酌情给予,一般使用1~2周,病情控制后,在1~2周内减停。

4. 免疫抑制剂治疗　病情严重而常规疗法不易控制的反复难治型AD患者,可酌情选用环孢素、硫唑嘌呤等,儿童慎用。

5. 生物制剂治疗　度普利尤单抗是目前唯一被FDA批准治疗≥6个月儿童和成人中重度特应性皮炎的单抗。用药剂量见表14-2-1和表14-2-2。

6. JAK抑制剂　乌帕替尼适用于对其他系统治疗(如激素或生物制剂)应答不佳或不适宜上述治疗的12岁及以上青少年和成人难治性、中重度特异性皮炎患者。乌帕替尼对于12岁及以上且体重≥40kg的儿童和不超过65岁的成人:起始剂量为15mg每日一次。如果应答不佳,考虑将剂量增加至30mg每日一次。如果30mg未达到充分应答,则停用本品。应使用所需的最低有效剂量以维持应答。阿布昔替尼目前国家药品监督管理局批准为12岁以上治疗中重度AD,起始剂量为100mg,每日一次,如果未充分应答,可将剂量增加到200mg,每日一次。用药之前和长期用药后要做好相关检查及监测。

六、其他

1. 中医药治疗　中医治疗特应性皮炎的方法主要包括辨证论治及专病专方,外治法包括穴位埋线、针灸疗法、熏洗药浴和刺络拔罐。

表 14-2-1　6个月至5岁儿童患者度普利尤的给药剂量

体重	初始剂量,和后续给药
5kg 至小于 15kg	200mg(一剂 200mg 注射液)q.4w.
15kg 至小于 30kg	300mg(一剂 300mg 注射液)q.4w.

表 14-2-2　6~17岁儿童患者度普利尤的给药剂量

体重	初始剂量	后续给药
15kg 至小于 30kg	600mg(两剂 300mg 注射液)	300mg q.4w.
30kg 至小于 60kg	400mg(两剂 200mg 注射液)	200mg q.2w.
60kg 及以上	500mg(两剂 300mg 注射液)	300mg q.2w.

2. 光疗 光疗是针对中度至重度特应性皮炎的二线治疗,光疗可以有效地减少皮肤炎症。12岁以下不推荐。

(宫泽琨,吴颖烨)

第三节 接触性皮炎

一、概论

接触性皮炎(contact dermatitis)是指皮肤表面或黏膜单次或多次接触外源性物质,在直接接触部位或以外的部位发生的炎症。临床表现为红斑、肿胀、丘疹、水疱,甚至大疱。

二、病因与发病机制

(一)病因

很多物质能引起接触性皮炎,根据其来源,可分为动物性、植物性和化学性三大类。

1. 动物性物质 主要包括动物的毒素、昆虫的毒毛,如毛虫等。

2. 植物性物质 主要包括有些植物的叶、茎、花、果或其产物,如漆树、荨麻及橡树等。

3. 化学性物质 主要包括,某些金属及金属制品,如镍和铬;化妆品,如彩妆、染发水及洗发水等;日常用品,如肥皂、洗衣粉、洗涤剂、清洁养护产品、乳胶手套、皮革、塑料及橡胶制品;外用药物,如汞剂、抗生素软膏、磺胺类药、清凉油等;杀虫剂及除臭剂;各种化工原料,如汽油、油漆、机油及染料等。

(二)发病机制

根据病因不同,可分为刺激性接触性皮炎和变态反应性接触性皮炎两种。

1. 刺激性接触性皮炎 是由接触损伤或刺激皮肤的物质造成的一种反应,接触物对皮肤有很强的刺激性,任何人接触后均可发生皮炎。根据接触物质后皮炎发生的时间,又分为两种:一种是刺激性很强,接触后短时间内发病,如强酸、强碱等化学物质所引起的皮炎;另一种是刺激性较弱,接触较长时间后发病,如肥皂和有机溶剂等引起的皮炎。其发病机制与刺激物的强弱及接触时间长短有密切关系,伴有3个主要变化:表皮屏障功能的破坏、表皮细胞的变化和介质的释放。

2. 变态反应性接触性皮炎 是一种细胞介导的超敏反应,接触物基本上是无刺激的,少数人在接触该物质致敏后,经12~48小时在接触部位及其附近发生皮炎。其发病机制一般认为属于迟发型超敏反应。大多数环境致敏原为半抗原(分子量>500Da),需结合载体蛋白形成完整的抗原才能导致机体致敏。表皮朗格汉斯细胞(Langerhans cells,Lcs)在其发病中起着关键作用。皮肤的厚度和完整性可影响过敏反应的产生。皮肤薄嫩部位,如眼睑、耳垂和生殖器皮肤比较容易出现变应原的吸收致敏;而皮肤较厚部位,如手掌和足掌,一般很少出现致敏。致敏后的机体,当再次接触同类抗原后,经过与上述致敏诱导期相同的过程,形成半抗原载体结合物,被LCs吞噬处理,与以Th1为主的特异性致敏CD4$^+$T细胞发生反应,从而释放IL-2、γ-干扰素、IL-4等细胞因子,扩大免疫反应,并活化细胞毒性T细胞、自然杀伤细胞及巨噬细胞等。

然而,接触性皮炎的发病制剂非常复杂,原发性刺激性接触性皮炎可继发变态反应性接触性皮炎,具体机制尚未完全阐明,还需要更多的深入研究。

三、诊断

(一)临床表现

1. 刺激性接触性皮炎 皮炎为红斑、水疱及渗出等表现。根据接触刺激物的性质和接触时间长短,临床上可以分为急性、亚急性和慢性接触性皮炎及刺激性反应、慢性累积性刺激性皮炎、脓疱性刺激性皮炎及物理性刺激性皮炎等。共同特点:①任何人接触后均可发病;②无一定潜伏期;③皮损多限于直接接触部位,境界清;④停止接触后皮损可消退(见文末彩图14-3-1)。

2. 变态反应性接触性皮炎 轻症时局部呈红斑、淡红至鲜红色,稍有水肿,或有针尖大丘疹密集;重症时红斑肿胀明显,在此基础上有多数丘疹、水疱、大疱、糜烂、渗液或结痂。当皮炎发生于组织疏松部位如眼睑、口唇、包皮及阴囊等处,则肿胀明显且境界不清。共同特点:①有一定潜伏期,首次接触后不发生反应,经过1~2周后如再次接触同样致敏物才发病;②皮损初期局限于接触部位,但严重者或后期皮损可泛发;③易反复发作;④皮肤斑贴试验阳性(见文末彩图14-3-2)。

(二)辅助检查

斑贴试验是诊断变态反应性接触性皮炎、筛查接触性变应原的可靠方法。将变应原贴于患背部或前臂内侧,48 小时后观察反应,一般观察 2~3 天,需注意,应选择在皮炎损害治愈后或接近治愈时进行。

四、鉴别诊断

主要根据发病前接触史、在接触部位或身体暴露部位突然发生境界清晰的皮炎,皮疹多为单一形态,去除病因后皮疹很快消退等典型临床特点,一般不难诊断。斑贴试验是诊断接触性皮炎的最简单可靠的方法。本病需要与以下疾病进行鉴别诊断。

1. 特应性皮炎　特应性皮炎有典型的皮损分布及不同年龄阶段的特征性表现;接触性皮炎皮疹首发于接触部位和斑贴试验阳性有助于鉴别。

2. 浅部真菌病　临床表现多样,初起可为红色丘疹或小水疱,伴脱屑,逐渐向周围扩展呈边界清楚的环形损害,边缘隆起,中央消退,边缘呈弧形或环状,偶有瘙痒,真菌检查阳性。

3. 其他　急性期水疱大疱型皮损应与带状疱疹等疾病鉴别。慢性局限性皮损应与银屑病、扁平苔藓或尿布皮炎等相鉴别。

五、治疗

首先要找出病因,去除致敏物,对症治疗。根据皮损炎症情况,选择适当的药物进行治疗。

急性期皮损红肿明显可外用炉甘石洗剂外涂,渗出明显时给予 3% 硼酸溶液湿敷,全身治疗视病情严重程度给予抗组胺药(如西替利嗪、左西替利嗪、氯雷他定或地氯雷他定等);系统糖皮质激素一般不宜使用,停药易复发,可给予地塞米松注射液 0.3~0.5mg/(kg·d),最大剂量不超过 10mg;或泼尼松 1~2mg/(kg·d)。

亚急性期有少量渗出时外用糖皮质激素糊剂或氧化锌油,无渗液时用糖皮质激素霜剂;有感染时加用抗生素药膏(如莫匹罗星软膏等)。

慢性期一般选用糖皮质激素软膏,继发感染可酌情加用外用抗生素或口服抗生素。

(申春平)

第四节　丘疹性荨麻疹

一、概论

丘疹性荨麻疹(papular urticaria)也称虫咬皮

炎,多见于婴幼儿及儿童。同一居住环境中的几人可同时发病,多发于夏秋季节。

二、病因及发病机制

(一) 病因

本病多与昆虫叮咬有关,如蚊(伊蚊、库蚊、按蚊)、螨虫(恙螨、蒲螨、禽螨、虱螨及粉螨等)、跳蚤(猫蚤、人蚤、鼠蚤和鸡蚤等)、虱、臭虫、蠓、蜂(黄蜂、大黄蜂、蜜蜂及土蜂)等昆虫叮咬或其毒汁刺激皮肤引起。

(二) 发病机制

昆虫叮咬皮肤后通过吸吮人体血液,同时将其体内的毒汁或唾液注入人体而引起皮肤局部或全身的变态反应而致病,速发型反应常与组胺、5-羟色胺或激肽相关,迟发型则是机体针对蛋白类变应原的免疫应答反应,有些患者致敏期可在 10 天左右,机体再次受到昆虫叮咬后,则促使皮疹发生,反复叮咬可产生脱敏作用;有些昆虫甚至可以传播多种传染性疾病。

三、诊断

(一) 临床表现

皮疹常分批发生,多见于面、颈部、躯干、四肢等暴露部位,尿布/内裤遮盖区、生殖器区域、肛周区域和腋下不易受累。初起时为微红色丘疹,继而呈 0.5~1.0cm 大小略带纺锤形的红色风团样丘疹(见文末彩图 14-4-1),可有伪足,顶端常有水疱,严重者可成为半球形隆起的紧张性大疱,内容清,周围无红晕;有些为水肿性红斑、风团样丘疹、瘀点、瘀斑,表面可有水疱、大疱(见文末彩图 14-4-2)。有些皮损持续 7~10 日后消退,留下暂时色素沉着。新旧皮疹常同时存在。痒感剧烈,一般无发热等全身症状。患者偶尔可出现新发皮损,由此所致瘙痒感的再度出现可能会激活陈旧皮损,从而引起可能持续数月至数年的慢性和周期性疾病。

(二) 诊断

本病依据夏秋季节发病,好发于面、颈、躯干及四肢等暴露部位,皮损为少数散在性水肿性红斑、风团样丘疹、瘀点或瘀斑,有时表面有水疱及大疱,皮损中央可见叮咬痕迹,自己刺痛、灼痛、瘙痒等临床特点,可进行诊断。

四、鉴别诊断

临床上有些皮肤疾病可表现为分散的炎性丘

疹或水疱,可能类似于本病。临床上需要与毛囊炎、水痘及急性痘疮样苔藓样糠疹等相鉴别。

（一）毛囊炎

本病特征为毛囊处小的炎性丘疹和脓疱,瘙痒不明显,丘疹性荨麻疹为水肿性纺锤形丘疹,可伴有水疱,瘙痒明显,两者可鉴别。

（二）水痘

本病为儿童常见的急性呼吸道传染病,发病前有水痘或者带状疱疹患者接触史,临床特征为皮肤、黏膜分批迅速出现的红色斑疹、迅速变为丘疹、数小时后变为绿豆大小水疱、周围绕有红晕,水疱经 2~3 天后干燥结痂,结痂脱落后愈合,不留痕迹。发病 3~5 天内,皮疹分批出现,可在同一部位看到斑疹、丘疹、水疱及结痂等不同时期的皮疹,病程 10 天左右自愈。皮疹分布呈向心性,头面及躯干较多,四肢较少。水痘患者全身症状多轻微,对于有免疫功能低下或使用免疫抑制剂者,可出现重症水痘;也有患者并发皮肤继发感染、肺炎、脑炎及心肌炎等并发症。根据病史、接触史、皮损形态及分布特点,可与丘疹性荨麻疹进行鉴别。

（三）急性痘疮样苔藓样糠疹

急性痘疮样苔藓样糠疹（pityriasis lichenoides at varioliformis acuta,PLEVA）是一种罕见的良性皮肤病,多见于青少年,儿童亦可见,表现为反复分批出现炎性丘疹,为淡红色或红褐色针头至豌豆大小的丘疹,表面常覆盖鳞屑,不久后可发生水疱、出血、坏死及结痂,愈后留有痘疮样瘢痕,瘙痒不明显。丘疹性荨麻疹,发病突然,皮损瘙痒明显,以暴露部位为主,成批反复出现,预后无瘢痕,皮肤活检有助于鉴别诊断。

五、治疗和预防

（一）一般治疗

去除病因:个人及环境卫生、灭蚊、除虫、及时晾晒衣物、清洁居住环境。

（二）药物治疗

1. 外用糖皮质激素治疗　局部外用糖皮质激素,如糠酸莫米松乳膏每日一次,丙酸氟替卡松乳膏早晚各一次,丁酸氢化可的松乳膏早晚各一次局部应用等。

2. 抗感染治疗　如局部继发感染,可给予莫匹罗星软膏或夫西地酸乳膏早晚各一次,预防或抗感染治疗;如继发系统感染,可给予系统抗生素

如头孢类抗生素等抗感染治疗。

3. 抗组胺药物治疗　儿童首选二代抗组胺药,如西替利嗪滴剂、左西替利嗪、氯雷他定及地氯雷他定等。

（申春平）

第五节　荨　麻　疹

一、概论

荨麻疹（urticaria）俗称风疹块,是由于皮肤、黏膜小血管扩张及渗透性增加而出现的一种以风团、血管性水肿或两者同时发生为特征的疾病,可单独发生,也可是系统性疾病的皮肤表现。约20% 的患者伴有血管性水肿。根据荨麻疹的持续时间可分为急性荨麻疹（≤6 周）和慢性荨麻疹（>6 周）。

二、病因和发病机制

（一）病因

多数患者难以找到确切病因,根据来源不同分为外源性及内源性,常见原因如下。

1. 内源性因素　多为持续性,如慢性隐匿性感染（细菌、真菌、病毒、寄生虫及幽门螺旋杆菌感染等）,精神及内分泌因素（如情绪波动、精神紧张、抑郁及劳累等）,维生素 D 缺乏,针对 IgE 或高亲和力 IgE 受体的自身免疫反应及慢性疾病（如风湿热、系统性红斑狼疮、甲状腺疾病、淋巴瘤及炎症性肠病等）。

2. 外源性因素　多为一过性,如物理因素（摩擦、压力、冷、热、日光照射等）,食物因素（动物蛋白,如鱼虾类、蛋类等,蔬果或水果类,如柠檬、芒果、西红柿等,以及酒和饮料等）,吸入物因素（如花粉、动物皮屑、粉尘、真菌孢子、尘螨及一些挥发性化学品等）,药物（如青霉素、磺胺类、血清类、各种疫苗、吗啡、可待因及阿司匹林等）,植入物（人工关节、吻合器、心脏瓣膜、钢板、钢钉及节育器等）。

3. 特发性　对于儿童荨麻疹患者,感染、食物或吸入物等因素是常见病因。

（二）发病机制

荨麻疹的发病机制较为复杂,至今尚不完全清楚,肥大细胞活化是本病发病的关键效应细胞,其通过免疫和非免疫机制被诱导活化。免疫机制包括针对 IgE 或高亲和力 IgE 受体的自身免疫反

应,IgE 依赖的 I 型变态反应、抗原抗体复合物及补体系统活化等途径；非免疫机制包括直接由肥大细胞释放剂或食物中小分子混合物诱导的假变应原反应及非甾体抗炎药改变花生四烯酸代谢等。其中肥大细胞活化并脱颗粒，释放组胺、白三烯和前列腺素等炎症介质，是荨麻疹发病机制的中心环节。此外，嗜碱性粒细胞、嗜酸性粒细胞、B 细胞和 T 细胞的参与使荨麻疹的炎症反应更加复杂，而组胺非依赖炎症反应是抗组胺药治疗抵抗的基础。

三、诊断

荨麻疹临床表现为风团和/或血管性水肿（见文末彩图 14-5-1），风团大小和形态不一，多伴有瘙痒。风团持续数分钟至数小时（通常不超过 24 小时）后可自行消退，消退后不留痕迹。病情严重者，可伴有系统症状，如发热、恶心、呕吐、腹痛及腹泻、咽喉发堵、胸闷、气促、呼吸困难，甚至窒息而危及生命。

四、鉴别诊断

根据风团时起时落,24 小时内消退，不留痕迹，诊断不难。儿童患者的荨麻疹主要需与以下疾病相鉴别：

1. 荨麻疹性血管炎 皮损类似荨麻疹，但皮损可伴有灼痛感，消退时间常超过 24 小时且消退后遗留色素沉着，可伴有发热等全身症状。根据皮损持续时间较久，瘙痒不明显，不考虑本病，必要时可行皮肤活检有助于鉴别。

2. 多形红斑 本病为一种以靶形或虹膜状红斑为典型皮损的急性炎症性皮肤病，皮损多形性，可为红斑、丘疹、斑丘疹、水疱、大疱、紫癜或风团样，好发于面部及四肢远端伸侧，可伴有眼、口及生殖器黏膜损害，患儿可有瘙痒或轻度疼痛，根据典型皮损形态、黏膜受累，可与荨麻疹进行鉴别。此外，荨麻疹可伴有腹痛、关节肿胀，且皮损多于 24 小时内消退，以此可进行鉴别。

3. 川崎病 临床特征反映了主要累及中等大小肌性动脉的广泛炎症，诊断依据是全身性炎症，持续 5 天及以上的发热、皮肤黏膜炎症体征、双侧非渗出性结膜炎、嘴唇和口腔黏膜发红、皮疹、手足背的硬性水肿及弥漫性发红和颈部淋巴结肿大。该病皮损为多形性，可为弥漫性红斑、猩红热样、靶样或风团样，当皮损为弥漫性红斑或风团样

时，需要与荨麻疹相鉴别；但该病系统症状明显，多为持续 5 天以上的高热（39~40℃），且抗生素治疗无效，伴有双眼球结膜充血、皮疹、口唇红伴干裂出血、杨梅舌、手足硬性水肿或红肿、颈部淋巴结肿大等症状，以上症状可进行鉴别诊断。

4. 其他 还需要与表现为风团或血管性水肿的其他疾病，如色素性荨麻疹、丘疹性荨麻疹、单纯性回状红斑、遗传性血管性水肿、血清病样反应、Sweet 综合征、系统性红斑狼疮和皮肌炎的荨麻疹样皮损，以及儿童的一些自身炎症性疾病等鉴别。

五、治疗

荨麻疹的基本治疗原则：发现和清除潜在的病因和/或诱发因素，缓解症状；治疗的目的是使症状完全缓解。

（一）急性荨麻疹

1. 积极寻找并祛除病因 对于明确感染引起者应给予有效抗感染治疗，对于过敏引起者应避免接触变应原。

2. 抗组胺药首选第二代非镇静或低镇静抗组胺药

（1）西替利嗪滴剂：成人及 6 岁以上，推荐 1ml（10mg,20 滴）/次，每日 1 次/日或 0.5ml（5mg,10 滴）/次，每日 2 次/日。2~6 岁儿童，0.5ml（5mg,10 滴）/次，每日 1 次/日或 0.25ml（2.5mg,5 滴）/次，每日 2 次/日。1~2 岁儿童，0.25ml（2.5mg,5 滴）/次，每日 2 次/日。6 月龄至 1 岁尚无足够数据支持使用。

（2）左西替利嗪口服液：12 岁及以上儿童 10ml/次，每晚一次。6~11 岁儿童，5ml/次，每晚一次。2~5 岁儿童，2.5ml/次，每晚一次。6 月龄至 2 岁尚无足够数据支持使用。

（3）氯雷他定：①氯雷他定糖浆：成人及 12 岁以上儿童，10ml/次，每日 1 次/日。2~12 岁儿童，体重>30kg,10ml/次，每日 1 次/日；体重≤30kg,5ml/次，每日 1 次/日。②氯雷他定片：成人及 12 岁以上儿童，1 片/次，每日 1 次/日。2~12 岁儿童，体重>30kg,1 片/次，每日 1 次/日；体重≤30kg,半片/次,1 次/日。

（4）地氯雷他定干混悬剂：6~11 月龄，1.0mg/次，每日 1 次/日。1~5 岁，1.25mg/次，每日 1 次/日。6~11 岁，2.5mg/次，每日 1 次/日。12 岁以上，5mg/次，每日 1 次/日。

效果不佳时可考虑增量或两种抗组胺药联合治疗。

3. 糖皮质激素　对伴有消化道或呼吸道症状的荨麻疹患者,可给予地塞米松 0.3~0.5mg/(kg·d)静点或肌注(或相当剂量泼尼松口服),疗程 3~5 天,症状缓解后停用。

4. 肾上腺素　用于急性荨麻疹伴喉水肿或过敏性休克者,需立即给予 1∶1 000 的肾上腺素,按0.01mg/kg 肌内注射,14 岁及以上单次最大剂量不超过 0.5mg,14 岁以下单次最大剂量不超过 0.3mg,5~15 分钟后效果不理想者可重复给药。

(二)慢性荨麻疹

1. 患者教育　使患者对本病的病因、发病机制及治疗方法的选择有详细了解。使其了解本病病因不明,病情反复发作,病程迁延,除极少数并发呼吸道或其他系统症状,绝大多数呈良性经过。

2. 病因治疗　详细询问病史和进行全面系统检查,尽量寻找和清除病因,如不能除去则应尽量避免各种诱发加重因素。

3. 控制症状　药物选择应遵循安全、有效和规则使用的原则,以提高患者生活质量为目的。

(1)一线治疗:首选第二代 H1 抗组胺药,应服用 1~2 周,如治疗有效,应逐渐减少剂量,以达到有效控制风团发作为标准,以最小的剂量维持治疗。慢性荨麻疹的疗程不少于 1 个月,必要时可延长至 3~6 个月后更长时间治疗有效后逐渐减量,以达到有效控制风团发作为标准。慢性荨麻疹疗程≥1 个月,必要时可延长至 3~6 个月或更长时间。第一代抗组胺药疗效确切,因对 H1 受体选择性差,很容易透过血脑屏障,易产生中枢镇静,而其抗胆碱作用易限制其临床应用。第一代 H1 抗组胺药儿童不推荐使用。

(2)二线治疗:第二代 H1 抗组胺药常规剂量使用 1~2 周后不能有效控制症状,可选择更换抗组胺药品种或联合其他第二代抗组胺药以提高抗炎作用,或在患者知情同意的情况下增加 2~4 倍剂量。

奥马珠单抗(Omalizumab),目前 FDA 已经批准≥12 岁患者每 4 周皮下注射 150mg 或 300mg,疗程一般 6 个月,需注意其罕见的过敏反应。2021 年最新发病的国际荨麻疹指南种提出将奥马珠单抗作为二线治疗方案,当第二代 H1 抗组胺药不能充分控制慢性荨麻疹的症状时,建议对≥12 岁的慢性自发性荨麻疹患者使用奥马珠单抗进行治疗。

(3)三线治疗:包括雷公藤、环孢素、糖皮质激素或光疗。糖皮质激素适用于上述治疗效果不佳的患者,一般给予泼尼松 0.3~0.5mg/(kg·d),口服好在后逐渐减量,疗程一般不超过 2 周,不常规使用。对于雷公藤、环孢素及光疗等治疗方法,目前缺乏支持儿童使用的证据。

(三)中医中药

在治疗荨麻疹中有一定疗效,需辨证施治。

(申春平)

第六节　血管性水肿

一、概论

血管性水肿(angioedema)又被称为血管神经性水肿、Quincke 水肿及巨大性荨麻疹,它是由于各种原因所导致的局部血管通透性增加,从而出现皮下和/或黏膜下持续数天的组织水肿。通常认为血管性水肿是一种良性、自限性疾病,但当其发生在呼吸道黏膜等部位时亦可出现危及生命的紧急情况。根据其病因、分子机制及对治疗的反应,可将血管性水肿分为获得性血管性水肿(acquired angioedema,AAE)和遗传性血管性水肿(hereditary angioedema,HAE)。其中部分类型可与系统性疾病相关。临床上有时很难对各型血管性水肿进行区分,但进一步的确诊能极大帮助临床医生选择治疗方案并判断疾病预后。

儿童血管性水肿的确切发病率和患病率尚不清楚,根据血管性水肿的不同类型及病因,对其发病率的报道通常差异较大。例如,曾有来自日本的一项全国性研究表明非遗传性血管性水肿的终生患病率为 4.9%,而来自丹麦的研究报道该值为 7.4%,如果仅考虑 C1 酯酶抑制剂缺乏的获得性血管性水肿,则在儿科人群中非常罕见。遗传性血管性水肿的患病率较获得性血管性水肿更低,为 0.01%~0.000 7%。

二、发病机制

血管性水肿的发生是由于血管扩张及组织渗透性增加,从而导致的周围间质水肿。血管性水肿的发生通常有两个经典途径:其一,当 IgE 介导的Ⅰ型超敏反应引起肥大细胞或嗜碱性粒细胞脱颗粒时可导致血管活性介质(如组胺、前列腺素 D2 等)的释放及激肽系统的激活,此二者均有舒张血管及改善血管通透性的作用,所以食物及药物过敏、蚊虫叮咬等均有可能引起血管性水肿。部分放射性造影剂和阿片类药物等可直接使肥大细胞脱颗粒,导致血管性水肿的发生。其二,激肽系统的非调节性激活会导致生成过多的缓激肽,而缓激肽能够与血管内皮细胞上的缓激肽受体结合,通过引发血管内皮细胞钙黏蛋白的磷酸化从而导致其被破坏。血管内皮细胞钙黏蛋白是参与形成内皮紧密连接结构的关键蛋白,当它被破坏时,水分子从血管内外溢到血管周围组织,从而引起血管性水肿。遗传性血管性水肿的发病即通过该途径,例如有一类型是因为 SERPING1 基因突变导致 C1 酯酶抑制剂(C1-INH)的缺乏或功能失调,而 C1-INH 是一种丝氨酸蛋白酶抑制剂,也是激肽系统蛋白酶的主要抑制剂,C1-INH 的缺乏或功能失调均可导致缓激肽的过量释放,从而引起血管性水肿。

三、诊断

(一) 临床分类

欧洲变态反应与临床免疫学学会(EAACI)将不伴发风团的血管性水肿定义为一种独立的疾病,根据其病因、获得性或遗传性,以及对治疗的反应,最终将血管性水肿分类为四种不同类型的获得性血管性水肿(AAE)及三种不同类型的遗传性血管性水肿(HAE)。四种不同类型的获得性血管性水肿(AAE)分别为:抗组胺药物治疗有效的特发性获得性血管性水肿(IH-AAE)、抗组胺药物治疗无效的特发性获得性血管性水肿(InH-AAE)、血管紧张素转换酶抑制剂导致的获得性血管性水肿(ACEI-AAE)、C1 酯酶抑制剂缺乏引起的获得性血管性水肿(C1-INH-AAE)。三种不同类型的遗传性血管性水肿分别为:由于 C1 酯酶抑制剂缺乏导致的遗传性血管性水肿(C1-INH-HAE)、C1-INH 水平正常但因凝血因子Ⅻ基因/纤溶酶原基因/血管生成素-1 基因突变导致的遗传性血管性水肿(FXⅡ-HAE)、不明原因的遗传性血管性水肿(U-HAE)。

(二) 临床表现

1. 血管性水肿表现为急性局限性水肿,多见于皮下组织疏松处,如眼睑、口唇、包皮及肢端等,亦可见于黏膜下,如舌、喉、消化道等。水肿处皮肤紧张发亮,为非指凹性水肿,其边界不清,颜色淡红或苍白,触之柔软。患者有时自觉麻木胀痛,

痒感不明显。不同类型的血管性水肿其临床表现也略有不同(见文末彩图 14-6-1,彩图 14-6-2)。

2. IH-AAE 起病急,通常为面部受累,而消化道黏膜及喉黏膜水肿者罕见。

3. InH-AAE 好发生于中年男性,常见受累部位依次为面部、上呼吸道、腹部。

4. ACEI-AAE 好发于老年女性,常在 ACEI 治疗早期出现,亦可在用药数年后才首次出现症状,该型常累及面颈部、唇舌及上呼吸道,严重时可因喉头水肿而危及生命。

5. C1-INH-AAE 常在 40 岁后起病,多由于其他系统性疾病(如淋巴组织增生性疾病或自身免疫性疾病)大量消耗 C1-INH,引起反复发作的血管性水肿。

6. 遗传性血管性水肿的症状通常从儿童期开始,在青春期加重,水肿发生的频率不定,可自发发生或由外伤、手术、情绪压力、月经、感染等诱发。

7. C1-INH-HAE 最常导致皮肤、呼吸道和胃肠道受累,其腹部症状严重,常因肠黏膜下血管性水肿引发暂时性肠梗阻,表现为急腹症。

8. C1-INH 水平正常的遗传性血管性水肿与 C1-INH-HAE 症状相近,但其皮肤和黏膜下肿胀的发作时间延长,通常可持续约 2~5 天。

(三) 辅助检查

当怀疑血管性水肿与荨麻疹有关时,帮助诊断荨麻疹的辅助检查对诊断血管性水肿同样有用,例如皮肤点刺试验及血清 sIgE 水平。对于 C1-INH 相关性的血管性水肿,可以通过测量血浆中的 C1-INH 抗原水平和 C1-INH 功能来确定 C1-INH 缺乏症。在遗传性血管性水肿的发病机制中,由于补体级联激活导致血清 C4 水平降低,亦可将 C4 水平作为 C1-INH-HAE 的筛查手段,无论处于发作期与否,1 岁以上患儿的 C4 浓度通常 ≤10mg/dL。1 岁以下的婴儿患者,除测量血浆中的 C1-INH 抗原水平和 C1-INH 功能以外,亦可对 SERPING1 基因测序(基因测序也可用于产前诊断)。对于 FXⅡ-HAE 来说,可确认 FXⅡ 的基因中存在与 HAE 相关的突变。U-HAE 没有能明确帮助确诊的辅助检查手段。

其他实验室检查结果与相关症状及伴随疾病有关。例如所有诊断为 C1-INH-AAE 的患者都应评估潜在的淋巴组织增生性疾病,若未发现,也应定期检查。在胃肠道水肿发作期间,腹部超声检

查或计算机断层扫描可能显示肠壁水肿增厚、肠周围有液体层和大量游离腹膜液。组织学发现各类型血管性水肿之间无法区分,其特征包括网状真皮、皮下或黏膜下水肿,可以看到血管扩张,血管周围稀疏单核细胞浸润。

（四）诊断

与大多数其他疾病一样,病史和体格检查仍然是确诊和辨别血管性水肿的基础。病史中最重要的一个方面是血管性水肿是否与荨麻疹或瘙痒(或肥大细胞介导疾病的任何其他体征/症状)有关,对这个问题的回答将指导临床医生选择两种完全不同的诊断路径。其他重要方面包括症状持续时间、肿胀部位和血管性水肿家族史。还应询问具体诱因,例如食物、药物(包括非处方药)、昆虫叮咬、接触变应原、接触物理因素(如压力、冷热等)、运动、情绪压力等。应询问患者最近的感染或发热情况,因为感染可能引发血管性水肿。除了询问可疑药物诱因外,临床医生还应询问对药物的治疗反应,特别是抗组胺药和类固醇,因为这能够指导下一步的治疗。IH-AAE 和 InH-AAE 即是依据抗组胺药治疗有效或无效来区分的。没有特殊的辅助检查能帮助区分 ACEI-AAE,因此,它是在服用 ACEI 的患者出现无法解释的血管性水肿时诊断的。不伴有荨麻疹的复发性血管性水肿提示遗传性血管性水肿(HAE)的可能性,基于典型症状、阳性家族史、青少年期发病、对抗组胺药无反应,且实验室确认持续 1~3 个月的 C1-INH 抗原水平/C1-INH 功能/C4 水平降低,可考虑为 C1-INH-HAE。

四、鉴别诊断

1. 皮损单发时需与虫咬皮炎或丘疹性荨麻疹相鉴别。血管性水肿表现以急性局限性水肿为主,病因可能不明确;虫咬皮炎以红斑为主,病因明确;丘疹性荨麻疹皮疹以丘疹为主,病因可不明确。

2. 复发性颜面部肿胀需与 Melkersson-Rosenthal 综合征(MRS)相鉴别。后者又称复发性唇面肿胀面瘫综合征或梅罗综合征,是一种较为罕见的神经、皮肤黏膜疾病。MRS 是复发性面神经麻痹的一种罕见病因,临床上以复发性口唇面肿胀、复发性面瘫及先天性皱襞舌为三大特征。病理改变偶可见与结节病相似的上皮样细胞肉芽肿。

五、治疗

对威胁生命的急性喉头水肿必须密切观察,必要时给予气管插管。急性腹痛时可对症治疗。在急性血管性水肿的情况下,辨别并回避诱因是治疗的关键。但多数情况下,无法明确判断其诱因,此时若考虑该病为获得性血管性水肿伴发荨麻疹,则可沿用荨麻疹的治疗原则,首选第二代 H1 受体拮抗的抗组胺药(例如氯雷他定糖浆,12 岁以上儿童:一日 1 次,一次 10mL;2~12 岁儿童:体重>30kg,一日 1 次,一次 10mL;体重≤30kg,一日 1 次,一次 5mL。),若疗效不佳,则可选用 H2 受体拮抗剂、白三烯受体拮抗剂或具有镇静作用的第一代 H1 受体拮抗的抗组胺药(例如马来酸氯苯那敏片,小儿每日 0.35mg/kg)。若上述治疗仍不能控制病情,可考虑加用奥马珠单抗或是环孢素,该药物均有用于儿科人群的经验。其他免疫调节剂(如氨苯砜、羟氯喹、柳氮磺胺吡啶、秋水仙碱和甲氨蝶呤等)在成人治疗中有报道。

遗传性血管性水肿,则通常对上述治疗抵抗,因为缓激肽才是 HAE 的主要介质。目前对于 HAE 的治疗策略,尤其是 HAE 急性发作的治疗策略,包括外源性 C1-INH 替代疗法、抑制缓激肽的产生[例如激肽释放酶抑制剂艾卡拉肽(Ecallantide)]或阻断缓激肽的作用[例如缓激肽 β₂ 受体拮抗剂艾替班特(Icatibant)]。

若 HAE 患者出现长期生活质量下降、每月发作一次以上、既往发作喉头水肿行气管插管治疗、每年超过 10 天不能上学或工作、起病急、进展迅速等情况,则应考虑进行长期预防性治疗,例如使用静脉注射的 C1-INH(如 Cinryze),或皮下注射型 C1-INH(如 Haegarda),或激肽释放酶抑制剂(如拉那利尤单抗 lanadelumub)。

在上述新兴疗法出现之前,临床上通常使用抗纤维蛋白溶解剂(如氨甲环酸)及新鲜冰冻血浆治疗血管性水肿。抗纤维蛋白溶解剂治疗 HAE 的作用机制尚不清楚,不良反应包括血栓形成、肌痛、肌肉无力、直立性低血压、疲劳和血清肌酸激酶升高。部分报道认为静脉注射含有 C1-INH 的新鲜冰冻血浆(FFP)对血管性水肿有治疗作用,但因为 FFP 内还同时含有激肽原,可能导致缓激肽进一步增加,故该治疗方案存在争议。与减毒雄激素相比,抗纤溶药物的长期治疗显示出更好的疗效。虽然这些治疗有效,但结果远未达到使患者生活正常化的目标,并且存在有严重副作用的风险,所以目前这些药物均已沦为二线乃至三线治疗方案。

六、健康教育

血管性水肿在儿科人群中非常常见,其中最常见类型通常由急性感染或过敏(肥大细胞介导)诱发,需向患儿及家属明确告知预防感染及回避相关变应原的必要性。

当反复出现血管性水肿且与瘙痒或荨麻疹无关时,临床医生应考虑到 HAE 的可能,并相应地进行鉴别和诊断。HAE 患者应及早处理急性发作,并制订长期预防性治疗计划,并且,患者应避免使用雌激素和 ACE 抑制剂等容易诱使血管性水肿发作的药物。对于儿童,这可能意味着需要提前与学校讨论如何应对血管性水肿的急性发作,必要时可随身携带便携式医疗警示牌,以便在急性发作期告知周围人群如何实施帮助。患儿家长应尽可能提前了解能够对血管性水肿急性发作进行治疗或实施抢救的医院,并且应在进行其他医疗行为(例如外科手术或牙科治疗)前提前告知相关医务人员患儿病情,以便院方为可能发生的急性发作情况制订完善的治疗计划,防止意外的发生。

七、伴随疾病

特发性组胺介导的获得性血管性水肿(IH-AAE)最为常见,通常占所有 AAE 的 85% 以上,而 IH-AAE 常伴有荨麻疹。有研究表明,约 40% 的慢性荨麻疹患者同时存在血管性水肿和荨麻疹,由此可见 AAE 与荨麻疹之间的紧密关联。

若诊断为 C1 酯酶抑制剂缺乏引起的获得性血管性水肿,则考虑有其他系统性疾病继发性、持续性的消耗 C1-INH 和经典途径补体成分,从而间接激活激肽系统,引发缓激肽的过量释放,最终导致 AAE 的发生。所以 C1-INH-AAE 分为两种不同的类型,常伴发淋巴组织增生性疾病(如多发性骨髓瘤、慢性淋巴细胞性白血病、直肠癌、非霍奇金淋巴瘤、骨髓纤维化、Waldenström 巨球蛋白血症、原发性冷球蛋白血症、痛性青紫综合征、抗磷脂综合征、幽门螺杆菌感染或细粒棘球绦虫感染等),或是自身免疫性疾病(如 SLE 等)。

(宫泽琨,张晚星)

第七节　变应性血管炎

一、概论

变应性血管炎(allergic vasculitis,AV)是一种主要侵犯真皮浅层毛细血管及微动脉、微静脉的小血管坏死性血管炎,亦称为白细胞碎裂性血管炎(leukocytoclastic angiitis)、皮肤过敏性血管炎(hypersensitivity angiitis/vasculitis variants confined to skin)、皮肤小血管血管炎(cutaneous small vessel vasculitis,CSVV)等。本病在皮肤科中是最常见的血管炎,青壮年多发,儿童也可累及。临床可表现为可触及性紫癜、斑丘疹、风团、血疱、结节或溃疡等,可伴有关节痛、发热、乏力、肌痛等全身症状,部分患者可伴有系统损害。

二、病因及发病机制

本病多数找不到病因,目前认为可能的诱发因素包括:①感染性因素:细菌感染,如 A 型溶血性链球菌感染、金黄色葡萄球菌感染、结核分枝杆菌感染等;病毒感染,如流感病毒感染、肝炎病毒感染、单纯疱疹病毒感染等;真菌感染,如白色念珠菌感染;原虫感染;蠕虫感染。②异性蛋白吸收及药物因素:如胰岛素、青霉素、链霉素、乙内酰脲、氨基水杨酸、磺胺药、噻嗪类、抗流感疫苗、口服避孕药等。③化学品因素:如除草剂、杀虫剂、石油产品等。④伴随疾病:如系统性红斑狼疮、类风湿性关节炎、干燥综合征、白塞氏病、皮肌炎、高丙种球蛋白血症、冷球蛋白血症、溃疡性结肠炎等。⑤恶性肿瘤:如霍奇金淋巴瘤、多发性骨髓瘤、成人 T 细胞白血病等。

本病的发病机制为Ⅲ型变态反应。一般认为各种变应原诱发抗原抗体反应,产生循环免疫复合物沉积于血管壁,激活补体,释放炎性介质(如组胺、肿瘤坏死因子-α、IL-1、IL-6、干扰素、白三烯 B4),导致血管内皮损伤,管壁纤维蛋白沉积,中性粒细胞浸润,释放溶酶体酶和氧自由基,以及红细胞在血管周围结缔组织渗出。

变应性血管炎的典型组织病理变化为主要侵及真皮浅层毛细血管及微动脉、微静脉的白细胞碎裂性血管炎。可见真皮毛细血管及小血管的扩张、内皮细胞肿胀,血管变窄、闭塞,血管壁内及周围组织可见纤维蛋白渗出、变性、坏死。血管壁及其周围中性粒细胞浸润,伴有白细胞破裂(中性粒细胞核解体成碎片或核尘埃),及红细胞的渗出。

三、诊断

(一) 临床表现

本病皮损呈多形性,可见红斑、丘疹、紫癜、血疱、风团、网状青斑、结节、坏死及溃疡等损害。其中,最为常见的特征性皮损为可触及性紫癜(紫癜性斑丘疹),皮损初起为红色丘疹和紫癜,随后其上可出现血疱、脓疱、坏死、溃疡。皮损好发于踝部和小腿,并常伴水肿,也可发生于全身各部位。因病变易与覆盖较宽皮肤区域的融合面合并,故亦较常累及背部、臀部。极少数亦可见于面部、颊黏膜、肛门或外生殖器等部位。皮损多呈对称性。患者可能完全无自觉症状,或主诉受累皮肤有瘙痒、疼痛或烧灼感。皮损消退后可遗留色素沉着或萎缩性瘢痕(见文末彩图14-7-1)。

本病除皮肤损害外,还可见发热、关节肿痛、肌痛、乏力等全身症状。部分病例可累及脏器出现系统症状,如:有肾脏受累出现肾小球肾炎者,有胃肠道受累出现恶心、呕吐、腹泻等症状者,有侵犯肺部X线检查出现弥漫性或结节样浸润者,有累及心脏出现充血性心衰者。本病累及黏膜时,可发生鼻出血、咯血、便血等症状。亦可见累及中枢神经系统,出现头痛、复视、咽下困难、声嘶等症状。

(二) 辅助检查

实验室检查

1. 血常规红细胞沉降率加快,白细胞正常或升高,嗜酸性粒细胞可升高,严重者可见贫血,急性发疹时可见血小板暂时性降低。

2. 尿常规累及肾脏时可见蛋白尿、血尿、管型。

3. 免疫学检查补体可下降,可有类风湿因子阳性、循环免疫复合物升高等。

(三) 诊断

变应性血管炎的诊断要全面了解病史,做好系统查体和皮肤专科查体,尽力寻找病因。了解发病前,患者有无特定的药物史、感染史或其他诱因。变应性血管炎好发于青壮年,多见发生于下肢及踝部的多形性皮损,包括红斑、丘疹、风团、可触及性紫癜、血疱、浅表小结节及溃疡等,尤以可触及性紫癜、斑丘疹性皮疹为多见。皮损在背部、臀部亦可见,多呈对称性分布。本病病程多表现为急性起病,呈自限性,少数迁延呈慢

性经过,反复发作。患者自觉有痒感、烧灼感或疼痛感。诊断时应注意是否有系统累及症状,并结合组织病理学检查来判断。活检时应选择适当病期的皮损,以真皮浅层毛细血管、微动脉、微静脉的白细胞碎裂性血管炎病理性改变为参考指标。

四、鉴别诊断

(一) 结节性多动脉炎

主要皮损表现为皮下结节和网状青斑,疼痛明显。实验室检查可见白细胞总数升高,中性粒细胞数升高,血小板增多,血沉加快,C反应蛋白增高等多项检查异常。组织病理学检查显示,病变累及中小动脉,可见中小动脉的炎症表现、坏死性表现及阻塞性全层动脉炎表现。另外,结节性多动脉炎患者在血管造影检查中,可见肾、腹腔、肠系膜的血管壁动脉瘤。

(二) 过敏性紫癜

过敏性紫癜多发生于20岁以下人群,成人亦可见。以分批出现的下肢可触及性紫癜为主要皮损表现,无痒感,可反复发生,伴有发热、头痛、食欲减退等初起症状。部分病例伴有胃肠道症状、关节症状或肾脏累及症状。实验室检查可见IgA免疫复合物升高,而血小板及凝集因子均正常。毛细血管脆性试验呈阳性,抗"O"可增高,血沉加快。白细胞可见轻度升高,尿常规可见红细胞、蛋白及管型。

(三) 青斑样血管病

本病好发于青中年女性,皮损主要累及踝部及足背部,多呈对称性,早期皮损表现为疼痛性紫癜样斑疹,可见瘀斑、瘀点,可有水疱形成,出现溃疡、结痂,进而在愈合后形成星状白色瘢痕。组织病理检查可见真皮浅层小血管扩张,管内透明血栓形成,管周可见少量淋巴细胞浸润。

五、治疗和预防

(一) 治疗

1. **一般治疗**　本病治疗首先应积极寻找并祛除诱因,如停用可疑药物、治疗慢性感染灶。在患病的各个阶段,都应建议休息(避免长时间站立或行走),抬高患肢并使用压力袜。尽量治疗潜在性的疾病,如系统性红斑狼疮、混合结缔组织病、冷球蛋白血症、类风湿关节炎、炎症性肠病、淋巴瘤、骨髓瘤等。

2. 皮肤型 对于病变局限于皮肤的变应性血管炎来说，主要的治疗在于缓解症状，因为大多数的小血管炎具有自限性，且多数不会复发。当诱因明显时，尽可能消除或治疗诱因。成人治疗时，口服非甾体抗炎药、抗组胺药、秋水仙碱或氨苯砜可缓解患者症状。秋水仙碱应避免用于 3 岁以下儿童，3~12 岁则考虑 0.5mg 每天 2 次。可出现胃肠道的副反应，主要表现为腹泻。成人治疗时氨苯砜（50~200mg/d），对葡萄糖-6-磷酸脱氢酶缺乏症患者禁用。因其可致高铁血红蛋白血症和溶血性贫血，需定期进行实验室检查。一般很少用于儿童，可考虑采用磺胺吡啶代替，15~50mg/(kg·d)，分 2~4 次。局部治疗方面，可外用抗生素制剂，预防感染，促进修复。

3. 难治、复发或系统型 当病变局限于皮肤的变应性血管炎出现加重、顽固难治、复发的情况下，或者患者存在基础疾病或已产生系统损害，可服用糖皮质激素，如泼尼松，儿童用药考虑 1~4mg/(kg·d) 视情况而定。当病情得到控制，则应逐渐减低用量，防止反弹。另外，因系统性应用糖皮质激素对儿童的生长发育可能存在一定的影响，所以应用时应注意。有研究表明，如停止用药时，青春期尚未结束，生长发育仍可重新赶上。如患者处于青春期的快速生长期（如 11 岁龄的女孩、13 岁龄的男孩），应尽量避免系统应用糖皮质激素。

如以上药物均无效或不能耐受，则可试用免疫抑制药物，如硫唑嘌呤 2~3mg/(kg·d)，霉酚酸酯在儿童用药的安全性和有效性方面尚未确证，环磷酰胺则被认为不适用于儿童皮肤病。

对于难治性的变应性血管炎，可以考虑静脉滴注丙种球蛋白、血浆置换术、肿瘤坏死因子拮抗剂（如英夫利西单抗）等。

4. 其他 治疗时，可补充多种维生素，对本病的治疗有积极作用。

（二）预防

大多数仅累及皮肤的变应性血管炎的病例呈急性自限性，3~4 周内消退，伴有或不伴有色素沉着残留。多数不复发，即便复发，总生存率仍良好。有些患者则表现为慢性病程，或出现复发和缓解交替的情况。

当病变累及全身，存在系统损害时，预后情况很大程度上取决于器官受累的严重程度及潜在疾病的程度。更要积极治疗，不可轻视。

（宫泽琨，于利华）

第八节 光敏感性皮肤病

光敏性疾病是指皮肤在紫外线照射（ultraviolet radiation，UVR）或可见光暴露后发生的异常皮肤反应。本节主要介绍以下几种疾病（表 14-8-1）。

表 14-8-1 光敏感性皮肤病

疾病名称	病因及发病机制	临床表现	治疗及预防
多形性日光疹	曝光部位皮肤对紫外线（UVB、UVA、偶为可见光）诱导的抗原产物发生了Ⅳ型超敏反应	暴露皮肤的任何部位，特别是颊、鼻梁、前额部、颈前部和上胸"V"形区、手背及上肢伸侧的非瘢痕性、瘙痒性、红色丘疹、丘疱疹、水疱或斑块。春节或初夏加重，冬季完全消退	光防护、窄谱（NB）-UVB、PUVA、糖皮质激素及羟氯喹等
种痘样水疱病	发病机制不清，潜伏 EB 病毒感染可能为病因之一；反复暴露 UVA 辐射使 EB 病毒阳性细胞数量比正常皮肤明显增多，此外，患者血液中 EB 病毒 DNA 含量增高	夏季发病，日光照射数小时内可引起皮肤暴露部位出现病变，最累及面部、手背，皮疹呈对称性，表现为斑疹、痛性水疱或大疱、结痂、愈后留有种痘样瘢痕	光防护、BB-UVB、NB-UVB、PUVA、β胡萝卜素、抗疟药、硫唑嘌呤、沙利度胺及环孢素等
日光性荨麻疹	紫外线或可见光照射后即刻出现的一过性皮肤风团，可能与皮肤中的一种前提分子，在特定波长的光照下被激活为光变应原，再次接受光照时被激活致病	通常在日光照射后数分钟内出现风团或红斑，停止光照后 24 时内可消退，只发生在光暴露部位，伴有瘙痒及烧灼感	光防护、口服抗组胺药、抗疟药、环孢素、血浆置换、体外光分离置换法或 IVIg 等均有治疗成果报道

续表

疾病名称	病因及发病机制	临床表现	治疗及预防
光线性痒疹	病因不清,紫外线照射是本病诱发因素。UVA、UVB 和可见光均可致病	多对称发生于光暴露部位,皮疹主要为红色丘疹、斑丘疹或结节,融合后形成湿疹样皮疹,皮损消退后可留有轻微的线状或点状瘢痕,瘙痒剧烈	避免日晒及使用一般的遮光剂治疗效果不佳;糖皮质激素、沙利度胺、羟氯喹及β胡萝卜素、四环素、维生素 E、PUVA 或 UVB 可有一定疗效
卟啉病	血红素合成过程中某种酶缺乏或活性降低而引起的一组卟啉代谢障碍性疾病	皮肤症状,光敏性皮疹,即暴露部位出现灼热感、红斑、水肿和/或糜烂或水疱。消化道症状和神经精神症状	早诊断、早治疗,避免使用可以诱发卟啉病急性发作的药物;药物治疗,可给予葡萄糖、羟高铁血红素或精氨酸血红素及对症治疗
Bloom 综合征	常染色体隐性遗传,由编码 RecQ 解旋酶 3(RECQL3)的染色体 15q26.1 上 BLM 基因致病性突变,致 DNA 损伤修复障碍	双面颊部红斑和毛细血管扩张,咖啡斑或色素减退斑,面部狭长伴面颊部发育不全和鼻突出,身材矮小但比例正常,小头畸形,糖尿病,反复感染 白血病、淋巴瘤及胃肠道腺癌发病率增高;男性:不育;女性:生育力降低	尽量减少辐射暴露,积极做好防晒,如有感染需积极抗感染及对症支持治疗
着色性干皮病	识别和修复 UVR 诱导的 DNA 损伤途中的 8 个基因突变,导致光损伤的 DNA 修复缺陷相关疾病	光敏感、早发黑子(2 岁前)、日光暴露部位基底细胞癌、鳞状细胞癌、黑素瘤、畏光、角膜炎、角膜混浊和血管增生,神经异常:反射减弱、耳聋、癫痫等	防晒,使用遮光剂,早发现肿瘤、早切除,预后差

一、多形性日光疹

(一)概论

多形性日光疹(polymorphous light eruption, PMLE)是一种最常见的日光诱导的光敏性皮肤病。发病机制为曝光部位机体对光诱导的内源性皮肤抗原产物发生了Ⅳ型超敏反应。致病光谱从宽波 UVB 到 UVA,偶尔也包括可见光。光激发试验中,50% 患者窄波 UVB 呈阳性,50% 患者宽波 UVA 呈阳性,80% 患者 UVB 和 UVA 均呈阳性。除日光参与直接致病外,多形性日光疹还与遗传、内分泌因素、微量元素和代谢改变、氧化损伤、免疫学变化,以及生活方式等相关。

(二)诊断

1. 临床表现　20~30 岁女性多见,有明显的季节性,好发于春末和夏初,皮损症状与日晒有明确的关系而呈波动性。好发于暴露皮肤的任何部位,特别是颊、鼻梁、前额部、颈侧、颈后和上胸"V"形区、手背及上肢伸侧;日晒后发生成群丘疹、丘疱疹,伴瘙痒,潜伏期为 2 小时至 5 天,病程长度不一,常在数天内逐渐消退,可反复发作(见文末彩图 14-8-1,彩图 14-8-2)。

2. 辅助检查

(1)血、尿常规正常,抗核抗体(ANA)、抗双链 DNA 抗体及 ENA 抗体谱阴性,血尿卟啉检查阴性。

(2)皮损组织病理检查显示为非特异性炎症反应该病,直接免疫荧光检查阴性。

(3)光激发试验 UVA 阳性。

3. 诊断　根据春末夏初发病、皮损分布具有位于光暴露部位的特点及日晒后诱发本病,同一部位皮损形态单一、光激发试验阳性等特点需考虑本病的可能,皮肤组织病理可协助诊断。

4. 临床分型

(1)丘疱疹型为簇集分布的丘疱疹和水疱,或有糜烂、渗出、结痂、脱屑或苔藓样变。

（2）丘疹型为密集分布的针头至粟粒大小的丘疹。

（3）痒疹型为米粒至黄豆大小的丘疹结节,亦有红斑和风团样皮疹。

（4）红斑水肿型为境界清楚大小不等的红或暗红色片状水肿性红斑,浸润不显著。

（5）混合型同时或先后出现两种或两种以上类型的皮疹。

（三）鉴别诊断

依照皮损临床表现的不同型别尚需与以下疾病进行鉴别:

1. 小丘疹型和丘疱疹型需要与接触性皮炎、光毒性皮炎、光接触过敏性皮炎等鉴别,这些疾病的皮损往往在曝光区呈弥漫性而非小片状分布。

2. 大丘疹型需与亚急性皮肤型红斑狼疮鉴别,光敏性红斑狼疮皮疹可被日光加重,但皮疹不依赖日光存在,并可累及非暴露部位,皮疹通常不痒,可见萎缩、毛细血管扩张和毛囊性角化性损害。

3. 其他如皮肤淋巴细胞浸润症,红细胞生成性原卟啉病及多形红斑等。

（四）治疗

1. 一般治疗　积极避光,使用合适的防光剂,防护衣,根据病情严重程度进行个体化治疗。

2. 药物治疗

（1）糖皮质激素治疗:病情严重者可短期系统应用糖皮质激素控制病情,应注意避免长期使用。

（2）抗疟药治疗:适用于防光剂与局部糖皮质激素治疗失败者,或大丘疹型 PMLE,可给予羟氯喹起始剂量400mg/d,症状缓解后可减少至200mg/d,患儿(5~6mg)/(kg·d),治疗过程中需注意眼毒性。

（3）免疫抑制剂:对于病情极严重者,且对其他治疗无效时,可考虑小剂量硫唑嘌呤、环孢素等,儿童慎用。

（4）其他:维生素 C、维生素 E、烟酰胺、沙利度胺、β 胡萝卜素等有一定疗效。

二、种痘样水疱病

（一）概论

种痘样水疱病(hydroa vacciniforme,HV)是一种少见的慢性、特发性光敏性皮肤病,主要特征是日晒后暴露部位出现红斑、水疱,继而糜烂、结痂,愈合后留有特异性凹陷性瘢痕。EB 病毒感染与本病发生相关。

（二）诊断

1. 临床表现　本病常幼年发病,发病前有日光暴晒史,日光照射可诱发或加重疾病。春夏多发。自觉瘙痒。皮损好发于颜面、双手背及耳郭等暴露部位;初起为红斑、丘疹,迅速发展为水疱、顶端有脐凹。水疱 3~4 天后干涸结痂,愈后留有痘样瘢痕,瘢痕严重时可致毁形(见文末彩图 14-8-3)。

2. 辅助检查

（1）血、尿常规正常,血尿卟啉阴性,抗核抗体(ANA)、抗双链 DNA 抗体及 ENA 抗体谱阴性。外周血 EBV-DNA 载量升高。

（2）光激发学试验最小红斑量对 UVA 高度敏感。

（3）组织病理表皮棘细胞间及细胞内水肿,海绵水疱及大疱形成,疱内可见中性粒细胞、淋巴细胞,基底细胞灶状液化变性,真皮浅层水肿,毛细血管扩张,血管周围可见淋巴细胞及少量组织细胞浸润。直接免疫荧光阴性。EB 病毒编码 RNA(EBER)原位杂交多阳性。

3. 诊断　根据幼年发病、发病前有光暴露、皮损为光暴露部位,皮损多形性,可见点状凹陷性瘢痕,自觉瘙痒,春夏季多发,可考虑诊断,实验室及组织病理学检查,可明确诊断。

（三）鉴别诊断

1. 红细胞生成性原卟啉病　多发于儿童期,日晒后皮肤出现红斑、水疱、血疱、糜烂、结痂,愈后留有点状凹陷性瘢痕,可出现典型的虫蚀状瘢痕。急性期发作时皮肤疼痛常较严重。病程长者面部伴有多毛、口唇有放射状皮肤萎缩纹。外周血红细胞可见橘色荧光可与本病鉴别。

2. 盘状红斑狼疮　皮疹为盘状红斑、中央萎缩、附有黏着性鳞屑及角栓。组织病理和免疫病理等均与本病不相同而可作鉴别。

3. 多形红斑　皮疹呈多形性,其中斑疹-丘疹型最常见,皮疹呈离心性扩大,边缘为暗红色,中央为水疱或大疱,成靶形损害。根据病史、典型皮损表现、实验室检查及组织病理可作鉴别。

（四）治疗

1. 一般治疗　避免日晒,积极抗炎治疗,加强对症处理,防止继发感染,减少瘢痕形成。

2. 烟酰胺治疗　轻者可口服烟酰胺(0.9~1.2g)/d 及维生素 B₆,可取得一定疗效。

3. 沙利度胺治疗　病情稍微重者,可给予沙利度胺(100~150mg)/d 治疗。

4. 羟氯喹治疗　可给予羟氯喹 200mg/d,患儿(5~6mg)/(kg·d)治疗。

5. 糖皮质激素治疗　可给予泼尼松(10~30mg)/d 治疗。

6. 其他治疗　如可给予雷公藤多苷(60~80mg)/d 治疗。

7. 联合治疗　严重者可沙利度胺联合羟氯喹,沙利度胺加泼尼松治疗。

三、日光性荨麻疹

(一)概论

日光性荨麻疹是荨麻疹的少见变异型,常见于皮肤直接日晒后,一般日光暴露 5~10 分钟内可出现瘙痒性红斑状风团,24 小时内消退。暴露于 UVA、UVB 或可见光均可发病。本病原因为 UVR 和/或可见光修饰了内源性蛋白质,引起附着于肥大细胞的 IgE 分子发生交联,释放组胺和其他肥大细胞介质;此外,UVA 也可通过损伤肥大细胞导致本病。

(二)诊断

1. 临床表现　皮肤暴露部位日晒后数分钟内出现的典型风团,有 76% 及 83% 的患者在薄衣物和玻璃遮挡部位亦可出现症状。轻者仅为瘙痒性或烧灼性红斑,长时间暴露可导致典型的风团(见文末彩图 14-8-4),部分患者有延迟发生的症状(光照后数小时)。停止日晒后,症状通常很快消退,风团多在 24 小时内消失。

2. 辅助检查　日光性荨麻疹可通过光激发试验阳性协助诊断。

3. 诊断　根据患儿病史及临床表现及光试验可进行诊断。

(三)鉴别诊断

临床上需与以下疾病鉴别。

1. 多形性日光疹　本病为日晒处皮肤会出现瘙痒的丘疹及水疱性皮损,较少累及面部,好发于暴露皮肤的任何部位,皮损一般持续 2~6 天,日光性荨麻疹皮损常在 24 小时内消退,可进行鉴别。

2. 红细胞生成性原卟啉病　本病为日晒处皮肤出现急性、无疱性硬化和水肿,皮损常有疼痛,无瘙痒。患儿可伴有面部多毛、口唇有放射状皮肤萎缩纹。外周血红细胞可见橘色荧光可与本病鉴别。

(四)治疗

1. 一般治疗　避免日光照射,控制症状。

2. 抗组胺药物治疗　首选 H1 抗组胺药,可减轻瘙痒及风团形成,无法消除红斑,可口服非索非那定、西替利嗪及氯雷他定等。

3. 奥马珠单抗治疗　治疗有效,一般 150~300mg 皮下注射,4 周一次,疗程 6 周。

4. 其他治疗　IVIG、脱敏治疗、血浆置换、PUVA 及 UVB 照射等具有一定益处。

四、光线性痒疹

(一)概论

光线性痒疹(actinic prurigo)病因不清,紫外线照射是本病诱发因素。UVA、UVB 和可见光均可致病。通常儿童期发病,青春期后可缓解。成人亦可发病。

(二)诊断

1. 临床表现　皮损多对称发生于光暴露部位,如颜面、耳郭、四肢伸侧,有时非暴露部位亦可受累;皮疹主要为红色丘疹、斑丘疹或结节,融合后形成湿疹样皮疹,可有渗液和结痂,皮损消退后可留有轻微的线状或点状瘢痕(见文末彩图 14-8-5),瘙痒剧烈。此外,皮损也可发生于遮盖部位。本病发病与日晒的关系并不十分明显,夏季加重,冬季可缓解,但仍有持续。

2. 辅助检查

(1)血、尿、粪卟啉正常。

(2)光激发试验 UVB、UVA 红斑反应异常。

(3)组织病理早期皮损可见表皮海绵水肿、棘层肥厚及血管周围淋巴细胞浸润;晚期皮损可见结痂、棘层肥厚。EBER 原位杂交阴性。

3. 诊断　根据本病病史、临床表现及组织病理检查可协助诊断。

(三)鉴别诊断

1. 种痘样水疱病　幼年发病,发病前有日光暴晒史,日光照射可诱发或加重疾病。春夏多发。皮损好发于颜面、双手背及耳郭等暴露部位;初起为红斑、丘疹、迅速发展为水疱、或凹陷性瘢痕,需要与本病鉴别。但患儿皮损无湿疹样或苔藓样变,瘢痕为痘样,非线状或点状为与本病不似之处,且患儿 EBV DNA 载量增高,为鉴别要点。

2. 多形性日光疹　多见于中青年女性,发病与日晒关系明确,呈急性间歇性发作,春末夏初发病,冬季好转。为与本病不似之处,可鉴别。

（四）治疗

1. 一般治疗　治疗困难，避免日晒及使用一般的遮光剂治疗效果不佳。

2. 糖皮质激素治疗　急性湿疹样改变时可口服泼尼松（20~40mg）/d，晨起顿服，带病情缓解后逐渐减量。

3. 沙利度胺治疗　痒疹样损害时可口服沙利度胺，儿童50mg/d，成人（50~100mg）/d，一般半个月起效，病情缓解后逐渐减量，疗程2~6个月，需要注意致畸和外周神经炎的副作用。

4. 羟氯喹治疗　儿童（5~6mg）/（kg·d），羟氯喹200mg/d。

5. 其他治疗　β胡萝卜素、四环素、维生素E、PUVA或UVB均有一定疗效。

五、卟啉病

（一）概论

卟啉病（porphyria）系血红素合成过程中某种酶缺乏或活性降低而引起的一组卟啉代谢障碍性疾病，可引起神经内脏症状（如腹痛、运动和感觉性周围神经病、神经精神改变）和/或皮肤光敏性。

（二）病因及发病机制

血红素的合成始于线粒体，先后经过5-氨基乙酰丙酸合成酶（delta-aminolevulinic acid synthetase，ALAS）、ALA脱水酶（ALA dehydratase，ALAD）、胆色素原脱氨酶（porphobilinogen deaminase，PBGD）、尿卟啉原合酶（uroporphyrinogen synthase，UROS）、尿卟啉原脱羧酶（uroporphyrinogen decarboxylase，UROD）、粪卟啉原氧化酶（coproporphyrinogen oxidase，CPOX）、原卟啉原氧化酶（protoporphyrinogen oxidase，PPOX）及亚铁螯合酶（ferrochelatase，FECH）8个酶进行一系列代谢反应。其中，第1种和后3种酶（ALAS，CPOX，PPOX，FECH）位于线粒体，中间的4种酶（ALAD，PBGD，UROS，UROD）位于细胞质。

卟啉病根据发病机制分为X连锁铁粒幼细胞贫血、ALA脱水酶缺陷性卟啉病、急性间歇性卟啉病、先天性红细胞生成性卟啉病、迟发性皮肤卟啉病、遗传性粪卟啉病、混合性卟啉病及红细胞生成性原卟啉病8种类型，其中有7种是由于上述血红素合成途径中某种酶的基因突变引起，迟发性皮肤卟啉病主要是由获得性亚甲基尿卟啉促进肝脏中的UROD酶活性降低而致病，有时与UROD基因杂合性突变有关。本文主要介绍临床上常见的先天性红细胞生成性卟啉病、红细胞生成性原卟啉病和迟发性皮肤卟啉病。

（三）诊断

1. 临床表现

（1）先天性红细胞生成性卟啉病（congenital Erythropoietic Porphyria，CEP）：该病常发生在出生时或生后不久，出生时羊水呈棕色或尿布粉染。患儿逐渐出现严重光敏感，表现为面部、双耳郭、手足等暴露部位出现水肿性红斑、水疱、大疱，甚至血疱，疱破后可形成糜烂、渗出、结痂，继发感染者形成溃疡。夏重冬轻，愈后可遗留毁损畸形。眼部受累可出现畏光、角结膜炎、巩膜病变、睑外翻等。严重者可伴有脾大、溶血性贫血、恶心等全身不适症状。皮肤可自觉瘙痒和烧灼感。牙齿常呈红棕色，尿液呈浓茶色。

（2）红细胞生成性原卟啉病（erythropoietic protoporphyria，EPP）：是由于亚铁螯合酶活性低下，原卟啉原Ⅳ水平升高而引起的，为常染色体显性遗传。大多初发于2~5岁，亦可儿童及成年发病。本病的特征性表现是显著的疼痛性光敏，暴露部位出现红斑和风团。皮疹反复发作，可呈湿疹样、苔藓样变。鼻部、耳郭、面颊等处可见线状浅表萎缩性瘢痕，皮纹加深，呈蜡样增厚。口周可有放射状萎缩性纹理。一般无全身症状，原卟啉沉积在肝细胞内和胆小管内，引起肝功能异常，多为轻度，少见严重者可进展为肝硬化，甚至肝衰竭。患者无红牙、多毛等表现。

（3）迟发性皮肤卟啉病（porphyria cutanea tarda，PCT）：是因尿卟啉原脱羧酶缺乏或活性下降使尿卟啉堆积导致的。多见于20~60岁成人，儿童亦可发病。曝光部位轻到中度的光敏感，皮疹主要是无红晕的水疱和大疱，水疱大小不等，以大疱为主，或呈血疱；疱破后可形成糜烂、渗出、结痂或溃疡，愈后遗留瘢痕、粟丘疹、色素改变等。本病另一特点是皮肤脆性增加，以手和腕部为著，轻微外伤即可引起多发的无痛性红色糜烂。颈部、面颊等处的皮肤可呈硬皮病样改变；患者可有多毛；眼部受累可致白内障、巩膜溃疡等。成人患者常合并肝脏病变、糖尿病、红斑狼疮或肿瘤等。

2. 辅助检查

（1）先天性红细胞生成性卟啉病尿液、粪便和红细胞中尿卟啉Ⅰ和粪卟啉Ⅰ升高。伍德灯下尿液和牙齿呈粉红色至酒红色荧光。外周血红细胞荧光检查有稳定的红色荧光。

（2）红细胞生成性原卟啉病血浆、红细胞和粪便中原卟啉增加，尿卟啉正常。外周血荧光镜约5%~30%呈红色荧光。

（3）迟发性皮肤卟啉病尿卟啉Ⅰ明显增多，少许粪卟啉。伍德灯下尿液呈珊瑚色或者粉红色荧光。

3. 诊断　根据临床表现及辅助检查，可以进行诊断。

（四）鉴别诊断

1. 日光性荨麻疹　皮肤暴露部位日晒后即可出现灼热感、红斑、水肿时需考虑本病，但皮损超过24小时、出现糜烂或消化道及神经系统症状与本病不似，可检测尿、粪及血红卟啉水平，进行鉴别。

2. 种痘样水疱病　皮肤暴露部位日晒后即可出现灼热感、红斑、水肿和/或糜烂时需考虑本病，但患儿皮损瘢痕为痘样为本病不似之处，且患儿EBV DNA载量增高，为鉴别要点，可检测尿、粪及血红卟啉水平，进行鉴别。

3. 系统性红斑狼疮　暴露部位皮肤变脆、糜烂和/或水疱，需考虑本病的可能，但患儿尿、粪及血红卟啉水平均正常，ANA滴度升高、dsDNA抗体、抗ENA抗体、白细胞减少、血小板减少、尿蛋白和肌酐升高、补体降低等可进行鉴别。

（五）治疗

本病目前无有效治疗方法，早诊断、早治疗，避免使用可诱发卟啉病急性发作的药物。

1. 一般治疗　避光防晒、戴遮阳帽和手套等物理性防护是基础治疗。

2. 局部治疗　根据皮损表现按皮炎湿疹原则处理，出现继发感染局部外用抗生素等。

3. 系统治疗　轻症者给予10%葡萄糖对症治疗；也可给予羟高铁血红素或精氨酸血红素，抑制δ-氨基酮戊酸合成酶（ALA）的活性，减少ALA和卟胆原的合成。

4. 对症治疗　止痛、镇静及维持水和电解质平衡等。

5. 其他治疗　可口服β胡萝卜素、羟氯喹，对缓解皮损有一定疗效。

六、Bloom 综合征

（一）概论

本病为常染色体隐性遗传，主要表现为面部毛细血管扩张和侏儒。

（二）病因及发病机制

本病由染色体15q26.1上BLM基因（MIM #604610）突变引起。该基因编码一种RecQ解旋酶，即RECQL3，称为Bloom综合征蛋白（Blm），可在重组修复和复制期间DNA双链解开时帮助维持DNA稳定性。BLM基因突变，导致该病发生。

（三）诊断

1. 临床表现　生后数月患儿曝光部位开始在日晒后出现红斑、水疱及毛细血管扩张，常呈狼疮样蝴蝶状分布，还可见边界清楚地斑片状色素沉着减退区和色素沉着过度区，偶见皮肤异色症；皮肤和巩膜的毛细血管扩张（见文末彩图14-8-6）；身材比例相对正常的矮小伴小头畸形；船龙骨形颅面、颅骨较瘦长、颧骨发育不良、鼻梁突出、下颌小、耳郭隆起和上部侧切牙缺失；嗓音高尖、男性不育、女性生育力低下、智力低下、糖尿病、呕吐及腹泻、反复中耳炎和肺炎等免疫缺陷；易罹患白细胞、淋巴瘤及胃肠道腺癌的恶性肿瘤。

2. 诊断　根据患儿身材成比例矮小、面部蝴蝶形区域的日光敏感性红斑、反复鼻窦-肺部感染的临床特点需考虑本病的可能，基因检测有助于确诊。

（四）鉴别诊断

1. 先天性皮肤异色症　本病有些患儿与*RECQ4*基因突变有关。患儿在典型光敏感、暴露部位出现网状红斑、网状、线状或点灶状的萎缩，伴有毛线血管扩张、色素减退及色素沉着等异色表现，需考虑本病；但患儿肘部、膝部可见疣状丘疹，头发及牙齿发育异常、青少年时期可有前囊性白内障和骨骼发育异常，少见反复感染，可与本病鉴别。必要时可行基因检测协助诊断。

2. Cockayne 综合征　罕见的常染色体隐性遗传病，男女比例为4∶1，患儿出生时看似正常，可有光敏感，颧部出现"蝶形"皮疹（如同红斑狼疮），出现瘢痕及色素沉着，需考虑本病。但患儿光敏感一般2岁时才开始出现，可有凸颌、眼凹、皮下脂肪萎缩及鼻萎缩导致的早老样或鸟头样貌，眼底可有"盐及胡椒粉样"色素沉着为特征性改变，还可伴有神经性耳聋等，少见反复感染，可与本病鉴别。必要时可行基因检测协助诊断。

（五）治疗

1. 一般治疗　尽量减少辐射暴露，积极防晒。

2. 支持治疗　如有感染需积极抗感染及对症

支持治疗。

七、着色性干皮病

(一) 概论

着色性干皮病（xeroderma pigmentosum, XP）是一种常染色体隐性遗传性皮肤病，少数为性连锁遗传。本病患者的体细胞存在先天性核酸内切酶功能障碍，细胞受紫外线照射损伤的 DNA 无法被修复，导致细胞的不可逆性损伤，直至发生细胞恶变。早期患者主要表现为曝光部位出现色素沉着斑，随疾病进展可以出现眼部和神经系统的严重异常，最终可出现皮肤肿瘤。

(二) 诊断

1. 临床表现 婴幼儿期发病、可有家族史。皮损为对日光高度敏感，面部等暴露部位出现红斑、褐色斑点及斑片，伴毛细血管扩张，间有色素脱失斑和萎缩或瘢痕，皮肤干燥。眼睛有畏光现象；发病数年后可伴发基底细胞癌、鳞癌及恶性黑素瘤（见文末彩图 14-8-7）。多数患者于 20 岁前因恶性肿瘤死亡。

2. 辅助检查 组织病理早期为非特异性改变，表皮细胞核排列紊乱，有些区域表皮呈不典型增生；中期表皮萎缩伴棘层细胞增厚，真皮纤维变性；晚期出现表皮非典型性增生、日光角化及鳞癌和基底细胞癌等恶性肿瘤。

3. 诊断 根据患儿早年发病，典型皮损表现、家族史及基因检测可协助诊断。

(三) 鉴别诊断

本病需于以下疾病鉴别：

1. 雀斑 面部为著的点状褐色素斑，无色素减退、无萎缩、无毛细血管扩张等，组织病理及基因可协助诊断。

2. 豹斑综合征 表现为全身皮肤散在黑子，直径 2~8mm，扁平，褐色或黑褐色，面部、颈部、躯干部较多，也可出现于四肢、手掌、脚心、头皮、生殖器等处。同时伴有心电图异常、先天性心血管畸形、眼异常、眼距增宽、生殖系异常、骨骼异常、身体发育障碍、神经性耳聋和中枢神经系异常等。

(四) 治疗

1. 一般治疗 本病预后差，需积极防晒，使用遮光剂。

2. 对症治疗 早发现肿瘤、早切除。

（申春平）

第九节 摩擦性苔藓样疹

一、概论

又名儿童丘疹性皮炎、儿童沙土性皮炎、肘膝复发性夏季糠疹。它是一种好发于 2~12 儿童的常见皮肤病，男多于女，有时可在儿童中发生小流行。本病四季均可发病，多发于夏秋季节，患儿常有沙土或粗糙物品接触史。表现为暂时性非特异性炎症反应。患儿常在手背、前臂、肘、膝部出现散在性小丘疹，有时可有轻度苔藓样改变。

二、病因及发病机制

本病病因尚不明确，既往认为可能与某些物品接触、摩擦刺激有关，如玩弄泥沙、在地毯或毛毯上爬行等。有学者认为除非特异性机械刺激外，还可能与病毒感染有关，如肠道病毒、EB 病毒等。也有研究显示本病可能与紫外线照射及紫外线指数有关。外源性致敏因素在其发病过程中可能起着重要作用，患儿潜在的特应性倾向亦可导致本病发生，有学者认为可能是基于特应性体质的基础上由某些致敏因素诱发相互作用而发病。研究显示摩擦性苔藓样疹患儿斑贴试验试验阳性率为 47.6%，主要有氯化钴、对苯类化合物、芳香混合物、Cl+Me-异噻唑、黑橡胶混合物及硫柳汞，芳香混合物与 Cl+Me-异噻唑常见于洗涤剂、香皂及化妆品等。氯化钴可作为颜料干燥剂，黑橡胶混合物可见于塑料、橡胶制品中，对苯类化合物、硫柳汞常见于化妆品、药品、食品中的防腐剂，这些物质可能存在于儿童常接触的橡皮泥、绘画产品、塑料玩具及洗涤用品中。猜测该病的发生可能是机体对接触物的一种变态反应。

本病为非特异性炎症反应。表皮角化过度，棘层肥厚，真皮层轻度炎症变化。

三、诊断

(一) 临床表现

皮疹形态均呈单一性疹型，为针头到米粒大小，正常皮色、灰白色或淡红色，圆形、扁平或丘状隆起的丘疹，数目较多，呈轻度苔藓样变，周围有散在丘疹，有时丘疹表面附有糠秕状鳞屑。皮疹以手背、手指伸侧、手腕处多见。可逐渐向其他部位扩张，如前臂、肘、膝、上臂、大腿、足背或躯干等部位，不累及手掌、手指屈侧。发疹常作稀疏分

第二篇 儿童变态反应系统疾病

布,少数有群集倾向,但呈对称性。一般无自觉症状,或轻微瘙痒。病程 4~8 周,可复发。全过程内均处于干燥状态,无其他原发和继发性损害(见文末彩图 14-9-1)。

有研究显示该病的皮损面积与病程长短无直接相关性,自觉症状与皮损面积大小及皮损形态无相关性,但自觉症状与病程呈正相关,病程长的患儿瘙痒明显加重,可能提示随着病程发展机体免疫应答不断进展。有时患儿可伴发丘疹性荨麻疹或脓疱病等。

(二)诊断

根据本病好发于学龄前儿童,皮疹形态单一,为多数散在性小丘疹,或呈苔藓样改变,好发于手背、手指伸侧、手腕处,对称分布,自觉症状不明显等特点,较易诊断。

四、鉴别诊断

(一)接触性皮炎

发病与年龄、性别和季节无关;有刺激性物质的接触史;接触部位皮肤潮红、肿胀,甚至出现水疱,有显著的自觉症状。

(二)虫咬皮炎

有昆虫叮咬或外出游玩史。局部皮肤出现风团样皮疹,明显红肿,中心有小出血点,为虫刺的螫口,伴有刺痛瘙痒。

(三)儿童丘疹性肢端皮炎

针头至绿豆大暗红、紫红或淡褐色扁平充实性丘疹,有的患儿最初多发生于四肢末端,3~4 天内依次向上扩展至股部、臀部及上肢伸侧,最后延伸至面部,无自觉症状,发疹时全身淋巴结肿大,发疹同时或 1~2 周后发生急性无黄疸性肝炎,血清 ALT、AST 升高,HBsAg 阳性等,皮疹持续 20~40 天,最终脱屑,消退而不留痕迹。

五、治疗

本病具有自限性,预后良好。治疗旨在缩短病程、减轻症状,主要口服抗组胺药及外用糖皮质激素、钙调神经磷酸酶抑制剂治疗。积极寻找可能的病因及诱因有助于减少本病复发。对于难治性摩擦性苔藓样疹,有学者建议行血常规检查,根据相关检查结果针对性加用抗病毒(抗感染)药物,以期取得更好疗效。

(宫泽琨,魏然)

第十节　自身敏感性皮炎

一、概述

自身敏感性皮炎(autosensitization dermatitis)是由于患者对自身组织或自身皮肤病变部位的物质,经体液免疫和细胞免疫而引起的变应性炎症。患者往往先有钱币形湿疹、接触性皮炎、瘀积性皮炎、慢性溃疡等原发病灶,治疗不当或因物理或化学刺激、细菌感染等,以及局部蛋白分解产物形成抗原,引起自体敏感。

二、病因及发病机制

本病病因复杂,发病机制不清,可能与直接针对皮肤抗原的 T 细胞介导免疫反应有关。多由于某些外界或体内因素的相互作用所致。根据病因来源分为外在因素和内在因素两方面。

1. **内在因素**　过敏性体质,代谢、内分泌或消化道功能紊乱,神经精神功能障碍,过度疲劳,精神紧张,病灶感染,肠道寄生虫病,静脉曲张,多汗及皮肤干燥等。

2. **外在因素**　如化学制剂、化妆品、香料、染料、清洁剂、动物毒素、蛋类、鱼虾及牛奶等异性蛋白、花粉、尘埃、细菌感染、日晒、寒冷及搔抓刺激等。

由于机体炎症反应的表皮细胞损伤物质,起自身抗原作用,导致自身敏感,可引起其他部位以至全身泛发湿疹样变皮疹,导致疾病发生。

三、临床表现

患者在最初部位出现局限性丘疹、丘疱疹、红斑及渗出,经一周或数周后,在初始皮疹部位的远处发生更广泛的湿疹样皮疹,如弥漫性红斑、丘疹、丘疱疹、抓痕、渗出和结痂(见文末彩图 14-10-1,彩图 14-10-2)。

四、诊断

根据患儿最初局限性皮炎出现一周或数周,在初始接触部位的远处发生更广泛的皮疹,可进行诊断。

五、鉴别诊断

1. **皮肤真菌感染**　患者初起可在指间、手掌、足趾间、足跖、足跟及足侧缘出现红色丘疹、水疱、

242

浸渍或者糜烂,经数日后,远处出现红斑、泛发性丘疹、丘疱疹、渗出及结痂,需考虑本病的可能,但真菌镜检及培养阳性,可有助于鉴别诊断。

2. 疥疮 主要由疥螨引起的接触传染性皮肤病。皮疹好发于指缝、腕屈侧、肘腋窝及外阴等皮肤薄嫩部位的丘疹、丘疱疹、隧道及结节,有时类似湿疹样改变,需考虑本病的可能。皮损镜检查到疥螨或虫卵可进行鉴别。

六、治疗

1. 一般治疗 应积极治疗原发病灶,避免搔抓及洗烫等刺激。

2. 局部治疗 外用糖皮质激素如糠酸莫米松乳膏每日 1 次、丙酸氟替卡松乳膏每日 2 次等。

3. 抗组胺治疗 西替利嗪或氯雷他定口服止痒。

4. 系统糖皮质激素治疗 病情严重者,可酌情给予系统糖皮质激素如泼尼松 1~2mg/(kg.d)口服,或甲泼尼松 2mg/(kg.d),待病情缓解后减量。

5. 抗感染治疗 如继发为细菌感染时,应做细菌培养及药物敏感试验对症治疗。

(申春平)

参考文献

1. HEATH WR,CARBONE FR.The skin-resident and migratory immune system in steady state and memory:innate lymphocytes,dendritic cells and T cells [J].Nat Immunol,2013,14(10):978-985.

2. ROMANI N,BRUNNER PM,Stingl G.Changing views of the role of Langerhans cells [J].J Invest Dermatol,2012,132(3 Pt 2):872-881.

3. TAY SS,ROEDIGER B,Tong PL,et al.The Skin-Resident Immune Network [J].Current dermatology reports,2013,3(1):13-22.

4. LC,DB F. Molecular mechanisms of T cell co-stimulation and co-inhibition[published correction appears in Nat Rev Immunol [J]. Nat Rev Immunol,2013,13(4):227-242.

5. JIN G,HAMAGUCHI Y,MATSUSHITA T,et al.B-cell linker protein expression contributes to controlling allergic and autoimmune diseases by mediating IL-10 production in regulatory B cells [J].J Allergy Clin Immunol,2013,131(6):1674-1682.

6. AS M,WL H. Functions of skin-resident γδ T cells [J].Cell Mol Life Sci,2011,68(14):2399-2408.

7. ROEDIGER B,KYLE R,YIP KH,et al.Cutaneous immunosurveillance and regulation of inflammation by group 2 innate lymphoid cells [J].Nat Immunol,2013,14

(6):564-573.

8. SUMARIA N,ROEDIGER B,NG LG,et al.Cutaneous immunosurveillance by self-renewing dermal gammadelta T cells [J].J Exp Med,2011,208(3):505-518.

9. GALICIA G,GOMMERMAN JL.Plasmacytoid dendritic cells and autoimmune inflammation [J].Biol Chem,2014,395(3):335-346.

10. BILATE AM,LAFAILLE JJ.Induced CD4$^+$Foxp3$^+$ regulatory T cells in immune tolerance [J].Annu Rev Immunol,2012,30:733-758.

11. CHIRICOZZI A.Pathogenic role of IL-17 in psoriasis and psoriatic arthritis [J].Actas Dermosifiliogr,2014,105:9-20.

12. PENNINO D,EYERICH K,SCARPONI C,et al.IL-17 amplifies human contact hypersensitivity by licensing hapten nonspecific Th1 cells to kill autologous keratinocytes [J].J Immunol,2010,184(9):4880-4888.

13. KAPLAN DH,IAYARTO BZ,GASPARI AA.Early immune events in the induction of allergic contact dermatitis [J].Nat Rev Immunol,2012,12(2):114-124.

14. HONDA T,EGAWA G,GRABBE S,et al.Update of immune events in the murine contact hypersensitivity model:toward the understanding of allergic contact dermatitis [J].J Invest Dermatol,2013,133(2):303-315.

15. KAPLAN DH,JENISON MC,SAELAND S,et al.Epidermal langerhans cell-deficient mice develop enhanced contact hypersensitivity [J].Immunity,2005,23(6):611-620.

16. BENNETT CL,VAN RIJIN E,JUNG S,et al.Inducible ablation of mouse Langerhans cells diminishes but fails to abrogate contact hypersensitivity [J].J Cell Biol,2005,169(4):569-576.

17. NOORDEGRAAF M,FLACHER V,STOITZNER P,et al.Functional redundancy of Langerhans cells and Langerin+ dermal dendritic cells in contact hypersensitivity [J].J Invest Dermatol,2010,130(12):2752-2759.

18. BOBR A,OLVERA-GOMEZ I,IGYARTO BZ,et al.Acute ablation of Langerhans cells enhances skin immune responses [J].J Immunol,2010,185(8):4724-4728.

19. WAHREN-HERLENIUS M,DORNER T.Immunopathogenic mechanisms of systemic autoimmune disease [J].Lancet (London,England),2013,382(9894):819-831.

20. YAN LI,LINFENG LI. Contact Dermatitis:Classifications and Management [J]. Clin Rev Allerg Immunol,2021,61(3):245-281.

21. PELLETIERJL,PEREZ C,JACOB SE. Contact dermatitis in pediatrics [J].Pediatric annals,2016,45(8):287-292.

22. 尹逊国,卢凤艳,张朝栋,等. 丘疹性荨麻疹发病因素临床流行病学调查报告[J].昆明医学院学报,2011,32(4):126-129.

23. 赵国庆,冉玉平,杨伯艳. 丘疹性荨麻疹病因学系统评价[J].中华皮肤科杂志,2006,39(4):213-215.

24. 中华医学会皮肤性病学分会免疫学组. 中国荨麻疹诊疗指南(2018 版)[J].中华皮肤科杂志,2019,52(1):1-5.

25. ZUBERBIER T,W.ABERER,ASERO R,et al. The EAACI/GA2 LEN/EDF/WAO Guideline for the Definition,Classification,Diagnosis and Management of Urticaria［J］. Allergy,2018,73（5）:1145-1146.

26. 张小艳,钱华.儿童慢性荨麻疹诊疗进展［J］.皮肤科学通报,2022,39（2）:110-114.

27. ZUBERBIER T,ABDULAL,ABUZAKOUK M,et al. The international EAACI/GA2 LEN/EuroGuiDerm/APAAACI guideline for the definition,classification,diagnosis,and management of urticaria［J］. Allergy,2021,1:1-33.

28. KAZANDJIEVA J,CHRISTOFF G. Angioedema as a systemic disease［J］. Clin Dermatol,2019,37（6）:636-643.

29. PATEL G,PONGRACIC JA. Hereditary and acquired angioedema［J］. Allergy Asthma Proc,2019,40（6）:441-445.

30. BUSSE PJ,CHRISTIANSEN SC. Hereditary Angioedema［J］. N Engl J Med,2020,382（12）:1136-1148.

31. SAINI S,SHAMS M,BERNSTEIN JA,et al. Urticaria and Angioedema Across the Ages［J］. J Allergy Clin Immunol Pract.

32. PATTANAIK D,LIEBERMAN JA. Pediatric Angioedema［J］. Curr Allergy Asthma Rep,2017,17（9）:60.

33. 赵辨.中国临床皮肤病学［M］.2版.南京:江苏凤凰科学技术出版社,2017.

34. 吴志华.皮肤科治疗学［M］.北京:科学出版社,2006.

35. FRATICELLI P,BENFAREMO D,GABRIELLI A. Diagnosis and management of leukocytoclastic vasculitis［J］. Intern Emerg Med,2021,16（4）:831-841.

36. GOESER MR,LANIOSZ V,WETTER DA. A practical approach to the diagnosis,evaluation,and management of cutaneous small-vessel vasculitis［J］. Am J Clin Dermatol,2014,15（4）:299-306.

37. GUARRERA M. Polymorphous Light Eruption［J］. Adv Exp Med Biol,2017,996:61-70.

38. IWATSUKIK J,MIYAKE T,HIRAIY J,et al. Hydroa vacciniforme:a distinctive form of Epstein-Barr virus-associated T-cell lymphoproliferative disorders［J］. European journal of dermatology:EJD,2019,29（1）:21-28.

39. SHEILA MARY MCSWEENEY,ROBERT SARKANY,HIVA FASSIHI,etal. Pathogenesis of solar urticaria:Classic perspectives and emerging concepts［J］. Experimentaldermatology,2022,31（4）:586-593.

40. ROSSG,FOLEY P,BAKER C.Actinic prurigo［J］. Photodermatol Photoimmunol Photomedic,2008,24（5）:272-275.

41. ULRICH S,THOMAS S,KUBISCHILJA. Porphyria［J］. Der Internist,2021,62（9）:937-951.

42. ARORA H,CHACON AH,CHOUDHARY S,et al. Bloom syndrome［J］.Internat J Dermatol,2014,53（7）:798-802.

43. BLACK JO.Xeroderma Pigmentosum［J］. Head Neck Pathol,2016,10（2）:139-144.

44. 袁珍珍,赵旭传.摩擦性苔藓样疹546例临床分析［J］.临床皮肤科杂志,2020,49（3）:150-152.

45. 赵勤奋.自身敏感性皮炎的预防与治疗［J］.医学信息,2010.

46. 慕彰磊,张建中.特应性皮炎的诊断标准［J］.中国医学文摘（皮肤科学）,2016,33（2）:97-100,83.

47. 周昆丽,李伟兴,黄悦,等.度普利尤单抗治疗特应性皮炎的临床效果［J］.中外医学研究,2022,20（17）:56-59.

第十五章

消化系统变态反应疾病

第一节 概　　论

一、概述

消化系统变态反应是指消化道反复暴露于变应原(通常为食物)后产生的一种由免疫机制介导的不良健康效应。主要包括食物变态反应(food allergy,FA)和乳糜泻(celiac disease,CD)(表15-1-1)。文献报道儿童食物变态反应的发生率约8%左右,40%~60%可以累及消化道。85%以上的变应原为牛奶蛋白、鸡蛋、花生、大豆、坚果、鱼、虾蟹、小麦。对花生、坚果和海鲜产品的食物变态反应可持续至成人期,其他则多可在儿童期得到缓解。

为了更好地了解消化系统变态反应,必须了解其相关术语:

1. 食物变态反应(food allergy,FA) 对特定食物的IgE或非IgE介导的免疫反应,每次食物摄入均有症状发生。

2. 致敏作用(sensitization) 通过皮肤点刺试验或血可检测到特定食物的sIgE,每次食物摄入不一定发生相关症状。

3. IgE介导食物变态反应(IgE-mediated food allergy) sIgE结合于机体效应细胞,每次摄取食物可发生速发型症状,通常在几分钟内或3小时内

发生,皮肤点刺试验或血sIgE检测可阳性。

4. 严重过敏反应(anaphylaxis) 发病迅速,进展快,症状严重,累及超过1个器官系统的IgE介导的食物变态反应。

5. 非IgE介导反应(non-IgE-mediated reaction) 对某食物引起的非IgE免疫介导的迟发型反应,常见的胃肠道症状包括呕吐、胃部不适、腹泻、便血,皮肤点刺试验(SPT)或血sIgE检测通常阴性。

6. 食物敏感或不耐受(sensitivity or intolerance) 对某种食物的非免疫性反应,最常见消化系统症状如腹痛、腹胀、腹泻,不包括其他全身性的IgE介导的反应。

二、分类

消化道或食物变态反应根据其机制又分为IgE介导型、IgE及非IgE混合介导型、非IgE介导型(表15-1-1),也有文献将后两者统称非IgE介导型。IgE介导型消化道食物变态反应主要包括:速发型消化道超敏反应(immediate GI hypersensitivity)/严重过敏反应(anaphylaxis)及口腔过敏综合征(oral allergic syndrome,OAS);IgE及非IgE混合介导型消化道食物变态反应主要包括:嗜酸细胞性食管炎(eosinophilic esophagitis,EoE)及嗜酸细胞性胃肠炎(eosinophilic gastroenteritis,EGE),后者也称非

表 15-1-1　消化系统变态反应分类

食物变态反应			
IgE 介导型	IgE 及非 IgE 混合介导型	非 IgE 介导型	
速发型消化道超敏反应/严重过敏反应	嗜酸细胞性食管炎(EoE)	食物蛋白诱导直肠结肠炎(FPIPC/FPIAP)	乳糜泻(CD)
口腔过敏综合征(OAS)	非食管嗜酸细胞性胃肠病(EGIDs)	食物蛋白诱导小肠结肠炎(FPIES)	
	• 嗜酸细胞性胃炎(EG)		
	• 嗜酸细胞性胃肠炎(EGE)	食物蛋白诱导肠病(FPE)	
	• 嗜酸细胞性结肠炎(EC)		

食管嗜酸细胞性胃肠病（nonesophageal eosinophilic gastrointestinal diseases，Nonesophageal EGIDs），主要包括嗜酸细胞性胃炎（eosinophilic gastritis，EG）、嗜酸细胞性胃肠炎（eosinophilic gastroenteritis，EGE）和嗜酸细胞性结肠炎（eosinophilic colitis，EC）；非 IgE 介导型消化道食物变态反应主要包括：食物蛋白诱导直肠结肠炎（food protein-induced protocolitis，FPIPC）或食物蛋白诱导过敏性直肠结肠炎（food protein-induced allergic protocolitis，FPIAP）、食物蛋白诱导小肠结肠炎（food protein-induced enterocolitis，FPIES）、食物蛋白诱导肠病（food protein-induced enteropathy，FPE）。乳糜泻（celiac disease，CD）是遗传易感个体对麦麸所致的慢性免疫介导的不良反应，其免疫反应针对的是自身机体（如自身免疫性）而不是对外源物质，如寄生虫和食物变应原。

三、发病机制

消化系统变态反应的发生与多个环节有关，主要牵涉肠黏膜上皮对变应原的摄取、先天性免疫细胞、T 细胞、B 细胞及相关的效应细胞，如肥大细胞、嗜碱性粒细胞、嗜酸性粒细胞等。

肠道完整的变应原进入机体必须在相关辅助机制作用下才能实施，肠道食物变应原进入机体通常经过以下途径：①旁细胞途径；②肠上皮细胞（经细胞途径）；③M 细胞；④杯状细胞；⑤巨噬细胞。通常可溶性变应原经肠上皮细胞的摄取，可在细胞内降解为小分子肽段，由内吞体的 MHCⅡ类分子递呈给 CD3103⁺DCs。黏膜的炎症增加肠黏膜的通透性，将增加旁细胞途径的可溶性变应原的摄取。杯状细胞通过杯状细胞相关变应原摄取方式将变应原递呈给 CD103⁺DCs。CXC3R1+巨噬细胞通过延伸的树突摄取肠腔变应原给 CD103⁺DCs 运输至肠系膜淋巴结（MLN）。颗粒变应原，如细菌或病毒，都是通过位于 Peyer 小结上 M 细胞摄取（图 15-1-1）。

在无前炎症因子及黏膜损伤前提下，CD103⁺DCs 在固有层捕获食物变应原后迁移至 MLN，CD103⁺DCs 高表达 RALDH，IDO，和 TGF-β，在 TGF-β 及视黄酸（retinoic acid，RA）的作用下诱导 naïve T 细胞为 Tregs（Tr1、Th3、Foxp3⁺），Tregs 表达趋化因子受体 CCR9 及 α4β7，可归巢至固有层，分泌 IL-10 引起口服免疫耐受。CX3CR1⁺ 巨噬细胞表达高水平的 IL-10，在固有层诱导 naïve T 细胞为 Tregs，导致口服免疫耐受的发生。同时 Tregs 可分泌 IL-10 及 TGF-β 促进 IgA 的产生，维持口服免疫过程。在肝脏和 MLN 中，由于高剂量的变应原暴露后，通过血浆 DCs（pDCs），可诱导变应原特异性 CD8⁺ 及 CD4⁺ T 细胞的缺失和无应答，紧随 CD103⁺ DCs 诱导 Tregs 的产生，导致彻底抑制迟发型接触变态反应。目前认为扁桃体及舌下黏膜的 pDCs 具相同的作用（图 15-1-2）。

肠黏膜上皮受到损伤时，刺激上皮释放系列前炎症因子，如 IL-25、IL-33 和胸腺基质淋巴生成素（thymic stromal lymphopoietin，TSLP）。DCs 处于激活状态，表达 OX40L，在局部引流淋巴结内，MHCⅡ将食物变应原递呈给 naïve T 细胞，在 DCs 表达的 OX40L 与 naïve T 细胞表达 OX40 的作用下，分化刺激 naïve T 细胞为 Th2 型 T 细胞，导致变态反应的发生。Ⅱ型先天性淋巴细胞（type 2 innate lymphoid cells，ILC2）在 IL-25、IL-33、TSLP 等前炎症因子存在下，可不依赖食物变应原而表现为 Th2 细胞特性，释放大量的 Th2 型细胞因子，如 IL-5、IL-13、IL-4、IL-9 等，IL-4、IL-13 可阻滞变应原特异性 Tregs 的诱导及促进肥大细胞的脱颗粒，导致变态反应的发生。naïve T 细胞也可分化为 Th9 细胞，分泌 IL-9，促进组织肥大细胞的聚集（图 15-1-3）。

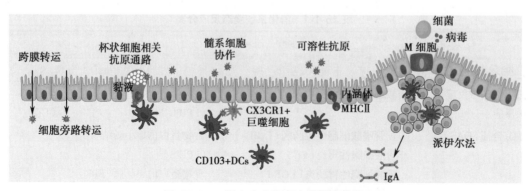

图 15-1-1　肠上皮食物变应原转运途径

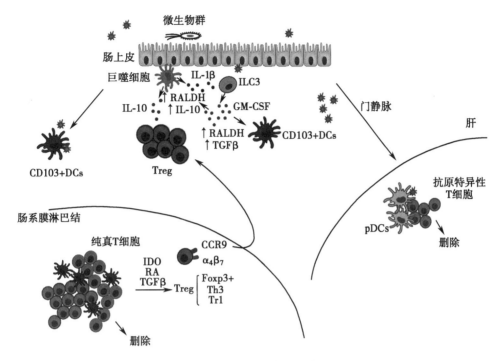

图 15-1-2　口服免疫耐受的机制

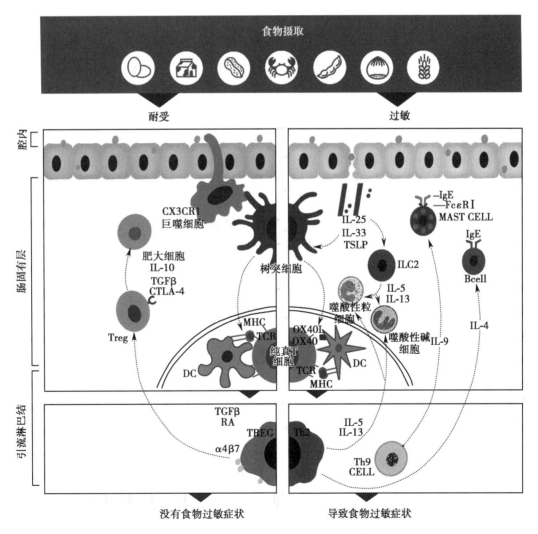

图 15-1-3　食物变态反应及口服耐受示意图

在 IL-4 的刺激下,B 细胞分化为浆细胞,产生食物特异性 IgE(specitic IgE,sIgE),与肥大细胞及嗜碱性粒细胞上 FcεRⅠ受体结合,在再次变应原暴露后,一旦形成受体及 IgE 的交联,则导致效应细胞的脱颗粒,释放炎症介质,如组胺(HA)、类胰蛋白酶、血小板活化因子(PAF)、前列腺素(PG)、白三烯(LT),导致 IgE 介导消化道变态反应的发生。

目前对 IgE 与非 IgE 混合介导型、非 IgE 介导型的消化道变态反应的机制远未达 IgE 介导型那样清楚。IgE 与非 IgE 混合介导型消化道变态反应机制尚未完全阐明,但 EoE 与 non-EoE-EGID 病理学均为 Eos 浸润,认为两者发病机制有类似,其主要特征为黏膜通透性的增加和慢性 Th2 型的 Eos 介导的免疫反应,基因与环境因素共同参与其发病。FPIEs 曾被认为是食物特异性 T 细胞的主要作用,主要分泌 TNF-α 导致黏膜损伤及肠道通透性的增加,同时 Tregs 的缺乏,但目前发现 Th2 型细胞因子,如 IL-2、IL-5、IL-9、IL-13 等均有表达,可能有全身的免疫细胞参与其中,如单核细胞、Eos、NK 细胞,而 IL-8 的表达增加,意味着中性粒细胞也参与其中。FPE 的主要病理特征为不同程度的绒毛萎缩、隐窝增生、绒毛/隐窝比值异常、上皮间及固有层炎症细胞的浸润。目前认为其发病机制与乳糜泻类似,主要是由增强的细胞介导免疫反应引起的,细胞毒性 CD8+T 细胞及 γδ-TCR(+)细胞同样参与其中。FPIAP 的病理学也表现为 Eos 的浸润,故 Eos 的发生与组织趋化及脱颗粒可能起到

一定作用,但为何局限在结直肠部位尚不清楚,鉴于此类患者多见于母乳喂养,是否因母乳中 IgG 结合食物蛋白,在结直肠部位被酶降解而引起尚不清楚。

四、诊断

(一) 临床表现

消化道食物变态反应可累及全身各个器官。但主要累及皮肤、消化道、呼吸道、心血管。皮肤症状包括:荨麻疹、水肿、湿疹、皮炎等;消化症状包括:口腔、咽部的发痒肿胀(OAS)、呕吐、腹泻、腹痛、便血、慢性便秘或肠易激综合征症状、蛋白丢失性肠病;呼吸道症状包括:鼻炎、喘息、肺泡炎;心血管症状包括:血管炎、低血压、过敏性休克等。在消化道症状中,口腔过敏综合征表现见于 IgE 介导的变态反应,但呕吐、腹痛、腹泻等症状无特异性,既可见于速发型变态反应,也可见于迟发型变态反应。

(二) 辅助检查

1. 过敏检测试验　主要包括皮肤点刺试验(SPT)和血清食物 sIgE 的检测,其针对的为 IgE 介导的变态反应。斑贴试验(APT)及食物特异性 IgG 或 IgG4 及其他相关的免疫检测手段(如淋巴细胞刺激试验、细胞毒性试验、介质释放试验、头发分析等),目前并未在消化系统变态反应中得到推荐。而且 SPT 的风团大小与 sIgE 的数值与临床诊断价值需仔细解读(表 15-1-2),不是一旦检测阳性即可得到诊断。

表 15-1-2　SPT 及 sIgE 检测的临床价值

	食物	敏感性(%)	特异性(%)	PPV(95%)	NPV(50%)
SPT	花生	95	61	≥8mm	<3mm
	鸡蛋	92	58	≥7mm	<3mm
	牛奶	88	68	≥8mm	
	小麦	73	73		
	大豆	55	55		
	食物	敏感性(%)	特异性(%)	PPV≥95%(≤2 岁)	
sIgE	花生	96	59	14kU/L	
	鸡蛋	93	49	7(2)kU/L	
	牛奶	87	48	15(5)kU/L	
	小麦	83	43	26kU/L(PPV74%)	
	大豆	83	38	30kU/L(PPV73%)	

2. 口服激发试验 适合 IgE 介导、混合介导及非 IgE 介导的消化道食物变态反应的诊断试验，双盲安慰剂对照的食物激发试验（double-blind placebo controlled food challenge，DBPCFC）是诊断食物变态反应的"金标准"。小婴儿也可行单盲食物激发试验。针对 IgE 介导的消化道变态反应，可行小剂量开始的逐步激发（表 15-1-3），而对非 IgE 介导者目前认为可行 1/3 量或全量激发也可得到较好的诊断结果，同时节约时间。实施食物激发试验前需进行一段时间的饮食回避至症状消失，同时停用抗组胺药及糖皮质激素，评估患者是否患有哮喘、荨麻疹、严重湿疹、呼吸道感染等状况，避免对激发试验产生干扰或发生严重的过敏反应。实施激发试验人员需有丰富的相关经验，能够及时发现激发阳性相关指标，一旦发现激发试验阳性，马上停止激发试验，避免症状加重，如为迟发型反应则需及时观察迟发症状。

3. 消化内镜检查 对嗜酸细胞性食管炎、非食管嗜酸细胞性胃肠病、食物蛋白诱导肠病或乳糜泻常需组织学证据，此类疾病的诊断需要消化内镜检查及黏膜活检行组织学检查，而其他类型的消化系统变态反应通常无须内镜检查，除非与某些疾病不能鉴别时。

4. 其他 如全血细胞分析、EOS 计数、血生化检测等多为评估病情所需或协助诊断，目前尚无推荐的血生化指标或标志物单独应用于消化道变态反应的诊断。B 超、CT/MRI、消化道造影等多为对相关疾病严重程度及并发症的评估，并不能起到诊断价值。

（三）诊断

目前尚无单一的指标或标志物可诊断消化道食物变态反应，消化系统变态反应疾病的诊断需结合详细的病史、恰当的辅助检查及食物激发试验等综合诊断。详细的病史非常重要，如准确的食品及其制备方式、引发症状的食物剂量、症状出现的时间、具体的症状、有无风险因素、处理过程、重复性、距末次发作间歇时间等。如无速发型变态反应的发生，多数患者体格检查无异常，部分可有特应性皮炎或相关疾病的一些体征，但非特异性，基本不起诊断作用。针对 IgE 介导变态反应可行 SPT 或 sIgE 检测，针对非 IgE 介导者可行食物激发试验或必要的内镜检查（图 15-1-4）。

五、治疗

（一）饮食回避

饮食回避是消化系统变态反应的处理首要步骤。回避的饮食种类主要依据相关的诊断试验，SPT 或 sIgE 的检测发现有 95%PPV 的相关食物尤其有回避价值；也可根据经验性进行回避，如在 EoE 的治疗中，6 种食物的回避（牛奶、鸡蛋、小麦、豆类、坚果、海鲜）可使 72% 的患者得到组织学缓解，4 种（牛奶、鸡蛋、小麦、豆类）为 64%，2 种食物（牛奶、鸡蛋）为 43%；如有回避困难，则也可应用要素饮食，如 AAF。婴儿配方奶喂养者可以 eHF 或 AAF 进行替代。母乳喂养者需要母亲进行可疑食物的回避，继续母乳喂养，而不是轻易停母乳。家

表 15-1-3 食物激发试验常见食物相关剂量

食物	起始剂量 *	最大剂量
牛奶	0.1ml	6~8OZ 或 1 或 1/2 杯
鸡蛋	1mg	1 个
花生	0.1mg	30g 花生酱（2 勺）
大豆/制品	1mg	1/2~1 杯
小麦	100mg	
谷物		1/2~1OZ
鳕鱼	5mg	2~3OZ
虾	5mg	2~3OZ
肉类		2~3OZ
坚果		10~15g 去皮

* 起始剂量可根据患儿具体年龄及相关情况有所调整；1 盎司（OZ）=28.349 5g。

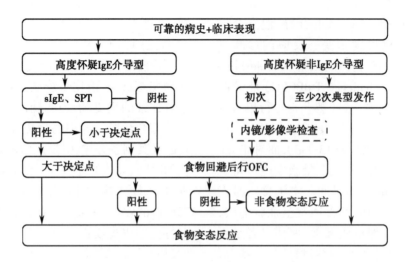

图 15-1-4　消化道食物变态反应诊断流程

长应仔细阅读混合食物制品的食物标签,避免无意摄入相关食物。

（二）药物治疗

IgE 介导型消化道变态反应需注意严重过敏反应（anaphylaxis）的识别,及时应用肾上腺素鸡肌内注射,通常注射部位为大腿中前外侧,剂量 0.01mg/kg（1mg/ml）,也有 0.1mg、0.15mg、0.3mg 的自动注射产品可供选用（7.5~25kg:0.15mg,≥25kg:0.3mg）,5~15 分钟可重复应用,1~2 剂后多数患者有反应。其他如抗组胺药物（酮替芬、西替利嗪）、肥大细胞膜稳定剂（色苷酸钠）、白三烯拮抗剂（孟鲁司特钠）等,糖皮质激素也常在 IgE 介导变态反应及 EGIDs 中应用,免疫抑制剂（硫唑嘌呤）及生物制剂常在 EGIDs 中应用,其针对靶点为:抗 IL-5 的美泊利单抗（mepolizumab）、瑞利珠单抗（reslizumab）、贝那利珠单抗（benralizumab）;抗 IL-13（QAX576,RPC4046）; 抗 Eotaxin 1-2-3（GW 766994）;抗 IL-4/IL-13 的度普利尤单抗（dupilumab）;抗 integrin 的维得利珠单抗（vedolizumab）;抗 TNFα 的英夫利昔单抗（infliximab）;抗 IgE 的奥马珠单抗（omalizumab）;诱导嗜酸性细胞凋亡,如抗-Siglec-8（AK002）等。其他药物如液体复苏（anaphylaxis,FPIES 常用）及对症处理等。

（三）并发症处理

对有并发症者通常需要外科或内镜下微创干预,如 EoE 并发食管狭窄者常需内镜下食管扩张治疗;EGE 伴发肠套叠或消化道不全梗阻、肠出血或穿孔者常需外科干预或微创手术。

（李中跃）

第二节　口腔过敏综合征

一、概述

口腔过敏综合征（oral allergy syndrome,OAS）,也认为是花粉食物变态反应综合征（pollen-food allergy syndrome,PFAS）的亚类,是一种局限于口腔黏膜的食物变态反应,主要因摄入生水果、生蔬菜、香料和坚果所引起。典型的症状是食物在口腔内即可感觉口腔和喉咙发痒,在吞入食物几分钟后症状可持续,在某些情况下,症状会持续 1 个多小时。OAS 主要发生在对花粉有变态反应个体,由坚果、蔬菜、水果中的变应原引起,从根本上与花粉变应原一致。OAS 的症状可能因单一食物引起,也可由多种水果和蔬菜。单一食物,如苹果,可能引发的症状。多种食物所致 OAS,如对于桦树花粉具变态反应,去核水果或胡萝卜均可能激发反应,花生、杏仁、榛子也可能导致嘴痒。对草产生变态反应的个体可能对橘子、番茄、桃子、芹菜和甜瓜有反应,对"豚草"有反应的在吃甜瓜、黄瓜、香蕉和西葫芦时可能发生 OAS。

儿科人群中,OAS 主要发生在青少年,尤其是季节性变应性鼻炎个体。对花粉产生变态反应的个体 OAS 的发生频率 5%~8%。47%~70% 的 OAS 患者均有花粉所致变态反应。一项墨西哥 6~14 岁变态反应性疾病患者 OAS 的研究中发现其总体患病率为 8.9%（6.1%~13.1%）,变应性鼻炎患者中 8.8%,哮喘患者中 9.1%,对花粉变态反应患者中 9.6%~12.2%,主要涉及水果为菠萝,花粉为栎属花粉。

二、发病机制

OAS 属于 IgE 介导的食物变态反应,由花粉和不同的蔬菜和水果的同源蛋白质和交叉反应变应原所引起。65% 的植物变应原来自于四类蛋白超家族:谷物醇溶蛋白超家族(the prolamin superfamily);cupin 蛋白家族超家族(the cupin superfamily);PR 蛋白家族(pathogenesis-related proteins family);轮廓蛋白(profilins)。

OAS 个体对不同食物可有交叉反应。桦树花粉变态反应症:与杏、桃子、苹果、胡萝卜、杏仁、李子、榛子、梨、芹菜、茴香、欧芹、茴香籽、香菜、大豆、葛缕子干籽、花生等有交叉反应。Bet v1 是主要的桦树花粉变应原。豚草花粉变态反应症:与香蕉、西瓜、黄瓜、或者猕猴桃有交叉反应。草花粉变态反应症:与橘子、番茄、西瓜、花生交叉反应。剥生土豆手可发红及刺激感。

三、诊断

(一)临床表现

OAS 在婴幼儿少见,其发病率随着年龄的增长而增加,它是青少年和成人最经常发生的食物变态反应。症状通常发生在进食少量新鲜水果和蔬菜后 2~15 分钟内发生,主要表现为嘴唇麻木,瘙痒或水肿,上颚、齿龈、喉咙发痒,脸部红斑,喉咙发紧。其他常见的症状,如荨麻疹、鼻炎、结膜炎、哮喘发作,甚至严重过敏反应(anaphylaxis)。OAS 症状的发生与进展与变应原的特性有关,如摄入变应原不稳定,易被胃内消化(如 Bet v1),则通常不一定致全身反应,对热、酸、消化酶稳定变应原(如 LTP)则易致严重变态反应。鉴于 OAS 由于食物进入胃内后被胃内消化液降解,导致此免疫反应常局限于口腔黏膜,也称为"Ⅱ类变态反应",这与食物变应原经肠道摄入,可引起全身反应,甚至严重变态反应的"Ⅰ类变态反应"不同。因此消化道症状,如腹痛、恶心、呕吐和腹泻不太常见,通常发生进食大量食物,而且只有新鲜的食物才引起 OAS 的症状,煮熟或化学处理及冷冻食品极少引起症状。OAS 可发生在任何时候,但最常见于授粉季节。

OAS 是摄食粗制抗原的一种自限性的口腔黏膜的免疫反应,极少发生全身性的症状或严重变态反应,但某些条件下,也可发展成严重变态反应,其风险因子包括:对食物有全身性反应;对烹饪后的食物变态反应;食物提取液 SPT 阳性;无相关花粉变态反应;对桃子变态反应。

(二)诊断

根据 OAS 的特征性的临床病史和症状即可获得临床诊断。某些客观的试验可更好地判断花粉和食物的交叉发生变态反应情况。

1. 食物激发试验 双盲安慰剂对照的食物激发试验(double-blind placebo controlled food challenge,DBPCFC)是诊断食物变态反应的"金标准",但单盲的食物激发试验有时更具临床操作性,食物激发试验的敏感性和特异性比 SPT 及 sIgE 更高,且能诊断非 IgE 介导的食物变态反应,但相对耗时,具一定的风险,结果与准备的食物有一定的关系。

2. SPT 可用商业性的试剂或植物的新鲜提取液,风团与红斑的直径与阳性预测值相关。商业性的试剂由于在处理过程中常有蛋白质的降解,容易假阴性。而某些无处不在的蛋白质(如轮廓蛋白或 LTP)则容易造成假阳性。

3. sIgE sIgE 的体外试验检测主要是评估有无致敏而不是诊断为临床变态反应症状。而且判断致敏物主要针对吸入性变应原,而非食物本身。Beyer 等用 sIgE 和激发试验两种方法诊断花生和榛子变态反应,前者远不如后者准确。

4. 嗜碱性粒细胞活化试验 流式细胞仪检测嗜碱性粒细胞表面的 CD63、CD203 的表达可代表嗜碱性粒细胞的活化,代表机体对食物的致敏,但目前在食物变态反应的诸多指南中未得到推荐。

四、鉴别诊断

(一)急性喉炎

急性喉炎多为喉黏膜及声带的急性非特异性炎症,小儿多为呼吸道病毒感染,其他刺激,声带损伤,甚至变态反应也是其病因。感染性喉炎通常无口唇肿胀、荨麻疹等症状,反之,变态反应所致常可伴有 OAS 相似症状,因此临床上小儿急性喉炎需警惕变态反应所致。

(二)荨麻疹

儿童荨麻疹多为感染或变态反应所致,而 OAS 可以伴发荨麻疹的发生,因此需要在发生荨麻疹的情况下,注意口腔黏膜等表现,并详细询问相关病史,避免将 OAS 误诊为单纯荨麻疹,而忽略气道梗阻的情况,甚至忽视严重变态反应的发生。

(三)唇炎

唇炎表现为唇部肿胀、发痒等症状,容易与口腔过敏综合征相混淆。但唇炎患者还可出现唇部干燥、脱屑、糜烂等症状,而无口唇血管性水肿、咽喉紧缩感或荨麻疹等其他变态反应症状。

(四)灼口综合征

灼口综合征主要表现为舌头和上颚有灼热感、口腔刺痛,容易与口腔过敏综合征相混淆。但灼口综合征患者还可出现口干舌燥、口腔异味等症状,无咽喉紧缩感、荨麻疹等征象。

五、治疗

OAS 的治疗主要包括食物回避、药物治疗、免疫治疗及宣教等。

(一)食物回避

主要为对相关食物进行回避或改变烹饪方式。

(二)药物治疗

目前主要选第二、三代抗组胺药物,如氯雷他定(成人及 12 岁以上儿童:每日 1 次,一次 10mg;2~12 岁儿童:体重≥30kg,每日 1 次,一次 10mg,<30kg,每日 1 次,一次 5mg)、地氯雷他定(成人及 12 岁以上儿童:一次 5mg,每日 1 次口服;6~11 岁儿童:一次 2.5mg,每日 1 次口服;1~5 岁儿童:一次 1.25mg,每日 1 次口服)、西替利嗪(成人每次 10mg,每天 1 次;6 岁以上儿童:早上和晚上各服用 0.5ml(5mg,约 10 滴)或每天一次 1ml(10mg 约 20 滴);2~6 岁儿童:0.2mg/(kg·d),或早上和晚上各服用 0.25ml(2.5mg 约 5 滴)或每天一次 0.5ml(5mg 约 10 滴);1~2 岁儿童:早上和晚上各服用 0.25ml(2.5mg 约 5 滴);1 岁以下儿童:遵医嘱。肥大细胞膜稳定剂色苷酸钠的推荐证据不足。临床上应鉴别 OAS 是否伴有全身反应甚至严重过敏反应,对是否应用及时的肾上腺素肌内注射有极大的指导。20% 的变态反应学专家认为只有小部分 OAS 可引起全身症状,30% 的变态反应学专家从不推荐肾上腺素,3% 的专家认为在需要时才考虑使用肾上腺素。糖皮质激素多选用甲泼尼龙(1~2mg/kg,12 小时 1 次,严重者可加大剂量,通常不超过 500mg)。但在严重变态反应时首选肾上腺素。

(三)免疫治疗

目前认为针对 IgE 及 IgE 受体的单克隆抗体在严重的食物变态反应中得到良好的效果,后者可阻滞肥大细胞脱颗粒,从而阻断变态反应。对

桦树花粉的免疫治疗中,认为其对食物的交叉反应仅是部分的抗原类似,因此免疫治疗并无作用,而且某些食物的免疫治疗有一定的风险(如花生)。但 Subbarayal 等的研究认为桦树花粉的免疫治疗对减少 Bet v 1 同源食物蛋白的交叉反应有明显价值,而且使得 IgG4 增高,sIgE 降低,可减少相关交叉反应食物所致的 OAS。Spertini 的研究认为皮下连续注射重叠 Bet v 1 肽,在 2 个月内连续注射 5 次引起的强烈免疫反应类似于其他过敏原 3 年 50 次注射后的免疫反应,可能与不同变应原独特的结构叠加增加其变应原性有关。

(四)宣教

OAS 是一花粉食物的变态反应,应该教育患者了解此疾病的速发性,同时懂得发生严重过敏反应的鉴别与急救,意识到其与其他花粉食物存在交叉反应性,懂得如何回避相关的食物以避免多次 OAS 的发生。

(李中跃)

第三节　嗜酸细胞性食管炎

嗜酸细胞性食管炎(eosinophilic esophagitis,EoE)为慢性、免疫或抗原介导的食管疾病,以嗜酸性粒细胞浸润食管壁引起黏膜炎症和食管功能障碍为特征。其临床表现多样,婴儿常存在喂养困难、哭闹、呕吐、生长发育迟缓,少年及儿童主要表现为反酸、腹痛、呕吐、体重不增、进食梗阻、吞咽困难、食物嵌塞等。报道显示该病的患病率呈增加趋势,但由于 EoE 症状的差异性和非特异性,容易被忽略和误诊,故应提高临床医生对该病的认识。

一、流行病学

EoE 在成人和儿童中的患病率都在增加,且有地域差异,男性多于女性,白人更常见,有一级亲属家族史的患儿患病风险会增加,可发生于任何年龄,发病率在青春期上升,成年早期达到高峰。春季或夏季由于空气中花粉的增多,发病可能增加,但目前尚未建立季节和气源性过敏原与 EoE 之间的确切关联。国外报道显示,儿童 EoE 的年发病率为(0.7~10)/10 万。中国 EoE 发病率低于西方国家,既往有报道显示中国成人 EoE 患病率为 0.34%~0.4%,但缺乏中国儿童 EoE 的流行病学报告。

二、发病机制

EoE 的发病机制尚未完全阐明,可能在遗传、免疫、环境因素的共同作用下发生。

(一)遗传因素

研究显示,有家族史的患儿 EoE 发病率显著升高,且部分 EoE 患儿的一级亲属存在过敏史,提示遗传因素在 EoE 的发病中发挥作用,并有研究表明 EoE 与钙蛋白酶(calpain,CAPN)14 的遗传变异相关,极早发 EoE 患儿中可能检测到 CAPN14 遗传变异,进一步佐证 EoE 的发病与遗传因素有关。但 EoE 的发病并非单一基因导致,而是多基因共同作用,与其发病相关的遗传学机制仍有待研究。

(二)免疫因素

Th2 型炎症反应在 EoE 的发展中发挥重要作用,在抗原刺激下,食管上皮细胞可产生 IL-5、IL-13、粒细胞-巨噬细胞集落刺激因子等,激活 Th2 型免疫反应,进而产生其他细胞因子,如 IL-4、IL-5、IL-13、IL-33 等,刺激食管上皮细胞产生嗜酸细胞趋化因子,引起嗜酸性粒细胞迁移,同时吸引炎症细胞聚集。另一方面,嗜酸性粒细胞可以合成释放多种介质和细胞因子,如主要碱性蛋白、嗜酸性粒细胞阳离子蛋白、嗜酸性粒细胞过氧化物、嗜酸性粒细胞衍生神经毒素、转化生长因子-β 等。所有这些介质均可参与黏膜损伤和重塑,其中 TGF-β1 可激活纤维母细胞,分泌纤维化因子如胶原和纤维连接蛋白,导致食管上皮和上皮下纤维化,介导上皮间充质转化,引起上皮组织重塑,并引起平滑肌细胞激活、收缩。

(三)环境因素

一些研究发现夏季和秋季 EoE 患者明显增多,可能与空气致敏原增多有关,因此有学者认为环境因素很可能在其发病过程中起一定作用。

三、诊断

(一)临床表现

儿童 EoE 的症状通常为非特异性的,并且随儿童的年龄而变化,反流、恶心、呕吐和腹痛较常见,而胃灼热、胸痛、吞咽困难和食物嵌塞则相对少见。年龄较小的儿童更容易出现非特异性症状,而年龄较大的儿童可能出现食管功能障碍的特异性症状。研究显示,6 岁以下儿童更容易出现反流、呕吐、腹泻、拒食、喂养困难或生长迟缓,婴儿期的典型表现为易激惹、喂养困难、生长发育异常,而 6 岁以上儿童和青少年则可能表现为胸痛、腹痛、吞咽困难或食物嵌塞。部分 EoE 患儿可合并 IgE 介导的食物过敏、湿疹、变应性鼻炎、支气管哮喘或过敏性结膜炎。

(二)辅助检查

1. 过敏原检测　IgE 介导的食物过敏在 EoE 患者中很常见。大多数 EoE 患者可通过血清 IgE 检测或皮肤点刺试验检测到空气过敏原或食物过敏原。

(1)皮肤点刺试验(skin prick test,SPT):包括吸入性和食物过敏原皮肤点刺试验。是比较方便、简单、快速、重复性好、阳性率高的试验,主要用于 I 型(速发型)超敏反应的检测,可以判断 IgE 介导的过敏反应,测得每个过敏原反应强度,为进行免疫治疗和过敏原回避提供依据。

(2)斑贴试验(atopy patch test,APT):标准过敏原制成的贴剂,贴于皮肤表面,在 48 小时后移刮去,观察皮肤的变化及是否有其他临床表现。主要用于Ⅳ型(迟发型)超敏反应的病因诊断,确定引起迟发型接触性超敏反应的过敏原。

(3)血清 sIgE 检测(allergen-specific IgE,sIgE):可协助了解 IgE 介导的食物过敏的机体致敏情况,但值得注意的是结果判断因年龄、过敏原、检测方法不同而不同。另外,虽然 sIgE 阳性是一个致敏标志,也是 IgE 介导的过敏反应发展的前提,但约有 20% 以上具有 sIgE 的个体是无症状的,只要它不结合到效应细胞上的高亲和受体,就不会出现症状,因此仅依靠 sIgE 的存在与否不足以排除或证实过敏反应。

常见过敏食物的 sIgE 水平 95% 阳性预测值:鸡蛋≥7.0kUA/L(小于 2 岁:2.0kUA/L);牛奶≥15.0kUA/L(小于 2 岁:5.0kUA/L);花生≥14.0kUA/L;鱼类≥20.0kUA/L;坚果≥15.0kUA/L。

(4)食物特异性 IgG:由于食物蛋白进入人体后有可能诱导机体产生食物特异性 IgG,故临床上不能以此检测作为诊断和筛查食物过敏的方法。

(5)口服食物激发试验(oral food challenge,OFC):通过回避可疑食物 2~4 周,症状缓解后,逐步添加可疑食物激发症状出现的方法,观察食物与临床症状之间的相关性。分为双盲安慰剂对照食物激发试验(double-blind,placebo-controlled food challenges,DBPCFC)、单盲食物激发试验(single-blind food challenges)和开放性食物激发试验(open food challenges），其中，DBPCFC 被认为是食物过敏诊断的"金标准"。婴儿一般不存在对食物的心理或精神上的喜好，多选择开放性食物激发试验，大儿童可能会在激发试验的过程中出现主观和精神等症状，与过敏症状混淆，可以进行 DBPCFC 去除主观因素。

OFC 应根据患儿的病史及过敏原检测选择可能过敏的食物。实验前需要对患者进行详细的评估，预估严重过敏反应的风险，准备抢救设备及药品。食物激发必须在受过专业训练的医务人员监护下进行，试验人员能够快速识别不良反应的早期征象并且能够正确的解读在食物激发期间可能出现的各种临床表现。食物激发试验是有风险的，试验前要对患者和监护人充分告知并签署知情同意书。

需要注意的是，对于严重过敏反应、皮肤点刺试验强阳性、sIgE 大于 95% 阳性预测值、严重湿疹、中度至重度营养不良、先天性皮肤疾病、畸形及有其他急慢性疾病的患儿不宜采用 OFC。

2. 其他实验室检查

（1）血常规：部分患儿可检测到外周血嗜酸性粒细胞升高，但无特异性，偶有贫血。

（2）血清总 IgE 检测：血清总 IgE 由非 sIgE 和 sIgE 两部分组成，其中 sIgE 与 I 型超敏反应有关。总 IgE 水平受年龄、性别、种族、寄生虫感染等因素影响。研究表明，总 IgE 在 5 岁后趋于稳定缓慢增高直至 10 岁，10~13 岁时处于平台期，随后处于下降趋势。总 IgE 增高但 sIgE 阴性伴临床症状时应结合临床考虑受检过敏原以外的其他吸入或食物过敏，单纯 IgE 增高应考虑是否伴有其他疾病。部分 EoE 患儿总 IgE 水平升高。

（3）外周血细胞因子检测：有条件的医院可进行外周血细胞因子检测，可能发现细胞因子如 IL-5 水平升高。

3. 影像学检查　影像学检查通常无食管解剖结构和运动异常表现，食管 24 小时 pH 值监测一般无异常酸反流，少数患儿 X 线检查时可能见到食管壁增厚。

4. 消化道内镜及病理组织学检查　对于质子泵抑制剂治疗不能缓解的的胃食管反流病和存在食物嵌塞的儿童，应进行内镜检查和活检以排除 EoE。指南建议，为了准确诊断 EoE，应在内镜和病理组织学检查前停用质子泵抑制剂至少 3 周。同时建议所有因上消化道症状接受内镜检查的儿

童均应进行食管活检以排除 EoE。为了最大限度地提高诊断的概率和准确性，建议从食道内的不同解剖部位采集至少 6 份活检，以进行诊断和随访，应结合黏膜表面可见异常区域（例如，白斑、沟）的靶向活检和非靶向活检，对于高度怀疑 EoE 诊断但初始组织学不具有诊断意义的患者，如果存在提示性内镜特征或 EoE 的典型症状，应考虑重复内镜检查并进行充分的活检。

内镜下 EoE 可表现为黏膜非特征性发红、白斑和白色渗出、结节，典型者可见食管环状改变、纵形裂隙及皱纹纸样黏膜，可有食管狭窄伴黏膜水肿和血管结构改变，黏膜脆，无弹性（见文末彩图 15-3-1）。食管黏膜多处活检有嗜酸性粒细胞浸润或其他嗜酸细胞性炎症表现，如基底细胞增生、水肿（海绵样）、细胞间隙增大、嗜酸性粒细胞微脓肿、嗜酸性粒细胞表面分层、嗜酸性粒细胞脱颗粒、食管鳞状上皮固有层乳头延长和固有层纤维化。

（三）诊断标准

EoE 的诊断需要同时结合临床症状、上消化道内镜和病理组织学。诊断标准主要包括以下 2 点：

（1）食管功能异常的症状（伴有特异性疾病症状，或内镜发现环状、沟纹、渗出、水肿、狭窄、皱纹纸样黏膜改变均应怀疑 EoE）。

（2）食管黏膜活检显示嗜酸性粒细胞计数 ≥15/HPF（即 15/0.3mm²）（嗜酸性粒细胞浸润应独立存在于食管）。排除其他可以导致食管嗜酸性粒细胞升高的疾病，如胃食管反流病（gastroesophageal reflux disease，GERD）、贲门失弛缓症、克罗恩病、结缔组织病、药物超敏反应综合征、自身免疫性疾病等。

四、鉴别诊断

1. 嗜酸细胞性胃炎、胃肠炎或结肠炎伴食管受累　EoE 嗜酸性粒细胞浸润必须局限于食管，而不累及消化道其他部位，如同时存在消化道其他部位受累，则不应诊断 EoE。

2. 胃食管反流病　24 小时 pH 监测显示存在病理性胃食管反流，质子泵抑制剂治疗有效，值得注意的是 EoE 和 GERD 可以在同一患者中共存。

3. 贲门失弛缓症和其他食管运动障碍性疾病　特点是食管体平滑肌无效蠕动和下食管括约肌松弛障碍，常表现为吞咽困难、反流、胸痛或伴有体重减轻，典型者食管钡剂造影可见"鸟嘴"

征象,食管压力测定下食管括约肌综合松弛压≥15mmHg。

4. 感染(真菌、病毒) 可能伴有感染中毒症状,真菌性食管炎内镜下可见食管黏膜表面覆盖白色斑点或假膜,活检组织见有菌丝侵入上皮,细胞刷涂片可见有真菌菌丝,真菌培养阳性;病毒性食管炎病原是疱疹病毒,故又名疱疹性食管炎,活检鳞状上皮细胞内找到包涵体和病毒培养阳性有助诊断。

5. 药物性食管炎 老年人更易发生,有用药史,内镜下可见食管黏膜局部充血、水肿、糜烂、溃疡,食管黏膜病理组织学显示炎症改变。

6. 高嗜酸性粒细胞综合征 嗜酸性粒细胞浸润可累及全身多系统,如同时存在嗜酸细胞性膀胱炎、嗜酸细胞性肺炎等。

7. 药物超敏反应 有用药史,常同时伴有发热、皮疹和内脏受累,血常规检查可能发现白细胞升高和异形淋巴细胞。

8. 食管受累的克罗恩病 全消化道均可受累,可有肛周病变和全身多系统受累,实验室检查可能发现贫血、炎症指标升高、低蛋白血症等,影像学、结肠镜、小肠镜或胶囊内镜、病理组织学检查有助于鉴别。

9. 结缔组织疾病 病程长,病情复杂,常有多系统受累,可伴发热、关节痛、血管炎、血沉增快、γ球蛋白增高、自身抗体增高等。

五、并发症

并发症包括食管狭窄、感染和食管穿孔。

(一) 食管狭窄

EoE 可能因为炎症和纤维化造成食管狭窄,可发生在食管的任何部位,但最常见的部位是远端食管。报道显示,至少 10% 的 EoE 患者出现狭窄,在年龄较大的儿童中相对常见。EoE 造成的食管狭窄通常很难通过简单的内镜检查检测到,通过上消化道造影和内镜功能性管腔成像(endolumenal functional lumen imaging probe,EndoFlip)技术可能更明显。局部糖皮质激素药物治疗可能会减少 EoE 狭窄的发展,内镜下食管扩张术可改善食管狭窄症状。

(二) 食管穿孔

EoE 是食管自发性穿孔的最常见原因,穿孔通常发生在存在食物嵌塞时。通常穿孔是多发的,且较小,表现为黏膜部分撕裂或组织全层断裂,通常管腔内容物外渗较少,渗出物主要是气体和液体,通常不会导致纵隔或胸腔内漏入大量食物,多数经留置鼻胃管、静脉补液和预防性应用抗生素等保守治疗有效,仅少数患者需手术治疗。通过 CT 造影检查可评估穿孔程度,如果穿孔于腔内形成<3cm 的瘘道或仅有少量漏出,可通过内镜下放置引流管进行引流或抽吸进行治疗,若撕裂较长或穿孔较大可能需要内镜或手术干预。

六、治疗

(一) 饮食回避

主要包括经验性剔除饮食、在过敏原检测结果指导下剔除饮食和要素饮食。

1. 经验性剔除饮食 传统上最常应用的为剔除 6 种常见食物过敏原(six food elimination diet,SFED),包括牛奶、小麦、鸡蛋、大豆、花生/坚果、鱼和海鲜,此种方法的组织学缓解率可达72%~79%。国外研究显示,儿童最常见的致病过敏原依次是牛奶(42%)、鸡蛋(21.5%)、小麦(10.9%)、花生(9.9%)和大豆(8.4%),而仅从饮食中剔除两种食物(牛奶和小麦)和四种食物(牛奶、小麦、鸡蛋和豆类)的临床组织学缓解率分别为43% 及 60%,但依从性更高,因此对于一开始不愿意尝试 SFED 治疗方法的 EoE 患儿,可以考虑从剔除两种饮食开始,逐步进行更严格的饮食回避(图15-3-2)。

2. 在过敏原检测结果指导下剔除饮食 国外指南不建议通过食物过敏原测试结果(皮肤点刺试验,sIgE,斑贴试验)指导 EoE 的饮食限制疗法。一方面,目前认为 EoE 主要是非 IgE 介导,故基于IgE 方法测试食物过敏原可能并不准确;另一方面,既往有研究显示,以过敏原检测为导向的饮食回避组织学缓解率较低。

3. 要素饮食 要素饮食对 EoE 的诱导缓解非常有效,但因经济成本高,依从性差,故不做常规推荐,仅在所有常规治疗无效的情况下应用;对于牛奶蛋白过敏的患儿可酌情给予氨基酸配方治疗。

(二) 药物治疗

1. 质子泵抑制剂 质子泵抑制剂为 EoE 的一线治疗,可有效诱导 EoE 患者的组织学和临床缓解,但由于个体差异的存在,不同患儿对质子泵抑制剂的反应可能不同,部分患儿可能出现质子泵抑制剂无反应,但是目前证据显示在应用质子泵

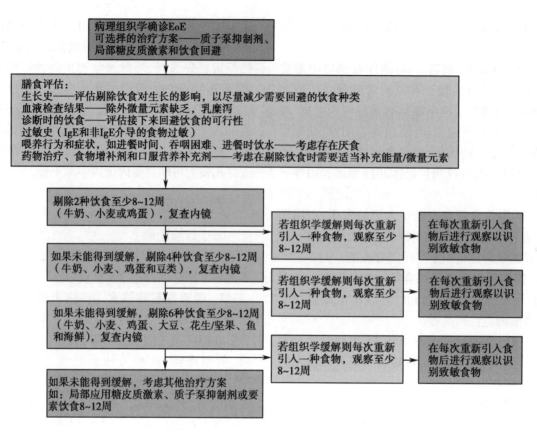

图 15-3-2 嗜酸细胞性食管炎饮食剔除治疗流程

抑制剂达到组织学缓解的患者中,质子泵抑制剂治疗可能有效维持缓解。

质子泵抑制剂剂量为奥美拉唑 1mg/kg,每天 2 次,最多 40mg/d。国外指南建议质子泵抑制剂治疗应每天给予两次,持续至少 8~12 周,然后评估治疗期间的组织学反应。

2. 激素

(1)局部激素应用:EoE 糖皮质激素治疗首选局部糖皮质激素。吞咽激素类药物(吞咽氟替卡松,口服布地奈德混悬液),氟替卡松典型疗法的剂量为儿童 88~440μg,每天 2~4 次。布地奈德的常用剂量<10 岁儿童为每天 1mg,>10 岁则为每天 2mg,无效可增加至 2.8~4.0mg,多数患儿在用药 12 周后可进入缓解期,一般诱导治疗应维持 12~24 周,但目前关于局部糖皮质激素的诱导治疗时间和减量方案尚缺乏共识,故临床医生应通过监测个体反应和潜在副作用量身定制维持剂量。局部糖皮质激素治疗 EoE 安全性较高,没有严重的副作用报告,极个别患儿可能发生食管念珠菌病。

(2)全身糖皮质激素:不推荐全身糖皮质激素应用于 EoE 患儿,但对于局部激素治疗无效者可应用全身糖皮质激素,剂量为:泼尼松 0.5~

1mg/(kg·d),应用 2 周,见效后逐渐减量,维持 2~4 周。因全身应用糖皮质激素不良反应发生率更高,如食欲旺盛、体重增加、库欣综合征等,故在用药期间应注意监测不良反应。

3. 免疫抑制剂 虽然有报道显示硫唑嘌呤和 6-巯基嘌呤可能在个别病例中起到诱导和维持 EoE 的长期缓解的作用,但不推荐免疫抑制剂应用于儿童 EoE 的治疗。

(三) 生物制剂

一些新型生物制剂如白细胞介素(interleukin, IL)-4 受体单克隆抗体、度普利尤单抗(dupilumab)、IL-5 单克隆抗体美泊珠单抗(mepolizumab)和贝那利珠单抗(benralizumab)、IL-13 单克隆抗体 RPC4046 已经显示出对 EoE 的治疗前景,但尚缺乏儿科用药经验,且国内尚未批准用于 EoE 的临床治疗,仍有待研究。

(四) 手术治疗

在出现食管狭窄时,可行食管扩张术。

七、健康教育

(一) 加强疾病认识

EoE 呈慢性病程,应充分向患儿及监护人解释疾病特点,加强患儿及监护人对疾病本身和治疗的理解,避免因疾病症状造成焦虑。剔除饮食在EoE的治疗中扮演重要角色,应让患儿和监护人充分了解剔除饮食实施方法和重要性,取得患方配合。

(二)提高治疗依从性

EoE可能引起患儿喂养困难,影响患儿生长发育和生活质量,故医护人员应向患儿和监护人充分解释坚持治疗的必要性,以提高治疗依从性。EoE病程长,治疗时间长,在用药前向患儿和监护人充分解释可能发生的药物不良反应,权衡利弊,指导患儿坚持正确用药,避免患儿及监护人自行停药导致病情反复或加重。

(三)重视心理疏导

EoE患儿可能合并焦虑和抑郁,且发生率随着年龄增长而增加,患儿家属也可能因对患儿病情的担忧和长期用药或药物不良反应出现焦虑情绪,故应重视对EoE患儿和监护人的心理支持,减轻心理压力,稳定情绪,必要时进行心理干预。

八、疗效评估

EoE的治疗目的是诱导长期的临床和组织学缓解。EoE的临床缓解很难定义,国外有研究指出儿童EoE症状评分(pediatric eosinophilic esophagitis symptom score,PEESS)(V.2.0)可能有助于协助诊断及评估病情。除了吞咽困难、胸骨后不适或呕吐/反流症状改善外,还必须在确定的治疗时间段(通常在开始治疗后8~12周之间),通过内镜检查和病理组织学检查明确组织学缓解情况。指南建议将治疗后的组织学缓解定义为嗜酸性粒细胞密度$<15/0.3mm^2$,深度/完全缓解定义为嗜酸性粒细胞密度$<5/0.3mm^2$。若EoE患者在组织学缓解和内镜检查时无嗜酸性粒细胞增多时仍持续存在吞咽困难,应考虑食管生理学检查。

(吴捷,李婧)

第四节 嗜酸细胞性胃肠炎

一、概述

嗜酸细胞性胃肠炎(eosinophilic gastroenteritis,EGE),是一非嗜酸细胞性食管炎(eosinophilic esophagitis,EoE)相关的嗜酸细胞性胃肠疾病(eosinophilic gastrointestinal disorders,EGIDs),隶属IgE和非IgE混合介导的消化道食物过敏。EGIDs是一组以食道、胃、小肠或结肠的嗜酸粒细胞浸润为病理特征,导致器官功能障碍和临床症状的疾病。EGIDs包括嗜酸性食管炎(EoE)及非嗜酸细胞性食管炎相关的嗜酸细胞性胃肠疾病(non-EoE eosinophilic gastrointestinal disorders,Non-EoE-EGIDs)。EoE仅累及食管,而Non-EoE-EGID则可累及包括食管在内的全消化道,如单纯累及胃十二指肠者也称嗜酸性胃炎(eosinophilic gastritis,EG);同时累及胃和小肠者称嗜酸性胃肠炎(EGE);单纯累及小肠也称嗜酸性小肠炎(eosinophilic enteritis,EE);单纯累及结肠者称为嗜酸性结肠炎(eosinophilic colitis,EC),目前EG、EGE、EE、EC是否属同一疾病尚不完全明确,但其炎症反应的类型是一致的(与EoE不一致),故既往也将Non-EoE-EGIDs统称为嗜酸细胞性胃肠炎(EGE)。目前报道EGE在西方国家的患病率为5~8/100 000。

二、发病机制

虽然EGE的发病机制尚未完全阐明,但其发病机制被认为与EoE类似,其主要特征为黏膜通透性的增加及Th2优势的黏膜免疫反应,为基因与环境因素共同作用所致。早期宠物暴露、发达国家居住、剖宫产、卫生假说、春秋季节、青年男性是其风险因素。胸腺基质淋巴生成素(thymic stromal lymphopoietin,TSLP)和钙蛋白酶14(calpain 14,CAPN14)基因多态性在EoE的发生中起一定作用,TSLP可引起Th2型反应,而CAPN14可增加黏膜通透性,但在EGE的发生中作用不详。而过多的胃酸反流增加食管的炎症,可导致食管通透性的增加引起EoE,但在EGE的发生中所起的重要性可能并不一致。在食管黏膜中可发现大量的Th2型细胞因子及相关的反应:①IL-5、IL-13、eotaxin-3与嗜酸性粒细胞(eosinophil,EOS)的骨髓生成、释放入血及组织趋化有关;②黏膜浸润的EOS可脱颗粒,释放MBP、EPX、ECP、EDN等造成组织的损伤;③LTD4、PGF2α、血栓素B2可致食管收缩;④IL-6、IL-13可引起食管蠕动下降;⑤TGF-β、periostin可促使纤维生成,组织重构;⑥desmogrein及filaggrin的mRNA表达下降可增加黏膜的通透性。目前认为EGE是一慢性Th2型的EOS介导的免疫反应,在相关抗原进入机体后,上述的免疫机制可能参与其中。

三、诊断

(一) 临床表现

常见的消化道症状均可在嗜酸细胞性胃肠炎中发生，但累及部位的不同，其临床症状有一定的相关特征，如嗜酸细胞性胃炎通常表现腹痛或呕吐，嗜酸细胞性胃肠炎常有腹泻、贫血或低白蛋白血症，而嗜酸细胞性结肠炎则多表现为腹泻或血便。而根据嗜酸细胞性胃肠炎的组织学分型，黏膜型、肌型及浆膜型的临床表现也有一定的侧重 (表 15-4-1)。

(二) 辅助检查

1. 实验室检查　实验室检查可发现外周血白细胞轻微增加，血红蛋白的下降，约80%的患者可有外周血 EOS 的增加，可有血便或粪便红白细胞或隐血阳性，有腹水患者多有低蛋白血症等蛋白丢失性肠病表现，生化检查可发现低蛋白血症，腹水检查可发现有轻微的炎性腹水征象，大量的 EOS 在腹水中检出。

2. 影像学检查　影像学检查可在60%的患者中发现异常。X线腹部平片可发现腹腔积液，肠腔积气积液或气液平征象；超声或 CT 多在肌型或浆膜型病变中诊断价值更高，可发现不同程度或节段肠壁增厚，腹腔积液，甚至肠梗阻、肠套叠征象。部分患者可发现局部淋巴结的肿大。

3. 内镜检查　累及的胃肠道黏膜在内镜下多表现为黏膜充血水肿、红斑、糜烂、黏膜剥脱样或溃疡形成 (见文末彩图 15-4-1)。部分胃肠道黏膜也可正常，也可有结节样或假息肉样形成。

4. 病理学　消化道累及部位多可见 EOS 浸润，黏膜嗜酸粒细胞浸润及脱颗粒，隐窝脓肿，绒毛变钝，肥大细胞浸润或淋巴滤泡增生。肌层增厚，黏膜肌层和浆膜嗜酸粒细胞浸润及水肿。不同型之间可混合存在情况。鉴于嗜酸细胞性胃肠炎在肠道的病变可呈斑点状分布，通常需要多点活检才能获得更大的诊断价值。外科组织能够反映胃肠道全层病变，更具诊断意义。

临床工作中，根据嗜酸细胞性胃肠炎的临床表现、实验室检查、放射学检查、内镜及组织学检查也将 EGE 分为不同严重程度，即轻、中、重度及并发症 (表 15-4-2)。同时为治疗策略的制订提供依据。

(三) 诊断标准

EGE 的诊断主要依据临床病理标准，目前病理性上对胃肠道嗜酸性粒细胞浸润的数目标准尚有争议。因为不同于正常食管黏膜鳞状上皮的常无嗜酸细胞的浸润，在正常个体的胃肠道嗜酸性粒细胞浸润是常见的，末端回肠甚至可>20 EOS/HPF，虽然目前的诊断标准将黏膜组织 EOS 的浸润标准定义为>20EOS/HPF，但仅凭此组织学浸润标准诊断 EGE 是不正确的，因此目前 EGE 的诊断标准为：①临床症状疑诊 EGE，部分可伴外周血 EOS 增高；②黏膜组织 EOS 的浸润>20EOS/HPF；③需排除其他原因所致的 EOS 浸润 (图 15-4-2)。

四、鉴别诊断

嗜酸细胞性胃肠炎需与以下胃肠道嗜酸细胞浸润的相关疾病作鉴别。此外，血管炎 (Churg-Strauss 综合征、结节性多动脉炎及 Henoch-Schoenlein 紫癜)、结缔组织疾病、炎症性肠病、淋巴瘤、白血病、肥大细胞增多症也通常有外周血 EOS 增多，必须作以鉴别。

(一) 肠道寄生虫病

肠道寄生虫，如蛔虫、钩虫属、类圆线虫属、旋毛虫都可引起肠道嗜酸性粒细胞浸润，多可根据详细病史及粪便中仔细检查虫卵确诊。

(二) 嗜酸粒细胞性食管炎

嗜酸粒细胞性食管炎通常局限于食管，胃肠

表 15-4-1　嗜酸细胞性胃肠炎的组织学分型 (klein 分型) 及临床表现

型别	发生率 (%)	临床表现	组织学特征
黏膜型	57%~100%	腹痛、恶心、呕吐、腹泻、出血、蛋白丢失性肠病、贫血、体重下降	黏膜嗜酸粒细胞浸润及脱颗粒，隐窝脓肿，绒毛变钝
肌型	30%~70%	腹痛、梗阻、腹绞痛	消化道壁增厚，黏膜肌层和浆膜嗜酸粒细胞浸润及水肿
浆膜型	4.5%~13%	腹膜刺激、腹痛、腹胀、腹水、腹膜炎、穿孔、肠套叠	浆膜嗜酸粒细胞浸润及水肿，腹水中含大量嗜酸粒细胞

表 15-4-2　嗜酸细胞性胃肠炎的严重程度

临床指标	轻度	中度	重度	并发症
临床表现：				
• 腹痛	轻度	中度	重度	
• 呕吐	轻（<3 次/天）	中（3~7 次/天）	迁延（>8 次/天）	
• 腹泻	<6 次/天	6~12 次/天	>12 次/天	
• 体重下降	不明显	1 周下降 1%~2%	1 周下降>2%	
		1 月内下降 5%	1 月内下降>5%	
		3 月内下降 7.5%	3 月内下降>7.5%	
		6 月内下降 10%	6 月内下降>10%	
实验室检查：				
• Alb,g/dL	3.0	2.5~3.0	<2.5	
• HB,g/dL	9.5~11	8~9.5	<8	
• AEC,cells/μL	<1 500	1 500~5 000	>5 000	
放射学检查：				
• 腹水	无或少量	中等量	大量	穿孔
• 肠壁增厚	轻度（1~2cm）；	显著（>2cm）；	不全梗阻	梗阻
	局灶（<10cm）	节段（10~30cm）	广泛（>30cm）	肠套叠
内镜检查：				
• 黏膜炎症	正常或轻度红斑	中度	重度,假息肉或出血	胃流出道梗阻
组织学检查：				
• 结构损伤	轻度	中度	重度	幽门狭窄

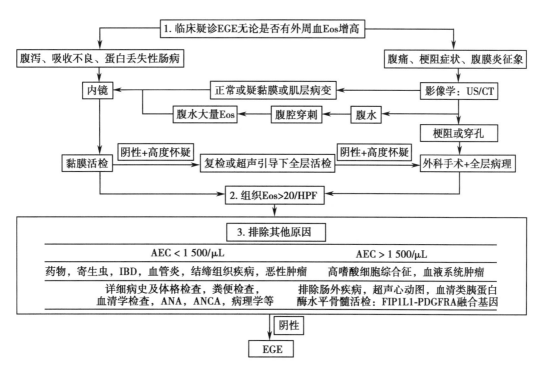

图 15-4-2　嗜酸细胞性胃肠炎临床诊断流程

道不累及,内镜下食管黏膜可表现血管纹理模糊、质脆、白斑、裂隙状或同心圆样改变,甚至食管狭窄等。

（三）乳糜泻

乳糜泻是对麦麸过敏所引起,主要特征为绒毛的炎症、扁平或短缩,隐窝增生,淋巴细胞浸润。病理学表现也完全不一致。

（四）高嗜酸细胞综合征

是一种特发性的骨髓增殖性疾病,通常EOS超过1 500/HPF持续连续6个月以上。除了胃肠道EOS浸润,高嗜酸细胞综合征的心脏、中枢神经系统、肺、肝脏、皮肤和肾脏均可有EOS浸润。>55%的患者有相关脏器的严重并发症。如果EOS单纯在胃肠道浸润,基本可以排出高嗜酸细胞综合征。

五、治疗

目前EGE的治疗主要为饮食干预、药物治疗及手术治疗。治疗方案的选择根据临床的严重程度(图15-4-3)。

（一）饮食治疗

嗜酸细胞性胃肠炎是IgE和非IgE混合介导的消化系统变态反应,可能根据过敏检测发现可疑食物,也可根据经验回避或要素饮食。目前多应用6种食物的回避(牛奶、鸡蛋、小麦、豆类、坚果、海鲜)或7种饮食回避(红肉)至少6周以上。但饮食干预的疗效有时并不确定,故可能需要结合一些药物治疗才能更好地缓解症状或得到组织学改善。

（二）药物治疗

1. **常用药物** 目前针对嗜酸细胞性胃肠炎的药物治疗尚无规范的应用方法,多见于个例性的报道及经验性应用,因此也无更好的疗程推荐。常见药物如孟鲁司特钠(6~14岁儿童:每日一次,每次5mg;2~5岁儿童:每日一次,每次4mg),有报道应用2~4周缓解1年者。而色苷酸钠(成人100~300mg, 日3~4次, 疗程10~52周)、酮替芬(成人1~2mg,日2次)则应用较少;糖皮质激素类,通常用泼尼松0.75~1mg/(kg·d),2~3周起效后缓慢减量,总时间6~8周以上,甚至需要小剂量(1~10mg/d)维持一段时间或改用布地奈德维持,疾病容易复发且副作用大。布地奈德对全身副作用少,可诱导缓解和维持治疗(成人9mg/d,可减量3~6mg维持),但维持时间并无推荐。有报道应用2周维持缓解达2年以上。但上述药物并无单独用药推荐,多为联合其他治疗方案。质子泵抑制

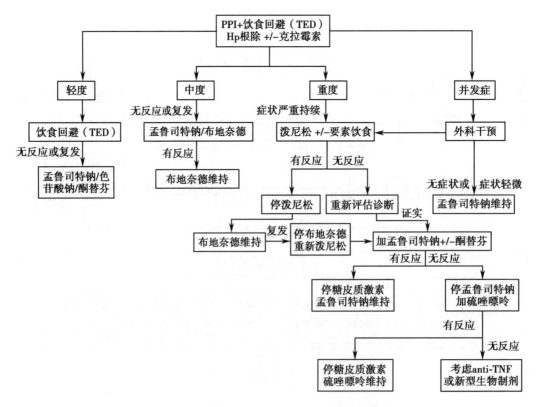

图15-4-3 嗜酸细胞性胃肠炎治疗方案选择策略

剂（PPI）具有阻断 IL-4、IL-13 的活性，同时的胃酸抑制也可抑制 EOS 的活性，因此在嗜酸细胞性胃肠炎的治疗中也起到不可忽视的作用。

2. 免疫抑制剂 对于激素耐药的嗜酸细胞性胃肠炎，有报道应用免疫制剂治疗，如硫唑嘌呤［1~2.5mg/(kg·d)］、6-巯基嘌呤［1.5~2.5mg/(kg·d)］，疗程可达 1~8 年，鉴于治疗病例少，未能具体推荐应用疗程，应根据患者病情应用。

3. 生物制剂 鉴于长期应用类固醇皮质激素及免疫制剂可存在严重不良反应，生物制剂疗法不失为引入的新方法，根据其发病机制针对 EGIDs 的生物制剂主要靶点为：抗 IL-5 的美泊利单抗（mepolizumab）、瑞利珠单抗（reslizumab）、贝那利珠单抗（benralizumab）；抗 IL-13（QAX576,RPC4046）；抗 Eotaxin1-2-3（GW766994）；抗 IL-4/IL-13 的度普利尤单抗（dupilumab）；抗 integrin 的维得利珠单抗（vedolizumab）；抗 TNFα 的英夫利昔单抗（infliximab）或阿达木单抗（adalimumab）；抗 IgE 的奥马珠单抗（omalizumab）；诱导嗜酸性细胞凋亡，如抗-Siglec-8（AK002）等。目前此类单抗的应用多为个例报道或实验研究，对于具体应用方法并无详细指南推荐。

4. 其他 有报道应用丙种球蛋白在嗜酸细胞性胃肠炎中取得疗效，但报道个例为伴发 SLE 及骨髓抑制患者，故需要更进一步的研究。也有报道粪菌移植在伴发反复肠梗阻和腹泻的嗜酸细胞性胃肠炎患者中取得疗效，大大改善腹泻情况，但单用粪菌移植的疗效及维持作用并不确定。

（三）外科治疗

如有外科情况，如肠套叠、胃流出道梗阻、胃肠道穿孔或狭窄时，通常需要外科干预或内镜下微创治疗。

（李中跃）

第五节 食物蛋白诱导的小肠结肠炎综合征

食物蛋白诱导的小肠结肠炎综合征（food protein-induced enterocolitis syndrome,FPIES）大多数是非 IgE 介导的过敏反应，常见于婴幼儿。FPIES 的临床表现缺乏特异性，表现为反复发作的呕吐、伴或不伴腹泻，急性重症患儿可能出现脱水、休克，慢性病程者可能出现生长发育迟缓。目前，国内医护人员对 FPIES 的了解和认识不足，相

关研究较少。

一、流行病学

关于 FPIES 的大规模流行病学数据较少。Katz 等在以色列开展的一项前瞻性队列研究显示，一家医院 2 年内新生儿牛奶过敏引起的 FPIES 的累计发病率为 0.34%（44/13 019），Mehr 等人的研究显示澳大利亚 2 岁以下婴幼儿 FPIES 的发病率为 15.4/(10 万·年)，最常见的过敏原是大米，其次是牛奶和鸡蛋。目前国内尚缺乏 FPIES 的大范围流行病学研究。

二、发病机制

FPIES 多数为非 IgE 介导的食物过敏反应，但确切发病机制目前尚不清楚，有抗原特异性 T 细胞、抗体的细胞因子的共同参与。研究表明，摄入食物变应原引发 T 细胞介导的免疫应答反应和食物抗原诱导的局部单核细胞（例如巨噬细胞、树突细胞）分泌的肿瘤坏死因子（tumor necrosis factor, TNF)-α 均可能诱导炎症的发生；I 型转化生长因子（transforming growth factor,TGF)-β 受体的表达较 II 型受体减低也可能与疾病的发生相关，这表明每种 TGF-β 受体对 TGF-β 在肠上皮中的多种生物学活动有不同的贡献。

虽然多数 FPIES 为非 IgE 介导，但也有一些患者存在食物 sIgE 抗体。肠黏膜局部的 IgE 抗体可以促进抗原摄取，引起肠道炎症，Th2 型反应也参与其中。另外，神经免疫机制可能也参与 FPIES 的发病。

三、诊断

（一）临床分型及临床表现

FPIES 是一种非 IgE 介导的食物过敏反应，常在生后 6 个月内发病，部分患儿生后 1 个月甚至生后几天内发病，可根据起病年龄、严重程度、病程及是否为 IgE 介导等进行分型（表 15-5-1）。常见症状有在进食后约 1~4 小时出现反复持续呕吐，可伴有嗜睡、皮肤苍白、腹泻，不伴发热。严重者可出现脱水、低血压、低体温、高铁血红蛋白血症、代谢性酸中毒、肌张力低下，甚至休克等类似脓毒症的表现。

FPIES 的症状和严重程度取决于进食致敏食物的频率和剂量，以及患者的表型和年龄。急性 FPIES 的典型表现有在进食 1~4 小时内出现呕吐，

呕吐通常出现在间断进食致敏食物或忌口较长一段时间后再重新进食时（表15-5-1，表15-5-2），部分患者会在进食5~10小时内出现稀水样腹泻（偶伴便血和黏液），腹泻可持续24小时以上。急性FPIES的症状常在回避过敏食物后24小时内缓解，大多数患儿发病间期完全正常，生长发育不受影响。

慢性FPIES在规律/反复进食致敏食物后发病，表现为慢性/间歇性呕吐、稀水样腹泻、易激惹、腹胀、吸收障碍、低蛋白血症和发育迟滞，严重者可导致脱水和休克。伴有慢性胃肠道症状的婴儿，低白蛋白血症和体重不增常提示存在慢性牛奶过敏性FPIES。回避致敏食物后，慢性FPIES症状会逐渐缓解，但若再次进食，则可能引起急性FPIES（表15-5-1，表15-5-2）。在避食一段时间后再次进食引起急性症候群，可以帮助鉴别慢性FPIES与食物蛋白过敏性肠病、嗜酸细胞性胃肠炎或乳糜泻。

（二）辅助检查

1. 过敏原检测

（1）皮肤点刺试验（skin prick test，SPT）：是比较方便、简单、快速、重复性好、阳性率高的试验，可以判断IgE介导的过敏反应，测得每个过敏原反应强度，为进行免疫治疗和过敏原回避提供依据。

（2）斑贴试验（atopy patch test，APT）：标准过敏原制成的贴剂，贴于皮肤表面，在48小时后移刮去，观察皮肤的变化及是否有其他临床表现。对非IgE介导的特别是小麦导致的食物过敏有一定诊断价值。

（3）血清sIgE检测（allergen-specific IgE，sIgE）：可协助了解IgE介导食物过敏患儿的机体致敏情况，需要注意的是该项检查结果判断可因年龄、过敏原、检测方法不同而不同。虽然sIgE阳性是一个致敏标志，也是IgE介导的过敏反应发展的前提，但约有20%以上具有sIgE的个体是无症状的，只要它不结合到效应细胞上的高亲和受体，就不会出现症状，因此仅依靠sIgE的存在与否不足以排除或证实过敏反应。并且多数FPIES为非IgE介导，因此FPIES患儿血清sIgE结果可为阴性。

常见过敏食物的sIgE水平95%阳性预测值：鸡蛋≥7.0kUA/L（小于2岁：2.0kUA/L）；牛奶≥15.0kUA/L（小于2岁：5.0kUA/L）；花生≥14.0kUA/L；鱼类≥20.0kUA/L；坚果≥15.0kUA/L。

（4）食物特异性IgG：由于食物蛋白进入人体后有可能诱导机体产生食物特异性IgG，故临床上不能以此检测作为诊断和筛查食物过敏的方法。

表15-5-1　FPIES临床分型及其特征

FPIES分型	特征
起病年龄	
早发	起病年龄≤9月龄
晚发	起病年龄>9月龄
严重程度	
轻中度	反复呕吐，伴或不伴腹泻，皮肤苍白，轻度嗜睡
重度	反复喷射性呕吐，伴或不伴腹泻，皮肤苍白，嗜睡，脱水，低血压，休克，高铁血红蛋白血症，代谢性酸中毒
症状发作时间和持续时长	
急性	发生于间断暴露于过敏食物时；通常于进食后1~4小时内发作，伴有嗜睡和皮肤苍白；在随后24小时内可能出现腹泻，通常于5~10小时内发生。通常回避过敏食物后24小时内症状缓解。生长发育正常，在回避过敏食物后患儿无症状。
慢性	发生于每日进食过敏食物时（如牛乳或大豆配方喂养婴儿）；症状包括间断呕吐，慢性腹泻，体重不增或发育迟滞。慢性FPIES婴儿通常在更换低敏配方3~10天后恢复健康状态。在回避过敏食物一段时间后再次进食过敏食物可能出现急性过敏症状。
IgE阳性	
典型	过敏食物sIgE阴性
不典型	过敏食物sIgE阳性

表 15-5-2　轻中度和重度急性 FPIES 临床特征比较

特征	轻中度急性 FPIES	重度急性 FPIES
临床特点	必要条件	必要条件
	呕吐(通常在进食后 1~4 小时内出现,也可为 0.5~6 小时):间歇性呕吐,次数较少(1~3 次),可伴有胆汁	呕吐(通常在进食后 1~4 小时内出现,也可为 0.5~6 小时):喷射性,反复呕吐次数较多(>4 次),伴有胆汁和干呕
	活动减少	行为改变(从活动减少到嗜睡均可出现)
	皮肤苍白	皮肤苍白
	症状可自行缓解;患儿可耐受家中口服补液	脱水
		需要静脉补液
	可选条件	可选条件
	轻度水样腹泻,通常于 24 小时内发生,偶有血便	低血压
		腹胀
		低体温
		腹泻,通常于 24 小时内发生,可以出现血便
		需要住院治疗
实验室检查(如果可获得,为可选条件)	白细胞计数增多伴中性粒细胞增加	白细胞计数增多伴中性粒细胞增加
	血小板增多	血小板增多
	大便白细胞(+),嗜酸性粒细胞(+)或糖含量增加	代谢性酸中毒
		高铁血红蛋白血症
		大便白细胞(+)、嗜酸性粒细胞(+)或糖含量增加

（5）口服食物激发试验（oral food challenge，OFC）:通过回避可疑食物 2~4 周,症状缓解后,逐步添加可疑食物激发症状出现的方法,观察食物与临床症状之间的相关性。分为双盲安慰剂对照食物激发试验（double-blind,placebo-controlled food challenges,DBPCFC）、单盲食物激发试验（single-blind food challenges）和开放性食物激发试验（open food challenges）,其中 DBPCFC 是食物过敏诊断的"金标准"。婴儿一般不存在对食物的心理或精神上的喜好,多选择开放性食物激发试验,大儿童可能会在激发试验的过程中出现主观和精神等症状,与过敏症状混淆,可以进行 DBPCFC 去除主观因素。

OFC 应根据患儿的病史及过敏原检测选择可能过敏的食物。试验前需要对患者进行详细的评估,预估严重过敏反应的风险,准备抢救设备及药品。食物激发必须在受过专业训练的医务人员监护下进行,试验人员能够快速识别不良反应的早期征象并且能够正确的解读在食物激发期间可能出现的各种临床表现。食物激发试验是有风险的,试验前要对患者和监护人充分告知并签署知情同意书。

OFC 可用于以下患者的初次诊断:病史不清者、食物诱因尚未确定者、症状发作时间不典型者、在回避可疑食物后症状仍然持续者。OFC 有助于评价 FPIES 是否自行缓解,但是对于皮肤点刺试验强阳性、sIgE 大于 95% 阳性预测值、严重湿疹、中度至重度营养不良、先天性皮肤疾病、畸形及有其他急慢性疾病的患儿不宜采用 OFC。

FPIES 可采用的 OFC 方案:在 30 分钟内分 3

次将激发食物平均分给患者,即每次吃下 1/3 的激发物,总剂量为 0.06~0.6g/kg 食物蛋白。通常建议用于首轮激发的食物蛋白总质量不超过 3g,或食物总质量不超过 10g(液体总体积不超过 100ml),患儿进食后需留观 4~6 小时。对于有严重过敏反应病史的患儿,应安排更低的起始激发剂量,和/或剂量之间更长的观察间隔时间。如果没有过敏反应发生,部分专家主张患儿可进食其年龄段相应的一次正餐份量,再留观 4 小时。

OFC 结果判读标准如下:

主要标准:在进食可疑食物后 1~4 小时内出现呕吐,不伴有经典的 IgE 介导过敏反应的皮肤症状或呼吸道症状。

次要标准:①嗜睡;②皮肤苍白;③在进食后 5~10 小时内腹泻;④低血压;⑤低体温;⑥血中性粒细胞计数较激发试验前升高≥1 500 个/μL。

如果满足主要标准及≥2 条次要标准,则认为 OFC 阳性,考虑 FPIES 诊断。但需要注意两点:①在立即使用昂丹司琼治疗后,可能会避免发生很多次要标准中的症状,如反复呕吐、皮肤苍白和嗜睡;②不是所有进行 OFC 的医疗机构都能及时完成中性粒细胞计数检查,因此,有些情况下即使只满足主要诊断,也可以认为 OFC 结果支持 FPIES 诊断。

2. 其他实验室检查

(1)血常规:部分患儿会出现外周血嗜酸性粒细胞升高,慢性 FPIES 患儿还可表现出不同程度的贫血、白细胞计数增加伴核左偏,部分患者在 FPIES 急性发作时还可检出血小板增多。

(2)血生化检测:可能有水电解质紊乱、代谢性酸中毒、高铁血红蛋白血症等,慢性 FPIES 患者可能伴有低白蛋白血症。

(3)便常规:可见潜血、中性粒细胞、嗜酸性粒细胞、夏科-莱登结晶和/或还原性物质。

3. 影像学检查 FPIES 影像学表现无特异性,不常规推荐。部分研究显示慢性 FPIES 患儿影像学检查可能见到气-液平、直肠和乙状结肠非特异性的狭窄和指压征、十二指肠和空肠皱襞增厚、肠腔积液等,也曾有过肠壁积气的报道。

4. 消化道内镜及病理组织学检查 对于已经明确症状和疾病与食物摄入有关,且回避饮食后症状明显好转的 FPIES 不需要进行内镜检查。对于疾病与饮食摄入有关,但经过回避饮食 4 周,症状仍不缓解,需要进一步诊断和鉴别诊断的患儿

需要进行内镜和黏膜组织病理检查。

内镜下可见胃黏膜水肿、红斑、糜烂、黏膜易碎,小肠、结肠黏膜可见水肿、红肿和轻度绒毛萎缩,严重者可见黏膜溃疡伴自发出血。小肠活检组织学无特异性改变,结肠有时可见隐窝脓肿和浆细胞广泛浸润,嗜酸性粒细胞可能增多。

(三)诊断

FPIES 的诊断主要依据两点:一是临床病史具有典型特征性的症状和体征;二是在回避可疑的过敏食物后,患者症状缓解。若病史不清,则应在排除其他潜在疾病的同时,进行 OFC 明确诊断。详细的病史是诊断 FPIES 最重要的工具,临床医生必须详细询问以获取病史细节,包括所有可能的过敏反应、特异性症状、从进食到症状发作所需时间、可疑食物以及再次暴露于可疑食物时是否再次出现同样的症状。

1. 急性 FPIES 的诊断标准

(1)主要标准:在进食可疑食物后 1~4 小时内出现呕吐,不伴有经典的 IgE 介导过敏反应的皮肤症状或呼吸道症状。

(2)次要标准:①再次进食同样的可疑食物后,出现第 2 次或反复多次的呕吐;②在进食另外一种食物后 1~4 小时出现反复呕吐;③发病期间极度嗜睡;④发病期间皮肤明显苍白;⑤发病时需要去急诊就诊;⑥发病时需要静脉补液支持;⑦24 小时内出现腹泻(通常于 5~10 小时内);⑧低血压;⑨低体温。

FPIES 的诊断需要患者符合主要标准及 3 条以上次要标准。如果仅有一次发作,则强烈推荐进行诊断性 OFC 以明确诊断。另外,该年龄段病毒性胃肠炎很常见,需要注意鉴别。典型急性 FPIES 会在回避过敏食物后数小时完全缓解,生长发育正常,而胃肠炎通常会持续数天。

在大多数急性 FPIES 患者中,依靠病史即可作出诊断,并明确食物诱因。如果在详细询问病史后,诊断仍不清楚,则应进行 OFC,作为诊断的"金标准"。但需要注意排除其他诊断。

2. 慢性 FPIES 的诊断标准

(1)重症表现:如果患者每日规律进食过敏食物(如婴儿配方粉),则会引起间歇性发作的呕吐和腹泻(偶有血便),逐渐加重,有时可伴有脱水和代谢性酸中毒。

(2)轻症表现:低剂量的致敏食物(如固体食物和母乳中的食物变应原)会引起间歇性的呕吐

和/或腹泻,通常伴有体重不增/发育迟滞,但不伴有脱水或代谢性酸中毒。

慢性 FPIES 最重要的诊断标准是在回避过敏食物以后,数天内患者症状缓解,而当再次进食过敏食物时,引起急性症状,即 1~4 小时内出现呕吐,24 小时内腹泻(通常为 5~10 小时);若缺乏 OFC 结果的支持,慢性 FPIES 的诊断仍然是推断性的。

慢性 FPIES 仅依据病史可能无法做出明确诊断,因其临床症状不具特异性,确诊需要进行 OFC,部分病例可能还需进行内镜检查及活检排除其他疾病。

四、鉴别诊断

FPIES 缺乏特异性的实验室检查结果,因此需要与多种疾病进行鉴别(表 15-5-3)。

五、治疗

急性 FPIES 应作为临床急症处理,充分做好液体复苏的准备。回避致敏食物是 FPIES 的基本治疗措施,在此基础上应做好营养治疗和长期管理。

(一) 急性 FPIES 的处理

急性 FPIES 可以导致低血容量性休克,故严重 FPIES 治疗的首要目标是维持血流动力学稳定,需要积极进行等张液体复苏(如 10~20ml/kg 生理盐水),按需要重复此负荷量,同时连续静脉滴注糖盐水维持治疗。轻中度急性 FPIES 在家中口服补液即可缓解(表 15-5-4,表 15-5-5)。

表 15-5-3　FPIES 的鉴别诊断

鉴别诊断	鉴别要点
感染性胃肠炎(病毒性或细菌性)	单次发作,伴发热,有接触史
脓毒症	只进行液体复苏无效
坏死性小肠结肠炎	见于新生儿和小婴儿,病情进展迅速,血便,休克,腹部影像学可见肠壁积气
严重过敏反应	症状于暴露后 2 小时内出现,IgE 阳性,常伴有其他症状(如荨麻疹)
厌食症	关注家庭环境与背景
先天性代谢缺陷:尿素循环障碍、遗传性果糖不耐受、高血氨综合征、丙酸/甲基丙二酸血症、β-氧化作用缺陷、高胰岛素-高血氨综合征、丙酮酸脱氢酶缺乏症、线粒体疾病、枫糖尿病、酮硫解酶缺乏症	发育迟缓,神经系统症状,器官肥大,进食水果后不适
乳糖不耐受	在进食液态奶和大量含乳糖乳制品后出现排气、腹胀、腹绞痛、腹泻、肠鸣音亢进和呕吐
神经系统疾病(周期性呕吐)	发病与进食特定食物无关
胃肠反流性疾病	呕吐病程更长,通常不严重(如不引起脱水),仅表现为上消化道症状
先天性巨结肠	排胎便延迟,明显腹胀
嗜酸细胞性胃肠道疾病(如嗜酸细胞性胃肠炎或嗜酸细胞性食管炎)	通常与进食特定食物无关,症状偏慢性,呕吐较轻,IgE 阳性检出率更高
乳糜泻	发病与进食特定食物无关,吸收不良进行性加重,乳糜泻相关血清学检查阳性
免疫性肠病(如炎症性肠病、自身免疫性肠病或免疫缺陷)	婴儿中罕见,发病与进食特定食物无关
消化道梗阻(如肠扭转不良、腹膜系带畸形或肠扭转)	发病与进食特定食物无关,腹部影像学可找到梗阻证据
凝血功能障碍	发病与进食特定食物无关
α_1-抗胰蛋白酶缺乏症	发病与进食特定食物无关,有肝脏受累
原发性免疫缺陷	发病与进食特定食物无关,有反复肠道感染症状

表 15-5-4　急性 FPIES 发作的治疗(院前处理)

此次发作	轻度	中重度
症状	1~2 次呕吐	3 次以上呕吐
	无或轻度嗜睡	中重度嗜睡
治疗	在家中试行口服补液(如母乳喂养或清水)	呼叫救护车或自行前往急诊

注:有严重 FPIES 发作史的患儿,一旦确认服用致敏食物,无论症状严重与否,或即便暂无发作症状,也应呼叫救护车或自行前往急诊。

表 15-5-5　急性 FPIES 发作的治疗

就诊症状		
轻度	中度	重度
症状		
1~2 次呕吐,无嗜睡	呕吐 3 次以上,轻度嗜睡	呕吐 3 次以上,重度嗜睡,肌张力减低,皮肤苍白或发绀
治疗		
1. 试行口服补液(如母乳喂养或清水)	1. 如果患儿年龄≥6 个月,予以昂丹司琼肌内注射,0.15mg/kg;每次最大剂量 16mg	1. 置入外周静脉通路,快速补充生理盐水 20ml/kg,必要时重复补液,以纠正低血压
2. 如果患儿年龄≥6 个月,考虑昂丹司琼肌内注射,0.15mg/kg;每次最大剂量 16mg	2. 考虑置入外周静脉通路,快速补充生理盐水 20ml/kg,必要时重复补液	2. 如果患儿年龄≥6 个月,予以昂丹司琼肌内注射,0.15mg/kg;每次最大剂量 16mg
3. 起病后留观 4~6 小时,观察症状是否缓解	3. 将患者转至急诊或重症监护病房,以便处理持续性或重度低血压、休克、嗜睡或呼吸窘迫	3. 如果因为血管条件有限,无法建立静脉通路,且患儿年龄≥6 个月,予以昂丹司琼肌内注射,0.15mg/kg;每次最大剂量 16mg
	4. 监测生命体征	4. 考虑予以静脉滴注甲泼尼龙,1mg/kg,每次最大剂量 60~80mg
	5. 起病后至少留观 4~6 小时,直至症状缓解	5. 监测并维持酸碱和电解质平衡
	6. 如果患者能够耐受口服补液,则可离院返家	6. 如果存在高铁血红蛋白血症,则予以纠正
		7. 监测生命体征
		8. 在起病后 4~6 小时,患者症状缓解,并且可耐受口服补液时,可出院
		9. 如果患者有持续性或重度低血压、休克、嗜睡或呼吸窘迫,则将其转至急诊或重症监护病房进一步治疗

注:如果患儿曾有重度 FPIES 发作时,则在医院为其进行 OFC 时应当十分小心,注意密切监护,并提前建立静脉补液复苏通路;如果患者没有严重的 FPIES 发作史,则可考虑在医生诊室为其进行 OFC,但仍应保持警惕。

　　静脉注射甲泼尼龙可以减轻细胞介导的炎症;严重过敏反应患儿可能需要吸氧、机械通气或无创正压通气治疗呼吸功能不全或呼吸衰竭,血管活性药物治疗低血压,碳酸氢盐纠正酸中毒,亚甲蓝治疗高铁血红蛋白血症。昂丹司琼可作为辅助药物用于治疗急性 FPIES 患儿的呕吐。

　　虽然指南不推荐将肾上腺素作为 FPIES 的常规急救用药,但作为急性过敏反应的一线治疗,肾上腺素可收缩血管以维持血压,扩张气管以改善呼吸,减轻气道水肿以保持通气,故当患儿并发 IgE 介导的过敏反应或有食物诱发严重过敏反应的风险时,应酌情应用,用法用量为每次

0.01~0.3mg/kg,肌内注射。肾上腺素笔常规自动注射剂量为 0.15mg 和 0.3mg,如体重<25kg,可选用 0.15mg;如果≥25kg,可选用 0.3mg;青少年最大剂量与成人相同为 0.5mg。

　　(二) 回避过敏食物

　　回避牛奶蛋白、鸡蛋、大豆、南瓜、豆类蔬菜、燕麦、米、大麦、马铃薯、鱼、鸡、火鸡等引起过敏的食物,牛奶蛋白过敏的患儿可给予深度水解蛋白配方粉(extensively hydrolysed formula,eHF)或氨基酸配方粉(amino acid formula,AAF)(病情重度)喂养,喂养 6 个月或者至患儿 9~12 月龄。不推荐以其他动物奶(水牛、羊、马、猴、驴)来源的奶粉作

为牛奶蛋白过敏患儿的替代品,也不推荐大豆配方做为小于 6 月龄牛奶蛋白过敏患儿的替代品。

国外指南指出,当婴儿无症状且发育良好时不推荐母乳喂养的母亲常规忌口婴儿过敏的食物,因为大多数婴儿对母乳中包含的食物变应原不会产生过敏反应,但如果过敏反应在进食母乳之后发生,或患儿出现发育迟滞,母亲则应对可疑致敏食物进行忌口。如果母亲忌口后患儿症状仍未缓解,则应考虑停止母乳喂养,换低敏配方。

(三)营养管理

患儿 FPIES 是营养缺乏的危险因素,应酌情补充维生素 A、维生素 D、维生素 E、钙、铁和锌,并适时添加辅食。目前指南不推荐因 FPIES 将添加辅食的时间推迟至 6 月龄之后,添加固态辅食的适当顺序为:从水果蔬菜开始,再序贯添加其他辅食,如红肉和谷物(表 15-5-6)。推荐患儿父母每次只添加一种或单一成分的食物,如果是高危致敏食物,则在添加后应观察至少 4 天,再添加另一种食物,以确保没有过敏反应发生。

六、健康教育

(一)加强疾病认识

因为 FPIES 可能出现症状反复,慢性 FPIES 患儿病程长,可能合并生长发育迟缓及营养不良,给患儿和监护人带来较大的心理负担,故应加强患儿及监护人对疾病的认知,鼓励患儿及其监护人以积极健康的心态面对,减轻心理压力,稳定情绪,建立信心。

(二)规范饮食管理

家长应记录患儿饮食日记(母乳喂养的婴幼儿还需要记录母亲的每日饮食),监测患儿营养状态,记录并评估生长发育状况,母乳喂养的患儿需要评估母亲营养状态。教育家长认真阅读食物和营养补充剂的标签,识别带有过敏原的食物。教育家长学会家庭食物重新引入,并学习正确添加辅食。

表 15-5-6 FPIES 患儿辅食添加的经验性指南

年龄和阶段	低危食物	中危食物	高危食物
4~6 月龄	蔬菜		
如果加辅食进展顺利且安全,并且相应食材容易得到: • 从喂养磨碎的稀菜泥开始,逐渐改为更浓稠的菜泥 • 选择含铁量高的食物 • 添加蔬菜和水果	西兰花、菜花、欧防风、萝卜、南瓜	胡萝卜、马铃薯、四季豆(豆类)	甘薯、青豌豆(豆类)
6 月龄	水果		
添加辅食应当在 6 月龄前开始: • 母乳喂养的婴儿,建议在 6 月龄时添加高铁含量的食物或补充铁剂[1mg/(kg·d)] • 继续增加辅食种类,添加水果、蔬菜、豆类、谷物、肉类和其他可耐受的食物	蓝莓、草莓、李子、西瓜、桃子、鳄梨	苹果、梨、橙子	香蕉
8 月龄时或前述辅食添加顺利时	高铁含量食物		
8 月龄或根据患儿耐受情况提供煮烂的软食和入口即化的食物	羊肉、强化藜麦麦片、小米	牛肉、强化谷物和玉米麦片、小麦(全麦和强化小麦)、强化大麦麦片	含铁量更高的食物、强化婴儿米粉和燕麦麦片
12 月龄时或前述辅食添加顺利时	其他		
家中加工过的可耐受的食物:肉末、煮软的蔬菜、谷物和水果	坚果和种子制成的酱(芝麻、瓜子等)	花生、其他豆类	牛奶、大豆、禽肉、鸡蛋、鱼

应注意以下两点:(1)应单纯母乳喂养至 4~6 月龄,并继续母乳喂养至 1 岁或更长时间;(2)如果婴儿能够耐受早期添加的多种食物,则接下来添加辅食的过程可以更不受限;另外,对于一种食物耐受被认为是耐受其他同类食物的良好预测因素。

七、致敏食物的重新引入

FPIES 患儿产生食物耐受的年龄会随着食物种类及地域不同而变化,通常而言,牛奶和/或大豆过敏发生耐受的年龄要早于谷物和其他食物过敏,故应根据患者年龄及食物变应原的种类定期评估 FPIES 患者是否仍然存在过敏。国内指南建议牛奶过敏患儿 12 月龄起可考虑重新引入牛奶蛋白,每 6~12 个月评估一次,从引入致敏性低的烘烤后的牛奶蛋白开始,采用牛奶梯度方法逐步引入牛奶蛋白。第一步:少许每块牛奶蛋白<1g 的饼干,逐渐增加至整块饼干超过 5 周;第二步:其他含牛奶蛋白的烘烤产品,如饼干、蛋糕、黄油、人造奶油、调味的奶酪粉等;第三步:含熟奶酪或加热的全奶成分,如奶油冻、芝士酱、披萨、大米布丁、巧克力、巧克力包被的食品、发酵甜品、酸奶等;第四步:鲜奶制品。如果出现过敏则返回上一步。

(吴捷,李婧)

第六节　食物蛋白诱导的直肠结肠炎

食物蛋白诱导的直肠结肠炎(food protein-induced proctocolitis,FPIP)又称为嗜酸性直肠结肠炎或过敏性直肠结肠炎,以摄入食物后触发人体免疫反应引起远端结肠、直肠黏膜炎症变化为特征。FPIP 是目前常见的由食物过敏而引发的一种消化道疾病,通常于出生后几周内发病,多在婴儿期后期缓解,近年来其发病率呈明显上升趋势。FPIP 是由非 IgE 介导的免疫反应,致病机制复杂,牛奶蛋白和大豆蛋白是最常见的触发因子,其症状可表现为哭闹、腹泻、便血、皮疹等,可累及消化、呼吸、皮肤等 1 个或多个系统。回避饮食有效加上激发试验阳性为诊断的金标准,饮食回避是治疗 FPIP 的主要方法。

一、流行病学

FPIP 是健康婴儿直肠出血的常见原因,由于缺乏统一的诊断标准,该病的患病率差异很大,真正的患病率尚未确定。一项大型前瞻性研究显示,FPIP 在健康儿童中的患病率为 0.16%;一项美国的前瞻性队列研究采用组织学作为诊断标准,对直肠出血的婴儿进行乙状结肠镜活检发现 FPIP 的患病率高达 64%;而芬兰的一项研究证实,当采用牛奶蛋白回避和激发试验作为诊断标准时,只有 18% 的直肠出血婴儿诊断为 FPIP。据报道,牛奶蛋白(65%)是导致 FPIP 的最常见诱因,但也可能与鸡蛋、玉米、大豆和/或小麦有关。此外,约 5% 的婴儿存在多种食物过敏。FPIP 在我国也有较高的发病率,但具体的流行病学资料尚不明确,目前普遍认为婴儿 FPIP 的发生率远高于预期。

二、病因及发病机制

FPIP 是一种非 IgE 介导的疾病,确切免疫机制尚未明确,目前认为可能与多种因素有关。

(一)病因

据报道,牛奶和大豆是导致 FPIP 最常见的诱发食物,鸡蛋、玉米、小麦也可诱发 FPIP,此外,约 5% 的婴儿存在多种食物过敏。一项前瞻性研究纳入了 240 例大便带血丝的纯母乳喂养婴儿,通过从母亲膳食中依序剔除食物的方法,确定了具体的过敏食物,牛奶最为常见(76%),其次为鸡蛋(16%)、大豆(6%)、玉米(2%),8% 的婴儿存在多种食物过敏,有 8% 的婴儿采取母亲膳食回避的方法无效,过渡为深度水解配方或氨基酸配方粉喂养后,病情得到改善。Kaya 等人的研究表明,在 60 例 FPIP 患者中,均为牛奶诱发。婴儿可能会通过母乳或婴儿配方粉接触到牛奶蛋白。文献报道的 FPIP 病例中,约 60% 是纯母乳喂养的婴儿,大部分患儿在母亲回避牛奶蛋白 72~96 小时后症状逐渐缓解。在配方粉喂养的婴儿中,通常需要换用深度水解配方粉喂养,如果便血不能改善,可进一步换为氨基酸配方粉喂养。其发病机制可能是由于母亲摄入奶制品后,牛奶蛋白的某些抗原成分通过乳汁分泌传递给已经被致敏的婴儿,触发过敏反应;另外一部分患儿,因为摄入配方粉中含有牛奶蛋白或大豆蛋白而引起过敏。

(二)发病机制

1. 外源蛋白的摄入　FPIP 的特征是摄入外源蛋白后引发机体的免疫反应,继而导致结肠和直肠黏膜的炎性改变。牛奶含有超过 25 种不同的蛋白质,但只有乳清蛋白、α-乳蛋白、β-乳球蛋白、牛血清白蛋白、乳铁蛋白以及 4 种酪蛋白已被确定为过敏原。最易引起过敏的蛋白质是 β-乳球蛋白。Sorva 等的研究表明,母乳中的 β 乳球蛋白可能是母乳喂养婴儿发生牛奶过敏的原因之一。此外,早期短期接触牛奶配方似乎比后续喂养牛奶配方更能促进对牛奶蛋白的免疫反应。

2. 肠黏膜屏障因素 FPIP 的发病也与婴幼儿肠道黏膜发育不完善有关。肠道发育不成熟和明显的嗜酸性粒细胞浸润可能会显著改变肠上皮细胞间紧密连接,导致肠道通透性增加。肠道上皮屏障功能的改变,包括早期儿童肠道屏障成分的发育不成熟,可能是婴儿食物过敏发病率增加的原因。此外,消化酶分泌不足会导致消化能力降低,增加肠腔内未消化蛋白质的数量;婴儿经常发生胃肠道感染,损害上皮细胞,也可使蛋白质渗透到固有层;分泌型-IgA 的缺乏也增加食物过敏的风险;肿瘤坏死因子-α 可以改变上皮细胞之间的紧密连接,改变肠上皮屏障功能。

3. 肠道微生态 肠道微生物群具有调节黏膜生理、屏障功能、系统免疫和炎性反应的功能。由于婴幼儿肠道菌群的延迟成熟,导致促进肠道内稳态的调节性 T 细胞和 IgA 诱导受损,可能与 FPIP 有关。

4. 免疫因素 免疫反应在 FPIP 的致病过程中发挥非常关键的作用。研究发现嗜酸性粒细胞、T 淋巴细胞等均参与 FPIP 的致病过程。FPIP 的组织学检查常在结肠上皮、固有层、隐窝上皮和肌层黏膜中发现局灶性嗜酸性粒细胞聚集物。腹泻可能与嗜酸性粒细胞衍生介质可刺激上皮细胞的分泌反应有关。研究发现,FPIP 婴儿与对照组相比,表现为调节性 T 细胞数量较少,Th1/Th2 失衡并向 Th2 方向转移。在 FPIP 患儿中,肠黏膜转化生长因子 β 表达显著降低,支持小肠的主要免疫异常是未能建立正常水平的产生转化生长因子 β 的调节细胞。

5. 遗传因素 Kaya 等的研究中,60 例 FPIP 婴儿中 6.7% 是兄妹,FPIP 发生在患者一级亲属中虽然比较少见,但较早有报道。因此,可以猜测遗传因素可能在这种变态反应性疾病中发挥重要作用。

三、诊断

(一)临床表现

FPIP 大多发生在纯母乳喂养婴儿,可在生后第 1 周甚至生后几小时内发病,生后 6 个月内发病最为常见。主要临床表现为腹泻,粪便性质变化多样,可为正常大便、黏液便或血便(从便中带有少量血丝、血点到便中带较多血为主的大便),可伴有烦躁哭闹、夜间睡眠不安、拒食、湿疹等症状。尽管有上述消化道症状,患儿一般状况好,无体重

下降、生长发育迟缓等。与一般人群相比,FPIP 婴儿更常有特应性疾病家族史,包括 IgE 介导的过敏、湿疹、哮喘和变应性鼻炎等。报道称有在婴儿期后起病的 FPIP 病例,但比较罕见。

(二)辅助检查

1. 实验室检查

(1)嗜酸性粒细胞检测:研究发现 FPIP 患儿外周血和结肠黏膜中的嗜酸性粒细胞增高,然而这并不是 FPIP 特有的,而是提示特应性状态或其他变态反应性疾病。嗜酸性粒细胞增高亦可见生理(如早产儿、家族性或静脉营养后)或病理(如寄生虫感染、炎症性肠病及 T 细胞免疫缺陷等)情况,需注意鉴别。

(2)粪便常规:FPIP 患儿大便中存在多形核白细胞,通常为嗜酸性粒细胞,并且常伴有粪便潜血阳性。研究显示,FPIP 与健康婴儿相比,虽然粪便潜血敏感性较高(84%;阴性预测值 83%),但其特异性较低(66%;阳性预测值 68%),并且超过三分之一的健康婴儿粪便潜血试验阳性,因此不能使用该试验作为 FPIP 的非侵入性标记物。

(3)血清 sIgE 检测和皮肤点刺试验:均对 IgE 介导的食物过敏具有诊断参考价值,但是对非 IgE 介导的食物过敏不具有诊断参考价值,即血清 sIgE 和皮肤点刺试验阴性者仍然不能排除非 IgE 介导的食物过敏。FPIP 为非 IgE 介导的食物过敏所致,一般不推荐进行血清 sIgE 检测和皮肤点刺试验。如果有提示 IgE 介导过敏的因素,如皮疹、荨麻疹、呕吐或急性过敏反应,可考虑此类检查。判断 IgE 介导的食物过敏情况,通常血清 sIgE 水平越高,患儿对相应过敏原发生过敏反应的可能性越大,但并不能反映症状的严重程度,血清 sIgE 检测阳性,仅代表致敏状态而不一定出现过敏的临床表现。

(4)特异性 IgG 检测:由于抗原特异性 IgG 和 IgG4 检测缺乏明确的临床有效性,不建议以特异性 IgG 和 IgG4 检测水平来诊断 FPIP,也不能作为食物规避或药物治疗的依据。

2. 腹部超声 腹部超声已广泛用于腹痛和便血的评估,可以通过结肠壁厚度和血管分布情况来评估肠道炎症。然而,腹部超声检查不具有特异性,需要与临床资料相结合,同时可以用于排除其他疾病,如肠套叠等。

3. 结肠镜检查 如果患儿在回避饮食后有良好的效果,一般不推荐结肠镜检查。通常仅用于有不常见或不典型症状的患者,或者尽管尝试

了回避过敏食物但仍有重度直肠出血或贫血的患者。结肠镜检查可能显示 FPIP 的非特异性特征，如黏膜水肿、局灶性红斑、血管网消失、糜烂、溃疡、出血或弥漫性结节，且主要局限在降结肠和乙状结肠。黏膜活检显示黏膜固有层和肌层发现大量的嗜酸性粒细胞，但很少形成隐窝脓肿。另外，结肠镜检查还可以帮助排除其他可引起直肠出血的疾病，例如感染、极早发炎症性肠病等。

（三）诊断

FPIP 的诊断是基于临床病史、试验性膳食回避和口服食物激发试验（oral food challenge，OFC）进行的。临床病史对于诊断 FPIP 非常重要，FPIP 常见症状为直肠出血、黏液便、腹泻，部分患者可能合并湿疹、特应性皮炎、变应性鼻炎等疾病。详细询问膳食史和过敏史，包括食物诱导的过敏反应特征（症状、发病的时间、症状发生前的情况）、发病年龄、饮食的详细信息、既往食物回避的情况、治疗干预、变态反应性疾病的家族史，但单凭病史并不足以确诊 FPIP。FPIP 婴儿体格检查通常一般状况很好。试验性膳食回避有效加上 OFC 阳性是诊断 FPIP 的金标准，但由于盲法试验的食品需要加工，且操作时间长、步骤繁琐等限制，因此，临床更多应用开放性 OFC。具体诊断流程如下。

1. **试验性膳食回避**　试验性膳食回避可明确慢性胃肠道症状对饮食回避的反应。母乳喂养的患儿建议母亲行试验性膳食回避，以观察婴儿过敏反应的情况。鉴于 FPIP 婴儿以牛奶蛋白过敏最为常见，因此建议母亲首先回避牛奶蛋白及所有奶制品，如果回避后症状改善不明显，再考虑回避其他可疑过敏食物。配方粉喂养的患儿膳食回避阶段建议选择氨基酸配方粉替代喂养。膳食回避牛奶蛋白后，FPIP 患者便血一般在几天内消失，而胃肠道的黏膜修复和双糖酶活性恢复则可能需要几个月的时间；皮肤湿疹的明显改善可能需要 2~6 周。因此试验性膳食回避的时间推荐为 2~6 周，而全程牛奶蛋白过敏的膳食回避时间原则上不能少于 6 个月，且年龄越小建议回避的时间越长，一般需要回避至患儿 9~12 月龄。

2. **口服食物激发试验**　IgE 和重度非 IgE 介导的牛奶蛋白过敏需要在医院有急救条件的情况下进行 OFC。轻中度非 IgE 介导的牛奶蛋白过敏可在家里做家庭再引入的 OFC。如果无法从临床特征判断 IgE 或非 IgE 介导牛奶蛋白过敏的情况下，必须是过敏原检测牛奶蛋白 sIgE 阴性且既往

未发生过速发型过敏反应的婴儿才可以进行家庭再引入的 OFC。

值得注意的是：①一般 FPIP 不能以试验性膳食回避症状改善作为最终诊断的参考，一定要以试验性膳食回避时症状改善、OFC 时症状再现作为最终的诊断参考；②FPIP 在试验性膳食回避时，不要求症状完全缓解，只要是症状明显改善即可考虑行 OFC；③FPIP 行 OFC 时可能会受到过敏原的量和分子大小的影响，因此不能用煮沸的牛奶行 OFC。

四、鉴别诊断

1. **肛裂**　肛裂是 1 岁以下患儿直肠出血最常见的原因，通过肛门查体即可诊断该病。

2. **感染性腹泻**　无明确食物诱因，多种病原体如志贺菌、沙门氏菌感染可导致婴幼儿腹泻、便血，多有前驱感染病史，急性起病，可伴有高热、呕吐等症状，针对病原有效治疗腹泻、便血可好转，行便培养可鉴别。

3. **坏死性小肠结肠炎**　约 90% 的坏死性小肠结肠炎婴儿为早产儿，多发生于新生儿及小婴儿，以便血、腹胀为主要临床表现，症状迅速加重，严重者出现感染性休克，实验室检查炎症指标明显升高，腹部 X 线平片可见肠壁积气和门静脉积气。

4. **乳糖不耐受**　在进食液态奶和大剂量的含乳糖乳制品以后，可出现呕吐、腹胀、肠绞痛及腹泻等症状，大便次数增多呈水样便或者泡沫便，甚至蛋花汤样便，主要以消化道症状为主，不合并皮肤或者呼吸道症状，查体多可闻及亢进的肠鸣音，乳糖氢呼气试验和乳糖耐量试验可协助诊断。

5. **嗜酸细胞性胃肠炎**　是一种慢性免疫性消化道疾病，导致消化道的黏膜、肌层或浆膜层的任意部分或全部发生组织嗜酸性粒细胞增多。本病可出现呕吐、腹痛、腹泻、消化道出血（呕血或便血）、贫血、低白蛋白血症、腹水或生长迟滞等症状，确诊需行内镜及黏膜活检。

6. **其他疾病**　其他需要鉴别的疾病包括肠套叠、极早发炎症性肠病、血液系统疾病、免疫缺陷病等均可引起婴儿便血。

五、治疗

（一）饮食回避

FPIP 治疗的主要方式是回避可疑的致敏食

物,并定期对患儿情况进行评估。由于婴儿FPIP直肠出血具有自限性,专家建议在出现症状的第一个月采用"观察和等待"的方法,然后再进行饮食回避。

1. 纯母乳喂养婴儿　对于母乳喂养的患儿,如果母亲愿意从膳食中完全剔除可疑食物,应鼓励继续母乳喂养。在FPIP中,绝大多数纯母乳喂养的婴儿对母亲回避过敏原后有较好的反应。母亲饮食应首先回避牛奶及所有奶制品,除非有充分证据表明其他特定食物过敏,患儿临床症状通常在1~2周内消失,如果出血明显,症状可能需要更长时间才能缓解。如果完全回避牛奶至少2周后婴儿仍有症状,则随后还应让母亲饮食回避大豆、鸡蛋等。最新的欧洲指南建议,母亲进行2~4周的饮食回避,对于母亲饮食回避效果不好的婴儿,可以用低敏配方替代喂养。在纯母乳喂养婴儿停母乳后的低敏配方选择,既往多建议选择深度水解配方粉喂养,但新近认为母乳与牛奶整蛋白相比是低敏的,并含有一定量的小分子蛋白水解片段,婴儿仍不能耐受,则可能也存在着对深度水解配方粉不耐受的风险,现多推荐氨基酸配方粉替代喂养,以提高耐受的比率。

如果患儿有下列情况可考虑暂停母乳喂养,改为氨基酸配方粉替代喂养:①尽管母亲膳食回避,婴儿症状仍持续存在且严重;②婴儿生长迟缓和其他营养缺乏;③母亲饮食回避导致自身严重体质量减少和影响健康;④母亲无法应对心理负担。

2. 配方粉喂养婴儿　对于配方粉喂养的婴儿,如果考虑是牛奶蛋白过敏导致的FPIP,应采用深度水解配方粉替代喂养。大多数患儿换用深度水解配方粉后临床症状有明显的改善,但10%~20%的患儿不能耐受深度水解配方粉,需要换用氨基酸配方粉替代喂养。世界过敏组织和欧洲儿童胃肠肝病和营养学学会关于牛奶蛋白过敏的其他配方建议如下:①部分水解配方可能仍含有免疫反应性表位,不适合用于牛奶蛋白过敏婴儿的替代治疗;②由于>90%的牛奶蛋白过敏婴儿可能同时伴有羊奶过敏,因此不建议使用羊奶配方替代治疗;③由于30%~50%的牛奶蛋白过敏婴儿可能同时伴有大豆过敏,不建议使用大豆配方替代治疗,特别是6个月内的婴儿。

(二)食物再摄入

在膳食回避到足够长的时间后,是否已经耐受整蛋白配方(或其他可疑致敏食物),需要重新行OFC予以确认。在行OFC之前需要询问病史和过敏原检测,以确定是否可行OFC和行OFC的地点。

1. 时机　对于回避牛奶(或其他可疑致敏食物)后症状消失的FPIP婴儿,大多数患儿可以在婴儿大约1岁时重新添加牛奶(或其他可疑致敏食物)。如果诊断不明确,可以尽早尝试再次引入致敏食物。

2. 地点　FPIP患儿,如果没有任何提示IgE介导的食物过敏或食物蛋白诱导的小肠结肠炎综合征的特征,可以在家进行致敏食物再引入。对于母乳喂养的婴儿,可以使用相似的方法来指导在母亲膳食中重新引入牛奶蛋白。氨基酸配方粉喂养的婴儿可以先换用深度水解配方粉1~2个月,再尝试接受牛奶蛋白配方粉。对于可能存在IgE介导的食物过敏或食物蛋白诱导的小肠结肠炎综合征的患儿,应在院内或日间病房接受食物激发试验。

3. 增量　对于牛奶蛋白过敏所致的FPIP婴儿,增量方法如下:①母乳喂养的婴儿:母亲在自己的膳食中加入30ml牛奶(或对应量的奶制品),每日递增30ml,连续5日。②配方粉喂养的婴儿:每天以第1瓶(顿)奶做口服食物激发,即将低敏配方(深度水解蛋白配方或氨基酸配方)转换为整蛋白牛奶配方。如婴儿第1瓶的奶量为200ml或以上,经7天转换过程以确定婴儿是否已经耐受整蛋白牛奶配方,如能耐受则可将一天的全部低敏配方转换为整蛋白牛奶配方;如婴儿第1瓶的奶量未达到200ml,则需在第1瓶奶转换后,继续转化第2瓶奶,直到达到奶量为200ml或以上才可以将一天的全部低敏配方转换为整蛋白牛奶配方。在此期间,需要观察婴儿有无临床变化,包括出现便血、腹泻、呕吐和易激惹,重新添加致敏食物后可能需要1~2周才会再次出现便血或其他临床症状。

4. 复发　如果便血或FPIP的其他症状复发,需要重新再进行膳食回避,6个月后再次尝试重新添加致敏食物。

六、预后

FPIP的预后良好。大约20%母乳喂养的FPIP婴儿具有自限性,几乎所有的FPIP婴儿在1岁时都可耐受牛奶和大豆蛋白。大部分FPIP患儿,成功重新引入牛奶的平均年龄为11个月,部分患儿病情持续时间更长,极少会持续到 1~3 岁以后。然而,研究发现 FPIP 患儿 4 岁前发生功能性胃肠病风险增加,尤其是 FPIP 表现严重(包括缺铁性贫血、较长时间的便血和就诊时年龄较小)的患者。饮食回避是 FPIP 的主要治疗方式,但是饮食回避致使可食用的食物种类减少,有可能影响婴儿能量、蛋白质和微量营养素(包括维生素 D、叶酸、钙、锌、铁和维生素 B 等)的摄入,导致其出现营养不均衡,严重的可致营养不良。因此在婴儿 FPIP 的治疗和管理中,需要进行定期的营养评估,根据具体情况给予个性化的喂养和营养指导,以保证正常的生长发育。生长良好是婴儿营养充足的最佳指标,因此身高、体质量的测量是简单评价 FPIP 婴儿营养状况的主要内容。

(吴捷,官德秀)

第七节　食物蛋白诱导肠病

一、概述

食物蛋白诱导肠病(food protein induced enteropathy,FPE)是一非 IgE 介导的食物过敏,其主要累及部位为小肠,因免疫机制导致小肠黏膜损伤,从而导致机体对摄入食物的消化及吸收不良,长期可导致儿童生长发育落后。医学上对 FPE 曾有不同的命名,如牛奶蛋白不耐受相关吸收不良综合征(malabsorption syndrome with cow's milk intolerance,CMI)、牛奶蛋白敏感性肠病(cow's milk protein sensitive enteropathy,CMPSE)、食物敏感性肠病(food-sensitive enteropathy)、牛奶蛋白诱导肠病(enteropathy induced by cow's milk,EICM)、食物诱导的吸收不良综合征(food-induced malabsorption syndromes)等。目前并无 FPE 患病率的明确报道,芬兰的一项单中心的经验认为其为麦胶性肠病的五分之一左右,但另一项研究认为牛奶相关的 FPE 患病率在年龄较大的儿童中可高达 2.2%,近年来母乳喂养的大力倡导使得 FPE 的患病率逐年减少。但 FPE 与 FPIES 在唐氏综合征患者屡有报道,可能与这些患者固有免疫缺陷,如 IL-10 及 TNF-β 两个关键细胞因子的表达下降有关。

二、发病机制

目前认为 FPE 的主要病理特征为小肠黏膜的损伤,其表现类似麦胶性肠病,但严重程度相对较轻,黏膜病理学表现为不同程度的绒毛萎缩、隐窝增生、绒毛/隐窝比值异常、上皮间及固有层炎症细胞的浸润(见文末彩图 15-7-1)。电子显微镜下可见上皮细胞缩短,微绒毛含大量溶菌酶,细胞核异常,基底膜增厚不均,上皮细胞更新加快,有丝分裂增多,上皮细胞不成熟而导致双糖酶活性下降。

在大多数情况下,上皮内淋巴细胞的数量的增加,可高达正常 3 倍,与麦胶性肠病类似。但在牛奶蛋白激发试验过程中,并不总是能增加如此之多。上皮活检组织中常发现嗜酸性粒细胞密度增加。在正常的肠道,大多数上皮内淋巴细胞为 CD3$^+$α/β-TCR$^+$ 细胞,其抑制细胞毒性 CD8$^+$T 淋巴细胞。牛奶蛋白相关吸收不良患者标本 T 细胞内抗原(TIAI)阳性细胞在上皮内淋巴细胞泛素羧基末端水解酶 L1(UCHL1)阳性细胞中的比例增加而在排除饮食后其比值下降。TIAI 是一种特定的 T 淋巴细胞和自然杀伤细胞表达细胞毒性颗粒相关蛋白。说明这些患者的上皮细胞的细胞毒性细胞的比例高。同时发现部分患者黏膜标本中 CD3$^+$γ/δ-TCR$^+$ 细胞浸润密度增加。上述相同的表现在乳糜泻患者标本也已被证实。

固有层淋巴细胞、浆细胞、嗜酸性粒细胞的数量增加。主要为 CD4$^+$ 辅助(Th)细胞,与正常的肠道一致。但大多数为 HLA-DR$^+$CD4$^+$ 细胞,表明它们已被激活。而在牛奶蛋白回避时此类细胞减少。大多数分离的 Th 细胞分泌 IL-4 及 IFN-γ,但 IFN-γ 分泌细胞是 IL-4 的 10 倍,说明其 Th1 占明显优势。分泌 IL-5 和 IL-10 的细胞无改变。外周血中细胞因子分泌细胞少见,但 EICM 患者比对照患者有更多的上述 4 种细胞因子分泌。

电子显微镜显示在固有层水肿,小血管上皮细胞肿胀和脱颗粒的肥大细胞、嗜酸性粒细胞和巨噬细胞。牛奶蛋白激发试验时固有层含免疫球蛋白细胞的数量显著增加,含 IgA 和 IgM 细胞平均增加 2.4 倍。相比之下无症状激发患者在 4~6 周的进食牛奶蛋白的黏膜标本含 IgA 细胞增加了 1.5 倍,而含 IgM 细胞并没有改变。重新回避牛奶蛋白,上述细胞浸润下降。另有研究认为只有含 IgA 细胞增加。目前含 IgE 细胞是否存在尚有争议,Pearson 等估计有 0.5%~5% 的含免疫球蛋白细胞可有针对蛋白产生抗体,70% 为 IgA 阳性细胞,30% 为 IgE 阳性细胞。Shiner 等认为同时可有补体的沉积。

总之,肠黏膜的形态学和免疫研究提示 FPE 的发病机制主要是由增强的细胞介导免疫反应引起的,最可能的抗原是牛奶蛋白的乳球蛋白。这种免疫机制类似乳糜泻,但乳糜泻患者多有 HLA-DQ 异常,而 FPE 则无此相关性,这可能意味着 FPE 肠道中的抗原初始 T 细胞反应比乳糜泻更多样。其导致强烈 Th1 免疫反应和抑制耐受产生。但针对肠道对牛奶蛋白过敏反应的不同类型,如食物蛋白诱导的直肠结肠炎(food protein-induced protocolitis,FPIP)、食物蛋白诱导小肠结肠炎综合征(food protein-induced enterocolitis syndrome,FPIES)、FPE 等,究竟是早期发展相同的不同类型,还是本身过敏发展多样化值得探讨。

三、诊断

(一) 临床表现

FPE 通常发生在 2~24 个月婴幼儿,也可在年长儿童中发生。FPE 常在配方奶喂养儿童时发生,常见的过敏原为牛奶、大豆、小麦和鸡蛋,通常不伴多种食物过敏,这与 FPIES 不一致。20%~40% 的 FPE 患者伴有其他变态反应性疾病。主要临床症状包括慢性腹泻、间断呕吐、吸收不良、脂肪泻、生长发育落后,而便血则少见。患者因肠黏膜损伤及修复不良,常存在碳水化合物吸收不良,如乳糖不耐受。

(二) 辅助检查

1. 实验室检查 FPE 实验室检查可有缺铁性贫血、低蛋白血症,粪脂阳性或低 D-木糖排泌(D-木糖试验阳性)。粪便检查炎性指标如白细胞、红细胞、嗜酸性粒细胞碎片以及隐血试验可能正常,不如 FPIP、FPIES 那么显著。

2. 过敏试验 鉴于 FPE 主要为细胞介导的非 IgE 免疫反应,因此过敏试验,如 SPT 及 sIgE 的检测通常阴性。

3. 内镜检查 当疑诊 FPE 时消化内镜的检查显得极为重要,多可在胃镜下行小肠黏膜活检做组织病理学检查,通常在内镜下可发现有绒毛扁平,短粗等,也可表现为基本正常黏膜。FPE 病理学可表现绒毛萎缩、隐窝增生及淋巴细胞浸润等小肠黏膜损伤表现,类似于乳糜泻,但通常不如乳糜泻那么严重。

(三) 诊断标准

目前对 FPE 尚无客观的诊断标准,在临床实践中,FPE 的诊断主要依赖:①在诊断时年龄一般<9 个月,但也可以出现在年龄较大的儿童;②反复接触诱发食物引发胃肠道症状(主要是慢性腹泻、呕吐和生长迟缓),没有其他原因;③有症状儿童小肠黏膜活检标本组织学证实有绒毛损伤、隐窝增生和炎症细胞浸润;④回避相关食物临床症状及组织学改善;⑤排除其他原因疾病。

四、鉴别诊断

疑诊 FPE 时需与其他类型的消化系统食物变态反应性疾病相鉴别,同时也需与感染性肠炎、VEO-IBD、PID、囊性纤维化、先天性碳水化合物吸收不良、先天性肾上腺发育不良等鉴别,而一旦发现黏膜组织学检查发现有上述特征时重点需要排除乳糜泻及自身免疫性肠病。

(一) 乳糜泻

乳糜泻是对麦麸过敏所引起,临床表现与病理学主要特征与 FPE 类似,但其抗肌内膜抗体、抗组织谷氨酰胺转移酶抗体、抗麦胶蛋白抗体可为阳性,多有 HLA-DQ2、HLA-DQ8 异常。回避肤质饮食症状缓解。

(二) 慢性食物蛋白诱导小肠结肠炎

慢性 FPIES 通常主要临床特点是间歇呕吐症状明显,可伴有腹泻,生长发育不良或营养不良症状,FPE 的呕吐症状相对少,突出症状是腹泻。FPIES 其实验室检查可有中性粒细胞增加,EOS 出现,粪便常可发现炎性指标增高,胃肠黏膜可有红斑、糜烂、溃疡等,此类表现在 FPE 内镜下罕见。FPIES 多有多种食物过敏,而 FPE 多见牛奶蛋白,而且 FPE 患者回避饮食症状缓解较为缓慢。

(三) 极早发炎症性肠病

VEO-IBD 多有腹泻、营养不良等症状,需要与 FPE 鉴别,但 VEO-IBD 粪便炎性指标多有增高,同时可有肠道外表现,如关节症状、肛周病变等,通常饮食回避疗效差,大多患者可有基因异常。

(四) 自身免疫性肠病

自身免疫性肠病可有腹泻、吸收不良表现,可有自身抗体异常或血清中存在抗肠上皮细胞抗体、抗杯状细胞抗体,AIE 的重要组织学改变除小肠绒毛变钝、萎缩,隐窝增生外;可见隐窝上皮内凋亡小体、杯状细胞、潘氏细胞和/或内分泌细胞减少或消失;黏膜组织学行免疫组化可鉴别,而回避饮食疗效较差。

(五) 嗜酸细胞性胃肠炎

嗜酸细胞性胃肠炎为混合介导的消化道变

态反应,其症状因累及部位不同而有差别,多有腹泻、便血、腹痛、腹胀等表现。外周血多有嗜酸细胞增高,少数患者可有 SPT、sIgE 检测阳性。受累肠黏膜组织学特征为大量 EOS 浸润,而绒毛的萎缩、扁平较少,病理学表现与 FPE 也不一致。

五、食物蛋白诱导肠病治疗及预后

(一) 治疗

1. 饮食回避　FPE 的主要治疗为饮食回避相关的过敏原,牛奶蛋白过敏相关 FPE 建议首先选用深度水解配方粉(eHF),如不能耐受则可选用氨基酸配方粉(AAF),大豆配方粉与牛奶蛋白有 10%~30% 的交叉过敏。通过相关过敏原回避 1~2 周,症状可得到明显改善。鉴于 FPE 患者发生多种食物过敏的机会极少,因此在症状缓解,建议添加辅食多样化,过多的严格限制其他食物摄入是不必要的。

2. 对症处理　FPE 治疗的要点是在饮食回避的前提下早日促进肠黏膜的修复,改善肠吸收的功能,因此可使用一些促进肠上皮细胞的修复药物(如锌制剂、谷氨酰胺、叶酸等),适时摄入微量元素及维生素,必要时适当的肠外营养等。

(二) 预后

FPE 的自然病程与乳糜泻的病程持续不一致,FPE 通常是暂时的,大多在 1~2 岁缓解,部分患者症状可持续到童年。

(李中跃)

第八节　乳　糜　泻

乳糜泻(celiac disease,CD)又称麸质敏感性肠病,是由于遗传易感个体摄入食物中的麸质及相关蛋白所导致的免疫介导性小肠炎症,同时也可引起系统性疾病。儿童 CD 的临床表现多变,既往认为 CD 是一种发病率较低的疾病,但随着对疾病认识的加深和临床诊断手段的更新,发现 CD 发病率远比目前认知的高,因而 CD 得到了人们的广泛关注。目前,CD 的唯一治疗方法是终身、严格的无麸质饮食,可以改善症状和黏膜愈合,防止难治性 CD,降低发生肠道淋巴瘤等不良并发症的远期风险。

一、流行病学

在 20 世纪 90 年代之前,CD 被认为是一种罕见疾病。随着高敏感性和特异性的血清学检测方法的应用,人们认识到 CD 并不少见,在一些发展中国家,CD 的患病率可能被低估。研究报道不同国家 CD 的患病率存在差异,在欧美等西方国家较为常见。近年来 CD 发病率不断增加,女性患病率约为男性的 2 倍。全球一般人群中 CD 的估计患病率为 0.5%~1%,在欧洲、美国及澳大利亚,儿童 CD 的估计患病率为 0.3%~1.3%。CD 以前在中国并不常见,但是近年来不断有 CD 病例报道。总而言之,CD 的全球分布可能与易感 CD 的 HLA 基因型分布一致。值得注意的是,CD 患者的一级和二级亲属、唐氏综合征、1 型糖尿病、选择性 IgA 缺陷、自身免疫性甲状腺炎、特纳综合征、Williams 综合征、幼年慢性关节炎是 CD 的高危人群,这些人群发生 CD 的风险是一般人群的 3~10 倍。

二、发病机制

CD 是一种自身免疫性疾病,其发病机制包括遗传易感和环境因素(摄入麸质),两者共同发挥着重要作用。

CD 具有遗传学基础,表现为家族内频发以及与 HLA 的 DQ2 和/或 DQ8 基因位点关联非常密切。超过 99% 的 CD 患者携带 HLA-DQ2 和/或 HLA-DQ8,而在普通人群中仅约 40% 携带此类基因型。虽然携带 HLA-DQ2 或 DQ8 基因型是诊断 CD 的必要条件,但并非充分条件。

小麦、黑麦和大麦是富含麸质的谷物,小麦麸质是麦胶蛋白和谷蛋白的复杂混合物,富含脯氨酸和谷氨酰胺。高脯氨酸含量使这些蛋白质对胃、胰酶以及哺乳动物小肠刷状缘的蛋白水解过程具有相当的抵抗力,因此,各种各样的谷蛋白长肽在胃肠道中产生。组织转谷氨酰胺酶(tissue transglutaminase,tTG)通过酶法将谷蛋白肽脱酰胺化,从而增加了其与 HLA-DQ2 和 HLA-DQ8 分子的亲和力。新形成的 HLA-谷蛋白肽复合物随后呈递给 CD4⁺T 细胞,活化的 CD4⁺T 细胞诱导 B 细胞产生脱酰胺基麦胶蛋白肽(deamidated forms of gliadin peptides,DGP)抗体和 tTG 抗体,导致黏膜通透性增加。研究表明细胞因子(如白细胞介素-15)能够激活上皮内 CD8⁺T 淋巴细胞活化,导致肠上皮细胞的破坏和肠绒毛萎缩,继发营养吸收不良。

有研究表明,其他诱因如轮状病毒或其他肠道病毒感染可能会增加患 CD 的风险,但是其影响疾病发生的确切机制仍不明确。婴儿饮食中麸质的摄入量会影响遗传易感个体 CD 的发病年龄,目前推荐在婴儿 4~12 月龄添加麸质。

三、诊断

(一)临床分类

根据临床表型,可将乳糜泻分为典型、非典型、静止型/亚临床型以及潜在型。这种分类有助于识别临床特征不典型的患者,还有助于监测不完全满足 CD 诊断标准的患者。

1. 典型乳糜泻　典型 CD 包括以下 3 种特征:

(1)吸收不良的症状和体征,例如脂肪泻、体重减轻、生长受限、营养素/维生素缺乏。

(2)小肠黏膜活检证实特征性组织学改变(包括绒毛萎缩)。

(3)停止摄入含麸质的食物后,黏膜损伤及症状常在数周至数月内消退。

2. 非典型乳糜泻　以肠外表现为主,如不明原因的缺铁性贫血、骨质疏松症、身材矮小、不孕症、肝脏疾病、疱疹样皮炎、神经系统疾病等,或者存在不常见的胃肠道症状,如腹痛、便秘,但是无吸收不良的症状。随着 CD 血清学筛查的应用,现已发现相当一部分患者为这种类型。与典型 CD 患者一样,诊断依据包括血清学检测结果、小肠绒毛萎缩的活检证据以及摄入无麸质饮食后症状改善情况。

3. 静止型/亚临床型乳糜泻　此类患者没有可识别的 CD 症状,但 CD 特定的血清学检测结果阳性,并且小肠黏膜活检证实绒毛萎缩。这些病例一般通过高危人群筛查发现。

4. 潜在型乳糜泻　如果 CD 特异性抗体(例如抗-tTG)检测结果阳性,但小肠黏膜活检结果不符合 CD 特点,则认为患者存在"潜在"型乳糜泻。此类患者一般为高危人群筛查发现。

(二)临床表现

在过去,CD 通常出现在吸收不良和生长迟滞的婴幼儿中。而现在 CD 发病年龄更晚,常伴有轻度胃肠道或胃肠道外表现,甚至可能完全无症状,这种变化可能与诊断方法的改进和临床医生对 CD 的认识提高有关。

1. 胃肠道表现　典型 CD 通常在 6 月龄至 2 岁发病,出现于饮食中引入麸质以后。CD 的主要胃肠道表现有慢性腹泻、食欲不振、腹胀、恶心、呕吐和腹痛,以及体重下降或生长迟缓。如果诊断

延误,患儿可能出现严重营养不良。病情严重的婴儿可能出现乳糜泻危象,以及脱水导致的血流动力学和代谢异常。大年龄儿童的症状与成人相似,可表现为腹泻、腹胀、便秘、腹痛,但程度通常较轻。如果出现腹泻,粪便通常量多且恶臭,还可能因夹带空气而漂浮于水面。常见肠胃气胀和腹部膨隆,这些症状可能伴有吸收不良的后果,例如体重减轻、生长障碍、严重贫血、B 族维生素缺乏所致神经系统疾病,以及维生素 D 和钙缺乏所致骨质减少。此外,部分患儿缺乏典型的胃肠道表现,仅表现为营养不良或肠外症状,或者无症状。

2. 肠外表现　多达 90% 的儿童 CD 患者伴有肠外表现,已报道的肠外表现有生长迟缓、身材矮小、缺铁性贫血、巨细胞性贫血(叶酸和/或维生素 B_{12} 缺乏症)、骨质减少、骨质疏松症、青春期延迟、疱疹样皮炎、牙釉质发育不全、复发性口腔溃疡、慢性疲劳、关节炎、关节痛、转氨酶升高及神经系统症状,如头痛、感觉异常、小脑共济失调、周围神经病变、惊厥、焦虑和抑郁等。

(三)辅助检查

1. 血清学检查

(1)tTG-IgA:临床怀疑的 CD 患儿,应首先进行血清学检查。tTG-IgA 诊断 CD 的敏感性和特异性高,相比其他抗体检测成本低、稳定性高,目前已成为 CD 的首选筛查手段。由于血清学抗体检查结果可能在开始无麸质饮食后数周内转阴,因此应在患者采用含麸质饮食期间进行检测。对于 IgA 缺乏的患儿,可能出现血清 tTG-IgA 假阴性,因此应同时评估血清总 IgA 水平。

(2)抗肌内膜抗体(endomysial antibodies,EMA)-IgA:是 CD 患者在胃肠道平滑肌内产生的特异性抗体,在未治疗 CD 患儿中是一种非常特异的黏膜损伤标记物。研究证实其诊断 CD 的敏感性和特异性与 tTG-IgA 检测相当,但由于测试基于间接免疫荧光,它的结果是主观的,费力且昂贵,因此 EMA-IgA 检测通常作为二线检查。

(3)IgG 抗体:包括 tTG-IgG、EMA-IgG 和 DGP-IgG,只有在总 IgA 低或测不出时,才需要进行 IgG 的检测。如果这 3 种抗体其中之一升高,则应采用肠道黏膜活检进一步评估。但是 IgG 抗体不能可靠反映无麸质饮食的疗效。DGP-IgG 对 CD 的检测具有较高的特异性,但敏感性相对偏低,因此对于上述抗体阴性但高度怀疑 CD 的患者,或者选择性 IgA 缺陷患者可行 DGP-IgG 检查。在<2 岁

的婴幼儿中,DGP-IgG 更具有参考意义。高浓度 DGP 抗体与肠道损伤的严重程度呈正相关。需要注意的是,肠道损伤较轻的 CD 患儿血清学检查的诊断率可能下降,为了避免这种诊断的局限性,在多数情况下应用同时或连续检测 tTG-IgA 和 DGP-IgG 以提高 CD 诊断准确性。

（4）抗麦胶蛋白抗体（anti-gliadin antibodies, AGA）:由于其诊断敏感性和特异性均不高,自身抗体 EMA 和 tTG 等麸质特异性抗体的发现,AGA 已逐步被取代,目前已不用于 CD 诊断。

2. 基因检测　目前临床主要检测 HLA 分型,已证实几乎所有 CD 患儿均携带 HLA-DQ2 或 HLA-DQ8 基因,其中 90% 以上为 HLA-DQ2 阳性。HLA 基因检测对 CD 的诊断具有很高的阴性预测价值,可用于排除 CD 的诊断。CD 高危人群 HLA-DQ2 或 DQ8 检测结果阳性者之后应定期接受 CD 相关抗体的系列性筛查,而 HLA-DQ2 和 HLA-DQ8 检测结果阴性者发生 CD 的风险极低,无须进一步筛查。目前不建议在 CD 的常规诊断中检测 HLA 分型,因为 30%~40% 的欧美人携带该基因,而实际仅有 3% 的携带者发展为 CD。因此,基因检测阳性不是 CD 诊断的必须条件,目前多用于 CD 高危人群的筛查以及协助疑似 CD 患者明确诊断。

3. 组织学活检　小肠黏膜组织学活检一直是 CD 诊断的重要手段,tTG-IgA 或 EMA 抗体阳性者应接受小肠黏膜组织学活检以确诊 CD。组织学活检应在患者采取含麸质饮食的情况下进行。应该取多处活检组织(十二指肠远端取 4 处,十二指肠球部取至少 1 处),因为 CD 病变可能呈斑片状分布,或可能最初局限于十二指肠球部。CD 累及黏膜损伤通常在近端小肠更明显,远端小肠轻度损伤或无损伤,最具特征性的肠道组织学异常为:绒毛变钝或萎缩,隐窝增生,上皮内间隙和固有层淋巴细胞浸润。CD 的病理改变是一个进行性的过程并可表现为多种形式,其严重程度和随时间的变化对监测疾病进程和治疗反应很有价值。但是由于 CD 的病理改变是非特异性的,诊断时要注意与其他疾病引起的类似组织学表现鉴别。

对 CD 组织学严重程度分级的评估通常用 Marsh-Oberhuber 分类来描述。Marsh-Oberhuber 分类依赖于病理学家的主观判断,可重复性降低。其范围从仅有上皮内淋巴细胞增多的轻微改变(Marsh Ⅰ级损伤)、隐窝延长加深(Marsh Ⅱ级损

伤),到黏膜扁平伴全部黏膜萎缩、绒毛完全消失、上皮细胞凋亡增强和隐窝增生(Marsh Ⅲ级损伤),Marsh Ⅳ级损伤与Ⅲ级损伤有相同的组织学特征,但Ⅳ级的隐窝发育不全。按 Marsh-Oberhuber 分类,虽然Ⅲ级病理改变是 CD 的典型病理改变,但是 CD 患者小肠绒毛也可出现Ⅰ、Ⅱ级病理改变,甚至有研究显示血清抗体阳性但组织学正常的患者也可能为潜在型 CD 患者。因此,指南提出对于疑似 CD 患儿血清学检查阳性同时病理表现符合 Marsh-Oberhuber 分类Ⅱ~Ⅲ级可明确诊断。

目前的文献更加支持使用评分组织学(Q-MARSH)的定量算法,作为精确和可重复显示相关组织学终点随时间变化的首选方法。Q-MARSH 使用绒毛高度(Vh)、隐窝深度(Cd)和上皮内淋巴细胞计数(每 100 个肠上皮细胞)提供组织学变化的客观指标,包括 Vh∶Cd 比值(当比值<2 时表明有黏膜病变)。从而提供标准化、客观和定量的组织学评分系统,用于临床或研究应用。

（四）诊断标准

既往小肠黏膜活检及后续去麸质饮食后症状好转被认为是诊断 CD 的金标准。但是随着血清学检测技术的不断提高,2020 年欧洲儿童胃肠、肝脏与营养协会（ESPGHAN）制定了 CD 诊断指南:

（1）对于临床表现疑似 CD 的患儿,首先进行 tTG-IgA 和总 IgA 等相关血清学检测(IgA 缺乏者行 tTG-IgG、DGP-IgG、EMA-IgG 检测),阳性者可行十二指肠黏膜活检,合并有小肠黏膜损伤(Marsh Ⅱ~Ⅲ级)的患儿可初步诊断为 CD。若患儿采用去麸质饮食后抗体检测恢复正常且症状消退,则可确诊 CD。

（2）对于血清学阳性而无黏膜改变的患儿,可复查病理或行其他血清学和基因学检测以明确诊断。

（3）对于无症状高危儿童可行基因学检测,若阴性则 CD 发生可能性极低,若阳性需完善血清学检测(>2 岁后)以明确诊断。

此外,2020 年的指南中提出若患儿满足以下 4 项则可确诊 CD,无须小肠黏膜活检:

（1）具有慢性腹泻、生长发育迟缓等肠道内外症状、体征提示 CD。

（2）tTG-IgA 血清学检测(IgA 缺乏者行 tTG-IgG 检测)超过正常值上限 10 倍。

（3）第 2 份血样 EMA-IgA 血清学阳性。

（4）对去麸质饮食有明确临床应答,即 tTG-

IgA 滴度恢复正常且症状缓解,则可确诊 CD。

四、鉴别诊断

(一) 小麦过敏

由 IgE、非 IgE 或两者混合介导,治疗仅需回避小麦,预后相对较好,大多数儿童在 12 岁之前已不再过敏。

(二) 非乳糜泻性麸质敏感

非乳糜泻性麸质敏感是一种综合征,即没有小麦过敏、乳糜泻的血清学及组织学证据的患者在摄入麸质后出现症状性反应,其发病机制尚不明确。最常见的胃肠道表现有腹痛、腹胀、腹泻,但一些患者会合并肠外表现如疲劳、头痛、关节或肌肉疼痛、体重下降、贫血、皮炎和行为障碍等。本病通常在摄入麸质后数小时或数日内发病,在去麸质后数小时或几天内改善或消失,并在重新引入麸质后复发。治疗上需采用无麸质饮食,但由于缺乏有关麸质剂量相关的知识以及病情的持久性或暂时性,因此需要定期重新引入麸质。

(三) 其他疾病

其他需要鉴别的疾病包括引起小肠黏膜类似 CD 病理改变疾病,如免疫缺陷病、感染性疾病、自身炎症性疾病及营养不良等。

五、治疗

对于所有确诊 CD 的儿童,均推荐采取无麸质饮食治疗。此外,对于通过皮肤活检确诊为疱疹样皮炎的患者,无论有没有相关的小肠黏膜病变,均推荐采用无麸质饮食。

(一) 无麸质饮食治疗

CD 治疗的基础是终生坚持无麸质饮食,避免摄入所有含小麦、黑麦和大麦的食物以及任何含麸质的食物。尽管大多数 CD 患者能够耐受纯燕麦,但是燕麦的耐受度因人而异且与摄入量有关,并且燕麦在收获和碾磨过程中通常被麸质污染。严格无麸质饮食能够减轻 CD 患者的症状,恢复正常的生长发育,降低消化道恶性肿瘤及其他长期不良健康风险。然而,无麸质饮食治疗费用昂贵,给患者的生活造成巨大负担,可以通过膳食咨询采取相应策略来减小相应的负担;其次,无麸质饮食的膳食纤维含量较低,脂肪和蛋白质含量较高,可能导致便秘,可添加膳食纤维如车前子或菊粉改善便秘症状;最后,CD 患者可能合并营养不良、

缺铁性贫血、维生素 D 缺乏、骨质减少、骨质疏松等,应该持续监测患儿生长发育及营养情况等(如血清铁、叶酸、维生素 D 等脂溶性维生素水平),并及时治疗纠正。

(二) 非饮食治疗

近年来,随着对 CD 发病机制的不断深入研究,一些学者希望通过抑制免疫反应来控制 CD 的病程,提供了许多新的靶向治疗方案,包括诱导调节性 T 细胞应答的的疫苗,阻断麦胶蛋白结合 HLA-DQ2 基因,改善肠屏障功能,阻断 IL-15 的单克隆抗体等。未来的研究需要进一步确定这些药物的安全性和有效性。

六、疗效评估

患者对无麸质饮食治疗的反应速度存在差异,大约 70% 的患者在 2 周内出现明显的临床改善。症状的改善速度一般快于抗体水平或组织学改善。建议每年进行 1 次或半年 1 次的临床和饮食依从性评估以及血清学检测,并且定期随访患儿的营养和生长发育情况。随访中血清抗体检测呈阳性通常表明饮食依从性差和持续的小肠黏膜损害。然而,在无麸质饮食中检测乳糜泻抗体阴性并不总是意味着组织学上的充分恢复,需不需要重复黏膜活检由医生和患者(包括家属)共同商定。

(一) 乳糜泻特异性抗体检测

随访过程中可检测乳糜泻特异性抗体水平,以监测患者对无麸质饮食的反应。采取无麸质饮食后抗体水平会下降,但可能在长达 2 年里持续异常,这可能与所用的检测方法和抗体水平的基线升高程度而不同。抗体滴度下降是饮食依从性和疾病恢复的一个间接指标。一项病例系列研究显示,35% 的 CD 儿童在开始无麸质饮食后 6 个月内血清 tTG-IgA 转阴,55% 的儿童在 12 个月内转阴。如果在开始无麸质饮食后持续有症状或症状复发,应重复检测抗体。抗体水平显著升高可能表明患者有意或无意地摄入了麸质,提示应仔细检查患者的饮食。

(二) 营养和自身免疫性疾病监测

定期监测 CD 患者生长发育情况(身高、体重和 BMI)、全血细胞计数、血清铁、铁蛋白水平、促甲状腺激素(CD 患者随着年龄增长发生自身免疫性甲状腺炎的风险显著增加)、肝功能(CD 患者发生自身免疫性肝炎的风险升增加)、维生素 D 水平。

（三）重复十二指肠黏膜活检

是否需要对有临床改善的CD患者重复活检一直存在争议，尤其是有研究提示儿童CD患者的黏膜愈合率较低。对于确诊CD患者，不建议常规重复进行十二指肠黏膜活检。如果CD患者对无麸质饮食无应答，则建议重复内镜检查评估黏膜愈合情况。重复内镜检查的时间将根据症状、无麸质饮食依从性和抗体情况而异。如果不存在饮食依从性差或无意中摄入麸质的情况，则应考虑绒毛萎缩的其他原因。

七、预后

早期及时诊断并给予严格无麸质饮食，可明显改善患儿预后。CD患者预后良好，大部分不会出现进一步的并发症，能够有效促进肠黏膜愈合。因此，CD早期诊断至关重要，及时进行血清学检测，早期开始无麸质饮食。目前CD患儿以不典型症状者多见，指南推荐对怀疑CD相关症状者或高危人群进行积极筛查，尽早诊断，减少并发症，对改善疾病预后具有积极作用。

（吴捷，官德秀）

参 考 文 献

1. CIANFERONI A. Non-IgE mediated food allergy [J]. Curr Pediatr Rev,2020,16（2）:95-105.

2. TORDESILLAS L,BERIN MC. Mechanisms of oral tolerance [J]. Clin Rev Allergy Immunol,2018,55（2）: 107-117.

3. ANVARI S,MILLER J,YEH CY,et al. IgE-mediated food allergy [J]. Clin Rev Allergy Immunol. 2019,57（2）: 244-260.

4. LABROSSE R,GRAHAM F,CAUBET JC. Non-IgE-mediated gastrointestinal food allergies in children:An update [J]. Nutrients,2020,12（7）:2086.

5. NOWAK-WEGRZYN A,KATZ Y,MEHR SS,et al. Non-IgE-mediated gastrointestinal food allergy [J]. J Allergy Clin Immunol,2015,135（5）:1114-1124.

6. DEVONSHIRE AL,DURRANI S,ASSA'AD A. Non-IgE-mediated food allergy during infancy [J]. Curr Opin Allergy Clin Immunol,2020,20（3）:292-298.

7. WECHSLER JB,HIRANO I. Biological therapies for EOS inophilic gastrointestinal diseases [J]. J Allergy Clin Immunol,2018,142（1）:24-31.

8. IVKOVIĆ-JUREKOVIĆ I. Oral allergy syndrome in children [J]. Int Dent J,2015,65（3）:164-168.

9. BEDOLLA-BARAJAS M,KESTLER-GRAMAJO A, ALCALÁ-PADILLA G,et al. Prevalence of oral allergy

10. MULUK NB,CINGI C. Oral allergy syndrome [J]. Am J Rhinol Allergy,2018,32（1）:27-30.

11. CARLSON G,COOP C. Pollen food allergy syndrome （PFAS）:A review of current available literature [J].Ann Allergy Asthma Immunol,2019,123（4）:359-365.

12. BEDOLLA-BARAJAS M,BEDOLLA-PULIDO TR, MORALES-ROMERO J,et al. Oral Allergy Syndrome Associated with Jicama [J]. Med J Islam Repub Iran, 2022,36:26.

13. SAUNDERS S,PLATT MP. Oral allergy syndrome [J]. Curr Opin Otolaryngol Head Neck Surg,2015,23（3）: 230-234.

14. LUCENDO AJ,MOLINA-INFANTE J,ARIAS A,et al. Guidelines on eosinophilic esophagitis:evidence-based statements and recommendations for diagnosis and management in children and adults [J]. United European Gastroenterol J,2017,5（3）:335-358.

15. SOON IS,BUTZNER JD,KAPLAN GG,et al. Incidence and prevalence of eosinophilic esophagitis in children [J]. J Pediatr Gastroenterol Nutr,2013,57（1）:72-80.

16. MA X,XU Q,ZHENG Y,et al. Prevalence of esophageal eosinophilia and eosinophilic esophagitis in adults:a population-based endoscopic study in Shanghai,China[J]. Dig Dis Sci,2015,60（6）:1716-1723.

17. SHI YN,SUN SJ,XIONG LS,et al. Prevalence,clinical manifestations and endoscopic features of eosinophilic esophagitis:a pathological review in China [J]. J Dig Dis, 2012,13（6）:304-309.

18. FRANCIOSI JP,HOMMEL KA,DEBROSSE CW,et al.. Development of a validated patient-reported symptom metric for pediatric eosinophilic esophagitis:qualitative methods [J]. BMC Gastroenterol,2011,11:126.

19. MARTIN LJ,FRANCIOSI JP,COLLINS MH,et al. Pediatric eosinophilic esophagitis symptom scores（PEESS v2.0）identify histologic and molecular correlates of the key clinical features of disease [J]. J Allergy Clin Immunol, 2015,135（6）:1519-1528.

20. MOLINA-INFANTE J,ARIAS ÁNGEL,ALCEDO J,et al. Step-up empiric elimination diet for pediatric and adult eosinophilic esophagitis:the 2-4-6 study [J]. J Allergy Clin Immunol,2018,141:1365-1372.

21. DHAR A,HABOUBI HN,ATTWOOD SE,et al. British Society of Gastroenterology（BSG）and British Society of Paediatric Gastroenterology,Hepatology and Nutrition （BSPGHAN）joint consensus guidelines on the diagnosis and management of eosinophilic oesophagitis in children and adults [J]. Gut,2022,71（8）:1459-1487.

22. 中华医学会儿科学分会消化学组.食物过敏相关消化道疾病诊断与管理专家共识[J].中华儿科杂志,2017, 55（7）:487-492.

23. LITOSH VA,ROCHMAN M,RYMER JK,et al. Calpain-14

syndrome in children with allergic diseases [J].Allergol Immunopathol（Madr）,2017,45（2）:127-133.

and its association with eosinophilic esophagitis [J]. J Allergy Clin Immunol, 2017, 139 (6): 1762-1771.

24. LYLES JL, MARTIN LJ, SHODA T, et al. Very early onset eosinophilic esophagitis is common, responds to standard therapy, and demonstrates enrichment for CAPN14 genetic variants [J]. J Allergy Clin Immunol, 2021, 147 (1): 244-254.

25. DELLON ES, LIACOURAS CA, MOLINA-INFANTE J, et al. Updated International Consensus Diagnostic Criteria for Eosinophilic Esophagitis: Proceedings of the AGREE Conference [J]. Gastroenterology, 2018, 155 (4): 1022-1033.

26. 申昆玲. 儿童过敏性疾病规范化培训教程 [M]. 北京: 人民卫生出版社, 2021.

27. KINOSHITA Y, ISHIHARA S. Eosinophilic gastroenteritis: epidemiology, diagnosis, and treatment [J]. Curr Opin Allergy Clin Immunol, 2020, 20 (3): 311-315.

28. KINOSHITA Y, OOUCHI S, FUJISAWA T. Eosinophilic gastrointestinal diseases - Pathogenesis, diagnosis, and treatment [J]. Allergol Int, 2019, 68 (4): 420-429.

29. SUNKARA T, RAWLA P, YARLAGADDA KS, et al. Eosinophilic gastroenteritis: diagnosis and clinical perspectives [J]. Clin Exp Gastroenterol, 2019, 12: 239-253.

30. ABOU RACHED A, EL HAJJ W. Eosinophilic gastroent-eritis: Approach to diagnosis and management [J]. World J Gastrointest Pharmacol Ther, 2016, 7 (4): 513-523.

31. WECHSLER JB, HIRANO I. Biological therapies for eosinophilic gastrointestinal diseases [J]. J Allergy Clin Immunol, 2018, 142 (1): 24-31.

32. MENNINIA M, FIOCCHIA AG, CAFAROTTI A, et al. Food protein-induced allergic proctocolitis in infants: Literature review and proposal of a management protocol [J]. World Allergy Organ J, 2020, 13 (10): 100471.

33. 李小芹, 王菊平. 食物蛋白诱导的儿童过敏性直肠结肠炎研究进展 [J]. 中国实用儿科杂志, 2021, 36 (4): 257-261.

34. KATZ Y, GOLDBERG MR, RAJUAN N, et al. The prevalence and natural course of food protein-induced enterocolitis syndrome to cow's milk: a large-scale, prospective population-based study [J]. J Allergy Clin Immunol, 2011, 127 (3): 647-653.

35. SAM M, KATIE F, ELIZABETH H, et al. 食物蛋白诱导性小肠结肠炎综合征: 一项基于澳大利亚普通人群的研究, 2012-2014 [J]. 中华临床免疫和变态反应杂志, 2018, 12 (1): 99-106.

36. MARK F, LAWRENCE F, LAWRENCE B. Sleisenger and Fordtran's Gastrointestinal and Liver Disease [M]. 11 Ed.

June 9, 2020.

37. NOWAK-WEGRZYN A, CHEHADE M, GROETCH ME, et al. International consensus guidelines for the diagnosis and management of food protein-induced enterocolitis syndrome: Executive summary-Workgroup Report of the Adverse Reactions to Foods Committee, American Academy of Allergy, Asthma & Immunology [J]. J Allergy Clin Immunol, 2017, 139 (4): 1111-1126.

38. 李丽莎, 钱家鸣, 杨红. 食物蛋白诱导性小肠结肠炎综合征诊断和治疗国际共识指南 [J]. 中华临床免疫和变态反应杂志, 2018, 12 (1): 109-123.

39. 中华医学会儿科学分会消化学组. 食物过敏相关消化道疾病诊断与管理专家共识 [J]. 中华儿科杂志, 2017, 55 (7): 487-492.

40. 申昆玲. 儿童过敏性疾病规范化培训教程 [M]. 北京: 人民卫生出版社, 2021.

41. 江米足. 加强对儿童食物过敏相关胃肠道疾病的认识 [J]. 中国实用儿科杂志, 2021, 36 (4): 241-244.

42. LABROSSE R, GRAHAM F, CAUBET JC. Non-IgE-mediated gastrointestinal food allergies in children: An update [J]. Nutrients, 2020, 12 (7): 2086.

43. CALVANI M, ANANIA C, CUOMO B, et al. Non-IgE-or Mixed IgE/non-IgE-mediated gastrointestinal food allergies in the first years of life: Old and new tools for diagnosis [J]. Nutrients, 2021, 13 (1): 226.

44. ZHANG S, SICHERER S, BERIN MC, et al. Pathophysio-logy of non-IgE-mediated food allergy [J]. Immunotargets Ther, 2021, 10: 431-446.

45. DEVONSHIRE AL, DURRANI S, ASSA'AD A. Non-IgE-mediated food allergy during infancy [J]. Curr Opin Allergy Clin Immunol, 2020, 20 (3): 292-298.

46. PETERS RL, KRAWIEC M, KOPLIN JJ, et al. Update on food allergy [J]. Pediatr Allergy Immunol, 2021, 32 (4): 647-657.

47. SAVILAHTI E. Food-induced malabsorption syndromes [J]. J Pediatr Gastroenterol Nutr, 2000, 30: 61-66.

48. HUSBY S, KOLETZKO S, KORPONAY-SZABO I, et al. European Society Paediatric Gastroenterology, Hepatology and Nutrition guidelines for diagnosing coeliac disease 2020 [J]. J Pediatr Gastroenterol Nutr, 2020, 70 (1): 141-156.

49. HUSBY S, KOLETZKO S, KORPONAY-SZABO I, et al. European Society for Pediatric Gastroenterology, Hepatology, and Nutrition guidelines for the diagnosis of coeliac disease [J]. J Pediatr Gastroenterol Nutr, 2012, 54 (1): 136-160.

50. 耿岚岚, 林文浩. 儿童乳糜泻 [J]. 中国实用儿科杂志, 2021, 36 (4): 261-265.

第十六章

食物变态反应

第一节 概 论

在我国,随着国家工业现代化快速发展,食物变态反应(food allergy,FA)变得很常见,成为一个日益严重、影响成人和儿童健康的公共卫生问题,并且患病率还在逐年增加。由于FA的发病机制尚未明了,婴幼儿时期症状复杂多变,诊断经常与非食物变态反应混淆,如食物不耐受误诊为FA。此外,还涉及不同临床实践环境中FA诊断和管理的差异。目前FA缺乏有效治疗方法,主要是通过避免变应原或治疗症状来控制。

一、定义

(一) 食物不良反应

食物不良反应(adverse food reaction)指摄入食物或食物成分后引起任何异常的身体不良反应。根据不同的病理生理机制,食物不良反应又可分为有毒和无毒二类,前者称中毒反应,是由于食物中含某种有毒物质引起,如摄入不可食用的真菌(如蘑菇)、发芽的马铃薯等后中毒,严重者可危及生命。后者称无毒反应,通常具有个体易感性特点,这种类型的不良反应可分为食物不耐受和食物变态反应(图16-1-1)。

(二) 食物不耐受

食物不耐受(food intolerances)又称为食物非免疫介导不良反应(food non-immunologic adverse reactions),指由食物中小分子化学物质和具有生物活性成分引起异常的身体不良反应。常见两种类型:一是酶促功能障碍,如乳糖酶缺乏或活性低下引起的乳糖不耐受;二是药理学活性介质反应,如食物中含组胺或酪胺引起头痛、心跳过速、荨麻疹或血管神经性水肿等。食物不耐受大多与剂量相关,即相关食物的摄入量越大,症状越严重。

将食物特异性抗体IgG作为判断食物不耐受

的指标,从基础到临床缺乏科学证据,因此,食物特异性IgG检测缺乏明确的临床意义。欧洲过敏和临床免疫学会(EAACI)和美国变态反应、哮喘和免疫学会(AAAAI)的立场文件声明:食物特异性IgG4不代表或即将发生食物过敏或不耐受,而是免疫系统在识别食物成分后的生理反应。

(三) 食物变态反应

FA又称为食物过敏,是由于暴露某种特定食物或食物成分后可重复发生特异性免疫反应所引起的不良健康影响。也可定义为由食物引起的对人体健康有害的免疫反应,这种反应在接触某种特定的食物时可重复发生。涉及特异性IgE(specific IgE,sIgE)介导、细胞介导机制(非IgE介导)或IgE和细胞介导机制(混合IgE和非IgE介导)几种类型,其中,由IgE介导I型变态反应最常见,可通过测量IgE介导的细胞和体内反应以及检测血清和体液中食物过敏原sIgE来识别IgE相关FA患者。而非IgE机制介导的变态反应由于发病机制尚未明了,目前尚缺乏可靠的生物标志物用于明确免疫反应类型和诊断。

(四) 食物变应原

食物变应原(food allergens)是指食物中可被变应原特异性免疫细胞识别,引发特异性免疫反应,出现特征性症状的特定组分或成分。引起变态反应的食物随处可见(约170种),包括天然和生食成分、加工食品、半加工食品、食品添加剂和补充剂。大部分食物变应原是蛋白质组分,可分为两种类型:一类是动物或植物糖蛋白,分子质量10~70kD,可溶于水,对胃酸、消化酶和热稳定,如牛奶中的酪蛋白和乳清蛋白、鸡蛋中的卵蛋白和类卵蛋白等;另一类是花粉同源蛋白(气溶胶形式),对热和消化酶不稳定,如生食苹果、胡萝卜和芹菜时引起变态反应。这是由于吸入花粉导致口咽黏膜致敏产生sIgE,一旦摄入上述与花粉同源

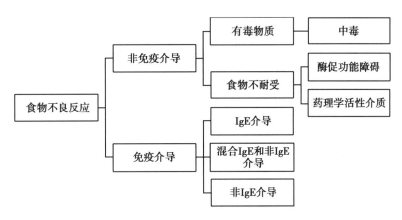

图 16-1-1　食物不良反应

蛋白的食物,引发对食物交叉变态反应。另外,当一种食物变应原与另一种食物变应原在结构或序列上有相似之处,也可引发交叉变态反应,如不同贝类和不同坚果之间,交叉反应是常见的。

(五)食物耐受

食物耐受(food tolerance)指进食包含食物蛋白的无害抗原后,机体对该抗原不再出现局部或全身免疫反应。见于个体生长发育过程中自然发生耐受,或接受治疗后不再出现临床症状。FA 耐受出现的时间与食物的种类相关,如牛奶、鸡蛋、小麦和大豆过敏多在儿童时期可脱敏,而花生、坚果、鱼和贝类仅很少人群可出现耐受。

二、IgE 和非 IgE 介导食物变态反应的区别

FA 最常见的症状和体征多表现在皮肤、胃肠道和呼吸系统,包括荨麻疹、血管性水肿、恶心、呕吐、胃痉挛、咳嗽等,少数为全身严重表现,如循环衰竭,由于症状和体征的严重程度不同,诊断 FA

具有一定挑战性。

IgE 介导的 FA 属于 I 型变态反应,发病机制基本明确,暴露某种特定过敏食物在几分钟到 1~2 小时发生强烈的炎症反应,此类过敏原 sIgE 抗体(皮肤点刺试验或血清 sIgE 检测)是诊断和评估食物过敏敏感性的关键指标。非 IgE 介导 FA 发病机制尚不明了,在进食后出现症状的时间不固定且较长,目前缺乏实验室辅助诊断指标,须通过膳食回避和口服激发试验来确诊,增加了早期识别和准确诊断的难度(表 16-1-1)。

三、流行病学

大量数据表明 FA 已成为许多国家儿童最常见的慢性非传染性疾病之一。由于研究方法的差异,包括采用不同的 FA 定义、不同种族和民族、地域、饮食暴露和不同年龄儿童等,FA 患病率差异很大,估计差异值波动在总人口的 1%~10%。在过去 20 年中,欧美国家 FA 患病率显著上升,学龄前儿童的患病率高达 10%。我国重庆地区儿童食

表 16-1-1　IgE 和非 IgE 介导的 FA 区别

临床特点	IgE 介导	非 IgE 介导
反应发作时间	即刻,<2 小时	延迟,>4~6 小时
反应对机体的影响	小(大多数)	较大
典型症状	荨麻疹	腹泻
	血管性水肿	拒食
	呕吐	发育停滞
	腹泻	胃食管反流
	口周皮疹、瘙痒	烦躁/腹胀
	全身变态反应	湿疹
诊断程序	由病史提供上述症状或体征或口服食物激发试验和 IgE 抗体阳性(皮肤点刺试验或血清特异性 IgE 检测)	居家食物回避后医院进行食物激发试验

物 FA 患病率从 3.5% 上升至 7.7%，呈现上升趋势。一项横断面研究显示，北京某城区 14 岁以下儿童 FA 患病率为 3.2%。国内一项多中心大样本研究显示，重庆、珠海、杭州 3 个城市 2 岁以下儿童 FA 检出率为 5.8%~7.3%。由于 FA 临床表现多样和多变，对疾病的主观感知差异的强烈心理影响而难以做出客观诊断，以及最后诊断程序的复杂性，很难做出准确的估计。超过三分之一的父母报告其子女发生 FA，但在婴幼儿期，客观诊断和可验证 FA 的患病率从 6%~10% 不等，而到成年期下降至 2%~5%。

几乎所有食物都可能引发变态反应，在婴幼儿期，约 90% 以上 FA 是由牛奶、鸡蛋、花生、小麦、大豆、坚果、贝类和鱼类等引起。因此，明确和评价上述各种食物 FA 患病率，采用口服食物激发试验（oral food challenges，OFC）可获得可靠的 FA 患病率数据。EuroPrevall 研究招募了来自欧洲 9 个国家的 12 049 名儿童，其中 9 336 名儿童随访至 2 岁，牛奶过敏总体患病率为 0.54%（95%CI 0.41%~0.70%），其中荷兰和英国患病率为 1%，立陶宛、德国和希腊发病率低于 0.3%。2 岁以下儿童鸡蛋过敏平均患病率为 1.23%，其中英国最高为 2.18%，希腊最低为 0.07%。HealthNuts 研究招募了澳大利亚 5 276 名 1 岁儿童，OFC 评估了花生、鸡蛋和芝麻 3 种食物，显示 FA 的患病率为 11%，其中花生 3%（95%CI 2.4%~3.8%）、鸡蛋 8.9%（95%CI 7.8%~10.0%）和芝麻 0.8%（95%CI 0.5%~1.1%）。在 4 岁的随访分析结果，FA 患病率为 3.8%，花生、鸡蛋以及芝麻过敏的患病率分别等于 1.9%（95%CI 1.6%~2.3%）、1.2%（95%CI 0.9%~1.6%）和 0.4%（95%CI 0.3%~0.6%）。一项关于鱼类和贝类过敏患病率的系统评价纳入了 61 项研究，结果显示，鱼类过敏率为 0~7%，贝类过敏率为 0~10.3%。

Umasunthar 等对北美、欧洲、澳大利亚、巴西和以色列等 13 项研究做系统评价和荟萃分析，以确定致命性 FA 的发生率。结果是致命性 FA 的发生率为 1.81（95%CI 0.94%~3.45%）/ 百万人年（假设美国 FA 的总体患病率为 3%，每年约 25 例死亡），其中，0~19 岁儿童为 3.25/ 百万人年（95%CI 1.73%~6.10%），花生过敏患者为 2.13/ 百万人年（95%CI 1.09%~4.16%）。结论是，0~19 岁儿童致命性 FA 的发生率比一般人群意外死亡发生率低 10 倍以上。牛奶、鸡蛋、榛子、花生、猕猴桃和其他坚果是最常见的 FA 触发因素。Grabenhrich 等对欧洲

过敏反应中心登记的 1 291 例 FA 进行分析，报道认为大多数 FA 发生在家中（46%），三分之一儿童既往有明确 FA 病史。临床表现为：出现皮肤症状为 92%，包括荨麻疹（62%）、血管性水肿（53%）、瘙痒（37%）和面色潮红（29%）；出现胃肠道症状为 45%，包括呕吐（27%）、腹痛（16%）和恶心（15%）。花生和牛奶是最常见的诱发因素。26 名儿童（1.3%）发生严重危及生命的反应，其中 5 名儿童死亡。

FA 患病率与年龄有较高相关性，婴幼儿患病率更高。很多儿童随着年龄增长出现食物耐受，但仍有一部分儿童处于持续过敏状态，持续过敏更易发生在那些对花生、坚果、鱼和贝类过敏的患儿。

（武庆斌）

第二节　发病机制

阐明 FA 的发病机制和病理过程，对于 FA 的诊断和临床评估以及制定短期和长期缓解策略至关重要。

一、风险因素

FA 的发生受到遗传、环境和基因组 - 环境相互作用的影响。

（一）遗传和表观遗传风险因素

变态反应性疾病患病率的上升速度比基因序列变化所能解释的要快，主要是由于环境因素造成的。主要发生在既有遗传倾向又暴露于过敏性环境中的易感人群，以及通过可遗传的表观遗传机制的高危人群。环境暴露，包括生活方式和饮食，与具有改变疾病风险的遗传倾向相互作用。例如，C-159 T 多态性对分化 14（CD14）基因簇的影响可能取决于环境微生物的刺激，携带 TT 基因型的个体通过对狗的暴露，表现出对保护湿疹的作用增加。因此，遗传易感可能导致免疫系统失调，并且在特定环境因素的背景下，导致的 FA。但迄今为止，在不同人群中，有关 FA 与特定基因位点之间关系的研究无法提供确凿和一致发现。

表观遗传学（epigenetics）的概念是指基因组相关功能上的改变而并不涉及核苷酸序列的变化。表观基因组调节基因表达很大程度上是在子宫内建立与变态反应性疾病的早期生命起源相关。与相对稳定的脱氧核糖核酸（DNA）序列不同，表观基因组可以在整个生命周期中发生改变，但在生命早期对环境因素特别敏感。通常认为遗

传危险因素与环境因素相互作用,包括维生素D、吸烟、空气污染和微生物暴露。有证据表明这些环境因素与变态反应性疾病有关。FA致病因素(如饮食和食物补充剂)与遗传风险因素(如丝聚蛋白突变)之间的关系就是例证。

(二)环境风险因素

不同发育阶段,如产前、婴幼儿期、小学期、青春期、成年期和老年期,发生FA风险决定因素不同。在产前和出生后的第一年,胎儿和婴儿的肠道要经历黏膜免疫发育和大量微生物群定植的变化。这一关键时期为婴儿准备开始食用固体食物提供了影响健康的机会窗口期。这一时期成为发生FA危险因素最受关注阶段。目前,有关发生FA的产前和产后环境风险因素的假说:①微生物暴露假说;②避免过敏原假说;③双重过敏原暴露假说;④营养免疫调节假说等。

1. 微生物暴露假说　越来越多的证据表明,宿主微生物组与免疫系统之间的相互作用对免疫调节和口服耐受的发展至关重要。出生后微生物的暴露可促进黏膜免疫系统的成熟。肠道菌群的组成和暴露时间,以及它们在疾病发展或预防中的作用可以对食物过敏发生做出解释。微生物假说提出,减少儿童早期接触微生物及其产物可能阻碍早期免疫调节反应的正常发育,使得免疫系统更容易对无害抗原产生不适当的反应,从而导致"变态反应性"疾病的发生。

全面的微生物假说包括两个不同的概念——"卫生假说"和"老朋友假说"。卫生假说是由David Strachan于1989年提出具有里程碑意义的学说,通过描述家庭中兄弟姐妹越多,对发生变应性鼻炎风险具有保护作用。这个现象与共同接触常见的儿童期感染有关,这些感染通过与年长兄弟姐妹直接接触或母亲在产前与年长子女接触而获得。并且通过食物激发证实,对FA以及各种食物致敏和过敏具有同胞保护效应的结局。这一发现很有趣且可重复,但这种现象背后的机制尚不清楚。

导致微生物暴露假说的主要环境因素包括分娩方式、喂养方式、抗生素和其他药物使用(例如质子泵抑制剂和非类固醇类抗炎药)、宠物/动物的暴露和免疫接种等。母乳喂养与微生物群的组成和婴儿免疫发育有关。因此,认为FA风险与母乳喂养关联的机制是通过微生物组调节介导实现的,但迄今为止,母乳喂养与FA关联的研究数据尚无定论,有待今后深入研究。

2. 过敏原回避假说　过敏原回避假说是基于在免疫系统发育的早期,回避常见食物过敏原可预防FA的发作。

(1)妊娠期或哺乳期间,母亲饮食接触抗原:胎儿编程假说的观点认为,母亲饮食对儿童健康有长期影响。在怀孕前或怀孕期间,食用特定致敏食物可能影响胎儿宫内免疫系统发育,在某个特定幼年暴露,在生命过程后期可能出现FA。至目前为止,不同过敏性食物研究的结果结论出现差异。两项前瞻性队列研究的结果(共9 482对母子)表明,通过食物频率问卷测量,怀孕前或怀孕期间食用过敏性食物(例如花生)与降低儿童FA的风险有关。HealthNuts研究评估怀孕和哺乳期间,回避过敏原以及激发试验,证明鸡蛋过敏的风险关联度极低。另一项高质量系统评价报道,涉及特应性妇女在怀孕和/或哺乳期间食物回避,后代出现鸡蛋和牛奶致敏。de Silva等另一项系统评价7项有关母亲饮食的高质量研究,结论是,无足够证据提出建议改变孕妇或哺乳期妇女的饮食或补充剂,来预防正常或高危婴儿的FA。

(2)母乳喂养:评估母乳喂养与FA风险之间任何潜在关联的证据尚不清楚。有关母乳喂养有保护作用的观察性研究,系统分析显示相互矛盾的结果。大多数系统评价未能发现母乳喂养对食物致敏或过敏明确的有益影响。由于伦理上无法将人群随机分配到母乳喂养的替代方案,母乳的成分从初乳到哺乳后期以及全天都在变化,并且因母亲而异,因此,对母乳喂养在变态反应性疾病中的作用研究的很容易出现混杂偏倚,母乳喂养对FA有保护作用的证据有限,强有力的证据不太可能出现。

3. 双重过敏原暴露　"双重过敏原暴露"假说提出,环境中食物变应原可通过受损的皮肤屏障被吸收,如湿疹或存在丝聚蛋白(filaggrin,FLG)突变导致其功能丧失,此时,低剂量变应原皮肤暴露即可发生FA。在婴儿早期,在皮肤致敏之前,通过食用致敏食物,口服暴露于这些变应原,可导致持久的口服耐受,并防止致敏和变态反应的发展。研究表明,在动物模型中,通过胸腺基质淋巴生成素(thymic stromal lymphopoietin,TSLP),可激活皮肤的先天免疫通路,以及嗜碱性粒细胞的激活可继发皮肤致敏,导致在FA的发展中发挥关键作用。一项人体研究表明,花生变应原可在家庭环境中发现,更多暴露于花生抗原环境可增加丝聚蛋白突变致其功能丧失或特应性皮炎儿童患花生变态反应的风险增加。

发生 FA 两个步骤中的第二个因素是口腔过敏原暴露的延迟。大量证据表明,6 个月前纯母乳喂养,延迟固体食物引入,不能减少或预防 FA。LEAP 研究结果表明,早期引入花生(4~11 个月)具有保护作用,可预防高危婴儿花生过敏。推迟入鸡蛋、牛奶和小麦的引入,对降低这些 FA 的风险无任何益处。有关早期引入其他过敏性食物是否可影响 FA 的发生,需要开展更多的研究来评估。

4. 营养免疫调节假说 免疫系统的正常运作对健康至关重要,饮食是调节免疫能力的主要和常见的外源性因素。因此,营养学研究的重点是食物或特定食物成分在增强免疫系统对挑战的反应方面的作用,从而改善健康和降低疾病风险。

维生素 D 被认为是免疫反应的重要调节因子,但维生素 D 在关键发育窗口(子宫期、婴儿期和幼儿期)FA 发展中的作用的证据数量有限。

已知 Omega-3 脂肪酸具有抗炎和免疫调节剂特性,目前证据不支持增加母亲 omega-3 摄入量与儿童 FA 的保护作用之间的关联。

叶酸是一种膳食甲基供体,可以通过表观遗传机制影响免疫功能并改变基因表达。目前缺乏评估叶酸与发生 FA 或预防之间的因果关系证据。

二、IgE 介导的食物变态反应发病机制

(一) 口服耐受

对食物抗原的正常反应是口服耐受,可定义为主动抑制抗原特异性诱导的胃肠道免疫反应。固有层 CX_3CR1^+ 细胞(可能是巨噬细胞)伸出树突通过肠上皮捕获肠腔抗原样本,然后透过缝隙连接将抗原转移至 $CD103^+$ 树突细胞(DC),开启了口服耐受进程。

DC 携带抗原并迁移至肠系膜淋巴结,$CD103^+$ DC 表达转化生长因子-β(transforming growth factor-β,TGF-β)和视黄酸,诱导初始 T 细胞分化为调节性 T 细胞(Treg)。几种类型的 Treg 细胞(如静止、效应和记忆)与黏膜耐受性相关,包括诱导叉头框 $P3^+$(forkhead box P3+,$FOXP3^+$)Treg 细胞、分泌 IL-10 的 Tr1 细胞和分泌 TGF-β 的 T 辅助 3(Th3)细胞。视黄酸还可诱导 Treg 细胞表达肠道归巢标记物 CCR9 和整合素 α4β7,引起肠道归巢标记的抗原特异性 Treg 细胞从淋巴结迁移到固有层,在固有层由 $CX3CR1^+$ 巨噬细胞分泌 IL-10 致 Treg 细

胞扩增发挥抑制免疫反应作用。口服耐受食物抗原需要 Treg 细胞参与,已证明将 $Foxp3^+$ Treg 清除导致口服耐受丧失。此外,Foxp3 位点(转录因子)对 Treg 的发育至关重要,如 Foxp3 位点的突变可导致严重的食物过敏。

增加抗原传递到 $CD103^+$DC 的因素有利于诱导 Treg 细胞,如在肠上皮形成杯状细胞相关抗原通道(goblet cell-associated antigen passages,GAP),专门将抗原传递到 $CD103^+$ $CXC3CR1^-$DC。杯状细胞产生黏液蛋白增加 GAP 的频率,从而增强了抗原递送。此外,具有调控表型的高糖基化粘蛋白 MUC2 印迹 $CD103^+$ DC 通过诱导 TGF-β、视黄醛脱氢酶(RALDH)、IL-10 的表达,以及抑制炎症细胞因子,促进口服耐受性。肠道巨噬细胞感知的微生物信号也调节 $CD103^+$ DCs 表型。针对这些微生物信号,巨噬细胞诱导先天淋巴样细胞(innate lymphoid cell,ILC)3 产生粒细胞-巨噬细胞集落刺激因子(granulocyte-macrophage colony-stimulating factor,GM-CSF),作用于 DC 和巨噬细胞,促进 Treg 细胞的积累和肠道内稳态,维持对食物抗原和肠道共生菌的免疫耐受。

(二) 致敏

DC 介导的对食物抗原耐受可以通过炎症刺激重新编程,从而引起由 Th2 细胞以及其他细胞类型介导的食物过敏免疫反应。

在发生 FA 的过程中,对膳食蛋白质正常口服耐受反应发生改变,T 细胞对以产生 IL-4 为特征的 Th2 表型反应发生偏差。产生 IL-4 是 B 细胞类转换和抗原 sIgE 合成所必需的。尽管 IL-4 通常与 Th2 反应相关,但 T 滤泡辅助细胞(T follicular helper cells,Tfh)也产生 IL-4。Tfh 是生发中心发育和功能发育所必需的,并可诱导 B 细胞类转换。一项使用呼吸道暴露花生过敏模型的研究表明,定义为 $ST2^-$ $CXCR5^+$ 的 Tfh,是 IgE 抗体产生和花生过敏变态反应所必需的。相比之下,皮肤暴露于粗制花生提取物的模型显示,引流淋巴结中未诱导出 $CXCR5^+$ $ICOS^+$ Tfh。因此,Tfh 在发生 FA 过程中的作用有待进一步阐明。

在小鼠模型中,通过口服途径对抗原的默认反应是免疫耐受。因此,要在小鼠模型中模拟 FA 致敏,使用佐剂打破口服耐受反应。这些佐剂可促进 DC 成熟、TH2 偏斜和产生 IgE。霍乱毒素(cholera toxin,CT)广泛应用于通过口服途径对抗原增敏的佐剂。口服 CT 诱导 $CD103^+$CD 迁移增

加以及 OX40L 上调,从而介导初始 T 细胞 Th2 偏斜。研究发现,CD 中 OX40L 的上调,肠上皮细胞对 CT 的反应依赖于产生 IL-33,而与 IL-25 和胸腺基质淋巴生成素(thymic stromal lymphopoietin,TSLP)无关。此外,在花生和 CT 的作用下,嗜酸性粒细胞也可通过释放嗜酸性粒细胞特异性颗粒蛋白(eosinophil-specific granule protein,EPO)促进 DC 的活化和迁移。EPO 作为一种佐剂,诱导 CD103+ DC 成熟,促进变态反应性致敏。尿酸,细胞损伤后释放的一种警报素,在摄入抗原和 CT 后升高,并表现出辅助活性。在 CT 存在下,对食物抗原诱导的 Th2 反应与胃肠道中抗原特异性 Treg 细胞抑制相关(图 16-2-1)。

CT 致敏广泛使用在动物实验,但与人类发生过敏性致敏相关性不高。相比之下,使用葡萄球菌肠毒素 B(staphylococcal enterotoxin B,SEB)作为佐剂可能与食物变应原致敏相关性大。SEB 是由金黄色葡萄球菌产生的一种毒素,90% 的特应性皮炎患者均可检出这种毒素。口服 SEB 可促进肠道 DC 成熟,增强 TIM-4 的表达,这是体内诱导 Th2 极化所必需的。通过 SEB 使小鼠对卵白蛋白(ovalbumin,OVA)致敏,在体外经抗原刺激的脾细胞 TGF-β 表达水平降低,提示与 CT 相似,SEB 介导口服耐受抑制是通过损害 Treg 细胞的诱导。

推测致敏的大致过程如下:肠道、皮肤或气道的上皮损伤或炎症,如毒素暴露或创伤,允许抗原进入,并促进上皮产生 IL-25、IL-33 和 TSLP。这些介质可"设置"免疫系统向 Th2 细胞反应偏斜,因此皮肤是食物变应原致敏的常见部位。尤其是,TSLP 可促进 DC 分化为 Th2 细胞表型。例如,OX40L 在 CD 上调,促进原生 CD4+ T 细胞 Th2 细胞的分化。上皮细胞分泌 IL-25 也有助于 ILC2 群体的扩增,ILC2 与 Th2 细胞共同分泌细胞因子,促进 Th2 细胞介导的免疫反应,包括组织嗜酸性粒细胞聚集和 B 细胞的 IgE 类转换。TH9 细胞通过增加组织肥大细胞的聚集也有助于过敏性免疫反应(变态反应),IL-4 介导的信号通路可能将 Treg 细胞转化为 Th2 细胞。研究证实,牛奶过敏儿童外周血单个核细胞使用牛奶重新刺激,可通过牛奶特异性 Treg 增加 IL-4 和 IL-13 的表达,表明人类 FA 存在 Treg 向 Th2 的重编程。所有这些细胞因子通过自分泌循环,导致肠道肥大细胞池增加。

值得重视的是,皮肤受损或肠道屏障功能障碍都可能导致 FA 发生。尤其是肠道黏膜对食物抗原正常的耐受反应,可通过皮肤接触食物变应原,从而促进变态反应性致敏。皮肤 DC 可以由炎症细胞因子诱导,促进变态反应性性 Th2 免疫反应,而非对抗原的耐受。皮肤 Th2 细胞也被皮肤 DC 诱导表达肠道归巢受体。丝聚蛋白是皮肤屏障完整性的必需蛋白质,丝聚蛋白的突变导致皮肤屏障缺陷,易导致 FA 的发生。因此,屏障功能缺陷可促进对食物抗原变态反应性致敏。

(三) 变态反应或致敏

食物变应原致敏的结果是 Th2 细胞产生一组

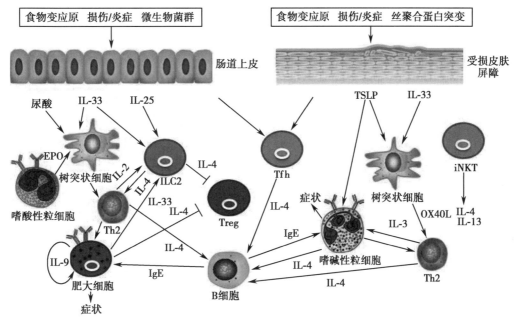

图 16-2-1　食物过敏原过敏性致敏机制

大量的 IL-4、IL-5、IL-10 和 IL-13,并诱导 B 细胞分化为产生 IgE 的浆细胞。抗原 sIgE 抗体锚定在组织肥大细胞和循环嗜碱性粒细胞上的高亲和力受体 FcεR I,这些细胞含有血管活性物质和变态反应介质,如组胺和蛋白酶。此后,这些细胞变得异常敏感,一旦再次与变应原接触,被激活并脱颗粒,迅速在组织和血流中释放变态反应介质。这是变态反应的诱发阶段也是构成各种临床表现的基础(早期反应阶段)。效应细胞脱颗粒后,其他免疫介质也"重新"产生,包括血小板激活因子(platelet activation factor,PAF)、白三烯和 IL-4、IL-5 和 IL-13 等细胞因子,它们共同导致过敏性炎症。其他免疫介质的重新产生也发生,包括 PAF、白三烯和细胞因子,如白细胞介素(IL)-4、IL-5 和 IL-13,共同参与过敏性炎症(见图 16-2-1)。

与迟发型细胞超敏反应不同,除这种速发反应外,还有 IgE 介导的迟发型变态反应。在早期反应阶段,组织中释放几种趋化介质吸引其他炎症效应细胞,这些炎症效应细胞通过产生更多的炎症介质来激活和使炎症慢性化。

尽管过敏性炎症的早期和后期密切相关,但所其涉及的信号通路和介质不同,对应不同的解剖学-临床表现。早期症状本质上是功能性、急性和迅速可逆的,而在后期,可逆性很慢。早期阶段主要涉及肥大细胞释放的组胺和 PAF,受 Treg 控制。如果变应原进入血流,嗜碱性粒细胞和中性粒细胞可介导其他活化途径。特异性炎症细胞因子,包括 TNF-α 和 Th2 细胞因子,如 IL-9、IL-31 和 IL-33 是后期组织炎症的基础。

如果变应原全身播散,还可能发生组胺和 PAF 诱导的症状,影响胃肠道系统以外的器官,包括皮肤(荨麻疹)和肺(哮喘)。血清素或 5-羟基色胺和 PAF 在急性胃肠道表现(如腹泻)中起重要作用。全身播散的变应原不仅与肥大细胞发生反应,还与循环中致敏的嗜碱性粒细胞发生反应,引起严重危及生命的全身反应,其特征是多器官和系统受累、低血压和休克。

最后,反复多次暴露食物变应原后,过敏性炎症持续存在,组织中的肥大细胞增加,是持续胃肠道表现的基础。

三、非 IgE 介导的食物变态反应发病机制

非 IgE 介导食物变态反应主要影响胃肠道,包括食物蛋白诱导的小肠结肠炎综合征(FPIES)、食物蛋白诱导的过敏性直肠结肠炎(FPIAP)、食物蛋白诱导的肠病(FPE)等,其发病机制仍不明确。由于循环 sIgE 的缺乏,过去人们一直认为非 IgE 介导食物变态反应主要是由细胞免疫介导的,但近年来研究发现非 IgE 介导食物变态反应和 IgE 介导食物变态反应具有相似的细胞免疫机制。研究发现非 IgE 介导食物变态反应患者的抗原特异性 T 淋巴细胞主要倾向于产生 Th2 型细胞因子,而产生 Th1 型细胞因子和 Th17 型细胞因子变化不大,这与 IgE 介导食物过敏相似。

由于食物特异性 T 细胞过度分泌 TNF-α 以及 TGF-β 和 IL-10 水平不足会导致上皮屏障破坏,使抗原更容易进入黏膜下层,从而激活抗原特异性淋巴细胞。已发现 IL-10 受体 1 在外周血 CD4⁺T 淋巴细胞和 CD8⁺T 淋巴细胞表面表达减少可能与非 IgE 介导的食物变态反应的发病有关,在针对 FPIAP 患者的肠黏膜免疫组织化学染色研究中也发现 TGF-β 及其受体的表达降低,而针对已缓解的牛奶蛋白-FPIES 患儿的研究则发现 TGF-β 和 IL-10 水平明显更高,表明 TGF-β 和 IL-10 的表达增加可能与这些患者的耐受性形成有关。

非 IgE 介导食物变态反应患者体内存在 Th2 型免疫反应的激活,但该类患者的体液免疫反应通常较弱,循环中缺乏可检测的 IgE 抗体,这可能是由于 B 淋巴细胞反应低下,产生 IgE 抗体的能力不足,也可能是 T 淋巴细胞与 B 淋巴细胞的某些相互作用被阻断的结果。非 IgE 介导食物变态反应中细胞免疫与体液免疫之间的相互作用还需进一步研究。

近年来固有免疫系统(包括固有免疫细胞和固有免疫分子)在非 IgE 介导食物变态反应中的全面激活已被广泛关注,但固有免疫细胞如何做到对特异性食物抗原的加工和识别目前仍不清楚,有待进一步研究。

(武庆斌)

第三节　诊　断

一、食物变态反应的分类

(一)IgE 介导的食物过敏

食物暴露后快速出现反应,常引起急性荨麻疹、血管性水肿、接触性荨麻疹、严重过敏反应、食

物依赖运动诱发的严重过敏反应(food-dependent exercise-induced anaphylaxis,FDEIA)、花粉-食物变态反应综合征(pollen-food allergy syndrome)、过敏性鼻结膜炎、哮喘、速发性胃肠道变态反应等。发病机制明确,为Ⅰ型变态反应(表16-3-1,表16-3-2)。

（二）非 IgE 介导的食物变态反应

一般进食后出现反应相对晚,多为胃肠道症状。常见的有 FPIES、FPIP 等。发病机制不完全明确,非Ⅰ型变态反应(表16-3-2)。

（三）混合介导的食物过敏

兼有以上 2 种类型 FA 的发病机制,常见有特应性皮炎、嗜酸细胞性食管炎、嗜酸细胞性胃肠炎等(表16-3-3)。

表 16-3-1　IgE 介导的 FA 和临床表现

疾病名称	临床特点	常见过敏食物
速发 IgE 介导的变态反应(暴露后几分钟内至 2 小时内出现症状)	皮肤:风团、弥漫性瘙痒、面部潮红、血管性水肿胃肠道:口腔瘙痒、恶心、呕吐、腹痛、腹泻 上呼吸道:打喷嚏、鼻漏、充血、鼻痒和/或眼痒、结膜充血、流泪、喉梗阻 下呼吸道:呼吸困难、胸闷、咳嗽、喘息 循环系统:心动过速、低血压、头晕、晕厥、尿失禁 严重过敏反应:快速进展,多系统受累,呼吸或心血管损害会导致休克和死亡	任何食物 婴幼儿期在世界各地区最常见致敏食物均为牛奶、鸡蛋;在北美及欧洲国家为花生、坚果、贝类、鱼;在亚洲,如日本、中国、韩国等国家,小麦和荞麦更为常见
阿尔法-半乳糖 IgE 介导的速发变态反应	症状与上述相同,但延迟 4~6 小时	哺乳动物肉类(牛肉、猪肉、羊肉、鹿肉等)。一些患儿对哺乳动物的奶和明胶也有反应
食物依赖运动诱发的严重变态反应	症状与上述相同,但食物只有在患儿进食后 4h 内运动才会引发过敏反应	小麦、贝类、坚果、芹菜
花粉-食物变态反应综合征	口腔瘙痒或轻微肿胀,5% 进展为全身过敏反应	生水果、蔬菜、坚果或某些香料。煮熟的以上食物可以耐受

表 16-3-2　非 IgE 介导的 FA 和临床表现

疾病名称	临床特点	常见过敏食物
食物蛋白诱导的过敏性直肠结肠炎	出生后 2~8 周内大便含血/黏液,排气、腹痛、排便频率增加。除此之外,婴儿是健康的,发育正常	母乳喂养儿母亲摄取牛奶、大豆和/或鸡蛋;配方奶喂养
食物蛋白诱导的小肠结肠炎综合征	进食 4 小时后严重喷射性呕吐,导致低血容量性休克、苍白、嗜睡、体温过低、酸血症、高铁血红蛋白血症、贫血和左移型白细胞增多。结果常被误认为是败血症。通常在摄入 10 小时后腹泻	3 月龄:牛奶、大豆;4~7 月龄;大米、燕麦、家禽;大龄儿童:海鲜、鸡蛋;慢性:牛奶或大豆喂养的<6 个月婴儿。
食物蛋白诱导的肠病	婴儿早期发病,迁延性腹泻或脂肪泻、呕吐、发育不良,40% 出现贫血	牛奶、大豆、鸡蛋、小麦、大米、鸡肉和鱼
食物蛋白诱导的胃食管反流病	间歇性生长迟缓,喂养困难,疼痛,呕吐/反流	牛奶和大豆
乳糜泻	慢性腹泻、腹胀、腹痛吸收不良导致的慢性损害,包括生长问题和维生素缺乏;幼儿生长发育受限;典型的皮肤表现为疱疹样皮炎	麸质
食物引起的肺含铁血黄素沉着(Heineer 综合征)	患有慢性呼吸道症状的婴儿,肺部浸润,含铁巨噬细胞的含铁血黄素沉着,嗜酸性粒细胞增多,缺铁性贫血,发育不良	牛奶

表 16-3-3 混合介导（IgE 与非 IgE 介导联合作用）的 FA 和临床表现

疾病名称	临床特点	常见过敏食物
特应性皮炎	35% 的儿童出现中-重度皮疹	常见的食物过敏原,特别是鸡蛋、牛奶
嗜酸细胞性食管炎	症状包括进食障碍、反流症状、呕吐、吞咽困难和食物嵌塞	多种食物
嗜酸细胞性胃肠炎	不同的嗜酸性炎症部位/程度表现有所不同,可有腹水、体质下降、水肿、梗阻	多种食物

二、临床表现

FA 发病机制复杂,临床表现取决于免疫机制的类型,引起 FA 的症状和体征、涉及食物、摄入的量、食物制备方法(不耐热和耐热变应原)、所含变应原类型、暴露模式(伴随摄入药物或体育锻炼)、宿主特定因素(包括年龄、饮食习惯、致敏程度和类型以及是否存在其他变态反应性疾病)和是否存在任何伴随合并症(引起肠黏膜损伤的疾病可能是导致致敏和变态反应的条件)。可影响各种器官和系统,包括皮肤、胃肠道和呼吸系统,甚至累及心血管和神经系统,并且各种症状和体征相互交织,形成复杂的疾病场景。

暴露某种食物后数分钟至 2 小时内出现全身变态反应、血管性水肿、哮喘、荨麻疹等临床表现,强烈提示速发 IgE 介导的 FA。但 FPIES 是个例外,FPIES 是由非 IgE 介导的 FA,其特征是摄入可疑食物后 1~4 小时内出现反复呕吐,伴有嗜睡、苍白、低血压、腹泻和体温过低等症状,无 IgE-FA 典型的皮肤或呼吸道症状(表 16-3-1,表 16-3-2)。

某些触发因素,如运动、酒精和药物[抗酸剂和非甾体抗炎药(nonsteroidal anti-inflammatory drugs,NSAID)]、月经和感染等,可触发严重的 FA 临床表现。例如,患者在摄入致病食物后 2~4 小时内进行体育锻炼后触发荨麻疹或全身变态反应,称为 FDEIA。此类型 FA 在青少年和年轻女性中常见,其变应原是小麦,牛奶、大豆、芹菜和海鲜等。推测体育锻炼或其他触发因素可增加胃肠道对食物变应原的吸收,以及降低致敏个体肥大细胞和嗜碱性粒细胞脱颗粒的阈值有关。

α-半乳糖综合征是近年来确认的一种特殊类型的 FA,患者对红肉和其他哺乳动物制品发生变态反应。已经证实,哺乳动物组织中含有致敏变应原半乳糖-α-1,3-半乳糖触发引起 IgE 介导的免疫反应。与经典的速发反应相比表现出一定的延迟特征,摄入红肉后 3~6 小时出现荨麻疹、嘴唇、面部、舌头和咽喉或其他身体部位肿胀、腹痛、腹泻、恶心或呕吐和低血压等症状,严重者表现致命变态反应。

口腔过敏综合征(oral allergy syndrome,OAS)多见于成人和青少年,主要表现为口咽部症状,依赖于吸入和食物变应原的多重致敏和过敏,又称花粉-食物变态反应综合征。生苹果、花生、杏仁、榛子和其他蔷薇科水果通常与桦树过敏患者有关,香蕉、猕猴桃、瓜类是对豚草属类过敏患者的诱发食物,其中缘由是花粉 sIgE 与植物食物的同源蛋白发生交叉反应所致(表 16-3-1)。

三、诊断

目前,用于诊断 FA 的主要方法是临床病史、皮肤点刺试验(skin prick test,SPT)、血清食物 sIgE 检测、变应原组分解析诊断(component resolved diagnostics,CRD)、饮食回避或排除以及随后口服食物激发试验(oral food challenges,OFC)。

用于诊断 FA 的检测方法是基于发病机制基础上,SPT、sIgE 和 CRD 与 IgE 介导的 FA 相关,由于非 IgE 介导的 FA 发病机制不明了,尚无可靠的检测方法。因此,临床病史、饮食回避和随后的 OFC 在所有 FA 疾病诊断和评估中具有重要的价值。

(一)临床病史

全面详细的病史和体格检查可提供确定 FA 诊断的可能性,临床病史包括婴幼儿喂养史、寻找可能的诱发食物变应原、摄入和症状出现时间、症状严重程度、可重复性、危险因素、耐受食物的识别以及其他疾病合并过敏问题。病史和体格检查还可以识别潜在的触发因素,帮助确定诊断的可能性以及建议病理生理学是 IgE 还是非 IgE,有助于确定特定的检查选择。

重要的是,详细的病史可能有助于 FA 的鉴别诊断。例如,药物或昆虫叮咬引起的急性变态反应;某些触发因素,如环境刺激物、温度变化和感染引发特应性皮炎发作。与食物相关的慢性胃肠道症状的疾病,如胃食管反流或炎症性肠病等。与其他变态反应性疾病或非免疫介导与食物相关疾病的鉴别诊断,食物中毒或某种食物成分的药理作用与FA混淆。临床上常常将食物不耐误诊为FA,食物不耐受是非免疫系统介导,如乳糖不耐受症,其特征是胀气、腹胀和腹泻等症状,儿科患病率高,其误诊率高居不下。

（二）皮肤点刺实验

SPT可协助诊断IgE介导的FA,但仅凭测试结果不足于做出诊断。SPT可用于任何年龄组儿童,但婴儿和老年人反应性可能较低。阳性结果与附着在皮肤肥大细胞表面的sIgE抗体相关。SPT全身变态反应很少见,认为是安全的。但是在进行SPT操作过程中,仍然存在严重变态反应的风险,因此,需要专业的卫生保健人员来完成。需要注意可能影响SPT结果的变量,包括引入过敏原的设备、操作人员失误、非标准化提取物、记录和报告测试结果的方式、测试日期、患者年龄和性别、使用任何抗组胺药和测试的解剖部位(前臂与背部)。在某些情况下,如果缺乏某种相关过敏原提取物,建议使用新鲜食物提取物进行测试,如测试水果和蔬菜引起的花粉-食物变态反应综合征。假阴性结果(患儿摄入测试食物出现反应,SPT仍为阴性),则需要谨慎。由于SPT试剂和方法尚未

标准化,在以OFC为诊断标准的研究中,系统评价和荟萃分析确定了评估食物的敏感性和特异性,风团直径临界值为3mm(表16-3-4)时,敏感性较高,特异性较低。

SPT对诊断FA的阳性预测值较低,不能确认诊断,而是致敏状态。但阴性预测值较高,可排除90%的FA。研究表明,>3mm以上的风团直径与较高的临床反应可能性相关,并且随着SPT风团直径的增加而增加(表16-3-5)。预测值因研究而异,可能有多种原因,包括患者选择,食物激发方案,用于测试的试剂和报告方式等有关。

（三）血清食物特异性IgE

使用sIgE检测来识别IgE介导的食物过敏反应,但仅凭检测结果不足以做出诊断。通常以临床病史为指导选择检测。一项对SPT和sIgE敏感性和特异性评估的荟萃分析,结论是这两种检测均不具统计学优势。可以认为,SPT和sIgE检测并不总是相关的,但是这两项检测均有参考价值,如果临床需要,可以先做一项,然后再进行另一项检测。由于婴儿和老年人反应性较低,可能会出现病史高度提示FA,但实验室报告检测不到sIgE升高,在这种情况下,需要谨慎和额外评估。

临床上,将临界值设定为>0.35kU_A/L作为阳性预测值。U_A表示变应原-特异性单位(allergen-specific units),1单位≈2.4ng IgE。sIgE超过临界值水平提示FA(表16-3-5),例如,花生过敏患者,花生抗原的临界值sIgE水平为14kU_A/L。各

表 16-3-4　SPT 对选定食物的敏感性和特异性

类型	敏感性	特异性
牛奶	88%（95% *CI* 76%~94%）	68%（95% *CI* 56%~77%）
鸡蛋	92%（95% *CI* 80%~97%）	58%（95% *CI* 49%~67%）
小麦	73%（95% *CI* 56%~85%）	73%（95% *CI* 48%~89%）
大豆	55%（95% *CI* 33%~75%）	68%（95% *CI* 52%~80%）
花生	95%（95% *CI* 88%~98%）	61%（95% *CI* 47%~74%）

表 16-3-5　SPT 直径和 sIgE 水平的临界值对 OFC 阳性预测价值

食物	>95% 阳性预测值	
	SPT（mm）	sIgE（kU_A/L）
蛋清	≥7	≥7
牛奶	≥8	≥15
花生	≥8	≥14
鱼		≥20

种过敏性食物的敏感性和特异性见表 16-3-6。随着技术的发展，sIgE 检测的最低定量临界值降至 $0.1kU_A/L$。美国临床和实验室标准协会（CLSI）推荐，所有实验室应该将 IgE 检测方法的最低检测限定为临界值。

研究表明，sIgE 水平升高与临床变态反应风险增加相关，而变应原的类型，这些值也会有所不同。一些研究通过计算临界值水平，认为 95% 阳性预测值具有临床意义。但这些预测值因研究而异，在不同人群中存在很大差异。

（四）变应原组分解析诊断

变应原组分解析诊断（CRD），又称变应原组分 sIgE 检测，基本原理是使用天然或重组的单体变应原蛋白与血清 sIgE 结合所测得结果，来鉴定引起变态反应的特定组分，属于变应原分子检测，可提高变态反应诊断和预后的准确性。

每一种食物含数种种类和结构不同的蛋白质，均可能成为单体变应原，如牛奶中主要的两种组分是酪蛋白和乳清蛋白。其中酪蛋白（Bos d8）含有多种不同的结构，包括 αs1-（Bos d9）、αs2-（Bos d10）、β-（Bos d11）、κ-（Bos d12）和 γ-酪蛋白。乳清蛋白由 α-乳球蛋白（Bos d4）、β-乳球蛋白（Bos d5）、牛血清白蛋白（Bos d 6）、免疫球蛋白（Bos d7）和乳铁蛋白组成。其中，酪蛋白（Bos d8）、β-乳球蛋白（Bos d5）、α-乳球蛋白（Bos d4）是牛奶中最重要的变应原组分。其中，酪蛋白具有很强的热稳定性，是牛奶蛋白抗原性和致敏性最强的组分。鸡蛋清是鸡蛋中最重要的变应原来源，临床可以检测的最重要的变应原组分包括类卵黏蛋白（OVM，Gald1）、卵清蛋白（OVA，Gal d2）、卵转铁蛋白/伴清蛋白（Gal d3）和溶菌酶（Gal d4）。其中，OVM 被认为是蛋清中的主要变应原，对加热和蛋白酶的裂解都具有稳定性。因此，充分研究变应原分子的详细信息，对建立有效的诊断至关重要。

花生过敏在西方国家是重要的公共卫生问题，花生 CRD 的研究较为透彻。在已知的 13 种花生变应原组分中，有 5 种具有临床相关性，其中，花生种子贮藏蛋白 Ara h1、Ara h2 和 Ara h3 均是花生的主要变应原，尤其是 Ara h2，同临床症状相关性最高，其 sIgE 检测具有最佳的准确性，要优于使用花生提取物的皮肤点刺试验和 sIgE 检测，并可以大幅减少 OFC 的需求。以 sIgE 水平 $\geqslant 0.35kU_A/L$ 为阈值，Ara h2 与 OFC 的总体符合率可高达 97.5%，尤其是儿童，可完全符合。在桦树花粉暴露地区，对花生的致敏是由 Ara h8（花生中的桦树花粉相关蛋白）引起，则表现为非常轻度的局部症状。

对食物的 CRD 检测及其评价的文献逐年增多，包括小麦、腰果、牛奶、鸡蛋、虾、胡萝卜和芹菜等。如大豆蛋白 Gly m4 和 Gly m5 与大豆过敏诊断相关；ω-5 小麦麦胶蛋白是小麦过敏和小麦依赖运动诱发的过敏性休克（WDEIA）中最重要的小麦变应原组分；牛奶酪蛋白是最能区分持续性和一过性过敏的变应原组分；鸡蛋 OVM-sIgE 水平高于 $10.8kU_A/L$ 时，其对加热后的鸡蛋及生鸡蛋均有较高过敏风险；腰果 Ana o3 的致敏高度预测希腊儿童的腰果和开心果过敏。

总之，CRD 是一种新兴的测试方法，可有助于高效识别可引起症状的食物变应原，预测症状的严重程度，并评估未来出现症状的风险，亦可提示多重致敏及交叉反应的信息，还可用于优化 OFC，避免不必要的，或高危的激发试验，减少患者的风险，提高临床诊治的效率及安全性。

（五）排除性饮食或饮食回避

排除性饮食，即去除一种或几种特定食物，是诊断 FA 有用的方法，尤其是对具有慢性症状的疾病，如嗜酸性食管炎（EoE）、特应性皮炎和过敏性直肠炎。诊断性排除饮食不同于治疗性排除饮食，后者将已确定的食物过敏原从饮食中去除作

表 16-3-6　sIgE 对选定食物的敏感性和特异性

类型	敏感性	特异性
牛奶	87%（95% CI 75%~94%）	48%（95% CI 36%~59%）
鸡蛋	93%（95% CI 82%~98%）	49%（95% CI 40%~58%）
小麦	83%（95% CI 69%~92%）	43%（95% CI 20%~69%）
大豆	83%（95% CI 64%~93%）	38%（95% CI 24%~54%）
花生	96%（95% CI 92%~98%）	59%（95% CI 45%~72%）

为一种治疗形式。如果正确进行诊断性饮食排除症状未得到改善,则对排除的食物过敏可能性不太。如果排除确实能改善症状,则需要再次给予该食物,即进行OFC,以证明因果关系。但是,对于某些疾病,例如FPIES,成功排除饮食与可靠的病史相结合足以做出诊断。原因是进行OFC可能激发疾病再现。

确定应排除哪些食物取决于病史、过敏原筛查和/或疾病常见触发因素。在预设的时间内,通常是2~4周监测和评估排除饮食的结果。在对诊断性排除饮食的解读方面,有许多需要注意的地方,这是由于慢性症状可能因与食物相关以外的其他原因,例如感染引起的湿疹发作而有所不同。目前缺乏评估其诊断价值的研究,值得注意的是,长期排除多种食物饮食会导致营养不良的发生。

（六）口服食物激发试验

OFC用于确诊FA,几乎所有关于FA的指南或共识均认为OFC是诊断食物过敏最可靠的临床方法。OFC分为开放式OFC、单盲OFC和双盲、安慰剂对照口服食物挑战（double-blind, placebo-controlled oral food challenge, DBPCFC）。开放式OFC指在食物自然形态下进行,为大多数OFC采用。单盲OFC是从患者角度遮蔽或隐藏食物进行OFC,即单盲方案,以减少患者因焦虑而产生的偏见。DBPCOFC是为避免受试者对反应的预期,导致主观症状（如腹痛、恶心或湿疹发作）和客观症状（如荨麻疹）出现偏倚,这一激发试验被认为是诊断食物过敏的"金标准"。DBPCFC的缺点是既耗时又昂贵,当患儿有非典型症状、患儿和/或照顾者有焦虑心理因素以及所有研究型设计,均需要进行DBPCFC。开放式或单盲OFC方便、经济、临床可操作性强,适合有可疑速发型变态反应症状或儿童花粉食物交叉变态的诊断。如果在开放式OFC后出现症状,在症状不确定或可疑的情况下以及在中重度湿疹的情况下,建议使用DBPCFC。OFC临床应用于以下情况:①OFC是确诊FA的金标准;②持续过敏的个体,确定FA的阈值;③判定患儿是否脱敏或耐受;④评估交叉反应性食物耐受。

OFC可用于所有年龄组来评估FA,但存在发生变态反应和严重变态反应的风险,因此需要谨慎、全程监测、有经验人员和设备齐全,以及管理变态反应的药物。喂食设定试验食物含食物变应原的剂量逐渐递增可减少一些风险,如含3mg、

10mg、30mg、100mg、300mg、1 000mg、3 000mg 食物变应原,间隔时间不少于20min。观察患儿诱发FA的最小食物剂量和未发生FA时的最大食物剂量。症状出现或应患者要求即停止试验。摄入任何一个剂量的试验食物后在2小时内出现症状,可判定为OFC阳性;如果食物激发试验结束后24小时内未出现症状,可以离院回家继续观察2周,如特应性皮炎症状可能在数小时或数天内出现。

开展OFC工作,应严格按照客观标准来确定耐受或反应,并且流程一致,记录完整和文件妥善保管。

（七）其他方法

1. 嗜碱性粒细胞活化试验　嗜碱性粒细胞是一种存在于外周血中的白细胞。这些细胞极其罕见,约占血液中WBC总数的0.2%。嗜碱性粒细胞是全血中发现的过敏效应细胞。嗜碱性粒细胞表面高亲和力IgE受体（FcεRI）与sIgE交联时脱颗粒,并释放组胺等介质。颗粒标记物CD63或CD203c（一种活化标志物）可以通过流式细胞技术测量,并提供嗜碱性粒细胞活化的量度。嗜碱性粒细胞活化试验（basophil activation test, BAT）是通过将嗜碱性粒细胞暴露于要测试的各种浓度的变应原（试管中的提取物或单个组分蛋白质）中进行的。读数是响应的细胞数量,或50%的细胞响应的变应原浓度。大约10%的人对BAT无反应,但是这些人有变态反应症状并且SPT呈阳性。

BAT方法在适用性广泛、重复性好、安全性和变应原检测时间方面优于体内试验。最重要的是,它可以保护患者免受体内试验引起的严重变态反应。与血清sIgE相比,BAT的结果可以准确地反映患者目前对变应原的敏感性;与sIgE试验相比,BAT的检测范围更大,甚至可以检测到一些小分子药物。但是,由于BAT仍未标准化,指南建议不要在临床上使用BAT,可以作为一种研究工具的使用。

2. 总IgE　指南建议不要常规测量总IgE用于诊断FA。这是由于特应性患者的血清总IgE可能升高,但这并不能提供有关特定FA风险的指导。

3. 特应性斑贴试验　特应性斑贴试验（APT）的方法与评估变应性接触性皮炎的常规斑贴试验相似,只是使用的是食物。食物以新鲜的提取物或粉末的形式呈现,通常放在一个铝制的圆盘下放置48小时,然后取出,在涂抹后72小时确定最

终的测试结果。目前的指南不推荐将 APT 用于 FA 的常规诊断。部分原因是缺乏标准化的试剂、方法和结果解读。APT 可用于评估特应性皮炎和 EoE 患者的非 IgE 介导的变态反应。其在 FPIES 诊断中的效用尚未得到证实。

4. 替代诊断方法　由于 OFC 既耗时又密集占用资源且存在风险，最理想是有一个替代检测方法减少 OFC 的需求，有关替代诊断方法的研究取得进展。如，评估 IgE 与变应原区域（表位）结合，包括结合亲和力，是一种有望提高诊断准确性的方法。正在评估的其他标志物包括细胞因子、Treg 细胞和 T 细胞数量和功能；B 细胞活性；DNA 甲基化特征。

综上所述，至目前为止，还没有简单 FA 诊断方法。依据个人临床病史特点，基于发病机制基础上，选择能够解读所考虑疾病的检测项目。诊断过程中一个常见的陷阱是，在不考虑病史的情况下进行 sIgE 检测，导致不必要回避或从饮食中去除耐受的食物，需要强调的是，单独的检测结果呈阳性不能表明临床过敏。OFC 是诊断的金标准，但未得到充分利用。病史和检测结果通常提示 FA 的可能性，为决定是否需要 OFC 提供了合理的预测概率。CRD 在某些情况下，为诊断提供依据。BAT 显示出有前景的初步数据，但还需要验证。

FA 的诊断会带来许多健康、情感、社会和营养方面的问题。因而，正确的诊断是必要的。在临床上，应避免过度诊断，切忌通过血液 sIgE 检测和/或 SPT 就等同于患有 FA。相反，对已经明确的过敏原是触发严重变态反应的因素，缺乏确认再次暴露过敏原可能造成严重后果。因此，怀疑 FA 患儿必须寻求正确诊断，以确定症状的原因是否为 FA，并确定过敏的食物。

（金忠芹，武庆斌）

第四节　防　　治

由于 FA 无法治愈，临床治疗主要包括严格避免变应原食物的摄入以及误食后及时识别和治疗严重变态反应。同时做好健康教育和营养支持，保证儿童的生长发育。

一、变应原食物回避

无论 IgE 和非 IgE 介导的 FA，避免摄入变应原是预防食物诱发变态反应的主要方法。变应原食物回避的管理是一个长期过程，涉及患者家人以及其他各种利益相关者，实施过程复杂和困难，首先要正确的诊断，然后采取全面的方法来教育患者、家人、医护人员和其他相关人员采取适当的措施。

（一）避免变应原

合理避食是 FA 治疗最主要的方法，但不应过度避食，在正确诊断 FA 及确定过敏原的基础上，最小限度避食。母乳喂养婴儿，母亲需有针对性避食婴儿过敏食物。长期进行饮食回避的食物过敏患儿应进行营养咨询。在专科医师和营养师指导下进行饮食替代，保证营养素的摄入，并定期监测儿童的生长情况。

意外暴露原因主要包括无意摄入、未阅读食物标签、食物污染及交叉反应等。需要指导患者及其家属避食，强调严格遵守所提供食品指征的重要性，以及在交叉接触、安全储存、清洁程序方面的格外谨慎，并注意配料和食物。尽可能避免进食交叉反应性食物，如对坚果过敏的不建议食用其他坚果，对牛奶过敏不建议进食其他哺乳动物奶。花粉-食物过敏综合征患儿根据症状严重程度，注意避免进食生的水果、蔬菜。运动引起变态反应的患儿，只需要在运动前几个小时内避免确定的触发因素。进食前仔细阅读食物标签（如酪蛋白、乳清蛋白是牛奶蛋白成分，卵清蛋白为鸡蛋成分），在高风险场所，如餐厅、聚会需警惕变应原意外暴露导致严重过敏反应发生。

大多数对牛奶或鸡蛋过敏的儿童可尝试摄入较大量加热形式的食物，例如烘烤的松饼。研究表明，摄入这些形式食物可能会加速诱导耐受。对于反应阈值高的个体，不允许摄入低于阈值量的变应原。

（二）避免盲目回避过敏原

通常不建议将避免食物变应原作为治疗哮喘、特应性皮炎或变应性鼻炎的主要手段。如果明确诊断该患儿与 FA 相关时，需要避免相关变应原。有限的证据表明避免食物变应原可以改善特应性皮炎。值得重视的是，少数儿童在回避既往未引起严重反应的食物后，如仅出现特应性皮炎发作，再次接触食物可能导致急性全身过敏反应。

（三）居家管理

在家庭中执行避免食物变应原的管理需要对交叉接触和隐藏成分保持警惕。如过敏个体远离食物制备区域，变应原食物放置幼儿接触不到的地方,清洁厨具、餐具以去除其表面的变应原等。

(四) 疫苗、药物和膳食补充剂中的过敏原

疫苗、药物和膳食补充剂产品(例如维生素、益生菌)中潜在的食物变应原暴露不受标签法的监管。赋形剂可以是食物或来源于食物,包括牛奶蛋白、大豆衍生物、芝麻、花生、鱼或大豆油、牛肉或鱼明胶。

疫苗也可能含有食物过敏原,如鸡蛋蛋白或明胶。研究表明,不应因鸡蛋过敏而推迟每年接种流感疫苗以及麻疹、腮腺炎和风疹疫苗。但是鸡蛋严重过敏的患儿,不应接种黄热病和狂犬病疫苗。

二、治疗

(一) 对症治疗

FA 的药物治疗取决于变态反应和症状的严重程度。

1. 严重过敏反应的治疗　肾上腺素是首选治疗方法。1:1 000肾上腺素 0.01mg/kg(不超过 0.3mg)或按体质量 7.5~25kg:0.15mg;>25kg:0.3mg,5~15分钟后可以重复注射,最多注射 3 次。肾上腺素具有多种改善呼吸和循环的作用,并可减少其他炎症介质释放,因此,及时使用可减缓或阻止严重全身过敏反应的进展。未使用和延迟使用肾上腺素治疗与死亡和发病风险增加相关。使用肾上腺素治疗过敏反应没有绝对禁忌证。肾上腺素的副作用包括烦躁不安、头痛、头晕、心悸、苍白、潮红和震颤。

部分病例使用肾上腺素后可能发生双相反应,双相反应的机制是肾上腺素是 α、β-受体的激动剂,α 受体对肾上腺素的反应快、强、短,β 受体对肾上腺素的反应慢、弱、长,给药后先激动皮肤和黏膜血管的 α 受体,血压升高,随后 α-受体效应减弱消失,β-受体仍表现出激动兴奋效应,大量骨骼肌、内脏血管舒张,外周阻力下降,血压下降。故单次给药后血压呈先升后降的双向效应。对发生双相反应高危因素的患者,应延长留观时间,建议留观至少 6 小时以上。当发生双相反应时,治疗措施与初次发作时相似,首选药物仍为肌内注射肾上腺素。

严重过敏反应的其他治疗是肾上腺素的辅助治疗,包括支气管扩张剂、H_1 和 H_2 抗组胺药、皮质类固醇、血管加压药、胰高血糖素、阿托品、吸氧、静脉输液和体位等,但不能替代肾上腺素治疗。

2. 其他对症治疗　常用的药物是抗组胺药和皮质类固醇。由于 FA 导致的临床症状多样,涉及皮肤、消化、呼吸等多个组织器官或系统,具体治疗措施也不尽相同,可看参看相应章节。

(二) 变应原特异性治疗

变应原特异性免疫治疗(allergen-specific immunotherapy,AIT)的目标是实现对食物变态原永久无反应,或至少增加引发变态反应所需食物的阈值剂量,改善生活质量。基本原理是向患者暴露可控制剂量的变应原以诱导耐受,而不会出现对治疗本身的不良免疫反应。AIT 有望可成为FA 治疗的可靠替代方法。

AIT 诱导多种免疫变化,包括变应原特异性Th2 淋巴细胞向 IL-10 和产生 TGF-β 的 Foxp3⁺Treg 细胞转移,以及分泌 IL-10 的调节性 B 细胞(Breg)增加,过敏原触发的反应减少,Th2 炎症下调。AIT 诱导早期改变是变态反应效应细胞反应性降低及其释放和脱颗粒能力下调。AIT 可降低sIgE 水平,而变应原 sIgG4 升高,与 IgE 竞争抑制变态反应。此外,长期暴露会导致变应原特异性Th2 细胞无能和耗竭,达到治愈 FA 的目标。

针对 FA 的特异性免疫治疗包括口服免疫治疗(oral immunotherapy,OIT)、皮下注射免疫治疗(subcutaneous immunotherapy,SCIT)、舌下免疫治疗(sublingual immunotherapy,SLIT)、表皮免疫治疗(epicutaneous immunotherapy,EPIT)等。其中,最常见的是 OIT 和 SLIT。发表的 SCIT 和 EPIT 研究,评估二者有效性报道的不多。

1. 口服免疫治疗　OIT 是将曾经使该患者发生过敏的食物作为变应原,从极低剂量开始给予患者口服,以后逐渐缓慢增加剂量至该食物的日常摄入量,维持一段时间后,使患者对此种食物抗原产生免疫耐受的治疗方法(图 16-4-1)。

OIT 的适应证:①食物过敏不能随着年龄增加而自行缓解,可能伴随终身(如花生过敏);②某些过敏原存在于多种食物中,完全避免该种过敏原的可能性很小,并且极大地降低个体的生活质量;③个体对致敏原存在严重的过敏反应,且在日常生活中不能确保即时的自救措施(可立即注射的肾上腺素及方便的就医环境)。EAACI 指南推荐OIT 作为治疗选择,以增加 4~5 岁左右持续性牛奶、鸡蛋和花生过敏儿童治疗期间的反应阈值。

OIT 包括诱导阶段和维持阶段。针对不同食物过敏的 OIT,各文献报道的方案及结果各异。OIT 仍存在不少有待解决的问题,如 OIT 需要患

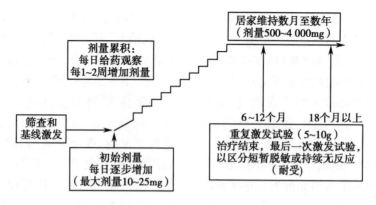

图 16-4-1　口服免疫治疗示意图

者长期规律地口服变应原,但随着时间的延长,患者的依从性可能会有所下降,从而影响治疗效果。某些变应原的 OIT 剂量与致敏剂量之间的安全范围较窄,当剂量掌握不当时,往往有再次诱发变态反应的危险。在 OIT 方案方面,如何选择口服抗原的起始剂量、长期维持剂量以及疗程长短等问题,EAACI 指南提出了一些安全性建议,包括在开始 OIT 之前仔细解释反应风险,并仔细评估不良事件的危险因素,仔细监测患者的变态反应,特别是在 OIT 给药阶段,监测新发嗜酸性粒细胞性食管炎的症状。

2. 舌下免疫治疗　SLIT 是将极低剂量的变应原药物采用液体形式滴在舌头之下。SLIT 实质上也是 OIT 的一种类型,但 SLIT 使用剂量小,部分患儿仅有口咽部不适,极少出现严重不良反应,可提高对食物的反应阈值,但效果也远不如 OIT(表 16-4-1)。

3. 变应原疫苗治疗(或肽免疫疗治疗)和预防　基于对致病变应原结构的解析,可将基于纯化变应原分子即野生变应原重组,成为新型变应原疫苗,临床试验也显示具有免疫疗法的效果。其原理是基于患者 IgE 和 T 细胞识别抗原表位的映射,可开发出 4 种分子方法用于预防和治疗。它们分别是:①重组野生型变应原;②含有载体结合 B 细胞表位的多肽(不与 IgE 反应,减少由 T 细胞识别的变应原特异性表位,并诱导变应原特异性 IgG);③重组低变应原(与 IgE 反应性降低,与 T 细胞相互作用的表位减少,并诱导变应原特异性 IgG);④与 T 细胞相互作用的多肽表位(但不与 IgE 反应或诱导变应原特异性 IgG)。

重组低变应原衍生物的特征是 IgE 反应强度显著降低,并且含有变应原特异性 T 细胞表位,内化后,可诱导变应原特异性 IgG 反应。另外,B 细胞表位载体结合多肽是非变态反应性肽组成的融合蛋白,缺乏 IgE 反应性和大多数变应原特异性 T 细胞表位,可诱导变应原特异性 IgG 抗体。因此,这些新型变应原疫苗选择性地靶向变态免疫反应的不同方面,安全高,有效和方便。期待在不久的将来,通过重组变应原疫苗,舌下免疫治疗 FA 将取得深远进展。

(三) 非变应原特异性疗法

非变应原特异性治疗(non-allergen-specific therapy,NAST)是使用生物制剂直接阻断参与 Th2 反应的 IgE 或细胞因子,避免细胞信号传导和涉及 FA 所有潜在过程。以同样的方式,微生生态疗法通过促进 IL-10 释放作用于 Treg 细胞以及作用于浆细胞增加 IgG_4/IgE 的比率。

表 16-4-1　OIT 与 SLIT 的比较

比较的项目	OIT	SLIT
药物剂型	粉剂	液体
每日维持剂量	300~4 000mg	2~7mg
常见不良反应	胃肠道反应	口咽部不良反应
严重不良反应	过敏性休克、嗜酸性粒细胞性食管炎	罕见
脱敏治疗	大部分患者有效	提高变态反应阈值
免疫耐受	部分患者有效,取决于治疗时间的长短	尚不清楚

1. 生物制剂治疗　生物制剂通常作为 AIT 的辅助药物或单一疗法,旨在提高疗效和减少不良事件。

(1)奥马珠单抗:奥马珠单抗(omalizumab)为人源化抗 IgE 单克隆 IgG₁ 抗体,是治疗 IgE 介导的 FA 中研究最广泛的生物制剂。其注射剂量取决于患者治疗前血清 IgE 水平和体重,利用剂量表确定奥马珠单抗合适的给药剂量和给药频率(每 2 周或 4 周给药 1 次)。每次给药剂量为 75~600mg,若剂量≤150mg,则于 1 个部位皮下注射;若剂量>150mg,则按需分 1~4 个部位分别皮下注射。奥马珠单抗每次给药的最大推荐剂量为 600mg,每 2 周 1 次。它既可以作为单一疗法,也可以作为牛奶、鸡蛋或花生-OIT 的辅助治疗,并提高 OIT 安全性和有效性。奥马珠单抗联合多变应原 OIT,可缩短脱敏时间,并对多种食物变应原迅速脱敏,提高了多种食物 OIT 的疗效。

(2)度普利尤单抗:度普利尤单抗(dupilumab)是一种人源化 IgG₄ 靶向 IL-4 受体 α 链(IL-4Rα)的单克隆抗体,特异性阻断 IL-4 和 IL-13 信号传导,成为治疗多种变态反应性疾病的理想靶点。目前,仅有几项临床试验研究在 ClinicalTrials.gov 注册,评估度普利尤单抗对食物 OIT 的安全性和有效性。初步结果表明,作为 OIT 的辅助治疗,可提高多种 FA 的 OIT 疗效,安全快速脱敏,变应原食物剂量递增更快。

2. 微生态疗法　随着肠道微生态与 FA 之间关系的深入研究,微生态制剂,包括益生菌(probiotic)、益生元(prebiotic)和合生元(synbiotics)通过调节肠道微生态,实现有效干预 FA。

(1)益生菌:一项历经 3 年的随机对照研究证实,含鼠李糖乳杆菌 GG(LGG)的深度酪蛋白配方粉不但可减少临床变态反应发生次数,而且可以诱导对牛奶过敏患儿产生口服耐受。其他临床研究报道有干酪乳杆菌和双歧杆菌等。一项随机、双盲、安慰剂对照试验的 4 年随访研究表明,花生 OIT 辅助 LGG 可诱导口服耐受产生,表现为 SPT 明显减小和 IgG₄/IgE 比值明显增高。尽管这些报道表明益生菌可能对 FA 有用,但需要更多的研究来确定它们在耐受反应发展中的作用。

(2)益生元:益生元是低聚糖,在到达大肠之前不会在胃肠道中被消化或吸收,在结肠被特定的微生物群利用及刺激其生长和增加其活性。婴儿补充益生元可降低哮喘和湿疹发生的风险,但对 FA 的发生没有显著影响。

(3)共生元:共生元(合生元)是益生菌加益生元的组合。一项前瞻性研究纳入牛奶过敏婴儿接受含共生元(短双歧杆菌 M-16V 与 GOS/FOS 组合)氨基酸配方粉,可改善婴儿的粪便微生物群。然而,需要更多的研究来证实补充共生元在 FA 脱敏中的治疗效果。这是一种有前途的治疗策略,用于改善肠道生态系统和减少 FA 反应。

三、预防

积极管理 FA 的理想状况是预防。如上所述,可能发生 FA 的产前和产后环境风险因素的一系列假说:①微生物假说(卫生和老朋友);②避免变应原假说;③双重变应原暴露假说;④营养免疫调节假说等,可作为转化为降低 FA 风险的干预措施(即一级预防)。因此,生命早期的营养,饮食回避或食物变应原的正确引入对预防 FA 有重要价值。

(一)食物回避与食物变应原引入

1. 母亲饮食回避　在妊娠和哺乳期间,母亲应均衡、多样化的饮食,涵盖所有营养需求,单独或与其他干预措施相结合,回避潜在食物变应原对儿童早期 FA 的影响不大。如果避免食用鸡蛋和牛奶等食物变应原,不能够降低儿童 FA 的患病率。相反,在此期间,食物回避减少重要营养素和纤维的摄入量,对妇女及其婴儿的健康产生不利影响,避食的危害可能大于潜在发生 FA 的机会。因此,EAACI 建议在妊娠或哺乳期间需要限制食用潜在的食物变应原来预防婴幼儿 FA。

2. 辅食引入婴儿饮食　我国膳食指南建议,婴儿 6 月龄后可引入辅食,不得迟于 7 月龄,欧美一些国家提出 4~6 月龄即可添加辅食。循证医学证据表明,在生命的第一年里,饮食的多样性对包括 FA 在内的特应性疾病的发展具有保护作用。做过多饮食限制避免变应原摄入没有任何预防作用。如在婴儿饮食中引入少量煮熟或烘焙良好的鸡蛋,如每周至少吃 2g 蛋清蛋白,而不是生鸡蛋或巴氏法杀菌鸡蛋可降低婴儿期鸡蛋过敏的风险。4~11 个月婴儿每周服用 1 茶匙稀释的花生酱或煮熟的花生(2g 花生蛋白),可能会大幅减少儿童早期花生过敏。

(二)母乳喂养与配方粉喂养

1. 母乳喂养　鼓励和支持 WHO 有关母乳喂养的建议,母乳可满足 6 个月以下婴儿的所有营养需求。尽管没有足够的证据表明母乳喂养能够预防 FA,但母乳喂养对婴儿和母亲有很多益处,医务人员有责任和义务支持和鼓励母乳喂养。

2. 避免在出生后第 1 周补充牛奶基配方粉　母乳喂养婴儿在出生后数日可能出现母乳不足,研究发现,在此期间,尤其是生后前 3 天补充牛奶基配方粉,牛奶变态反应的发生率明显增加,因此 EAACI 建议母乳喂养的婴儿避免在出生后第一周补充牛奶配方奶粉,以防止婴幼儿对牛奶变态反应的发生。如果有需要,临时补充可选择捐赠母乳、深度水解配方粉以及氨基酸配方粉。

3. 牛奶基配方粉喂养　母乳喂养应尽可能成为首选方法。母乳不足,基于营养价值和易于消化,可选牛奶基配方粉作为母乳代用品。系统综述纳入 7 项分析表明,在出生后第一周后引入牛奶配方奶粉对婴儿期或幼儿期牛奶变态反应的发展没有一致的影响。没有证据表明山羊奶、绵羊奶或马奶具有预防 FA 作用。

4. 水解配方奶粉　纳入 9 项系统荟萃分析表明,与传统牛奶基配方粉相比,部分或深度水解乳清或酪蛋白配方粉无降低牛奶变态反应的风险。也无证据表明水解配方奶粉可造成伤害。因此,EAACI 没有建议支持或反对使用部分或深度水解配方粉用于预防婴儿牛奶变态反应。

四、预后

熟悉 FA 的自然进程相关知识很重要,不但有助于临床医生诊断 FA,而且对确定何时考虑评估 FA 消退或耐受提供帮助。FA 自然进程是指临床确诊 FA 后发展至耐受出现的时间或持续变态反应存在。FA 的耐受与食物变应原、患者年龄、变态反应的病理生理和其他因素有关。大多数对牛奶、鸡蛋、大豆和小麦过敏的儿童在成年后可产生耐受性,而花生、坚果和海鲜变态反应的消退可能性较小(≤20%)(表 16-4-2)。

表 16-4-2　FA 的自然进程

食物	预期耐受年龄
牛奶、鸡蛋、小麦、大豆	学龄前期(~>70%~80%)
花生	儿童期(~20%)
树坚果	儿童期(~10%)
鱼、贝类、种子类	不确定,可能与树坚果相似

根据患者临床特征、食物和潜在的食物变态反应性疾病,定期进行个体化评估和检测。

1. 临床特征　研究表明,食物变应原摄入后的症状严重程度与 FA 发生耐受的时间相关,持续变态反应时间与更为严重的症状或引发反应所需较低变应原阈值剂量相关。诊断年龄较早和存在其他过敏性共病(如变应性鼻炎、哮喘和湿疹),以及共病严重程度与持续 FA 相关。

2. 常规检测　用于 IgE 型 FA 检测方法包括 SPT 血清 sIgE 和 OFC。SPT 风团尺寸或 sIgE 水平的变化率有助于预测 FA 耐受的可能性,较大尺寸的 SPT 风团或 sIgE 值异常增高与持续性 FA 有关。其他检测方法,例如 IgE 表位特异性和 IgG4/IgE 比值也与耐受发展有关。过敏原组分解析诊断(CRD)在诊断 FA 显示出重要价值,极有可能在预测 FA 的自然病程方面发挥作用。进一步完善用于评估和鉴定持续过敏或耐受相关的生物标志物的研究,将具有重大的临床价值,可用于评估 FA 耐受情况,从而避免 OFC 的潜在风险。

3. 预后和耐受的评估　一旦确认 FA 的诊断,专科医生即开始为指导评估 FA 消退或耐受做预案准备。通常,根据每次检测和病史的具体结果,对病史、SPT、sIgE 和 OFC 进行重新评估。对于患 FA 的幼儿,评估和检测频率可增加(例如,每年 1 次),而对于对花生、坚果和海鲜等 FA 的青少年及成人,评估和检测可适当减少(例如,数年 1 次)。因此,在随访期间,专科医生可依据 FA 自然过程告知患者家长当前的诊断以及儿童是否可能已经摆脱 FA,帮助指导决定何时进行 OFC 来评估耐受的可能。

每年采用 sIgE 检测作为评估工具,可为获得耐受时机以及短期通过 OFC 的可能性提供预后信息。通常使用 sIgE 水平临界值,可提供 50% 通过 OFC 阳性预测值,作为确定评估耐受的依据。由于研究的规模较小,应谨慎解释已经公布某些食物的临界值(表 16-4-3)。对于既往无变态反应史的患儿,其诊断仅基于 STP 致敏试验,则可能适合更高 sIgE 水平临界值。例如,在花生 sIgE 水平低于 5kU$_A$/L 的儿童,如果他们花生变态反应的诊断仅基于致敏,则 77% 可通过 OFC 耐受花生,而如果有对花生反应的病史,则极少能通过 OFC。对于在几年内 sIgE 高水平持续不变的患者,随着时间的推移,检测频率可以降低。例如,学龄儿童或高中生数年内检测花生 sIgE 水平≥100kU$_A$/L,不太可能从年度重新评估中受益。

在决定进行 OFC 之前要评估的因素包括 OFC

表 16-4-3　FA 耐受评估

食物变应原	50% 阳性预测值		95% 阳性预测值	
	年龄（如果调查）	sIgE 值（kU$_A$/L）	年龄（如果调查）	sIgE 值（kU$_A$/L）
牛奶 *	—	2	<1	5
			—	15
蛋 *	—	2	1	1.7
			5.2	6
花生	—	2	1	34
			4	2.1
小麦	<1	1	—	—
	>1	20		
大豆	—	20~30	—	—
树坚果	—	不适用	—	15

注：sIgE 水平与临床变态反应的 50% 阳性预测值和 95% 阳性预测值相关。使用 50% 阳性预测值作为指导 OFC 的时机，以评估耐受产生，但何时进行 OFC 时应始终保持谨慎；* 为生牛奶和微熟鸡蛋的公布值。

通过的机会、潜在风险，以及患者和家人的偏好，包括食物对饮食的重要性。其他重要评估因素如症状严重程度、食物变应原阈值剂量、家族史、牛奶和鸡蛋过敏患者对深度加热（烘焙）的牛奶或鸡蛋的耐受能力、变态反应性共病（哮喘和特应性皮炎），以及其他因素可能会影响 OFC 的结果。

至目前，不存在简单准确的预后检测方法。在生命早期进行能够反映预后检测，将有助于选择最佳的评估时机，提供预期指导，并确定哪些患者可能从介入治疗中受益。

（金忠芹，武庆斌）

参 考 文 献

1. BOYCE JA，ASSA，ADA，BURKS AW，et al. NIAID-Sponsored Expert Panel. Guidelines for the Diagnosis and Management of Food Allergy in the United States：Summary of the NIAID-Sponsored Expert Panel Report [J].J Allergy Clin Immunol，2010，126（6）：1105-1118.

2. YU W，FREELAND DMH，NADEAU KC.Food allergy：immune mechanisms，diagnosis and immunotherapy [J]. Nat Rev Immunol，2016，16（12）：751-765.

3. DE MARTINIS M，SIRUFO MM，SUPPA M，et al. New Perspectives in Food Allergy [J]. Int J Mol Sci，2020，21（4）：1474.

4. 王佳佳，李在玲. 非 IgE 介导食物过敏的免疫机制和潜在生物标志物[J]. 中华实用儿科临床杂志，2022，37（11）：875-877.

5. 周薇，赵京，车会莲，等. 中国儿童食物过敏循证指南[J]. 中华实用儿科临床杂志，2022，37（08）：572-583.

6. SAMPSON HA，ACEVES S，BOCK SA，et al. Food allergy：A practice parameter update—2014 [J].J Allergy Clin Immunol，2014，134（5）：1016-1025.

7. MURARO A，WERFEL T，HOFFMANN-SOMMERGRUBER K，et al. EAACI food allergy and anaphylaxis guidelines：Diagnosis and management of food allergy [J].Allergy，2014，69（8）：1008-1025.

8. MATRICARDI PM，KLEINE-TEBBE J，HOFFMANN HJ，et al. EAACI Molecular Allergology User's Guide [J]. Pediatr Allergy Immunol，2016，27（Suppl 23）：1-250.

9. CALVANIal M，ANANIA C，CAFFARELLI C，et al. Food allergy：an updated review on pathogenesis，diagnosis，prevention and management [J]. Acta Biomed，2020，91（11-S）：e2020012.

10. SICHERER SH，SAMPSON HA. Food allergy：A review and update on epidemiology，pathogenesis，diagnosis，prevention，and management [J]. J Allergy Clin Immunol，2018，141（1）：41-58.

11. WOOD RA. Food allergen immunotherapy：current status and prospects for the future [J].J Allergy Clin Immunol，2016，137：973-982.

12. VALENTA R，HOCHWALLNER H，LINHART B，et al. Food allergies：the basics [J]. Gastroenterology，2015，148（6）：1120-1131.

13. HALKEN S，MURARO A，DE SILVA D，et al. European Academy of Allergy and Clinical Immunology Food Allergy and Anaphylaxis Guidelines Group. EAACI guideline：Preventing the development of food allergy in infants and young children（2020 update）[J]. Pediatr Allergy Immunol，2021，32（5）：843-858.

14. AVAGE J，SICHERER S，WOOD R. The Natural History of Food Allergy [J]. J Allergy Clin Immunol Pract，2016，4（2）：196-203，204.

第十七章

嗜酸性粒细胞相关疾病

第一节 概 论

嗜酸性粒细胞（eosinophil，EOS）于 1879 年由德国细菌和免疫学家 Ehrlich 发现，其直径约为 10~15μm，核多为 2 叶，胞质内充满直径约 0.5~1.0μm 的嗜酸性颗粒，颗粒中所含阳离子蛋白和酶是嗜酸性粒细胞发挥功能的重要基础。嗜酸性粒细胞起源于骨髓中的 CD34+ 祖细胞，在骨髓分化成熟，进入血液循环停留约 1 天后渗出血管进入组织，如胃肠道、肺、皮肤、泌尿生殖道下部等，在组织存活数天后清除。病理状态下骨髓及组织局部微环境的变化会影响其增殖、存活及功能，而 EOS 的功能随着分布部位、细胞自身密度和刺激因子类别的不同呈现出多样性。患有变态反应性疾病或寄生虫病时，血液中嗜酸性粒细胞增多，进入组织后吞噬抗原抗体复合物，释放颗粒蛋白及多种介质，参与局部或全身变态反应。

一、嗜酸性粒细胞正常范围

嗜酸性粒细胞正常值为（0.05~0.5）×10^9/L，临床上定义嗜酸性粒细胞绝对值计数（absolute eosinophils count，AEC）>0.5×10^9/L 为嗜酸性粒细胞增多症。在白细胞减少的患者中，嗜酸性粒细胞的百分数有可能增高，但其绝对值并不高，这被称为假性嗜酸性粒细胞增多症。同时，也存在一些可能会掩盖嗜酸性粒细胞增多的情况，一些外源性和内源性的糖皮质激素、应激、某些细菌或病毒感染都会使嗜酸性粒细胞的计数降低。此外，嗜酸性粒细胞数目也会随着昼夜、季节而变化。因嗜酸性粒细胞在组织中存活的时间远远长于血液循环中的时间，因此，血液中嗜酸性粒细胞计数并不能完全反映受累组织中嗜酸性粒细胞浸润程度。

二、嗜酸性粒细胞特征及其调控

（一）嗜酸性粒细胞表面分子

嗜酸性粒细胞表达多种趋化因子及受体、黏附分子及受体、细胞因子受体、补体受体、免疫球蛋白受体、模式识别受体（pattern recognition receptor，PRRs）等。所有的 EOS 均表达 IL-3R、IL-5R、GM-CSFR，调控细胞的分化、成熟、始动、活化和存活。EOS 表达的多种趋化因子受体在细胞的趋化、迁移、募集和脱颗粒中发挥重要作用，其中相对特异性高表达的 CCR3 识别包括趋化因子 1、2、3（分别为 CCL11、CCL24、CCL26）在内的多种配体，在生理和疾病状态下参与细胞在特定部位的募集。PRRs 也是 EOS 表面主要的受体，能识别病原相关分子模式（pathogen associated molecular patterns，PAMPs）和损伤相关分子模式（damage associated molecular pattern，DAMPs），调节细胞活化、存活及凋亡，参与炎症反应、组织修复重塑。而表达的免疫球蛋白 Fc 段受体（FcεR）和相关家族成员介导其细胞毒性以及 EOS 相关疾病的免疫调节和病理改变。此外，嗜酸性粒细胞在 IFN-γ 和 TNF-α 刺激下可表达针对其他病毒的受体，如 CD13 和 CD147 识别冠状病毒、CD46 识别麻疹病毒、CD55（DAF）识别埃可/柯萨奇病毒，而活化的嗜酸性粒细胞和肿瘤性嗜酸性粒细胞可表达 CD25，减弱或消除调节性 T 细胞的功能。嗜酸性粒细胞表达的 Ig 样抑制性受体（IR）、TGF-βR、IFNR、TLR-7 等受体，能负向调节嗜酸性粒细胞的功能。IL-5Rα、唾液酸结合免疫球蛋白型凝集素 8（siglec-8）、CCR3、黏蛋白样激素受体 1（EMR-1）等，属于嗜酸性粒细胞上特异性表达受体，为嗜酸性粒细胞的鉴定及靶向药物的研发提供了理论基础。

（二）嗜酸性粒细胞在组织中募集

炎症状态下血流切变力的变化使嗜酸性粒细胞在血管内滚动，其表面 P- 选择素配体（PSGL-1/CD162）和活化的内皮细胞上 P-选择素可逆性黏附，受到局部炎症因子刺激后，通过嗜酸性粒细胞上整合素 α4β1（VLA-4）和内皮细胞上血管细胞黏附分子 VCAM-1（CD106）相互作用使黏附更为牢固，VCAM-1 的表达可由 IL-4 和/或 IL-13 选择性诱导。内皮细胞间黏附分子 ICAM-1（CD54）、血小板内皮细胞黏附分子 PECAM（CD31）及多种趋化因子在介导 EOS 的跨内皮迁移过程中也发挥重要的作用，黏附受体的下调或脱落使得细胞的跨内皮迁移得以易化。渗出的嗜酸性粒细胞沿着趋化因子的浓度梯度移向炎症中心部位，释放碱性蛋白、活性氧和脂类介质等，发挥效应细胞功能。

（三）嗜酸性粒细胞发挥功能的基础

嗜酸性粒细胞通过经典胞吐、复合胞吐、零碎脱颗粒和细胞溶解四种方式释放细胞内物质，通过非氧化性、氧化性及体液性三种机制发挥效应细胞功能。非氧化性机制为碱性阳离子蛋白损伤组织，包括嗜酸性粒细胞主要碱性蛋白（eosinophil major basic protein，MBP）、嗜酸性粒细胞阳离子蛋白（eosinophil cationic protein，ECP）、嗜酸性粒细胞过氧化物酶（eosinophil peroxidase，EPO/EPX）和嗜酸性粒细胞源性神经毒素（eosinophil-derived neurotoxin，EDN）；氧化性机制为 EOS 产生的活性氧、次溴酸、氢碘酸、氢溴酸等物质对靶细胞产生的毒性作用；体液性机制是指 EOS 分泌脂质介质，如白三烯（leukotrienes，LTs）、前列腺素（prostaglandin，PG）、血栓素 A2（thromboxane X2，TXA2）、血小板活化因子（platelet activating factor，PAF）及细胞因子，参与和促进局部炎症或过敏反应。此外，嗜酸性粒细胞依赖 NADPH 释放的线粒体 DNA 与颗粒蛋白可形成细胞外捕获陷阱（eosinophil extracellular trapping traps，EETs），在自身免疫性疾病和感染性疾病中发挥作用。

（四）嗜酸性粒细胞的清除及调控

EOS 在组织中死亡或清除的方式有凋亡、溶解、坏死、自噬、坏死性凋亡、抗体依赖的细胞介导的细胞毒性作用（ADCC）及吞噬细胞的识别和清除，其在数量和功能上受到多种因子的调节。

1. IL-5 是嗜酸性粒细胞的关键调控因子，可由接受抗原提呈细胞刺激后的 Th2 细胞、ILC2 细胞及肥大细胞释放，在与 IL-5R 结合后，激活 Pim-1、c-fos、c-jun 和 NF-κB 等转录因子，调控 EOS 的增殖、分化、存活和免疫反应，还可促进 EOS 从骨髓进入循环，与趋化因子协同吸引嗜酸性粒细胞到外周组织，延长嗜酸性粒细胞在组织中的存活时间，激活嗜酸性粒细胞并诱导脱颗粒。同时，嗜酸性粒细胞产生的 IL-4 和 IL-5 可诱导 Th0 向 Th2 分化。

2. IL-3 主要由 T 细胞和肥大细胞产生，可驱动整个骨髓生成谱，细胞表面 IL-3R 随着细胞的成熟而逐渐减少。IL-3 可激活嗜酸性粒细胞和嗜碱性粒细胞，在变态反应中发挥重要作用，已知 IL-3 和 GM-CSF 在嗜酸性粒细胞分化的早期阶段起重要作用，IL-5 在嗜酸性细胞成熟的晚期阶段起作用，与 IL-5 和 GM-CSF 相比，IL-3 更能促进如 CD32（FcγR Ⅱ）、CD13、CD48 等分子的表达，而与 IL-5 和 IL-3 相比，GM-CSF 在肿瘤性疾病中的表达更为多见。

3. IL-33 在机械性损伤、细胞坏死以及 ATP 通路激活细胞后，从细胞核内释放的 IL-33 可激活全身黏膜中表达生长刺激表达基因 2 蛋白（ST2）的免疫细胞，发挥重要的免疫调控作用。多项研究显示 IL-33 可以调节 ILC2 细胞，影响 Treg 细胞及滤泡辅助性 T 细胞（Tfh）的发育和功能，进而参与变态性免疫反应，尤其是诱导 Th2 型免疫反应，进而激活 IL-5 发挥对嗜酸性粒细胞的调节作用。

其他参与嗜酸性粒细胞功能正向调节的因子有：IL-2、IL-4、IL-13、IL-25 等。与此同时，负向调控嗜酸性粒细胞功能的分子主要有 IL-10、IL-12、TGF、IFN 等。对于 EOS 的清除，细胞的自噬可以部分阻断涉及细胞坏死途径的嗜酸性粒细胞溶解，抗 IL-5 抗体可减少嗜酸性粒细胞的生成并诱导其凋亡，而抗 IL-5Rα 和抗 Siglec-8 的非岩藻糖基化 IgG1 单克隆抗体可通过 ADCC 主动消耗嗜酸性粒细胞（表 17-1-1）。

三、嗜酸性粒细胞的功能

（一）抗感染作用

1. 抗寄生虫作用 MBP 通过其 Fc 受体或补体受体与寄生虫发生黏附，激活后脱颗粒发挥抗感染、致炎及组织损伤的作用，ECP 和 EDN 有水解 RNA 的能力，可杀伤蠕虫、血吸虫。ECP 可与细菌细胞壁成分，如脂质多糖（LPS）结合，也可在跨膜

表 17-1-1　常见调节嗜酸性粒细胞的刺激分子、受体及其作用

人类嗜酸性粒细胞表面受体识别不同刺激后产生的功能		
刺激	EOS 或其前体细胞的效应	受体
诱导分化		
IL-3	分化、存活、黏附、迁移、活化、始动	IL-3R=CD123+CD131
IL-5	分化、存活、黏附、迁移、活化、始动	IL-5R=CD125+CD131
GM-CSF	分化、存活、黏附、迁移、活化、始动	GM-CSFR=CD116+CD131
成熟或促进存活		
PDGF	存活[a]、活化[b]	PDGFRA/B
FGF	存活[a]、活化[b]	FGFR1
IL-25	存活、活化	IL-25R
IL-27	存活、活化	IL-27R
抑制剂		
TGFβ1	抑制成熟和活化	TGFβ1R
TGFβ2	抑制成熟和活化	TGFβ2R
IFNα	抑制成熟	IFNαR
IFNγ	抑制成熟和迁移	IFNγR
IL-10	抑制活化和存活	IL-10R
IL-12	抑制活化	IL-12R
活化或诱导迁移		
C3a、C5a	趋化、活化	C3aR、C5aR
PAF	趋化、活化	PAF-R
SDF-1（CXCL12）	趋化、活化	CXCR4
RANTES（CCL5）	趋化、活化	CCR3
MCP-3（CCL7）	趋化、活化	CCR3
MCP-4（CCL13）	趋化、活化	CCR3
Eotaxin-1（CCL11）	趋化、活化	CCR3
Eotaxin-2（CCL24）	趋化、活化	CCR3
Eotaxin-3（CCL26）	趋化、活化	CCR3
IL-2	活化、始动	IL-2RA/CD25
IL-4	始动	IL-4R/CD124
IL-13	活化[b]	IL-13R
IL-16	活化、始动	CD4,CD9[b],CCR3
IL-33	活化、黏附、迁移	IL-33R/ST2
VEGF	趋化、活化	VEGFR-1/FLT-1
Angiopoietin-1	趋化、活化[b]	Tie-2/TEK

注：[a] 伴有 HE 的血液恶性肿瘤中,肿瘤(祖细胞)表达 PDGFR 或 FGFR 的致癌突变形式,嗜酸性粒细胞的分化被认为主要是由这些 PDGFR/FGFR 的致癌突变形式触发的;[b] 非经典的嗜酸性粒细胞生长调节剂,可能有助于正常及肿瘤相关嗜酸性粒细胞的分化和活化。

通道中形成孔道以便毒性物质进入细胞损伤细胞膜，引起寄生虫解体，还可以影响 T 淋巴细胞和 B 淋巴细胞的增殖，从而促进肥大细胞的脱颗粒，并调节补体的经典激活途径。EPO 与 H_2O_2 和卤素一起可杀死某些细菌和寄生虫，协助单核吞噬细胞杀死微生物。

2. 抗细菌作用 牛型分枝杆菌可诱导 EOS 表达 TLR-2 受体，并通过 LPS 与之结合，诱导吞噬作用，释放 α-防御素和活性氧自由基（ROS），后者可导致细菌死亡，此过程可产生 TNF-α 进一步诱导其他免疫细胞发挥抗菌作用；此外，嗜酸性粒细胞胞外陷阱死亡（EETs）可杀伤入侵的大肠杆菌；而艰难梭菌感染时，嗜酸性粒细胞依赖的肠道 IL-25 的产生受到抑制，上皮屏障受到破坏，促炎效应和免疫耐受之间的平衡也被打破。

3. 抗病毒作用 嗜酸性粒细胞表面 TLR-3、TLR-7、TLR-9 等受体与病毒 RNA 或者 DNA 结合后，释放具有 RNA 酶活性的 EDN 和 ECP 发挥抗病毒作用，同时形成可抑制病毒繁殖的一氧化氮（NO）和 IFN-β。此外，EOS 与病毒结合后会上调自身表面受体 CD11b 进而活化巨噬细胞，增加 EOS 的数量和介质的释放；A 型流感病毒感染后 EOS 细胞表面识别蛋白、MHC 分子表达的上调会促进 T 细胞增殖和活化。

4. 抗真菌作用 嗜酸性粒细胞通过 CD11b 结构阈和蛋白酶激活受体（PAR2）分别识别 β-葡聚糖和真菌衍生蛋白酶，释放 EDN、MBP，还可通过 EETs 介导的 DNA 陷阱吞噬白色念珠菌，嗜酸性粒细胞在烟曲霉感染时除了通过颗粒蛋白抗真菌外，也积极参与了局部变态反应。

（二）参与变态反应

嗜酸性粒细胞多种成分直接或间接参与机体变态反应。

1. 嗜酸性粒细胞胞浆内颗粒物质 MBP 阳离子特性干扰细胞膜的通透性和功能，同时，可引起嗜碱性粒细胞、肥大细胞释放组胺，组胺则在气道、消化道等部位引起平滑肌痉挛、血管通透性增加、分泌细胞分泌增加，并对其他免疫细胞产生趋化作用；ECP、EDN、EPO/EPX 等也可促使肥大细胞释放组胺，使中性粒细胞释放超氧阴离子和溶菌酶，使血小板脱颗粒，参与组织损伤。在变态反应发生时，血中及发生过敏部位的组织液中 ECP 明显增高，在哮喘患者血清、痰液、肺泡灌洗液及嗜酸性粒细胞性胃肠炎患者大便样本中均有升高，

可作为监测过敏发作及追踪药物对变态反应性疾病治疗效果的一种指标。

2. 嗜酸性粒细胞膜受体 EOS 细胞膜表面有多种 Fc 受体，如 IgE、IgA、IgG 和 IgM Fc 受体。其中 IgE Fc 受体可与肥大细胞及嗜碱性粒细胞一起导致细胞膜变构与介质释放，参与速发型变态反应；而 IgA、IgG 及 IgM Fc 受体可参与细胞毒性变态反应及免疫复合物型变态反应。此外，嗜酸性粒细胞表面的各种细胞因子受体、补体受体以及 CSF 受体，在多种类型的变态反应中均发挥作用。

3. 嗜酸性粒细胞膜代谢物质对变态反应的作用 嗜酸性粒细胞膜主要由脂蛋白构成，在膜的脂质代谢中，可以产生大量多种白三烯（LTC4、LTD4 和 LTE4）作为一组作用强而持久的过敏介质，而前列腺素则可直接在变态反应中发挥作用。

（三）调节免疫反应

EOS 产生的脂质介质包括白三烯、前列腺素、血栓素 A2 和大量 PAF，活化的嗜酸性粒细胞还产生包括 GM-CSF、IL-3、IL-1、IL-6、IL-8、IFN-γ 在内的细胞因子，与嗜酸性颗粒中的碱性阳离子蛋白一同调节机体的炎症和免疫反应。

1. 阳离子蛋白及可溶性介质 EOS 在识别上皮细胞损伤释放的 DAMPs 后，激活树突状细胞、肥大细胞、中性粒细胞，进而影响固有免疫及适应性免疫；同时，嗜酸性粒细胞和其他免疫细胞可产生诱导型一氧化氮合成酶（iNOS），该酶催化产生的 NO 可抑制巨噬细胞向 M1 极化、T 细胞向 Th1 和 Th17 细胞分化，对炎症进行负反馈调节；NO 也可通过对关键信号分子的硝化或者亚硝化调节免疫细胞的功能。

2. 细胞因子和趋化因子 嗜酸性粒细胞产生和释放功能性的细胞因子和趋化因子，比如 IL-4、IL-13，可诱导 T 细胞向 Th2 细胞分化、B 细胞活化和巨噬细胞向 M2 极化，嗜酸性粒细胞产生趋化因子 CCL17 和 CCL22 也支持 Th2 细胞的募集。对于 Th1，嗜酸性粒细胞可产生 IFN-γ 促进 Th1 型反应，也有研究报道了 EOS 浸润的组织中 Th1 型反应受到限制。此外，EOS 产生的增值诱导配体（APRIL）和 IL-6 参与骨髓长寿命浆细胞的维持，也可能以 TGF-β 依赖的方式维持肠道 IgA^+ 浆细胞和正常微生物群组成。同时，嗜酸性粒细胞通过释放大量 IL-8、IL-10 和 GM-CSF，抑制免疫反应。

（四）组织损伤和重塑

1. 局部血栓形成 嗜酸性粒细胞能在血管内

皮诱导血栓前微环境。EOS 高表达组织因子（tissue factor，TF）并释放入血，也可诱导内皮细胞暴露组织因子，增强外源性凝血过程，EOS 生成的凝血酶及形成细胞外陷阱有利于血栓形成。ECP 和 MBP 可激活并诱导血小板分泌血小板因子 4，中和肝素的抗凝作用，通过抑制因子 XⅡ 而抑制纤溶，与血栓素调节蛋白结合阻止蛋白 C 系统的激活，抑制血栓素调节蛋白的抗凝活性，最终导致凝血酶和纤维蛋白生成增多。

2. 氧化应激 活性氧自由基（reactive oxide species，ROS）是嗜酸性粒细胞在内外因素的刺激下产生的有毒性物质，可使细胞膜脂质过氧化、蛋白质功能受抑制和 DNA 损伤。嗜酸性粒细胞的 NADPH 氧化酶活性比中性粒细胞高 3~6 倍，细胞所含的细胞色素 b559 的浓度是中性粒细胞或单核细胞含量的 2 倍，表现的呼吸爆发作用在大多数刺激中强于中性粒细胞。

3. 损伤修复和重塑 EOS 上 PRRs 识别受损细胞释放的 DAMPs 后迁移至组织损伤或坏死部位脱颗粒后损伤组织，同时可释放 IL-4、血管内皮生长因子（VGEF）、成纤维细胞生长因子（FGF）和 TGF-β1 以及骨桥蛋白等促进血管内皮细胞、骨骼肌、脂肪细胞等增殖，ECP 则与哮喘患者气道重塑有关。在嗜酸性粒细胞浸润的食管、心脏、软骨等组织中均有狭窄形成的报道，而动物模型证实阳离子蛋白具有促纤维化的活性，可诱导成纤维细胞产生 IL-6 及相关的成纤维因子，成纤维细胞活化为肌成纤维细胞。

近年来，针对嗜酸性粒细胞在机体能量代谢及抗肿瘤中作用的研究也越来越多。

四、针对嗜酸性粒细胞的治疗靶点

1. 糖皮质激素（glucocorticoid，GC）治疗 与糖皮质激素受体（GCR）结合后通过转录因子的调控，可直接诱导细胞凋亡、抑制 EOS 的存活信号，促进 EOS 的清除；也可抑制骨髓 EOS 的产生。最近的研究还发现糖皮质激素可与铁死亡诱导剂协同作用，诱导气道炎症中嗜酸性粒细胞的死亡。

2. 生物制剂治疗 针对游离可溶性 IL-5 的美泊利珠单抗、瑞利珠单抗可以改善临床症状，减少 GC 使用剂量，减少外周血嗜酸性粒细胞，但是在减轻组织嗜酸性粒细胞浸润上效果较差；针对嗜酸性粒细胞 IL-5Rα 受体的贝那利珠单抗通

过细胞介导的细胞毒性途径显著减少嗜酸性粒细胞，比美泊利珠单抗更能够降低外周 EOS。此外，除了在研的针对 IL-4、IL-13、IL-33、Siglec-8 及一些嗜酸性粒细胞趋化因子的药物外，针对促进嗜酸性粒细胞凋亡方面的药物研究中也显示出了潜在的治疗效果，如 Bcl-2 抑制剂 ABT-737 和 ABT-199 可通过促进炎症细胞死亡来抑制过敏性气道炎症。

有研究显示嗜酸性粒细胞在不同组织中存在不同的表型、功能状态，同时受到来自局部微环境中细胞、细胞外基质、局部代谢等微环境影响，进而发挥不同的功能，维持机体稳态平衡。未来，单细胞测序、新的原位杂交方法、与环境相关的功能测定和谱系追踪研究可能会极大地增加我们对这些细胞在发育、机体稳态、疾病异质性和不同免疫环境中的认识，为疾病的发生机制提供重要见解，并最终实现嗜酸性粒细胞相关疾病治疗的进步。

（杨敏，吴捷）

第二节 嗜酸性粒细胞增多症

一、概述

（一）概述

嗜酸性粒细胞增多症（eosinophilia）是指外周血嗜酸性粒细胞数量增加，绝对值计数（absolute eosinophils count，AEC）>0.5×10⁹/L，这项标准在不同性别和区域人群中没有明显差异，年龄较小的儿童参照值可稍高。

高嗜酸粒细胞增多症（hypereosinophilia，HE）是指外周血 2 次检查（时间间隔≥2 周）嗜酸性粒细胞绝对值计数均≥1.5×10⁹/L。而组织 HE 的诊断标准应至少满足以下 1 条：①嗜酸性粒细胞占骨髓有核细胞的 20% 以上；②病理学家确定嗜酸性粒细胞广泛浸润组织；③存在明显的嗜酸性粒细胞颗粒蛋白沉积。组织 HE 与血液 HE 并非严格一致性改变。

高嗜酸粒细胞增多综合征（hypereosinophilia syndrome，HES）是一组异质性疾病，特征是在高嗜酸粒细胞增多症基础上，出现不能用其他原因解释，最终证实为嗜酸性粒细胞增高、组织嗜酸性粒细胞浸润和/或嗜酸性粒细胞颗粒蛋白沉积导致的器官损伤和功能障碍（表 17-2-1）。

表 17-2-1　高嗜酸粒细胞增多症和高嗜酸粒细胞增高综合征的定义和标准

术语简写	定义和标准
HE	2 次外周血嗜酸性粒细胞≥1.5×10^9/L（2 次检测时间间隔≥2 周）[a] 有/未检测到组织嗜酸性粒细胞增高
Tissue HE	至少符合以下一项标准： ①嗜酸性粒细胞占骨髓有核细胞的 20% 以上 ②病理学家确定存在嗜酸性粒细胞广泛浸润组织 ③存在明显的嗜酸性粒细胞颗粒蛋白沉积（有或无组织 EOS 浸润）
HES	满足下述三项指标： ①满足外周血 HE 标准 ②归因于组织 HE 的器官损伤或功能障碍[b] ③排除其他作为主要原因引起器官功能损害的疾病或状况
Tissue/Organ-restricted HES[c]	满足以下三项标准： ①满足组织 HE 但不满足血液 HE 标准 ②归因于组织 HE 的器官损伤或功能障碍 ③排除其他作为主要原因引起器官功能损害的疾病或状况

注：[a] 在费城染色体阳性的慢性髓系白血病和一些急性髓系白血病患者中，HE 指标调整为外周血 AEC≥1.5×10^9/L，同时存在 EOS 在外周血白细胞中占比≥10%；[b] 归因于 HE 的器官损伤或功能障碍应满足下述所有标准：①伴有明显的组织嗜酸性粒细胞浸润和/或大量的嗜酸性细胞衍生蛋白沉积的器官功能障碍；②具有 HE 诱导器官损伤的典型临床、组织病理学和实验室征象；③排除其他作为主要原因引起嗜酸性粒细胞升高的疾病；[c] 若缺乏外周血 HE，但存在组织 HE、明显 HES 症状，可临时诊断组织/器官限制性 HES。

（二）流行病学

目前主要的研究对象是 HE 及 HES 患者，嗜酸性粒细胞增多症的发病率和患病率缺乏准确的数据。辛辛那提儿童医院的研究显示医院人群中 HE（间隔≥4 周进行的 2 次外周血 AEC>1.5×10^9/L）患病率为 31.4/10 万，发病率为 3.5/10 万年，而在社区人群中分别达到 487.7/10 万和 54.4/10 万/年，在病因方面，原发性嗜酸性粒细胞增多占 7%，继发性因素占比为 53.4%，无法确定潜在病因的有 34.1%。

二、发病机制

（一）原发性（肿瘤性）嗜酸性粒细胞增多症

多数是因为存在某种导致肿瘤发生的靶基因异常所致嗜酸性粒细胞克隆性增长，EOS 属于主要的增殖细胞类型或者是几种增殖细胞系中的一种，常见于干细胞、髓系或嗜酸性粒细胞肿瘤中。在这类疾病进展为急性白血病或者得到针对性抗肿瘤治疗之前，EOS 均为持续性增高，2022 年嗜酸性粒细胞疾病国际合作研究小组已将持续性的时间界定为 2 周。疾病的分类复杂，且仍在不断更新中，比如近来研究人员在诊断为慢性嗜酸性

粒细胞白血病（非其他特指的）患者中发现存在 STAT5B n642H 突变，这部分病人应该被定义为慢性嗜酸性粒细胞白血病。

（二）继发性嗜酸性粒细胞增多症

EOS 非克隆性增多一般存在明确的诱因及病因，由正向调控 EOS 细胞因子（如 IL-3、IL-5 和 GM-CSF）的产生增加和/或抑制嗜酸性粒细胞凋亡信号的耗竭所致。这类疾病中嗜酸性粒细胞增高可能是暂时性的、反复出现的，也可能是持续存在的。继发性嗜酸性粒细胞增多最常见于变态反应性疾病，其他的原因包括感染、肿瘤（无嗜酸性粒细胞克隆性扩增的证据）、炎症和自身免疫性疾病、原发性免疫缺陷病等（表 17-2-2）。然而，目前报道称约 1/3 儿童无法确定潜在的病因。

三、诊断

（一）疾病分类

HE 可出现于多种疾病过程中，HES 则包括一组不同的疾病，根据临床表现、潜在病因和治疗方法划分临床亚型，这些分类并不是最终诊断，临床医生应该从对 HE/HES 的病因和病理的认识中最终明确疾病的诊断。2022 年嗜酸性粒细胞疾病国

表 17-2-2　常见嗜酸性粒细胞增多疾病分类

分类	举例
原发性(肿瘤性)HES	WHO 标准分类中的伴有嗜酸性粒细胞升高的克隆性的干细胞、髓系肿瘤
① 嗜酸性粒细胞升高的髓系/淋巴细胞性肿瘤(PDGFR-α,PDGFR-β,FGFR1 或者 PCMA-JAK2 重排);	
② 慢性嗜酸性粒细胞性白血病(非其他特指的);	
③ 急性髓系白血病;	
④ 骨髓增生异常综合征;	
⑤ 系统性肥大细胞增多症;	
⑥ 骨髓增殖性肿瘤:慢性髓系白血病、真红细胞增多症、原发性血小板减少症、原发性骨髓纤维化;	
⑦ MDS/MPNs 重叠综合征:慢性粒单核细胞白血病	
继发性(反应性)HE/HES	由嗜酸性粒细胞促进细胞因子增殖所致潜在的非克隆性疾病
① 感染	寄生虫(弓形虫、圆线虫病、旋毛虫病、血吸虫病、丝虫病、钩虫)、真菌(曲霉菌、球孢子菌病、组织胞浆菌病、卡氏肺囊虫)、原虫(孢球虫病,肉孢子虫属肌炎)、病毒(HIV 病毒)、细菌(A 型溶血链球菌)、结核分枝杆菌;
② 变态反应	药物过敏、食物过敏、哮喘、变应性鼻炎、鼻炎、荨麻疹;
③ 肿瘤性	白血病、B 细胞和 T 淋巴细胞淋巴瘤、霍奇金淋巴瘤、腺癌(当嗜酸性粒细胞在上述疾病中为非克隆型扩增时);
④ 风湿免疫系统疾病	系统性红斑狼疮、银屑病、天疱疮、类风湿性关节炎、Sjögren 综合征、IgG4-RD、IBD、新生儿起病多系统炎症综合征、Cryopyrin 蛋白相关周期性综合征;
⑤ 原发性免疫缺陷	常染色体显性遗传高 IgE 综合征、Omenn 综合征,DOCK8 缺乏和 Wiskott-Aidrich 综合征;
⑥ 其他疾病	胆固醇栓子,辐射暴露,慢性移植物抗宿主病、内分泌系统疾病、肾上腺功能减退

际合作研究小组仍然保持四大类的划分:家族性(遗传性)HE(HE$_{FA}$)、反应性(继发性)HE(HE$_R$)、克隆性(原发性)HE(HE$_N$)和意义未定 HE(HE$_{US}$)。HES 的确定应该满足 3 个条件:① 外周血嗜酸性粒细胞≥1.5 × 10^9/L;② 归因于 HE 的器官损伤或功能障碍;③ 除外其他作为主要原因导致器官损伤的潜在疾病。

由于嗜酸性粒细胞的分布特性,除了嗜酸性粒细胞性胃肠炎、嗜酸性粒细胞性肺炎和一些本身可以有嗜酸性粒细胞定植的组织器官(皮肤、泌尿生殖道下部等)外,其他局限于单个器官的受累通常与血液中嗜酸性粒细胞增多相关。临床存在一种特殊情况,即局限于单个器官的组织 HE,具有典型的 HES 征象但是缺乏外周血 HE,最新的指南将这部分病例称为组织/器官限制性 HES(表 17-2-3),指出也应该按照 HES 的标准进行管理,而当这部分病人满足外周血 HE 时则被称为重叠 HES。经典的 HES 可分为 HES$_{FA}$、HES$_N$、HES$_R$ 和特发性 HES(HES$_I$)4 种。

1. 家族性(遗传性)高嗜酸粒细胞增多症及综合征　许多遗传性疾病与家族性 HE 相关,大多数在儿童时期发现,有部分与免疫缺陷相关(如 Omenn 综合征、Wiskott-Aldrich 综合征、Netherton 综合征和高 IgE 综合征等),免疫缺陷这部分患者嗜酸性粒细胞呈现中度增高并且不会出现典型的 HES 症状;一部分受影响的家庭成员会出现 FIP1L1-PDGFRA(F/P)融合基因改变的一些症状,伴有心肌纤维化和神经系统异常,迄今为止仅在少数几个家族中被描述,有研究将基因定位于细胞因子基因簇 5q31-33 的区域,该区域的基因对嗜酸性粒细胞的发育和功能至关重要。而线粒体肌病和 IL-5 表达失调这类缺乏已知基因缺陷的疾病很少进展为 HES。

2. 反应性(继发性)高嗜酸粒细胞增多症及综合征　嗜酸性粒细胞在组织中的浸润是另一个主要疾病的次要过程,但仍可导致器官损伤和功能障碍。该亚型包括寄生虫感染、药物超敏反应、自身免疫性疾病和肿瘤增生性疾病(嗜酸性粒细

表 17-2-3　常见指向 HES 诊断的典型 HE 相关疾病、引起外周血 HE 的局限于单个器官的疾病

指向 HES 典型 HE 相关临床特征	伴 HE 的局限于单个器官疾病
心血管系统	消化系统
深静脉血栓	嗜酸性食管炎
动脉闭塞性疾病	嗜酸性胃炎
心肌梗塞	嗜酸性十二指肠炎
心内膜纤维化	嗜酸性粒细胞性胃肠炎
肺栓塞	嗜酸性粒细胞性胆囊炎
血管炎	嗜酸性粒细胞性结肠炎
血管中风	嗜酸性粒细胞性胰腺炎
肺脏	嗜酸性粒细胞性肝炎
呼吸困难（血氧饱和度下降）	嗜酸性粒细胞性腹腔积液
影像学显示肺部浸润	呼吸系统
严重的支气管症状（哮喘/咳嗽）	嗜酸性粒细胞哮喘
胸腔积液（复发或持续性）	嗜酸性粒细胞性支气管炎
胃肠道	嗜酸性粒细胞性肺炎（急性/慢性）
导致体重下降的胃肠道症状	嗜酸性粒细胞胸膜炎
严重、持续的腹痛	嗜酸性粒细胞性鼻窦炎和鼻息肉病
严重慢性腹泻	泌尿生殖系统
慢性/复发性恶心和呕吐	嗜酸性粒细胞性肾炎
慢性/复发性严重消化不良/返流	嗜酸性粒细胞性膀胱炎
皮肤/黏膜	嗜酸性粒细胞性子宫内膜炎和肌炎
水泡形成（复发性）	嗜酸性粒细胞性卵巢炎
溃疡（持续或复发性）	嗜酸性粒细胞性前列腺炎
慢性严重湿疹	嗜酸性粒细胞性乳腺炎
严重复发性水肿/血管神经性水肿	嗜酸性粒细胞性眼部疾病
中枢和/或周围神经系统	过敏性结膜炎（季节性或持续性）
任何持续或复发性神经系统损害	巨大乳头状结膜炎
瘫痪（偏瘫或四肢瘫）	角膜结膜炎（特应性或春季角膜结膜炎）
持续或复发性精神障碍	皮肤疾病
严重记忆障碍	组织病理主要特征是嗜酸性粒细胞增多的皮肤疾病
影像学显示局部或多发性缺血	常常与组织嗜酸性粒细胞相关的皮肤疾病
脑皮层梗死（分水岭梗死）	嗜酸性粒细胞在组织病理学诊断中价值有限或不可靠的皮肤疾病
	其他
	嗜酸性粒细胞性心肌炎
	嗜酸性粒细胞性冠状动脉周围炎
	嗜酸性粒细胞性脂膜炎
	嗜酸性粒细胞性滑膜炎
	嗜酸性粒细胞性筋膜炎

胞为非克隆性增长)。在一家大型三级儿科医疗中心,皮炎和寄生虫感染是导致 HE_R 最常见的原因。淋巴细胞变异性嗜酸性粒细胞增高综合征(LHES)患者存在克隆性扩增的 T 细胞,其产生细胞因子促使反应性嗜酸性粒细胞增多,主要症状是难治性、复发性皮肤症状,因 LHES 有发展成淋巴细胞增生性疾病的风险,应恰当进行随访。此外,大多见于儿童病例的急性 B 淋巴母细胞白血病存在特征性的 t(5;14)(q31;q32),导致 IL-3 和 lgH 增强子发生重排,IL-3 过表达也可导致 HE。此外,一些已经确定综合征,如 EGPA、Gleich 综合征、IgG4 相关疾病也属于特殊类型的 HES_R。

3. 克隆性(原发性)高嗜酸粒细胞增多症及综合征 根据 2016 年 WHO 对涉及嗜酸性粒细胞升高的肿瘤性疾病的分类,HE/HES 原发(或克隆)性增多的疾病包括:①嗜酸性粒细胞增多相关的髓系/淋巴系肿瘤,常涉及酪氨酸激酶的基因融合或突变,包括受体型酪氨酸激酶(如血小板衍生生长因子-α(PDGFR-α),血小板衍生生长因子 β(PDGFR-β),成纤维细胞生长因子受体 1(FGFR-1),FMS 样酪氨酸激酶 3(FLT3);胞质酪氨酸激酶 2(JAK2);核内酪氨酸激酶(ABL)基因的重排;此外,抑癌基因 TEV6 的重排也会导致嗜酸性粒细胞克隆性增生。②慢性嗜酸性粒细胞性白血病[非其他特指的(CEL,NOS)]。③急性髓系白血病。④骨髓增生异常综合征。⑤系统性肥大细胞综合征。⑥典型的骨髓增生性肿瘤(慢性髓系白血病、真红细胞增多症、原发性血小板减少症、原发性骨髓纤维化)。⑦骨髓增生异常综合征/骨髓增生性肿瘤重叠综合征(如慢性粒单核细胞白血病)。

4. 意义未定性高嗜酸粒细胞增多症及特发性高嗜酸粒细胞综合征 在缺乏家族性聚集、分子遗传学异常及潜在病因,同时存在 HE 相关器官损伤的 HE 患者中,可以将 HE_{US} 考虑为一种临时诊断。HE_{US} 的诊断需要排除潜在可以导致 HE 的潜在疾病和 HES。临床上也应该对这部分病人进行随访,因为这部分患者可能在数月或数年后出现 EOS 相关的器官损害,或变成其他类型的 HE 或 HES。

HES_I 的临床表现可以相对轻微,也可以危及生命,存在较大异质性,呈现多系统损害表现,可发展为器官功能衰竭。Chusid 在 1975 年提出特发性 HES 的定义是:①血液中嗜酸性粒细胞 $>1.5×10^9/L$,持续 6 个月以上;②多器官损害,无其他原因可解释;③不能找到引起嗜酸性粒细胞增多的原因(HE_R、HE_N)。值得一提的是,2022 年 WHO 指南中指出,嗜酸性粒细胞持续增高>6 个月的标准是基于以往回顾性调查,而不是对于疾病的定义,且 EOS 持续增高>6 个月的要求在今天不太能被接受。此外,$1.5×10^9/L$ 的阈值仅作为起始治疗的参考阈值,因为一些患者可能表现为严重的组织受累和终末器官损伤而嗜酸性粒细胞计数不高,这部分患者需要接受快速治疗以尽量减少器官损伤。

(二)询问详细病史

包括变态反应性疾病、特应性疾病史、家族史、详细用药史(可引起嗜酸性粒细胞升高的药物见表 17-2-4)、流行病学史、传染病接触史、生水饮用情况、家养禽畜接触史、放射性毒物接触史。

表 17-2-4 常见引起嗜酸性粒细胞增高的药物

类型	药物名称
抗感染药物	青霉素、磺胺类药、四环素类、万古霉素、喹诺酮类、乙胺丁醇、乙胺嘧啶双脱氧腺苷、喷他脒(吸入型)、呋喃坦啶
抗惊厥和作用与神经肌肉药物	苯妥英、卡马西平、苯巴比妥、丙戊酸、乙琥胺、硝苯呋海因
抗炎药	NSAIDs、甲氨蝶呤、氨苯砜、金制剂、别嘌呤醇
心血管药物	地尔硫䓬、卡托普利、美西律、华法林
消化系统药物	奥美拉唑、兰索拉唑、西咪替丁、雷尼替丁、美沙拉嗪
降血糖药物	氯磺丙脲、妥拉磺脲
抗抑郁药和抗精神病药	三唑仑、丙咪嗪、地昔帕明、文拉法辛、曲唑酮、氯氮平
抗肿瘤药和免疫调节剂	博莱霉素、他莫昔芬、紫杉醇、2-氯脱氧腺苷、IL-3、IL-2、GM-CSF、比卡鲁胺
其他	放射对比剂、可卡因、二醋吗啡、氟烷、L-色氨酸、菜籽油

（三）体格检查

应注意一般情况和常见受累及器官的情况，包括生命征、体格发育、皮肤、黏膜、呼吸道、心脏、胃肠道、肝脏、脾脏、淋巴结等。

（四）实验室检查

1. 全血细胞分类及计数　确定是否存在外周血嗜酸性粒细胞增多，按外周血嗜酸性粒细胞增多的程度可分为轻、中、重三度：轻度者嗜酸性粒细胞绝对值计数在 $(0.5\sim1.5)\times10^9/L$，占白细胞分类比为 6%~10%，中度者 AEC 在 $(1.5\sim5.0)\times10^9/L$，占比在 15%~45%，重度者 AEC>$5\times10^9/L$，百分比可达外周白细胞 50%~90%。

（1）当嗜酸性粒细胞占白细胞总数的百分比<15% 时，首先应确定是否存在变态反应性疾病及寄生虫感染。若考虑存在过敏，需结合家族史、过敏史、体格检查甚至进行过敏源回避以明确，若考虑寄生虫感染，则应结合流行病学史，完善相关检查帮助明确诊断。针对寄生虫感染的检查包括血清寄生虫相关抗体、大便找寄生虫虫卵、尿液寻找丝虫、棘球蚴等，怀疑圆线虫病应进行十二指肠引流液的检查，旋毛虫病应进行腓肠肌活检。

（2）当嗜酸性粒细胞计数>$1.5\times10^9/L$，均应评估外周血涂片、肝肾功能、血沉、CRP、淋巴细胞亚群分析和血清免疫球蛋白，若患者没有明显病因时应该先评估具有克隆性嗜酸性粒细胞增多症的血液肿瘤，进行乳酸脱氢酶、血清维生素 B_{12}、类胰蛋白酶的血清学标本检测，必要时应行骨髓细胞形态学、免疫学（流式细胞免疫分型）、细胞遗传学（染色体核型分析）和分子生物学（荧光原位杂交进行染色体异常分析），必要时进行骨髓活检。在进行基因检测时间，应该囊括所有常见的变异基因（PDGFRA、PDGFRB、FGFR1、ETV6、JAK2、BCR-ABL1、AML-特异性的融合基因、FLT3 重排、JAK2、V617F、KIT、D816V 等基因）。异常 T 细胞异常的克隆表型也可以通过流式细胞术进行检测，LHES 常见免疫表型为 CD3⁻CD4⁺ 或 CD3⁺CD4⁻CD8⁻，还包括 CD3⁻CD4⁺ 细胞中 CD5 表达上调、CD7 的缺失和/或 CD27 的表达，同时伴有血清免疫球蛋白（IgE）和 TARC（CCL17）升高。

2. 嗜酸性粒细胞的长期或显著激活　导致患者出现全身或者累及某一组织器官的表现，则需要进一步进行评估，并且依据不同程度器官损害、嗜酸性粒细胞的数值进行合适的随访。应使用胸部 X 线摄影和/或胸部计算机断层扫描（CT）、超声

心动图、心电图、血清肌钙蛋白 T 和肺功能测试、内镜技术评估终末器官损害。疾病诊断流程见图 17-2-1。

四、治疗

嗜酸性粒细胞增多的治疗重点是针对潜在病因进行治疗，目的是降低嗜酸粒细胞计数和减少嗜酸粒细胞介导的器官功能损伤，治疗的主要指征是重要器官受累和功能障碍。由于外周血嗜酸粒细胞绝对值不一定与终末器官受损成正比，因此，如果没有明确的器官受累和功能障碍，迄今尚无何时及是否需要治疗的共识。

（一）针对病因治疗

继发性嗜酸性粒细胞增多症患者应针对相应的过敏、寄生虫感染、自身免疫性疾病、药物使用等具体病因进行治疗，如果存在克隆性嗜酸性粒细胞增高则应该转诊至血液肿瘤科。

（二）常用治疗

1. 糖皮质激素治疗　儿童和成人 HES 的一线治疗是大剂量全身糖皮质激素治疗，通常为泼尼松至少 1mg/(kg·d)，但剂量可根据临床表现的严重程度由临床医生决定。儿童中最常见的组织/器官限制性 HES 是伴有外周嗜酸性粒细胞增多症的嗜酸性粒细胞性胃肠道疾病，这部分儿童通常对消除饮食或要素饮食和/或局部糖皮质激素治疗反应良好，而骨髓增生性嗜酸性粒细胞增多综合征（MHES）和淋巴细胞变异型高嗜酸粒细胞增多综合征（LHES）患者普遍对糖皮质激素反应差。糖皮质激素治疗的反应通常很快，但如果经过几天的高剂量糖皮质激素疗法后 AEC 和症状没有改善，则应考虑辅助治疗。

2. 高嗜酸粒细胞增多综合征的辅助治疗　属于超说明书使用，包括羟基脲、干扰素 α1。羟基脲 [15mg/(kg·d)] 在儿童中耐受性良好，常用作 HES 的二线治疗，使用时应该定期检测血象，激素失败者可试着使用免疫调节剂（干扰素 α、环孢素或硫唑嘌呤）的短期试验（4~6 周）。因为儿童病例较少，药物使用的可行性、剂量、方案等缺乏共识推荐意见。

3. 生物制剂治疗　①伊马替尼　有 PDGFRA 或 PDGFRB 重排者对伊马替尼敏感，但该药物仅在成人中获得了治疗 HES 的适应证，儿童患者中获批的适应证仅为费城染色体的慢性髓系白血病和急性淋巴细胞白血病。②抗 IL-5/IL-5R　目

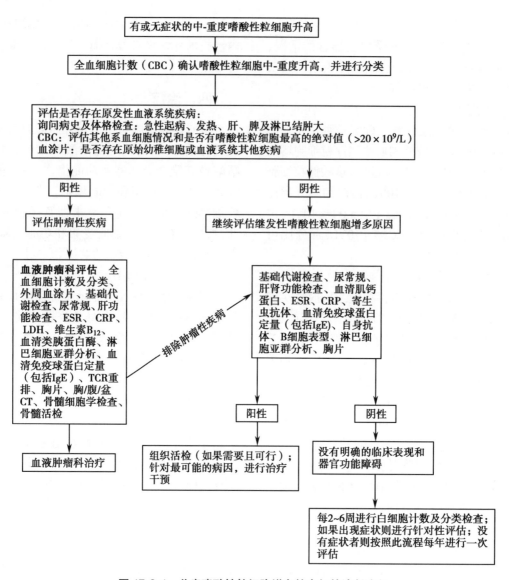

图 17-2-1 儿童嗜酸性粒细胞增多综合征的诊断流程

前针对 IL-5 的美泊利珠单抗(mepolizumab)在治疗<6 岁低龄儿童 HES 的试验正在进行中,针对 IL-5α 链的贝那丽珠单抗在 PDGFR 阴性的 HES 中取得了良好的疗效,在儿童特发性高嗜酸性粒细胞增多综合征的治疗中也有报道。③其他单克隆抗体 同时阻断 IL-4 和 IL-13 的度普利尤单抗(dupilumab)和靶向 IgE 的奥马珠单抗(omalizumab)均显示了临床疗效,但是通常难以诱导 HE 缓解。抗 CD52 单克隆抗体阿仑珠单抗(alemtuzumab)应考虑用于对其他治疗无反应的严重特发性 HES 患者,并可用于特发性 HES 相关心脑功能障碍患者,不良反应限制了其使用,且缺乏针对儿童的研究,此外,针对 JAK2 和 FGFR1 的抑制剂也在积极研究。

一项真实世界研究显示如果第一种生物制剂无效时可以通过其他类型生物制剂控制 HES,且治疗过程中也涉及药物剂量的调整,提示在治疗过程中的多靶点治疗和个体化的重要性。

4. 造血干细胞移植(HSCT)治疗 可用于 FGFR1 重排的克隆性嗜酸性粒细胞增多症患者、慢性嗜酸性粒细胞白血病患者(非其他特指的)以及对常规酪氨酸激酶抑制剂(TKI)治疗和实验性药物治疗(如有)耐受或不耐受的 HES 患者,或表现出进行性终末器官损伤的患者。

五、预后

根据辛辛那提儿童医院的报道,176 例 HE 儿童患者中,原发性 HE 占比为 7%,继发性占 53.4%,有 34.1% 患者无法确定病因,其中 12 例确诊为 HES,重叠 HES 的有 11 例;在这部分患儿中,HE 的儿童病例中 76.1% 病例缓解,其中有 52% 的患儿未进行治疗而缓解,8 例死亡。其他报道认为 HES 通常会影响患者数年(儿童的病程中位数为 65.5 个月,成人为 64 个月),只有少数患者会在治疗后实现 HES 的消失(定义为 AEC<0.5×10⁹/L,无 HES 临床表现)。也有报告称 AEC>100×10⁹/L、充血性心力衰竭、骨髓增生性肿瘤和激素不敏感的患者预后更差。

(杨敏,吴捷)

第三节　嗜酸性肉芽肿性多血管炎

嗜酸性肉芽肿性多血管炎(eosinophilic granulomatosis with polyangiitis,EGPA)既往称为 Churg-Strauss 综合征,于 1951 年由美国病理学家 Churg 和 Strauss 报道并命名。EGPA 是一种可累及全身多个系统、少见的自身免疫性疾病,属于抗中性粒细胞胞浆抗体(antineutrophil cytoplasmic antibody,ANCA)相关性血管炎(AAV)中的一种,主要特征是外周血及组织中嗜酸粒细胞增多、浸润及中小血管坏死性肉芽肿性炎症。大部分患者以呼吸道症状起病,随后出现全身各系统症状,心脏受累是死亡的危险因素,糖皮质激素、免疫抑制剂、生物制剂的使用可使疾病得到缓解,但存在复发风险,给患者和社会医疗造成了较大负担。

一、流行病学

报道显示成人 EGPA 的发病率在欧洲、日本和美国相似,为 0.9~2.4/(100 万·年),患病率约为 7.3~17.8/100 万,好发于 20~40 岁人群,男性多于女性。嗜酸性肉芽肿性多血管炎在儿童中罕见,缺乏流行病学数据,目前针对儿童 EGPA 的报道中,病例数从 1~14 例不等,以男性多见。

二、发病机制

EGPA 的发病机制尚不清楚,研究显示可能与遗传背景(MHC-Ⅱ类分子基因座不同、DNA 甲基化)、环境(二氧化硅)、过敏、感染、药物(白三烯受体拮抗剂、抗甲状腺药物)等因素有关。目前普遍认为 ANCA 介导的血管壁损伤和 EOS 介导的组织浸润参与疾病的发生与发展。

(一)抗中性粒细胞胞浆抗体与嗜酸性肉芽肿性多血管炎

1. 抗中性粒细胞胞浆抗体　ANCA 是 B 淋巴细胞以自身中性粒细胞/单核细胞胞浆成分为靶抗原而产生的抗体,胞质型(c-ANCA)的靶抗原是丝氨酸蛋白酶-3(proteinase-3,PR3),核周型(p-ANCA)的靶抗原绝大部分是髓过氧化物酶(myeloperoxidase,MPO),针对两种抗原的抗体分别是显微镜下多血管炎(microscopic polyangiitis,MPA)和肉芽肿性血管炎(granulomatosis with polyangiitis,GPA)中的标志性抗体。基于临床表型、组织学及遗传学相关证据,研究人员以 ANCA 阳性与否将 EGPA 分为两类,ANCA 阴性的 EGPA 患者以嗜酸性粒细胞浸润症状为主,与 GP33 和 IL-5/IRF1 位点变异相关,表明可能与黏膜/屏障功能障碍相关,主要影响的脏器是肺脏、心脏及胃肠道;而 ANCA 阳性的 EGPA 患者与 HLA-Ⅱ类 DQ 单倍型相关,特征性血管炎症状更为多见,常出现肾脏、神经系统及皮肤受累表现。

2. ANCA 在 EGPA 中的作用　虽然 ANCA 是生物标记物,但其本身具有致病性。中性粒细胞由炎性细胞因子和补体 C5a 片段始动,循环中的 ANCA、ANCA Fc 段分别与中性粒细胞表面 ANCA 抗原及 Fc 受体结合,激活后的中性粒细胞释放细胞毒性介质、激活补体的替代途径进一步发挥作用。同时,ANCA 激活的中性粒细胞在血管内边集、黏附、滚动,在血管壁上通过呼吸爆发、脱颗粒、中性粒细胞胞外诱捕网(NETs)等导致内皮损伤,当内皮下胶原暴露后,内源性凝血过程亦启动。ANCA 还可在肾小球基底膜中沉积 MPO 抗原,由抗 MPO 的 CD4⁺T 细胞识别并放大免疫介导的损伤。

ANCA 也发挥调节免疫的作用,ANCA 激活的中性粒细胞通过 IL-6、IL-17、IL-23 为 Th0 向 Th17 分化创造了合适的微环境,Th17 的增加则又促进中性粒细胞的募集和活化;而 Treg 和 Breg 细胞的耗竭可能有助于效应 B 细胞产生 ANCA,导致对 MPO 耐受性的中枢丧失。

(二)嗜酸性粒细胞与嗜酸性肉芽肿性多血管炎

1. EOS 在组织中浸润　EGPA 患者中 Th2、ILC2 和相关基因转录水平增高(IL-4、IL-5、IL-9、IL-13 和 IL-25 等),同时,趋化因子-3 的分泌增加使得嗜酸性粒细胞的数量和功能得以在组织局部维持。除此之外,EGPA 患者中 MORRBID 基因表达受损、促调亡基因 BCL2L13、CASP2 和 CARD4 表达不足,以及可溶性 CD95(Fas 介导调亡过程中的抑制剂)在循环中升高,使得嗜酸性粒细胞寿命延长,进而持续在组织发挥功能,引起器官损伤和功能障碍。

2. EOS 在 EGPA 中的作用 大量的嗜酸性粒细胞在血管壁浸润、在血管周围形成肉芽肿及节段性纤维素样坏死会导致血管壁狭窄甚至闭塞,同时,嗜酸性粒细胞在血管形成血栓前状态,影响局部血供;在器官功能损伤方面,EOS 在神经内膜和神经外血管中的浸润导致神经轴突病变,ECP 影响心肌细胞膜钠离子通道、抑制线粒体功能,MBP 直接破坏纤毛细胞,诱导嗜碱性粒细胞释放组胺加重局部损伤;在疾病后期,ECP、MBP 和 EDN 可诱导 TGF-β、IL-1α、IL-1β 释放,导致组织纤维化及重塑。

三、诊断

(一)临床表现

1. 呼吸系统 呼吸道受累时可表现为难治性哮喘、喘息、咳嗽及呼吸困难,症状没有季节性变化;还可表现为肺炎、肺泡出血、急性呼吸窘迫综合征等;鼻炎、鼻窦炎、鼻息肉、声门下狭窄、慢性中耳炎都是可以见到的表现。

2. 心血管系统 儿童患者中心脏受累比成人患者多见,可表现为心肌炎、心内膜炎、心力衰竭、肥大性或扩张性心肌病、高血压、冠状动脉周围炎、心肌梗死、心包炎、心包积液、瓣膜功能异常和心律失常,心脏受累严重者预后差。

3. 消化系统 胃肠道受累时可表现出腹痛、腹泻、血便、肠穿孔等症状,也有报道少见消化道器官受累的表现,如肝脏肉芽肿性炎症导致门静脉高压出现食管胃底静脉曲张等。

4. 皮肤 皮肤受累时可出现皮下结节、瘀点、紫癜、瘀斑、荨麻疹、青斑等,也有报道因下肢血管闭塞出现局部溃疡、坏疽表现的儿童病例。

5. 神经系统 多表现为周围神经系统症状,呈对称或非对称性单或多发性神经炎、神经痛,也会出现中枢神经病变,如头痛、面神经瘫痪、脑出血、脑梗塞等。

6. 其他 EGPA 患者中肾脏受累少见,症状远不及 GPA 患者明显,常见症状为血尿、蛋白尿;其他全身非特异性症状包括发热、乏力、厌食、消瘦、肌痛、肌肉无力等,也有研究报道了颌下腺肿大、关节炎、睾丸梗死等症状。

(二)临床分期

1. 前驱期 除全身不适症状外,常出现多种

呼吸道疾病症状,大部分患者有多组鼻窦受累,少部分患者可累及眼眶,极少数患者可出现鼻腔、鼻窦肉芽肿、鼻出血及鼻腔结痂等肉芽肿性血管炎改变,也可出现分泌性中耳炎及神经性耳聋。

2. 组织 EOS 浸润期 常表现为外周血 HE 及器官浸润症状,60%~70% 的患者出现肺部受累,组织 EOS 浸润期可持续数月或数年。组织 EOS 浸润也可出现在血管炎期。

3. 血管炎期 常表现为严重的喘息、呼吸困难及系统性坏死性血管炎引起的一系列改变,如发热、咯血、皮肤损害、心功能不全、肾功能不全及神经系统损伤等。

并非所有的患者均会经历界限分明的 3 个时期,法国一项队列显示儿童患者中心脏、耳鼻咽喉、皮肤和胃肠道症状比成人中更为多见,疾病复发率较高,且局部首发症状到全身表现出现之间的间隔时间更短,多数在嗜酸性粒细胞浸润期被诊断。

(三)体格检查

EGPA 可累及全身多个系统,应该进行全身性体格检查,包括生命征、皮肤、黏膜、眼睛、鼻部、耳朵、肺脏、神经、肾脏、心脏、外周血管、关节等的详细检查,积极识别血管炎相关症状。

(四)辅助检查

1. 外周血和呼吸道嗜酸性粒细胞 外周血嗜酸性粒细胞常>10%,数值的高低与疾病活动性无一定联系,需注意药物的使用对指标的干扰。肺泡灌洗液细胞分类中 EOS 可高达 25% 及以上,肺出血时可见含铁血黄素细胞。

2. ANCA 检测 需同时采用间接免疫荧光法(indirect immunofluorescence,IIF)和酶联免疫吸附测定法(enzyme linked immunosorbent assay,ELISA)两种方法进行检测,前者可区分出 c-ANCA 和 p-ANCA,而 ELASA 测定帮助区分靶抗原,c-ANCA 阳性者 PR3 抗体阳性;有 40%~60% EGPA 患者 p-ANCA 阳性,其中 90% 以上为 MPO 抗体阳性,剩余部分针对的是胞浆内其他成分,而其中有些抗原在一些风湿免疫性疾病中有一定的特异性,需要进一步甄别。此外,ANCA 阴性时不能排除 EGPA 的诊断,应该以组织病理结果为主。

3. 其他实验室检查 EGPA 患者会有红细胞沉降率(ESR)、C 反应蛋白(CRP)中度升高,α-球蛋白及 γ-球蛋白均可升高,类风湿因子阳性,补体可升高;此外,血管炎期血清 IgE 和 IgG 水平升

高,病情缓解时下降。必要时应检查血清肌钙蛋白、肾功能等评估相应器官功能,同时,报道显示EGPA患者静脉血栓栓塞事件增加,也应进行凝血功能的检测。

4. 影像学检查 EGPA常见呼吸道影像学异常包括广泛的支气管壁增厚、斑片状磨玻璃影和肺纹理增粗,表现为多变的游走性病变,可能出现支气管痰栓、实变灶、肺不张、支气管扩张、肺气肿、多发小叶中心结节、肺间质性改变、纵隔淋巴结肿大、胸腔积液及胸膜增厚等,大多数病变在激素治疗后短时间内能有较为明显的变化。与成人相比,儿童胸部CT会表现出更多的非固定性肺浸润和肺结节。此外,鼻窦CT检查可发现鼻窦炎的表现。

成人病例的报道显示心脏受累与EGPA频繁复发、进入重症监护病房相关,合并心脏病变者5年生存率降低14%,故在确诊疾病时,均应完善心脏超声检查,必要时行心电图、心脏核磁共振评估心脏结构与功能;若有神经系统受累表现,适当选择头颅CT、MRI、肌电图等相关检查,必要可行肌肉活检;若有胃肠道症状,可完善消化内镜协助诊断。

5. 肺功能检 EGPA患者的肺功能变化可与哮喘类似,存在可逆的气流受限和气道高反应性,多呈现阻塞性通气功能障碍,当合并肺间质病时可有弥散与限制性通气障碍,我国《嗜酸性肉芽肿性多血管炎诊治规范多学科专家共识》中推荐常规进行支气管激发试验及支气管舒张试验,无条件者可监测肺功能的变化或呼气峰流速的变化。呼出气一氧化碳(FeNO)增高>50ppb提示激素治疗反应好,可协助评估上、下气道炎症治疗前后的变化。

6. 组织病理学 EGPA可累及多个脏器,典型的表现为肉芽肿和纤维素坏死性病变,坏死灶内可见嗜酸性粒细胞、嗜酸性坏死碎片或夏科-雷登结晶,周围有类上皮细胞和多核巨细胞形成的肉芽肿。病变早期可见组织内嗜酸性粒细胞浸润,血管炎期可见血管壁纤维素性坏死、嗜酸性粒细胞和淋巴细胞浸润,可同时表现为坏死及肉芽肿形成,严重者可进展出现血管壁纤维化及管腔闭塞,病变后期表现为小血管栓塞、血管壁弹力纤维破坏,嗜酸性粒细胞浸润不明显。儿童活检组织样本中约2/3有嗜酸性粒细胞浸润,坏死性血管炎及肉芽肿形成仅在1/5和1/4的活检中见到。

(五)诊断标准

儿童EGPA病例罕见,现行诊断标准也是基于成人EGPA患者制定的,诊断具有挑战性。根据2022年美国/欧洲风湿协会(ACR/EULAR)的报告,EGPA的诊断需要首先确定存在中小血管炎,并且排除类似血管炎的诊断。下述7项条目中得分≥6分时可诊断为EGPA,该诊断标准敏感性为85%,特异性为99%:①气道阻塞性疾病,记为+3分;②鼻息肉,记为+3分;③多发性单神经炎,记为+1分;④血清嗜酸性粒细胞计数≥1×10^9/L,记为+5分;⑤活检提示血管外嗜酸性粒细胞浸润,记为+2分;⑥c-ANCA或PR3抗体阳性,记为-3分;⑦血尿,记为-1分。标准中的减分项目旨在作为区分EGPA与其他形式血管炎的分类标准,而非诊断标准(表17-3-1)。疾病的诊断还需要进行详细鉴别(图17-3-1)。

进一步应该明确疾病严重程度及活动与否,严重病例是指具有危及生命或器官表现的血管炎情况,如肺泡出血、肾小球肾炎、中枢神经系统血管炎、多发性单神经炎、心脏受累、肠系膜缺血、肢体/手指缺血。成人患者中常使用五因子评分法(five factors score,FFS)进行预后评估:①胃肠道受累;②心脏受累;③肾功能不全(血肌酐>150μmmol/L);④年龄>65岁;⑤缺乏耳鼻喉部位受累的证据,每项计1分,得分数越高,预后越差。在血管炎活动度方面,伯明翰系统性血管炎活动评分(BVAS)用于成人患者的评估,儿童修订版本儿童血管炎活动度评分(pediatric vasculitis activity score,PVAS)主要在GPA和MPA中使用过(表17-3-2)。根据儿童风湿肾脏病专家组成的AAV工作组的指导意见,活动性病变是指4周内新出现的、恶化的及持续超过3月的归因于EGPA的临床症状;无活动性疾病是指PVAS=0,ESR或CRP正常;缓解是指在泼尼松<0.2mg/(kg·d)的剂量下,至少3个月疾病活动度评分为0分,进一步定义是/有无使用药物治疗但是没有归因于EGPA的临床表现或体征,CRP和ESR正常;治疗有效是指在进行诱导后(4~6个月)或12个月时PVAS至少降低50%;难治性病例是指尽管进行了6周的缓解诱导治疗,但疾病仍没有改变/恶化,或在进行了3个月的适当缓解诱导治疗后仍持续存在疾病活动;复发病例是指在一段时间的缓解后再次出活动性病变。

表 17-3-1　2022 美国风湿协会与欧洲抗风湿联盟（ACR/EULAR）关于 AAV 的分类标准

	嗜酸性肉芽肿性多血管炎（EGPA）		肉芽肿性血管炎（GPA）		显微镜下多血管炎（MPA）	
临床表现	气道阻塞性疾病	+3 分	鼻流血、溃疡、结痂、充血或堵塞，或鼻中隔缺损/穿孔	+3 分	鼻流血、溃疡、结痂、充血或堵塞，或鼻中隔缺损/穿孔	-3 分
	鼻息肉	+3 分	软骨受累（耳/鼻软骨炎症、声音嘶哑/喘鸣、支气管受累或鞍鼻畸形）	+2 分		
	多发性单神经炎	+1 分	传导性或感音性耳聋	+1 分		
实验室检查及病理活检	血嗜酸性粒细胞计数>10^9/L	+5 分	活检见寡免疫复合物肾小球肾炎	+1 分	血嗜酸性粒细胞计数>10^9/L	-4 分
	血管外嗜酸性粒细胞浸润	+2 分	c-ANCA 或抗 PR3 抗体阳性	+5 分	活检可见寡免疫复合物肾小球肾炎	+3 分
	c-ANCA 阳性或抗体 PR3 阳性	-3 分	p-ANCA 或抗 MPO 抗体阳性	-1 分	胸部影像学示纤维化或间质性肺疾病	+3 分
	血尿	-1 分	血嗜酸性粒细胞计数>10^9/L	-4 分	c-ANCA 或抗 PR3 抗体阳性	-1 分
			活检示肉芽肿、血管外肉芽肿炎症或巨细胞	+2 分	p-ANCA 或抗 MPO 抗体阳性	+6 分
			胸部影像学检查提示肺结节、包块或空洞	+2 分		
			鼻/鼻窦影像学示炎症、实变或积液，乳突炎	+1 分		
评价	总分≥6 分作为分类标准，敏感性 85%，特异性 99%		总分≥5 分可作为分类标准，敏感性 92%，特异性 94%		总分≥5 分可作为分类标准，敏感性 92%，特异性 94%	

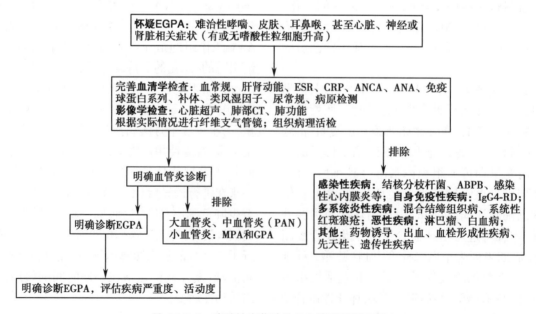

图 17-3-1　嗜酸性肉芽肿性多血管炎诊断流程

表 17-3-2 儿童血管炎活动度评分(分)

1. 全身症状	无	P2	N/W3	支气管内膜受累		2	4
肌痛		1	1	大咯血/肺泡出血		4	6
关节痛/关节炎		1	1	呼吸衰竭		4	6
发热≥38℃		2	2	6. 心血管	无	P3	N/W6
体重减轻≥5%		2	2	脉搏消失		1	4
2. 皮肤	无	P3	N/W6	可触及的动脉闻及杂音		1	2
多形性皮疹		1	1	任一肢体血压差(>10mmHg)		1	2
青斑		1	1	四肢跛行(运动后局部肌肉疼痛)		1	2
脂膜炎		1	1	缺血性心脏疼痛		2	4
紫癜		1	2	心肌病		3	6
皮肤结节		1	1	充血性心力衰竭		3	6
梗死(指甲边缘病变,裂状出血)		1	1	心脏瓣膜病		2	4
溃疡(全层坏死)		1	1	心包炎		1	3
坏疽(广泛坏死)		2	4	7. 腹部	无	P5	N/W9
其他皮肤血管炎		1	6	腹痛		2	4
3. 黏膜/眼睛	无	P3	N/W6	腹膜炎		3	9
口腔溃疡/肉芽肿		1	2	大便带血或血性腹泻		2	6
生殖器溃疡		1	1	肠缺血		3	9
唾液腺或泪腺炎症		2	4	8. 肾脏	无	P6	N/W12
眼球突出		2	4	>95% 百分位数的身高别血压		1	4
巩膜炎		1	2	蛋白尿>0.3g/24h,或>20mmol/mg 肌酐		2	4
结膜炎/眼睑炎/角膜炎		1	1	血尿≥2+ 或 5rbc/Hpf 或红细胞管型		3	6
视力模糊		2	3	GFR 50~80ml/1.73mm²		2	4
突然视力丧失		/	6	GFR 15~49ml/1.73mm²		3	6
葡萄膜炎		2	6	GFR<15ml/1.73mm²		4	8
视网膜血管炎/栓塞/渗出物		2	6	肌酐升高>10% 或 GFR 减少>25%			6
4. 耳、鼻、喉	无	P3	N/W6	9. 神经系统	无	P6	N/W9
出血性鼻分泌物/鼻痂/溃疡和/或肉芽肿		3	6	头痛		1	1
				脑炎/脑膜炎		1	3
鼻旁窦受累		2	4	器质性/认知功能障碍		3	3
声门下狭窄		1	2	癫痫(非高血压所致)		3	9
传导性听力损失		3	6	中风		3	9
感觉神经性听力损失		1	3	脊髓损伤		3	9
5. 肺部	无	P3	N/W6	颅神经麻痹		3	6
喘息或者呼气性呼吸困难		1	2	周围性感觉神经病变		3	6
结节或空洞			3	多发性运动性单神经炎		3	9
胸腔积液/胸膜炎		2	4	10. 其他			
渗出		2	4	具体进行描述记录			

注:活动性病变是指在 4 周内新出现的、恶化的血管炎症状,或者持续时间超过 3 个月的症状;第 1 次评分均按照活动进行;如果不存在某系统活动性表现则勾选"无",若为持续性,则勾选"P"列评分,若为新发或者恶化,则勾选"N/W"列评分,"P、N/W"下方所标记数字为该系统能获最高分。

四、鉴别诊断

EGPA 需要与伴有嗜酸性粒细胞升高且具有多系统损害的系统性血管炎、呼吸系统疾病及少见疾病相鉴别。

1. 累及中、小型血管的系统性血管炎 AAV 包括肉芽肿性多血管炎（GPA）、显微镜下多发性肾炎（MPA）和 EGPA。GPA 和 MPA 主要影响中小型血管，结节性多动脉炎（polyarteritis，PAN）主要累及中型血管，均可出现嗜酸性粒细胞增多、全身多系统受累。

（1）肉芽肿性多血管炎：GPA 组织学特征是坏死性肉芽肿性炎症，过去称为韦格纳肉芽肿，常见症状包括破坏性鼻窦病变、软骨受累症状（耳、鼻、声带等）、传导性或感音性耳聋、肺结节和节段坏死性肾小球肾炎，ANCA 阳性率达 80%~90%，GPA 最常与 c-ANCA 和 PR3 抗体相关。一般无哮喘，嗜酸性粒细胞浸润较轻或不明显。

（2）显微镜下多血管炎：MPA 组织学特征是无肉芽肿性血管炎，常见表现包括皮肤症状、快速进行性寡免疫复合物型肾小球肾炎和肺泡出血，MPA 常与 p-ANCA 和 MPO 抗体相关，MPO 抗体阳性者患者比 PR3 抗体的患者复发率低。临床表现和组织病理可协助鉴别。

（3）结节性多动脉炎：PAN 是一种全身性坏死性血管炎，主要影响中型血管，EOS 增多较少见且通常程度较轻，常出现发热和体重减轻等全身症状，神经系统、皮肤、肾脏和胃肠道均可受累。无哮喘症状，无肺部浸润。PAN 的诊断通常依靠组织活检或血管造影。

2. 呼吸系统疾病

（1）支气管哮喘：极少累及肺外器官，外周血嗜酸性粒细胞一般为轻度增高或正常，肺弥散功能多正常，无游走性肺部炎症浸润等胸部影像学表现，ANCA 阴性，活检以支气管黏膜及黏膜下嗜酸性粒细胞浸润为主，偶可见肺组织少量 EOS 浸润，无血管 EOS 浸润的表现。

（2）变应性支气管肺曲霉病（ABPA）：主要表现是反复发作性哮喘，咳棕褐色粘稠痰块或树枝状支气管管型痰，嗜酸粒细胞数目增加，胸部 X 线呈游走性或固定性浸润病灶，CT 显示近端支气管呈囊状或柱状扩张，病理改变主要是肺组织明显的嗜酸粒细胞渗出和支气管内黏液样痰栓。但 ABPA 不累及肺外器官，烟曲霉特异性 IgE 水平增

高、烟曲霉皮试速发反应阳性、血清烟曲霉抗原沉淀抗体阳性，痰样本或 BALF 中可分离出曲霉。

（3）嗜酸性粒细胞性肺炎：在儿童中少见，常见咳嗽、呼吸困难、鼻炎、鼻窦炎及非特异性全身症状，疾病伴随的哮喘通常较严重，使用激素后仍可呈进行性发展，血液标本中 EOS、IgE、ESR 及 CRP 升高，肺泡灌洗液中嗜酸性粒细胞浸润>40%，典型胸片征象为边界较清的双侧或单侧不均匀的斑片状密度增高影，有 1/4 患者肺部病变也呈游走性。但嗜酸性粒细胞性肺炎无肺外其他系统及血管炎症状，ANCA 阴性，无坏死性肉芽肿性血管炎表现。

3. 其他多系统受累并伴有嗜酸性粒细胞增高的疾病

（1）特发性高嗜酸粒细胞综合征：嗜酸性粒细胞介导的器官损伤是 EGPA 和高嗜酸粒细胞综合征（HES）的共同特征，临床方面有很大重叠。鉴别的难点在于 ANCA 阴性、处于非血管炎阶段的 EGPA 与同样累及多个系统的特发性 HES，后者缺乏哮喘症状或鼻息肉，很少出现血管炎并发症，嗜酸性粒细胞计数常更高，有时可高达 100×10^9/L，通常为 ANCA 阴性。

（2）IgG4 相关疾病：IgG4-RD 是一种免疫介导、可导致任何器官纤维炎性病变的疾病，可能是 Th2 和 Treg 在抗原刺激下通过分泌的细胞因子作用于 B 淋巴细胞，最终出现增强的 IgG4 应答，ANCA 中也有 IgG4 的成分，需要进行鉴别。IgG4-RD 常出现哮喘和/或外周血 EOS 升高，伴鼻窦炎、肺、肾受累，组织病理表现为淋巴浆细胞浸润、层状纤维化、闭塞性静脉炎和 IgG4+ 浆细胞显著浸润等，诊断标准的选择复杂，需要符合进入标准、不存在排除标准，同时满足诊断标准才能诊断。

五、治疗

治疗方案取决于疾病的严重程度、受累的器官、病情是否活动等因素。EGPA 治疗的数据主要来自成人方案和少数病案报告中的数据，以及儿童病例中治疗 GPA 和 MPA 的经验，总体治疗方案分为诱导缓解和维持治疗两个阶段。2015 年全球 EGPA 诊治专家共识推荐的治疗时间为疾病达到缓解后至少 24 个月，2021 年儿童 AAV 工作组指出严重儿童 AAV（未包括 EGPA）维持治疗时间应为 2~4 年。

（一）方案选择

1. 诱导缓解治疗阶段 新发或复发的 EGPA 患者，如果存在危及生命或器官的情况，建议使用大剂量糖皮质激素（glucocorticoid，GC）联合环磷酰胺（cyclophosphamide，CYC）诱导缓解，大剂量 GC 联合利妥昔单抗（rituximab，RTX）可作为替代方案；基于 CYC 的毒性，也有学者认为 RTX 应该是儿童 EGPA 的首选治疗，与 CYC 相比一样有效且复发率低；若无活动性危及生命或严重器官受累表现时，建议使用 GC 方案治疗；如果为复发或难治性 EGPA 患者，如果未见活动性危及生命或严重器官受累，建议使用美泊利珠单抗（mepolizhumab，MEP）进行治疗。

2. 维持缓解治疗 新发 EGPA 患者，严重者完成诱导缓解后，可使用甲氨蝶呤（methotrexate，MTX）、硫唑嘌呤（azathioprine，AZA）及 RTX 进行维持；而复发时未出现危及生命或严重器官受累表现时，在完成诱导缓解后建议使用 MEP 进行维持治疗。关于开始维持治疗时间，2021 年儿童 AAV 工作组指出对于严重儿童 AAV，若是以 CYC 为基础方案缓解者，维持治疗应该在结束 CYC 治疗的 1 月内开始；在使用 RTX 诱导缓解的病人中，如果选择 MTX、吗替麦考酚酯（mycophenolate Mofetil，MMF）或 AZA 进行维持，则在 3 月后开始，若使用 RTX 进行维持，则是在 6 月后开始进行维持治疗。

3. 靶向生物制剂的使用 MTX、AZA、MMF 治疗时出现非严重复发者，推荐加用 MEP 而非改为其他药物；单用低剂量 GCs 时出现非严重复发，加用 MEP 而非 MTX、AZA、MMF；CYC 诱导缓解后出现严重复发的患者，使用 RTX 而非 CYC 进行再诱导缓解（除非严重心脏受累）；RTX 诱导缓解后出现严重复发者，使用 RTX 治疗而非改用 CYC 诱导缓解（图 17-3-2）。

（二）药物治疗

应注意药物适应证、副作用，并进行一定的指标检测和预防治疗。

1. 糖皮质激素治疗 是 EGPA 治疗的基石，病情较轻（FFS=0）的患者可采用糖皮质激素单药治疗，推荐的诱导剂量为泼尼松 1~2mg/(kg·d)，足量 2~4 周后开始减量，3 个月和 6 个月后逐渐减少至目标剂量，即 15~30mg/d［体重<40kg，则<0.5mg/(kg·d)］和 0~10mg/d［体重<40kg，则<0.2mg/(kg·d)］，随后逐渐减量至维持，甚至停药，激素使用的疗程应该基于患者的临床症状、价值主张和喜好；在静脉冲击治疗时，甲泼尼龙剂量 30mg/(kg·d)（最大剂量为 1g）或等效药物，连续使用 3~5 天，口服大剂量激素剂量为 1~2mg/(kg·d)

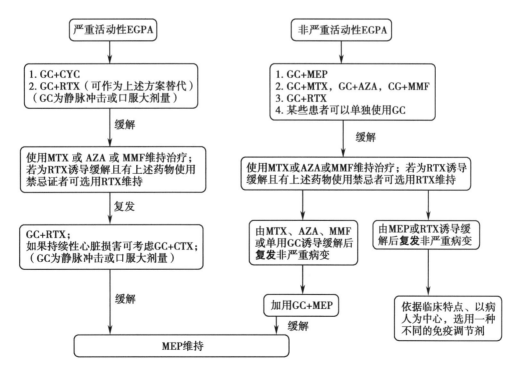

图 17-3-2 2022 美国风湿协会与欧洲抗风湿联盟
（ACR/EULAR）推荐的关于 AAV 治疗方案的选择流程。

（最大剂量为 60mg/d），应注意激素使用的副作用。

2. 免疫抑制剂治疗 免疫抑制剂联合激素也被推荐为危及生命或严重器官功能损害患者的一线治疗方案，建议使用环磷酰胺诱导危及生命的疾病和/或预后不良患者的缓解（FFE≥1），尤其在心脏受累的病例中应该使用，对于 ANCA 阴性且有严重神经或胃肠道症状的患者，也可考虑使用环磷酰胺。CTX：六次静脉注射 15mg/kg（最大剂量 1 200mg），前 3 剂两周使用 1 次，后 3 剂每 3 周 1 次，应该注意药物的不良反应。MTX：25mg/周，同时补充叶酸 10~30mg/周，甲氨蝶呤后 24 小时使用，AZA：2mg/(kg·d)，MMF：每次 1 500mg，2 次/日。三者在进行维持治疗阶段的计量及用法与诱导缓解期的使用方法相同。

3. 生物制剂治疗

（1）利妥昔单抗：ANCA 阳性、活动性肾小球肾炎、既往接受环磷酰胺治疗或有环磷酰胺禁忌证者，可选用利妥昔单抗，RTX 是靶向 B 细胞表面 CD20 抗原的嵌合单克隆抗体，可导致 B 细胞抑制，多项研究表明 RTX 对难治性的 EGPA 有效，可有效降低复发率，可能被用作维持治疗。用法为每次 375mg/m²，每周 4 次，或根据体表面积计算用量：体表面积≤1.5m² 患者中每次 575mg/m²，体表面积>1.5m² 患者中 750mg/m²，（最大剂量每次 1g，在第 1 天和第 15 天使用）；进入维持期后剂量为 250mg/m²，每 6 个月使用 1 次。

（2）美泊利珠单抗：抑制 IL-5 与其受体结合，阻止 EOS 成熟和存活，研究中显示该药物的使用减少了泼尼松的剂量，降低了复发率，但是试验主要对象为类固醇依赖患者，其中很大一部分患者没有活动性血管炎，故而应适当评估。用法为每次 300mg，每 4 周 1 次，诱导缓解及维持治疗时用法用量一致。

4. 其他治疗 静脉注射免疫球蛋白用于常规治疗无效的神经病变或心肌病；血浆置换可用于弥漫性肺泡出血的有效治疗方案，α 干扰素对 EGPA 的缓解维持有短暂的、部分的影响，但是由于不良反应，应将其视为第 2 或 3 线治疗。除此之外，在使用着白三烯受体拮抗剂的新诊断患者中，建议继续使用，并非鼻窦炎、哮喘的禁忌用药。

在使用环磷酰胺时，应使用复方新诺明预防卡氏肺囊虫肺炎，对于使用 RTX 的患者，预防性治疗应该予以考虑，预防性治疗应该持续到最后一次 RTX 使用后 6 个月。

六、预后

缺乏儿童数据。据报道，EGPA 患者 5 年生存率为 68%~100%，10 年生存率约为 79.4%，死亡率为 7%~18%，患者最常见的死亡原因是心力衰竭或心肌梗死，其次是肾衰竭和中枢神经系统病变。有超过 40% 的患者经历疾病的复发，大多发生在前两年。

（杨敏，吴捷）

参考文献

1. SIMON HU，YOUSEFI S，GERMIC N，et al. The cellular functions of eosinophils：Collegium internationale allergologicum（CIA）Update 2020［J］. Int Arch Allergy Immunol，2020，181（1）：11-23.

2. GAUR P，ZAFFRAN I，GEORGE T，et al. The regulatory role of eosinophils in viral，bacterial，and fungal infections［J］. Clin Exp Immunol，2022，209（1）：72-82.

3. WECHSLER ME，MUNITZ A，ACKERMAN SJ，et al. Eosinophils in health and disease：A state-of-the-art review［J］. Mayo Clin Proc，2021，96（10）：2694-2707.

4. JACKSON DJ，AKUTHOTA P，ROUFOSSE F. Eosinophils and eosinophilic immune dysfunction in health and disease［J］. Eur Respir Rev，2022，31（163）：210150.

5. 张之南. 血液病学［M］. 2 版. 北京：人民卫生出版社，2011.

6. BURRIS D，ROSENBERG CE，SCHWARTZ JT，et al.Pediatric hypereosinophilia：characteristics，clinical manifestations，and diagnoses［J］. J Allergy Clin Immunol Pract，2019，7（8）：2750-2758.

7. VALENT P，KLION AD，ROUFOSSE F，et al. Proposed refined diagnostic criteria and classification of eosinophil disorders and related syndromes［J］. Allergy，2023 78（1）：47-59.

8. SHOMALI W，GOTLIB J. World health organization-defined eosinophilic disorders：2022 update on diagnosis，risk stratification，and management［J］. Am J Hematol，2022，97（1）：129-148.

9. ROSENBERG CE，FULKERSON PC，WILLIAMS KW. Diagnosis and management of pediatric hypereosinophilic syndrome［J］. J Allergy Clin Immunol Pract，2022，10（5）：1131-1138.

10. 肖志坚. 嗜酸粒细胞增多症诊断与治疗中国专家共识（2017 年版）［J］. 中华血液学杂志，2017，38（7）：561-565.

11. FAGNI F，BELLO F，EMMI G.Eosinophilic granulomatosis with polyangiitis：dissecting the pathophysiology［J］. Frontiers in medicine，2021，8：627776.

12. GRAYSON PC，PONTE C，SUPPIAH R，et al.2022

American College of Rheumatology/European Alliance of Associations for Rheumatology Classification Criteria for eosinophilic granulomatosis with polyangiitis［J］.Ann Rheum Dis,2022,81（3）:309-314.

13. FINA A,DUBUS JC,TRAN A,et al.Eosinophilic granulomatosis with polyangiitis in children:data from the French RespiRare® cohort［J］.Pediatr Pulmonol,2018, 53（12）:1640-1650.

14. CHUNG SA,LANGFORD CA,MAZ M,et al.2021 American College of Rheumatology/Vasculitis Foundation Guideline for the management of antineutrophil cytoplasmic antibody-associated vasculitis［J］. Arthritis Rheumatol （Hoboken,N.J.）,2021,73（8）:1366-1383.

15. 嗜酸性肉芽肿性多血管炎诊治规范多学科专家共识编写组 . 嗜酸性肉芽肿性多血管炎诊治规范多学科专家共识［J］. 中华结核和呼吸杂志,2018,41（7）:514-521.

第十八章

药物超敏反应

第一节 概 论

随着社会的发展和医学研究的进步,新药层出不穷,且药物普及率也越来越高,改善了身体健康与生活质量,尤其保障了儿童的健康成长,从而也延长了总体平均寿命,但随之而来的药物超敏反应也变成了一个全球所共同面临的日益严重的健康问题,为患者及医生带来了新的挑战。

一、儿童药物超敏反应的流行病学及分类

药物超敏反应(drug hypersensitivity reactions, DHRs)是指患者使用常规剂量的药物后发生的不可预测的,剂量非依赖性的药物不良反应,占所有药物不良反应的15%。在儿童中,药物超敏反应的发生率相对较高,在各类医疗中高达8.7%的儿科患者出现药物超敏反应,在儿科门诊就诊后患儿中的发生率为1%~8%。在儿科急诊中,约1%是因药物反应前来就诊的,而在急诊室接受治疗的所有严重过敏反应患儿中,有40%~60%是由药物过敏引起的,需要使用肾上腺素治疗,部分患儿需要进一步转诊变态反应专科进行药物过敏原评估。

根据发病机制,通常将药物超敏反应分为两大类,即免疫机制介导型和非免疫机制介导型。前者即通称的"药物过敏(drug allergy)"。后者又主要分为3类,包括药理学相互作用(pharmacological interaction)、非过敏性不耐受(non-allergic intolerance),以及特异性体质(idiosyncrasy)。由于在临床医疗实践中,用药情况复杂,用药后出现的临床表现多种多样,难以仅凭病史及查体直接准确判断发病机制,因此当临床怀疑药物过敏时,推荐首选"药物超敏反应"作为初步诊断。

二、药物超敏反应的发病机制

(一)免疫机制介导

通过免疫机制介导的药物超敏反应称为"药物过敏"。但实际上,除了近年来蓬勃发展的大分子生物制剂以外,大部分药物的分子质量小于1 000Da,并不足以引起机体的免疫反应。对此,目前学界普遍以药物半抗原假说来解释,也就是部分小分子质量的药物可以与机体的蛋白质(如血清白蛋白等)或多肽共价结合,形成一种新抗原,即半抗原-蛋白质/多肽复合物,从而可以由免疫球蛋白E(IgE)、免疫球蛋白G(IgG)或淋巴细胞等免疫细胞介导,引起针对该复合物的免疫反应,造成各类不同的药物超敏反应临床表现。按照Coombs and Gell分类可分为以下四大类:

1. I型超敏反应 由药物特异性免疫球蛋白E(IgE)介导。患者接触药物后体内产生药物特异性IgE,同嗜碱粒细胞及肥大细胞表面的高亲和力受体结合,使患者处于致敏状态,再次接触该药物后,其与特异性IgE结合,导致嗜碱粒细胞及肥大细胞活化脱颗粒,释放各类炎性因子,产生一系列症状。I型超敏反应通常表现为速发型超敏反应,常在用药后1小时内发作,可出现荨麻疹、血管性水肿、哮喘和过敏性休克等。

2. II型超敏反应 又称细胞溶解型或细胞毒型超敏反应,是由免疫球蛋白G(IgG)[有时免疫球蛋白M(IgM)亦共同参与]同靶细胞表面的药物抗原结合后,在补体、巨噬细胞和NK细胞等作用下导致的细胞毒性反应,引起细胞溶解或组织损伤。首次发作通常于用药后5~7天后出现,停药后如再次接触,可于数小时内发作。多见于累及血液系统,如溶血性贫血、中性粒细胞减少、血小板减少等。

3. III型超敏反应 药物结合药物特异性IgG/

IgM,形成抗原-抗体免疫复合物,沉积在血管、关节等不同组织及器官中,再经由补体和/或 Fc 受体介导,产生炎性反应。通常于用药后 1 周以上出现,主要表现为血清病、血管炎等。

4. Ⅳ型超敏反应 主要由 T 细胞介导,巨噬细胞、嗜酸性粒细胞或中性粒细胞等其他细胞类型亦可参与其中。由于 T 细胞的类型及其细胞因子多种多样,可引起不同形式的炎症反应,因此Ⅳ型超敏反应可进一步分为Ⅳa型(Th1 细胞型)、Ⅳb型(Th2 细胞型)、Ⅳc型(CD8$^+$T 细胞型)和Ⅳd型(IL-8 型)。首次发作通常于用药后 48~72 小时后出现,有时甚至是数日至数周后发作。停药后如再次接触,症状可能在 24 小时内出现。由于皮肤内存在着数量庞大的 T 细胞,所以Ⅳ型超敏反应常常有显著的皮肤表现,如接触性皮炎、伴嗜酸性粒细胞增多和系统症状的药疹(drug rash with eosinophilia and systemic symptoms,DRESS)、中毒性表皮坏死松解症(toxic epidermal necrolysis,TEN)、Stevens-Johnson 综合征(Stevens-Johnson symptom,SJS)、急性泛发性脓疱病(acute generalized exanthematous pustulosis,AGEP)等。

(二)非免疫机制介导

1. 药理学相互作用 又称为"p-i 反应"。有些药物并不具有半抗原特性,无法共价形成半抗原-蛋白质/多肽复合物,但却可以通过非共价(可逆)的方式,同抗原提呈细胞表面的人类白细胞抗原(human leukocyte antigen,HLA)或 T 细胞表面的 T 细胞受体(T cell rector,TCR)相结合,从而间接或直接刺激 T 细胞活化,分泌细胞因子,发挥细胞毒性作用。所以 p-i 反应亦可以诱发 DRESS、TEN、SJS 等临床表现。这种药理学相互作用具有一定的剂量依赖性。

2. 非过敏性药物不耐受 又称为"类过敏反应"。大多数非过敏性药物不耐受的临床表现同 IgE 介导的 Ⅰ 型变态反应相似,均常在用药后迅速发作,均可出现肥大细胞脱颗粒,引起荨麻疹、血管性水肿,甚至严重过敏反应。人们对这类反应发病机制的了解仍很有限,目前已知可通过以下 5 种途径:

(1)结合肥大细胞和/或嗜碱性粒细胞表面受体,如 Mas 相关 G 蛋白偶联受体 X2(mas-related G-protein coupled receptor X2,MRGPRX2)、阿片类受体等,直接活化脱颗粒,释放炎症介质,引起症状。

(2)补体相关类过敏反应(complement activation-related pseudo allergy,CARPA),药物通过补体经典或旁路途径激活 C3a、C4a、C5a。

(3)环氧合酶-1(cyclooxygenase-1,COX-1)抑制性非甾体类抗炎药(nonsteroidal antiinflammatory drugs,NSAIDs)均可诱发假性变态反应,其发生风险同该药抑制 COX-1 的强度有关。

(4)血管紧张素转换酶抑制剂(ACEI)导致缓激肽蓄积。

(5)某些药物或其代谢产物可引起支气管痉挛,如 β 受体拮抗剂、含亚硫酸盐药物释放的二氧化硫等。

3. 特异性体质 药物超敏反应与患者特异性遗传基因存在一定的相关性,常见于下列两种情况:

(1)某种药物引起超敏反应的风险同特定的 HLA 等位基因的表达相关,具有高度的遗传性。例如别嘌醇与 HLA-B*58:01,卡马西平与 HLA-B*57:02、15:02、15:11、15:18、HLA-A*31:01,阿巴卡韦与 HLA-B*57:01,氨苯砜与 HLA-B*13:01 等。这种带有特定等位基因的患者人群,在使用相应药物后可以引起以 T 细胞反应为主的迟发型药物超敏反应。因此,在临床使用这类药物前,尤其对于有该类药物超敏反应家族史的人群,应考虑进行基因筛查。

(2)由遗传性的酶代谢异常所导致,在儿科患者中,这种情况最常见于蚕豆病患儿。该病是由于患儿缺乏葡萄糖-6-磷酸脱氢酶(G6PD)所引起的,当进食蚕豆、强氧化剂或其他依赖于 G6PD 的药物时(如氨基比林等 NSAID、呋喃唑酮、磺胺类药物、抗疟药等),可导致患者出现溶血性贫血。

4. 特殊炎症状态下的药物超敏反应表现 患者存在炎性基础疾病时,如慢性感染(尤其是病毒感染)、风湿免疫性疾病活动期,免疫细胞被广泛激活,血清各类炎性因子水平明显升高,主要组织相容性复合体(major histocompatibility complex,MHC)和协同刺激分子表达显著增加,增强了各类效应细胞的反应性,从而导致使用药物后出现超敏反应表现。其中某些病毒感染会增加对某些特定药物产生超敏反应的风险,比如 EB 病毒与阿莫西林、巨细胞病毒与抗生素、人类疱疹病毒 6 型与抗癫痫药、HIV 感染与复方磺胺甲噁唑等。

此外,如果处于某种药物正在诱发超敏反应,或其他变态反应性疾病发作期间,类似于感染、免疫病活动等情况,机体对药物的反应阈值也可能下降,并导致对其他药物出现超敏反应样症状,即出现"暴发反应"(flare-up reactions)。

(王子熹,关凯)

第二节　分　类

由于药物超敏反应的发生机制十分复杂,且可以同时出现,难以甄别,因此临床上目前主要根据药物超敏反应的发作时间,将之分为速发型和迟发型超敏反应以协助诊断,评估初始治疗方案。速发型超敏反应通常是指用药后到症状发作的时间间隔在 6 小时以内的反应,大多数速发型患者在用药 1 小时内发作。迟发型超敏反应则是指用药后 6 小时以上发作症状,部分患者甚至数周后才出现症状。值得强调的是,由于临床患者个体差异较大,药物代谢时间不同,速发型超敏反应可以延迟发作,而迟发型超敏反应也可能会提早出现。

一、速发型药物超敏反应

速发型药物超敏反应(immediate drug hypersensitivity reactions,IDHRs)在用药后 6 小时内发作,大多在 1 小时内发作,具体发作时间受给药途径的影响。某种药物注射给药可能在数秒至数分钟即引起症状,而该药物若空腹口服则可能在 3~30 分钟引起症状,如果和食物同服则可能在 10~60 分钟才引起症状。

IDHRs 的症状和体征同肥大细胞和嗜碱性粒细胞释放血管活性介质直接相关。最常见的症状和体征包括瘙痒、潮红、荨麻疹性皮疹、血管性水肿、喉头水肿、鼻炎、结膜炎、支气管痉挛、喘憋、胃肠道症状,甚至低血压休克等。

严重过敏反应是 IDHRs 中最严重的表现。典型反应是在发病初期从手掌或脚部开始出现痒感的荨麻疹或血管性水肿,症状可伴随发生或仅有单纯的瘙痒感,进而出现肢体麻木、恶心、腹痛、呕吐或腹泻。在这期间也可以出现结膜炎-鼻炎、咽痒、咳嗽、胸闷、呼吸困难、心血管症状、头晕、视物模糊,甚至晕厥。少数情况下,严重过敏反应可以仅表现为严重的呼吸道或心血管症状,如喉头水肿、气道痉挛和低血压,这在围手术期表现尤为明显。这些症状或体征一般为单相进展,但有 20% 的可能会出现双相反应,即相似的症状会在首次发病的 4~8 小时后再次出现。

IDHRs 所对应的发病机制主要是由 IgE 介导的 I 型超敏反应,但非免疫机制介导的类过敏反应亦可以引起速发症状。"类过敏反应"常会在用药后的 1~3 小时内发作,但引起反应的药物剂量通常远超过 IgE 介导的药物过敏所需的剂量。部分 NSAID、神经肌肉阻滞剂和造影剂是引起这种反应的代表药物。此外,存在速发症状的患者也需要注意评估是否存在基础炎性疾病,比如感染、自身免疫病、爆发反应等引起的药物超敏反应症状。

二、迟发型药物超敏反应

迟发型药物超敏反应(non-immediate drug hypersensitivity reactions,NIDHRs)在用药后 6 小时以上发作,有时甚至在数周后发作,主要由 T 细胞介导,也有少部分由 IgG、IgM 或补体介导。其主要表现以皮肤症状为主,例如迟发性荨麻疹、多形红斑、斑丘疹、固定药疹,也可以出现严重的多器官损伤,例如血管炎、肝肾损伤、TEN、SJS、DRESS,或药物介导的迟发性多器官超敏反应综合征(drug-induced delayed multi-organ hypersensitivity syndrome,DIDMOHS)。病变通常先出现在躯干上,然后以对称方式扩散到四肢,早期可伴随瘙痒或局部皮肤烧灼感,晚期皮损消退时会伴有部分脱屑。皮疹通常持续 1~2 周,并在停止使用致敏性药物后逐渐消退。而皮肤以外的其它系统性损伤的病变,在临床上并不易被发现,但这类病变一旦发生,常常会导致生命危险,例如溶血性贫血、白细胞减少症、血小板减少症和药物性狼疮等。此外,NIDHRs 同样也需要注意和其他有相似临床表现的疾病相鉴别。如梅毒感染、皮肤淋巴瘤、川崎病、葡萄球菌皮肤烫伤样综合征(staphylococcal scalded skin syndrome,SSSS)等疾病同样可以表现出相似局部症状或全身表现。

(王子熹,关凯)

第三节　诊　断

药物超敏反应的诊断包括病史评估、体内试验、体外试验三大方面。需要强调的是,诊断药物超敏反应的根本目的,是给患者临床用药提供安全保障,降低患者临床用药风险。因此,药物超敏反应的诊断需要建立在患者基础疾病的治疗之上,并非单纯的验证既往致敏的药物,或广泛筛选未曾使用的药物。患者基础疾病的用药方案决定了药物过敏的诊断价值,如基础疾病的治疗可以选择其他使用后未曾出现药物不良反应、并能提供有效治疗的常见替代药物,则针对疑似致敏药物的全面检查可能无实际临床意义。

一、病史评估

详细的病史采集是诊断药物超敏反应的首要环节,是过敏专科医师评估药物过敏的第一步。完整的药物过敏的病史采集内容应包括:药物过敏的临床表现、风险评估、基础疾病和伴随因素、致敏药物的特征、患者基本信息、既往药物过敏史和家族过敏史等方面。

(一) 药物超敏反应的临床表现

临床表现是区分药物超敏反应和其他药物不良反应的首要依据,同时也是药物超敏反应临床分型的重要依据。在药物超敏反应的临床表现中,应重点明确药物暴露后症状发作的时间、部位和涉及的器官或系统。尤其在记录皮肤或黏膜表现的症状时应尽可能清晰地描述这些症状随着时间的推移而产生的形态学变化。而在症状逐渐加重时,往往会从单一器官或系统发展为多器官或系统改变,或是某一器官或系统症状变化为另一器官或系统症状。因此,完整的药物过敏临床表现,应包括病变的形态变化、累及部位/系统变化和时间变化。

同时,外周血液系统、病理组织学的检查结果、影像学资料等,也是药物超敏反应的临床表现中需要关注的部分。这些客观的检查结果也会随着病情变化而改变。因此,在筛查症状变化的同时,还应结合发病时实验室检查的结果。

(二) 风险评估

药物超敏反应症状的治疗过程和结局同样值得关注。不同的治疗过程和结局提示药物对患者存在不同的风险等级。根据患者症状严重程度和最终结局分类,可分为 I 度风险,为患者在未经过任何药物治疗下,症状可以自行缓解; II 度风险,是指患者仅使用口服抗组胺类药物或外用激素即可控制症状,不影响患者生命体征; III 度风险,表示患者需要使用肾上腺素或开放静脉通道全身用药才可以控制症状,过敏症状对患者生命安全存在一定威胁; IV 度风险,是指患者出现多组织或器官损伤表现并存在死亡风险,需要转入相应专科住院治疗。

(三) 基础疾病和伴随因素

部分基础疾病可以因自身的病情发展,出现

类似变态反应性疾病的症状(如感染引起的荨麻疹、结缔组织疾病引起的皮肤表现等)。对于这种情况,由于使用抗组胺类药物或类固醇激素等进行抗过敏治疗后,症状确能得到一定程度的缓解,时常导致临床医师对药物过敏的判断出现失误。

基础疾病还可以作为伴随因素或诱发因素对药物过敏的评估造成影响,如急性感染性疾病、肿瘤、外科手术和其他临床免疫类疾病。这类基础疾病使免疫系统内炎症因子预激活而导致用药后出现过敏症状。除此之外,患者自身的压力、劳累、剧烈运动、饮酒或紫外线(UV)暴露等伴随因素也可以导致药物过敏的发生。

变态反应性疾病在对药物超敏反应进行评估时,应作为特殊的基础疾病进行评估。虽然目前没有证据证明过敏性体质的患者容易发生药物过敏,但变态反应性疾病的患者在用药的同时暴露在过敏原中,常常被误认为发生药物过敏,尤其是患者对橡胶或食物过敏时。

(四) 疑似致敏药物的特征

药物特征包含药物的基本信息、给药方式、疗程和剂量。

药物的基本信息包含药物的商品名、主要活性成分名、辅料成分名、代谢途径(代谢酶)和不良反应等信息。这些基本信息通常可以通过查阅商品药物说明书中获得。

药物的活性成分和辅料,为后续测试药物的种类提供参考。代谢途径和不良反应提示可能存在的特异性体质或易感人群等风险因素。药物的给药方式和剂量则是为选取合适的测试方式和测试剂量做参考。而对于自制药物或其他无药品批准文号的药物,由于缺乏可靠的药物基本信息,无法给患者提供安全的试验保障,所以通常不建议进行任何体内试验。

通常在实际临床医疗中,不但会联合用药,也会多种药物复合使用,如检查制剂(造影剂等)叠加治疗药物,或辅助药物(局部麻醉剂或神经肌肉阻断剂)叠加治疗药物共同使用。对于联合用药出现的药物过敏,可能会出现多重药物过敏综合征(multiple drug hypersensitivity syndrome,MDHS/multiple drug allergy syndrome,MDAS)。如果考虑患者对多种药物存在药物超敏反应,需要对每个疑似致敏的药物逐一进行测试。而对于药物复合使用时出现的过敏症状,则还需要考虑多重药物不耐受综合征(multiple drug intolerance syndrome,

MHIS）的发生。在 MHIS 发生时,患者出现症状时正在使用的药物并非为致敏药物,而症状出现前所使用的药物,如造影剂、抗凝剂、局部麻醉剂、消毒剂或体内植入异物等,都是需要被检测的药物。

（五）患者个人史、既往药物过敏史和家族药物过敏史

患者个人史包含患者是否饲养宠物、是否吸烟和从事职业等,这些信息主要用于帮助挖掘患者是否存在过敏性职业暴露风险或环境因素暴露风险。

患者既往个人药物过敏史和家族药物过敏史,尤其是药物严重过敏反应史,对药物超敏反应的诊断具有提示及参考价值,对选择合适的筛选药物有指导作用。但是同时需要注意的是,目前国内多数药物过敏仅凭借临床表现或无标准化的皮内试验结果进行诊断,没有经过标准的药物过敏诊断流程进行详细评估。因此,对于这种的既往药物过敏史和家族药物过敏史,并不代表确诊的药物过敏,仅提示药物暴露后曾出现过药物不良反应。

二、体内试验

体内试验（in-vivo test）是指将患者再次暴露在致敏药物中,观察患者出现的各种临床表现和局部反应的检测方法。体内试验包括:皮肤试验（skin test）和药物激发试验（drug provocation test, DPT）。

患者在进行药物体内试验时,可能出现严重过敏反应乃至生命危险。因此,所有体内试验应在过敏症状完全消失后的 4~6 周,并结合专业的病史分析后再进行。体内试验开展的前提条件是,考虑患者的过敏症状和药物之间存在相关性,并确保患者因体内试验的收益大于试验的风险。同时,操作体内试验的医务人员必须对潜在危险做好应对措施,并经患者知情同意后方可进行操作。

（一）药物皮肤试验

药物皮肤试验包括皮肤点刺试验（skin prick test, SPT）、皮内试验（intradermal test, IDT）和斑贴试验（patch test, PT）,不同的皮肤试验方式适用于不同的临床反应类型,原则上皮肤点刺试验仅适用于速发型超敏反应,皮内试验可同时适用于速发型的超敏反应和迟发型超敏反应,而斑贴试验仅适用于迟发型超敏反应。

患者在进行皮肤试验前需要停用可影响皮肤

试验结果的药物（表 18-3-1）。皮肤点刺试验和皮内试验应予以阴性对照（0.9% 的生理盐水）和阳性对照（9% 的磷酸可待因和/或 10mg/mL 的组胺溶液）以保证皮肤试验的有效性。需要注意的是,药物超敏反应中的皮肤试验与常规过敏原皮肤试验有所区别。除了常规药物对皮肤试验的影响外,针对不同类型的致敏药物,或是不同机制的药物超敏反应,特定的药物也会对药物超敏反应皮肤试验存在影响。例如,孟鲁司特钠会对非甾体抗炎药的非过敏性的交叉反应型（cross reaction-nonallergic）存在一定影响。生物制剂对皮肤试验或其他体内试验的影响,由于目前相关证据不足,其具体影响还有待评估。

表 18-3-1　影响皮肤试验的药物及其建议停用时间

皮肤点刺试验或皮内试验	
H1 型抗组胺药物	停用 5~7 日
长效激素（如地塞米松、倍他米松）	停用 3 周
高剂量短效激素（等效剂量>50mg 泼尼松）	停用 1 周
低剂量短效激素（等效剂量≤50mg 泼尼松）	停用 3 日
皮试部位局部外用激素	停用 1 周
斑贴试验	
长效激素	停用 3 周
高剂量短效激素	停用 1 周
皮试部位局部外用激素	停用 2 周

速发型超敏反应皮肤点刺试验的判读应在 15 分钟后进行,而皮内试验应在 20 分钟后完成。皮肤点刺试验结果与阴性对照比较风团直径≥3mm 可考虑为阳性结果,皮内试验则是注射 0.02~0.05mL 测试药物,直至皮肤出现直径 2~3mm 的皮丘,在 20 分钟后皮丘直径比原始皮丘直径增加≥3mm 视为阳性结果。记录皮肤点刺试验和皮内试验的结果时,可将皮肤上的皮丘或风团使用记号笔标记,并使用透明的胶纸粘贴复制后固定在皮肤试验结果报告单之中。此外,如果有全身症状或其他主观不适,应同时注明在备注栏中。

迟发型超敏反应原则上进行皮内试验和斑贴试验进行药物测试。但是,为了避免药物浓度过高引起的皮肤刺激表现和降低体内试验的风险,即使是迟发型超敏反应往往仍然将皮肤点刺试验作为首先测试项目,但仍按照速发型超敏反应时

间进行判读。如果迟发型超敏反应的皮肤点刺试验结果呈阳性表现,应首先考虑测试药物浓度过高,应降低药物浓度继续测试;如试验结果为阴性可继续进行皮内试验或斑贴试验。

迟发型超敏反应皮内试验的试验操作和结果判读同速发型超敏反应相同,但评估时间需要在20分钟后评估首次结果,并在3~7日后进行再次评估。如果在此期间出现皮肤阳性反应,均视为迟发型超敏反应阳性结果。

斑贴试验多用于非注射剂型的药物或药物辅料引起的迟发型超敏反应。测试时可将药物成品、药物活性成分或药物辅料,按不同浓度分别溶于0.9%的生理盐水和/或凡士林乳膏中作为测试药物变应原。将混合均匀的测试药物放置于斑试器内,并置于患者背部脊柱两侧部位。斑贴试验的浓度配比应参考药物说明书、药物辅料手册和相关指南推荐浓度。由于药物斑贴试验中的测试药物为自配药物变应原试剂,所混合的药物变应原可能会因浓度过高出现皮肤刺激表现。因此,迟发型超敏反应的药物斑贴试验应在试验后的20~30分钟时进行首次判读,如有局部皮肤反应,应降低药物变应原浓度排除皮肤刺激征。如未见异常皮肤表现,将药物变应原继续贴敷48小时后再去除,在贴敷后的第72小时进行第二次判读。第二次判读如呈阳性表现,即可视为阳性结果。如第二次判读仍未见异常皮肤表现,应继续观察贴敷部位直至第7日。7日后为第三次判读时间,如果在7日内出现任何阳性皮肤表现,均可视为药物斑贴试验阳性结果。

皮肤试验可以在同一时期测试多种结构类似的药物(如同为β内酰胺类药物),但不同结构的药物(如β内酰胺类药物和喹诺酮类药物)由于药物分子结构差异,可能引发多种超敏反应症状而无法分辨,因此不建议同时测试不同结构的药物。同样,不同临床类型的超敏反应致敏药物也不应同时进行皮肤试验,即速发型超敏反应的致敏药物不应与迟发型超敏反应的致敏药物同时进行皮肤试验。

目前为止,在国际或国内皮肤试验还没有统一的浓度测试标准。即使在正常的个体中,高浓度的测试药物也会引起皮肤局部反应。基于欧洲药物过敏网络(European Network on Drug Allergy,ENDA)数据制订药物皮肤试验测试浓度的欧洲指南与美国实践参数规定(the U.S. practice parameter,USpp)推荐药物皮肤试验测试浓度在不用的药物种类之间存在差异。因此在选取合适药物浓度时,建议以不同地区的指南数据作为基础,并结合患者皮肤状态和药物种类的实际情况进行相应调整,避免高浓度的测试药物引起皮肤刺激反应,达到皮肤试验的最佳测试浓度。而对于在非刺激性药物浓度下皮肤试验为阳性的患者,可以视为存在药物过敏反应,而皮肤试验为阴性的患者,则需要进一步体内试验进行评估。

所有皮肤试验的结果判定除了需要结合患者药物过敏病史,还应考虑患者基础疾病对皮肤试验的影响(如慢性荨麻疹)。因此,皮肤试验应该仅由获得资质的过敏反应专科医师进行操作和判读。同时,过敏反应专科医师应随时根据患者不同情况的皮肤试验表现,调整测试药物浓度和测试类型,避免出现诊断不足的假阴性结果或过度诊断的假阳性结果。

(二)药物激发试验

当皮肤试验无法判定为阳性,并且患者可以从激发试验结果中获得的收益大于试验风险时,则考虑继续进行药物激发试验。药物激发试验被国际认可为诊断药物过敏的"金标准",主要适用于排除药物超敏反应和筛选合适的药物,为临床合理用药提供安全性保障。因此,药物激发试验是一种以寻找阴性结果为目的的体内试验。

激发试验通常以口服或者静脉等全身给药的方式进行,引发的药物超敏反应通常会较皮肤试验更加严重。因此,药物激发试验不应随意开展,应仅由获得资质的过敏反应专科医师,在提供患者安全保障的场所中进行。操作医师应该根据患者激发后的主观表现和客观症状随时调整试验方案或终止试验。

药物激发试验的结果判读取决于患者药物暴露后的主观或客观症状,如果用药后出现明显的过敏表现,如皮疹、喘憋、腹痛、腹泻、低血压等,被视为阳性结果。而在药物暴露后未出现任何不良反应,可视为阴性结果。需要注意的是,患者用药后如出现强烈主观症状而不能被临床客观检测指标证实,则视为无法判读结果。对于这类情况,临床中虽然不能确诊药物过敏或药物超敏反应,但并不推荐患者在临床上使用含测试药物成分的任何药品及制剂。

药物过敏的最终诊断还应该结合患者既往药物过敏史进行综合分析。如果试验结果和患者既往药物过敏史不相符合,应重新评估设计的药物过敏诊断方案是否合理,药物过敏临床病史的信息是否准确。

由于体内试验受制于患者身体条件的影响,诊断最终结果的时效也并非持续终身。排除药物过敏的患者在再次接触致敏药物时,也有可能会出现过敏症状,这种现象可能与患者的自身体质变化有关。所以,对于明确药物过敏的患者,需要长期避免使用该致敏药物。而对于已经排除药物过敏的患者,虽然今后可以正常使用药物,但如果再次使用药物后出现过敏反应,仍需要再次进行药物过敏专项评估。

三、体外试验

药物超敏反应的体外检测优势是安全性高,几乎无风险。然而,检测方式的低风险并不意味着对患者用药的低风险。目前药物的体外试验阴性结果无法排除药物过敏的可能,而阳性结果虽然意味着患者对药物存在致敏,但仍无法证实药物可以引起过敏反应。这种假阳性的结果会导致临床上不必要的药物回避,并可能造成真正致敏药物的"逃逸"。另外,对于药物代谢产物而非药物本身引起的药物超敏反应,如磺胺和亚硫酸盐,则无法通过体外试验进行检测。

目前虽然体外试验不能满足药物过敏临床诊断和药物筛选的需求,但是能有效降低体内试验的风险。对高风险患者可以优先考虑进行体外试验,试验结果为阴性的患者继续进行体内试验。而对于体外试验结果为阳性的患者,虽然无法直接诊断药物过敏或药物超敏反应,但可以建议更换其他替代药物进行药物筛选。

(一)适用于速发型超敏反应的体外试验

速发型超敏反应的体外试验检测的项目主要包括类胰蛋白酶和组胺(或代谢产物)检测、药物相关特异性IgE(specific IgE,sIgE)检测和嗜碱性粒细胞活化试验(basophil activation testing,BAT)。

类胰蛋白酶是一种丝氨酸蛋白酶,是肥大细胞中一种预储存的促炎介质。总类胰蛋白酶由未成熟的单体异构体和成熟的异四聚体组成。未成熟的单体异构体由肥大细胞持续缓慢释放,而成熟的异四聚体由肥大细胞脱颗粒时爆发式释放。类胰蛋白酶的检测主要通过免疫测定法,但目前缺乏成熟的检测体系,其灵敏度为30%~94.1%,特异度为92.3%~94.4%。血清中的总类胰蛋白酶水

平受温度和检测时间的影响,理想情况下应在症状出现后30~120分钟内抽取外周血清进行检测,并在过敏反应消退的至少24小时之后再次抽取外周静脉血进行检测,并与之前的基础水平进行对比。

组胺为嗜碱性粒细胞和肥大细胞颗粒中释放的主要过敏介质,也是速发型过敏反应中最重要的介质。组胺含量可在外周血清中通过放射免疫和ELISA方式检测,组胺测定灵敏度高于类胰蛋白酶。组胺半衰期较短,过敏反应发作后的5~10分钟可被测出,在20~60分钟后回落至基线水平。血浆组胺的灵敏度为61%~92%,但消化道或泌尿道中的细菌和富含组胺的食物会增加组胺代谢物水平增加造成假阳性结果。

需要注意的是,单纯的类胰蛋白酶或是组胺检测,其结果仅能表示测试的药物可以刺激类胰蛋白酶或是组胺的释放,并不能完全明确致敏药物和药物过敏的因果关系。因此,这类试验的结果需要结合其他具有特异性的结果共同判读。

药物sIgE:血清中的sIgE检测传统上使用固相免疫测定法进行,检测方式包括放射性过敏原吸附试验(radioallergosorbent testing,RAST)、酶联免疫吸附测定(enzyme linked immunosorbent assay,ELISA)和荧光酶联免疫吸附试验(fluoroenzyme immunoassay,FEIA)。这些检测试验原理类似,将载体蛋白结合的药物过敏原嵌入聚合物中,与患者的血清一起孵育,如果血清中存在sIgE,它将与过敏原结合,并被酶、放射性或荧光物标记。药物相关sIgE检测只适用于少数特定药物,β内酰胺类抗生素的阳性率为38%~85%,神经肌肉阻断剂的阳性率为44%~92%,生物制剂的阳性率为26%~68%。

BAT是一种检测药物诱导的嗜碱性粒细胞活化的方法。可以使用流式细胞仪检测嗜碱性粒细胞活化标记物(如CD63或CD203c)的表达变化。BAT目前并未常规用于临床实践,但已有大量研究将其用作评估药物过敏辅助手段。BAT具有良好的特异度但灵敏度较差,而且目前BAT没有标准化的标志物、操作流程和药物测试浓度,因此不同实验室的BAT结果可能会存在差异。由于BAT主要为研究嗜碱性粒细胞活化的能力,并不区分激活的途径,所以BAT无法区分非过敏性超敏反应。

(二)适用于迟发型超敏反应的体外试验

迟发型超敏反应的体外试验检测的项目主要

包括淋巴细胞转移试验（lymphocyte transformation test，LTT）、酶联免疫斑点试验（enzyme-linked immunospot essay，ELISpot）、细胞内细胞因子染色试验（intracellular cytokine staining，ICS）和 HLA 等位基因筛查等。

LTT 是将患者的外周血中的淋巴细胞与致敏药物一起培养，用流式细胞仪通过测试 3H-胸腺嘧啶或羧基荧光素二乙酸琥珀酰亚胺酯含量，来检测致敏药物刺激后特异性 T 细胞的增殖，如果增殖反应增强则被认为药物可以引起特异性 T 细胞致敏。LTT 灵敏度和特异度变化很大，分别为 27%~88.8% 和 63%~100%，具体结果取决于致敏药物产生的临床表现，在 MPE、FDE、AGEP 和 DRESS 中的灵敏度较高，但在 SJS/TEN 中则灵敏度较低。阳性结果的 LTT 对迟发型药物超敏反应的诊断有指导意义，但在一些药物（如万古霉素、非甾体抗炎药、造影剂）中存在未致敏药物的假阳性反应。

ELISpot 方法本质与 LTT 类似，是将外周血液添加到涂有特定的抗细胞因子抗体和相关药物试剂盒中，检测细胞因子释放或细胞毒性标志物的含量。而 ICS 则是需要先使用蛋白质转运抑制剂的作用下，将细胞因子封存在细胞内，在加入抗细胞因子抗体后，通过流式细胞仪使用荧光标记抗体的方式，检测含有特定细胞因子的细胞。ICS 结合了基于激光的生物物理技术来检测生物标志物和蛋白质表达，可以通过将不同的荧光标记结合到不同的抗体上，测定中识别特定的细胞表面蛋白质，或评估特定细胞内产生的细胞因子，从而检测生物标志物和蛋白质表达。相比于 LTT 和 ELISpot，ICS 检测 IL-4、IL-5 和 IFN-γ 的灵敏度增高，可提高 SJS/TEN 的诊断灵敏度。而对其他临床表现的迟发型药物超敏反应，则与 LTT 无明显差异。

HLA 等位基因筛查可以有效的发现特定药物的易感人群，数据显示 HLA 等位基因与严重皮肤过敏反应（severe cutaneous allergic reactions，SCAR）风险之间存在关联，特别是 HLA-B*57:01 在涉及阿巴卡韦、卡马西平、氨苯砜和别嘌呤醇的过敏反应中，灵敏度达到 46%~80%，特异度达到 98%~99%，而卡马西平诱导的 SJS/TEN 中，HLA-B*15:02 具有 100% 的阴性预测值。欧洲药品管理局和美国食品药品管理局推荐，在使用这些容易发生严重迟发型超敏反应的特定药物前，应进行 HLA 等位基因筛查。虽然筛查阳性结果并不表示这些特定药物一定会导致药物超敏反应，但可以作为避免易感人群出现严重的迟发型超敏反应的保护措施。需要注意的是，HLA 等位基因筛查与种族人群相关，不同的 HLA 等位基因发生的药物超敏反应临床表型会随着患者所属的种族人群的不同而不同。

（王子熹，关凯）

第四节　治疗与预防

一、急性期处理

在患者出现药物不良反应并疑似药物过敏时，应首先立即停止使用疑似致敏的药物，根据患者既往用药病史、用药后临床表现、药物种类及性质、基础疾病的病情变化和常规血清学检查结果初步评估，并进行患者药物不良反应的类型分类。对于不同类型的药物不良反应，可以采取不用的方式进行处理。

如果仅表现为轻度超敏反应症状，如皮肤瘙痒、不伴呼吸或循环系统症状的荨麻疹、鼻流清涕、咳嗽等，除了治疗患者已出现的超敏反应症状之外，还需要警惕恶化征象（signs of severity）。这类仅表现为轻度超敏反应症状的患者，如基础疾病进展迅速，需要使用药物及时治疗，可考虑在密切观察 DHR 症状变化的情况下更换非同类药物进行继续治疗。如对 β 内酰胺类药物过敏的患者可更换喹诺酮类抗生素，阿司匹林过敏患者更换 Cox-2 选择型抑制剂（preferential cyclooxygenase-2 inhibition）药物替代治疗。待患者超敏反应的症状完全消失后且基础疾病稳定时，择期进行详细的药物过敏筛查评估，筛选出可供基础疾病治疗使用的安全药物。

如轻度超敏反应症状出现恶化征象（速发型反应恶化的征象为，由单纯的皮肤症状演变为合并呼吸系统或循环系统症状，或单纯的呼吸系统或循环系统症状快速加重。迟发型反应恶化的征象为，皮肤黏膜烧灼样疼痛、疱性病变或表皮脱落（Nikolsky 征），和全身症状如发热、淋巴结肿大、肝肾功能受损等情况），或是 DHR 的首发症状即为恶化征象的重度超敏反应症状时，则应立即转入相关临床专科进行治疗，避免患者因病情迅速恶化导致死亡。

二、药物超敏反应的预防与管理

（一）避免使用明确致敏药物

对于已经明确诊断的致敏药物,或是无法排除药物过敏的疑似致敏药物,无论是在既往药物过敏史中或药物过敏专项评估中引起的过敏反应的强度如何,当患者再次暴露在该致敏药物时,都有可能因药物过敏或药物超敏反应出现生命危险。因此,对于这些引起危险的药物,过敏反应专科医师应在患者结束药物过敏专项评估后,给予开具相应证明,如药物过敏标识卡或药物过敏护照,明确标出患者应避免的药物和推荐使用的安全药物。

（二）替代药物筛选

药物筛选的替代药物应该尽量选择与过敏药物化学结构不同类型的药物,如抗生素中的青霉素类和喹诺酮类,或是非甾体抗炎药中的抗 Cox-1 类和抗 Cox-2 类。药物的筛选可以根据患者既往用药史,直接选择暴露后未曾出现过敏反应的二线治疗药物,也可以根据体内试验(最好是药物激发试验)对新的替代药物进行评估。药物筛选是药物过敏诊断的延续,将最终经过药物筛选确定阴性结果的药物供患者临床使用。

需要强调的是,由于体外试验的灵敏度和特异度不足以满足药物筛选需求,不能仅凭体外试验结果作为药物筛选的依据。

（三）药物脱敏

当致敏药物为当前基础疾病治疗的唯一有效药物时,需要考虑药物脱敏。但需要强调,因为其诱发反应风险高,只有在缺乏其他替代药物或其他替代药物治疗效果不理想时,才可以考虑对致敏药物进行药物脱敏,尤其是对于儿科患者,应充分会诊,评估药物脱敏指征。

大多数患者在通过数小时或数天的快速逐步递增给药的方式,可以达到致敏药物的耐受。但随着药物的停止使用,耐受状态会在数小时至数天内消失。因此,在药物脱敏后的治疗整个周期结束后,患者如需要再次使用致敏药物,仍需再次进行新一轮的药物脱敏,而不能直接接受致敏药物治疗。

诱发速发型超敏反应药物是药物脱敏的主要对象,尤其是以 IgE 介导的 I 型超敏反应,而对于迟发型超敏反应有关药物脱敏的文献较少且仍存在更多争议。对于既往病史中曾出现过严重的迟发型超敏反应,如 II 型、III 型反应、IVb、IVc、IVd 型反应(药物引发的溶血性贫血、白细胞减少症、血小板减少症、血清疾病综合征、药物性狼疮、血管炎、FDE、TEN、SJS、DRESS、药物性肝炎、药物性肾炎和药物性肺炎)的患者,其症状的恶化可能会无法提前预测,或超出医疗的控制范围,因此不宜对上述情况进行药物脱敏。而对于自身患有严重的基础疾病和/或生命体征不稳定的患者,可能会因为药物脱敏过程中出现的不良反应,导致患者基础疾病恶化出现生命危险。对于这类情况,应谨慎评估此时药物脱敏对患者的价值。

与药物激发试验和药物筛选相比较,药物脱敏有更大的操作风险。因此接受药物脱敏的患者,除了应该在有安全保障的观察室被获得资质的过敏反应专科医师密切监护外,在操作前应检查患者皮肤黏膜表现和生命体征,并进行外周血液分析,以便出现过敏反应时进行对比。同时在操作中,应随时检查皮肤黏膜和全身症状,并在出现任何疑似过敏反应时,进行外周血分析,以便检测患者血液系统和肝、肾等器官功能的变化情况。

迄今为止,每种药物的脱敏目前并未有公认或通用的方案。EAACI 认为应该从致敏药物的日常治疗剂量的 1/1 000 000~1/10 000 开始,并分 10 步以上逐级递增直至脱敏完成。过敏反应专科医师可视药物脱敏中出现的过敏反应而中断或调整药物脱敏方案。对于脱敏过程中出现的 I 度和 II 度的轻度风险,可以考虑在给予抗过敏药物治疗情况下继续进行。如果过敏症状仍持续加重至 III 度或 IV 度风险,则视为药物脱敏失败,应立即停止继续给药并进行积极治疗。

（王子熹,关凯）

第五节　常用药物的超敏反应

儿童及青少年由于经常面临细菌感染的威胁,常会用到 β 内酰胺类及大环内酯类抗生素。由于感染发热以及各类运动损伤,各种非甾体解热镇痛药也是儿童家中常备药物。对于这些患儿,基层医院以前也常会选用各类有抗炎、止痛作用的中药注射液来治疗。此外,近年来儿童变态反应性疾病、自身免疫性疾病以及肿瘤性疾病发病率逐年升高,随着医学的进步,涌现出了大量有效的生物制剂新药。但随着上述这些药物越来越普遍地应用于临床,药物超敏反应也越来越多见。

本节将从药物角度分述儿童常用药物的超敏反应。由于近年来我国对中药注射液的使用与管理越来越严格而规范，大多数中药注射液由于不良反应风险已经禁用于儿童，因此本节主要讨论青霉素、头孢菌素、大环内酯类抗生素、非甾体抗炎药及生物制剂。

一、青霉素引起的超敏反应

青霉素过敏可发生于任何年龄。人群中有5%~10%自我报告存在不同类型的青霉素反应，但大规模的青霉素皮试研究发现，这类人群中90%以上的皮试结果均为阴性，并且经证实其能够耐受青霉素类药物。

儿童抗生素过敏的过度诊断会带来巨大的社会负担。按照美国的数据，既往有高达10%的人口被贴上青霉素过敏的标签，而我国全年龄段人群报青霉素皮试阳性的患者数也非常巨大，尤其很多儿童仅因为家族中有青霉素皮试阳性患者而拒绝使用各种β-内酰胺类抗生素。但实际上，大多数被解释为"药物过敏"的皮肤症状很可能是由感染病原体诱发的，或因药物-病原体相互作用引起的，它们通常并非真正的药物超敏反应。但由于这类抗生素过敏的过度诊断，导致患儿反而面临用药成本、药物副反应、抗生素耐药、菌群失调、继发真菌感染等风险升高。因此目前学界越来越强调正规的皮肤试验或药物激发试验操作，以及合理的结果判读，来准确评估和管理青霉素过敏的儿童，并防止过度规避使用青霉素或其他β内酰胺类抗生素。

但另一方面，青霉素可引起速发型全身性过敏反应，甚至可以危及生命。据统计，口服阿莫西林引起严重过敏反应的发生率约为每20万次给药发生1次，而胃肠外途径使用青霉素引起严重过敏反应的发生率则可达每2 500~10 000次给药发生1次。目前数据表明，阿莫西林和青霉素是所有抗生素中引起严重过敏反应最常见的原因，当然这可能与这两种药物最常用有关。

世界变态反应组织（World Allergy Organization，WAO）推荐根据β内酰胺类抗生素超敏反应症状出现时间分为速发型反应和迟发型反应两类。

速发型反应通常发生在首次用药后1小时内或最后1次给药后1小时内。口服给药或与食物同服会减慢药物吸收，症状可能稍晚出现。对于初次接受青霉素治疗的患儿，过敏症状发作可能在多次给药以后才出现，但也是在末次给药后1小时内出现，然后迅速加重。

迟发型反应通常在治疗数日后开始出现症状，甚至可能在停止治疗后的1~3日才出现。症状通常在末次给药数小时后开始发作。

（一）危险因素

青霉素速发型过敏反应的发作风险在20~49岁年龄组的人群最高，而并非儿童。目前认为危险因素主要包括：

1. 频繁大量接触青霉素 比如囊性纤维化患儿需要反复、频繁地多次使用青霉素类药物，或者医务人员在职业环境中长期接触青霉素类药物，均可导致青霉素致敏。

2. 给药途径 同口服给药途径相比，胃肠外途径给药的致敏率更高，尤其是经静脉或肌内注射途径给予青霉素类药物可能诱发致死性的严重过敏反应。

3. 多重抗生素过敏综合征 一些已经对某种抗生素过敏的患者，更可能会对另一种不相关的、无交叉反应的药物发生过敏反应，具体机制及预测因素均尚未明确。

4. 遗传因素 目前有一些研究提示遗传因素在青霉素过敏中可能起一定作用，例如在中国人群中发现了特定的HLA-DRB基因型可能与IgE介导的青霉素过敏相关，例如父母报告抗生素过敏的儿童发生抗生素过敏的可能性升高。但上述研究的样本量较小，诊断基于患者或家属自报病史，缺乏皮试或激发试验证据，需要更高质量的研究进一步来证实。因此目前各国的指南及共识仍统一任务，青霉素过敏患者的一级亲属并不需要经验性地规避使用青霉素。

此外，对于存在基础变态反应性疾病（如变应性鼻炎、哮喘或食物过敏）的患者，其青霉素过敏的风险并不会升高。需要注意的是，一旦发生青霉素过敏，哮喘患者出现严重过敏反应的风险会更高，临床医生需要警惕。

对于迟发型反应而言，合并全身性病毒感染更可能诱发迟发型皮肤反应，如斑丘疹和迟发型荨麻疹，尤其是儿童患者更常见。如急性EB病毒（Epstein-Barr virus，EBV）感染期间，90%以上使用氨苄西林的患儿可以出现非瘙痒性斑丘疹。

有研究发现，在使用β内酰胺类抗生素期间出现迟发型皮肤反应的急诊患儿中，2/3患儿有一项或多项病毒学检测阳性，提示病毒感染在儿童药物相关皮疹的发病机制中起重要作用。但具体机制尚不清楚，可能同病毒感染期间因干扰素的释放导致 MHC 受体在皮肤抗原提呈细胞上的表达增加有关。

（二）临床表现

1. 速发型超敏反应　速发型超敏反应通常表现为多种症状合并出现，包括皮肤瘙痒、潮红、风团、血管性水肿、咽喉水肿、支气管痉挛、腹痛、腹泻、头晕、晕厥、低血压等。通常在给药 1 小时以内出现，并迅速进展。

2. 迟发型超敏反应　实际上，青霉素引起的最常见超敏反应症状是迟发型皮肤反应，主要包括斑丘疹和迟发型荨麻疹。

斑丘疹是青霉素引起的最常见的超敏反应表现。皮损位置相对固定，范围逐渐扩大，常持续数日。瘙痒约占 95%，可以为剧烈瘙痒。氨基青霉素（如阿莫西林和氨苄西林）比其他类型青霉素更容易引发斑丘疹，约占总体的 5%~10%，尤其是在病毒感染的儿童中最常见。皮疹通常在开始给药后 1~2 周内出现，既往出现过迟发型反应的患者可以在用药数日即发作。亦有病例报告斑丘疹在开始使用青霉素 3 周后才出现，甚至在停药 2 周后才首次发作。停用青霉素后，迟发型皮肤反应通常在停药后 7~14 日就能逐渐消退，但症状也可能在停药后几日内短暂出现加重。

迟发型荨麻疹是青霉素引起的另一种常见的皮肤反应，可同时伴血管性水肿。症状通常在多次给药后发作，且多在末次给药后数小时才出现。但需要注意的是，由于儿童患者常常无法准确描述症状，需要依赖家属的观察，因此需要着重询问发作皮疹同时是否伴有呼吸道、消化道、心血管、神经系统等其他多系统症状，警惕存在严重过敏反应。

固定型药疹（fixed drug eruption，FDE）是一种迟发型皮肤药物反应，多种青霉素均可引起，表现为用药后在相同部位反复发作皮疹。FDE 的典型表现为单个圆形或椭圆形、暗红色或深褐色的斑疹，可发展为水肿性斑块或大疱。好发部位为口唇、四肢、外生殖器和肛周皮肤。病变通常在给药后 30 分钟至 8 小时出现，并在停药后 7~10 日内自行消退，留下持久性的色素沉着。

急性泛发性发疹性脓疱病（acute generalized exanthematous pustulosis，AGEP）通常在用药后数小时至数日出现症状，氨基青霉素类是最常见的诱因。皮损特点是在水肿性红斑基础上出现大量独立的非毛囊性无菌性脓疱疹，常会同时伴发热、中性粒细胞增多。

Stevens-Johnson 综合征（SJS）和中毒性表皮坏死松解症（TEN）是严重的皮肤黏膜反应，特征是表皮广泛坏死和剥脱。SJS 和 TEN 是同一疾病的不同阶段，主要根据水疱和糜烂体表百分比判断病情严重程度而加以区分。有病例报道阿莫西林和氨苄西林导致 SJS 和 TEN，在儿童中似乎更常见。患者通常在使用致病药物 1~4 周（平均 14 日）后出现症状。存在发热和不适这类前驱症状，之后出现红斑、靶样皮损或弥漫性红斑，并进展为水疱和大疱，死亡率可达 10%~30%，存活者可能有长期的皮肤、黏膜、眼部和肺部并发症。

药物反应伴嗜酸性粒细胞增多和全身性症状（drug reaction with eosinophilia and systemic symptoms，DRESS）通常在用药后 2~6 周发病，比其他迟发型反应要晚得多。常见的早期症状包括发热、不适、淋巴结肿大、面部水肿和皮疹，血液淋巴细胞计数改变或肝功能异常可能出现得更早。约 90% 的患者会出现至少 1 个内脏器官受累，如肝脏、肾脏或肺脏，死亡率可达 5%~10%。

血清病样反应（serum sickness-like reaction，SSLR）表现为环状、水肿性斑块，伴发热、不适和多关节痛，发生在首次用药后的 1~2 周。青霉素、阿莫西林和头孢克洛是最常见的诱因。SSLR 患者通常没有内脏受累，不危及生命，不伴有远期后遗症。

器官特异性药物损伤，包括急性间质性肾炎（acute interstitial nephritis，AIN）、药物性肝病（drug-induced liver injury，DILI）和药物性肺嗜酸性粒细胞增多症。阿莫西林/克拉维酸和氟氯西林是 DILI 的常见原因。萘夫西林、青霉素和甲氧西林都可以导致 AIN。氨苄西林和哌拉西林/三唑巴坦与肺嗜酸性粒细胞增多症有关。

（三）发病机制

速发型超敏反应主要涉及 I 型超敏反应。结构完整的青霉素其本身的变应原性并不是很强，但在生理情况下，青霉素类药物会降解为多种有活性的中间产物，它们可以同组织和血清中的载体蛋白共价结合，形成多价复合物，具有较强的变应原性，并能诱导机体产生针对这些复合物的特异性 IgE。而这些 IgE 会结合到肥大细胞和嗜碱性粒细胞表面，使得机体对青霉素致敏。但已经致敏的患者再次摄入青霉素时，青霉素会再次降解，并形成药物-载体蛋白质复合物,同肥大细胞和/或嗜碱性粒细胞表面的药物特异性 IgE 分子结合并交联,则肥大细胞和嗜碱性粒细胞就会被活化脱颗粒,释放大量细胞因子和炎性介质,引起一系列症状。

在青霉素类药物中,具有变应原性的部分主要见于所有这类药物(以及头孢菌素类和碳青霉烯类药物)所共有的核心环状结构——β 内酰胺环结构。该结构并不稳定,在给药后会自发地降解为多种中间产物,同组织或血清中的蛋白相结合而形成多种不同的药物-载体蛋白复合物。这些中间产物中约 95% 为青霉噻唑基团,因此该基团被称为青霉素的"主要抗原决定簇"。但其与 IgE 亲和力较低,大多引起荨麻疹反应,较少见引起危及生命的速发型严重过敏反应。而其他中间产物则统称为"次要抗原决定簇",虽然占比仅约 5%,但其与 IgE 亲和力较高,90%~95% 的危及生命的速发型严重过敏反应是因次要抗原决定簇引起的。此外,某些患者形成针对青霉素侧链复合物(R 基团)的 IgE 抗体,会导致这些患者对阿莫西林或部分氨苄西林(即氨基青霉素类)产生速发型超敏反应,但其却可能耐受其他种类的青霉素。

青霉素引起的单纯迟发型药疹,包括斑丘疹和迟发型荨麻疹,不会引起全身症状,除了皮肤也不会累及其他特定器官。这类反应是由皮肤中的 T 细胞介导的。而其他相对少见的迟发反应,如 FDE、AGEP、SJS、TEN、DRESS、SSLR 等,机制复杂,可涉及 II 型、III 型超敏反应,尚未完全明确。

(四)诊断

1. 速发型超敏反应的诊断　青霉素过敏的诊断首先需要收集详尽的病史信息,包括:可疑过敏药物的基本信息(具体成分、厂家、批次)、药物剂量与给药途径、症状以及发作时间、给药与发作症状的时间间隔、同时使用的其他药物、对症治疗方案及转归。

对于青霉素及其他 β 内酰胺类药物引起的速发型超敏反应,一项针对成人的回顾性研究提示,病史采集时应着重询问下列 3 个问题:

(1)本次治疗是否在首剂给药后即出现荨麻疹样皮疹?

(2)是否在给药后 1 小时内出现荨麻疹样皮疹?

(3)是否在停用可疑的 β 内酰胺类药物后 1 日内荨麻疹样皮疹消退?

如果上述问题的答案均为"是",则诊断 β 内酰胺类药物过敏的敏感性、特异性和阳性预测值分别达 85%、85% 和 90%,应考虑进一步转诊变态反应专科进行皮试等评估。但该结论是否能应用于儿童尚未明确,有待进一步研究。

尽管病史采集很重要,但在临床上,患者常常无法准确描述皮疹及用药的时间关系,尤其对儿童患者而言,仅能依靠于家长的观察,有研究显示,在青霉素过敏皮试阳性的患者中,有高达 1/3 的患者的病史描述较为模糊。

此外,一些前瞻性研究结果显示,青霉素的特异性 IgE 会随着规避时间的延长而逐渐消失,大约 50% 的 IgE 介导型患者在末次反应 5 年后失去了对青霉素的敏感性,而末次反应 10 年后,有高达 80% 的患者皮试的结果为阴性,并且可以安全地重新接受青霉素治疗,甚至曾经发生过严重过敏反应的患者也是如此。

因此,由于病史往往不可靠,并且青霉素的特异性 IgE 会随着时间的推移而消失,故大多数既往出现青霉素可疑速发型超敏反应史或皮试阳性的患者,在再次使用青霉素前,都应考虑进一步的评估,来确定是否存在 IgE 介导的青霉素超敏反应。

特异性诊断方面,分为体外检测和体内检测两部分。

速发型超敏反应的体外检测主要包括特异性 IgE 检测和嗜碱性粒细胞活化试验(BAT)。目前国外有已上市的青霉素 G、青霉素 V、青霉噻唑、阿莫西林和氨苄西林的特异性 IgE 检测试剂盒,但一些临床研究显示,青霉素特异性 IgE 检测的敏感性仅 45%,存在大量假阴性患者,阴性预测值较低,而另一方面,青霉素特异性 IgE 检测有 26% 的患者出现假阳性,激发试验阴性。此外,目前在我国,特异性 IgE 检测和嗜碱性粒细胞活化试验检测试剂均未上市,仅用于科学研究。

速发型超敏反应的体内检测主要包括青霉素皮内试验和激发试验。

青霉素皮内试验是评估和诊断青霉素速发型超敏反应的首选方法,其阴性预测值可达 97%~99%,有效降低患者出现速发型青霉素超敏反应的风险。但需要强调的是,青霉素皮内试验操作必须规范,否则可能出现假阳性及假阴性结果,大大降低皮试的准确性,因此应由变态反应专科进行操作和结果判读。

在皮试前须停用可能有干扰的药物,包括口

服抗组胺药和三环类抗抑郁药,以及皮试局部外用激素等。理论上讲,理想的青霉素皮试液应含有主要抗原决定簇基团(如青霉噻唑-多赖氨酸)和次要抗原决定簇(如青霉噻唑盐和青霉吡唑酸盐),如果仅用青霉素原液进行皮试,则敏感性可能降低。但我国目前并未上市含有相应成分的青霉素皮试制剂。有研究提示,由于青霉素 G 制剂含有次要抗原决定簇,以该药进行皮试,仍可预测 90%~95% 的因次要抗原决定簇而引起的速发型超敏反应。同时,皮试应以 0.01g/L 组胺溶液作为阳性对照,以生理盐水作为阴性对照,有助于判断假阳性和假阴性。

根据《中华人民共和国药典临床用药须知》,目前我国推荐的青霉素皮试液是新鲜配制 500U/L 的青霉素钠盐或钾盐溶液。操作时要求用 75% 乙醇消毒腕关节屈侧上方三横指(1 岁以下儿童为二横指)处皮肤,对乙醇敏感者改用生理盐水消毒。抽取皮试液 0.1mL(含青霉素 50U),皮内注射成一皮丘(儿童注射 0.02~0.03mL)。20 分钟后观察,如局部出现红肿,直径>1cm,或比原皮丘增大超过 3mm,或局部红晕为阳性。近年亦有研究指出,对于皮试结果仅有红晕者判读阳性应非常谨慎,必要时可考虑进一步行激发试验以明确。

需要强调的是,对于既往从未发生过青霉素过敏的患者,或是从未接受过青霉素治疗的患者,不需要使用皮肤试验来提前筛查。例如,对于仅有青霉素过敏家族史,但从未接受过青霉素治疗的患儿,理论上是不应进行青霉素皮试的,因为这类患者进行皮试,其结果并不能预测过敏反应。当然,临床实践上,也要尊重具体药品说明书的要求。

激发试验是诊断药物过敏的金标准,但由于风险较高,临床上主要用于根据病史和皮试评估青霉素过敏可能性较小的患者,以除外过敏,或评估是否可以耐受青霉素类药物。在进行激发试验前,患者不应使用抗组胺药或糖皮质激素,因为这些药物可能会掩盖过敏反应的早期表现,影响对速发型超敏反应的判断。

激发试验给予青霉素的起始剂量通常为全剂量的 1/4 或 1/10,给予初始剂量之后,观察 30~60 分钟,如果没有出现症状,再给予全剂量的剩余部分,然后继续观察 30~60 分钟。如果在激发试验期间出现符合速发型过敏反应的客观症状和体征,则考虑患者存在青霉素速发型超敏反应,应停止继续给药,并进行相应的对症治疗。如果患者只报告了主观症状,有时可能需要进一步进行安慰剂对照和盲法激发试验。

需要注意的是,进行激发试验期间结果为阴性的患者,仍可能在激发试验结束后或再次使用青霉素时出现迟发型超敏反应,需要嘱患儿及家属密切观察,但文献报道这类反应通常并不严重。

2. 迟发型超敏反应的诊断　大多数情况下,诊断青霉素迟发型皮肤反应的依据是临床病史。除非鉴别诊断涉及更严重的反应,否则诊断迟发型皮肤反应不需要实验室检查和皮肤活检。体外试验(如淋巴细胞活化试验)和皮肤试验(延迟读取结果的皮内试验或斑贴试验)均未广泛用于临床诊断迟发型皮肤反应。

对于病变不累及黏膜,无水疱、大疱或皮肤剥脱,无关节肿胀或发热,不需要使用系统性糖皮质激素来控制症状的低风险迟发型皮肤反应的儿童,可以考虑在变态反应专科进行青霉素激发试验以明确致敏药物。

对于固定型药疹,如果无法进行口服激发试验(如患者并非低风险,既往有泛发性 FDE 的病史),或者如果患儿家长拒绝口服激发试验,可以考虑在先前出现反应的部位进行斑贴试验,或延迟读取结果的皮内试验,用以协助寻找过敏药物。目前没有对 FDE 患者进行斑贴试验的标准化方案,且通常敏感性<50%。而当药物浓度高于 20% 时,由于斑贴试验的致敏作用,又可能会出现假阳性反应。

此外,斑贴试验可能有助于识别急性泛发性发疹性脓疱病(AGEP)的病因。通常需要在皮疹消退后 4~6 周进行。阳性检查结果可以帮助判断引起 AGEP 的可疑药物,但假阴性率较高,据统计,斑贴试验阳性反应的发生率为 18%~58%,具体取决于所测试的药物和严重药物反应的具体类型。

(五) 未来的药物选择

1. 速发型超敏反应　已经确诊对青霉素发生速发型超敏反应的患儿应该首选避免所有的青霉素类药物,包括阿莫西林、氨苄西林,以及半合成青霉素,除非通过皮试或激发试验确定了某种青霉素类药物可安全用于该患儿。

其他 β 内酰胺类抗生素,包括头孢菌素类、碳青霉烯类和单环 β 内酰胺类抗生素,在结构上同青霉素有一定相似性。其中,头孢菌素类与青霉素类结构最接近,在青霉素类药物皮试阳性患者中,约 2% 也会对头孢菌素类药物发生速发型超敏反应,包括严重过敏反应。碳青霉烯类抗生素与青霉素类抗生素发生交叉过敏反应的风险低于 1%。虽然交叉发生率并不高,但由于面临出现严重过敏反应风险,仍建议这类患者在使用头孢菌素类或碳青霉烯类药物前进行充分评估(如皮试或变态反应专科会诊)。而氨曲南作为单环 β 内酰胺类抗生素,在结构上与青霉素类抗生素也有一些相似之处,但并不会引起交叉反应,因此,青霉素过敏患者可以安全地使用氨曲南。

2. 迟发型超敏反应 对于单纯局部固定型药疹(FDE)的患者,如果因病情需要使用另一种青霉素或不同的 β 内酰胺类药物,可进行激发试验帮助选择相对安全的药物。而存在泛发性或泛发性大疱性 FDE 的患者,甚至出现 SJS 或 TEN 的患者,今后应避免使用除氨曲南以外的所有 β 内酰胺类药物。

(六) 青霉素脱敏治疗

对于 IgE 介导的青霉素速发型超敏反应的患者,如果因为病情必须要接受青霉素治疗,则需要进行青霉素脱敏。药物脱敏可暂时诱导机体产生对药物的短期耐受,从而让速发型超敏反应患者能安全地接受药物治疗。药物脱敏会让肥大细胞对致敏药物不起反应,但尚未完全清楚其确切的机制。青霉素脱敏疗法可通过口服、静脉或皮下途径实施。首选口服青霉素脱敏,相对更安全。常用口服青霉素脱敏方案(表 18-5-1)。

需要强调的是,脱敏治疗主要针对速发型超敏反应患者。如果患者存在青霉素迟发型超敏反应,尤其曾有青霉素重症药疹(如 Stevens-Johnson 综合征或中毒性表皮坏死松解症等)病史,则不应尝试脱敏治疗。此外,对于既往存在青霉素导致溶血性贫血或间质性肾炎的患者,其超敏反应是依赖于 IgG 或抗原抗体复合物,也不适于脱敏。

在药物脱敏后,患者需要持续使用该药,才可维持耐受状态,一旦停药后,患者很快会再次恢复对该药的敏感性,故需继续避免使用该药。如果需要再次使用青霉素,则必须再次进行脱敏治疗。若再次需要青霉素时已经完全规避青霉素多年,则应重新评估是否仍存在青霉素过敏。

二、头孢菌素引起的超敏反应

头孢菌素也是一种是常用的 β 内酰胺类抗生素,结构同青霉素相似,亦可引起多种类型的超敏

表 18-5-1 常用口服青霉素脱敏方案

给药次序	每次给药剂量（mg）	累积给药剂量（mg）
1	0.05	0.05
2	0.10	0.15
3	0.20	0.35
4	0.40	0.75
5	0.80	1.55
6	1.60	3.15
7	3.20	6.35
8	6	12.35
9	12	24.35
10	24	49.35
11	50	100
12	100	200
13	200	400
14	400	800

反应。临床上按症状发作时间分为速发型和迟发型两类。

(一) 速发型超敏反应

头孢菌素类抗生素引起的速发型反应主要为 IgE 介导的 I 型超敏反应,通常在最近给药后 1 小时内发生,可同时出现多系统受累,包括皮肤潮红、瘙痒、荨麻疹、血管性水肿、鼻炎、喉头水肿、支气管痉挛、腹痛、腹泻、低血压和过敏性休克等多种临床症状与体征。

自然病程方面,头孢菌素类抗生素引起的速发型超敏反应同青霉素过敏相似,可随着规避时间延长而逐渐消失。有前瞻性研究随访了头孢菌素类抗生素引起 IgE 介导过敏反应的患者,发现 5 年后有 68% 患者的皮试结果已经转为阴性。

1. 头孢菌素类抗生素的交叉反应性 过敏原结构方面,速发型反应患者产生的特异性 IgE 抗体既可能针对头孢菌素类特有抗原决定簇,也可能针对头孢菌素类与 β-内酰胺类药物,尤其是青霉素类药物所共有的抗原决定簇,这是这些药物之间存在交叉反应的基础。这些引起交叉反应的抗原决定簇主要包括:含有头孢菌素特异性二氢噻嗪环在内的整个头孢菌素分子、R1 或 R2 侧链基团,以及核心的 β-内酰胺环的代谢产物。

某些头孢菌素的 R1 或 R2 侧链基团与其他头

孢菌素或特定青霉素类的相似,导致这些药物之间容易发生交叉反应,尤其是相似的R1侧链基团对交叉反应最重要。

头孢曲松、头孢噻肟、头孢吡肟、头孢泊肟、头孢妥仑、头孢地嗪、头孢唑肟、头孢匹罗和头孢他美的R1基团相同,可出现交叉反应。R1基团含有甲氧亚氨基的头孢菌素类药物(如头孢呋辛),同上述R1基团相同的头孢菌素之间有交叉反应的风险。头孢他啶的R1侧链与上述头孢菌素类略有差异,该药含烷氧亚氨基,而非甲氧亚氨基。对上述头孢菌素类的R1侧链过敏,或对甲氧亚氨基过敏的患者,通常能够耐受头孢他啶。但也有例外,使用替代药物之前,必须进行皮试和/或激发试验进行评估。

此外,因为具有相同的R1侧链基团,所有的氨基青霉素类和相应的氨基头孢菌素类都可发生交叉反应。头孢氨苄、头孢克洛、头孢拉定、头孢来星和氯碳头孢的R1侧链基团与氨苄西林相同。头孢羟氨苄、头孢曲秦和头孢丙烯的R1侧链基团与阿莫西林相同。而阿莫西林和氨苄西林的R1侧链基团本身就非常相似,区别仅在于R1侧链上的一个羟基(-OH),因此,氨苄西林与阿莫西林之间,以及与两者R1基团分别相同的氨基头孢菌素类之间,都存在交叉过敏风险。

而头孢唑林比较特殊,这是美国最常引起全身性过敏反应的头孢菌素,其具有独特的R1和R2侧链基团,该药几乎不会与除头孢替唑(同为一代头孢菌素)以外的其他头孢菌素类发生交叉反应,多项研究表明,既往对头孢唑林发生速发型反应的患者,通常能够耐受除头孢替唑以外的所有其他头孢菌素类和β-内酰胺类药物。

2. 头孢菌素皮试　若患者既往对头孢菌素类发生速发型反应,进行皮试可用于确认具体过敏药物,寻找可替代的头孢菌素,或为后续激发试验提供方向。建议先采用皮肤点刺试验,结果为阴性时实施皮内试验,皮试中要使用以下药物:

(1)用组胺和生理盐水分别作为阳性和阴性对照,以确保皮肤反应正常。

(2)既往引起可以速发型超敏反应的头孢菌素类抗生素。

(3)1种或多种侧链不相似的其他头孢菌素类,尤其是R1侧链处,这样患者可能接受这些药物作为替代。

(4)青霉素皮试剂要注意,如果病史问诊发现

患者在发生头孢菌素反应之后能够耐受青霉素类或阿莫西林,则不需要包括这些试剂。

(5)氨苄西林和/或阿莫西林:氨基青霉素类包括在内,是用以检测患者是否对这些药物和一些头孢菌素共有的侧链基团过敏。如果上述一种或两种药物的皮试结果为阳性,在替代药物的选择上则应该排除结构相似的药物,可考虑从以下药物中选择一种作为替代药物:头孢曲松、头孢呋辛、头孢噻肟、头孢吡肟、头孢地嗪或头孢他啶。注意在使用这些替代药物前仍需进行皮试或激发试验评估。

皮试液浓度方面,欧美的数据表明,大多数头孢菌素类浓度为20mg/mL时不会引起刺激反应,但头孢吡肟例外,该药皮试液的浓度建议不超过2mg/mL,否则可引起假阳性刺激反应。针对我国儿童的标准头孢菌素皮试浓度尚未明确,有赖于进一步临床研究。此外,若患者既往使用某种头孢菌素出现过重度严重过敏反应,则都应先进行皮肤点刺试验,在后续进行皮内试验时,初始浓度可再稀释至1/1 000~1/10,以降低诱发严重过敏反应的风险。

结果判读方面,皮试后20分钟时观察结果,如皮肤点刺试验时风团直径>3mm,或者皮内试验注射药物后风团直径增加≥3mm,皮试结果阳性表明存在药物特异性IgE抗体,可能发生速发型超敏反应。注意头孢菌素皮试的阴性预测值尚未得到充分确定,因此即使皮肤点刺试验和皮内试验结果均为阴性,也不能完全除外药物过敏,患者可能仍然有针对代谢产物或代谢产物-蛋白质复合物的IgE抗体。如果患者病史提示头孢菌素速发型超敏反应的风险较高,那么在皮试结果为阴性后应该进一步进行药物激发试验。

3. 头孢菌素药物激发试验　口服方案:头孢菌素类的大多数激发试验使用口服剂型。常规口服激发试验包括两步。第一步是给予全剂量的1/4或1/10,前者可通过分药器实现,后者可用口服混悬液制备。如果没有发生反应,则在30~60分钟后给予全部的治疗剂量。

以头孢氨苄为例,初始口服试验剂量为剂量的1/10可按照以下方法实施:给予25mg,即用规格为250mg/5mL的混悬液0.5mL,和一杯水同服,然后观察1小时。如果没有出现症状,则给予250mg,然后再观察1小时。

静脉或肌内注射方案——因诱发反应风险

较高,临床较少使用静脉或肌内注射的药物激发方案。试验剂量大多采用该患者全部治疗剂量的1/10(10%)。如果没有出现反应,则在30~60分钟后给予全部治疗剂量,或全剂量的9/10。

以头孢他啶初始静脉试验剂量为剂量的1/10为例,可按照以下方法实施:给予100mg,然后观察1小时。如果没有出现症状,则再给予1 000mg,然后再观察1小时。之后有需要时可正常给予下一次剂量。

静脉激发方案中,试验剂量的溶液浓度不应显著低于正常制剂,因为明显改变浓度时患者可能不发生反应。因此,可用注射器从全剂量溶液袋中抽取剂量的1/10(10%),然后缓慢静脉推注,通常速度约为1mL/min,患者能够耐受时,再给予剩余的90%。

如果需要对高风险患者(如经历过重度反应)进行相关头孢菌素的激发试验,初始剂量可给予治疗总剂量的1/100。如果结果为阴性,1小时后再给予1/10,如果结果仍然为阴性,再过1小时后给予全部治疗剂量。需注意,对这类患者进行激发试验需要在全程监护下进行,应在病房进行。

4. 头孢菌素体外试验　我国国内尚无上市的头孢菌素特异性IgE检测试剂或嗜碱性粒细胞活化试验试剂,均仅为科研项目。在国外虽有上市试剂,但亦通常不会进行针对头孢菌素特异性IgE检测,因为其敏感性低于皮试,阴性预测值不高。

5. 未来的药物选择方案

(1)其他头孢菌素类:大多数既往发生头孢菌素速发型超敏反应的患者都可安全接受其他无交叉反应性的头孢菌素类抗生素。虽然目前认为头孢菌素类的侧链基团是决定是否发生交叉过敏的重要因素,但值得注意的是,仅靠侧链相似性不能准确预测交叉过敏。因此应根据这些相似性来选择与最初过敏药物结构不同的头孢菌素类药物,然后通过皮试和激发试验来评估,以确定患者是否耐受。

(2)青霉素类:发生过头孢菌素速发型过敏、但无青霉素类过敏史的患者,大多可耐受青霉素类。然而,部分患者对这两类药都过敏;青霉素和头孢菌素之间至少有3种相同的抗原决定基可引起交叉反应:

1)侧链基团:这是头孢菌素与青霉素类之间交叉过敏的最常见原因。一项研究纳入了发生过头孢菌素类药物过敏的患者,发现若致敏头孢菌素与青霉素类的侧链相似或相同,则所涉及青霉素过敏试验(皮试或体外试验)的阳性率增至3倍。阿莫西林的侧链与头孢羟氨苄、头孢丙烯和头孢曲秦相同。氨苄西林的侧链与头孢克洛、头孢氨苄、头孢拉定、头孢来星和氯碳头孢相同。

2)小基团:头孢菌素类和青霉素类具有的相同小基团也可能导致过敏。一项研究显示,患者血清存在针对头孢噻吩和青霉素G共有亚甲基的IgE抗体。这类患者的青霉素G和头孢噻吩皮试结果均呈阳性。

3)β内酰胺环:初次头孢菌素过敏的患者中,极少数(占比约2%)可能对头孢菌素类、青霉素类、单环β内酰胺类和碳青霉烯类所共有的核心β内酰胺环过敏。这类过敏患者对所有β内酰胺类药物的过敏检测均呈阳性。

如果头孢菌素类过敏患者需要使用青霉素类,则需要用药前行青霉素过敏皮试来指导治疗。若青霉素皮试结果为阴性,则表明患者对头孢菌素过敏很可能由头孢菌素的独特基团导致。因此,如果某种青霉素与引起最初过敏的头孢菌素没有相同侧链,则患者对青霉素过敏的风险不会升高。若青霉素皮试结果为阳性,且青霉素与致敏头孢菌素没有相似侧链,则表明患者可能对β内酰胺核过敏。因为IgE抗体很少选择性识别β内酰胺环,所以这种情况下应该考虑临床病史和风险分层。还应该考虑患者可能分别对致敏头孢菌素和某种青霉素都过敏。因此,该患者应接受氨曲南和/或碳青霉烯类的皮试,如果结果为阴性,其应接受这些替代β内酰胺类治疗。若皮试结果为阳性,则可接受非β内酰胺类抗生素治疗,或根据病情,对所需青霉素进行脱敏。

(3)碳青霉烯类和单环β内酰胺类:头孢菌素速发型过敏患者常能耐受碳青霉烯类(如亚胺培南、美罗培南、厄他培南和多尼培南)和单环β内酰胺类(即氨曲南)。有研究显示,对存在头孢菌素速发型过敏明确病史,且致敏头孢菌素的皮试结果为阳性的患者,对上述几种药物进行皮试,碳青霉烯类或单环β内酰胺类皮试结果为阳性的患者比例<5%。基于伦理原因,并未对皮试结果阳性者进一步行激发试验来确定是否为真阳性。

(4)碳青霉烯类与头孢菌素类(和青霉素类)有相同的四元β内酰胺环,因此理论上可发生交叉过敏反应,但临床交叉反应很少见。有研究显示,头孢菌素类皮试为阳性的患者中,约98%的患者碳青霉烯类皮试为阴性,且美罗培南和亚胺培南进行激发试验为阴性。对于有头孢菌素速发型过敏病史的患者,若目前需要使用碳青霉烯类,推荐先做皮试。若皮试结果为阴性,则可通过进一步行激发试验明确是否给予该碳青霉烯。若皮试结果为阳性,应仅在不能选用其他药物的情况下使用该碳青霉烯,并使用脱敏方案。

（5）氨曲南是临床唯一使用的单环β-内酰胺类。该药含有β内酰胺单环核心,但几乎不会对青霉素过敏患者构成风险。该药对除头孢他啶以外的头孢菌素类过敏患者没有风险。氨曲南与头孢他啶有相同的R1侧链基团,有研究报道了两者间的临床交叉反应。尽管侧链基团相似,但不是所有头孢他啶过敏患者都对氨曲南过敏,也不是所有氨曲南过敏患者都对头孢他啶过敏。因此,对于有头孢他啶速发型过敏既往史的患者,若当前需要氨曲南治疗,应进行氨曲南皮试,若氨曲南皮试结果为阴性,可进一步行激发试验确认。若氨曲南皮试阳性,但患者临床必需使用该药,则用快速脱敏方案后再给予该药。

（二）迟发型超敏反应

同青霉素类似,大部分头孢菌素反应是迟发型反应,其体征和症状通常局限于皮肤,儿童最常见斑丘疹以及迟发型荨麻疹和/或血管性水肿。轻度迟发型头孢菌素反应的诊断是基于临床病史和体格检查(如果症状或体征仍然存在)。进一步评估取决于是否存在荨麻疹或血管性水肿:如果迟发型反应出现了荨麻疹或血管性水肿,应该同时评估该头孢菌素以及可能替代的头孢菌素或青霉素是否存在IgE介导的超敏反应。如果患者过去的反应没有出现荨麻疹或血管性水肿,且症状轻微,无其他系统受累表现,则可直接进行激发试验。

但对于使用头孢菌素类药物引起SJS/TEN、DRESS/DiHS和AGEP的患者,应避免使用所有头孢菌素类,尤其是避免使用与致病头孢菌素具有相同R1或R2侧链的头孢菌素类药物,和含有相同侧链的青霉素类(如氨基青霉素类),以及与致病药物具有相同侧链的其他β内酰胺类药物,因为SJS/TEN或DRESS患者再次暴露可能会出现反应再激活,从而导致严重的短期和长期并发症或死亡。

三、大环内酯类药物

临床上常用的大环内酯类抗生素包括红霉素、克拉霉素和阿奇霉素。与β-内酰胺类抗生素、磺胺类抗生素和氟喹诺酮类抗生素相比,大环内酯类抗生素引起的过敏更少见,通过激发试验验证的大环内酯类抗生素超敏反应的累积发生率为5%,且大多数反应轻微。

（一）临床表现

大环内酯类抗生素引起的IgE介导的超敏反应很罕见,主要为个案报道。绝大多数皮肤超敏反应为斑丘疹,在使用阿奇霉素治疗的儿童中,1.1%出现了皮疹,值得注意的是,安慰剂的皮疹发生率也约1%。

（二）交叉反应

目前尚未明确大环内酯类分子的变应原决定簇,但由于这类药物拥有不同大小的内酯环,在结构上存在较大差异,所以预计相互之间不会出现强烈的交叉反应。

临床上大环内酯类抗生素之间的交叉过敏数据仅限于病例报告和小型病例系列研究。其中绝大多数对一种大环内酯类抗生素产生超敏反应(主要是迟发反应)的患者可以耐受其他大环内酯类抗生素,表明大环内酯类抗生素之间几乎没有过敏交叉反应性。

（三）诊断

诊断大环内酯类抗生素过敏,首要是临床病史。既往只对大环内酯类抗生素过敏的患者通常无须转诊变态反应专科,因为还有多种其他抗生素可供选择。但如病情或病原体原因,必须使用大环内酯类药物时,需要转变态反应专科进一步评估。

对既往反应有速发型超敏反应特征(如瘙痒性皮疹、荨麻疹或血管性水肿)的患者可首先进行皮试。但针对儿童的研究显示,大环内酯皮试阳性预测值(positive predictive value,PPV)都很低,约为33%,阴性预测值(negative predictive value,NPV)为98%,敏感度为75%,特异度为90%。对于皮试阴性患者,可进一步考虑进行激发试验。如果没有合适的皮试试剂,亦可直接进行激发试验。

首选阿奇霉素进行激发试验,因为有胃肠外和口服两种制剂用于以后感染的治疗。并且,与其他大环内酯类抗生素相比,阿奇霉素所致的胃肠道副作用小。典型的大环内酯分级激发试验以全剂量的1/100开始,经2~4个步骤直至达到全剂量。可根据患者既往超敏反应的严重程度以及既往反应距离目前的时间来调整激发试验步骤。

对于激发试验阳性的患儿,应尽量规避该药。但如果患者需要特定的大环内酯类抗生素且无其他选择,可考虑对速发型反应患儿进行脱敏治疗。另外如果患儿发生过重度严重过敏反应,却必须使用该药,则直接进行脱敏治疗,而不进行激发试验。

四、非甾体抗炎药

非甾体抗炎药(nonsteroidal anti-inflammatory drug,NSAID)是一大类具有解热、镇痛、抗炎作用的药物。摄入 NSAID 后,可在数分钟至数小时内出现药物超敏反应表现,涉及药物过敏反应和类过敏反应,在儿童和成人中均可发作,可引起鼻-结膜炎、慢性鼻窦炎伴鼻息肉、支气管痉挛、荨麻疹/血管性水肿、固定性药疹、中毒性表皮坏死松解症、Stevens-Johnson 综合征、严重过敏反应等。NSAID 超敏反应对儿童的影响大于成人,一些数据显示,在儿童和青少年中,NSAID 超敏反应占所有药源性超敏反应的 40% 以上,在总体儿童人群中,NSAID 超敏反应(经口服激发试验验证)的发生率可达 0.55%。

(一) NSAID 的分类

NSAID 抑制环氧合酶(cyclooxygenase,COX),也称前列腺素 H 合酶。已知有 2 种 COX 亚型,COX-1 和 COX-2。

COX-1 组成性地表达于所有人类细胞类型并参与保护性生理功能,如胃黏膜保护。抑制 COX-1 会损害这些保护功能,因此通常不宜抑制 COX-1。例如,NSAID 对 COX-1 的抑制导致胃黏膜内保护性化合物前列腺素 E_2 生成减少,致使易感患者出现胃炎。

COX-2 是可诱导酶,在适当刺激下表达于许多炎症细胞。COX-2 与 COX-1 一样,介导相同类型的前列腺素生成,但前者仅在炎症部位起作用。因此,NSAID 的预期抗炎效应主要来源于 COX-2 抑制。

不同的 NSAID 对 COX-1 和 COX-2 的抑制程度不同。能抑制 COX-1 和 COX-2 两者的 NSAID 称为非选择性 NSAID。ASA 是强效的 COX-1 抑制剂。在本专题中,认为能抑制 COX-1 的 NSAID 会与 ASA 产生"交叉反应"。而主要抑制 COX-2 的称为 COX-2 选择性 NSAID。有些选择性 NSAID 对 COX-2 的选择性较弱但也可抑制 COX-1,如萘丁美酮、美洛昔康和尼美舒利。其他药物则被认为对 COX-2 有高度选择性抑制作用,如塞来昔布。

(二) NSAID 引起的速发型超敏反应

NSAID 反应可分为类过敏反应和药物过敏反应。

1. 类过敏反应　COX-1 抑制性 NSAID 均可诱发类过敏反应,其发作风险同药物对 COX-1 的抑制强度有关。类过敏反应多见于慢性鼻-鼻窦炎伴鼻息肉合并哮喘,或慢性荨麻疹的患者。类过敏反应可分为 4 种类型:

1 型:NSAID 诱发的慢性鼻-鼻窦炎伴鼻息肉和哮喘:某些合并慢性鼻-鼻窦炎伴鼻息肉和哮喘的患者摄入 NSAID 会诱发一系列鼻-眼症状以及下呼吸道症状。部分患者还可出现荨麻疹和/或血管性水肿。甚至少数重度患者还会出现其他系统症状,如皮疹、腹痛、腹泻及低血压。这类反应通常在给药后 1~3 小时发作。这类患者存在阿司匹林加重性呼吸道疾病(aspirin exacerbated respiratory disease,AERD)或 NSAID 加重性呼吸系统疾病(nonsteroidal antiinflammatory drug-exacerbated respiratory disease,NERD)。

2 型:慢性荨麻疹患者因 NSAID 诱发的荨麻疹/血管性水肿:有慢性荨麻疹病史的患者在摄入 ASA 或抑制 COX-1 的 NSAID 后,可出现荨麻疹加重,有时可伴血管性水肿,通常在给药后 30~90 分钟发作。在患有慢性特发性荨麻疹的儿童和青少年中,有高达 24% 可出现 ASA 相关超敏反应,并且荨麻疹活动期的发生率更高。这些反应通常呈剂量依赖性。

3 型:无基础慢性荨麻疹人群因 NSAID 诱发的荨麻疹/血管性水肿:这类假性变态反应也通常在给药后 30~90 分钟发作。这类患者如出现单纯血管性水肿,则通常累及面部区域,尤其是在眶周皮肤、嘴唇和口腔。其机制亦可能与 COX-1 抑制有关,因此,此类患者通常也能耐受高度选择性 COX-2 抑制性 NSAID。

4 型:混合型反应:该型患者在摄入 NSAID 后可出现呼吸道和皮肤均受累的混合症状,包括支气管痉挛、鼻炎、荨麻疹、血管性水肿等同时发作。这些反应亦通常由 COX-1 抑制性 NSAIDs 诱发。

2. 药物过敏反应　NSAID 引起的药物过敏反应临床表现不一,从轻度的荨麻疹或血管性水肿,到危及生命的严重过敏反应(anaphylaxis),都可以出现。不同于类过敏反应,患者通常具有明确的既往 NSAID 用药史,因此目前认为这些反应可能由 IgE 介导,变应原是结合于载体蛋白的药物代谢产物。布洛芬是最常见的引起这类反应的 NSAID。

根据患者症状的严重程度,NSAID 药物过敏反应可分为 2 种类型,因其机制相同,如果 5 型反应患者反复使用同一种 NSAID,则大多数可能进展至严重过敏反应(6 型)。

5 型:特定 NSAID 诱发的荨麻疹/血管性水肿:5 型反应患者通常在使用特定 NSAID 后数分钟到 1 小时内,即出现荨麻疹和/或血管性水肿。这类患者大多没有慢性荨麻疹基础病史。

6 型:特定 NSAID 诱发的严重过敏反应:6 型与 5 型反应的区别仅在于症状的严重程度。这类患者会出现严重过敏反应,典型症状包括:全身皮疹、支气管痉挛或喉水肿所致呼吸急促/哮鸣、消化道症状,以及低血压休克。现已报道多种 NSAIDs 均可诱发全身性过敏反应,包括大多数 COX-1 抑制剂,以及塞来昔布(一种高度选择性 COX-2 抑制剂)。在美国,布洛芬是最常引起严重过敏反应的 NSAID,而法国为双氯芬酸盐药物,在西班牙则为保泰松等吡唑酮类 NSAID。值得注意的是,尚未证实 ASA 本身会诱发严重过敏反应。这也是 ASA 用于激发试验的原因之一。

(三)诊断

对 NSAIDs 的变态反应或假性变态反应的推定诊断是基于该反应的既往病史细节。在某些情况下,可进行 ASA 激发试验以评估特异性,但应由变态反应专科医生进行激发试验。目前尚无经验证的体外或皮肤测试方法。

1. 病史　应着重采集下列病史:

(1)该反应是由一种还是多种 NSAID 引发?如果是,则该药物是否也导致了某种反应?

需要判断在首次发现反应之后,患者是否使用了其他 COX-1 抑制性 NSAID。如果其他 NSAID 也能引发症状,则患者出现的可能是假性变态反应。

(2)是否存在哮喘/鼻-鼻窦炎/鼻息肉(即 AERD)或慢性自发性荨麻疹等基础疾病?

应当明确既往是否有哮喘、鼻窦炎、慢性自发性荨麻疹等病史,积极寻找是否有潜藏的基础疾病。这些慢性疾病通常发生于 NSAID 反应之前。

2. 皮试　对于 1~4 型 NSAID 反应,暂无经过验证的体外检测或皮试方法。然而,某些 5 型和 6 型反应由于可能是 I 型变态反应,有研究报告双氯

芬酸引起的严重过敏反应患者皮内试验结果为阳性,试验所用药物浓度为 0.25~25mg/mL。

3. 激发试验　如需明确诊断,则必须进行激发试验。大多数情况下,只有患者将来需要 NSAID 治疗时,才需进行激发试验。激发试验可明确除导致反应的这种 NSAID 外,患者是否能耐受其他 NSAID,或者是否可对 NSAID 脱敏。由于存在诱发严重过敏反应风险,很少针对 6 型反应患者进行激发试验。

对于过去对 NSAID 有反应的患者,一般利用 ASA 进行激发试验。ASA 是强效 COX-1 抑制剂,尚未发现其可引起 5 型或 6 型反应。因此,如果患者对 ASA 有反应,则患者为假性变态反应。如果患者对 ASA 无反应,则患者极可能为既往引起反应的 NSAID 导致的单纯 5 型或 6 型反应。

儿童 ASA 激发试验采用口服给药方式,具体方案并无任何国际共识,根据目前已发表的文献,通常以适合患儿年龄和体重的总剂量的 1/20~1/4 开始递增,经 4~5 次给药达到目标总剂量,给药间隔一般为 1.0~1.5 小时。

(四)未来药物的治疗选择

NSAID 反应的类型决定了可能的治疗选择。对于明确药物过敏的患者,首选完全避开该药,注意患者教育,提醒患者仔细阅读非处方药物的说明书,尤其是一些复方抗感冒药,通常含 NSAID。而对于类过敏反应患者,则应尽量选用对 COX-1 无明显抑制作用的药物,可以根据病情考虑以下几种选择:

1. 对乙酰氨基酚　对轻微疼痛的治疗,大多数患者,包括 80% 存在 AERD 以及对 COX-1 抑制剂极度敏感的患者,可安全接受对乙酰氨基酚治疗。但注意每次给药原则上不超过 650mg,因为更高剂量的对乙酰氨基酚可能对 COX-1 有轻微抑制作用,诱发症状。

2. 弱效 COX-1 抑制剂　如双水杨酯(最多 2 000mg/d,分 2~3 次给药)、三水杨酸胆碱镁(最多 2 000mg/d,分 2~3 次给药)、二氟尼柳(最多 1 000mg/d,分 2~3 次给药)。这些药物均属于弱效 COX-1 抑制剂,但大剂量使用时仍然可能抑制 COX-1,诱发症状。另外需要注意的是,高度敏感患者即使按上述剂量给药也可能出现症状,因此在首次使用这些药物时,应尝试上文所列的该药最高剂量,并在医院观察至少 3 小时。

3. 高度选择性 COX-2 抑制剂　如塞来昔布

等药物。这类 NSAID 在治疗剂量下,对 COX-2 的选择性比 COX-1 高 200~300 倍,对胃肠道无明显刺激作用,因此大多数 NSAID 类过敏反应的患者可以耐受高度选择性 COX-2 抑制剂。若患者并不需要 ASA 的心脏保护作用,则可尝试选择这类药物。对于更严重的疼痛,可选择麻醉性镇痛药。

(五) 脱敏

脱敏是从小剂量开始给予过敏药物,逐步增加用药剂量,从而诱导暂时耐受治疗剂量的治疗方案。因明确存在诱发过敏反应的风险,NSAID 脱敏治疗仅适用于因病情必须每日使用某种特定的 NSAID 治疗炎症性疾病,或需要 ASA 进行抗血小板治疗的患儿。患儿应转诊至变态反应专科,在严密监护下进行 NSAID 脱敏治疗。对一种 NSAID 成功脱敏后,患儿必须每日摄入这种药物或另一种等效 NSAID 以维持耐受状态。如停药一段时间后需要再次使用该药,则可能需要重新开始脱敏治疗。

五、生物制剂

近年来,越来越多的生物制剂不断涌现,越来越广泛的应用于各类肿瘤性疾病,和各种变态反应性疾病、自身免疫性疾病等慢性炎症性疾病。生物制剂主要包括各类细胞因子的单克隆抗体和融合蛋白类制剂,同传统的小分子化合物药物不同,生物制剂多为大分子蛋白复合物,具有免疫原性,可以直接刺激免疫系统,诱导产生药物抗体,引起炎症。其药物作用机制也不同于传统的药物。根据生物制剂在与靶向目标作用时出现药物不良反应的病理机制,生物制剂引起的不良反应可分为 5 类:

(一) α 型反应

为高细胞因子释放综合征,是由于细胞因子大量释放导致的免疫刺激反应。例如在使用针对 IFN 和 IL-2 细胞因子治疗的生物制剂时,可以出现发热、乏力、关节炎、头痛、肌痛、胃肠道症状(恶心、呕吐、腹泻)以及斯维特综合征(Sweet's syndrome)表现。其发病机制可能为生物制剂刺激大量释放炎性细胞因子(如 IL-1b、TNF-α、IFN-α/b/g、IL-6 和 IL-8 等),并引起补体的过度激活,因此严重患者甚至可以出现“细胞因子风暴”而导致全身炎性反应,造成多器官功能障碍。

(二) β 型反应

是因生物制剂的免疫原性诱发的药物超敏反应。机体可以产生针对生物制剂的抗体,其出现同给药途径、治疗方式,以及同时使用的免疫抑制药物等因素相关。在 β 型反应中,速发型超敏反应或迟发性超敏反应都有可能会发生。

速发型超敏反应通常表现为生物制剂注射部位出现局部红斑或风团,同传统药物相似,该反应可以由 IgE 介导,亦可以为类过敏反应,导致部分患者在首次给药时即可能出现症状。通常生物制剂引起的类过敏反应会随着持续用药而消失,但在停药一段时间后再次用药时,可能会再次出现相同症状。可以首先尝试减缓给药速度,必要时给予糖皮质激素或抗组胺药物对症治疗。对于频繁复发轻度皮肤反应的患者,可考虑在使用生物制剂前预先给予抗组胺药物或糖皮质激素进行干预,但预防给药的有效性及指征仍需进一步研究明确。另外必须要警惕的是,生物制剂,尤其是非完全人源化的生物制剂,引起的速发型超敏反应也可能表现为全身反应,甚至是致死性的严重过敏反应。以抗 IgE 单克隆抗体(奥马珠单抗)为例,该生物制剂对于变态反应性疾病有很好的疗效,但其本身亦可引起严重过敏反应,发生率约为 0.1%~0.2%,女性(包括女童)更多见,因此美国 FDA 对该药也给予了黑框警告。

迟发型超敏反应可由 IgG 或 T 细胞介导。但同传统药物有所不同的是,IgG 介导的反应主要会导致生物制剂失活,半衰期缩短,疗效降低。因此患者需要增加药物剂量或延长治疗时间以达到治疗效果。但要注意的是,生物制剂同特异性 IgG 形成抗原抗体复合物,可以激活补体系统,导致血清病、血管炎、肾炎等免疫复合物性炎性疾病;抗原抗体复合物也可以与血小板上的 Fc-IgG 受体结合,导致血小板被过度清除,造成血小板减少。T 细胞介导的反应主要表现为迟发皮损和肝脏损伤。

(三) γ 型反应

为生物制剂相关的免疫抑制作用导致的不良反应。例如抗 TNF-α 单克隆抗体有很强的免疫抑制及抗炎作用,对多种自身免疫性疾病有很好的疗效,如银屑病、类风湿关节炎、强直性脊柱炎、克罗恩病等,但同时也会增加带状疱疹、肺结核等感染性疾病的风险,肿瘤性疾病的患病风险也会升高。

此外,人体免疫系统本身就是一个动态平衡的复杂网络,生物制剂对于特定免疫系统环节的强大抑制作用,反而也可能会使得整个免疫系统失衡,导致相应疾病。例如抗 IL-4/IL-13 受体单克隆抗体(度普利尤单抗)可以抑制 2 型炎症的多个核心环节,对变应性鼻炎、慢性鼻窦炎伴鼻息肉、哮喘、特应性皮炎等多种变态反应性疾病有很好的疗效,但却可能影响 1 型-2 型炎症平衡,导致 Th1、Th17 等细胞过度活化,从而面临诱发银屑病发作等风险。

(四) δ 型反应

是由生物制剂所针对的病理组织中的靶抗原也同时存在于正常组织所导致的。例如表皮生长因子受体单克隆抗体(西妥昔单抗)用于治疗肝脏肿瘤的同时,也同时抑制了正常皮肤组织中的表皮生长因子通路,导致皮肤瘙痒等症状。

(五) ε 型反应

为生物制剂引起新发的非预期的药物作用。这提示该生物制剂可能存在其他靶点或作用机制,值得进一步研究。

需要指出的是,除了 β 型反应本身即属于药物超敏反应以外,其他类型的生物制剂不良反应也可以表现出超敏反应的临床症状和体征。如 α 型反应造成大量细胞因子释放和多器官受累,可出现符合严重过敏反应诊断标准的临床表现。而 γ 型反应由于可能会造成 Th1-Th2 细胞调节网络失衡,也可以出现 2 型炎症表现。

(王子熹,关凯)

参 考 文 献

1. Rukasin CRF, Norton AE, Broyles AD. Pediatric drug hypersensitivity [J].Curr Allergy Asthma Rep, 2019, 19 (2): 11.

2. Demoly P, Adkinson NF, Brockow K, et al. International consensus on drug allergy [J]. Allergy, 2014, 69 (4): 420-437.

3. Gomes ER, Demoly P.Epidemiology of hypersensitivity drug reactions [J]. Curr Opin Allergy Clin Immunol, 2005, 5: 309-316.

4. Dioun AF.Management of multiple drug allergies in children [J].Curr Allergy Asthma Rep, 2012, 12 (1): 79-84.

5. Aun MV, Blanca M, Garro LS, et al. Nonsteroidal anti-inflammatory drugs are major causes of drug-induced anaphylaxis [J]. J Allergy Clin Immunol Pract, 2014, 2 (4): 414-420.

6. Fleisher TA. Practical guidance for the evaluation and management of drug hypersensitivity: Introduction [J].J Allergy Clin Immunol Pract, 2020, 8 (S9): S1-S2.

7. Gomes ER, Brockow K, Kuyucu S, et al.Drug hypersensitivity in children: Report from the pediatric task force of the EAACI Drug Allergy Interest Group [J].Allergy, 2016, 71 (2): 149-161.

8. 中华预防医学会过敏病预防与控制专业委员会预防食物药物过敏学组. 药物过敏诊断和预防方案中国专家共识[J]. 中华预防医学杂志, 2022, 56 (6): 682-706.

9. Kuljanac I. Mechanisms of drug hypersensitivity reactions and the skin [J]. Recent Pat Inflamm Allergy Drug Discov, 2008, 2 (1): 64-71.

10. Atanaskovic-Markovic M, Gomes E, Cernadas JR, et al.Diagnosis and management of drug-induced anaphylaxis in children: An EAACI position paper [J].Pediatr Allergy Immunol, 2019, 30 (3): 269-276.

11. Cavkaytar O, Arga M. NSAID hypersensitivity in the pediatric population: Classification and diagnostic strategies [J].J Asthma Allergy, 2022, 28 (15): 1383-1399.

12. Norton AE, Konvinse K, Phillips EJ, et al.Antibiotic allergy in pediatrics [J]. Pediatrics, 2018, 141 (5): e20172497.

13. Pichler WJ, Daubner B, Kawabata T.Drug hypersensitivity: Flare-up reactions, cross-reactivity and multiple drug hypersensitivity [J].J Dermatol, 2011, 38 (3): 216-221.

14. Saretta F, Mori F, Cardinale F, et al.Pediatric drug hypersensitivity: Which diagnostic tests? [J].Acta Biomed, 2019, 90 (S3): 94-107.

15. Nguyen E, Gabel CK, Yu J.Pediatric drug eruptions [J]. Clin Dermatol, 2020, 38 (6): 629-640.

16. 王子熹, 李旭, 张秀华, 等. 神经肌肉阻滞剂及其拮抗剂严重过敏反应的诊治与预防的研究进展[J]. 中华预防医学杂志, 2022, 56 (6): 740-747.

17. Broyles AD, Banerji A, Barmettler S, et al.Practical guidance for the evaluation and management of drug hypersensitivity: Specific drugs [J].J Allergy Clin Immunol Pract, 2020, 8 (S9): S16-S116.

18. Prosty C, Copaescu AM, Gabrielli S, et al.Pediatric drug allergy[J]. Immunol Allergy Clin North Am, 2022, 42 (2): 433-452.

19. 国家卫生计生委抗菌药物临床应用与细菌耐药评价专家委员会. 青霉素皮肤试验专家共识[J]. 中华医学杂志, 2017, 97 (40): 3143-3146.

20. Prosty C, Copaescu AM, Gabrielli S, et al. Pediatric Drug Allergy[J]. Immunol Allergy Clin North Am, 2022, 42 (2): 433-452.

21. Khan DA, Banerji A, Blumenthal KG, et al. Drug allergy: A 2022 practice parameter update [J]. J Allergy Clin Immunol, 2022, 150 (6): 1333-1393.

22. Romano A, Atanaskovic-Markovic M, Barbaud A, et al.Towards a more precise diagnosis of hypersensitivity to beta-lactams-an EAACI position paper [J]. Allergy, 2020, 75 (6): 1300-1315.

23. Capanoglu M, Erkocoglu M, Kaya A, et al. Confirmation of drug allergy in a general pediatrics outpatient clinic [J].

Ann Allergy Asthma Immunol,2022,129（6）:784-789.

24. Cavkaytar O,Arga M. NSAID hypersensitivity in the pediatric population:Classification and diagnostic strategies［J］. J Asthma Allergy,2022,28（15）:1383-1399.

25. Bian S,Zhang P,Li L,et al.Anaphylaxis associated with allergen specific immunotherapy,omalizumab,and dupilumab:A real world study based on the us food and drug administration adverse event reporting system［J］. Front Pharmacol,2021,22（12）:767999.

第十九章

花粉变态反应

第一节 概 论

一、发现史

1819 年,英国医生 John Bostock 首次报道了一种夏季发病的以呼吸道黏膜红肿发炎为主要表现的疾病。患者每逢夏季就会出现流涕、打喷嚏、眼红、流泪、剧烈眼痒,甚至咳嗽、憋气症状,Bostock 医生就是患者之一。由于该疾病发作均在炎热夏季,而在当时夏天空气中往往飘荡着枯草的气味,因此人们误以为发病与接触枯草有关,将疾病命名为 Hay fever,即"枯草热"。直至 1873 年,另一名患有同样症状的曼彻斯特医生 Charles Blackley 在夏天收集了一些牧草花粉,并将其储存在一个瓶子里,直到隆冬。然后他打开瓶子的顶部,吸入花粉,立即出现流涕、打喷嚏及流泪症状,才证明该疾病实际是由花粉过敏所致。

二、流行病学

1. 花粉症是一种常见的呼吸道变应性疾病,国际儿童哮喘和过敏症研究(International Study of Asthma and Allergies in Childhood,ISSAC)第三期调查了全球 98 个国家/地区的 236 个中心的 1 059 053 名儿童,其 2009 年发表的调查报告显示:在英语母语国家,6~7 岁儿童花粉症的患病率为 16.6%,13~14 岁青少年花粉症患病率为 36%;在非英语母语国家,花粉症的患病率相对较低,6~7 岁儿童为 12.6%,13~14 岁青少年为 18.9%。ISSAC 第三期调查所示的儿童花粉症患病率与 1997 年发表的第一期调查报告相比有明显上升趋势,第一期 ISSAC 多中心研究中 6~7 岁儿童的花粉症患病率中位数为 7.2%,13~14 岁青少年的花粉症患病率中位数为 16.4%。

2. 在我国,多个医疗中心开展了本地区儿童

的变应原分布研究。陈育智等于 1997—1999 年在北京、广州及香港三城市中采用整群抽样的方法,对 10 902 名 9~11 岁在校学龄期儿童进行了问卷调查,其中 3 478 名受试者完成了儿童皮肤变应原点刺试验。其研究结果表明,在三地 9~11 岁儿童中,混合树木花粉的点刺阳性率分别为北京 1%、广州 0.5%、香港 0.1%;混合杂草花粉的点刺阳性率分别为北京 1.2%、广州 1.1%、香港 0.7%;混合杂草花粉过敏是儿童近期喘息发作的显著相关危险因素。2006—2007 年开展的一项全国多中心研究纳入了华北、华东、西南及华南沿海等 4 个地区 17 个城市的哮喘和/或鼻炎患者 6 304 例,对患者的呼吸道症状和过敏症状进行问卷调查,并进行 13 种常见吸入性致敏原的皮肤点刺试验。其中关于儿童花粉过敏的调查结果显示,混合树木花粉在各地区患儿中的点刺阳性率分别为华北地区 6.0%、华东地区 1.1%、西南地区 1.4%、华南地区 1.8%;混合杂草花粉在各地区的点刺阳性率分别为华北地区 6.9%、华东地区 3.0%、西南地区 2.6%、华南地区 1.8%;艾蒿花粉在各地区的点刺阳性率分别为华北地区 19.7%、华东地区 3.1%、西南地区 3.7%、华南地区 1.6%。安徽合肥地区 2013 年开展的一项研究总结了 740 名变应性鼻炎和/或哮喘患者的吸入变应原皮内试验结果发现,在 246 名学龄前及小学学龄儿童中,春季花粉的皮试阳性率为 16%,夏秋花粉为 28%;而在 86 名青少年中,春季花粉阳性率为 48%,夏秋花粉为 43%。赵有利等于 2017 年研究了甘肃兰州地区 1 184 名疑似变应性疾病的 0~15 岁儿童血清特异性 IgE 检测结果,其中混合树木花粉的 sIgE 阳性率为 5.91%,艾蒿及豚草花粉的 sIgE 阳性率为 5.57%,且艾蒿/豚草花粉的 sIgE 检出率随患儿年龄增长而升高。牛永亮等于 2020 年回顾性分析了既往 4 年于陕西省神木市医院变态反应科及呼吸与危重症医学科

340

就诊的上下气道炎性疾病患者的变应原皮内试验数据,结果显示在 5~6 岁的患儿中,春季花粉的皮试阳性率约 50%,夏秋季花粉的皮试阳性率高达 87%;在 7~18 岁的年龄段,春季花粉的皮试阳性率约 55%,而夏秋季花粉的阳性率也高达 72%。沙莉等于 2022 年发表的研究分析了大北京地区 9 527 名患有变应性鼻炎和/或变应性哮喘的儿童(0~17 岁)进行皮肤点刺试验的结果,发现在这些变应性呼吸道疾病患儿当中,葎草花粉的点刺阳性率高达 36.2%,蒿花粉的点刺阳性率为 31.5%,其他花粉的点刺阳性率分别为白蜡树花粉 30.6%、柳树花粉 27.3%、梧桐花粉 25.5%、桦树花粉 25%、圆柏花粉 24.8%、豚草花粉 24.4%、藜花粉 20%、杨树花粉 17.2%。不同年龄组的患儿花粉点刺阳性率有显著差异,年龄越大的亚组阳性率越高,以葎草花粉为例,在 0~5 岁组点刺阳性率为 26.7%,6~11 岁组 39.2%,12~17 岁组则高达 43.8%。此外,哮喘患儿对杨树、藜、蒿花粉的致敏比例显著高于变应性鼻炎患儿。

3. 比较上述各研究可以发现,在我国变应性气道疾病患儿中,花粉致敏率有逐年上升趋势。北方地区的花粉变应原皮试阳性率高于南方地区,且在南北地区夏秋季杂草花粉的致敏率有高于春季树木花粉的趋势。

三、致敏花粉的种类

(一) 花粉概述

花粉是种子植物的雄性配子体,在裸子植物(没有花的形态,胚珠裸露,如松树、柏树、杉树)中,花粉在雄性锥体的微孢子囊中形成;而在被子植物(拥有真正的花,包括多种乔木、灌木、草本植物)中,花粉由雄蕊的花药产生。花粉通过各种媒介到达花朵雌蕊以后,会形成花粉管,将精子输送到含有雌性配子体的胚珠处,完成受精过程。花粉的大小、形状和表面特点随植物种属不同而变化,可用于植物种类鉴定。地层中花粉化石的鉴定有助于古生态、古植被以及古气候等领域的研究。花粉颗粒一般具有双壁,包括纤维素组成的薄内壁和由孢子花粉素组成的厚外壁。花粉颗粒表面含有多种蜡质和蛋白质,用于防潮及帮助花粉与柱头的相互作用。花粉表面的某些蛋白质可能被人体免疫细胞识别并激发 I 型超敏反应,即为花粉中的致敏蛋白成分。

(二) 易致敏花粉的特点

容易引起过敏症状的花粉主要来自风媒花,即利用风力作为传粉媒介的花朵,一般体积小且颜色不鲜艳,也缺乏香味和甜味,不能像虫媒花一样吸引昆虫前来帮助传粉;但是它们产生的花粉数量大,微小、干燥且重量轻,还有一些花粉自带气囊,很容易被风吹起,并借助风力播散到数十公里以外。这些花粉的直径一般只有数十微米,在传播过程中受气候因素影响(如潮湿-干燥交替刺激)可能破碎或释出更小的花粉碎片颗粒,故很容易进入鼻腔及眼部,刺激眼鼻黏膜免疫细胞,引起流涕、喷嚏、鼻堵、眼痒等典型过敏表现;而直径小于 $10\mu m$ 的花粉碎片颗粒还可能进入下呼吸道,同样诱发局部变应性炎症,使患儿出现咳嗽、喘息症状。

1930 年,August Thommen 提出了花粉成为花粉症发病诱因要满足的 5 个必需条件,后被称作 "Thommen 法则"。这 5 个条件包括:①花粉需要包含一种导致花粉症的刺激物(现代医学证实为花粉致敏蛋白);②花粉需要是借助风力传播的,即属于风媒花;③花粉产生的数量需要足够多;④花粉需要足够轻,能借助风力播散至相当远的距离以外;⑤生成该花粉的植物本身是在室外大面积生长的常见植株。从 Thommen 法则提出以来,已经有近百年的时间,但这 5 条标准仍然适用于绝大部分致敏花粉。

日常生活中的观赏花,如玫瑰、百合、桃花、樱花等多属于虫媒花,它们一般具有鲜艳美丽的颜色,散发芳香或有蜜腺,能够吸引昆虫。虫媒花的花粉体积大,表面有沟纹或突刺,并且易于粘结成块,因而容易黏附在昆虫身体上,借助昆虫的活动传粉;但也因为以上特点,这些花粉很难大量被吸入人体呼吸道,引起变应性免疫反应。

(三) 气象因素对花粉播散的影响

致敏花粉的产生、释放及播散均与环境因素密切相关,因此气象条件的变化会影响花粉的排放量,进而改变花粉过敏患儿的发病率和严重程度。

温度能够影响整个花粉季节的进程,包括花粉季起始日期、花粉播散高峰日期、花粉季结束日期和花粉季的持续时长。温度的升高可以导致多种植物更早授粉和授粉时间延长,一些物种被证实能够在温度升高时产生更多的花粉。齐斯卡等的研究发现,近年来全球变暖与北半球多种致敏植物花粉季持续时间的延长及花粉量的增加之间呈现显著正相关,65% 观测地点的花粉季持续时间随时间推移而延长,平均每年增加 0.9 天。有研究表明,在更温暖环境下生长的树木花粉致敏性增强。

降水对花粉播散产生的影响与降水时长及强度有关。短期强降水因为打湿花粉并使其沉降,可显著降低空气中的花粉浓度;但长期累积降水可能有利于某些植物生长,而不利于另一些植物的生长,因此对花粉产量的影响变得较为复杂。荟萃分析表明,随着降水量的增加,部分树木的花粉季开始时间会延后,而牧草花粉季的持续时间会延长。

Zhang 等利用花粉排放模型和未来气候数据模拟,对未来 21 世纪末美国大陆各花粉季的长度和花粉排放量进行了预测,结果显示世纪末温度的升高将使春季树木花粉季的起始时间提前 10~14 天,夏秋季杂草及牧草花粉季的起始日期则会推迟 5~15 天,同时花粉季持续时间会延长。在温度和降水量的综合影响下,21 世纪末的年度花粉总排放量预计会增加 16%~40%。

(四)常见致敏植株及其花粉简介

在我国,常见的致敏花粉主要为春季播散的树木花粉和秋季播散的杂草花粉。牧草花粉在欧美国家是重要的致敏变应原,但在我国牧草花粉过敏的患儿相对少见,相关的调查研究和病例报道也明显少于前两种花粉。

1. 树木花粉　每年 3~5 月份传播的树木花粉是引起变应性鼻炎伴或不伴哮喘的主要吸入性变应原之一。在 4 万余种植物中,大约有 100 种被子植物或裸子植物的树木花粉能够在易感个体中引起特异性过敏症状。

(1)柏树:包括圆柏、侧柏等,属于柏科,常绿乔木,高可达 30 米以上,叶有刺形叶和鳞形叶,雄球花椭圆形,雌球花为球形,原产于我国,广泛用于植树造林及公园、行道树引种。在华北、华中、西南、东南各省广泛分布,花期为 3~4 月。

(2)柳树:杨柳科,柳属乔木,叶互生,披针形,雌花柔荑花序,细长,雄花序较短。在南北各地均有栽种,主要分布于黄河流域和长江流域,是园林绿化常用行道树,花期为 3~4 月。

(3)杨树:属于杨柳科,杨属,叶呈三角状卵形,柔荑花序下垂,常先于叶开放。散生于北半球温带和寒温带,在我国东北、西北、华北、西南均有分布。中国是世界上杨树人工林种植第一位的国家,花期为 3~4 月。

(4)榆树:属于榆科,榆属乔木,叶椭圆状披针形,花簇生,雄蕊紫红色。在我国分布于东北、华北、西北及西南,生长于山坡、山谷、川地、丘陵等地形,花期为 3~6 月。

(5)桦树:属于桦木科,桦木属乔木,是主要森林树种之一,也是中国北方重要的园林观赏树。树皮白色,叶片三角状卵形或菱形,花为柔荑花序。分布在北温带地区,我国主要在长江以北省份的山地中,花期为 4~5 月。桦树与栎树,榛树、栗树等同属于壳斗科,其花粉具有交叉变应性。

(6)梧桐树:属于锦葵目,梧桐属,落叶乔木,叶为心形掌状 3~5 裂,花呈淡黄绿色,排列为圆锥花序。在我国南北各省均有栽培,是重要的园林观赏树木及行道树,花期为 5~6 月。

(7)白蜡树:属于木犀科,梣属落叶乔木,为叶状复叶,顶生圆锥花序。广泛栽种于我国南北各省区,花期为 4~5 月。

(8)臭椿:苦木科臭椿属,落叶乔木,叶为奇数羽状复叶,花淡绿色,排列成圆锥花序。以黄河流域为中心,分布于中国北部、东部及西南、东南部,花期为 4~5 月。

2. 杂草花粉　每年 8~9 月份播散的杂草花粉也是我国极为重要的致敏花粉,在西北部草原地区尤为常见。蒿花粉是中国北方地区最重要的致敏花粉,秋季杂草花粉比春季树木花粉更容易引起下气道变应性炎症,患儿可能出现咳嗽或喘息症状。

(1)大籽蒿:菊科,蒿属,二年至多年生草本植物,叶片轮廓宽卵形,二至三回羽状深裂,头状花序多排成圆锥状,小花管状,黄色,外层雌性,内层两性,生长在平原和山地。在我国西北部草原地区尤为多见,在华北、东北地区也常见分布,每年 7~9 月开花传粉。

(2)黄花蒿:菊科,蒿属,一年生草本植物,具有浓烈香味,叶片三回羽状深裂,小花淡黄,也呈管状,是平原和低山区的常见杂草。在我国华北、东北、华中、西南、东南各省均有分布,花期为 9~10 月。

(3)葎草:又名拉拉秧,为桑科,葎草属,一年或多年生草质藤本植物,叶片呈肾状五角形,掌状深裂,雄花淡黄绿色,排成圆锥花序,雌花排成穗状花序,多生长在平原地区。除西部新疆、西藏、青海省份以外,在我国南北各省均有广泛分布,花期为 7~10 月。

（4）藜：又名灰菜，属于藜科，藜属，一年生草本植物，叶片菱状卵形至批针形，花绿色，小而多，排列成穗状花序，生长在平原及低山区。广泛分布在我国南北各省，在西北、东北地区比中原各地更少一些，花期为 7~10 月。

（5）地肤：属于藜科，沙冰藜属，一年生草本植物，叶片披针形，小花也为绿色，穗状花序。在全国各地均有分布，北部多于南部，花期为 8~10 月。

（6）豚草：属于菊科，豚草属，一年生草本植物，叶片为羽状深裂，花黄绿色，组成总状花序。原产于北美洲，其花粉在北美地区是重要的致敏花粉，属于国际检疫杂草。在我国东北部三省、山东以及东南省份有散在分布，花期为 8~10 月。

3. 牧草花粉 牧草花粉过敏在我国少见报道，是欧美国家主要的致敏花粉，其花期在晚春至初夏时节，15% 的美国人口和欧洲人群中 20% 均对牧草花粉过敏。

（1）百慕大草：又名狗牙根草，属于禾本科，狗牙根属，为低矮草本植物，秆细而坚韧，匍匐地面蔓延，叶鞘微具脊，叶片线形，有穗状花序，小穗灰绿色或带紫色。该草根系发达，生长迅速，耐旱又耐踩踏。原产于欧洲南部，后来引入其他较温暖地区作为草坪用植株，是北美洲南部球场最常见的草型，花果期为 5~10 月。

（2）鸭茅草：属于禾本科，鸭茅属，是多年生草本植物，秆直立，叶鞘无毛，叶片扁平，边缘粗糙，花序为圆锥花序，常聚集于分枝上部。广泛分布于欧亚大陆温带地区，分布于我国西南、西北各省区，花果期为 5~8 月。

（3）梯牧草：又名猫尾草，属于禾本科，梯牧草属，为多年生草本植物，秆的基部常呈球状膨大，叶鞘松弛，叶片扁平，两面及边缘粗糙，圆锥花序呈灰绿色圆柱状。原产于欧亚大陆的温带区域，主要分布在北纬 40'~50' 的寒冷湿润地区，我国新疆地区有野生梯牧草分布，在其他北部地区有栽培，花果期为 6~8 月。

四、花粉变应原组分蛋白

花粉变应原组分蛋白主要有病程相关蛋白 10 家族（pathogenesis-related protein class 10，PR-10）、脂质转移蛋白（lipid transfer protein，LTP）、抑制蛋白（profilins）、polcalcins、β-扩展蛋白和第 5 组变应原，其中一些成分是引起花粉-食物交叉过敏的泛变应原。

（一）PR-10

PR-10 家族蛋白的分子质量一般为 16~18kD，等电点在 4.4~6.1 之间，是与植物防御相关的蛋白质，同时在类固醇的运输中发挥作用。PR-10 也是引发花粉-食物过敏综合征的主要致敏蛋白种类之一，即在花粉和食物中存在同类的结构相似的蛋白，从而产生交叉过敏反应，使得花粉症患儿进食这些食物时出现过敏症状。由于 PR-10 具有热不稳定性，在受热或接触消化酶之后易于被破坏从而失去致敏性。因此，其引起的过敏症状多在患儿吃生鲜食物后发生，如果将食物进行热加工，则患儿可正常进食。

目前研究最多的最具代表性的 PR-10 类花粉变应原组分即为桦树花粉的主要致敏蛋白 Bet v 1。Bet v 1 于 1983 年由丹麦的 Ipsen 等首次发现，报告称对桦树花粉过敏的患者当中有 90% 以上检测 Bet v 1 特异性 IgE 抗体呈阳性结果。我国北方地区的一项研究结果也显示，82.4%（28/34）的桦树花粉过敏患者对 Bet v 1 敏感。Bet v 1 是一种胞质蛋白，其 3D 结构包括 3 个 α 螺旋和 1 个具有 7 个 β 链的反平行 β 折叠。与 PR-10 家族的其他成员一样，Bet v 1 具有溶剂可及的疏水腔，可与多种从疏水至水脂两亲的配体相结合，从而参与花粉 DNA 的保护、脂质的运输以及配体的储存等生理过程。桦树花粉中的 Bet v 1 与同属壳斗目的其他树木花粉致敏蛋白，例如赤杨花粉中的 Aln g 1、榛树花粉中的 Cor a 1 等均属于 PR-10 家族，因此具有高度的交叉变应性，使得桦树花粉过敏患者在这些同源树木的花粉季期间也出现鼻结膜炎症状，延长了过敏症状的持续时长。另一方面，如上所述，Bet v 1 在食物中也有同属 PR-10 家族的同源致敏蛋白，包括苹果中的 Mal d 1、芹菜中的 Api g 1、大豆中的 Gly m 4、花生中的 Ara h 8、桃子中的 Pru p 1、胡萝卜中的 Dau c 1、榛子中的 Cor a1。因此桦树花粉过敏的患儿在进食这些新鲜蔬菜、水果或坚果时，有可能出现食物过敏症状。

（二）LTP

LTP 是一种醇溶蛋白，属于 PR-14 家族。LTP 的分子质量介于 7~14kD，等电点在 8.5~10，它含有 α-螺旋结构，内部有隧道状空腔，能够结合多种疏水配体，如各种脂肪酸。在树木花粉与杂草花粉中均存在 LTP 类致敏蛋白，但牧草花粉中没有，不同植物中的 LTP 类同源蛋白的序列一致性约为 25%~67%。LTP 也是一种引发花粉-食物过敏综合征的重要致敏蛋白,在水果中主要存在于果皮内。豚草花粉中的Amb a 6、蒿草花粉中的Art v 3、猕猴桃的Act d 10、花生的Ara h 9、榛子的Cor a 8、胡桃的Jug r 3、苹果的Mal d 3、小麦的Tri a 14和桃的Pru p 3等致敏蛋白组分均属于LTP。与PR-10不同,LTP对于加热、消化酶作用及用于保存的食品加工操作具有抵抗能力。因此,它诱发的食物过敏表现可能是口咽部快速出现的荨麻疹,也可能是累及多个器官系统的全身过敏反应。

（三）Profilins

Profilins普遍存在于几乎所有植物家族中,但花粉过敏患儿对该种蛋白组分的致敏率通常较低,因此属于一种次要变应原。Profilins是一种肌动蛋白单体结合蛋白,分子质量在12~15kDa,等电点为4.4~5.5,在植物和动物细胞的肌动蛋白细胞骨架的调节过程中发挥重要作用。profilins结构中含有多个α-螺旋和β-折叠,也可结合多种配体。它在不同植物中的同源蛋白高度保守,具有高达70%~85%的序列一致性。桦树花粉中的Bet v 2、蒿草花粉中的Art v 4、豚草花粉中的Amb a 8、猕猴桃中Act d 9、菠萝的Ana c 1、芹菜的Api g 4、花生的Ara h 5、胡萝卜的Dau c 4、大豆的Gly m 3、苹果的Mal d 4、香蕉的Mus a 1和桃的Pru p 4等致敏蛋白组分均属于profilins蛋白。与PR-10相似,profilins的稳定性一般较低,不耐热和消化酶,因此其相关的食物过敏症状往往较为轻微,但也有个别患儿会出现严重过敏反应。除植物以外,profilins的同系物也存在于各种真核细胞生物中,包括霉菌、变形虫、小鼠,甚至人类。因此profilins被认为是泛变应原。但植物中的致敏蛋白profilins与其他物种中非致敏性profilins的序列一致性要比植物内部低得多。

（四）其他变应原组分蛋白

Polcalcins也广泛存在于多种植物家族当中,且致敏率偏低,是一种次要花粉变应原。polcalcins属于钙结合蛋白。来自桦树花粉的致敏蛋白组分Bet v 3和Bet v 4,以及来自桤木花粉的Aln g 4都属于polcalcins家族,通常对其过敏的患者占花粉过敏患者总数的比例不到10%。Polcalcins具有α-螺旋蛋白折叠并含有2~4个钙结合EF-hand结构基序。

β-扩展蛋白和第5组变应原主要是牧草花粉的致敏蛋白。β-扩展蛋白是糖蛋白,具有细胞壁松弛活性。第5组变应原则有核糖核酸酶活性,有研

究发现它在敏感患者中可引起哮喘发作。

（李丽莎,关凯）

第二节 发病机制

一、致敏期

外界致敏花粉通过呼吸道进入人体,被抗原呈递细胞吞噬内化,并分解处理为肽段,其后抗原呈递细胞将这些肽段提呈给CD4[+]的纯真T淋巴细胞。同时,花粉致敏蛋白损伤活化呼吸道上皮细胞,促使其分泌IL-25、IL-33、胸腺基质淋巴细胞生成素等关键因子。在这些因子及抗原呈递细胞的影响下,纯真T淋巴细胞分化为2型T辅助细胞（Th2）,2型固有淋巴细胞也参与其中,进一步产生IL-4、IL-5、IL-9及IL-13等2型炎症反应相关因子。IL-5刺激嗜酸性粒细胞从骨髓释放到外周循环,还可延长嗜酸性粒细胞的存活时间,对上下气道嗜酸性粒细胞炎症的形成有重要促进作用。在Th2细胞表面配体及其因子IL-4、IL-13的共同作用下,B淋巴细胞发生同种型转换,开始产生分泌花粉特异性IgE抗体。这些能够特异性识别并结合花粉致敏蛋白的IgE抗体会通过细胞表面的IgE高亲和力受体结合在效应细胞上,效应细胞主要包括肥大细胞及嗜碱性粒细胞,此时机体就处于被花粉致敏的状态。

二、过敏期

首次花粉变应原暴露后,机体产生特异性IgE抗体,结合在效应细胞表面,机体呈致敏状态。如果其后发生第二次花粉暴露,则花粉变应原会与细胞表面的IgE抗体结合,形成IgE高亲和力受体（FcεRI）的桥联,从而激活效应细胞内一系列信号转导通路,包括含免疫受体酪氨酸活化基序磷酸化,酪氨酸蛋白激酶FYN、SYK活化,磷脂酶Cγ、磷脂酰肌醇三激酶、蛋白激酶C等多种信号分子募集活化,钙离子从内质网释放或从胞外流入胞内等,最终促使效应细胞脱颗粒,释放过敏炎症介质,导致过敏症状的产生。

效应细胞释放的过敏炎症介质主要有:①组胺:是引起过敏症状最重要的介质。过敏反应治疗的基础用药抗组胺药就是通过竞争性阻断组胺与其H_1受体的结合,抑制组胺通路来发挥治疗作用。组胺由组氨酸脱羧后产生,主要存在

于肥大细胞及嗜碱性粒细胞内,也可由淋巴细胞、胃黏膜壁细胞及中枢神经系统神经元细胞产生,具有多种生理活性。在过敏反应中,组胺促进黏液分泌,导致流涕症状;刺激感觉神经末梢,引起喷嚏;促进血管扩张,表现为鼻充血、皮肤发红;促使血管通透性增加,组织液外渗,导致水肿症状;以及通过 H_1 受体刺激平滑肌收缩,导致气道痉挛。②前列腺素类:肥大细胞可通过环氧合酶途径代谢花生四烯酸,合成前列腺素 D_2(prostaglandin D2,PGD2),Th2 细胞、巨噬细胞及树突状细胞也能生成 PGD_2。PGD_2 是一种促炎因子,可促进支气管收缩,血管通透性增加,导致充血、水肿的过敏表现。PGD_2 作用的 DP2 受体在 Th2 细胞募集和活化过程中也发挥重要作用。③白三烯类:肥大细胞通过脂加氧酶途径可使花生四烯酸代谢生成白三烯(leukotrienes,LTs),包括 LTC4、LTD4、LTE4 等。白三烯可协同 GM-CSF 及 IL-5 刺激骨髓嗜酸性造血祖细胞的分化,促进嗜酸性粒细胞迁移募集到呼吸道,还可引起气道平滑肌的收缩和成纤维细胞的增殖,促进气道黏液的分泌,增加血管通透性,从而导致鼻塞、咳嗽、喘息等过敏症状。④血小板活化因子:血小板活化因子可作用于多种细胞和组织,具有广泛的生物学活性,可促进血小板和中性粒细胞的聚集,参与呼吸爆发、超氧化物的形成、蛋白磷酸化、花生四烯酸代谢及糖原分解等过程。在过敏状态下,效应细胞释放的血小板活化因子会导致支气管痉挛,血管扩张,血管通透性增加,从而引起喘憋、低血压、充血、水肿症状。血小板活化因子还可促进白三烯产生和组胺释放,其导致血管通透性增加的效力是组胺的1 000倍。⑤类胰蛋白酶:类胰蛋白酶是肥大细胞中含量最丰富的一种分泌介质,其水平升高是提示发生严重过敏反应的重要依据,它在血清中的浓度与患者速发超敏反应的严重程度呈正相关。类胰蛋白酶能够增加微血管通透性,通过刺激粒细胞趋化因子 IL-8 及细胞间黏附分子的表达促进炎性细胞的募集,还可直接激活肥大细胞脱颗粒,形成正反馈效应,放大肥大细胞的作用。⑥缓激肽:缓激肽是激肽释放酶-激肽系统的终末效应物质,能够促进血管扩张,增加血管通透性,引起充血水肿;还会诱导支气管收缩,引起喘息、憋气症状。缓激肽 B2 受体激动剂作用于鼻腔可导致流涕、鼻塞表现。缓激肽引起鼻炎症状的强度是组胺的 7 倍以上。⑦趋化物质:如中性粒细胞趋化因

子和嗜酸性粒细胞趋化因子,能够吸引中性粒细胞及嗜酸性粒细胞从循环中迁移聚集到呼吸道,并在局部浸润形成并放大炎症反应。

三、花粉引起哮喘的机制

整个花粉粒直径有数十微米,因为太大而无法进入下气道。但潮湿天气可能触发花粉破裂,释放出含有致敏蛋白的颗粒,这些颗粒可能会渗透到下呼吸道,引起哮喘反应。在雷暴天气条件下,正处于传粉高峰期的花粉可能被打碎而产生大量致敏性颗粒,引起局部地区大批花粉过敏人群出现群体哮喘发作的现象,即为“雷暴哮喘”。Bacsi 等和 Traidl-Hoffman 等研究发现,含有 NAD(P)H 氧化酶和特殊脂质颗粒的花粉碎片颗粒还可通过产生活性氧簇和化学引诱剂以增强下气道过敏炎症。

如上所述,效应细胞释放组胺、PGD2、白三烯等炎症介质可引起支气管痉挛,促进气道黏液分泌,从而使患儿出现咳嗽、喘息、憋气症状,这是哮喘早期反应。在早期反应后,症状消失,但在 2~24 小时后,会有咳嗽、喘息再发,此为迟发哮喘反应。这与淋巴细胞、嗜酸性粒细胞、嗜碱性粒细胞从外周血募集到下气道,并释放白三烯、趋化因子及其他促炎介质形成迟发气道炎症有关。

四、其他相关机制

(一)花粉微生物及脂质的影响

超过一千种不同类型的细菌生活在气传花粉表面。有研究发现,花粉上的微生物可通过 PRR 触发固有免疫反应并调节促炎反应。此外,花粉中的脂质成分也参与了花粉的致敏过程。脂质可能作为一种变应原引起适应性免疫反应。脂质也可以发挥佐剂的作用,调节花粉致敏蛋白所致的免疫反应。脂质还能够影响蛋白通过上皮屏障的转运速度和抗原呈递细胞的加工速度来增强蛋白的致敏性,使得免疫系统向 Th2 反应方向倾斜。

(二)空气污染物的影响

在人类社会进入工业化时代以后,大气中 CO_2 的含量逐渐增加,对流层 CO_2 浓度从 1850 年的 290ppm 上升到 1990 年的 353ppm,估计与化石燃料的燃烧产生大量 CO_2 排放到大气中有关。增多的 CO_2 可能增强植被的光合作用,从而提高花粉的产量。已有研究报道 CO_2 浓度增高会促使雄花数量及花粉致敏蛋白含量的增加,从而增加花粉

症的患病率及严重程度。Zhang 等预测 CO_2 浓度的上升再结合气候条件改变的影响,将使得 21 世纪末花粉的排放量增加至 200%。

其他空气污染也显示对花粉致敏蛋白性状的影响。据报道,污染较多地点的桦树花粉中主要致敏蛋白 Bet v 1 的浓度高于污染程度较低的地方,PM 10 的水平与花粉中平均 Bet v 1 的水平显著相关。暴露于更高水平 O_3 的桦树花粉用于皮肤点刺试验,会比暴露于更低水平 O_3 的花粉引起更大的皮肤风团和红斑,提示花粉在 O_3 影响下致敏性增强。另有研究显示,与农村相比,城市化及车辆尾气的大量排放会增加城区人群的季节性呼吸道变态反应性疾病的发病率。

(李丽莎,关凯)

第三节　诊　断

一、花粉变态反应的临床表现

(一) 鼻部表现及其合并症

花粉症的鼻部症状为季节性(通常为春季和/或秋季)发作的流涕、打喷嚏、鼻塞及鼻痒。大多数患儿合并结膜炎,还可能累及耳部和口咽部,表现为耳痒、上颚部瘙痒或咽部不适。花粉过敏所致鼻炎症状的时长与花粉季的持续时间密切相关。在致敏花粉播散期间,患儿通常持续有鼻炎症状,即每周出现症状超过 4 天。根据变应性鼻炎及其对哮喘影响(allergic rhinitis and its impact on asthma,ARIA)的指南,如果花粉季持续时间小于 4 周,则属于间歇性变应性鼻炎(allergic rhinitis,AR);如果花粉季时长超过 4 周,则归属于持续性 AR。但花粉症的一大特点即为季节性发作,每年发作时长一般不超过 4 个月,并非常年影响患儿。为了突出这一特点,另一种分类方式将 AR 分为季节性 AR 和常年性 AR,那么花粉症即季节性 AR 这个亚类。此外,花粉过敏所致鼻结膜炎症状往往较为显著,对于患者生活质量的损害比尘螨、霉菌所致 AR 对生活的不良影响更大。临床中多数花粉变应性 AR 按严重程度划分都归属于中重度 AR。

AR 可能伴发中耳炎,伴有积液的中耳炎(otitis media with effusion,OME)是一个重要的临床问题。Tomonaga 等的调查结果显示,在 AR 患儿中有 21% 患有 OME,显著高于对照组患 OME 的比例;而在 OME 患儿中,高达半数患有 AR,提示两者之间的紧密关联。有研究报道,IgE 致敏与鼻塞症状是儿童发生 OME 的独立危险因素。

鼻窦炎也是 AR 一项重要的并发症。美国儿科过敏调查(Pediatric Allergies in America,PAA)显示,43% 的 AR 患儿同时有鼻窦受累,比对照组儿童更容易出现头痛、面部疼痛、肿胀感症状。

AR 患儿的鼻塞症状会导致其张口呼吸,可能引起错颌畸形、习惯性打鼾及阻塞性睡眠呼吸暂停等问题,因此对儿童的正常生长发育可能造成不良影响。

(二) 眼部表现

花粉比常年性变应原(尘螨、霉菌、动物皮屑)更易引起变应性结膜炎,尤其是春季树木花粉。花粉症患儿的眼部症状主要为眼痒显著,伴结膜充血引起的眼红,以及结膜水肿、流泪、眼烧灼感、眼睑水肿。由于水肿导致皮肤和皮下组织静脉回流减少,会引起眼眶周围色素沉着。花粉过敏所致眼部病变通常不影响角膜,视力受损也很少见。

与花粉过敏所致结膜炎容易混淆的一种疾病是春季卡他性角结膜炎,常见于 10 岁左右的男性患儿,在青春期可自行缓解。春季卡他性角结膜炎的症状与花粉变应性结膜炎相似,其发作也有一定季节性,气候温暖时易发。主要症状为眼痒、分泌物黏稠,眼部异物感及畏光,严重者可能影响视力。患儿角膜缘部可见巨乳头形成,乳头表面的白色分泌物可呈凝胶状增厚,表现为赘疣样小白点,称为 Horner Trantas 斑,上眼睑结膜处可见铺路石样巨乳头改变。春季卡他性角结膜炎的诱因主要为非特异性刺激因素,患儿检查吸入变应原(皮肤试验或血清 sIgE)结果往往为阴性;另一个区别是花粉变应性结膜炎患儿通常会同时有流涕、打喷嚏、鼻痒等变应性鼻炎表现,而春季卡他性角结膜炎的患儿往往不伴鼻部过敏症状。

(三) 肺部表现

同一个气道,同一种疾病。AR 与变应性哮喘的发病机制相似,两者之间存在密切关联。有研究表明,婴儿期被医生诊断为 AR 与其到 11 岁时发生哮喘的风险存在相关性。在该研究中,约 1/3 的 AR 患儿发展为哮喘。类似的,PAA 调查也发现,AR 患儿中有 39% 被诊断哮喘。尹佳等随访了 1 096 例杂草花粉过敏所致夏秋季 AR 的患者,发现在诊断 AR 的 5 年内,有 37% 的患者发展为哮喘。对多种变应原(包括花粉)的过敏可能导致更严重的症状,增加哮喘的风险。大量研究显示,治疗 AR 能够改善哮喘的预后;使用变应原特异性免疫治疗(allergen immunotherapy,AIT)治疗单纯 AR 患者,可以降低其未来发生哮喘的风险。

花粉过敏人群在雷暴极端天气时可能出现群体"雷暴哮喘"现象,即在雷雨天气当中或紧随其后,在局部地区出现大规模爆发的哮喘急性发作或加重,多发生在花粉季节,患者症状轻重不一,但严重者可能危及生命。迄今为止范围最大的一场"雷暴哮喘"灾难事件发生于 2016 年 11 月的澳大利亚,在一场雷雨过后,澳大利亚墨尔本地区有 3 365 例患者因呼吸系统症状就诊于急诊,其中 476 例因哮喘住院,疑似"雷暴哮喘"致死病例 9 例。关于雷暴哮喘的发病机制,有假说认为,雷暴天气时气流将花粉夹带到云层底部,花粉大量破裂,气流将大小可吸入下气道的花粉碎片颗粒运送到地面,在大雨来临之前,这些碎片随风播散到各处。在雷暴天气条件下,另一个可能影响花粉碎裂的因素是电场。已有试验发现,黑麦草花粉若是暴露于雷暴天气同等量级的电场中时,会发生很大的形态变化。即使空气较为干燥(40% 相对湿度),也可形成花粉管,并有花粉破裂现象。

(四)食物过敏表现

花粉食物过敏综合征(pollen-food allergy syndrome,PFAS),又称为与花粉有关的食物过敏,是一些花粉变应原与食物变应原属于同类蛋白,存在交叉过敏所致。青少年和成人中 30%~60% 的食物过敏与花粉过敏相关。患者在春秋花粉季中变应性鼻炎发作,同时在进食某些水果、蔬菜或坚果时出现速发过敏症状。典型表现为进食生鲜食物后在数秒钟或数分钟内出现口咽部瘙痒、麻木不适,同时可能有耳痒、鼻痒、吞咽困难等症状。而如果进食热加工后的同类食材,却没有过敏反应发生,即患者可耐受熟食及加工食品。虽然大多数花粉食物过敏综合征患者只存在口咽部症状,少数患者仍可能出现全身风团瘙痒,呼吸困难,甚至晕厥的全身症状。Ma 等报道全身症状的发生率仅有 3%,Kim 等的研究也发现约 1%~8% 的 PFAS 患者有全身反应。

如上所述,PFAS 的发病源于花粉与植物性食物之间存在具有 IgE 交叉反应的变应原。因为两种来源的变应原蛋白具有相似的结构,所以食物变应原的相应表位可以被花粉变应原诱导产生的 IgE 抗体识别,从而在进食后引起速发过敏反应。

这种交叉反应的变应原隶属的蛋白家族主要有 PR-10、profilin 与 LTP,相对少见的有 FAD 依赖性氧化还原酶、防御素、snakin/GRP、polygalacturonase、iso-flavone reductase、β-1,3 葡聚糖醇。

二、花粉变态反应的诊断方法

(一)病史

临床病史是了解致病变应原不可或缺的依据。患儿在花粉季节有典型的流涕、打喷嚏、鼻痒、眼痒等症状,才能考虑花粉过敏症。如果只是皮肤试验或外周血 sIgE 结果提示某种花粉的 sIgE 抗体阳性,但患儿在该花粉播散季节并没有相应的变应性鼻结膜炎症状,则不能诊断患儿对该花粉过敏。只有当患儿病史与其变应原辅助检查结果相符合时,才能判定该花粉是引起患儿过敏症状的病因。

(二)体格检查

鼻炎患儿进行鼻部体格检查时,应当系统地检查鼻道,观察鼻黏膜的颜色及肿胀程度、鼻甲的大小形态、有无鼻中隔偏曲或穿孔,是否有分泌物及分泌物的颜色性状,鼻腔内是否存在异常占位性病变或异物。花粉症患儿的鼻黏膜通常表现为苍白水肿,可能有下鼻甲肿大堵塞鼻道,鼻分泌物呈透明至白色。如果分泌物变为黄脓涕,则提示可能存在感染;鼻腔内结痂,特别是干血痂,提示萎缩性鼻炎可能。如果伴有鼻息肉,则鼻腔内可见一个或多个葡萄样肿物,呈灰白或淡黄色,半透明状,表面光滑。AR 患儿因为鼻痒或流涕而反复向上推鼻子,还可能引起鼻梁下部的横向折痕,称为 allergic salute。

眼部体征主要为球结膜充血水肿,眼部分泌物增多,甚至眼睑水肿。由于过敏炎症导致局部静脉淤滞可能引起眼眶下阴影表现,称为 allergic shiners。鼓膜也可能出现异常,有鼓膜回缩或浆液积聚,与鼻黏膜肿胀和咽鼓管功能障碍有关。个别因为鼻炎而长期存在严重鼻塞、张口呼吸的幼儿可能出现牙齿咬合不正和/或面部畸形(如下颌骨回缩、高弓腭)。口咽后部可能出现增生性淋巴组织,导致黏膜呈"鹅卵石样"外观。花粉过敏引起患儿哮喘发作时,听诊肺部可能闻及哮鸣音。

(三)体内诊断方法

花粉症是由花粉特异性 IgE 介导的 I 型超敏反应所致。因此,检测变应原所需的体内皮肤试验为皮肤点刺试验和皮内试验,而非检测 T 细胞介导迟发Ⅳ型超敏反应的斑贴试验。

1. 皮肤点刺试验　通常在前臂皮肤进行，医护人员将变应原点刺液滴在患儿前臂屈曲侧，再用细针穿刺而过，15 分钟后观察局部皮肤反应，测量点刺局部风团大小，以风团最长直径作为结果的判断指标。待测变应原点刺处的风团直径比阴性对照的风团直径大 3mm 及以上，则为阳性结果。其原理是点刺针穿透角质层，使得表皮暴露于变应原溶液中，变应原与肥大细胞表面 IgE 抗体结合，引起 IgE 交联激活肥大细胞，释放过敏炎症介质，过敏炎症介质会促使皮肤表面风团和红晕的产生。皮肤点刺试验是证明存在 IgE 介导的速发过敏反应的重要体内试验，是变应性疾病寻找变应原病因的主要诊断工具。该方法适用范围广，能够检测吸入性变应原、食物、药物、昆虫毒液等多种变应原，且创伤性小，可用于婴幼儿患者。对于花粉症相关食物过敏的患者，点刺试验还有一个重要作用，即利用可疑过敏的水果或蔬菜进行新鲜食物点刺试验。医护人员从生鲜水果或蔬菜中榨取出含有致敏蛋白的汁液，将其滴在患儿前臂屈侧，同样用点刺针穿刺而过，将微量汁液导入皮肤中，通过观察其是否引起阳性皮肤反应，来判断患儿是否对该生鲜食物过敏。引起花粉-食物过敏综合征的致敏蛋白常常具有热不稳定性特征，即在热加工后失去其致敏性，因此使用商品化水果蔬菜变应原点刺液进行皮肤试验常产生假阴性结果，而新鲜食物点刺试验是现场取材，立即用于皮试能够有效避免致敏蛋白加工后被破坏的问题。

2. 皮内试验　通常在上臂外侧皮肤进行，也可在背部皮肤开展。其操作方法为，细针吸取 0.02~0.05ml 变应原制剂，在上臂外侧皮肤斜刺入真皮层，再注入变应原，于 15 分钟后观察局部皮肤风团红晕的大小。风团直径越大，提示皮试阳性程度越高，患儿对该种变应原过敏的可能性越大。但值得注意的是，风团直径的大小与患儿过敏症状的严重程度并不成正比。由于皮内试验比点刺试验导入患者体内的变应原剂量更大，因此皮内试验的敏感性比点刺试验更高，也更容易出现假阳性结果，发生全身过敏反应的风险相对点刺试验更高。皮内试验的创伤性和引起的疼痛感也高于点刺试验，因此在我国主要在 6 岁以上的儿童中应用。

3. 变应原气道激发试验　使变应性鼻炎或哮喘的患儿吸入梯度浓度的致病变应原稀释液，观察患儿是否出现呼吸道过敏反应，按照吸入部位的不同可以分为鼻激发试验和支气管激发试验。变应原气道激发试验与使用乙酰甲胆碱或组胺进行非特异性激发试验的区别在于：前者是在模拟变应原自然暴露的过程，引发 Th2 细胞与 IgE 介导的 2 型炎症及包含速发相和迟发相的完整气道过敏反应；后者只是应用直接激活气道平滑肌受体的支气管收缩剂引起短暂的支气管痉挛。因此，变应原气道激发试验能够更好地反映和代表患者平日吸入某种变应原后的真实过敏症状和免疫系统变化，可用于寻找并明确变应性鼻炎及哮喘患者的真正致病变应原，也可用于评价变应性气道疾病各种治疗方法（包括变应原特异性免疫治疗）的疗效。具体操作方法：首先确定激发的起始浓度，待测变应原稀释液的起始浓度根据患者的皮肤点刺试验梯度浓度滴定结果来判定，以在皮肤点刺试验中产生 2~3mm 风团的变应原最低浓度作为起始浓度，让患者经鼻（鼻激发试验）或经口（支气管激发试验）吸入。其后为剂量递增过程，每 15 分钟递增 1 次浓度，每次递增浓度为前一浓度的 2 倍。观察患者反应，直至在吸入某一浓度的变应原制剂 10 分钟后出现的过敏症状符合阳性结果的标准。鼻激发试验的阳性结果判断依据：患者鼻部症状总评分或 VAS 评分明显加重，或作为客观指标的鼻阻力明显增加，或者这两个指标均有中等程度及以上的加重。支气管激发试验的阳性结果判断标准：基线 FEV_1 下降 20%。

（四）体外诊断方法

体外检测变应原最常用的方法是变应原特异性 IgE 检测，人体血清中的 IgE 含量很低，其定量检测需要极高的灵敏度，常用免疫标记技术来完成检测。

1. sIgE 检测原理　将抗原抗体反应与标记技术相结合，以检查抗原或抗体的水平。所用标记物可能为放射性核素、荧光素、酶、胶体金、化学或生物发光剂等，标记物结合到待测抗体或抗原上，通过检测标记物的含量来间接反映待测抗原或抗体的水平。ImmunoCAP® 荧光酶免疫分析技术是一种定量测定变应原特异性 IgE 抗体浓度的检测方法。待测变应原或其致敏蛋白组分被包在 ImmunoCAP 固相载体上，加入患者血清以后，血清中的 IgE 会特异性地与载体上的变应原相结合，再加入带有酶标记的抗 IgE 抗体（即二抗），二抗又会与特异性 IgE 抗体结合。加入底物，酶标二抗会与底物发生反应释放荧光，使用仪器检测荧光强度，即可测定患者血清中能特异性识别变应原的 IgE 抗体浓度。ImmunoCAP® 荧光酶免疫分析技术使用的固相载体为 3D 纤维素颗粒聚合物，具有多空隙、渗水性、有弹性等特点，对变应原蛋白的结合能力远高于普通酶标板或纸质纤维膜。因此检测灵敏度和准确性很高，被公认为变应性疾病体外诊断的"金标准"。其他在体外检测变应原特异性 IgE 抗体的方法还有使用醋酸纤维膜作为固相载体，利用灰度来半定量地判读结果的免疫印迹分析方法；使用微孔板或磁珠作为固相载体，化学发光作为标记的化学发光免疫分析方法；使用微孔板作为固相载体，利用吸光度来定量判读结果的酶联免疫捕获分析方法；以及能够一次性定量测定多种变应原特异性 IgE 的高通量免疫芯片分析方法。

2. 体外诊断与体内诊断的比较 与体内皮肤试验相比，体外检测 IgE 是更为精确定量的检测方法，结果判断依据更客观，不像皮试易受到操作者主观因素干扰，也不会因患者使用抗组胺药或免疫抑制药物产生假阴性结果。皮肤划痕征可能使皮试有假阳性结果或使结果无法判读，但对体外检测也没有影响。皮试有引起全身过敏反应的风险，尤其当患者过敏阈值很低时，虽然发生率很低；而体外 IgE 检查则完全没有导致过敏反应的风险。由于不受患者皮肤因素或用药影响，体外检测的特异度也高于皮肤试验。但体外 IgE 检测也有缺点，它依赖于特定的检测设备，需要具有一定专业知识和实验技术的操作人员，耗时间较长，且价格较高。而皮肤试验简单易普及，不需要专门的仪器，成本少价格低，操作后 15 分钟即可显示结果。因此，体内外检测各有优缺点，皮肤试验常用于初步筛查，然后对阳性结果的变应原进行体外 IgE 检测验证。最重要的是临床病史，只有辅助检测结果阳性不能说明患者过敏，检测结果必须与患者过敏病史相符合才能明确诊断。

3. 变应原蛋白组分检测 针对花粉中的主要或次要致敏蛋白进行特异性 IgE 检测即为花粉变应原组分检测。组分检测阳性结果的种类和组分 sIgE 水平的高低，能够提示患者临床表现具体类型及症状严重程度，还可用于鉴别真正原发过敏与同源蛋白交叉反应引起的"假过敏"结果，从而更精准地为个体化选择变应原特异性免疫治疗所使用的变应原制剂种类提供参考依据。

花粉中主要致敏蛋白组分特异性 IgE 抗体的

阳性结果，有助于明确相应花粉过敏的诊断，也可能与病情严重度之间存在关联。有研究报道，对桦树花粉有临床过敏症状的儿童血清中 Bet v 1 特异性 IgE 浓度比已致敏但无症状的儿童血清中 Bet v 1 特异性 IgE 浓度更高。另一项出生队列研究发现，4 岁时 Bet v 1 特异性 IgE 水平越高，16 岁时桦树花粉过敏的症状越严重。而 Bet v 1 特异性 IgE 水平不能预测桦树花粉变应性鼻炎患者将来是否发展为支气管哮喘。

如前文所述，次要过敏蛋白组分 Profilins 与 polcalcins 普遍存在于几乎所有植物家族中，属于泛变应原。如果患者仅检出 profilins（如 Bet v 2）或 polcalcins（Bet v 4）特异性 IgE 结果阳性，而对应的主要致敏蛋白组分（如 Bet v 1）特异性 IgE 结果阴性，则很有可能该患者对该主要致敏蛋白对应的花粉（如桦树花粉）并不过敏，次要过敏组分的阳性 IgE 结果实际上是其他花粉交叉过敏的假阳性结果。那么，该患者的免疫治疗方案就应该选择他真正过敏的花粉来脱敏，而不是交叉过敏的假阳性花粉。

Wölbing 等曾经报道，仅有 Bet v 2 特异性 IgE 阳性，而 Bet v 1 特异性 IgE 阴性的患者仅在牧草花粉传播期间有变应性鼻炎症状，在桦树花粉季无症状，其桦树花粉 IgE 的阳性反应可能是牧草花粉中的 profilins 家族成员 Phl p 12 引起的交叉过敏反应，其实是假阳性结果。

与食物中某些致敏蛋白组分同源的花粉致敏蛋白组分 sIgE 阳性结果，提示患者可能出现花粉相关的食物过敏反应，即花粉-食物过敏综合征。Bet v 1 属于病程相关蛋白-10（PR-10）家族，在多种水果、蔬菜中都有类似结构的同源蛋白。因此 Bet v 1 特异性 sIgE 升高提示患者可能出现苹果、桃、芹菜、大豆、花生、榛子等食物过敏，需要仔细询问患者相关病史。Bet v 1 特异性 IgE 水平越高，进食后口腔过敏综合征的风险越高，优势比可达 3.19。日本学者报道，Bet v 1 特异性 IgE 高水平者比低水平者过敏的食物种类更多。类似的，抑制蛋白 profilins 家族（如桦树花粉 Bet v 2，蒿草花粉 Art v 4，豚草花粉 Amb a 8）和脂质转移蛋白 LTP 家族（如蒿草花粉 Art v 3，豚草花粉 Amb a 6）也在数种水果、坚果、蔬菜中存在对应的交叉过敏蛋白组分。若这些花粉组分的 sIgE 检出阳性结果，需警惕患者有相应食物过敏反应的风险。

（李丽莎，关凯）

第四节 防　治

花粉变态反应的治疗与其他变应性疾病一样,也应当使用"四位一体"的联合治疗方法。即避免接触变应原,对症药物治疗,变应原特异性免疫治疗和患者教育。避免花粉变应原的暴露是从发病根源上减轻患者的过敏反应,对症药物治疗是针对过敏炎症中的关键细胞或因子去拮抗其不良作用,花粉变应原免疫治疗是唯一能够逆转花粉变应性疾病自然进程的治疗手段,患者教育是防治花粉变态反应的长期方针。

一、致敏花粉的监测

由于花粉过敏患者的症状与致敏花粉的播散量密切相关。因此,需要密切监测各种致敏花粉在大气中的浓度,以便在花粉季及花粉浓度攀升时及时告知广大患者,提醒其加强防花粉暴露措施并备好对症治疗的药物。

（一）花粉的采样与人工计数

要完成大气中花粉浓度的测定,首先要进行花粉采样。在空气中播散的花粉可以通过重力沉降的方式被动收集,也可以使用特定仪器通过嵌塞、撞击、过滤等方法从容积样品中主动采样。

被动收集花粉的重力沉降法是最简便易行,花费最低的花粉采样方法。目前在我国各地花粉监测中心主要使用这种方法。它是将带有涂层的载玻片暴露在室外空气中,每隔一段时间取下玻片,在显微镜下观测并计数玻片上黏附的花粉。但重力沉降法有一些局限性,其采样受到花粉颗粒大小和形状及空气流动的影响,更易于收集到较大的也较重的花粉,对小体积花粉的浓度测定代表性不足;且平面被动沉积的收集方式,不能定量反映每单位体积大气中的花粉浓度。

主动采样的方法中,最为广泛应用的是嵌塞采样器。这种采样器引导气流偏转绕过采样表面,利用花粉颗粒的惯性使其沉积在固体表面上,从而达到分离采样目的。Burkard 孢子捕获器是一种常用的狭缝式嵌塞采样器,它将空气以 10L/min 的速度吸入 14mm×2mm 的狭缝中,空气中的花粉颗粒会因为惯性嵌塞沉积在狭缝下方的胶带或显微镜载玻片上面,撞击表面以 2mm/h 的速度经过狭缝下方,从而实现分时段采样。Rotorod 采样器是一种旋转臂式嵌塞采样器,在国外被广泛使用。

采样头以 2 400rpm 的速度旋转,附着在旋转部件上的小棒、小板或胶带表面涂有粘合剂,同样借助颗粒物的惯性收集空气中的花粉。因为这些采样器采集的是一定容积的大气样本,因此能够测算大气中的花粉平均浓度。与嵌塞采样器的工作机制相似,撞击采样器也利用惯性来分离大气中的花粉颗粒,不同之处在于颗粒沉积在液体介质中。由于液体会有蒸发损耗,因此长时间采样后仪器工作效率会下降,所以多数撞击采样器适用于 1 小时以内的短时采样。过滤采样器是通过纤维或多孔的材质来捕获并分离花粉颗粒,有多种过滤材料可供选择。

花粉采样完成后,使用碱性品红或酚藏花红对样本进行染色,通常在显微镜的 400 倍镜头下观察花粉,对花粉进行分类鉴定和计数。分节段分析载玻片上的花粉,能够得到不同时段的花粉浓度数据,总结出气传花粉播散的昼夜节律。

（二）自动花粉监测

花粉的识别和计数主要依赖于观测者使用光学显微镜来观察,效率低且主观性较强,结果一致性难以控制。1996 年,Stillman 和 Flenley 提出,孢子和花粉的识别可使用自动化技术,这样能扩大观测规模,提高识别效率,减少主观性偏差,提高花粉分类的分别率。近 20 年来,关于孢粉识别自动化的研究不断增加。在最近的研究中,显微镜的图像处理与统计或机器学习分类器相结合的策略得到突出应用,其他技术还有荧光显微镜、光声显微镜、拉曼显微镜、流式细胞术、激光烧蚀质谱等。

根据自动化孢粉学的研究报道,半数以上自动化系统只对 6 种花粉进行分类识别,但也有一些计数显示出了较高的识别效能。Li 等使用图像处理结合神经网络分类器技术能够对多达 13 种花粉进行分类,且成功率高达 100%。Ronneberger 等通过荧光显微镜和 3D 体积图像技术对 26 种花粉进行分类,成功率为 92%。Ticay-Rivas 等使用去相关拉伸方法,基于几何、描述符和颜色特征,有 94% 的成功率识别 17 种花粉。

Sivaguru 等改进显微镜技术,捕捉花粉的表面纹理和形状,提高了对花粉分类的分辨率。一致性方面,自动化系统的分类判定标准保持恒定,且通过网络互作共享数据,世界各地的系统都可以基于同一个参考材料数据库来进行花粉分类。因此,可以自动化系统识别结果的客观性及一致性高于人为识别方法。然而,目前反映自动化系统结果一致性的研究较少。

二、避免花粉暴露的措施

世界各地的权威指南对花粉播散期花粉症患者如何减少花粉变应原的暴露都提出了多项建议,包括如下方面:

1. 减少在户外,尤其是公园、郊外等草木丰盛地域的活动。

2. 避免在花粉季进行户外运动锻炼。

3. 外出时穿戴好防花粉的专用眼镜及密闭性良好的口罩。

4. 减少开窗通风,尤其在大风天气要注意关闭门窗。建议在清晨或深夜通风,可以利用空气过滤系统处理从室外进入室内的空气以清除花粉。

5. 家中少用或不用容易沾染附着花粉的物品,如地毯、厚窗帘及其他布艺装饰。

6. 乘车出行时保持车窗关闭,车上也可使用过滤花粉的净化通风系统。

7. 回家进门后更换并清洁外出时接触到花粉的衣物,避免花粉进入家中。

8. 如条件允许,在花粉季期间到没有致敏花粉的外地旅游度假,如在春秋花粉季期间北方患者到海南度假,从而彻底避免花粉过敏。

三、控制症状的药物治疗

(一) 抗组胺药

抗组胺药(antihistamine,AH)通过阻断 H1 组胺受体,可有效缓解组胺介导的过敏症状,包括流涕、打喷嚏、鼻部及眼部瘙痒,但对鼻塞的疗效欠佳。

1. 口服抗组胺药　一代抗组胺药,如苯海拉明、氯苯那敏、羟嗪等,易穿过血脑屏障,结合中枢 H1 受体引起镇静、嗜睡的副反应,影响患儿的学习效率。一代抗组胺药与其受体的结合缺乏特异性,可与胆碱能受体,5-羟色胺受体等发生交叉结合,导致口干、眼干、尿潴留、便秘等症状。长期使用强抗胆碱能特性的一代抗组胺药与痴呆风险升高有关。二代口服抗组胺药,如西替利嗪、氯雷他定、依巴斯汀等,可与外周 H1 受体特异性结合,血脑屏障穿透性低,镇静和抗胆碱能的副反应比一代抗组胺药轻微很多,在儿童中长期使用的安全性较好。2017 年关于约 700 例 6~11 岁花粉症患儿的一项随机双盲安慰剂对照研究显示,二代

抗组胺药西替利嗪能有效缓解患儿的鼻结膜炎症状,头痛、咽炎等主要不良反应在西替利嗪组和安慰组的发生率无统计学差异。另有一项临床研究纳入了 817 例 1~2 岁特应性皮炎患儿,其中治疗组口服西替利嗪长达 18 个月,结果提示治疗组与安慰剂组的不良反应(包括神经系统,心血管系统症状)发生率无显著差异,患儿远期的生长发育也不受影响。该研究虽研究对象不是花粉症患儿,但说明了二代抗组胺药西替利嗪长期应用于低龄幼儿的安全性较好。口服西替利嗪和地氯雷他定均在半岁以上即可使用,尤其适用于婴幼儿。

2. 局部用抗组胺药　二代鼻用或眼用抗组胺药可有效减轻鼻眼局部的过敏症状,起效迅速,可在给药 20 分钟内发挥作用,嗜睡等全身副反应也较少。但鼻喷氮䓬斯汀存在苦味的缺点,可能会影响儿童的接受度和用药持续性;且鼻喷抗组胺药对于眼部症状的缓解作用欠佳。

(二) 白三烯受体拮抗剂

白三烯受体拮抗剂(leukotriene receptor antagonist,LTRA)是通过阻断白三烯受体,发挥控制过敏炎症的作用,可同时减轻上下气道的过敏症状,包括鼻塞、咳嗽、喘息等,尤其适用于鼻炎伴哮喘患者。在我国最常用的白三烯受体拮抗剂为口服用孟鲁司特。在两项设计良好但样本量较小的儿童患者研究显示,孟鲁司特对季节性及常年性变应性鼻炎均有较好疗效。长期使用耐受性好,可用于年幼儿。虽然药品上市后有一些神经精神不良事件的报告,如攻击性、抑郁、自杀念头和行为,但此类报告较为罕见。

(三) 糖皮质激素

1. 鼻用糖皮质激素　糖皮质激素是治疗变应性和非变应性鼻炎最有效的药物。鼻用糖皮质激素(intranasal corticosteroid,INCS)可强效减轻鼻腔炎症,降低鼻腔高反应性,全面控制打喷嚏、流涕、瘙痒、鼻塞等各种鼻炎症状,尤其是鼻塞症状,还有助于缓解眼痒、眼红、流泪等眼部症状。Berger 等汇总了 4 项包含 991 例花粉症患者的随机双盲安慰剂对照研究显示,鼻喷糠酸莫米松与安慰剂相比,能显著降低患者鼻塞症状评分,仅有轻微鼻部副反应,包括鼻干、灼热感、刺痛、鼻衄等,可长期使用而不导致鼻黏膜萎缩。同时,因鼻用糖皮质激素仅在鼻黏膜受体部位达到高浓度,而不易进入外周血影响全身,因此全身不良反应的发生风险小,与安慰剂组的发生率相近。儿童应用糖

皮质激素,其生长发育是否会受到不良影响是医生和家长关注的焦点。鼻喷糖皮质激素的说明书中会建议应用药物期间监测儿童的生长情况,但研究结果表明,在接受鼻喷丙酸氟替卡松或糠酸莫米松治疗儿童的 1 年随访中未观察到生长迟缓的现象。

2. 吸入糖皮质激素 当花粉症患儿出现变应性哮喘症状时,需要使用吸入糖皮质激素治疗。吸入糖皮质激素能有效减轻气道变应性炎症,缓解患儿咳嗽、喘息、憋气症状,防止气道重塑,减少未来哮喘急性发作及肺功能受损的风险。根据 GINA 指南的推荐意见,6 岁以上患儿如若哮喘间断发作,建议每日吸入低剂量糖皮质激素(6~11 岁患儿)或发作时按需使用吸入糖皮质激素加长效 β 受体激动剂的复合制剂(青少年患者)治疗;如果哮喘每周发作在 5 天以上或每周有 1 次或多次夜间憋醒,则应坚持每日吸入低剂量糖皮质激素加长效 β 受体激动剂治疗;若症状严重,肺通气功能已经下降,则应当选择中等剂量的吸入糖皮质激素加长效 β 受体激动剂持续治疗。5 岁及以下幼儿患花粉症的比例远低于学龄儿童,而出现花粉变应性哮喘的概率更低,如果出现花粉季哮喘急性发作,首选按需吸入短效 β 受体激动剂缓解症状;反复发作者建议加用每日低剂量吸入糖皮质激素控制气道炎症。与鼻喷糖皮质激素相似,吸入糖皮质激素主要作用于气道局部,发生全身不良反应的风险很小;花粉症患儿主要在花粉季喘息发作时需要用药,通常每年连续用药时长不超过 2 个月,因此较少对儿童的生长发育造成负面影响。

3. 全身糖皮质激素 口服或注射糖皮质激素虽能够强效控制全身变应性炎症(包括鼻眼部、下呼吸道),但很少用于儿童花粉症患者。因为其引起的副反应大于患儿的获益,且长期使用会对儿童生长发育造成不良影响。只有在极少数急重症变应性鼻炎或哮喘发作的情况下,可考虑短期(<1 周)使用全身糖皮质激素。在全身糖皮质激素的剂型方面,不推荐使用肌注长效糖皮质激素,肌内注射 1 次长效糖皮质激素可能比短期口服短效糖皮质激素更易引起肾上腺抑制;每年注射 1 次以上长效糖皮质激素,连续 3 年后,患者骨质疏松和糖尿病的风险会增加。

(四)色甘酸钠

色甘酸钠能稳定肥大细胞的细胞膜,阻止肥

大细胞脱颗粒,从而抑制组胺、前列腺素、白三烯等过敏介质释放,从而减轻过敏反应。色甘酸钠滴眼液可有效控制眼部过敏症状,但鼻用药物效果欠佳,且药效持续时间短。色甘酸钠滴眼液具有很好的安全性,妊娠妇女在必要时可以应用。

(五)抗胆碱药

鼻内抗胆碱药物,如鼻喷异丙托溴铵,可通过拮抗胆碱能作用,减轻鼻炎患者的流涕症状,局部副反应轻微,具有良好的安全性。

(六)减充血剂

1. 鼻用减充血剂 常见如伪麻黄碱,羟甲唑啉等具有拟交感神经作用,收缩鼻黏膜血管,迅速缓解患者鼻塞症状。但鼻用减充血剂可能会导致 α-肾上腺素受体的快速耐受,长期使用会引起药物性鼻炎,一旦停用则鼻黏膜反弹性水肿导致鼻塞更严重,需再次使用鼻用减充血剂,由此产生药物依赖,使用次数越来越频繁,形成恶性循环。因此,多个 AR 指南强调不能长期使用鼻用减充血剂,连续使用不宜超过 5 天。

2. 口服减充血剂 与鼻用减充血剂作用机制相似,也能缓解 AR 患者的鼻塞症状,但其全身副反应较大,可引起高血压、心悸、烦躁、震颤性失眠、头痛、尿潴留、甲亢或青光眼恶化等,在婴幼儿中还可能引起激动性精神病、共济失调、幻觉,甚至死亡。因此,需谨慎使用口服减充血剂,尤其在小于 4 岁的婴幼儿中。

(七)各种药物的比较

美国过敏、哮喘和免疫学学会与美国过敏、哮喘和免疫学学会联合工作组在 2017 年发布了关于季节性变应性鼻炎(seasonal allergic rhinitis,SAR)的药物治疗实践指南,根据多项随机对照临床试验的结果,针对 12 岁及以上人群的 SAR 初始治疗,推荐首选鼻喷糖皮质激素。在单药治疗上,INCS 是公认治疗 AR 最有效的单药,效果优于 AH 或 LTRA,尤其是治疗鼻塞方面。

INCS 治疗 SAR 的效果优于 AH。Bhatia 等报道,鼻喷布地奈德比起口服地氯雷他定,能更好地提高花粉症患者的鼻最大吸气流量。Weiner 等对 16 项随机对照研究中 2 267 例 AR 患者的试验结果进行了荟萃分析,发现鼻喷糖皮质激素比口服抗组胺药更能缓解鼻塞、流涕、打喷嚏、鼻痒,以及鼻后滴漏症状,但对于眼部症状治疗的疗效两者之间没有显著差异。纳入了 9 项 648 例 13~73 岁

AR 患者的单盲或双盲随机对照研究荟萃分析显示，与鼻喷抗组胺药相比，鼻喷糖皮质激素能更有效地减少鼻部症状总评分，及流涕、打喷嚏、鼻塞、瘙痒的分项症状评分，两者比较差异具有统计学意义；但与口服抗组胺药的情况类似，对于眼痒、眼红等眼部症状的缓解方面，鼻喷抗组胺药与鼻喷糖皮质激素疗效相当。

INCS 治疗 SAR 的效果优于 LTRA。有多项随机对照研究比较了白三烯受体拮抗剂与鼻喷糖皮质激素对 SAR 的疗效，结果显示鼻喷糖皮质激素比口服 LTRA 能更有效地控制 SAR 患者的眼鼻症状。2020 年一项荟萃分析表明，INCS 在控制夜间鼻塞方面的疗效明显优于口服 LTRA。

AH 治疗 SAR 的效果优于 LTRA。2006 年一项关于 LTRA 治疗 AR 疗效的荟萃分析表明，AH 在改善平均鼻部症状评分方面显著优于 LTRA。2020 年一项荟萃分析也显示，AH 在控制 AR 患者日间流涕、打喷嚏、眼痒、眼红等症状方面的疗效优于 LTRA。

鼻喷 AH 与 INCS 联合治疗 SAR 的效果优于单药。如果单用 INCS 效果不佳，应当考虑鼻喷 AH 与 INCS 联合治疗。既往研究表明，鼻喷 AH 与 INCS 联合治疗的疗效优于鼻喷 AH 单药治疗，也优于 INCS 单药治疗。一项持续 2 周的多中心随机双盲研究纳入了 151 例季节性 AR 患者，分为鼻喷氮䓬斯汀组、鼻喷氟替卡松组、鼻喷氮䓬斯汀联合鼻喷氟替卡松组。该研究结果显示，3 组患者的总鼻炎症状评分均较治疗前有显著下降，氟替卡松组下降 27.1%，氮䓬斯汀组下降 24.8%，两药联合组下降 37.9%，显著优于 2 个单药治疗组。一项纳入三项多中心双盲随机对照研究的荟萃分析，总结了共 3 398 名 12 岁以上中重度季节性 AR 患者的数据，结果显示鼻喷氮䓬斯汀与氟替卡松的联合制剂组降低总鼻部症状评分的幅度显著高于氟替卡松单药组，也高于氮䓬斯汀单药组。另一项专门针对儿童的开放性研究纳入了 353 例 6~12 岁 AR 患儿，分为鼻喷氟替卡松 + 氮䓬斯汀联合制剂组和鼻喷氟替卡松组治疗 3 个月，结果提示联合制剂组症状缓解的程度显著优于氟替卡松组。但美国 2017 年 SAR 药物治疗实践指南不推荐 INCS 联用口服 AH 作为 12 岁及以上人群的 SAR 初始治疗。可能与多项比较 INCS 联用口服 AH 与单用 INCS 的临床研究结果并未证实联合用药的效果显著优于单用 INCS 有关。

四、花粉变应原免疫治疗

(一)花粉变应原免疫治疗概述

对症药物治疗不能缩短花粉症本身的自然病程或阻止病情进展。有研究显示约 1/3 花粉症患儿通过对症药物治疗仅能部分控制或无法控制鼻炎症状。2011 年美国变应原免疫治疗实践指南指出，对于吸入物变应原特异性 IgE 介导的变应性鼻结膜炎或哮喘患者，应在综合考虑患者意愿、依从性、避免措施效果、对症用药的需求与疗效、药物不良反应等因素的基础上，予以变应原免疫治疗（allergen immunotherapy，AIT）。

AIT 是对 IgE 介导的 I 型变态反应性疾病的对因治疗，即给予患儿逐步增加剂量的变应原提取物（治疗性疫苗），诱导机体免疫耐受，使患儿再次接触相应变应原时症状明显减轻，甚至不产生临床症状，是目前唯一可能改变变应性疾病自然进程的治疗手段。对于花粉过敏患儿，AIT 的适用年龄是 6 岁以上。AIT 分为治疗剂量逐渐增加的剂量递增期和治疗剂量保持不变的维持治疗期，通常在维持剂量治疗 1 年后观察到临床症状的改善。对于初始获益的患者，建议 3~5 年的免疫治疗疗程，使症状得到长期的控制。

研究表明，变应原免疫治疗以高剂量变应原维持治疗比低剂量变应原维持治疗能起到更好的疗效。为了保证免疫治疗的效果，维持治疗阶段的变应原制剂浓度需要达到一定的标准，即有效维持剂量。对于标准化变应原疫苗，花粉的推荐维持剂量为 4 000 生物等效过敏单位（bioequivalent allergy units，BAU）；对于非标准化花粉提取物，建议每次注射重量/体积比为 1：100 或 1：200 的花粉变应原制剂 0.5mL；如果已知主要变应原浓度，推荐使用 5~20μg 的变应原。

另一方面，为了获得更好的治疗效果，我们要控制同一瓶 AIT 变应原注射液中的变应原种类。如果将多种具有交叉变应性的花粉混合配制联合使用，则有可能增加患者发生 AIT 相关过敏反应的风险；如果将与临床症状无关的变应原加入 AIT 注射液中，则会稀释与病史相关的致病变应原浓度，可能会降低治疗的有效性。因此，我们要选择与临床症状密切相关的，在交叉反应中具有代表性的花粉变应原用于免疫治疗。此外，霉菌、蟑螂、昆虫毒液等变应原提取液中往往含有高水解酶活性的蛋白，应与花粉变应原分开配制和注射，以防前者对后者造成降解破坏。

已有大量高质量随机安慰剂对照临床试验及荟萃分析表明,花粉 AIT 能够有效治疗花粉过敏所致的季节性变应性鼻炎及哮喘,降低患者症状评分和药物评分,提高患者生活质量。临床研究结果提示,AIT 能够预防患者对新的变应原产生过敏,还能预防鼻炎进展为哮喘。Eng 等研究了一批单纯花粉过敏的患儿,其中治疗组接受了 3 年牧草花粉 AIT 治疗,对照组未行 AIT 治疗,结果发现在 AIT 结束 5 年后,治疗组患儿对常年性变应原的新敏感性比例(61%)显著低于对照组(100%)。Moller 等研究发现,进行 AIT 治疗的季节性鼻炎患儿,3 年后发展为哮喘的风险(24%)明显低于对照组(44%)。

AIT 具有长期益处,即使停止治疗,疗效仍能维持数年。Durham 等开展了一项双盲随机安慰剂对照试验,在试验组接受了 3~4 年的牧草花粉 AIT 治疗并获益后,其中一个亚组患者继续进行 AIT 治疗 3 年,另一亚组患者停止 AIT 治疗;对照组患者一直未采用 AIT 治疗。结果显示,继续 AIT 亚组与停止 AIT 亚组相比,3 年后两亚组的症状评分和用药评分没有统计学差异,但均显著优于从未接受过 AIT 的对照组患者。

(二)花粉皮下注射免疫治疗与舌下含服免疫治疗比较

根据用药途径的不同,AIT 可分为皮下注射免疫治疗(subcutaneous immunotherapy,SCIT)和舌下含服免疫治疗(sublingual immunotherapy,SLIT)。有大量临床试验数据表明,SCIT 和 SLIT 均能有效改善变应性鼻炎症状并阻止病情进展,其临床益处在停止治疗后也能至少持续 2~3 年。

关于季节性变应性鼻炎的 SCIT 治疗,纳入了 15 项随机对照研究(含 1 063 名受试者,包括儿童及成人)的荟萃分析显示,与安慰剂组相比,SCIT 组的症状评分与药物评分均显著降低。关于不良事件,大多数不良反应的症状轻微,通过适当治疗是可逆的,不影响后续治疗;仅 4 个事件被归类为早期 4 级全身反应。在积极治疗组中,有 19 起全身过敏反应使用了肾上腺素急救,占总注射次数 0.13%。

SLIT 已成为花粉症患者 SCIT 治疗有效且安全的替代方案。对儿童患者来说,皮下注射治疗需要患儿反复接受针刺操作,在低龄儿童中接受度较差;另一方面,SCIT 需要患儿反复请假去医院

进行注射,对于学龄期儿童,特别是上初高中的青少年,对其正常上学会形成不小的干扰。而 SLIT 仅需在家经口服药就能很好地避免以上这些问题。在疗效和安全性方面,Radulovic 等用荟萃分析评估了 SLIT 的有效性和安全性,其中包括 39 项季节性鼻炎的研究和 10 项常年性鼻炎研究。该荟萃分析对纳入儿童患者的 15 项 SLIT 随机对照研究进行了子集分析(含 1 392 例患儿),发现这些儿童的症状评分显著降低;其中 12 项研究报告了药物评分,显示 SLIT 治疗组的对症用药比对照组少,但未能达到显著性统计学差异。SLIT 所致不良事件大多数为口腔局部轻度过敏反应,最常见是口腔瘙痒、咽喉刺激、口腔非特异性反应及颊舌部水肿。有 18 项研究报道了全身不良反应,最常见为鼻炎、结膜炎、咳嗽和头痛,但都不需要使用肾上腺素急救。

统计分析以上两个荟萃分析的具体数据从而间接比较 SCIT 和 SLIT 发现,SCIT 在减轻花粉症状和减少对症药物方面的作用约为 SLIT 的 2 倍,95% 的置信区间几乎没有重叠,提示 SCIT 具有显著性优势。之后更新的荟萃分析显示,比较 SLIT 与 SCIT 治疗花粉症效果的间接证据,基本与上述结论一致。但这些比较仅为间接证据,考虑到荟萃分析纳入研究的异质性和间接比较的统计方法,我们仍需直接比较 SCIT 和 SLIT 的研究提供的结果更为准确。

小样本量双盲头对头研究的结果提示,SLIT 与 SCIT 在控制花粉症的症状或减少对症药物用量方面没有显著性差异,SCIT 引起全身不良反应的发生率稍高于或等同于 SLIT。Khinchi 等进行了一项随机双盲安慰剂对照研究,纳入了 71 例桦树花粉变应性 AR 患者,将高剂量 SLIT 和 SCIT 与安慰剂对比。结果显示,与安慰剂组相比,SLIT 和 SCIT 组患者的症状和药物评分均显著降低。虽然 SCIT 与安慰剂的差异在数值上更大,但 SCIT 与 SLIT 相比没有统计学差异。不良反应方面,SCIT 组报道了 5 例 3 级全身反应和 1 例 4 级全身反应,SLIT 组没有 3 级或 4 级全身反应,安慰剂组观察到了 1 例 3 级全身反应。Quirino 等开展了一项前瞻性双盲(双模拟)研究,使用 5 种牧草花粉混合制剂治疗 20 例牧草花粉变应性 AR 患者,分别通过 SCIT 或 SLIT 途径治疗 1 年后发现,与治疗前相比,SCIT 组的总症状用药评分下降 50%,而 SLIT 组下降 51%,两组无显著性差异。局部轻微不良

反应仅见于 SCIT 组,两组均未发生全身不良事件。

以上两项研究虽然为头对头双盲研究,但样本量较小。Vogelberg 等使用医疗保健处方数据库开展了一项大规模回顾性研究,比较牧草或树木花粉过敏患者在真实世界中使用 SCIT 和 SLIT 疗法的依从性和疗效。结果表明,SCIT 的依从性在治疗 2 年时为 60.1%~61.8%,显著高于同时点 SLIT 的依从性(29.5%~36.5%);在减少对症药物的用量方面,SCIT 显著减少了两种花粉过敏所致鼻炎和哮喘药物的使用,而 SLIT 减少了两种花粉过敏所致鼻炎的药物使用,没有减少树木花粉所致哮喘药物的用量。因此,在本项研究中,SCIT 具有依从性高且疗效稍好于 SLIT 的优势。

而在临床实际工作中,究竟选择 SCIT 还是 SLIT,需要根据患儿个人的具体情况,综合平衡疗效获益和不良反应的风险,同时充分征求患儿及其家长意见,最终做出适合于该患儿的治疗选择。

(三) 改良花粉变应原疫苗

使用重组技术能够生产新的变应原蛋白,通过对氨基酸序列或蛋白三级结构的修饰,阻止变应原蛋白与 IgE 结合并活化效应细胞,以减少 IgE 介导的速发过敏反应,同时保留供 T 细胞识别的抗原表位以维持其免疫原性。Bet v 1 是最早应用于制作重组变应原疫苗的变应原之一。重组 Bet v 1 被用于桦树花粉疫苗的标准化,也是不同制造商生产的疫苗比较的国际标准参考品。转基因低致敏性 Bet v 1 疫苗已被开发并用于 AIT 治疗。重组 Bet v 1 的折叠变体(rBet v 1-FV)保留了氨基酸序列,但改变了原生构象,在保留 T 细胞活化能力的同时降低了 IgE 反应性。在该疫苗的 II 期临床研究中,4 种不同剂量 rBet v 1-FV 组患者的症状评分均比安慰剂组患者显著降低(20μg 组 –71.9%,80μg 组 –75.6%,160μg 组 –81.8%,320μg 组 –78.3%,安慰剂组为 –18.8%)且未见全身不良反应。另一项 II 期临床试验比较了 rBet v 1-FV 和传统桦树花粉提取物的研究显示,治疗 1 年后 Bet v 1-FV 组的症状和用药评分均优于使用传统桦树花粉粗提物的对照组。AllerT 是来自 Bet v 1 的 3 种合成连续重叠肽的组合。AllerT 的 IgE 结合能力和嗜碱性粒细胞活化能力都低至检测不出,提示其低变应性,其在桦树过敏患者中的皮肤试验结果也为阴性。但 AllerT 的临床试验结果却远低于预期,II 期临床试验中 AllerT 组的症状控制和生活质量改善情况均与安慰剂组无显著性差异。牧草花粉主要致敏

蛋白 Phl p 1 有对应的低致敏性衍生物,皮肤试验和体外嗜碱性粒细胞活化试验表明,该衍生物在人体中的变应原性降低,但它们仍能通过 B 细胞表位来诱导保护性 IgG 抗体的产生,并在体外与 IgE 抗体竞争性结合 Phl p 1。

其他改良花粉变应原疫苗的类型还包括花粉主要致敏蛋白外加各种佐剂或载体的组合疫苗、主要致敏蛋白与增强其免疫疗效的其他蛋白构成的融合蛋白疫苗、结合两种花粉致敏蛋白或花粉和食物致敏蛋白构建的杂交蛋白疫苗以及主要致敏蛋白对应的 DNA 疫苗等。这些疫苗的低致敏性和保留的免疫原性均在在动物模型或体外试验中得到证实,但还需要多期临床试验来逐步验证其临床的实际疗效和安全性。

五、生物制剂治疗

使用针对某种在发病过程中起关键作用的细胞或因子的生物制剂,对该细胞或因子进行特异性调控的靶向治疗是近年来新兴的治疗方法,具有选择性强、疗效突出、副反应小等优点。目前用于治疗花粉变应性鼻炎及哮喘的生物制剂主要是抗 IgE 单克隆抗体。

(一) 抗 IgE 单抗

奥马珠单抗是一种新兴的靶向治疗药物,是针对 IgE 抗体的人源化单克隆抗体,可与游离 IgE 结合,阻断其与效应细胞表面 IgE 特异性受体 FcεRI 结合,从而抑制 IgE 介导的过敏级联反应。纳入多项随机对照研究的荟萃分析显示,奥马珠单抗能够显著降低 AR 患者尤其是花粉过敏所致季节性 AR 患者的鼻结膜炎症状评分,减少对症药物用量,全面提高患者生活质量。日本学者在柳杉花粉变应性 AR 患者中开展随机对照研究,根据患者体重和总 IgE 水平决定奥马珠单抗的注射剂量和注射间隔,第一针在柳杉花粉季前至少 1 个月注射,连续治疗 3 个月。该研究结果表明,奥马珠单抗控制鼻部症状及眼部症状的效果均优于安慰剂,单抗组的对症用药量也低于安慰剂组。另一项基于柳杉花粉变应性 AR 患者的研究比较奥马珠单抗联合对症药物与单独使用同等剂量对症药物发现,联合治疗组的鼻眼症状评分比起单用对症药物组显著降低。

(二) 抗 IgE 单抗联合变应原免疫治疗

Kuehr 等将奥马珠单抗联合 AIT 来治疗季节性变应性鼻炎患儿的研究表明,与单独使用 AIT

相比,联合治疗能使花粉季节期间的症状负荷降低48%。另一方面,联合使用奥马珠单抗还能减少AIT(尤其是缩短剂量递增期时长的快速AIT)引起过敏反应的发生率。Casale等探讨了奥马珠单抗在提高豚草花粉快速AIT安全性方面的作用,发现加用奥马珠单抗可使快速AIT引起过敏反应的风险降低5倍(比值比0.17)。

六、中医治疗

在祖国传统医学中有过敏相关疾病的描述,如漆疮、瘾疹、鼻鼽等。已有研究提示,一些中草药成分,如苍耳子、甘草、黄芩等,能够减轻变应性炎症反应。苍耳子是苍耳结出的干果,被用于治疗鼻窦炎、皮肤瘙痒及头痛。研究证实苍耳子能够抑制肥大细胞介导的过敏反应中组胺和TNF-α的产生,卵清蛋白致敏AR小鼠使用苍耳子提取物处理后,打喷嚏的次数显著减少,血中组胺、总IgE及卵清蛋白特异性IgE的水平也明显降低。甘草应用于食品和药品中的历史悠久,其主要成分甘草酸被发现可通过抑制钙离子内流起到肥大细胞稳定剂的作用,还能抑制IL-4从Th2细胞的释放,从而发挥抗过敏作用。药材黄芩是唇形科植物黄芩的干燥根,常用于治疗心血管系统和呼吸系统疾病,使用其主要成分黄芩素治疗AR模型小鼠,能降低小鼠打喷嚏的频率,观察到鼻黏膜中嗜酸性粒细胞及嗜碱性粒细胞浸润减少。除中草药以外,王旭等观察针灸配合按摩治疗花粉症时发现,主穴(曲池、合谷、太冲和足三里)和配穴均每次留针30分钟,67例患者接受针灸7~43次,临床有效率可达98.5%(66/67)。

七、外科干预

手术不能直接治疗变应性疾病本身,但可以辅助治疗一些特殊的并发症,如鼻甲肥大,鼻气道的软骨或骨阻塞,或继发性鼻窦疾病。

八、花粉-食物过敏综合征的治疗

(一)避免过敏食物

PFAS患者首先应当注意避免食用引起过敏的食物。医生应告知患者其变应原的分布、特性(温度和pH值的稳定性)及引起过敏反应的主要表现。热处理通常会使PFAS相关食物过敏蛋白与IgE结合的能力丧失,患者吃生食会过敏,但往往可以耐受除坚果以外的热加工熟食。在找到引起过敏反应的食物诱因以后,建议通过新鲜食物点刺试验结合口服食物激发试验,评价患者对与该食物诱因同一家族的其他食物是否过敏,从而更准确地确定患者需要避食的范围。

(二)对症药物治疗

口腔过敏综合征的症状轻微且迅速缓解,一般不需要治疗,症状较明显时可以使用抗组胺药对症治疗。如果患者出现全身皮疹、喘息憋气甚至晕厥休克的严重过敏反应表现,则应尽快使用肾上腺素肌内注射急救。

(三)免疫治疗

关于花粉相关的食物过敏是否能够通过花粉变应原的免疫治疗来得到缓解,尚无确切的结论。目前研究最多的花粉-食物过敏综合征相关AIT是桦树花粉-苹果过敏组合的治疗。早期研究显示,桦树花粉AIT治疗后相应的苹果过敏症状会有所改善。但这些研究没有使用双盲安慰剂对照食物激发试验来准确评估患者是否仍存在苹果过敏。近年来,使用双盲安慰剂对照食物激发试验作为结果评测手段的临床试验提供了更为可靠的循证依据。丹麦的一项研究发现,尽管桦树花粉过敏症状在花粉AIT治疗3年后得到缓解,但并未观察到苹果过敏的严重程度显著降低。而另一项评估桦树花粉SCIT或SLIT的研究发现,62%的SCIT患者和42%SLIT患者对苹果完全耐受或苹果诱发剂量阈值上升。在与桦树花粉过敏相关的苹果过敏患者中,Kinaciyan等比较了使用重组苹果主要致敏蛋白rMal d 1与重组桦树花粉主要致敏蛋白rBet v 1进行SLIT的疗效,结果显示rMal d1疫苗可缓解苹果诱发的口服过敏症状,使患者Mal d 1特异性IgG4/IgE比值升高,而rBet v 1的SLIT既不能改善苹果过敏症状,也不能改善IgG4/IgE比值。由此可见,使用食物变应原本身进行AIT对PFAS的缓解效果可能优于使用花粉变应原AIT的间接疗效。此外,将花粉主要致敏蛋白的部分氨基酸节段替换成与其同源的食物致敏蛋白中的相应氨基酸序列,构建成新型杂合变应原疫苗用于AIT也是未来的一个研究方向。

九、患者教育

健康教育是连接卫生知识和健康行为的桥梁。广大患者往往缺乏有关花粉症的基本知识,以致经常发生花粉变应性疾病长期得不到确诊和正确治疗的情况。因此,向患儿及其家属普及花粉症的基本知识,为其提供有针对性的健康指导,对减少花粉症发作、减轻症状、提高患儿生活质量并减轻家庭经济负担具有重要意义。根据世界卫生组织关于变应性鼻炎患儿健康教育的建议,我们首先应当向患儿及其家属普及过敏知识,使其了解花粉症的病因、自然进程及可能造成的并发症;其次,告知变应原检查的必要性和常用检测方法的选择;第三,告知在花粉季期间患儿如何避免或减少花粉的暴露;第四,介绍常用对症治疗的药品及变应原特异性免疫治疗的方案及注意事项,指导患儿合理用药。患者教育可以通过多种方式开展,包括通过网络媒体使用短视频或小文章的形式对大众进行科普宣传,在医院专科门诊或病房内发放健康宣教小手册或播放宣教视频,以及在医生接诊时面对面向患儿及其家属进行个体化的疾病健康教育等。

(李丽莎,关凯)

参 考 文 献

1. 马燕,方平,刘业海,等. 安徽省合肥地区过敏性鼻炎、哮喘的过敏原分布及临床意义[J]. 安徽医科大学学报,2013,48(10):1249-1251.
2. Guan K,Zhu W,Sha L,et al. Prevalence of sensitization to aeroallergens in greater Beijing region children with respiratory allergy[J]. Front Pediatr,2022,10:848357.
3. Taylor PE,Flagan RC,Valenta R,et al. Release of allergens as respirable aerosols:A link between grass pollen and asthma[J]. J Allergy Clin Immunol,2002,109(1):51-56.
4. Poncet P,Senechal H,Charpin D. Update on pollen-food allergy syndrome[J]. Expert Rev Clin Immunol,2020,16(6):561-578.
5. Wernersson S,Pejler G. Mast cell secretory granules:armed for battle[J]. Nat Rev Immunol,2014,14(7):478-494.
6. Bacsi A,Choudhury BK,Dharajiya N,et al. Subpollen particles:Carriers of allergenic proteins and oxidases[J]. J Allergy Clin Immunol,2006,118(4):844-850.
7. 李丽莎,关凯. 不同致敏变应原所致变应性鼻炎患者164例生活质量调查[J]. 临床耳鼻咽喉头颈外科杂志,2015,29(3):226-229.
8. Mbata G,Chukwuka J. Obstructive sleep apnea hypopnea syndrome[J]. Ann Med Health Sci Res,2012,2(1):74-77.
9. Schatz M,Rosenwasser L. The allergic asthma phenotype[J]. J Allergy Clin Immunol Pract,2014,2(6):645-648.
10. Gentile D,Bartholow A,Valovirta E,et al. Current and future directions in pediatric allergic rhinitis[J]. J Allergy Clin Immunol Pract,2013,1(3):214-226.
11. Thien F,Beggs PJ,Csutoros D,et al. The Melbourne epidemic thunderstorm asthma event 2016:An investigation of environmental triggers,effect on health services,and patient risk factors[J]. Lancet Planet Health,2018,2(6):e255-e263.
12. Ma S,Sicherer SH,Nowak-Wegrzyn A. A survey on the management of pollen-food allergy syndrome in allergy practices[J]. J Allergy Clin Immunol,2003,112(4):784-788.
13. Diamant Z,Gauvreau GM,Cockcroft DW,et al. Inhaled allergen bronchoprovocation tests[J]. J Allergy Clin Immunol,2013,132(5):1045-1055 e1046.
14. Wolbing F,Kunz J,Kempf WE,et al. The clinical relevance of birch pollen profilin cross-reactivity in sensitized patients[J]. Allergy,2017,72(4):562-569.
15. Ciprandi G,Comite P,Ferrero F,et al. Birch allergy and oral allergy syndrome:The practical relevance of serum immunoglobulin E to Bet v 1[J]. Allergy Asthma Proc,2016,37(1):43-49.
16. Nelson HS,Solomon WR. How ill the wind? Issues in aeroallergen sampling[J]. J Allergy Clin Immunol,2003,112(1):3-8.
17. Holt KA,Bennett KD. Principles and methods for automated palynology[J]. New Phytol,2014,203(3):735-742.
18. Simons FE. Advances in H1-antihistamines[J]. N Engl J Med,2004,351(21):2203-2217.
19. Gray SL,Anderson ML,Dublin S,et al. Cumulative use of strong anticholinergics and incident dementia:a prospective cohort study[J]. JAMA Intern Med,2015,175(3):401-407.
20. Bielory L,Chun Y,Bielory BP,et al. Impact of mometasone furoate nasal spray on individual ocular symptoms of allergic rhinitis:A meta-analysis[J]. Allergy,2011,66(5):686-693.
21. Holm AF,Fokkens WJ,Godthelp T,et al. A 1-year placebo-controlled study of intranasal fluticasone propionate aqueous nasal spray in patients with perennial allergic rhinitis:A safety and biopsy study[J]. Clin Otolaryngol Allied Sci,1998,23(1):69-73.
22. Rosenblut A,Bardin PG,Muller B,et al. Long-term safety of fluticasone furoate nasal spray in adults and adolescents with perennial allergic rhinitis[J]. Allergy,2007,62(9):1071-1077.
23. Reddel HK,Bacharier LB,Bateman ED,et al. Global Initiative for Asthma Strategy 2021:Executive Summary and Rationale for Key Changes[J]. Am J Respir Crit Care Med,2022,205(1):17-35.
24. Dykewicz MS,Wallace DV,Amrol DJ,et al. Rhinitis 2020:A practice parameter update[J]. J Allergy Clin Immunol,2020,146(4):721-767.
25. Weiner JM,Abramson MJ,Puy RM. Intranasal corticosteroids versus oral H1 receptor antagonists in allergic rhinitis:Systematic review of randomised controlled trials[J].

BMJ,1998,317(7173):1624-1629.

26. Dykewicz MS,Wallace DV,Baroody F,et al. Treatment of seasonal allergic rhinitis:An evidence-based focused 2017 guideline update[J]. Ann Allergy Asthma Immunol,2017,119(6):489-511 e441.

27. 中国医师协会儿科医师分会儿童耳鼻咽喉专业委员会. 儿童过敏性鼻炎诊疗——临床实践指南[J]. 中国实用儿科杂志,2019,34(3):169-175.

28. Mceldowney SJ,Bush RK. Pollen immunotherapy:Selection,prevention,and future directions[J]. Curr Allergy Asthma Rep,2006,6(5):420-426.

29. Joint Task Force on Practice P,American Academy of Allergy A,Immunology,et al. Allergen immunotherapy:A practice parameter second update[J]. J Allergy Clin Immunol,2007,120(Suppl 3):25-85.

30. Weber RW. Cross-reactivity of pollen allergens:Recommendations for immunotherapy vaccines[J]. Curr Opin Allergy Clin Immunol,2005,5(6):563-569.

31. Ross RN,Nelson HS,Finegold I. Effectiveness of specific immunotherapy in the treatment of allergic rhinitis:An analysis of randomized,prospective,single- or double-blind,placebo-controlled studies[J]. Clin Ther,2000,22(3):342-350.

32. Ross RN,Nelson HS and Finegold I. Effectiveness of specific immunotherapy in the treatment of asthma:a meta-analysis of prospective,randomized,double-blind,placebo-controlled studies[J]. Clin Ther,2000,22(3):329-341.

33. Calderon MA,Alves B,Jacobson M,et al. Allergen injection immunotherapy for seasonal allergic rhinitis[J]. Cochrane Database Syst Rev,2007,2007(1):CD001936.

34. Canonica GW,Cox L,Pawankar R,et al. Sublingual immunotherapy:World Allergy Organization position paper 2013 update[J]. World Allergy Organ J,2014,7(1):6.

35. Durham SR and Penagos M. Sublingual or subcutaneous immunotherapy for allergic rhinitis?[J]. J Allergy Clin Immunol,2016,137(2):339-349 e310.

36. Zimmer J,Vieths S,Kaul S. Standardization and regulation of allergen products in the European Union[J]. Curr Allergy Asthma Rep,2016,16(3):21.

37. environmental exposure chamber[J]. Allergy,2013,68(6):724-731.

38. Casale TB,Busse WW,Kline JN,et al. Omalizumab pretreatment decreases acute reactions after rush immuno-therapy for ragweed-induced seasonal allergic rhinitis[J]. J Allergy Clin Immunol,2006,117(1):134-140.

第二十章

尘螨变态反应

第一节 概 论

在自然环境中,人们吸入的并不是纯粹的过敏原,而是含有过敏原的颗粒或碎片。尘螨主要包含过敏原的微粒是粪便颗粒,直径约 $10\sim40\mu m$(平均 $22\mu m$)。当尘螨粪便颗粒所处的软基质受到干扰时,例如铺床、在枕头上移动面部、在地毯上行走或使用吸尘器、接触或拥抱毛绒玩具,以及穿毛衣等时候,它们则会通过空气传播,然后在 $20\sim30$ 分钟内沉降并吸附在局部。含有尘螨过敏原的颗粒通常比携带猫皮屑过敏原的颗粒大得多,因此沉降速度也更快。不仅是小颗粒可以被吸入,少数大颗粒也可被吸入。尘螨过敏原暴露与致敏之间的关系不是线性的,而是钟形的,在非常低或非常高的尘螨过敏原浓度下发生的致敏较少。尘螨通过与结膜、皮肤、呼吸道或胃肠道接触,可引起特应性致敏,随后引起不同程度的症状。

一、尘螨蛋白水解酶及其对上皮细胞的影响

尘螨粪便颗粒周围的围食膜中具有蛋白水解消化酶,包括半胱氨酸蛋白酶 Der p 1 和丝氨酸蛋白酶 Der p 3、p 6 和 p 9 等,可直接作用于上皮细胞,在特应性疾病中发挥重要作用。既往研究认为蛋白酶对上皮的影响仅限于破坏上皮细胞之间的紧密连接,从而使过敏原到达树突状细胞激发过敏反应,现在认识到蛋白酶亦有很多额外的作用,在特应性皮炎研究中发现可破坏皮肤屏障、激活表皮角质形成细胞和真皮神经中的蛋白酶激活受体-2(PAR-2),导致非组胺介导的瘙痒;在过敏性哮喘中,尘螨蛋白酶直接刺激哮喘患者支气管上皮细胞中的蛋白酶激活受体,导致半胱氨酰白三烯介导的支气管平滑肌肥大,哮喘的严重程度、气道平滑肌肥厚与 PAR-2 及其配体的表达之间存在相关性。

尘螨蛋白酶在嗜酸性慢性鼻窦炎(ECRS)中也发挥作用,即使在缺乏 IgE 的情况下,它们也可遏制内源性蛋白酶抑制剂并驱动 Th2 型炎症。尘螨蛋白水解酶亦可通过切割 B 细胞上的受体(如 IL-2 受体 CD25、IgE 低亲和力受体 CD23 等),从而将平衡从 Th1 移向 Th2 促进 IgE 的合成。蛋白酶的其他作用还包括引起促炎细胞因子 IL-8、IL-6、MCP-1 和 GM-CSF 从支气管上皮细胞中释放;并降解肺表面活性蛋白,否则这些活性蛋白会结合吸入过敏原并阻止它们到达与肥大细胞结合的 IgE。

二、尘螨活化固有免疫反应模式识别受体

尘螨颗粒中的多种成分作为病原体相关分子模式(PAMPS)与上皮细胞和抗原呈递细胞(包括树突状细胞)上的模式识别受体(PRRS)结合。即使在最初暴露时,这些 PRRS 也将 PAMPs 识别为属于非自身原始生物体,并可导致 Th2 导向的 IgE 产生免疫应答。室内尘螨粪便和体内已知的 PAMPs 包括几丁质、尘螨 DNA、细菌 DNA 和内毒素等。

几丁质存在于昆虫、贝类、真菌和肠道寄生虫中,也存在于尘螨外骨骼中,并通过包括 TLR-2 和 C 型凝集素在内的 PRRS 激活固有免疫系统,从而诱导 Th2 反应。哺乳动物中不存在几丁质,几丁质会刺激切割几丁质的酸性哺乳动物几丁质酶(AMC)和不切割但可结合几丁质的几丁质酶相关蛋白 YKL-40 的产生。AMC 和 YKL-40 在哮喘患者中较高,并与其严重程度相关。通过灭活几丁质,AMC 最大限度地减少了肺嗜酸性粒细胞增多和纤维化。相反,YLK-40 刺激支气管平滑肌增殖并参与气道重塑。

尘螨和细菌 DNA 都是未甲基化的,因此可作为 PAMPs 激活 TLR-9。尘螨粪便中的内毒素,在 Der p2 与 TLR-4 的 LPS 结合部分的同源性的辅助下,作为肺上皮细胞上 TLR-4 受体的配体,导致上皮衍生的 TH-2 促进细胞因子[包括胸腺基质淋巴细胞生成素(TSLP)、IL-25 和 IL-33]的释放,并导致气道炎症和支气管高反应性。尘螨提取物中存在的细菌信号肽作为 PAMPs 激活人嗜酸性粒细胞表面的甲酰肽受体(FPR)。此外,尘螨在其自身的微生物组中携带革兰氏阳性菌和革兰氏阴性菌,诱导针对这些细菌的 IgE 抗体,这种对细菌抗原的致敏作用在尘螨敏感患者中比非尘螨过敏患者中更常见。

三、尘螨促进多重过敏

尘螨中的佐剂不仅促进对尘螨自身过敏原的致敏,而且促进对其他潜在过敏原的致敏。尘螨诱导炎症和促进 Th2 极化的能力可导致对其他过敏原的级联扩散致敏,从而放大特应性状态。

在小鼠中,Der p1 的蛋白水解活性增加了对卵清蛋白(OVA)的 IgE 反应。鼻内暴露于尘螨提取物通常可改变对吸入 OVA 的耐受性,使其成为伴有嗜酸性粒细胞增多、气道高反应性和 Th2 细胞因子产生的强烈炎症反应。屋尘螨几丁质也会增加 OVA 诱导的气道炎症。

尘螨还可以通过其蛋白酶破坏皮肤、气道或肠道中的上皮屏障,以及通过其佐剂使树突状细胞向 Th2 反应极化,从而促进对其他过敏原的致敏。针对单一抗原的 IgE 抗体可通过 CD23 对上皮细胞和 B 细胞的作用增强 IgE 对其他抗原的形成,并可通过上调嗜碱性粒细胞和肥大细胞上的 IgE 高亲和力受体 FcεRI 增强 IgE 应答。室内尘螨具有多种过敏原、蛋白酶、PAMPs 和细菌,可能在疾病进展中发挥重要作用。

四、尘螨与变态反应性疾病

(一)支气管哮喘

在存在哮喘和尘螨过敏的患者中,支气管痉挛和气道高反应性在暴露于尘螨过敏原时加重,而在无尘螨过敏原的环境中减轻。对尘螨敏感的哮喘儿童的症状,以及对尘螨敏感的成人哮喘患者的异常肺功能和气道反应性,与其家中的尘螨过敏原水平相关。糖皮质激素诱导树突状细胞上的肿瘤坏死因子受体相关蛋白(GITRL)通过调节

CD4+T 细胞分化,加重尘螨诱导的气道炎症和气道高反应性。尘螨持续过敏且合并 FeNO 水平高的鼻炎患者发生哮喘的风险更大。致敏、暴露和病毒感染之间存在协同作用,可导致喘息急性发作或增加住院风险。除支气管痉挛作用外,吸入尘螨过敏原还会增加其他吸入颗粒的沉积,同时降低粘液纤毛清除率,抑制深吸气的支气管扩张作用,并诱导哮喘支气管平滑肌增殖。此外,尘螨暴露的影响亦存在于对尘螨过敏原皮试阴性的患者中。增加的气道高反应性与高尘螨过敏原暴露相关,即使在非尘螨致敏的哮喘患者中也是如此。

与尘螨暴露加重现有哮喘的作用相比,尘螨暴露在多因素疾病发展中的作用的证据尚不明确。1 岁时尘螨暴露水平越高,第一次喘息发作就越早。尘螨被确定为哮喘的主要过敏原,美国一项对父母患有特应性体质的儿童进行的前瞻性研究表明,婴儿时期暴露于高水平的尘螨过敏原与 7 岁时发生哮喘之间存在关联。

除了尘螨暴露的作用外,尘螨致敏是哮喘的危险因素。60% 以上对屋尘螨敏感的儿童患有哮喘、湿疹或鼻炎;另一项研究显示,尘螨致敏是哮喘的重要危险因素。根据 3 岁时对尘螨和动物皮屑过敏原的特异性 IgE(specific IgE,sIgE)水平确定的致敏程度,是 5 岁时喘息、肺功能下降和持续性喘息的危险因素,以及 7 岁和 13 岁时支气管高反应性和肺功能下降的危险因素。

(二)变应性鼻炎

用尘螨过敏原激发鼻腔产生鼻塞和流涕,这与尘螨皮肤试验反应性相关。一组 108 例鼻炎患者,39% 诊断为变应性鼻炎,21% 诊断为非变应性鼻炎,40% 诊断为慢性鼻窦炎。哮喘患病率在变应性鼻炎患者中占 33%,在慢性鼻窦炎患者中占 42%,明显高于非变应性鼻炎患者的 8.7%。在一项回避过敏原研究中,92% 的哮喘患者也有变应性鼻炎的症状。相反,在两项舌下免疫疗法有效性的研究中,大约 30% 和 12% 的尘螨变应性鼻炎患者也患有哮喘。另有研究表明,触发尘螨诱发的变应性鼻炎和尘螨诱发的过敏性哮喘的 PAMPs 不同,前者是通过 TLR2 起作用的 β-葡聚糖,后者是通过 TLR4 起作用的脂多糖。

(三)特应性皮炎

家中尘螨的数量与患者特应性皮炎的存在和严重程度之间具有相关性。但研究结果并不表明

存在因果关系,因为尘螨的增加可能仅仅是患者脱屑增加的结果,为尘螨提供了额外的食物。尽管尘螨通常被认为生活在人的附近而不是在人身上,但一项使用透明胶带采样的研究发现,84%的儿童特应性皮炎患者的皮肤上至少有一只屋尘螨,而对照组为14%。

尘螨蛋白酶具有降低皮肤屏障功能的能力。在患有特应性皮炎的3~12个月龄的婴儿中,通过未受累皮肤的经表皮水分流失(皮肤渗透性的一种测量方法)与对尘螨和其他空气过敏原的致敏相关,这表明皮肤渗透性的增加可能会增加对空气过敏原致敏的风险,从而引发恶性循环。即使没有致敏,尘螨提取物也会影响人类角质形成细胞,释放促炎和促Th2细胞因子,并激活固有免疫系统的NLRP3炎性小体。几丁质启动角质形成细胞的固有免疫反应,被TLR2感知并诱导趋化因子释放和TLR4表达。

(曾泽宇,董晓艳)

第二节 临床表现和诊断

尘螨过敏原可通过直接外部接触(结膜炎、湿疹)、吸入(鼻炎、哮喘、湿疹)和摄入(荨麻疹、口腔过敏综合征、全身性过敏反应)引起症状。

一、尘螨变态反应疾病的临床表现

(一) 尘螨与变应性鼻炎

变应性鼻炎(allergic rhinitis,AR)是特应性个体暴露于过敏原(变应原)后主要由免疫球蛋白E(immunoglobulin E,IgE)介导的鼻黏膜非感染性慢性炎性疾病。AR的典型临床症状为阵发性喷嚏、清水样涕、鼻痒和鼻塞;可伴有眼部症状,包括眼痒、流泪、眼红和灼热感等。如果致病因素以室内过敏原(尘螨、蟑螂、动物皮屑等)为主,症状多为常年发作。尘螨(dust mites,DM)为常年变应性鼻炎最重要的过敏原,在所有过敏原中居第一位。40%的AR患者可合并支气管哮喘,在有鼻部症状的同时,还可伴喘鸣、咳嗽、气急、胸闷等肺部症状。AR发作时最主要的体征是双侧鼻黏膜苍白、肿胀,下鼻甲水肿,鼻腔有多量水样分泌物。眼部体征主要为结膜充血、水肿,有时可见乳头样反应。伴有哮喘、湿疹或特应性皮炎的患者有相应的肺部、皮肤体征。AR还可以有嗅觉障碍、头昏头痛、咽喉痛、慢性咳嗽、耳鸣、听力障碍、注意力

不集中,精神不振等伴随症状。

(二) 尘螨与过敏性哮喘

过敏性哮喘又称变应性哮喘(allergic asthma)或特应性哮喘(atopic asthma),是指由过敏原(allergen)引起和/或触发的一类哮喘,占成人哮喘50%以上,在儿童哮喘中更高达80%以上。引起哮喘发病和触发哮喘症状的过敏原多达数百种,尘螨是过敏性哮喘最主要的过敏原,对尘螨的过敏反应可发生在各个年龄段,多数过敏性哮喘的发生、发展和症状的持续与尘螨过敏密切相关。既往研究已证实尘螨过敏的哮喘患者暴露于尘螨过敏原时支气管痉挛和支气管高反应性加重;尘螨过敏哮喘患者的症状,与家中的尘螨虫过敏原水平相关;尘螨变应原暴露的季节性增加也会导致支气管高反应性的季节性加重;尘螨敏感性和尘螨暴露与哮喘症状的严重程度相关。

(三) 尘螨与特应性皮炎

特应性皮炎(atopic dermatitis,AD)也称特应性湿疹(atopic eczema)是一种慢性、复发性、炎症性皮肤病。AD的特点是反复发作、病程迁延,患者往往有剧烈瘙痒,严重影响生命质量。在不同的年龄段,患者还常常合并变应性鼻炎、哮喘等其他特应性疾病。不同年龄段特应性皮炎患者的临床表现各异。婴儿期以婴儿湿疹为初发表现,皮损以急性湿疹表现为主,典型皮疹为水肿性红斑伴有渗出和结痂,多分布于两颊、额部和头皮,后逐渐蔓延至躯干和四肢伸侧。儿童期多由婴儿期演变而来,也可单独发生。皮疹多分布在面部、颈部、肘窝、腘窝和小腿伸侧,以亚急性和慢性皮损为主要表现,典型皮疹为暗红色斑片,表面粗糙覆有鳞屑,皮纹加深增宽,有明显苔藓样变。青少年与成人期:皮损与儿童期类似,也以亚急性和慢性皮炎为主,主要发生在肘窝、腘窝、颈前等部位,也可发生于躯干、四肢、面部、手部,大部分呈干燥、肥厚性皮炎损害,部分患者也可表现为散在孤立凸起的粟粒到花生大小的坚实性的痒疹样皮疹。AD属多基因疾病,发病与遗传和环境等因素关系密切。诱发AD以及使AD病情加重的因素包括两方面,免疫-变应性因素和非免疫因素。免疫-变应性因素包括吸入变应原、食物变应原、接触性变应原、感染。吸入变应原包括尘螨、动物皮屑、花粉等,其中最重要的是尘螨,而花粉作为季节性吸入性变应原,是季节性加重的因素。研究发现大多数特应性皮炎患者的尘螨提取物斑贴试验可诱

发湿疹性皮损,尤其是皮损的分布区域为皮肤空气暴露区时,提示空气变应原可通过直接皮肤接触引起病变。另外尘螨蛋白酶可以降低皮肤的屏障功能,皮肤通透性增加可能增加对空气变应原致敏的风险。

(四)尘螨与荨麻疹及全身过敏反应

荨麻疹是由于皮肤、黏膜小血管扩张及渗透性增加出现的一种局限性水肿反应。荨麻疹临床表现为风团和/或血管性水肿,发作形式多样,风团的大小和形态不一,多伴有瘙痒。病情严重的急性荨麻疹还可伴有发热、恶心、呕吐、腹痛、腹泻、胸闷及喉梗阻等全身症状。慢性荨麻疹是指风团每天发作或间歇发作,持续时间 >6 周。有研究发现,慢性荨麻疹最常见的过敏原是尘螨。另有一项研究发现伴有慢性荨麻疹的尘螨过敏的 AR 和哮喘患者,在进行尘螨脱敏治疗后,慢性荨麻疹症状减轻。据报道,尘螨及节肢动物甲壳类动物(虾、蟹和龙虾)和昆虫(蟑螂、蚱蜢)以及软体动物门成员(蜗牛、蛤、牡蛎和乌贼)之间存在交叉免疫反应,临床症状从口腔局部症状到严重哮喘和全身过敏反应不等。全身过敏症状还可以发生无意中摄入被尘螨定植的其他食物时,自 1993 年首次报道了有人食入尘螨污染的面粉制作的油炸糕点后,发生了全身过敏反应,至今已有 100 多份报告,涉及摄入尘螨污染的食物,这些食物包括煎饼、小麦和玉米粉等。病例在热带或亚热带地区更为常见,高湿度有利于食品中尘螨的生长,儿童和成人均有发病,症状包括荨麻疹、喘息、全身性过敏反应和运动诱发的全身性过敏反应。

二、尘螨变态反应疾病相关检测

(一)体内检测

1. 皮肤点刺试验(skin prick test,SPT)　用于检测 IgE 介导的 I 型超敏反应所致疾病,将标准化过敏原试液点刺皮肤,皮肤局部产生风团、伪足等反应的情况判断患儿是否对该过敏原致敏。推荐用于检查的疾病包括:①哮喘;②变应性鼻炎/鼻窦炎;③过敏性结膜炎;④湿疹/特应性皮炎;⑤食物过敏(口腔过敏综合征、怀疑由食物诱发的急性荨麻疹或皮疹加重、严重过敏反应等)。SPT 结果的判定方式有 2 种:①阴性和阳性;②0~4+ 的反应强度分级量表。若过敏原风团直径与阴性对照风团直径的差值≥3mm,则判定 SPT 阳性;若风团直径 <3mm,且组胺对照组的结果为阳性,则判定

SPT 阴性。反应强度则采用皮肤指数(skin index,SI)判定,分别测量过敏原和组胺风团的最长直径及最长垂直直径,同时要避开伪足,计算出风团平均直径,两者平均直径的比值即为 SI,根据 SI 将 SPT 反应强度分为 4 个等级,即 +:0.3≤SI<0.5;++:0.5≤SI<1.0;+++:1.0≤SI<2.0;++++:SI≥2.0)。SPT 具有敏感度高、费用低、检测结果直接迅速等优点,但有发生全身过敏的风险,如正在应用抗组胺药、糖皮质激素等可影响检测结果。

2. 皮内试验(intradermal test,IDT)　是将过敏原试液与对照试液分别注入皮内,使局部产生圆形 2~3mm 皮丘,并观察皮肤反应。该方法特异度和灵敏度高,但对操作者的要求高,试验的创伤性和引起的疼痛感也高于 SPT,发生全身过敏反应的风险相对 SPT 更高。

3. 过敏原激发试验(allergen provocation test,APT)　包括支气管激发和鼻黏膜激发,让过敏性哮喘和变应性鼻炎的患者分步吸入梯度浓度的致病变应原稀释液,观察是否出现呼吸道过敏反应的试验。过敏原支气管激发在儿童不常用。鼻黏膜激发是诊断变应性鼻炎的金标准,是 SPT 和血清 sIgE 检测阴性患者最佳确诊方法。

(二)体外检测

1. 血清 sIgE 检测　是最常用的体外诊断方法,包括单项及多价试验;针对过敏原及其组分,可以定性定量的检测方法。对于 IgE 介导的 I 型变态反应性疾病,单项检测和多价检测可作为替代皮肤点刺试验的诊断方法,该法除了抽血外对患者没有任何风险。适用于病情复杂、过敏反应高风险、正在服用干扰检测的药物、年幼或皮肤状况受限的患者。过敏原 sIgE 水平越高,与变态反应性疾病的相关性越强,sIgE 测定方法包括放射性吸附试验、免疫印迹法、酶联免疫法、化学发光免疫分析法等,各种方法又有定性、半定量或定量之分,目前荧光免疫定量检测法被视作"金标准",测定结果分为 7 个级别,0 级:<0.35kU/L;1 级:0.35~0.69kU/L;2 级:0.7~3.4kU/L;3 级:3.5~17.4kU/L;4 级:17.5~49.9kU/L;5 级:50~100kU/L;6 级:>100kU/L。sIgE 较客观且定量反映致敏状态,但 sIgE 结果及等级与临床症状和疾病的严重程度并不完全一致。

2. 过敏原组分检测　不同于传统的针对过敏原粗提物的 sIgE 检测方法,过敏原组分检测是指使用天然或重组的单体过敏原来鉴定引起过敏的

特定分子,有助于评估变态反应性疾病的发生风险并指导治疗,还可用于鉴别原发过敏与同源蛋白交叉反应引起的假性致敏结果,从而为精准选择变应原特异性免疫治疗所使用的变应原制剂种类提供参考依据,是过敏原检测的发展趋势。

三、诊断

尘螨变态反应的诊断主要依靠病史、临床表现、体格检查,并具备过敏原检测中尘螨阳性的结果。首先要详细询问病史,找出有无鼻炎、哮喘、特异性皮炎、慢性荨麻疹以及全身过敏反应发生的临床表现及体征,如果考虑存在这些疾病,再做相应的尘螨 SPT 或/和尘螨血清 sIgE 检测,如果出现阳性结果,可考虑尘螨所致的变态反应。

四、鉴别诊断

(一) 花粉变态反应

花粉变态反应(花粉症)是最早发现的变态反应性疾病,指具有特应性遗传素质的个体吸入致敏花粉后,由 sIgE 介导的非特异性炎症反应及其引发的以变应性结膜炎、鼻炎、哮喘为主的一系列临床症状,其症状具有明显的季节性和区域性,并且易受某些气象因素的影响。花粉症的诊断步骤包括病史采集、皮肤试验和血清 sIgE 检测、病史与检测结果相关性分析。

(二) 真菌变态反应

真菌过敏也会引起变应性鼻炎、哮喘、结膜炎、皮炎,还有真菌过敏性肺炎、胃肠炎等,与花粉过敏反应、尘螨过敏反应相比,真菌过敏反应多于气温较高的季节发作,发病时多与接触较多数量的真菌、进入地窖及久未居住的房间、阴湿地等相关。可根据患者的症状、体征和病史进行非特异性诊断,如果初步怀疑,再进行 SPT 和真菌血清 sIgE 特异性诊断。

(王超)

第三节　防　治

变态反应性疾病治疗目前公认的治疗原则为"防控结合,四位一体",即包括环境控制、药物治疗、免疫治疗和健康教育,尘螨变态反应的治疗亦是如此。通过规范化的综合防治,尘螨变态反应的各种症状可得到长期控制,使患者的生活质量改善。

一、尘螨变应原回避

控制室内相对温湿度,将室内相对湿度控制在 50% 以下,是控制尘螨及其过敏原的最常用方法。使用包装套,用特殊的防尘螨材料床垫和枕头,是减少暴露于尘螨及其过敏原的有效方法。少用冬雨羽毛填充的靠垫。经常晒被子及枕头,每周用等于或高于 55℃热水清洗床上及窗帘、地毯等室内用品。保持室内清洁,保持空气流通。不在室内饲养猫、狗等带毛宠物都是尘螨变应原回避的有效方法。

二、药物治疗

传统药物治疗是治疗变应性疾病的对症治疗方法,可以减轻尘螨变态反应疾病的症状,达到对疾病的良好控制,但是停药后易复发。常用的有糖皮质激素、抗组胺药、白三烯受体拮抗剂、减充血剂、肥大细胞膜稳定剂、速效 β_2 受体激动剂、茶碱、抗胆碱能药物、硫酸镁、保湿性护肤品、中药等。

(一) 过敏性哮喘

哮喘的治疗药物可分为控制用药及缓解用药两大类。哮喘的控制用药主要包括吸入糖皮质激素(布地奈德雾化悬液、布地奈德干粉吸入剂、丙酸氟替卡松吸入气雾剂)、全身用糖皮质激素(常用有泼尼松、甲泼尼龙、琥珀酸氢化可的松)、白三烯受体拮抗剂(孟鲁司特钠)等,另外长效吸入性 β_2 受体激动剂(沙美特罗、福莫特罗)可以和吸入糖皮质激素联合应用具有协同抗炎平喘作用,茶碱可以和糖皮质激素联合用于中重度哮喘的长期控制,长效口服 β_2 受体激动剂短期使用(盐酸丙卡特罗、班布特罗)可改善哮喘的夜间症状。缓解药物用于快速解除支气管痉挛、缓解症状,常用的有吸入用速效 β_2 受体激动剂(沙丁胺醇、特布他林)、吸入用抗胆碱能药物(异丙托溴铵)、全身糖皮质激素、硫酸镁、茶碱等。另外中药、免疫调节剂、支气管镜在过敏性哮喘的治疗中也有一定作用。药物剂量具体见"支气管哮喘"章节。

(二) 变应性鼻炎

包括鼻用糖皮质激素(糠酸氟替卡松鼻用喷雾剂、糠酸莫米松鼻喷雾剂、布地奈德鼻喷雾剂、丙酸氟替卡松鼻喷雾剂),抗组胺药(西替利嗪、左西替利嗪、氯雷他定、地氯雷他定等),白三烯受体拮抗剂(孟鲁司特钠),减充血剂(伪麻黄碱,羟甲唑啉喷雾剂),肥大细胞膜稳定剂(色甘酸钠,曲尼司特)等。其他治疗方法包括中药、鼻腔冲洗等。药物剂量见"变应性鼻炎"章节。

（三）特应性皮炎

润肤剂、外用糖皮质激素(地奈德乳膏、丁酸氢化可的松乳膏、糠酸莫米松乳膏),钙调神经磷酸酶抑制剂(他克莫司、吡美莫司),抗组胺药(西替利嗪、左西替利嗪、氯雷他定、地氯雷他定),中医辨证施治也有一定疗效。药物剂量见"特应性皮炎"章节。

（四）荨麻诊、口腔过敏综合征、全身过敏反应

抗组胺药(西替利嗪、左西替利嗪、氯雷他定、地氯雷他定、依巴斯汀),糖皮质激素(泼尼松、甲泼尼龙、地塞米松),肾上腺素等。

三、尘螨特异性免疫治疗

变应原特异性免疫治疗(allergen specific immunotherapy, AIT)目前唯一能够改变变态反应性疾病自然进程的对因治疗方法,能够诱导机体对变应原产生免疫耐受,能够有效地预防症状加重,预防儿童鼻炎发展成为哮喘,还可以降低新变应原致敏的风险,可获得长期疗效。AIT 最常使用的为皮下注射特异性免疫治疗(subcutaneous immunotherapy, SCIT)和舌下含服特异性免疫治疗(sublingual immunotherapy, SLIT)(又称舌下脱敏治疗)。治疗过程分为剂量递增和剂量维持 2 个阶段,总疗程推荐 3~5 年。目前国内标准化的尘螨皮下注射脱敏治疗制剂有屋尘螨、粉尘螨双尘螨制剂;屋尘螨单尘螨制剂。尘螨舌下含服唯一标准化制剂是粉尘螨滴剂。

（一）尘螨特异性免疫治疗过敏患儿的筛选

尘螨 SPT++ 以上和/或 sIgE 2 级以上,且有临床过敏症状,可以考虑尘螨脱敏治疗。

（二）尘螨特异性免疫治疗的适应证

轻-中度哮喘、中-重度持续性鼻炎患儿、轻-中度哮喘合并鼻炎［和/或过敏性结膜炎］、轻-中度哮喘合并湿疹等患儿,过敏原检测证实尘螨是其唯一(或 2、3 种过敏原中主要)的过敏原,且无法完全避免接触,可以考虑脱敏治疗。

（三）尘螨特异性免疫治疗的禁忌证

（1）严重的或未控制的哮喘(FEV₁<75% 预计值)。

（2）应用第 4 或 5 级哮喘控制治疗方案仍不能控制症状或肺功能持续减低者。

（3）免疫治疗期间连续 2 次发生不明原因严重过敏反应者。

（4）正在使用 β 受体阻滞剂或血管紧张素转化酶抑制剂(ACEI)治疗者。

（5）患有严重的心脑血管疾病、免疫性疾病(包括自身免疫性疾病和免疫缺陷性疾病)、恶性病、慢性感染性疾病者。

（6）患者有严重的心理疾病、缺乏依从性或无法理解治疗的风险和局限性。

（四）尘螨皮下免疫疗法

皮下免疫疗法(SCIT)根据剂量递增阶段注射频率的不同,可分为常规免疫治疗和加速免疫治疗,加速免疫治疗可分为集群免疫治疗和冲击免疫治疗。国内临床应用较多的有常规免疫治疗和集群免疫治疗,常规免疫治疗的剂量递增阶段需要 3~6 个月,此期间每周注射 1 次,进入维持阶段后可 6 周左右注射 1 次;集群免疫治疗可将剂量递增阶段缩短至 6 周。

（五）尘螨舌下免疫疗法

粉尘螨滴剂是目前国内唯一的标准化舌下含服变应原制剂。舌下免疫疗法(SLIT)用药方法是将药液滴于舌下,含 1~3 分钟后吞服。每日 1 次,固定时间用药。首次用药需在医院进行,并留院观察 30 分钟,同时进行患者教育,告知具体用药方法、可能出现的不良反应及处理措施、对症药物的使用方案等。

（六）尘螨脱敏治疗的其他问题

皮下注射脱敏治疗通常在≥5 岁的儿童中开展,舌下脱敏治疗建议可在 3 岁以上的儿童中开展。疗程一般为 3~5 年,疗程越长,疗效越巩固,根据中国国内的现状,建议至少治疗 3 年。脱敏治疗的制剂不含激素,也不会影响孩子生长发育。最后一次皮下脱敏注射和接种疫苗之间应至少间隔 1 周;接种疫苗后 1 周,可继续脱敏治疗,并无须调整剂量。舌下脱敏治疗患儿可在接种疫苗前停药 2~3 天,接种后停药 3~5 天。出现急性发热、感染等情况,应暂脱敏治疗,病情恢复后再继续。皮下注射脱敏治疗要在医院内进行,有专业医护人员监测;注射后至少留院观察 30 分钟并全程有家长陪同;注射当天应避免体力活动、热水浴;注射前一天应避免过度劳累;注射前后均需测定峰流速。

四、生物制剂治疗

（一）奥马珠单抗

奥马珠单抗(omalizumab)作为抗 IgE 的重组

人源化单克隆抗体,可以与游离 IgE 的 cε3 区域结合,显著降低游离 IgE 水平,同时抑制游离 IgE 与效应细胞,如树突状细胞、肥大细胞、嗜碱性粒细胞表面的 FcεRⅠ结合,抑制效应细胞活化脱颗粒和炎症介质的释放,从而阻断过敏级联反应的发生,对 IgE 介导的变态反应性疾病有者良好的效果。

1. 奥马珠单抗中国适应证　一般适用于 6 岁及以上儿童患者,用于经 ICS-LABA 治疗后,仍不能有效控制症状的中重度持续性过敏性哮喘。奥马珠单抗也适用于因不良反应而需要避免/减少使用口服激素和/或不愿长期使用 ICS 的中重度过敏性哮喘患儿。

2. 奥马珠单抗使用禁忌证

(1) 对奥马珠单抗活性成分或其他任何辅料有过敏反应的患儿。

(2) 哮喘急性加重、急性支气管痉挛或哮喘持续状态时不建议使用,在开始本品治疗后不能突然中断全身或 ICS 治疗。

(3) 肝损害或肾损害患儿及患有自身免疫性疾病、免疫复合物介导疾病的患儿应慎用。

(4) 蠕虫等寄生虫感染高风险患儿应谨慎用药。

3. 奥马珠单抗儿童使用的用法、用量　根据基线总 IgE(IU/mL,治疗开始前测定)和体重(kg),确定奥马珠单抗合适的给药剂量(每次给药剂量为 75~600mg)和给药频率(每 2 周或 4 周给药 1 次)。若每次给药剂量≤150mg,则于 1 个部位皮下注射;若剂量 >150mg,则按需分 1~4 个部位分别皮下注射。奥马珠单抗每次给药最大推荐剂量为 600mg,每 2 周 1 次。

(二) 度普利尤单抗

度普利尤单抗(dupilumab)是一种全人源单克隆抗体,可特异性结合 IL-4Rα 亚基,从而抑制 IL-4 和 IL-13 的信号转导,阻断由 IL-4 和 IL-13 介导的炎症反应。

1. 度普利尤单抗适应证　在中国,度普利尤单抗的适应证为 6 岁以上儿童/青少年和成人中重度 AD。在欧美,度普利尤单抗适应证还包括≥12 岁儿童/青少年和成人中重度哮喘、成人慢性鼻窦炎伴鼻息肉和≥ 12 岁青少年和成人嗜酸性粒细胞性食管炎。

2. 度普利尤单抗用法用量　6~17 岁儿童/青少年:体重 30~60kg 者,首次 400mg,此后每 2 周

200mg;体重 15~<30kg 者,首次 600mg,此后每 4 周 300mg。6 岁以下儿童:体重 5~<15kg 者,每 4 周 200mg;体重 15~30kg 者,每 4 周 300mg,皮下注射。成人及体重≥60kg 的儿童首次 600mg,此后每 2 周 300mg,皮下注射。

五、健康教育

可通过门诊教育、集中教育、媒体网络教育、定点教育等方式,让患儿及家属了解尘螨变态反应疾病的本质、治疗、自我检测、预防,增加患儿及家属的依从性、治疗的信心、自我用药的掌握等。

六、疗效评价

(一) 主观评价

包括视觉模拟量表(visual analogue scale, VAS),哮喘控制测试(asthma control test, ACT)、儿童哮喘控制测试(children asthma control test, C-ACT)、药物评分、生活质量评分、特应性皮炎评分、湿疹面积和严重程度指数评分、研究者整体评分等。

(二) 客观评价

包括鼻功能检查、鼻激发试验、气道激发试验、肺功能、呼出气一氧化氮测定等。

(王超,董晓艳)

参考文献

1. van Boven FE, de Jong NW, Braunstahl GJ, et al. Effectiveness of the air purification strategies for the treatment of allergic asthma: A Meta-analysis [J]. Int Arch Allergy Immunol, 2020, 181 (5): 395-402.

2. Asosingh K, Weiss K, Queisser K, et al. Endothelial cells in the innate response to allergens and initiation of atopic asthma [J]. J Clin Invest. 2018, 128 (7): 3116-3128.

3. Trian T, Allard B, Dupin I, et al. House dust mites induce proliferation of severe asthmatic smooth muscle cells via an epithelium-dependent pathway [J]. Am J Respir Crit Care Med, 2015, 191: 538-546.

4. Dzoro S, Mittermann I, Resch-Marat Y, et al. House dust mites as potential carriers for IgE sensitization to bacterial antigens [J]. Allergy, 2018, 73: 115-124.

5. Wang Y, Liao K, Liu B, et al. GITRL on dendritic cells aggravates house dust mite-induced airway inflammation and airway hyperresponsiveness by modulating CD4[+] T cell differentiation [J]. Respir Res, 2021, 22 (1): 46.

6. Martínez D, Munera M, Cantillo JF, et al. An engineered hybrid protein from dermatophagoides pteronyssinus

allergens shows hypoallergenicity［J］.Int J Mol Sci,2019,
20(12):3025.

7.　Wheatley LM,Togias A.Clinical practice. Allergic rhinitis
［J］.N Engl J Med,2015,372(5):456-463.

8.　中华医学会变态反应分会呼吸过敏学组,中华医学会
呼吸病学分会哮喘学组.中国过敏性哮喘诊治指南(第
一版,2019 年)［J］.中华内科杂志,2019,58(9):636-
655.

9.　中华医学会皮肤性病学分会儿童皮肤病学组.中国儿
童特应性皮炎诊疗共识(2017 版)［J］.中华皮肤科杂
志,2017,50(11):784-789.

10.　中华医学会,中华医学会杂志社,中华医学会皮肤性病
学分会,等.特应性皮炎基层诊疗指南(2022 年)［J］.
中华全科医师杂志,2022,21(7):609-619.

11.　Zuberbier T,Aberer W,Asero R,et al.The EAACI/
GA²LEN/EDF/WAO guideline for the definition,
classification,diagnosis and management of urticaria［J］.
Allergy,2018,73(7):1393-1414.

12.　Chen H,Li J,Cheng L,et al.China consensus document
on allergy diagnostics［J］.Allergy Asthma Immunol Res,
2021,13(2):177-205.

13.　向莉,赵京,鲍一笑,等.儿童气道过敏性疾病尘螨特
异性免疫治疗专家共识［J］.中华实用儿科临床杂志,
2018,33(16):1215-1223.

14.　国家呼吸系统疾病临床医学研究中心,中华医学会儿
科学分会呼吸学组哮喘协作组,中国医药教育协会儿
科专业委员会,等.奥马珠单抗在儿童过敏性哮喘临床
应用专家共识［J］.中华实用儿科临床杂志,2021,36
(12):881-890.

15.　中华医学会皮肤性病学分会特应性皮炎研究中心,中
华医学会皮肤性病学分会儿童学组.度普利尤单抗治
疗特应性皮炎专家共识［J］.中华皮肤科杂志,2022,55
(6):465-470.

第二十一章

真菌变态反应

第一节 概 论

真菌是具有细胞核,能产生孢子、无叶绿素,以吸收为营养方式,可进行有性和无性繁殖,常有分支的丝状营养结构、细胞壁含有几丁质和/或纤维素的有机体。世界上大约有 150 万种真菌,由 8~10 个门组成。尽管真菌的最佳生长条件各不相同,但它们的最佳生长温度范围为 18~32℃,最佳相对湿度 >65%。真菌在室外和室内环境中普遍存在,它们几乎可以在任何基材上生长,包括玻璃和塑料表面。

而真菌变态反应是一种常见的变态反应性疾病,儿童患者尤其容易受到其影响。随着现代生活方式和环境的变化,真菌变态反应在儿童中的发病率呈逐年上升的趋势,给儿童健康带来了不可忽视的威胁。值得注意的是,真菌产生的孢子大小不一,平均介于 2~10μm 之间,在空气中可以长时间滞留,并通过吸入等途径进入儿童的呼吸道,引发变态反应。

儿童的免疫系统尚未完全发育成熟,对外界刺激的应对能力相对较弱,这使得儿童更容易对真菌产生过敏反应。此外,由于儿童的免疫系统正在发育阶段,儿童真菌变态反应疾病也具有较高的复发率和慢性化倾向。因此,及时诊断、有效治疗和预防是至关重要的。

真菌过敏原可分为室外和室内,亦可同时出现在两种环境中。链格孢属、枝孢菌属、葡萄孢属、附球(真)菌属和镰孢(霉)属是在室外环境中普遍存在的真菌,除了存在于空气中,它们还存在于土壤、腐烂的植物和食物中,尤其是蔬菜和水果中。大气真菌孢子浓度超过平均花粉浓度的 100~1 000 倍,空气中的孢子浓度因温度、风和湿度等,气候因素而有很大差异,室外真菌孢子浓度夏季可能达到 50 000/m³,而冬季可能低至 50/m³。

室内真菌是在室内生长的真菌和从室外进入的真菌的混合物,其发生率受湿度、通风、生物可降解材料的含量,以及宠物、植物和地毯存在的影响。曲霉菌和青霉菌是典型的室内真菌,枝孢菌、毛霉菌等在室内也很常见。室内真菌是常年过敏原的主要来源,这些真菌喜欢阴暗潮湿的环境,在有足够的湿度和温度情况下,可以发芽生长。在家中,孢子数量最有可能显著升高的房间包括洗衣房、浴室和地下室,而卧室、客厅等房间真菌孢子浓度水平较低。

长期以来,真菌变应原被称为"有问题的变应原",远较其他变应原复杂,真菌的孢子和菌丝体碎片可能是过敏原的来源。第一,真菌生性喜温暖潮湿的环境,这就决定了真菌分布的地区性和季节性;但是真菌分布的地区性和季节性远不如花粉那样明确,这使得暴露于疾病的关系不易确认。第二,致敏真菌的变应原性问题是一个极为复杂的问题,真菌天然具有易变异性,因而不同菌株、不同培养基、不同生长温度和时间、甚至不同的接种和提取方法均可影响提取物的变应原性。"一切可变的因素均可改变之",不但在不同种系的真菌中变化很大,而且在同一种系真菌中亦可能存在不同的抗原决定簇,真菌变应原之间亦存在交叉反应性。由于真菌变应原粗提取物中的含量复杂,不同种类真菌变应原粗提取物之间的交叉反应比纯化真菌过敏原之间的交叉反应更常见,这些交叉反应是精确诊断致病性过敏原的障碍,对粗真菌提取物的看似阳性的致敏结果并不能证实真正的致敏。第三,真菌可引起多种变态反应。真菌孢子的大小范围为 2~250μm。直径大于 10μm 的较大孢子通常沉积在上呼吸道,与变应性鼻炎有关,而其他足够小的孢子可穿透较低,到达气管和支气管,引起哮喘。目前尚缺乏真菌过敏流行病学的确切数据。估计人群总致敏率 3%~10%;链格孢属致敏率 7%,曲霉属致敏率 6%。常见真菌变应原及其特点见表 21-1-1。

表 21-1-1　常见真菌变应原及其特点

真菌变应原	特点	主要致敏蛋白组分
交链格孢（Alternaria alternata）	- 与呼吸道变态反应性疾病密切相关,尤其是室外环境中常见,发生率受气候和个体特应性影响。 - 常作为真菌的单一变应原存在,其致敏与哮喘严重程度密切相关,也是儿童时期最常见的真菌变应原。	Alt a 1:谷胱甘肽-s-转移酶
枝孢菌（Cladosporium herbarum）	- 室内室外均存在,与重度哮喘、慢性荨麻疹和特应性皮炎相关,致敏蛋白组分具有广泛交叉反应性。 - 目前已鉴定出 14 种致敏蛋白组分。	Cla h 8:甘露醇脱氢酶
曲霉属（Aspergillus fumigatus）	- 在自然环境中无处不在,引发范围广泛的人类疾病,包括 ABPA 和外源性过敏性肺泡炎。	Asp f 1:非糖基化的 18kD 蛋白
青霉菌属（Penicillium Species）	- 是室内真菌中常见的过敏原,与外源性过敏性哮喘相关。	Pen c 1:丝氨酸蛋白酶
白色念珠菌（C albicans）	- 在正常情况下存在于口腔、呼吸道、肠道和阴道,但是否引发呼吸道过敏症仍有争议。	未确定
紫癜棘球菌（Epicoccum purpurascens）	- 是一种流行的腐生真菌,可引发气道变态反应性疾病。	- Epi p 1:丝氨酸蛋白酶
新月弯孢霉（Curvularia lunata）	- 影响 7-28% 的变态反应性疾病患者,尤其是变应性鼻炎和哮喘。 - 同多种真菌、花粉存在交叉反应。	- Cur l 1:丝氨酸蛋白酶; - Cur l 2:烯醇化酶; - Cur l 3:细胞色素 C 酶
层出镰刀菌（Fusarium culmorum）	- 不仅可以在土壤中越冬越夏,还可侵染多种植物引起病害。 - 其孢子可导致过敏性气道疾病有研究显示,30% 的哮喘患者对镰刀菌的皮试试验阳性。	Fus p 9:液泡丝氨酸蛋白酶
糠秕马拉色菌（Malassezia furfur）	- 担子菌门中引起变态反应性疾病最常见的一种真菌 - 是一种酵母菌,是皮肤表面正常菌群的菌种之一,在某些条件下也会对人类健康产生负面影响。 - 有报道显示,超过一半的特应性皮炎患者对糠秕马拉色菌致敏。	- Mala f 4:线粒体苹果酸脱氢酶
米根霉菌（Rhizopus oryzae）	- 担子菌门中引起呼吸道变态反应性疾病的常见真菌。	-Rhi o 1:天冬氨酸内肽酶

（于艳艳,王子熹）

第二节　发病机制

多数情况下真菌过敏原是通过吸入孢子和菌丝体碎片进入人体,也可能通过进食含有真菌的食物如酒、酱油、酱、发酵面食等诱发机体的免疫反应。此外,职业性接触和真菌相关的药物注入也是进入人体的途径。

真菌过敏的免疫机制十分复杂,I、III和IV型超敏反应均可存在。但是哪些特定的过敏原可以引发相应类型的超敏反应,目前尚不明确。真菌

过敏原与花粉或螨虫等常见过敏原不同,真菌孢子和菌丝在吸入和沉积在呼吸道后最初仅释放少量过敏原,初步的鼻腔灌洗研究表明,在自然暴露条件下吸入的曲霉属、青霉属和链格孢属真菌分生孢子处于萌发状态,增殖期间释放的过敏原数量随时间增加。此外,真菌的增殖率还可能取决于患者的免疫状态、肺内沉积的解剖部位以及呼吸道内的微环境条件,例如温度和湿度梯度等。因此,真菌暴露的后果可能不仅取决于真菌颗粒的数量和多样性,还取决于真菌增殖的程度和局

部先天免疫系统克服增殖真菌释放的毒力因子的效率。

大多数真菌变态反应属于IgE介导的I型超敏反应，如变应性鼻炎、过敏性哮喘。IgE与其受体结合后还能增强Th2型炎症反应并触发其他的免疫调节途径，从而发挥生物学效应；但此类反应超出传统I型超敏反应的范畴，很多的真菌变态反应是属于免疫复合物型、细胞免疫型或多型复合的变态反应，如变应性支气管肺真菌病、变应性真菌性鼻窦炎、外源性过敏性肺泡炎。

真菌过敏机制除了上述三型免疫反应外，尚有固有免疫反应等其他免疫机制参与。真菌细胞壁的一些蛋白成分，包括β-葡聚糖和几丁质等，是宿主细胞上模式识别受体识别的PAMPs的主要来源。这些细胞表达广泛的模式识别受体（pattern recognition receptor，PRR），可以感知由局部细胞死亡或应激产生的病原体相关分子模式（pathogen-associated molecular patterns，PAMP）和损伤相关的分子模式（damage associated molecular patterns，DAMPs）。从生物学角度上讲，真菌的免疫调节作用可能会在其他TLR配体、PAMP和/或DAMP存在的情况下发生改变。真菌细胞壁处于动态变化的状态，不同种类的真菌和真菌生长发育的不同阶段中细胞结构及蛋白组分都可能有所不同，因此，处于一个发育阶段的真菌可能是高度致敏的，而处于另一个发育阶段的同一真菌即使被高度敏感的个体接触也可以耐受。真菌导致过敏的非IgE相关机制与真菌细胞壁的这些蛋白成分有关，下面介绍这些真菌成分与过敏相关的可能免疫机制。

（一）β-葡聚糖

β-（1,3）-葡聚糖是大多数真菌、一些细菌、大多数高等植物和许多低等植物的非水溶性细胞壁成分。β-（1,3）-葡聚糖被在巨噬细胞、单核细胞、中性粒细胞和树突细胞上表达的Dectin-1受体识别。Dectin-1是一种II型跨膜C型凝集素样受体，通过Dectin-1发出的信号通过诱导树突状细胞将T细胞极化为Th17细胞来促进真菌免疫。研究表明，β-葡聚糖暴露的影响在特应性或过敏性哮喘的情况下最为明显。与单独暴露于真菌或屋尘螨相比，同时暴露于真菌孢子和屋尘螨过敏原会导致更严重的哮喘表型，免疫反应的性质也发生了改变。暴露于屋尘螨可引起Th2反应，Th17反应很少或没有，而暴露于真菌孢子和屋尘螨会导致混合的Th2和Th17反应，可显著增强Th2反应并诱导了强烈的Th17反应，与哮喘严重程度和类固醇抵抗有关，可能是与β-葡聚糖暴露途径、β-葡聚糖剂量或负荷和/或所用β-葡聚糖的免疫活性的差异（不同的β-葡聚糖对Dectin-1具有不同的亲和力）有关，推测β-葡聚糖可能会根据剂量、不同的接触途径和接触时间对健康产生不同的影响。

（二）几丁质

几丁质是N-乙酰葡糖胺的聚合物，是自然界中仅次于纤维素的第二大多糖，是真菌、屋尘螨、蟹、虾和昆虫的外骨骼、寄生线虫和许多昆虫的消化道的重要成分。2008年甲壳素被鉴定为PAMP，具有重要的体外和体内免疫作用。几丁质依赖不同颗粒大小与不同的受体结合，不同颗粒大小的几丁质可能对免疫细胞功能具有不同的影响。大颗粒的几丁质（>70μm）不会引起已知反应；中等大小的颗粒（40-70μm）诱导以IL-17和TNF-α为特征的炎症反应；小颗粒（<40μm）可诱导以IL-10为特征的抗炎反应。几丁质可激活巨噬细胞和自然杀伤细胞释放多种促炎细胞因子，并在体内诱导嗜酸性粒细胞性肺部炎症并增强先天性淋巴样细胞（ILC）向肺部的募集。据报道，几丁质可诱导IL-25、IL-33和胸腺基质淋巴细胞生成素（TSLP）的表达，从而激活ILC2细胞表达IL-5和IL-13，导致嗜酸性粒细胞增多，几丁质含量也是真菌暴露对肺部炎症影响的重要决定因素，接触几丁质对健康的影响取决于几丁质的剂量和大小。

（三）蛋白酶

真菌含有并释放蛋白酶，许多真菌过敏原具有很强的蛋白水解活性。真菌蛋白酶通过损害粘液纤毛清除、改变上皮屏障的通透性和激活先天免疫反应来诱导炎症反应。主要的蛋白酶感应机制涉及蛋白酶激活受体（protease activated receptors，PARS）的激活。蛋白酶对PARS的切割导致核因子κB（nuclear factor kappa-B，NF-κB）和丝裂原活化蛋白激酶的激活。研究表明过敏原asp f13是一种丝氨酸蛋白酶，可以通过浸润支气管粘膜下层和破坏气道平滑肌细胞-细胞外基质相互作用来促进气道高反应性。在另一项研究中，来自米曲霉的蛋白酶通过切割凝血蛋白纤维蛋白原在气道中诱发过敏性炎症，从而产生可作为气道上皮细胞和巨噬细胞上的TLR4配体的切割产物，证实了真菌蛋白酶的免疫活性。

（于艳艳，王子熹）

第三节　诊　断

一、真菌过敏引起的Ⅰ型超敏反应性疾病

通常为变应性鼻炎、过敏性哮喘。其临床表现与其他过敏原相似,但是也有一些自身的特点。

（一）真菌过敏引发的变应性鼻炎临床特点

临床表现与其他过敏原所致的变应性鼻炎类似,体检可见双侧鼻黏膜苍白、肿胀,下鼻甲水肿。但是真菌过敏引发的变应性鼻炎常常不单独存在,多与过敏性哮喘并存。多常年发病,可季节性加重,发病的高峰期多在4月份至11月份之间,这可能与本季节气候温暖、潮湿、利于真菌生长繁殖有关。

（二）真菌过敏引发的支气管哮喘临床特点

在儿童和成人人群中进行的一些研究表明,室外和室内真菌暴露与需要住院的哮喘、肺功能下降、哮喘药物使用增加和咳嗽的风险增加有关。IgE介导的真菌致敏作用经常出现在早发性特应性嗜酸性哮喘中。对真菌过敏,特别是链格孢菌过敏,往往与危及生命的急性哮喘发作和哮喘相关死亡有关,真菌被认为是导致重症哮喘的重要变应原。对于儿童来说,近40%的哮喘儿童对真菌敏感,重症哮喘儿童的患病率可高达60%,这种情况可能会持续到成年。成人严重哮喘患者中真菌致敏率可达到70%,导致需要多次住院的人群中更高。严重哮喘患者也更常对多种真菌共同致敏。曲霉菌过敏的患者肺功能往往受损更加严重,气道阻塞严重,从而需要更高剂量的糖皮质激素。真菌过敏被EAACI特别工作组定义为哮喘的一种内型。

（三）真菌变态反应的诊断

真菌过敏的诊断需要同时证明真菌特异性IgE(sIgE)抗体阳性和暴露于相同真菌过敏原后出现症状。真菌sIgE可以通过使用真菌提取物的适当皮肤试验或在固相中使用真菌过敏原的体外试验来证明。

临床病史的确定在于暴露在真菌环境时是否出现症状或原有的加重,但是实际操作中可能比较复杂,因为真菌过敏的症状如打喷嚏、鼻痒、鼻塞、咳嗽等往往是非特异性的,其他原因也会引起类似的症状,因此阴性病史可能比阳性病史更有用。

1. 过敏原点刺　由于阳性病史对于确认真菌过敏不是很可靠,因此使用过敏原测试来证明致敏状态很重要。但是目前几乎所有的真菌提取物都是非标准化的。真菌提取物标准化的难点在于菌株差异、批次间差异和来源材料的差异导致成分变化很大。真菌致敏蛋白组分点刺与体外实验一致性较高,但是目前仅限于研究,没有投入临床使用。

2. 真菌sIgE　每种过敏原都能使对其过敏的个体体内产生过敏原sIgE,血清中sIgE的水平可反映个体对何种真菌过敏原致敏及致敏的严重程度。

3. 真菌特异性IgG　患者血清中真菌特异性IgG的测定已被用作指示暴露的生物标志物。但是真菌特异性IgG的存在不一定表示致敏或有发展成真菌过敏的倾向。并且虽然真菌特异性IgG有随时间增加的趋势,但实际水平并不是暴露的可靠指标。

变应性鼻炎诊断标准参考第十一章第三节,过敏性哮喘诊断标准参考第十三章第三节。

二、真菌过敏引发的Ⅲ型和Ⅳ型超敏反应

下面介绍几种特殊的真菌过敏相关性疾病。

（一）变应性真菌性鼻窦炎

变应性真菌性鼻窦炎(allergic fungal rhinosinusitis, AFRs)是一种良性、粘膜外、非侵入性真菌性鼻窦疾病,是机体对鼻腔鼻窦内定植真菌的慢性、强烈的变态反应。常见于免疫功能正常的年轻患者,但也可能发生在儿童人群中,被认为是慢性鼻.鼻窦炎伴鼻息肉的一个亚型,其特征为真菌sIgE阳性、富含嗜酸粒细胞的黏蛋白(也称变应性黏蛋白)以及鼻窦的特征性CT和MRI表现。不同于其他慢性鼻窦炎(chronic rhinosinusitis, CRS)表型,骨解剖结构常常发生不可逆的改变,复发率高。因此早期诊断和治疗极为重要。

1. 流行病学　AFRs常发生于特应性疾病的人中,特别是社会经济地位低下的人。诱发因素不清楚,现多以为与遗传学因素、结构异常、地域居处等有关。它更常见于高湿度的温带地区,如印度和中东以及美国中南部地区。据估计,在所有要接受手术的CRS患者中,AFRS的发生率在1.3%~10%之间。此病并非罕见病,但是AFRS诊断率远低于预期,主要原因在于临床医师对AFRS

认识不足。目前尚缺乏中国 AFRS 流行病学调查数据。

2. 发病机制及病理学特征　AFRs 常见的致病菌有曲霉菌、白色念珠菌、毛霉菌等,其中曲霉菌最常见,约占 80%。AFRS 发病机制复杂而不明确,主要建立的机制是 2 型炎症。可能的诱发因素包括屏障功能障碍和先天免疫缺陷、真菌的直接作用和超抗原刺激。病理学下见特征性过敏性黏蛋白,真菌菌丝过度生长,坏死的细胞碎片,夏科-莱登结晶,无组织侵犯现象。①屏障功能障碍和先天免疫缺陷:体外研究表明,AFRs 的黏膜抵抗力降低,渗透性增强。AFRS 中局部抗微生物肽(乳铁蛋白、表面蛋白 D 和组胺)的表达减少。AFRS 衍生的 CD8$^+$ 细胞在体外对真菌致敏时无法激活和增殖。这些潜在的缺陷抗真菌机制导致生物膜形成和过度生长,激发永久的先天和适应性免疫刺激;②真菌的直接作用:真菌对 AFRs 的过敏性气道炎症中具有直接致病作用。真菌成分(包括 β-葡聚糖、几丁质和糖苷酶)通过上皮激活和凋亡刺激先天免疫细胞分泌细胞因子。这些细胞因子包括 IL-25 和 IL33,可诱导 Th2 极化和 2 型炎症。真菌蛋白酶通过促进 2 型炎症、嗜酸性粒细胞增多和杯状细胞增生而促炎。蛋白酶还通过切割纤维蛋白原直接刺激 TLR4 通路,导致抗真菌活性和过敏性气道炎症。扩张性真菌过度生长和局部细胞因子释放(TNF-α 和 MMP9)的质量效应也会导致骨质缺乏,这在儿科 AFRS 中常见。③超抗原理论:目前已经提出了真菌和细菌之间的跨界协同作用,两种生物都受益于替代性巨噬细胞激活和削弱的先天防御。真菌和细菌超抗原通过刺激 T 细胞,导致上皮细胞衍生的细胞因子(IL-33、IL-25 和 TSLP)的产生和 2 型固有淋巴细胞(ILC2)的激活,促进 2 型嗜酸性粒细胞反应,增加组织和血清免疫球蛋白 E。④适应性免疫和 2 型炎症:2 型炎症是 AFRS 的核心机制。Th2 激活释放 IL4、IL5 和 IL13,促进 B 细胞分化、IgE 产生、肥大细胞脱颗粒和嗜酸性粒细胞增多。全基因组微阵列研究发现,IgE 位点、嗜酸性粒细胞通路、Th2 信号通路和特异性细胞因子表达的上调是 AFRS 的显著分子特征。表现为 IgE 升高,嗜酸性黏蛋白阳性和真菌特异性过敏。与成人相比,儿童的真菌生物量、血清 IgE 值和顽固性疾病的严重程度似乎更高。

3. 临床表现　AFRs 患者通常表现为鼻息肉伴继发的鼻塞,往往合并支气管哮喘。患者的鼻腔分泌物呈稠厚的黏液分泌物,可呈无色或棕绿色外观,常常被描述呈花生酱样。如果疾病是双侧的,可能会出现嗅觉功能减退或丧失。病变在鼻窦内进一步发展,致鼻窦扩张性增大和鼻窦骨壁压迫性吸收。临床表现为眶侧或颌面部缓慢进展的隆起,无痛、固定、质硬和呈不规则形,酷似鼻窦黏液囊肿、黏液脓囊肿和恶性肿瘤。隆起不断增大压迫眼眶则引起眼球突出、移位,进而眼球活动受限、复视、上睑下垂等。个别严重者可出现眶周软组织肿胀、疼痛,累及眶内和视神经可致视力减退或失明。颅前窝是最常累及的颅内空间。如果不及时干预,患者可能出现视觉障碍、眼距过长、眼球突出、面部畸形等表现,有时甚至是颅内后遗症,如压力引起的颅神经病变或颅内脓肿。据估计 AFRS 中骨侵蚀的发生率在 20%~90%。

对于儿童来说,鼻息肉在疾病的初期最为常见,而且通常是单侧的。面部骨骼的改变在儿童人群中也更常见,超过 50% 的儿童表现为由于骨侵蚀导致的突出、远距或颧骨扁平。可能与儿童面部骨骼正处于发育中有关。

4. 辅助检查　①血常规:外周血嗜酸性粒细胞可见增多。②总 IgE:有特应性病史的 AFRS 患者常表现为血清总 IgE 水平较高,但低于变应性支气管肺曲霉菌病患者。AFRS 患者的 sIgE 水高于非真菌性 CRS 患者。③过敏原检测:针对真菌的过敏原皮肤点刺试验和 sIgE 可呈阳性。

5. 影像学检查　①鼻窦 CT:对诊断 AFRS 具有重要价值。AFRS 患者鼻窦 CT 扫描通常显示几乎完全浑浊,鼻窦软组织的放射密度不均匀。与 CRS 相比,AFRS 可能仅限于少数几个鼻窦,并且常常是单侧的,最常累及的是筛窦。鼻窦中央通常是蛇形状的高密度物质,周围有低密度黏膜边缘,被称为双密度征。大约 40% 的儿童可能表现为受累性鼻窦的扩张、骨鼻窦壁的重塑、变薄或侵蚀。眼眶是最常见的经纸板筛骨侵蚀的窦外扩张部位。②MRI:低信号 T_1WI 和 T_2WI 是最常见的,是由真菌中含有的高浓度的各种金属如铁、镁和锰以及过敏性黏蛋白所形成。

6. 诊断　对任何常规药物治疗无效的 CRS 患者,尤其是在没有任何免疫抑制证据的情况下,应该纳入考虑 AFRs 的诊断。与其他形式的 CRS 不同,诊断通常是在手术后,通过对手术黏液和黏膜标本的组织病理学评估来确认。与成人 AFRS 类似,最常用的是 Bent-Kuhn 诊断标准:①伴鼻息肉,②真菌染色阳性,③嗜酸性黏蛋白,④病史、皮肤试验或血清学检查证实真菌I型超敏反应,⑤典型的CT影像学特征,⑥组织病理学检查或真菌培养证实非侵袭性的真菌菌丝。AFRs的准确诊断需要综合临床特征、放射学、微生物学、组织病理学及免疫学检查。有学者提出在AFRS患者中,除了血清特异性IgE、总IgE、皮肤点刺试验和嗜酸粒细胞计数,对糖皮质激素治疗的良好反应也可视作AFRs的诊断参考标准。

7. 鉴别诊断 AFRS需与前鼻息肉,囊性纤维化或其他纤毛功能障碍疾病等进行鉴别。

8. 治疗 ①外科治疗:对于儿童AFRS,药物治疗往往是无效的,当怀疑诊断时,建议手术。首选治疗方法是功能性鼻内镜鼻窦手术。手术不仅通过清除阻塞组织来缓解症状,还有助于减少疾病的炎症负担,清除真菌的抗原刺激,改善鼻窦通气和术后局部给药的途径。同时也可以进一步明确诊断。虽然该手术并发症的风险较低,但外科医生在进行小儿功能性鼻内镜鼻窦手术时必须认识到儿童和成人患者之间的重要差异。小儿患者的鼻前庭较小,鼻甲发育不全,鼻腔的垂直高度相对较低。这一点,再加上AFRS儿童的骨侵蚀和面部异常,确实增加了潜在并发症的风险,因此在计划手术时应该充分考虑。如果可能的话,建议使用图像引导和三级鼻科医生的参与。迄今为止,对于在儿童AFRS人群中应该进行的功能性鼻内镜鼻窦手术的范围还没有达成共识。在一项评估单侧AFRS患者的研究中,患者在未受影响的一侧进行了早期手术,仍然有30%的患者在后期发展为对侧受累。因此,再加上小儿功能性鼻内镜鼻窦手术因手术范围狭窄而增加的复杂性,认为功能性鼻内镜鼻窦手术应针对受累的鼻窦,以清除真菌疾病,便于进行局部治疗。②药物治疗:由于真菌空气过敏原的普遍存在和患者对真菌过敏,术后AFRS的复发率在10%~100%之间。AFRS儿童的复发率已被证明高于成人人群。需要通过术后的药物治疗和护理,以及定期随访,可以减少复发率。糖皮质激素有助于改善鼻黏膜水肿,并通过减少炎症反应使息肉消退。术前给予口服糖皮质激素可减轻患者鼻部症状,并且可以改善手术中鼻窦解剖的视野。已被证明糖皮质激素治疗可以减少AFRS术后的复发。通常选用强的松,1~2mg/kg,儿童使用时应谨慎。局部用糖皮质激素目前治疗AFRS的证据有限,但是考虑到鼻喷激

素在鼻炎和CRS儿童中的长期安全性,以及非常低的副作用率,推荐将其作为儿童AFRS停止后管理的一种选择。近年来,布地奈德冲洗(0.5mg/2ml配240ml生理盐水)治疗CRS已越来越广泛,也可试用于AFRS。与喷雾剂和雾化器相比,布地奈德冲洗的优点是增加了类固醇药物进入鼻窦的剂量。从而可能降低单侧AFRS的复发和延迟受累的风险。但仍然需要进一步的研究来评估其安全性和有效性。③变应原免疫治疗:鉴于真菌I型超敏反应在疾病过程中的作用,变应原特异性免疫治疗也可能改善成人和儿童AFRS的预后。目前被认为是AFRS的一种辅助治疗选择,但是尚缺乏一个标准化的方案。可以采用皮下免疫治疗和舌下免疫治疗两种方式,但是我国目前尚缺乏舌下免疫治疗制剂。④抗真菌治疗:抗真菌治疗的目的是减少真菌对炎症的抗原刺激,从而减少对糖皮质激素的需求。尽管一些研究表明全身和局部抗真菌治疗对AFRS有效,但是依然有争议,也缺乏足够的证据支持在AFRS治疗中使用局部抗真菌药物。此外,目前还没有关于在儿童AFRS人群中进行抗真菌治疗的证据。在这个阶段,很难推荐儿童AFRS患者的常规应用抗真菌药物。在变应性支气管肺曲霉菌病的病理生理学与AFRS相似,抗真菌治疗已被证明可以减少皮质类固醇治疗的剂量,这对儿科患者无疑是有利的。但是仍然需要进一步的研究。⑤生物制剂:一些研究报道了生物制剂,如奥马珠单抗(抗IgE)和美波利珠单抗(抗IL-5)对AFRS的疗效。在未来生物制剂可能是AFRS的一种重要治疗方法,但目前尚缺乏循证医学的数据,并且费用昂贵,使它们无法常规使用。同时这些药物在儿童中的长期安全性也有待于进一步研究。

9. 随访及预后 患者通常在术后1个月、3个月和6个月进行随访。每次随访都要进行鼻内镜检查对鼻黏膜进行评估,并根据临床需要调整相应的治疗方案。

（二）变应性支气管肺曲菌病

变应性支气管肺曲菌病(allergic bronchopulmonary aspergillosis,ABPA)是特应性个体对曲霉菌产生的一种肺部变态反应性炎症。绝大多数由烟曲霉所致。好发于哮喘及囊性纤维化患者,过去认为ABPA在儿童中罕见,近十年来,随着人们对ABPA的早期识别能力增加,发现哮喘儿童的ABPA患病率为11%~50%。该病已越来越被儿童

变态反应专科医生所重视。

1. 发病机制　迄今为止,变应性支气管肺曲霉病的发病机制尚不完全清楚。宿主易感性被认为是主要的发病机制。曲霉菌在遗传易感性的机体中定植并生长是发生 ABPA 的先决条件。遗传变异导致支气管上皮细胞完整性缺陷和细胞外基质蛋白上调,从而促进曲霉菌孢子的黏附、萌发和生长。在这个过程中,真菌产物(病理相关分子模式:β-葡聚糖、半乳甘露聚糖、真菌核酸和蛋白酶)激活肺上皮细胞,释放 IL-33、IL-25 和胸腺基质淋巴生成素,并激活肺 2 型免疫淋巴样细胞产生大量的 2 型细胞因子。与侵袭性曲霉菌病不同,真菌菌丝在 ABPA 中不穿透肺组织,但仍然被包裹在支气管黏液栓中。真菌的生长导致大量的真菌蛋白和蛋白酶的释放,使对肺上皮细胞的损伤永久化。可见 ABPA 的发病机制包括了 I、III 和IV型变态反应,导致肥大细胞募集,免疫球蛋白 E(真菌的总 IgE 和特异性 IgE)和真菌 IgG 抗体的产生增加。分泌的趋化因子和细胞因子吸引大量嗜酸性粒细胞攻击真菌菌丝,使进一步的炎症持续存在,最终导致终末器官损伤和临床表现。

2. 病理学特征　ABPA 的特征性组织学表现是支气管黏液样嵌塞、嗜酸性肺炎、支气管中心性肉芽肿病和支气管扩张。前两项表现在几乎所有病例中都有发现。ABPA 中的过敏性黏蛋白由炎症细胞组成,主要是嗜酸性粒细胞,偶尔也有夏可-莱顿晶体。真菌稀疏可见,不侵犯肺组织。支气管中心性肉芽肿病的特征是支气管壁的肉芽肿,由组织细胞包围的淋巴细胞、浆细胞和嗜酸性粒细胞组成,有或没有真菌菌丝。在这些支气管的远端,可能存在渗出性毛细支气管炎。在后期阶段,可能会发生闭塞性毛细支气管炎、肺纤维化、脂质性肺炎甚至血管炎。

3. 临床表现　ABPA 可发生于任何年龄段,无性别差异。在中国、日本和韩国,ABPA 的老年人群较多。ABPA 的临床最常见的表现为哮喘控制不良,但极少数患者没有支气管哮喘病史。其他症状包括咯血、低烧、体重减轻和不适。吐褐色黏液栓是一种特征性症状,但仅见于 31%~69% 的患者,杵状指很少见,通常见于长期支气管扩张的患者。有的患者可能没有症状,通过对哮喘患者的定期筛查诊断为 ABPA。肺部体征最常见的是哮鸣音,湿啰音少见。在晚期,肺动脉高压和呼吸衰竭的体征很明显。在 ABPA 病情加重期间,由于黏液堵塞,可导致局部呼吸音下降或局限性湿啰音,需要与其他肺部疾病相鉴别。

4. 辅助检查

(1)皮肤试验:曲霉菌可采用皮内法或皮肤点刺法进行。诊断 ABPA 的敏感性在 88%~94% 之间,因此可能会漏掉 6%~12% 的 ABPA 患者。此外,皮肤测试充满了其他问题,包括质量参差不齐、过敏原缺乏标准化、执行测试的技术人员的能力以及过敏反应风险。因此,皮肤测试目前不是筛选哮喘患者 ABPA 的首选测试。

(2)血液检查:①烟曲霉 sIgE:烟曲霉血清 sIgE 水平升高(>0.35kU$_A$/L)是目前诊断 ABPA 最敏感的检查,是筛查哮喘患者的首选检测指标。但是烟曲霉 sIgE 并不能帮助监测对治疗的反应,因为在治疗后该值可能会增加。在识别 ABPA 病情恶化方面也没有价值。②血清总 IgE:对于 ABPA 患者的诊断和随访非常有价值。血清总 IgE 正常几乎可以排除 ABPA。血清总 IgE 水平诊断 ABPA 的阈值目前尚未统一。研究提出了三个不同的阈值(417IU/mL、500IU/mL 和 1 000IU/mL)。血清总 IgE 水平诊断 ABPA 的敏感性和特异性分别为 91% 和 73%(>1 000IU/mL)、98% 和 50%(>500IU/mL)和 96% 和 48%(>417IU/mL)。由于较低的临界值可能会降低特异性,国际人类和动物真菌学学会(ISHAM)ABPA 工作组建议的阈值为 1 000IU/mL。血清总 IgE 是 ABPA 免疫活性的标志。可随着临床改善而持续下降,因此可作为病情评估的指标。需要注意的是其改变往往滞后于临床症状和影像学改变,并且在治疗后并未恢复正常。因此,必须确定每个患者的个人最低值,从而有助于识别病情的变化。③烟曲霉特异性 IgG:抗 IgG 抗体的检测烟曲霉是最早用于诊断 ABPA 的免疫检测方法。酶免疫测定法比双扩散凝胶电泳及对流免疫电泳自动测定法更敏感,灵敏度 >90%。④嗜酸性粒细胞计数:肺嗜酸性粒细胞增多是 ABPA 的标志。然而,临床数据很难获得,因此用外周血嗜酸性粒细胞计数替代。外周血嗜酸性粒细胞计数 >1.0×10^9/L 被认为是诊断 ABPA 的重要标准。但是研究发现有 60% 的患者嗜酸性粒细胞计数 <1.0×10^9/L,有 25% 的患者计数 <0.5×10^9/L。ISHAM 工作组建议大于 0.5×10^9/L 的外周血嗜酸性粒细胞计数作为诊断 ABPA 的指标之一,以防止漏诊。⑤曲霉抗原组分检测:目前用于在 ABPA 中进行免疫学检测的抗原是烟曲霉的粗提物。其诊断性能

不稳定,并可与其他真菌抗原发生交叉反应。在国外烟曲霉抗原组分:Asp f 1、Asp f 2、Asp f 3、Asp f 4 和 Asp f 6 已可用于临床检测。Asp f 2、Asp f 4 和 Asp f 6 被认为是高度特异性的,而 Asp f 3 和 f 6 与其他真菌发生交叉反应。针对 Asp f 2、f 4 和 f 6 的 IgE 就足以诊断真正的 ABPA。⑥嗜碱性粒细胞活化试验(BAT):嗜碱性粒细胞活化试验借助包括 CD63、CD193 和 CD203c 在内的表面标记来识别活化的嗜碱性粒细胞,是一种基于体外流式细胞术的细胞测定。BAT 几项研究表明,BAT 在区分 CF-ABPA 患者和 AC 患者方面具有重要作用。但是在合并哮喘的 ABPA 中效用有限。⑦半乳甘露聚糖检测:半乳甘露聚糖是曲霉细胞壁的多糖成分。血清或支气管肺泡灌洗液半乳甘露聚糖广泛用于侵袭性肺曲霉菌病的诊断。然而,血清半乳甘露聚糖指数在 ABPA 中的敏感性和特异性分别为 25.7% 和 82%,同时支气管肺泡灌洗液半乳甘露聚糖指数的敏感性也较差。⑧血清癌胚抗原(CEA)和骨膜蛋白:血清 CEA 水平可能是 ABPA 中嗜酸性粒细胞炎症的标志。治疗后水平下降,故可作为疗效评估的潜在指标。骨膜蛋白是一种基质细胞蛋白,与 ABPA2 型气道炎症和气道重塑有关。ABPA 合并哮喘患者的血清骨膜蛋白水平可出现升高,但在治疗后没有下降。在常规检测中是否加入血清 CEA 或骨膜素,还需要进一步的研究。

(3)痰培养:痰培养阳性不能诊断 ABPA,一般情况下,ABPA 中烟曲霉痰培养阳性率约为 40%-60%,但如果直接接种到特殊培养基或使用分子技术,阳性率可显著增加。分离真菌的重要性在于药物敏感性测试,可以作为指导抗真菌治疗的依据。

5. 影像学检查

(1)胸片:哮喘患者胸片上一过性浸润影提示 ABPA。胸片也有助于监测疾病。活动性疾病表现为实变、大叶或节段性肺不张、牙膏征、双轨征和手套征,经治疗后消失。但是,胸片正常并不排除 ABPA。

(2)胸部计算机断层扫描(CT):胸部高分辨率 CT 是目前 ABPA 患者的首选影像学检查,支气管扩张是 ABPA 的特征性表现,通常发生在上叶,并延伸到周围。因此,既往 ABPA 中心性支气管扩张的概念是不对的。ABPA 的另一个特征性影像学表现是高密度黏液影,在视觉上比椎旁骨骼肌更稠密。高密度黏液影的存在表明严重疾病和未来恶化的风险。其他 CT 检查结果包括存在非高衰减黏液嵌塞、小叶中心结节、树芽征和马赛克征象等。需要注意的是,ABPA 可以没有任何放射学表现,可见 ABPA 的诊断主要依赖免疫学。

(3)磁共振成像(MRI):胸腔 MRI 提供的信息比 CT 要少得多。因此,不建议将 MRI 作为常规检查。但对于儿童为避免辐射的风险,可以考虑选择。高密度黏液影在 MRI 上特征是 T_1 加权图像上的高信号和 T_2 加权图像上的低信号。MRI 在 ABPA 中的作用仍在研究中,需要较强的专业知识研判。

6. 肺功能检查　ABPA 急性期表现为可逆性阻塞性通气功能障碍,慢性期则可表现为混合性通气功能障碍和弥散功能降低。注意避免进行支气管激发试验,因为它可能会引起严重的支气管痉挛。肺功能检查可作为治疗效果的评价指标。

7. 诊断　ABPA 的诊断是结合临床、免疫学(微生物学)和胸部影像学的表现进行综合判断。目前尚无统一标准。

目前诊断标准参照中华医学会呼吸病学分会哮喘学组发布的变应性支气管肺曲霉病诊治专家共识(2017 版),须具备以下第 1 项、第 2 项和第 3 项中的至少 2 条。

表 21-3-1　变应性支气管肺曲霉病(ABPA)诊断标准

诊断标准(须具备第 1 项、第 2 项和第 3 项中的至少 2 条)
1. 相关疾病
(1)哮喘
(2)其他:支气管扩张症、慢阻肺、肺囊性纤维化等
2. 必需条件
(1)烟曲霉 sIgE 水平升高,或烟曲霉皮试速发反应阳性
(2)血清总 IgE 水平升高(>1 000U/mL)
3. 其他条件
(1)血嗜酸粒细胞计数 $>0.5 \times 10^9/L$
(2)影像学与 ABPA 一致的肺部阴影
(3)血清烟曲霉特异 IgG 抗体或沉淀素阳性

根据患者是否出现支气管扩张将 ABPA 分为两个亚型:即有支气管扩张的 ABPA(ABPA-CB)和无中心性支气管扩张的 ABPA,称为 ABPA-血清阳性型(ABPA-S)。

8. 临床分期　为了 ABPA 的治疗,将 ABPA 的临床病程分为 5 期,但每个患者的病程不一定按照这个顺序演变,各个分期也可能并不十分清晰。第Ⅰ期(急性期):主要特点为哮喘发作症状,IgE 水平显著升高,嗜酸性细胞增多,肺部浸润影,血清 IgE-Af 和 IgG-Af 阳性。个别病例可无哮喘。此期诊断的病例极少。第Ⅱ期(缓解期):患者在治疗 8 周后出现临床或影像学改善,血清总 IgE 下降基线水平 25% 以上。患者以往若未得到诊断,此期发现仍较困难。第Ⅲ期(加重期):临床症状或影像学表现的持续恶化和血清总 IgE 水平的升高(超过治疗期间建立的新"基线"的 50%)。ABPA 患者血清总 IgE 经常短暂升高,如果不伴有临床或放射学恶化,则不认为加重。第Ⅳ期(激素依赖的哮喘期):表现为激素依赖型哮喘,哮喘症状必须靠口服糖皮质激素才能控制,难以停药。可出现支气管扩张。绝大部分病例在此期得到诊断。第Ⅴ期(晚期):临床表现为肺心病或慢性 2 型呼吸衰竭,影像学可见广泛支气管扩张。

9. 鉴别诊断

(1)真菌致敏的严重哮喘(severe asthma with fungal sensitisation,SAFS):SAFS 与 ABPA 的临床表现与实验室检查有些相似之处,但又有许多不同,关于 SAFS 与 ABPA 之间的关系,目前尚不清楚,包括基因表型等还需作深入研究。SAFS 的诊断标准包括:①难以控制的重症哮喘;②真菌致敏:真菌变应原皮试阳性或真菌 sIgE 增高,但血清 T-IgE 水平 <1 000U/ml。SAFS 患者无肺部浸润和支气管扩张等影像表现。

(2)SAM 综合征:中气管支气管变应性真菌病(SAM)综合征是指 ABPA 与过敏性真菌性鼻窦炎(AFRS)共存,是一种慢性鼻窦炎伴鼻息肉。ABPA 患者中 AFRS 的患病率从 7% 到 80%. 不等,由于 ABPA 和 AFRS 由不同的专业管理,SAM 综合征的诊断经常被漏诊。此外,对其中一种疾病的治疗可能掩盖了另一种疾病的症状。AFRS 是对真菌定植于鼻窦腔的过敏反应的结果,如 ABPA。患者表现为打喷嚏、鼻塞、鼻腔排出伴黏液塞或石膏、面部疼痛和头痛。AFRS 与特征性的花生奶油样过敏性黏蛋白有关。

(3)外源性过敏性肺泡炎:因为吸入外界的有机粉尘所引起过敏性肺泡炎组织学。特征是肺泡炎和慢性间质性肺炎,非感冒样的肉芽肿,有时累及周围及支气管。主要表现吸入有机粉尘之后出现的发热咳嗽,呼吸困难,及不同程度的肺功能障碍,本病有以下四个特点:①吸入有机粉尘引起发病多是植物型的;②证明有特异性沉淀抗体;③由肺泡小气道炎症,还有类似结节病样的肉芽肿病理改变;④慢性过程当中可以发生肺纤维化。

(4)肺结核:由结核杆菌引起的慢性肺部传染病,本病病理特点是结核结节和干酪样坏死,易于形成空洞。除少数可急起发病外,临床上多呈慢性过程。常有低热、乏力等全身症状和咳嗽、咯血等呼吸系统表现。ABPA 因其影像表现多样,加之上肺野病变多见,因而常被误诊为肺结核。

(5)Churg-Strauss 综合征:也称嗜酸性肉芽肿性多血管炎(eosinophilic granulomatous poly vasculitis,EGPA)。是一种以肺内及系统性小血管炎症、血管外肉芽肿及高嗜酸粒细胞血症为特点的一种自身免疫性肉芽肿性血管炎。是以哮喘、嗜酸性粒细胞增多和血管外肉芽肿形成为特征的血管炎性疾病。病变主要累及中小动脉。

(6)热带肺嗜酸性粒细胞增多症:本病的主要临床表现是哮喘样症状,包括阵发性咳嗽、气促和喘息,大部分接受哮喘治疗后症状比部分或无好转。除了呼吸道症状外,全身非特异性表现也常见,如劳累发热、体重下降。实验室检查表现有白细胞增多,嗜酸性粒细胞比例增高,血沉加快,血清总 IgE 增高,血清支气管肺泡灌洗液中抗丝虫抗体滴度增高等。早期诊断丝虫病唯一的可靠方法是血检微丝蚴,以晚上九点凌晨两点为宜,胸部 X 线片可以有中下肺野网点状磨玻璃影,粟粒状结节等表现。

10. 治疗 治疗 ABPA 的基本原则是控制真菌引起的超免疫反应,预防恶化,减少治疗相关不良反应,以及减轻支气管扩张的发生或进展。

(1)急性期 ABPA 的治疗:如果患者在接受哮喘治疗后仍有症状,或出现影像学异常(支气管扩张或黏液堵塞),血清总 IgE 大于 500IU/mL,则需要进行全身糖皮质激素治疗。通常使用的泼尼松起始剂量为 0.5mg/kg,1 次/d,2 周;继以 0.25mg/kg,1 次/d,4~6 周。然后根据病情试行减量,一般每 2 周减 5~10mg,建议采用隔日给药方法。对于有糖皮质激素禁忌证或拒绝使用激素的患者,可口服伊曲康唑[3~5mg/(kg·d),分 1 或 2 次]。研究显示伊曲康唑的不良事件比糖皮质激素少,在减少 ABPA 加重方面同样有效。泊沙康唑也被证明在 CF-ABPA 儿童中获得良好的治疗药物水平和临床反应。

(2)ABPA 加重的治疗:首次加重可使用与急

性期相同剂量的全身糖皮质激素治疗。再次加重需糖皮质激素联合伊曲康唑治疗至少6个月。对于难治性ABPA加重可能需要甲基泼尼松龙的冲击。

（3）维持治疗：一般来说，病情稳定的患者可按照哮喘的治疗进行维持治疗。但是，反复加重的患者需要长期使用低剂量全身糖皮质激素或伊曲康唑口服。

（4）抗IgE治疗：在ABPA中，大多数患者的血清总IgE高达数千。因此，奥马珠单抗通常使用个体的最高剂量。目前只用于治疗难治性ABPA或那些对一线治疗不耐受的患者。

（5）抗2型炎症治疗（抗IL-5、抗IL-4）：目前缺乏高质量临床用药数据，仅用于治疗顽固性ABPA患者以及对糖皮质激素和抗真菌药物有显著不良反应或有禁忌证的患者。

（6）支持治疗：目前没有一种支持性治疗在ABPA中得到专门评估，使用方法与由于其他原因引起的支气管扩张一样。如高渗盐水雾化、黏液溶解药、抗感染药物等。可使用支气管肺泡灌洗术。对低氧血症或患有肺心病的晚期ABPA患者使用长期氧疗。

（7）肺移植：对于晚期ABPA患者，可以考虑进行肺移植。然而，ABPA可能在移植的肺中复发。

11. 并发症　ABPA的并发症包括疾病加重、支气管扩张、大咯血、肺纤维化、慢性2型呼吸衰竭和肺心病。早期诊断和治疗ABPA可预防支气管扩张等并发症。约4%~10%的ABPA患者可能发展为慢性肺曲霉病（chronic pulmonary aspergillus disease，CPA）。一些ABPA患者可能发展为急性侵袭性肺曲霉病，继发性淀粉样变和肾病综合征也有报道。

12. 随访及预后　ABPA患者接受治疗后，最初每6~8周随访1次，评估症状、血清T-IgE水平、胸片、肺功能等。症状缓解，肺部阴影消失，外周血嗜酸粒细胞降低，血清T-IgE降低并稳定，可视为病情缓解。T-IgE水平是反映疾病活动性的重要指标，治疗目标是使T-IgE水平下降35%~50%以上；在ABPA患者T-IgE水平很难恢复到正常范围。一般I期或Ⅲ期患者每6~8周监测T-IgE，以后每2个月复查1次；完全缓解后，每6个月至1年复查1次。在这一过程中，根据临床缓解情况，确定每一患者个人的T-IgE基线值；若T-IgE较基线水平升高>2倍，即使没有出现临床症状及肺部浸润影

等改变，也提示疾病复发。肺功能检查可以评估患者肺通气功能受损程度，建议每年至少复查1次。

ABPA如能早期诊断并规范治疗，病情可缓解并长期控制，预后较好。即使大多数V期患者，其病情也可以稳定数年，但肺功能受损严重［第一秒用力呼气容积（FEV_1）<0.8L）的患者预后较差。ABPA远期并发症包括严重气流受限、肺不张、大咯血、肺纤维化、慢性2型呼吸衰竭和肺心病等。

（三）真菌相关性过敏性肺泡炎

真菌是引发真菌相关性过敏性肺泡炎最重要的过敏原之一。真菌相关性过敏性肺泡炎（fungal-associated hypersensitivity pneumonitis）倾向于被视为成年人的疾病，但在任何年龄组都可能出现。这种疾病在儿科人群中经常被忽视。低分子量和高分子量的过敏原被吸入并影响远端气道，吸入过敏原和宿主免疫反应之间的复杂相互作用是真菌相关性过敏性肺泡炎的临床表现和组织病理学发现的原因。无论过敏原类型如何，真菌相关性过敏性肺泡炎都以临床上类似的方式表现出来。受影响的个体可表现为急性、亚急性或慢性阶段。急性期的许多症状是非特异性的，包括暴露于病原体后4~6个小时出现的反复发热、呼吸困难和咳嗽。这些症状常被误认为是急性感染。亚急性真菌相关性过敏性肺泡炎表现为呼吸困难、疲劳和体重减轻的潜在发展，持续暴露过敏原可导致慢性真菌相关性过敏性肺泡炎特有的不可逆性肺纤维化，肺功能测试通常显示扩散缺陷和限制性模式。低氧血症常见于所有形式的真菌相关性过敏性肺泡炎。

1. 流行病及过敏原　目前没有关于儿童真菌相关性过敏性肺泡炎发病率的可靠数据，但仍然是儿童中的一种重要疾病，如果不加以认识，发病率和死亡率都很高。

儿童中的致病过敏原最常与爱好和家庭环境有关。其他关于儿童的病例报告包括在受污染的淋浴中出现继发于真菌黑球菌的过敏性肺泡炎。夏季型过敏性肺泡炎的病因学通常是毛孢菌属；如朝日毛孢菌、黏液毛孢菌和皮肤毛孢菌等。常常存在于潮湿的墙壁、室内灰尘、垫子和床上用品中。夏季型过敏性肺泡炎是日本最常见的真菌相关性过敏性肺泡炎形式；它是由从温暖、潮湿的家庭环境中吸入受污染的真菌引起的。

2. 发病机制　真菌相关性过敏性肺泡炎是一种由多种免疫机制介导的极其复杂的炎症性肺

病，不能用任何单一的免疫机制来解释。越来越多的证据支持细胞介导的肺部炎症（Ⅳ型变态反应）是真菌相关性过敏性肺泡炎的主要致病性免疫反应。真菌相关性过敏性肺泡炎肺泡灌洗液中可见 CD3 细胞显著增加，CD4 和 CD8 表型均表达。肺和血液中具有活化表型（CD45RO）的过敏原反应性 T 细胞，以及肺中细胞介导免疫的组织病理学特征也支持这一机制。CD4 T 细胞可根据表达的细胞因子分为 Th1 或 Th2 细胞。Th1-CD4 细胞分泌介导迟发型超敏反应的细胞因子，如 IL-2、干扰素（Interferon alpha，IFN）和肿瘤坏死因子（Tumor necrosis factor，TNF）。活化巨噬细胞产生的 IL-12 刺激 Th1 细胞产生 IFN。在动物模型中，IFN 是激活巨噬细胞所必需的，巨噬细胞参与肉芽肿的发展，肉芽肿是亚急性真菌相关性过敏性肺泡炎的标志。活化巨噬细胞产生的其他细胞因子包括 TNF- 和 IL-1，它们会导致发热与特发性肺纤维化患者相比，真菌相关性过敏性肺泡炎患者的巨噬细胞产生 TNF 更多而 IL-1 相对较少。

宿主易感性因素目前尚未明确。特应性个体不会更频繁地受到影响，血清嗜酸性粒细胞计数或血清 IgE 水平通常不会升高。吸烟者中真菌相关性过敏性肺泡炎的患病率似乎有所降低，这可能是由于对吸入过敏原的血清抗体反应降低所致。没有明显的证据支持真菌相关性过敏性肺泡炎的遗传相关免疫缺陷。

3. 组织病理学　真菌相关性过敏性肺泡炎的组织病理学取决于疾病的阶段以及过敏原暴露的强度和持续时间。在该病的急性期，肺泡间隙和间质主要被中性粒细胞浸润，随后淋巴细胞浸润。可发现泡沫状巨噬细胞，肺泡内可见弥漫性间质淋巴细胞浸润。长期暴露于过敏原后，出现亚急性真菌相关性过敏性肺泡炎，可形成非干酪性肉芽肿。弥漫性间质炎症和组织疏松的细支气管内渗出物的结合常常产生闭塞性细支气管炎组织性肺炎（Bronchiolitis obliterans organizing pneumonia，BOOP）的组织学表现。因此，每一位诊断为 BOOP 的患者都应特别仔细地筛查是否接触了导致过敏性肺泡炎的过敏原，因为与过敏性肺泡炎引起的 BOOP 相比，特发性 BOOP 的预后和治疗方法截然不同。与结节病相比，真菌相关性过敏性肺泡炎的肉芽肿更小，组织更松散。随着慢性真菌相关性过敏性肺泡炎间质纤维化的发展，肉芽肿可能会残留或渐开。中上肺区通常受纤维化影响最

大；然而，纤维化的位置和严重程度是可变的。局灶性纤维化局限于与肺气肿相邻区域相关的区域，而弥漫性纤维化导致了与纤维化肺泡炎相似的微小囊肿。

4. 临床分类及表现　真菌相关性过敏性肺泡炎的临床表现复杂多变，疾病的发展取决于病原体暴露的类型、强度和持续时间、宿主的易感性以及由此产生的免疫系统失调。真菌相关性过敏性肺泡炎可分为急性、亚急性和慢性。

急性真菌相关性过敏性肺泡炎：通常在零星和强烈的过敏原暴露后 4~6 小时出现。症状包括突然发热、发冷、咳嗽、肌痛、乏力和不适。严重者可出现呼吸困难，可能会发生动脉低氧血症，甚至急性呼吸衰竭。这些症状约持续 2~5 天，但如果去除刺激性过敏原，通常可在 24 小时内消退。急性型常被误诊为病毒性或细菌性肺炎。体格检查显示呼吸困难的急性发作患者双肺可闻及湿啰音，属于非特异性表现。如果患者在不知不觉中回到刺激的环境中，症状可能会复发。

亚急性真菌相关性过敏性肺泡炎：在持续暴露于刺激性过敏原后疾病逐渐进展。症状起病时更加隐匿，包括咳嗽、用力呼吸困难、不适、厌食和体重减轻。也可能出现低热和动脉低氧血症。肺部听诊可闻及捻发音。症状间歇性发生数周或数月。由于该类型是反复或长期低剂量暴露于过敏原，因此明确症状与暴露的时间关系非常困难。该类型是儿童常见的表现。

慢性真菌相关性过敏性肺泡炎：当亚急性真菌相关性过敏性肺泡炎，持续暴露于过敏原，可导致不可逆的肺纤维化，形成慢性真菌相关性过敏性肺泡炎。其症状和疾病进展与亚急性真菌相关性过敏性肺泡炎相似，但很少出现发热。一些患者会有体重减轻。如果不中断过敏原暴露，可能会发生不可逆的变化，如肺纤维化、蜂窝肺、慢性呼吸功能不全、肺心病，甚至死亡。大量暴露于过敏原时，可能出现急性发作。为了预防这种不可逆的疾病，医生必须高度怀疑有呼吸道症状的患者，特别是有慢性呼吸道症状但没有明确原因的儿童，是否可能患有真菌相关性过敏性肺泡炎。

5. 辅助检查
（1）血清学检查：大多数患者可以检测到血清免疫球蛋白升高，包括致病过敏原的特异性抗体 IgG。但是，血清中抗体的存在仅仅表明暴露引起的体液免疫反应，并代表疾病的发生。因此这种

检查不是必要的。此外,淋巴细胞增殖的检测也被证明是非特异性的,在诊断真菌相关性过敏性肺泡炎方面用处有限。

(2)皮肤点刺试验:皮肤点刺测试不是真菌相关性过敏性肺泡炎的有用诊断工具。这种方法有几个复杂的因素:当通过针刺或皮内途径使用时,粗过敏原制剂可能是刺激性的;个体之间可能存在不同的反应模式;并且在高达一半的无症状暴露个体中存在非特异性阳性。

(3)肺泡灌洗液分析:真菌相关性过敏性肺泡炎的肺泡灌洗液具有一定的特点,细胞数量与临床的严重程度相关。急性期时,肺泡灌洗液中以中性粒细胞为主;在数小时内可以观察到中性粒细胞和淋巴细胞,随着时间的推移,T淋巴细胞成为主导细胞类型,主要为CD8淋巴细胞。这是与结节病重要鉴别点,在结节病中肺泡灌洗液通常表现为CD4淋巴细胞增多。但是,这种CD4/CD8比值的差异主要见于成人,而在儿童中这种差异不明显。需要注意的是肺泡灌洗液细胞成分的组成与过敏原暴露的时间、采集样本的时间、疾病的阶段和致病实体密切相关。因此肺泡灌洗液结果仅反映疾病进展中的一个时间点。

(4)胸部影像学检查:胸部X线检查结果与临床表现一样呈多变性。在两次发作之间可能是正常的,但在疾病的急性和亚急性阶段显示出明显的异常。急性重过敏原暴露后弥漫性空气空间固结是典型的。亚急性期胸部X线表现为结节状或网状结节状。在评估亚急性和慢性真菌相关性过敏性肺泡炎时,胸部的高分辨率CT被认为优于X射线检查。空气潴留是亚急性真菌相关性过敏性肺泡炎的CT最常见的表现,通过呼气扫描可以增强其检测结果。一些患者会有结节性或线性浸润。慢性期可见小叶中心结节和磨玻璃伴纤维化。纤维化主要位于中肺区,而肺尖和肺底罕见。与结节病不同,真菌相关性过敏性肺泡炎的结节和磨玻璃改变往往位于小叶中心,而结节病通常为支气管血管周围。

(5)肺功能测定:在急性真菌相关性过敏性肺泡炎发作间隔期,肺功能可能是正常的。然而,在发作期间,肺容量减少,且呈限制性通气功能障碍,弥散能力和肺顺应性降低。极少数情况下,可能存在阻塞性通气功能障碍,尤其是在过敏原暴露后立即出现的时候,随后才出现限制性通气功能障碍。

(6)血气分析:血气分析对诊断和病情评估均有一定价值。动脉血气分析可显示氧分压降低,随着病情恶化,二氧化碳分压可轻度降低。持续低氧血症是不利的预后因素。

(7)肺组织活检:肺活检的特征性发现包括中性粒细胞弥漫性间质浸润,随后是淋巴细胞、巨噬细胞、肥大细胞和浆细胞;细支气管周围也可见非干酪性肉芽肿和细胞炎症。

6. 诊断 诊断真菌相关性过敏性肺泡炎很困难,在儿科中尤其困难。仔细询问的环境暴露史是诊断最重要的依据。由于症状和真菌过敏原暴露之间的时间关系,急性真菌相关性过敏性肺泡炎通常更容易识别。避免可疑触真菌过敏原症状减轻是一个重要的诊断线索。如养鸟和农业等环境暴露很容易被识别。当环境触发因素不太明显时,例如暴露于受污染的加湿空气或灰尘时,诊断可能就非常困难。可能需要对相关环境(工作场所或家庭)进行实地考察,通过仔细的环境检查来识别不明过敏原暴露的线索。正确诊断真菌相关性过敏性肺泡炎,识别激发的过敏原至关重要。此外,其他临床线索也提示真菌相关性过敏性肺泡炎可能,如患者出现慢性或反复咳嗽或呼吸困难,没有明显诱因的急性周期性发作的呼吸系统症状,肺功能检查呈限制性通气功能障碍,胸部影像学检查小叶中心结节、磨玻璃样改变、纤维化,以及组织学诊断为BOOP的患者。

7. 鉴别诊断 本病急性期应与病毒性肺感染、支气管哮喘、肺嗜酸性细胞肺浸润、变应性支气管肺曲霉菌病、化学制剂引起的肺水肿等鉴别。慢性期应与特发性肺纤维化,结节病Ⅲ期患者相鉴别。此外还需与浸润型肺结核、肺癌、病毒性肺炎相鉴别。

8. 治疗 目前真菌相关性过敏性肺泡炎的治疗方法有限,最主要的治疗方法仍然是脱离过敏原和使用激素。免疫抑制剂、口服抗纤维化药物等尚在研究中。终末期真菌相关性过敏性肺泡炎可考虑肺移植。①脱离过敏原:确定过敏原、脱离过敏原并防止过敏原再次暴露,在治疗真菌相关性过敏性肺泡炎中起到至关重要的作用。②糖皮质激素:对于真菌相关性过敏性肺泡炎的患者,糖皮质激素仍是常用的药物,近期疗效肯定,但远期疗效不确定。初始剂量可经验性的使用泼尼松$0.5\sim1mg/(kg\cdot d)$(最大剂量为60mg/d),持续4~8周,逐渐减量至10mg/d的维持剂量。根据患者临床症状、影像学和肺功能变化决定维持治疗时间,对治疗无应答或进展的患者需考虑其他治疗方法。③免疫抑制剂:免疫抑制剂在真菌相关性过敏性肺泡炎中的作用尚存在争议,硫唑嘌呤和吗替麦考酚酯能改善患者的气体交换并减少激素用量。但也有研究显示,使用免疫抑制剂可使生存期恶化。④口服抗纤维化药物:口服抗纤维化药物如吡非尼酮和尼达尼布在真菌相关性过敏性肺泡炎患者的安全性和有效性不确切,尚未在临床试验中验证在儿童患者中的安全性和有效性。⑤肺移植:与特发性肺间质纤维化患者相比,真菌相关性过敏性肺泡炎的预后要明显好于前者。当脱离过敏原和药物治疗无法奏效时,可以考虑肺移植。

综上所述,真菌相关性过敏性肺泡炎起病隐匿,早期诊断困难,目前国际上还没有统一的诊断标准,需要综合过敏原接触史、临床表现、影像及病理特征进行综合分析。治疗方面,免疫抑制剂和抗肺纤维化药物还需要更多的临床证据去证明其有效性。随着移植技术的成熟,肺移植对于终末期患者无疑是一个值得期待的选择。

(四)真菌过敏相关的特应性皮炎

特应性皮炎(atopic dermatitis,AD)是一种慢性复发性炎症性皮肤病,以剧痒性湿疹为特征。在过去的30年里,AD的患病率增加了两倍,目前影响到工业国家里高达30%的儿童和10%的成年人。AD的致病因素尚不完全清楚。除了其他一些环境因素外,皮肤微生物群——定植于皮肤的微生物群落——也被认为是AD的致病作用。近年来,研究发现真菌在AD中可能的致病作用,如马拉色酵母菌和念珠菌可能会加重AD。马拉色酵母菌是诱发AD最重要的真菌,AD患者对马拉色菌比健康个体更敏感。念珠菌属酵母菌是黏膜正常菌群的成员,主要通过胃肠道与免疫系统接触,在女性中,可以通过阴道黏膜发生免疫反应。慢性皮肤癣菌感染在AD患者中更为常见,而皮肤癣菌,尤其是红色毛癣菌,也可能是过敏原。

1. 真菌诱发AD的发病机制 皮肤是一个生态系统,拥有多样的和身体部位的微生物群落,这被称为皮肤微生物群。皮肤微生物组的系统发育分析显示,真菌是身体所有部位正常皮肤菌群的一部分,占皮肤微生物组系统发育组成的1%~22%。马拉色菌几乎完全由大多数身体大多数部位健康皮肤的真菌菌群组成。

(1)马拉色菌与各种类型的人类皮肤和免疫细胞相互作用:可诱导免疫细胞的促炎免疫反应,导致AD较为严重的炎症反应。马拉色菌细胞和宿主细胞之间的相互作用的可能机制如下:①马拉色菌穿透了受损的皮肤屏障,在表皮和真皮层中被角质形成细胞和免疫细胞识别,如朗格汉斯细胞、真皮树突状细胞、自然杀伤细胞和成纤维细胞;②马拉色菌的纳米囊泡中填充和释放的马拉色菌蛋白介导与人细胞相互作用。研究表明,这些纳米囊泡刺激树突状细胞和肥大细胞释放TNF-a、IL-6、IL-8、IL-10和IL-12等,这些细胞因子可能有促进了AD皮肤炎症的发生。此外,Toll样受体(TLRs),如TLR2,可以识别马拉色菌,在先天免疫系统中发挥着关键作用;③马拉色菌还可以激活皮肤树突状细胞中的NLRP3炎症小体。这种炎症小体的激活导致了炎症小体的释放促炎细胞因子,如IL-1b、IL-4、IL-5和IL-13的产生,这些都是AD5发病机制中的关键因素。

(2)IgE介导的对各种马拉色菌过敏原的致敏:也是AD发生的独立免疫机制。马拉色菌的蛋白组分Mala s 13是一种真菌硫氧还蛋白,与人类的对应物非常相似。当人类CD4 T细胞识别真菌硫氧还蛋白时,它们可能会与由人类角质形成细胞表达的人类酶发生交叉反应。这种交叉反应会诱导T细胞介导的皮肤炎症,在AD中很常见。另一种马拉色菌变应原Malas 11是一种锰依赖的超氧化物歧化酶,与自身反应性T细胞的氧化物歧化酶类似,也会诱导相应的交叉免疫反应。

2. 临床表现 真菌相关AD的临床表现与其他原因所致的AD没有特殊的区别。AD往往是过敏进程的起始阶段,通常初发于婴儿期,1岁前发病者约占全部患者的50%,但近来发现,晚发患者并不少见。该病呈慢性经过,有多种临床表型,并在病程中随年龄而变化。不同年龄阶段,皮疹有不同的特点,婴儿期:皮损多分布于两颊、额部和头皮,皮疹以急性湿疹表现为主,后逐渐蔓延至四肢伸侧;儿童期:多由婴儿期演变而来,也可不经过婴儿期而发生,多发生于面颈、肘窝、腘窝和小腿伸侧,以亚急性和慢性皮损为主要表现,皮疹往往干燥肥厚,有明显苔藓样变。

3. 诊断及鉴别诊断 婴幼儿AD的诊断通常比较简单,是基于患者的病史和临床表现,如形态学和皮损的分布就可以明确诊断。过敏原测试结果可用于识别潜在的过敏触发因素,但不能作为诊断依据。同样,斑贴试验也可以作为患有顽固性疾病或疑似过敏性接触性皮炎的 AD 患者的筛查工具。

目前国外常用的诊断标准包括 Hanifin-Rajka 标准和 Williams 标准(主要标准:皮肤瘙痒;次要标准:①屈侧受累史,包括肘窝、腘窝、踝前、颈部(10 岁以下儿童包括颊部皮疹);②哮喘或变应性鼻炎史(或在 4 岁以下儿童的一级亲属中有特应性疾病史);③近年来全身皮肤干燥史;④有屈侧湿疹(4 岁以下儿童面颊部/前额和四肢伸侧湿疹);⑤2 岁前发病(适用于 > 4 岁患者)。确定诊断:主要标准 +3 条或 3 条以上次要标准。

姚志荣等提出的中国儿童 AD 临床诊断标准:①瘙痒;②典型的形态和部位(屈侧皮炎)或不典型的形态和部位同时伴发干皮症;③慢性或慢性复发性病程。同时具备以上 3 条即可诊断 AD。典型的形态和部位(屈侧皮炎)包括儿童面部和肢端受累;非典型的形态和部位包括:①典型的湿疹样皮疹,发生在非屈侧部位(头皮皮炎、眼睑湿疹、乳头湿疹、外阴湿疹、钱币状湿疹、指尖湿疹、非特异性手部或足部皮炎/特应性冬季足、甲或甲周湿疹和身体其他部位的湿疹样皮疹);②非典型湿疹样皮疹,单纯糠疹、唇炎、耳下和耳后/鼻下裂隙、痒疹、汗疱疹、丘疹性苔藓样变异。此标准的敏感性也高于 Hanifin-Rajka 标准和 Williams 标准。

AD 的鉴别诊断包括脂溢性皮炎、接触性皮炎、银屑病、鱼鳞病、疥疮、副银屑病、嗜酸性粒细胞增多性皮炎、皮肤 T 细胞淋巴瘤、Netherton 综合征、高 IgE 综合征、朗格汉斯细胞组织细胞增生症、Wiskott-Aldrick 综合征、AD 样移植物抗宿主病(GVHD)等。

4. 治疗与管理

(1)常规治疗:常规的 AD 治疗基础方法都是使用皮肤润肤剂。它们能使皮肤补充水分,并修复受损的皮肤屏障。如果在 AD 发作期间出现临床明显的皮肤炎症,则进行抗炎治疗是必要的。这种治疗通常需要局部使用糖皮质激素或钙调神经磷酸酶抑制剂。

(2)抗真菌治疗:对于真菌过敏的 AD,首先需要识别和消除触发因素,如马拉色菌,通过抗真菌治疗可以达到更好的治疗效果。抗真菌治疗 AD 的有效性已经被讨论了多年。咪唑类抗真菌药物是 AD 患者最常见的一类抗真菌药物。体外咪唑类抗真菌药物对马拉色菌有效,但是在人类中,马拉色菌对抗真菌药物的耐药性迄今尚未缺

乏研究。

目前对于局部还是全身使用咪唑类抗真菌药物尚有争议。研究显示,酮康唑局部应用于头颈部 AD 患者的面部可改善湿疹。然而,在一项安慰剂对照研究中,在头颈部型 AD 患者中,外用米康唑-氢化可的松乳膏联合酮康唑洗发水并不优于单独使用氢化可的松。在另一项随机、安慰剂对照试验中,酮康唑对于 AD 的严重程度有显著改善。可见,抗真菌治疗可能在 AD 的一个特定亚组中更有效,例如对头颈部湿疹患者。尚需要对大规模患者群体进行更多的随机、安慰剂对照研究来可靠地评估抗真菌治疗对 AD 的益处。

(五)过敏性真菌性气道疾病

大多数作为过敏原的真菌不能在 37℃条件下生长,也不能存活在气道中。但是耐热真菌,包括植物分解物中常见的腐生菌,如曲霉菌,可以在体温条件下生长,在肺部定植。由于宿主不同的气道反应,定植真菌可以进展为一系列呼吸系统疾病,耐热真菌导致数个有不同临床表现的气道疾病,很难用一种临床综合征来涵盖所有的疾病,有人提出存在对耐热真菌的 IgE 致敏作用和真菌相关肺损伤的证据,即可诊断过敏性真菌性气道疾病(allergic fungal airway disease,AFAD)。

1. 流行病学 由于缺乏全面评估真菌致敏性的研究,很难估计 AFAD 在哮喘中的真实患病率。不同研究之间真菌致敏的发生率差异很大,在以轻度至中度哮喘为主的队列中,只有 3% 的个体检测到对一种以上真菌的敏感性,而在重度哮喘队列中,这一比例为 66%。这两个队列中的曲霉菌或青霉菌致敏率分别为 25% 和 45%,这表明无论年龄或哮喘严重程度如何,对耐热真菌的致敏都占真菌致敏的很大一部分。真菌过敏是儿童严重哮喘的一个特征,真菌过敏的儿童有更严重的疾病证据,包括更差的肺功能。因此,虽然缺乏相应流行病学调查证据,可以合理地假设 AFAD 的致敏作用和可能的破坏性影响始于儿童时期。

2. 发病机制 AFAD 免疫特征是 IgE 介导的 Th2 免疫反应,但是 AFAD 中真菌免疫反应的具体情况目前尚不清楚。有研究显示肠道白色念珠菌是人类 Th17 细胞的主要诱导物,这些抗原特异性细胞与烟曲霉发生交叉反应,并在 ABPA 恶化期间在肺部被诱导。Th17 细胞是否参与 AFAD 的发病机制尚不清楚。AFAD 中最明显的病理特征是气道腔内产生粘性黏液,并且支气管黏膜内真菌侵

入的证据有限。包括烟曲霉在内的真菌含有一系列蛋白酶,这是常见的过敏蛋白组分,Alp1 是一种碱性丝氨酸蛋白酶,也是烟曲霉分泌的最丰富的蛋白质。在小鼠模型中,Alp1 通过 TRVP4 钙离子通道依赖机制,导致细支气管上皮内俱乐部细胞的细胞-细胞连接受损,导致 T 细胞依赖性肺嗜酸性粒细胞增多。也有人在哮喘小鼠模型中发现并证明 Alp1 通过破坏气道平滑肌-细胞外基质相互作用来促进气道高反应性,哮喘患者下呼吸道中的 Alp1 数量与疾病的严重程度相关,过敏性哮喘患者的痰液中 Alp1 浓度更高。IgE 对耐热丝状真菌致敏可能导致产生黏性黏液的确切途径尚不清楚,但可能与杯状细胞强烈的 Th2 超免疫刺激而过量产生的大量黏糖蛋白 5AC 有关。此外,嗜酸性粒细胞还可以通过 EPO 氧化黏糖蛋白 5AC 中的半胱氨酸残基来增加黏液的弹性。AFAD 固定气流阻塞和纤维化的原因尚不清楚。AFAD 小气道病理炎症特征似乎与吸烟相关的 COPD 不同。嗜酸性粒细胞是纤维化反应的有效诱导剂,正是这种途径可能导致 AFAD 相关的固定气流阻塞和肺纤维化,IgE 致敏作用是嗜酸性粒细胞产生和激活的标志,而不是直接导致病理。尽管对气道疾病和肺功能的遗传学进行了大量研究,但与 AFAD 相关的遗传关联微乎其微,表明环境因素在 AFAD 的发展中至关重要。

3. 临床表现及诊断　AFAD 临床表现变化多样,包括局部肺叶塌陷、伴随有外周嗜酸性粒细胞增高提示存在过敏、真菌性肺炎等,多伴随肺部阴影,影像学特征是胸片可见一过性的阴影,高分辨率 CT(HRCT)可见与高密度黏液堵塞气道的树芽影。在疑难哮喘门诊就诊的患者中,约有三分之一患有 AFAD 并发哮喘。对定植、耐热丝状真菌过敏的特有特征是肺损伤(支气管扩张、固定气流阻塞和肺纤维化)。AFAD 的恶化并不特别常见。恶化通常是由细菌性或真菌性支气管炎而非嗜酸性粒细胞性炎症引起的,尤其是在患有支气管扩张症的患者中。AFAD 的患者发病时间较早,可能在儿童时期就已发病。临床上除了黏液栓阻塞,纤维化更为常见。

AFAD 的诊断目前尚无定论,国际人类和动物真菌协会(ISHAM)建议诊断标准应包括:哮喘或囊性纤维化;烟曲霉特异性 IgE 水平;总 IgE 水平 >1 000IU/mL;至少有两个烟曲霉 IgG 抗体水平升高;和与 ABPA 相一致的异常影像学表现;不使用

激素患者,嗜酸性粒细胞计数 >0.5×10^9/L。

4. 辅助检查

(1)特异性 IgE:诊断 AFAD 最有用的生物标志物是耐热真菌 sIgE,特别是烟曲霉。皮肤点刺试验(SPT)和体外试验(如酶免疫分析)通常是用来评估真菌的致敏性;但两个测试结果之间存在不一致性,临床良性因素的交叉反应可能可以解释部分的不一致,真菌提取的不规范也可能导致结论的偏差。真菌提取物重组蛋白检测结果能更好的明确和疾病的相关性,但是目前只有 Asp F1-6 可以运用到临床研究中。此外为了进行综合性的真菌评估,应该进行一组包括烟曲霉、产黄青霉菌、白色念珠菌、马拉色菌、毛癣菌和枝孢菌在内的 SPT 和 sIgE 检测。

(2)总免疫球蛋白 E(T-IgE):T-IgE 作为一个生物标志物广泛应用于 ABPA 的诊断中。AFAD 中往往伴随有 T-IgE 水平的升高;口服激素和抗真菌药物应用后,T-IgE 水平会显著下降,目前并不清楚疾病严重程度相关的总 IgE 的精确水平以及需要重复监测的频率。

(3)特异性免疫球蛋白 G(IgG):目前临床实践中使用的是总烟曲霉 IgG,而不是特异性免疫球蛋白 G。没有证据表明,在诊断 AFAD 中,总烟曲霉 IgG 比 sIgE 更有价值。

(4)血液和痰嗜酸性粒细胞计数:当真菌过敏时,外周血嗜酸性粒细胞计数常会升高,但通常是非特异性的,不能显示疾病活动度。对于烟曲霉过敏的难治性哮喘患者,痰中性粒细胞较高,血液和痰液中嗜酸性细胞相对较低,但是正是痰液中相对较低的嗜酸性细胞激发了 Th2/Th1-17 免疫应答,因此,痰嗜酸性粒细胞计数的价值对于 AFAD 并不是很大。

(5)气道分泌物中真菌的检测:真菌定植很可能会导致 AFAD 的发生,因此气道真菌菌种鉴定是一个对诊断有帮助的生物标志物。目前尚无关于如何对呼吸系统样本进行真菌检测的指南。英国国家微生物临床实验室使用高浓度痰液进行培养,培养更易进行且真菌生长率高;健康成人痰液标本真菌获取检出率低,提示该检测技术具有较好的敏感性和特异性。

(6)培养和定量 PCR:定量 PCR 是另一种检测曲霉菌的方法,主要用于诊断侵袭性曲霉菌病。相比传统真菌培养,定量 PCR 敏感性高且更准确。但是,并不是所有临床真菌都可以使用定量 PCR

进行检测。阳性定量 PCR 和 AFAD 临床转归之间的关系目前尚不清楚。

（7）细胞壁成分：半乳甘露聚糖是曲霉菌和其他真菌细胞壁的一种碳水化合物组成物。对于中性细胞减少患者,常会检测血半乳甘露聚糖水平来明确有无侵袭性真菌感染。支气管肺泡灌洗液（BAL）半乳甘露聚糖和曲霉菌抗体检测在诊断侵袭性肺曲霉菌病时敏感性和特异性均较理想;而 BAL 培养的敏感性较低,1,3-β-D-葡聚糖检测特异性较低。这些检测和 AFAD 转归之间的关系目前尚不清楚。

（8）细胞学和免疫组化：痰细胞离心涂片上的真菌孢子通常会被视为污染物。支气管活检标本中很少能发现真菌,即使在明确存在真菌过敏反应的情况下,真菌菌丝也很难被发现。当存在肺内真菌生长时,检测真菌毒素、酶或在呼出气中测量挥发性有机化合物具有一定的敏感性、特异性和定量价值。但是到目前为止,这些方法仍在研究阶段。

5. 真菌过敏性气道疾病的影像学异常　AFAD 患者的高分辨计算机断层扫描（HRCT）很少会是正常的,往往存在大量影像学异常。没有哪个影像学异常是绝对特异性的,但是高衰减黏液被认为是 AFAD 的一个影像学特点。中央或近端支气管扩张是 ABPA 的一个诊断标准,也是 AFAD 的一个特异性表现,但是敏感性较低。AFAD 患者胸部 X 线上常会存在上叶纤维化,这些患者往往伴随有重度固定气流受限。HRCT 可发现轻度支气管扩张,这常见于重症哮喘和慢性阻塞性肺部疾病（COPD）患者。

6. 治疗与管理　AFAD 的治疗与管理大体上与其他基础气道疾病相似,不同之处在于应探索真菌暴露的来源,并应寻找真菌性支气管炎以防需要抗真菌治疗。吸入皮质类固醇和支气管扩张剂对存在哮喘和较轻程度 COPD 的患者有效,而抗 IgE 和抗 IL-5 生物疗法似乎至少对那些有更严重恶化倾向的疾病同样有效。由于 AFAD 经常引起严重的疾病,过去患者需要长期口服皮质类固醇是很常见的,但随着抗 T2 生物疗法的出现,未来可能不再是问题。

（于艳艳,王子熹）

第四节　防　治

真菌过敏的干预措施包括环境控制以尽量减少真菌过敏原暴露、药物对症治疗和某些情况下的特异性免疫治疗。真菌性变应性鼻炎和过敏性结膜炎的对症治疗与针对这些与其他常见气源性过敏原（如花粉）相关的病症的推荐疗法没有什么不同。此类疗法包括鼻用糖皮质激素、鼻用和眼用抗组胺药以及口服抗组胺药。此外,已证明用免疫疗法治疗对链格孢过敏的患者可显著减轻哮喘和鼻炎症状。还有非常低质量的证据支持对枝孢菌使用皮下免疫疗法过敏。

一、避免接触真菌

规避过敏原是变态反应性疾病的最重要的防治措施,真菌喜阴暗潮湿的地方,因此有效回避真菌的措施包括：保持室内（浴室）干燥、通风；相对湿度 <50%；不要居住在平房、一层或地下室；夏季衣服随换随洗；室内、阳台不要养花；及时清理垃圾；勿大量贮存蔬菜、水果；定期清洗冰箱、垃圾桶、下水道、空调滤网；避免接触枯叶、垃圾、土壤、堆肥；尽量避免在室内游泳池、蒸汽浴室、温室花房逗留等。

二、药物对症治疗

（一）肾上腺素

对于严重过敏反应,肾上腺素为一线治疗药物。大腿外侧肌内注射 1:1 000 的肾上腺素,6 月龄~6 岁（<30kg）,每次 0.15mg;6~12 岁（≥30kg）,每次 0.3mg;>12 岁,每次 0.5mg。若无缓解,5~10 分钟可重复使用 1 次。治疗时多选择仰卧位（呕吐者建议左侧卧位,呼吸困难者可以 45° 坐位）,抬高下肢以改善低血压。严重过敏反应治疗关键是维持呼吸道通畅和保持有效血液循环,其他治疗药物包括糖皮质激素、抗组胺药物等。

（二）抗组胺药

口服抗组胺药可有效控制真菌性特应性皮炎的瘙痒,明显缓解过敏性真菌性鼻炎所致的鼻痒、流涕打喷嚏症状,对过敏性真菌性结膜炎所致眼部症状也有一定缓解作用,但改善鼻塞的效果有限。鼻用抗组胺药对控制变应性鼻炎的鼻部症状疗效相当于或优于第二代口服抗组胺药,特别是在对鼻塞症状的缓解上更为有效。消化道过敏症状一般不建议使用抗组胺药。儿童应用抗组胺药需注意年龄限制,按照药品说明书应用。

（三）白三烯受体拮抗剂

为真菌过敏性儿童哮喘和过敏性真菌性鼻炎

治疗的一线用药;对过敏性真菌性鼻炎所致鼻塞症状改善作用优于第二代口服抗组胺药。

（四）糖皮质激素

对于严重过敏者,如严重喘息发作、喉头水肿、血管性水肿及全身过敏反应可短期全身使用糖皮质激素。外用糖皮质激素是目前特应性皮炎治疗的一线用药,根据皮损严重程度、皮损部位等因素合理选择不同浓度的糖皮质激素治疗。吸入糖皮质激素是哮喘长期控制治疗的优选药物,喘息急性发作时高剂量吸入糖皮质激素有助于症状的缓解,并可减少全身糖皮质激素的使用强度。此外,鼻用糖皮质激素对过敏性真菌性鼻炎的所有症状均有显著改善作用,但起效时间较缓慢;对于哮喘伴变应性鼻炎患儿可同时局部吸入和鼻用糖皮质激素,根据各自症状缓解的情况分别降阶梯减少药物使用强度,目的是通过同时控制上下气道炎症而减少激素的总体用量。

（五）肥大细胞膜稳定剂

为治疗过敏性真菌性鼻炎的二线治疗药物,对缓解喷嚏、鼻痒、流涕等症状有一定效果,但对鼻塞的改善不明显。

（六）生物制剂

奥马珠单抗是人 IgE 人源化单克隆抗体,目前我国已批准用于 6 岁以上经吸入激素合并长效 β_2-肾上腺素受体激动剂治疗控制不佳的中重度过敏性哮喘患儿。

（七）其他治疗

钙调神经磷酸酶抑制剂是目前治疗真菌性特应性皮炎的二线外用药物,某些特殊部位,如面部、颈部、外生殖器等,可视皮损情况合理选用。同时需注意使用润肤剂修复和维持皮肤屏障是特应性皮炎治疗长期治疗管理的基础。鼻腔盐水冲洗作为辅助治疗方法,可明显改善变应性鼻炎患儿喷嚏和鼻塞症状。

三、特异性免疫治疗

AIT 是目前变态反应性疾病唯一对因治疗的方法,可以阻止变态反应性疾病发展、缓解症状,减少药物使用。然而,目前用于诊断和治疗的大多数过敏性真菌提取物都含有大量的非过敏性成分,真菌毒素可能属于这些潜在的成分。因为大多数真菌毒素是脂溶性的和低分子量的,从传统来源的真菌提取物的生产往往受到任何单一真菌菌株的内在变异性的阻碍。对于在标准条件下培养的菌株,在提取物的蛋白质组成和致敏效力方面可以发生显著的批次间差异。

基于以上原因,对真菌过敏进行特异性免疫治疗是需要反复权衡的。与其他变态反应性疾病一样,真菌过敏的 AIT 治疗年龄目前限制在 5 岁以上,在实际临床中,患者往往存在多种过敏原过敏,例如屋尘螨、草花粉、树花粉、动物皮屑等,因此常常会行多种过敏原的脱敏治疗,有时会将多种过敏原制剂混合注射。研究显示,真菌与花粉混合会导致花粉的效价明显下降,而与粉尘螨混合对其效价无影响。这是由于真菌中含有的具有酶活性的致敏蛋白组分对花粉的致敏蛋白组分产生分解作用,从而出现花粉效价的明显下降。因此,在进行多种过敏原脱敏治疗时,需将真菌和花粉分开。

真菌免疫治疗中的不良反应相当于其他过敏原免疫治疗的局部和全身副作用的发生率较高。在西班牙最近发表的一项研究中,使用标准链格孢菌提取物的常规免疫治疗方案,129 名受试者中有 51 人（39.5%）至少有一次不良反应,这相当于给予的 3 892 个剂量中的 1.95%。大多数不良反应（62%）为全身性和即时性,并影响呼吸道。在儿童、哮喘患者和增加给药阶段,发生全身反应的风险增加。对不良反应患者的回顾性评估显示,总 IgE 和特异性链格孢菌 IgE 抗体值较高。除了 IgE 介导的机制外,IgG 沉淀抗体也被认为发生在的不良反应中。有研究显示,38 名儿童中有 7 名因严重的副作用而停止了使用真菌提取物的免疫治疗。这些儿童的临床症状与Ⅲ型反应相一致,对注射的真菌提取物的循环、沉淀的 IgG 抗体增加了 2~4 倍。在另一项使用链格孢菌提取物的研究中证实了 IgG 沉淀抗体的发现。然而,在一项前瞻性研究中,共有 11 例有链格孢菌抗体的患者中,只有 1 例出现了延迟局部反应,这表明 IgG 抗体并不是真菌提取物免疫治疗后晚期型反应的唯一解释。必须考虑使用真菌提取物的潜在过敏副作用。

（于艳艳,王子熹）

参 考 文 献

1. Twaroch T E,Curin M,Valenta R,et al. Mold Allergens in Respiratory Allergy:From Structure to Therapy[J]. Allergy,asthma & immunology research,2014,7（3）:205-220.

2. Chan L,Nwankwo E,Shah A. Allergic Bronchopulmonary

Aspergillosis.Clin Chest Med 43（2022）99-125.

3. 中华医学会呼吸病学分会哮喘学组. 变应性支气管肺曲霉病诊治专家共识[J]. 中华医学杂志,2017(34).

4. 杨晴,陆美萍,程雷. 变应性真菌性鼻窦炎研究进展[J]. 中国耳鼻咽喉头颈外科,2020,27(3):6.

5. 中华医学会皮肤性病学分会免疫学组,特应性皮炎协作研究中心. 中国特应性皮炎诊疗指南(2020版)[J]. 中华皮肤科杂志,2020,053(002):81-88.

第二十二章

昆虫变态反应

昆虫（insect）是动物中最大的种群，数量庞大、种类繁多，自然界中有 100 多万种，而且形态各异、分布广泛，与人类生产、生活关系及其密切，亦益亦害。一些昆虫如蚊子、虱子、牛虻等叮咬人体不仅可引起虫咬性皮炎，还可能传播疾病。尤其昆虫分类中的膜翅目昆虫如蜜蜂、胡蜂、火蚁等叮咬人体，其毒液注入人体后可能引起过敏性休克。毒液过敏原特异性免疫治疗疗效确切，但遗憾的是关于膜翅目昆虫过敏原检测及特异性免疫治疗在我国还是空白。后面特辟出一个章节专门论述膜翅目昆虫毒液过敏反应及毒液免疫治疗。

2022 年 5 月《中国儿童严重过敏反应急救行动计划》（China Children's Anaphlaxis Emergency Action Plan, CCAEAP）发布，规范了昆虫毒液过敏引起的严重过敏反应患儿的抢救、治疗。

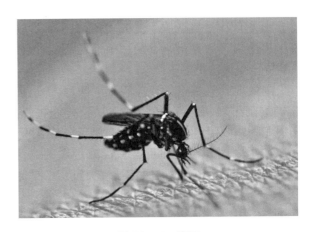

图 22-1-1 蚊子

第一节 概 论

一、昆虫的特征

昆虫在生物分类中属于无脊椎动物，节肢动物门，昆虫纲，34 个目，每个目又可分成亚目，足见其家族庞大。昆虫的系统分类是根据其形态学特征和生态特征来划分的，共同的特征其身体分头、胸、腹三部分。生物的发育分为完全变态发育、不完全变态发育。

昆虫分布有地区性和季节性，如蚊蝇在 5~8 月份生长繁殖最多，此时昆虫叮咬引起皮肤过敏、丘疹性荨麻疹的患者也最多。在非洲、美洲等地大黄蜂及火蚁的螫咬过敏较多见。近年来，在中国广东、台湾等地也发现有火蚁入侵。在流行区，火蚁叮咬很难避免，相比成人，儿童更常被螫伤（图 22-1-1~图 22-1-3）。

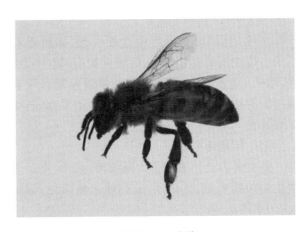

图 22-1-2 蜜蜂

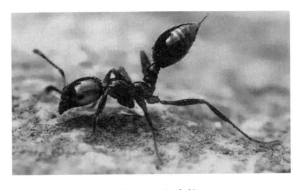

图 22-1-3 红火蚁

二、昆虫引起人类疾病分类

昆虫引起人类疾病分成四类:过敏、中毒、外伤、传播传染病四大类。

(一)过敏

昆虫极容易导致过敏,过敏中最严重的疾病是过敏性休克,由蜂类蜇刺过敏致死时有发生,与食物、药物并列为严重过敏反应的三大原因。昆虫的毒液、虫卵、皮蜕、排泄物、鳞屑,尸体碎屑、分解产物,或其散发的特殊气味均可致敏,食用昆虫还会引发食物过敏。拉丁美洲、非洲热带地区国家报道昆虫过敏是最常见的过敏性疾病,由叮咬所致的昆虫过敏最多。

昆虫导致人类过敏反应有以下四种方式:叮咬或蜇刺过敏、吸入过敏、食入过敏、接触过敏。其中尤其以叮咬、蜇刺引起毒液过敏反应症状重,后果严重。国外对膜翅目昆虫毒液过敏的研究非常深入,并且毒液过敏原特异性免疫疗法效果显著。

(二)中毒

可以夺人性命的蜂、蚁等膜翅目昆虫有毒针或尾刺,蜇刺人体后可以分泌毒液引起中毒反应。

(三)外伤(物理伤害)

昆虫用毒针、口器叮咬皮肤引起,如跳蚤和虱子寄生在哺乳动物身上,叮咬皮肤引起红肿、疼痛、坏死、继发感染等反应。蛾、蝶属鳞翅目没有毒针但有螫毛,人的皮肤碰触螫毛会引发疼痛、瘙痒或肿胀。

(四)传播传染病

昆虫体内或体表携带大量细菌、病毒、真菌等微生物传播疾病,如疟疾、流行性出血热,乙型脑炎、伤寒等疾病。

三、昆虫变态反应的流行病学

(一)叮咬及蜇刺过敏

蚊子、跳蚤、虱子、毛虫、甲虫,瓢虫、马蝇、蠓、蟑、接吻虫等吸血昆虫常常叮咬人的皮肤引起过敏反应。一般只有大局部反应或全身反应被认为是过敏。大局部反应(LLR)定义为皮肤局部肿胀、硬结直径>10cm、持续时间>24小时,单针蜇刺即可出现症状。芬兰的研究表明,10%的暴露人群对蚊虫叮咬过敏。据报道,膜翅目昆虫毒液过敏在普通人群中大局部反应发生率2.4%~26.4%,全身反应的发生率为0.3%~8.9%,每年估计因蜇伤

导致的死亡人数为(0.03~0.45)/100万。儿童全身反应为20.2%,其中3.4%由黄蜂和蜜蜂蜇刺引起。膜翅目昆虫蜇刺偶尔还会出现血清病等迟发型反应,还有肾炎、脑炎、横纹肌溶解等病例报道。

(二)吸入过敏

昆虫的毒液,虫卵、皮蜕、排泄物、鳞屑,尸体碎屑、分解产物,或其散发的特殊气味也可致敏。蟑螂、蚊子、家蝇、蚱蜢或蝗虫等昆虫产生的气传过敏原可引发支气管哮喘、变应性鼻炎。一项观察性研究表明,亚洲瓢虫(异色瓢虫)可以引起季节性过敏,流行率高达10%。果蝇(黑腹果蝇)的总体过敏率为6%,吸入过敏和暴露于变应原的频率及强度有明显关系。在动物园或宠物店工作的人有25%~50%因职业暴露出现昆虫过敏的呼吸道症状。因使用昆虫幼虫作为鱼食,约20%的人对摇蚊幼虫和蠓过敏。在专业接触蝗虫的人、丝绸工人中分别有60%、34%存在昆虫导致呼吸道过敏。除了经典气传过敏原外,有研究显示食物(例如蜂王浆)以气溶胶形式被致敏个体吸入后也可诱发严重的过敏性哮喘发作。

(三)食入过敏

全世界约有20亿人食用3 000多种昆虫,特别是在亚洲、非洲和拉丁美洲等地,昆虫就是一种食品供人们食用。昆虫蛋白质含量极高,相较100克牛肉可以产生30cal的热量,而100g白蚁可以产生高达500kal热量、烤干的蝉虫蛋白质含量高达72%。这些昆虫繁殖快、世代短,在特定地区容易获取,因而成为人们常见的食物来源。

我国有100多种可食用昆虫,如蚕蛹、蚂蚁、金蝉、蚂蚱、蝗虫等在我国部分地区是餐桌上的特色食品;作为滋补药品,蚂蚁、蜂王浆和蜂巢也在传统医学应用中占有重要地位。对以上昆虫相关食物致敏个体在进食后可出现程度不等的食物过敏表现。但对于食入昆虫过敏国内外均没有可靠的流行病学数据。

(四)接触过敏

昆虫虫体、排泄物、分泌物等直接接触人体可以引起过敏,主要表现为接触性皮炎。但其发病率没有可靠的流行病学数据。

(刘瑞玲,崔乐)

第二节　发病机制

任何种类的昆虫过敏,无论是通过叮咬、呼

吸、食入、接触等哪种途径，昆虫的暴露史是极其重要的。

昆虫的抗原物质通过叮咬注入、吸入、食入、接触等方式进入体内可以引起各种免疫反应，其中最受关注、危害最大的是由膜翅目昆虫毒液引起的Ⅰ型超敏反应。下面以蜂毒为例说明其发病机制。

蜂毒毒液成分很复杂，主要含有酶类、多肽类、胺类等。酶类有磷酸脂酶 A、磷酸脂酶 B、透明脂酸酶、胆碱脂酶、卵磷脂酶等。肽类有蜂毒肽、激肽等，胺类有组织胺、多巴胺、五羟色胺、儿茶酚胺，还有高分子蛋白（神经毒蛋白）、乙酰胆碱、溶血素、神经毒素、肌肉收缩素等。抗原物质都是蛋白质，主要是酶类包括磷脂酶 A、磷脂酶 A2、磷脂酶 C、透明质酸酶及酸性磷酸酶、蜂毒肽、Antigen 5 等，有些抗原物质至今成分不明，而且这些抗原物质并不是只存在于昆虫的毒囊中，虫体组织内也有少量积存。胡蜂毒液的蜂毒肽比蜜蜂多，毒性也更强。昆虫唾液中含有消化酶、抗凝血剂、血管扩张剂、抗菌肽等物质。昆虫的唾液或毒液中，蜂毒肽有较强的细胞毒作用、溶血作用和血管活性作用，蜂毒肽可直接引起急性肾小管坏死、间质性肾炎、肾皮质坏死，引起急性肾衰竭、肝损伤、心肌损伤、呼吸衰竭和神经系统损伤等，磷脂酶 A2 主要与蜂毒肽协同作用引起急性溶血反应及过敏反应。此外，组胺、透明质酸可造成心脏、肝脏等器官的损害和过敏反应。毒液中还有其他蛋白物质、血管活性胺等，如激肽、组织胺、多巴胺、五羟色胺等，具有毒性及药理作用。

蜂毒的致病机制主要有两种：一是过敏反应，蜂毒肽，磷脂酶 A2，抗原成分（如 Antigen 5）、组胺、透明质酸可以迅速诱发机体 IgE 介导速发型过敏反应即Ⅰ型超敏反应及非 IgE 介导的免疫反应。过敏反应发生越早程度越严重，蜇伤后从几分钟到几小时即可发生严重过敏反应，没有明显的剂量、效应关系。二是蜂毒的直接作用，蜂毒直接作用是通过毒液中的溶血毒素、神经毒素、蜂毒肽引起溶血、神经系统、循环系统、泌尿系统等全身多系统损害，严重中毒者可引起死亡。

一、Ⅰ型超敏反应即速发型超敏反应

蜂毒过敏原进入人体后产生特异性 IgE（specific IgE，sIgE）抗体，与肥大细胞和/或嗜碱性粒细胞表面的 sIgE 受体结合，使机体处于致敏状态。当人体再次受到攻击，蜂毒过敏原进入机体，使处于致敏状态的肥大细胞 sIgE 抗体发生桥连，激活肥大细胞和嗜碱性粒细胞，使其包膜破裂脱颗粒，释放出一系列生物活性物质，如组胺、白三烯、前列腺素、缓激肽、细胞因子、IL-4、IL-13、血小板活化因子等，在几秒至几分钟内引起毛细血管扩张，血管通透性增加，腺体分泌增多和平滑肌收缩等引起局部及全身炎症反应，出现皮肤风团、红肿、喉水肿、荨麻疹、血管神经性水肿，严重的使毛细血管扩张、有效循环血容量锐减，引起头晕、恶心、心悸、血压下降、过敏性休克等。

二、非 IgE 介导的免疫反应

主要有 IgG 和 IgM 介导的Ⅲ型超敏反应及Ⅳ型超敏反应。蜂毒与 IgG 和 IgM 结合并形成大量蜂毒-抗体免疫复合物，当这些复合物不能从循环中被清除，沉积在肾脏滤过膜表面，免疫复合物激活补体系统，引起肥大细胞脱颗粒，释放出生物活性介质，如组胺、趋化因子等，引起血管通透性增加。同时趋化因子和蜂毒-抗体免疫复合物吸引中性粒细胞迁移及局部浸润并释放出激肽形成酶、蛋白水解酶、阳离子蛋白等炎症介质，促发炎症反应。同时引起血小板聚集，血栓形成造成炎症反应和组织损伤，主要引起蜂蜇伤后的肾脏损伤和血清病。Ⅳ型超敏反应也称为迟发型超敏反应或 Arthus 型反应，由 T 细胞介导的细胞免疫反应。

有特应性体质、皮肤屏障受损患者更容易发生严重的局部和全身反应。在土耳其人群队列研究中，33% 的膜翅目昆虫过敏患者患有变态反应性疾病。膜翅目致敏的合并其他变态反应性疾病的患者显示出与 CCDs 有交叉反应性。蜂蜇伤的伤口数量越多可能更容易引起多器官功能损伤。

昆虫毒液过敏常见于胡蜂属、纸黄蜂、澳大利亚的跳蚁、美洲的火蚁、亚洲的针蚁、意大利蜜蜂。蚕、蟑螂等与呼吸道过敏有关，最重要的过敏原是原肌球蛋白、精氨酸激酶等泛过敏原，这些昆虫过敏原和印度谷螟之间、与屋尘螨、甲壳类动物如虾的同源性大于70%，可以发生过敏原的交叉反应。

蟑螂是引起呼吸道过敏的非常重要的一种室内过敏原，常见的致病性最强的有美洲大蠊、德国小蠊、东方蜚蠊等。蟑螂的尸体、蜕皮、卵壳、粪蛋等的碎屑是室内灰尘的重要组成部分，被人体吸入呼吸道引起哮喘、变应性鼻炎等疾病。餐桌上作为美食的昆虫如炸蜢、蝗虫、蟋蟀、蚕蛹或食物中隐藏的昆虫化合物如含有胭脂红的果汁和冰淇淋、柑橘类水果蜡涂层含有的虫胶均可能会引起食物过敏。具体机制如下：蟑螂等过敏原随室尘吸入呼吸道，各种食物过敏原通过消化道黏膜，刺激黏膜中来自树突状细胞的抗原提呈细胞将其抗原成分捕获处理，刺激 Th2 细胞、诱导 B 细胞增殖分化为浆细胞，产生过敏原 sIgE 抗体，IgE 通过其 Fc 段与肥大细胞或嗜碱性粒细胞表面受体结合，此时机体处于致敏状态，没有临床症状。当机体再次接触相同的过敏原时，过敏原与肥大细胞表面上的 sIgE 结合发生桥连，导致肥大细胞活化，使得细胞膜通透性改变、膜破裂细胞脱颗粒，释放多种预先合成的生物活性介质如组胺、激肽原酶等炎性介质，还有新合成的多种生物活性介质如白三烯、前列腺素、血小板活化因子等，导致毛细血管扩张，血管通透性增加，平滑肌收缩，腺体分泌增加等改变，依靶器官不同引发各种临床症状，如呼吸道出现鼻痒、打喷嚏、流清水鼻涕、鼻塞、咳嗽、胸闷、憋气、呼吸困难等，消化道表现为腹痛、腹胀、腹泻等，皮肤表现为红斑、水肿、风团等，心血管表现为心悸、血压下降等。同时刺激 Th 细胞转化为 Th2 细胞，募集嗜酸性粒细胞等炎症细胞出现局部浸润，产生 IL-4、IL-5、IL-13 等 Th2 细胞因子及炎症介质如白三烯、前列腺素、嗜酸细胞阳离子蛋白等引发局部组织的慢性炎症。

昆虫经皮肤接触引发的过敏反应属于 T 淋巴细胞介导的迟发型超敏反应，皮肤的树突状表皮细胞（即朗格汉斯细胞）作为抗原提呈细胞将抗原信号处理递呈后，被区域淋巴结的 T 淋巴细胞处理、增殖，在再次暴露于相同的过敏原后，与 Th1 淋巴细胞的 T 细胞抗原受体结合，引发淋巴细胞的增殖及活化，产生 IL-2、IL-4 等细胞因子，增加 T 细胞、巨噬细胞、自然杀伤细胞的毒性。皮损表现为红斑、丘疹、水疱、水肿、苔藓化等。

（刘瑞玲，崔乐）

第三节　诊　断

一、临床表现

（一）依据时间分类

1. 速发型　75% 患者发生速发反应，一般 4 小时内发病，是由 IgE 介导引起的，轻者无反应或感觉瘙痒，皮肤出现瘀点、风团、丘疹、红斑，几小时内消失。重症出现全身反应、过敏性休克。

2. 迟发型　50% 患者发生延迟反应，由非 IgE 介导的，蜇伤 1~2 周后出现血清病样反应，发热、淋巴结肿胀、关节痛等症状，还有报道出现脑炎、肾小球肾炎、脉管炎、神经炎、凝血功能极度低下等。

（二）依据累及范围分类

1. 普通局部反应　表现为蜇伤后几分钟内出现的直径 1~5cm 的风团，一般持续数小时，通常由非 IgE 介导的药理作用引起。

2. 大局部反应　由 IgE 介导引起，为蜇伤部位较重的发红和肿胀，蜇伤后 1~2 日逐渐扩大，直径约 10cm 或以上，通常持续 5~10 日。

3. 全身反应　IgE 介导，表现为荨麻疹、血管性水肿、哮喘或可能危及生命的严重变态反应。

（三）依据致敏途径

1. 叮咬蜇刺

（1）叮咬过敏：是昆虫过敏中最常见的，如蚊子、蚂蚁、跳蚤、臭虫等吸血昆虫，其唾液经口器的吮吸管进入皮肤，引起皮肤剧烈瘙痒、皮肤出现瘀点、风团、丘疹、瘀斑、血管性水肿，风团样丘疹，出血性瘀点或水疱、红斑或紫癜，多形性红斑、丘疹性荨麻疹、蜂窝织炎等。昆虫叮咬很少引起全身反应包括全身性荨麻疹、血管性水肿、支气管哮喘和休克。

（2）蜂等膜翅目昆虫蜇刺过敏：每次被蜇刺后出现的过敏症状有轻有重，常常与昆虫种类、毒量、蜇刺部位、患者是否过敏体质有关。轻者蜇刺部位皮肤疼痛、轻微发红、瘀点、肿胀，几小时内即可消失。重者局部皮肤可见红肿、瘀点、瘀斑、水疱及局部硬化、坏死，水疱消褪或发展为白色脓疱，破溃后出现溃疡面、蜂窝织炎等。发病可以从数分钟至 1~2 天不等，也有严重局部反应反复发作持续 1 周左右。还有的患者出现大局部反应，皮肤出现红斑、肿胀从蜇刺部位向周围蔓延扩展，可由蜇刺部位蔓延整个肢体或整个面部，24-48 小时达到高峰，持续 1 周左右，甚至出现长期皮肤感觉减退等症状，蜇刺部位很少发生感染。少数患者伴有恶心、疲劳和不适感。引起大局部反应患者再次受到蜇刺更容易发生同样反应，极少引起全身反应。昆虫蜇刺最严重的过敏反应就是过敏性休克，是临床最严重急症之一，发生突然，病情进展迅速，危及生命。任何年龄都可发生，约有 90% 为速发型，大多发生在 20 岁以下，头面部和颈部蜇刺最容易引起严重过敏反应。症状一般在蜇刺后 15 分钟内出现,症状出现的越快,症状越严重。受蜇后立即出现症状,最常见的症状首先累及皮肤,受蜇部位疼痛、皮肤发红、肿胀、肿胀向周围扩散,出现全身性荨麻疹、血管性水肿,继而出现呼吸系统和心血管系统症状,出现胸闷憋气、呼吸急促、哮喘发作、呼吸困难、喉水肿、窒息等,咽喉部、气管等上呼吸道水肿是导致死亡的主要原因,还有心悸、出汗、心律失常、血压下降导致循环衰竭也是导致死亡的另一重要原因。休克症状在数分钟内即可出现,如抢救不及时可在 15~30 分钟内死亡。

在过敏患者中,仅仅一次蜇刺就可能引起严重或致命的过敏反应。全身反应可分为轻度(荨麻疹、血管性水肿)、中度(头晕、呼吸困难、胃肠道症状)或重度(休克、意识不清、呼吸或心搏骤停)。

各种蜂等昆虫的毒液常有交叉反应性,对蜜蜂蜇刺过敏者对黄蜂蜇刺也容易过敏,一般被黄蜂蜇刺后的症状比蜜蜂严重,局部症状越重全身症状也越严重,头颈部比四肢蜇刺以后的反应重,大约 30% 过敏体质患者容易出现全身过敏反应症状。有被蜇刺史的人,再次被蜇容易出现严重过敏反应。

2. 食入过敏　可因食入某些昆虫虫体或其产物而引起过敏。从轻微局部反应到严重的全身反应、从几分钟到数小时内的过敏性休克都有可能发生。症状可累及皮肤或黏膜(瘙痒、红斑、水肿、荨麻疹、血管性水肿)、胃肠道(如腹痛、恶心、呕吐、腹泻)和呼吸系统(如哮喘、呼吸困难),尤其以胃肠道症状、皮痒皮疹为多见。我国南方养蚕地区有食用蚕蛹的习惯,可能为我国特有的情况,食用油炸蚕蛹后过敏可引起哮喘发作。

3. 吸入性过敏　吸入蟑螂、蚤类、蚊蛾类、蝶类、蝇类、蝗虫类、蚕等抗原物质,如昆虫的粪蛋、虫卵、尸体碎屑、鳞毛、蜕皮,以及散发的特殊气味,均可进入呼吸道出现过敏症状,引起变应性鼻炎发作,出现鼻痒、打喷嚏、流清涕、鼻塞等,部分出现咳嗽、胸闷憋气、哮喘为主症状,还有引起过敏性结膜炎,出现眼痒、流泪等。

4. 接触性过敏　皮肤接触虫体、昆虫的鳞毛及其排泄物引发皮肤瘙痒、荨麻疹、湿疹、血管性水肿,如蚕茧或生丝、蛾类直接接触引起接触性皮炎。某些顽固性的异位性皮炎是由于患者长期接触蛾类过敏所致。

二、诊断

依据临床病史、皮肤试验和/或毒液血清 sIgE 抗体的检测可做出明确诊断,分为非特异性诊断和特异性诊断

(一)非特异性诊断

主要依据昆虫叮咬蜇刺、吸入、接触或食入的病史、临床表现进行诊断。但是昆虫的过敏反应与非特异性反应有时很难鉴别。一般症状重,明显超出蜇刺部位或有全身性症状要考虑过敏反应可能。

1. 昆虫暴露病史　无论是通过咬伤、蜇刺、还是呼吸或饮食接触,明确的昆虫暴露史是最重要的,对于昆虫咬伤蜇伤,如不能明确咬伤蜇伤史也不能排除。

2. 局部症状　可累及皮肤、呼吸道、胃肠道。

(1)皮肤表现:被蜇伤部位(一处或多处)可见针尖样皮损,有瘙痒、疼痛、红肿、及水疱等局部症状,邻接部位肿胀、晚期易合并软组织感染。

(2)呼吸道症状:变应性鼻炎、慢性咳嗽、哮喘表现。

(3)胃肠道症状:腹痛、腹泻、恶心、呕吐、口唇肿胀。

3. 全身表现　部分患者会发生全身过敏反应,甚至过敏性休克。

(1)皮肤表现:荨麻疹、口唇、舌头、咽喉等部位血管性水肿。

(2)呼吸道表现:喉水肿、哮喘、呼吸困难。

(3)心血管系统:头晕、心悸、晕厥、心律失常、血压下降。

(4)消化道表现:恶心、呕吐、腹痛、腹泻等。

(5)其他表现:发热、关节痛、肾病、疲乏、不适感、精神或感觉异常。

4. 实验室及辅助检查　血常规、凝血功能、肝肾功能、心电图、胸部 CT 检查等。

(二)特异性诊断

各种昆虫尤其是蜇刺性昆虫抗原的皮肤试验、血清学试验,以及近年来发展的组分检测可用于病因诊断。

国内临床工作中昆虫过敏原检查只能做蟑螂血清学检测,国外皮肤试验、毒液血清 sIgE 抗体检测种类较多,并且有商品化试剂在临床应用。病史不明但高度怀疑昆虫过敏可以进行嗜碱性粒细胞活化试验(BAT)。近年来过敏原组分检测提高

了 IgE 检测的灵敏度，尤其是对胡蜂和蜜蜂毒液都致敏的患者，能够区分交叉反应还是共同致敏。

1. 昆虫毒液过敏　对昆虫刺蜇曾发生严重过敏反应的患者应进行毒液皮肤试验及体外蜂毒特异性 IgE 抗体的检测。通常用皮肤试验确定机体是否存在毒液特异性 IgE。在受到蜇刺的最初几周，皮肤试验有可能出现阴性结果。极少数患者即使皮肤试验和体外血清学检测反应均为阴性，再次被蜇刺后也会发生过敏反应。毒液浓度小于或等于1.0mg/L，皮试反应出现阳性，提示体内存在特异性 IgE。皮试阳性反应的患者，约 20% 血清中检测不到特异性 IgE。皮试阴性反应的患者，10%~20% 体外 sIgE 反应阳性，极少数患者 sIgE 甚至相当高。

2. 昆虫叮咬过敏　少数昆虫如蚊子、马蝇或接吻虫可以使用其非标准化全身提取物做皮肤试验或血清学诊断，注意与其他物种可以发生交叉反应。

3. 昆虫的呼吸道过敏诊断　蝗虫、蟋蟀或某些苍蝇可以做皮肤试验。蟑螂、火蚁、马蝇、蚊子、谷物甲虫等可以做 sIgE 检测及分子诊断。

4. 食入过敏诊断　大多数采用血清 IgE 检测，例如德国和美洲蟑螂、黄粉虫、家蚕的全身提取物，有一些商业化的昆虫 sIgE 诊断试剂。部分用昆虫的提取物进行皮肤点刺试验和嗜碱性粒细胞活化试验，如德国和美国蟑螂、跳蚤、火蚁、蝶蝇、鹿蝇、家蝇、蜉蝣、蚊子和飞蛾等，虽然可以做皮肤点刺试验，但结果与临床符合性较差。

过敏原检测结果的解读一定要结合病史，不能单纯凭借一份报告判断是否过敏。出现阳性血清学结果但与临床没有相关性，有可能是因为有共同的 CCDs 的干扰及无症状致敏。有明确病史但血清学结果阴性，可能是由于毒液提取物中过敏原低表达引起。

三、鉴别诊断

（一）局部反应

与蜂窝组织炎、脓肿、疖子鉴别。

1. 细菌性蜂窝织炎　鉴别昆虫毒液引起的大局部反应与蜂窝织炎的关键点在于，从昆虫叮咬或蜇刺到局部出现瘙痒、红肿经过的时间，昆虫叮咬或蜇刺可在数分钟内引起被蜇伤的皮肤部位出现炎症反应，局部反应可在 1~2 日内发展至较严重程度，而蜂窝织炎则常为数日。

2. 皮肤脓肿　皮肤脓肿是真皮或皮下间隙内的积脓，表现为疼痛性的波动性红斑结节，伴或不伴周围蜂窝织炎，脓性物质可能自发性流出。患者可能有区域淋巴结肿大、发热、寒战。

3. 疖　疖是累及毛囊的化脓性炎性结节，边界清楚、有疼痛感，通常由毛囊炎引起。疖可发生于任何具有毛囊的部位，特别是易受摩擦和浸渍的部位（如面部、颈部、腋窝、腹股沟、股部和臀部）。这种皮损可蔓延至真皮和皮下组织，常为蜂窝织炎和皮肤脓肿的病灶。

（二）全身反应

与食物过敏、药物过敏、血管迷走神经性反应导致的过敏反应鉴别。

1. 急性荨麻疹和/或血管性水肿　突然发作的全身性荨麻疹和血管性水肿可能是全身反应的症状，但也可能是单独的情况，荨麻疹（伴或不伴血管性水肿）局限于皮肤和皮下组织，而全身反应还累及其他器官系统。荨麻疹可由变应原暴露引起，也可由感染或冷热等物理刺激引起。

2. 血管迷走性晕厥　晕厥（昏厥）可能是全身反应的症状，也可能单独发生。血管迷走性晕厥通常伴有皮肤苍白、出汗、虚弱、恶心和心动过缓。卧位可缓解。全身反应的特征通常为突发皮肤潮红（而非苍白），以及通常在血管迷走性晕厥中见不到的其他症状和体征，包括突发瘙痒、荨麻疹、血管性水肿、声音嘶哑、喉头发紧、喘鸣、哮鸣、咳嗽、呼吸急促、腹痛或腹泻。在全身反应中，心动过速比心动过缓更常见。

3. 食物、药物等其他原因引起的全身过敏反应　食物、药物等其他原因也可引起全身过敏反应，发生全身反应前的可疑过敏原暴露史可提供相关线索。食物、静脉或口服用药等引起的全身过敏反应通常累及皮肤，表现为皮肤潮红、风团，但一般不出现持续数日的大局部反应，而昆虫毒液过敏可能发现皮肤叮咬或蜇刺的痕迹，并且可能出现大局部反应。

（刘瑞玲，崔乐）

第四节　防　治

一、治疗

立即脱离蜇伤环境、迅速评估病情、尽可能迅速取出蜇刺物，最好在 3~5 分钟内取出有效，否则其内容物已经完全在体内释放，而且需要注意，取出蜇刺物时不能挤压。一般局部反应可以用乙酰水杨酸和冷敷减轻局部症状。大局部反应可以加用镇痛剂、抗组胺药物、糖皮质激素。严重全身反应者迅速评估生命体征，尽早识别过敏性休克，肾上腺素是抢救首选药物，早期救治是防止发展为重症的关键。积极抗过敏、抗休克及对症治疗，早期尽早、尽快地补充循环血容量和碱化尿液可以减轻肾小管的损伤。对于有毒动物致伤，应快速冲洗伤口及特异解毒剂清除伤口及体内毒素、规范清创、减少伤口感染，促进伤口尽快愈合。待生命体征稳定后进一步识别、确定致伤昆虫、详细询问病史等确定治疗方案。若发生蜂蜇伤后全身反应，应将患者转诊至过敏专科医生，评估其过敏情况，做相关的过敏原检查，必要时进行毒液特异性免疫治疗（VIT）。

1. 抗休克治疗　早期的诊断和治疗至关重要，发生危及生命的严重过敏，如过敏性休克时，肾上腺素是抢救时首选药物，在前外侧大腿采取肌内注射方式起效最快，按 0.01mg/kg 体重给药，单次最大剂量为 0.5mg，如症状控制不佳，可多次重复给药。去甲肾上腺素、多巴胺等血管活性药物可酌情使用。严密监测生命体征，发生呼吸心搏骤停时立即行心肺复苏等抢救。糖皮质激素、H1 受体拮抗剂、吸入短效 β2 受体激动剂可作为严重过敏救治的二线药物使用，同时保持呼吸道畅通、吸氧，仰卧位、下肢抬高等体位。

2. 局部伤口处理　正确快速有效的伤口处理对提高临床治愈率很重要，伤口处理不当导致治疗延迟，伤口迁延不愈，并发严重感染、给患者造成心理负担。

蜂类蜇刺在 3~5 分钟内尽快取出蜇刺物，注意取出蜇刺物时不能挤压。大多数蜜蜂蜇刺引起短暂的局部反应，最多可持续几天，一般无须治疗就可以消除。5%~10% 的大局部反应的患者有发生全身反应的风险。0.4%~0.8% 的儿童及 3% 成人对蜜蜂蜇刺可发生危及生命的全身性反应。

①胡蜂蜇刺伤口用弱碱性液体冲洗，最简便易行的 1% 肥皂水，还可用 2.5%~2.8% 氨水或 5% 碳酸氢钠注射液。②蜇伤局部用冷敷方法，可以减轻肿胀和疼痛。③外用药物：使用炉甘石洗剂、糖皮质激素药膏，如糠酸莫米松乳膏、卤米松等。④避免弄破水疱防止伤口继发感染，伤口消毒包扎。

3. 抗过敏治疗　口服 H1 受体拮抗剂如氯雷他定、盐酸西替利嗪、依巴斯汀等抗组胺药物，肌内注射苯海拉明、内服外用中医中药如百步断等清热泻火解毒类中药。口服 H1 受体拮抗剂抗组胺药物可有效缓解昆虫叮咬引起的过敏症状，外用或全身使用皮质类固醇可用于治疗强烈的迟发反应。

4. 预防破伤风　污染伤口如蚂蚁咬伤，有感染破伤风风险，应做预防破伤风治疗。

5. 并发症治疗　①软组织感染、脓肿、急性淋巴管炎治疗；②喉头水肿、心律失常等对症治疗。

6. 对症治疗　昆虫过敏引起的哮喘、变应性鼻炎、皮肤过敏、胃肠道症状等给予相应的对症处理减轻症状。

7. 心理干预　蜇伤患者出现焦虑、恐惧等心理，要及时干预，可通过介绍蜇伤相关知识，提高患者正确认识，使患者从心理上消除顾虑，缓解焦虑恐惧情绪，有助于早日康复。

8. 特异性免疫治疗　目前，没有针对昆虫毒液的标准化过敏原特异性免疫治疗；蟑螂所致吸入过敏，可以采用单独或与家蝇和蚊子混合的特异性免疫疗法。VIT 是唯一可以缓解甚至治愈膜翅目昆虫毒液过敏的治疗方法，可以降低未来发生严重过敏反应的风险并提高患者的生活质量。据报道，毒液特异性免疫疗法对 77%~84% 的蜜蜂毒液过敏有效，对 91%~96% 的胡蜂毒液过敏治疗有效，对 97%~98% 的蚂蚁毒液过敏患者有效。成人和儿童均可以使用毒液 VIT 治疗。抗 IgE 治疗和毒液 VIT 的组合应用，可以进一步提高毒液 VIT 的疗效。肽类免疫治疗、DNA 疫苗是更具特异性的疫苗，是免疫治疗的新方向。

VIT 适用于既往有膜翅目昆虫蜇伤引起严重过敏反应的儿童和成人患者，是唯一有效的对因治疗方法。治疗分为剂量递增阶段和维持阶段，疗程为 3~5 年，免疫保护作用可持续 10~20 年。癌症和慢性感染的患者是其绝对禁忌证，合并有心血管疾病、肺部疾病、严重的湿疹是其禁忌证。通过皮肤试验和/或血清 sIgE 检测结合病史判定对何种昆虫过敏、采用何种特异性免疫治疗制剂。蜂毒免疫疗法也有副作用，但其发生率较低，仅为 1.5%，最常见的副作用就是过敏反应，且多为轻微的皮肤局部红肿，其他罕见不良反应如血清病等较为罕见。

约有 30%~60% 对蜜蜂刺蜇曾发生比较严重的过敏反应的患者，再次被蜜蜂刺蜇有可能会发生危及生命的严重过敏反应，如果其皮试结果为阳性，应该进行 VIT。VIT 可将蜜蜂刺蜇敏感人群发生系统性反应的风险降低至低于 5%，有效率可高达 95%~97%。

对于只有局部反应的患者因再次刺蜇发生系

统性反应的风险相对较低,通常只进行对症治疗而不需要 VIT。在刺蜇后仅表现单纯皮肤反应的16 岁以下儿童一般无须 VIT(特殊情况:如儿童存在被频繁蜇刺或多重蜇刺的高风险地区或父母强烈要求)。是否要开始进行 VIT 治疗,依赖于病史和诊断性试验的结果。VIT 一旦开始一般要持续3~5 年的时间。越来越多的证据显示,大多数患者在 3~5 年 VIT 治疗后可以安全地停止,80%~90%的患者在治疗 3~5 年后,虽然皮试反应仍然持续阳性,但停止 VIT 治疗也不再发生全身反应。但一些有严重过敏反应史,如意识丧失的患者,即使接受了 5 年 VIT,在停止后仍有发生全身反应的风险。因此,对于有危及生命的严重过敏反应、持续皮试阳性的患者可谨慎延长 VIT 治疗时间。停止VIT 治疗的标准:经过 4~5 年 VIT 治疗之后,毒液血清特异性 1gE 抗体浓度降至无意义水平或皮试反应结果转阴可以停止免疫治疗。

过敏原特异性免疫治疗的药物优化原则既安全又能进一步提高疗效,尽量避免免疫治疗的副作用。如表位治疗实质上是应用了更具特异性的疫苗,是变态反应性疾病免疫治疗的新方向。对于蜂毒过敏的患者,蜂毒过敏原都含有一定数量的重要T 细胞表位,用含有 T 细胞表位的肽,特异性地控制免疫介导的 T 细胞应答、最大程度地减弱 IgE 介导的免疫应答。基因工程用于对蜂毒成分的分子生物学研究,指导疫苗的研制,如由含有蜂毒 PLA2 和透明质酸酶 HYA 的两种主要过敏原组成的融合蛋白用于 VIT 进行蜂毒免疫治疗有良好效果。

9. 生物制剂治疗　抗 IgE 治疗和 VIT 的联合治疗,对于不能耐受 VIT 的患者,可以避免 VIT 免疫治疗的副作用,增强安全性,提高疗效。

二、预防

防患于未然,避免与过敏原接触是最重要的预防方法。

(一)昆虫叮咬过敏

预防叮咬是最重要的,虫咬性皮炎常见于婴儿和儿童,是春夏秋三季常见的过敏性皮肤病之一。生活中的一些预防方法:户外活动如郊游、野营等活动时应要注意做好个人防护,要穿长袖衣服,长裤、高筒鞋、扎紧袖口、裤腿、戴面罩或帽子等防止叮咬蜇伤。使用蚊帐、防蝇网和驱虫剂。尽量少带孩子去有花草树木的地方玩耍,不要在草丛林间坐卧休息。经常将被褥等用品放在太阳下

晾晒,凉席使用期间要每天清洁,不让跳蚤、臭虫等有可乘之机,蚊虫叮咬时不要拍打,应将其掸落。

(二)膜翅目昆虫叮咬过敏

清理垃圾以及杂草等,大力开展杀灭有害蚂蚁行动。减少昆虫叮咬较为有效措施包括在户外穿白色或浅色衣服,在户外尽量减少对工蜂和黄蜂有吸引的食物或食物垃圾。

尽管生活中行为管理会降低昆虫蜇刺风险,但很难做到完全避免。毒液过敏患者应随身携带急救包,包内要备有肾上腺素或及肾上腺素笔、抗组胺药和皮质类固醇及外用药物,如被叮咬及时冲洗伤口后用外用药涂抹患处,若出现大局部反应或全身反应需及时就医救治,要充分利用多媒体,广泛宣传蜇伤科普知识和救治办法,提高防范意识,尤其胡峰、红火蚁蜇伤危害大要引起高度重视。

(三)呼吸道过敏

最有效的方法是采取灭蟑螂,避免蚕、蛾环境等措施。

(四)昆虫食入过敏

最重要的是避免食用含昆虫的食物,特别是当诊断出对虾过敏时,由于交叉反应更容易出现昆虫食入过敏。食品生产厂家要仔细标注所有产品的成分,食用者在购买或食用前要注意仔细阅读食品配料表。不同的烹饪方式影响食物中过敏原的致敏性。比如虾过敏患者食用经过煮沸或油炸的黄粉虫会出现过敏反应,说明煮沸或油炸这些烹饪加工过程仍然不能完全破坏黄粉虫蛋白或与交叉反应 IgE 的结合,而更有效的食品加工过程,如经过酶水解和高压方法,会进一步降低其 IgE 结合能力,食用以后则不会出现过敏症状。

(刘瑞玲,崔乐,李钦峰)

第五节　膜翅目昆虫蜇刺过敏的防治

一、膜翅目昆虫概述

昆虫纲膜翅目昆虫中比较重要的有三科,包含蜜蜂总科、胡蜂总科和蚁科。在我国,蜜蜂或胡蜂蜇刺是膜翅目昆虫蜇刺过敏的主要原因。

蜜蜂与熊蜂均属于蜜蜂总科(apidae),在地球上生存了数千万年,据世界粮农组织的数据,蜜蜂、鸟类和蝙蝠等传粉媒介影响着约 35% 的世界作物产量,能增加全球 87 种粮食作物的产量。在

我国,中华蜜蜂驯养历史悠久,在两汉至两晋时期(公元前206—公元420)即由野生逐渐过渡到家养;西方蜜蜂经济效益更佳,近代随海外商业往来逐渐进入中国并成为养蜂业的主流蜂种。此类植食性昆虫性情温顺,只有在受到攻击或威胁其巢穴时才会采取蜇刺行为。利用蜜蜂产蜜、为植物授粉的职业养蜂人通常会具有更高频度的蜇刺暴露机会,因此会存在单针蜇刺致过敏反应或多针蜇刺致毒性反应的风险。蜜蜂尾针有倒钩,在蜇刺过程中经常会失去尾针并使部分内脏器官脱落,最终导致死亡。在蜇刺部位是否留存尾针,可用来鉴别尾针源于蜜蜂还是胡蜂。

胡蜂和蜜蜂不同,属于肉食性昆虫,胡蜂总科(vespoidea)中至少有1万多种,这里面分布最广、数量最多的是马蜂(polistes)。在我国最常见的是中华马蜂(polistes chinensis),体长约1.5cm。由于胡蜂巢穴常常建在地表,因此很容易被人类活动所打扰而发动攻击,例如整理草坪、修整花园等;此外,胡蜂也容易被人类食物所吸引,常见于生活垃圾点、野外露营处。胡蜂在夏秋季数量逐渐达到高峰,因此夏秋季是胡蜂蜂毒过敏的高发季节,而蜜蜂蜂毒过敏的高发季节通常在春夏季。

蜂毒过敏与食物过敏、药物过敏组成了引发全身严重过敏反应的三大常见原因。在欧美普通人群中,发生过蜜蜂或胡蜂蜂毒过敏所致大局部反应者约占20%,发生过全身反应者占1%~5%;在养蜂人中更有高达14%~43%发生过全身反应;每年估计有数百人死于蜜蜂或胡蜂蜂毒过敏导致的全身反应,虽然我国相关数据缺乏,但近年来国内媒体报道蜂类蜇刺致死事件屡见不鲜。蜂毒过敏患者可对蜜蜂总科、胡蜂总科中的一种蜂毒过敏,也可对相同总科多种甚至不同总科多种蜂毒过敏,在专业人士给予针对性防护建议或启动蜂毒变应原特异性免疫治疗之前,正确、充分诊断蜂毒过敏种类是重要的前提。

二、蜂毒过敏的诊断

(一)临床表现

蜂类蜇刺人类这一行为通常是出于自卫或保护蜂巢、蜂房,蜇刺会引起剧痛感,即使伤者可能并未看具体蜇刺的昆虫本身,也会迅速意识到被蜇刺。蜂类蜇刺的伤口外观很相似,单从伤口难以区分是哪种蜂所致,但蜜蜂蜇人后常常会把带有倒钩的尾针留在伤者皮肤内并和毒液囊一起脱

离虫体,因此可以通过伤口是否留有尾针作为判别蜇刺来自蜜蜂还是胡蜂的初步依据。

蜂类蜇刺多见为局部反应,既临床症状局限在蜇刺部位的邻近组织,通常轻微且短暂,但部分患者也可表现为大局部反应,大局部反应很少会继发细菌感染。发生蜇刺后,应迅速检查伤口是否留有尾针,如有应及时移除以尽可能减少毒液囊通过尾针继续向体内注入蜂毒,如果发现时已距蜇刺数分钟,拔除毒刺可以减少继发感染风险,但已不具有减少毒液注入量的作用。

1. 普通局部反应　普通局部反应多为蜂毒毒液引发的局部毒性反应,表现为蜂类蜇刺后数分钟内出现的疼痛、发红和肿胀,肿胀面积的直径在5cm以内,症状通常在数小时内消失,也有时会持续肿胀1~2日。除了可给予止痛和局部冷敷处理外,几乎不需要采取其他治疗。

2. 大局部反应　大局部反应约占20%,是指蜂蜇局部出现持续加重的发红和肿胀,肿胀面积的直径最终超过10cm,多在24~48小时达到峰值,并持续最长可达10天之久。大局部反应有时可伴有疲劳、恶心和全身不适感。

对于大局部反应患者的处置措施包括:抬高患肢并给予局部冷敷;口服抗组胺药物(例如西替利嗪)、局部外用糖皮质激素软膏以控制瘙痒感;使用非甾体抗炎药物来减轻疼痛感;在病情严重时可以短程口服糖皮质激素(例如强的松40mg,每天一次,疗程2~3天)。在多数情况下,蜂蜇部位很少继发细菌感染,因此无须使用抗生素治疗。但如果在蜇刺后3~5日,也就是典型大局部反应通常开始消退之际,蜇刺局部的发红、肿胀和疼痛反而出现急剧恶化,则应怀疑继发感染,必要时可给予口服抗生素治疗。

绝大多数的大局部反应患者会在再次蜂蜇后依然出现相同反应。对这部分人群可以考虑再次蜂蜇后2小时内给予单剂40mg强的松口服,通常可以有效预防大局部反应的再次出现或减轻大局部反应程度。值得注意的是,国外Severino等研究指出约5%~10%大局部反应的蜂毒过敏患者可在再次蜂蜇时发生全身性严重过敏反应,国内关凯等学者也发现我国33%大局部反应的蜜蜂蜂毒过敏患者在3个月至1年后再次蜜蜂蜇刺出现全身反应。因此,对于大局部反应患者建议配备和全身反应患者一样的包括肾上腺素笔在内的急救包,美国最新版变应原免疫治疗指南亦已将蜂毒

过敏的大局部反应患者列入蜂毒变应原特异性免疫治疗的适应证。

（二）蜂毒过敏的特异性诊断

蜜蜂或胡蜂蜇刺后蜂毒过敏的诊断标准：①具备蜜蜂或胡蜂蜇刺后出现过敏反应的相关临床病史；②蜂毒血清 sIgE 阳性或皮肤试验阳性。

虽然我国没有商品化的蜂毒过敏原皮试制剂，但部分体外诊断试剂厂家可提供进行蜂毒 sIgE 检测的试剂盒，临床上通常将蜜蜂或胡蜂蜂毒 sIgE 结果≥0.35kU$_A$/L 判定为阳性。值得注意的是，没有临床病史，单纯皮肤试验和/或体外 sIgE 检测阳性不足以诊断蜂毒过敏。孙宝青等对广州地区呼吸道疾病患儿进行 16 种常见变应原检测，发现蜜蜂蜂毒阳性率 0.94%。关凯等研究发现没有蜜蜂蜇刺过敏反应相关临床病史的其他变态反应性疾病患者中，也能检测出蜜蜂蜂毒（i1）sIgE，结果最高者可达 15.2kU$_A$/L。国外有学者对无过敏症状但蜂毒 sIgE 阳性的人群进行了观察，发现高 sIgE 水平的患者，其 T-IgE 水平也高，这可能是针对 CCDs 产生的致敏现象，而 CCDs 广泛存在于许多容易致敏的植物类过敏原以及蜂毒。

为了更好地甄别真正的蜂毒过敏患者，Hamilton 等提出使用 sIgE/T-IgE（比活性）判断，某种变应原比活性越高，意味着效应细胞表面锚定的该变应原 sIgE 分布越紧凑，当出现再次变应原暴露时，效应细胞被激活并释放炎性介质的可能性就越大。

Johansson 等研究显示 54% 膜翅目蜂毒过敏患者的比活性超过 4%。关凯等研究显示，在蜜蜂蜂毒致严重过敏反应组中 15 例患者 IgE 比活性为 15.39%（5.87%，23.81%），远高于对照组、局部反应组和大局部反应组，提示 IgE 比活性越高，发生过敏反应的程度越重；同时提示相比 sIgE，使用 IgE 比活性可以得到更准确的蜜蜂蜂毒过敏诊断。

蜂毒过敏患者可对蜜蜂或胡蜂蜂毒二者之一过敏，也可同时过敏（即双重过敏）。由于这两种蜂毒组分中具有一定相似性，单一蜂毒过敏患者进行常规变应原检测可显示为两种蜂毒均为阳性结果（即交叉反应），但无临床意义。关凯等研究中，在蜂毒过敏致全身性严重过敏反应患者中，8 例蜜蜂蜂毒 i1 和胡蜂蜂毒 i3 均阳性的患者中，7 例 i209（抗原 V5，胡蜂蜂毒主要致敏蛋白）<0.10kU$_A$/L，仅有 1 例 i209 为 8.03kU$_A$/L。换而言之，在 8 例蜜蜂蜂毒 sIgE 和胡蜂蜂毒 sIgE 检测结果"双重"阳性的患者中，仅有 1 例被证实是真正的双重过敏，

其他 7 例仅为交叉反应，无临床实际意义。指导患者针对性回避措施、给予患者正确蜂毒种类的变应原特异性免疫治疗有赖于甄别出真正需要治疗的双重过敏患者，随着近年来国外对变应原组分研究领域取得长足进展，使用变应原组分检测可以对此提供有用信息。国外研究显示，使用经纯化、不含有 CCDs 的变应原组分检测，可以有效甄别蜜蜂/胡蜂蜂毒交叉反应或双重过敏。得到正确诊断是后续针对性过敏原回避、蜂毒变应原特异性免疫治疗的基石。

三、蜂毒过敏的治疗

（一）紧急处理

临床表现仅局限于皮肤系统的轻型患者，可给予全身抗组胺药物并密切观察病情演变；对于累及皮肤系统以外多个解剖系统的重型患者，尤其是成人患者，应迅速给予肌内注射肾上腺素，首选注射部位为大腿前外侧；为减轻迟发相反应，建议同时给予全身糖皮质激素。

（二）后续评估

所有全身性严重过敏反应患者经急诊或住院治疗后，出院均应配备包括肾上腺素笔在内的急救包，并由变态反应专科医师充分评估，对于存在再次发作的高风险患者，应考虑接受蜂毒变应原特异性免疫治疗。

（三）蜂毒变应原特异性免疫治疗

虽然对蜜蜂蜂毒致大局部反应的患者是否需要接受蜂毒变应原特异性免疫治疗一直存在争议，但考虑到部分大局部反应能进展为全身性严重过敏反应，美国最新版变应原免疫治疗指南已将蜂毒过敏的大局部反应患者列入蜂毒变应原特异性免疫治疗适应证。

蜂毒变应原特异性免疫治疗在我国尚无应用，但在国外临床开展广泛。给药途径多为皮下注射方式，在增量阶段的常用方案包括传统方案与快速方案（又分为集群方案、冲击方案、加强冲击方案等）。如表 22-5-1 所示：使用 Hollister-Stier 蜂毒制剂的传统方案每周 1 次皮下注射，可在治疗 15 周到达 100μg 目标维持剂量；而使用 ALK 公司蜂毒制剂的集群方案虽然起始剂量更低，但由于每周就诊共接受 2~3 次皮下注射，因此反而较前一方案省时 40% 到达目标维持剂量。无论何种方案，到达目标维持剂量后，注射间隔可延长至 8 周。根据欧美国家经验，使用 100μg 蜜蜂蜂毒作

为维持剂量的蜂毒变应原特异性免疫治疗可以使75%~95%的严重过敏反应患者临床治愈,如将维持剂量加倍可以取得更佳效果。

表 22-5-1　蜂毒变应原特异性免疫治疗不同方案比较

天数	ALK（μg）	Hollister-Stier（μg）	周
1	0.001	0.05	1
	0.01		
	0.1		
8	0.1	0.1	2
	0.5		
	1.0		
15	1	0.2	3
	5		
	10		
22	10	0.4	4
	20		
29	20	0.5	5
	30		
36	30	1.0	6
	30		
43	40	2.0	7
	40		
50	50	4.0	8
	50		
57	100	5.0	9
64		10	10
71		20	11
78		40	12
85		60	13
92		80	14
99		100	15

（刘瑞玲,崔乐,李钦峰）

参 考 文 献

1. Li JD,Cui L,Xu YY,et al. A Case of Anaphylaxis Caused by Major Royal Jelly Protein 3 of Royal Jelly and Its Cross-Reactivity with Honeycomb［J］. J Asthma Allergy,2021, 14:1555-1557.

2. Le C,Xu YY,Wang XJ,et al. Stinging Insect Allergens［J］. Curr Protein Pept Sci,2020,21（2）:142-152.

3. Guan K,Li LS,Yin J. Use of sIgE/T-IgE in Predicting Systemic Reactions:Retrospective Analysis of 54 Honeybee Venom Allergy Cases in North China［J］. Chin Med J, 2016,129:2091-2095.

4. Ollert M,Blank S. Anaphylaxis to insect venom allergens: role of molecular diagnostics［J］. Curr Allergy Asthma Rep,2015,15（5）:26.

5. Li LS,Guan K. Occupational Asthma Caused by Inhalable Royal Jelly and Its Cross-reactivity with Honeybee Venom ［J］. Chin Med J,2016,129（24）:2888-2889.

6. 崔乐,关凯,李丽莎,等. 蜜蜂研究人群中蜂毒过敏的临床特征及相关危险因素分析［J］. 山东大学耳鼻喉眼学报,2019,33（01）,63-66.

7. 崔乐,王子熹,关凯,等. 蜂疗致蜂毒过敏的临床特征及影响因素［J］. 中华临床免疫和变态反应杂志,2018,12（03）,277-282.

8. 关凯,李丽莎,王瑞琦,等. 蜜蜂蜂毒致严重过敏反应临床特征［J］. 中华临床免疫和变态反应杂志,2016（10）: 197-201.

9. Przybilla B,Ruёff F. Hymenoptera venom allergy［J］. J Dtsch Dermatol Ges,2010,8:114-127.

10. 关凯,孔瑞,尹佳.44 例蜜蜂蜂毒过敏病例分析［J］,中华临床免疫和变态反应杂志,2013（7）:51-55.

第二十三章

理化变态反应

第一节 概　论

理化变态反应,即周围环境中对人体有害的物理、化学等因素所致的变态反应,是机体面对外来物理、化学、生物刺激时发生的自我防御机制。环境中的理化因素有很多,物理因素包括:温度、湿度、气压、紫外线、噪声、振动、电离辐射、电击等;化学因素包括金属、香精、防腐剂、外用药物等。上述理化因素可通过诱发化学物质转化为变应原或本身作为变应原引起机体产生变态反应,常表现为皮肤瘙痒、红肿,累及呼吸系统可出现鼻塞、喷嚏、呼吸困难、喘憋等症状,严重者可引起严重过敏反应。

慢性诱导性荨麻疹(chronic inducible urticaria,CIndU)是物理因素诱发的常见变态反应性疾病之一。CIndU 是一组由特定诱因(冷、热、运动、压力、阳光、振动、水等)诱发、以风团和/或血管性水肿为主要临床表现的荨麻疹。国外报道普通人群中 CIndU 患病率为 0.1%~5%。目前我国相关流行病学报道较少,一项基于我国普通人群报道显示我国 CIndU 终生患病率约为 1.3%。其中最常见类型为人工荨麻疹,约占 CIndU 的 65.5%;其次为冷接触性荨麻疹,约占 CIndU 的 9.4%。光感性皮肤病是皮肤在紫外线辐射(ultraviolet radiation,UVR)或可见光暴露后发生的异常皮肤反应,目前尚无确切流行病学数据。其中多形性日光疹好发于青年女性,20~30 岁欧洲人群中发病率达 10%~20%,但仍缺少我国流行病学数据。光化性痒疹常于儿童期起病,青春期后可缓解,成人亦可发病。

伴随生活水平提高,工业迅速发展,化学物质导致儿童变态反应性疾病发病率逐渐攀升。乳胶作为安抚奶嘴、婴儿牙胶、奶瓶奶嘴、玩具气球、乳胶枕主要成分,是儿童生活中常接触的物质之一。在一般人群中乳胶过敏患病率不足 1%,但是在经常接触乳胶的特定人群中乳胶过敏(latex allergy)患病率可达

3%~64%。乳胶致敏和过敏高风险人群见表 23-1-1。

表 23-1-1　乳胶过敏高风险人群

经常接触乳胶的职业和 其他情况	乳胶接触增加的 医疗情况
医生和其他医疗保健专业人员	脊柱裂
食品处理员/餐厅工作人员	泌尿生殖系统异常
家政服务人员	肛门直肠畸形
理发师	气管食管瘘
橡胶工业工人	多种先天异常
保安、警察或消防员	脑室腹腔分流术
建筑工人	瘫痪
画家	早产儿
殡仪馆工作人员	
花店	

其他化合物过敏率也逐年增加,如香精、防腐剂、保湿剂、乳化剂等。接触性皮炎患者中约 6% 患者对香料过敏。芳樟醇氢过氧化物和柠檬烯是两种新兴的儿童香精过敏原,常存在于洗发水、保湿霜等个人护理用品中,据报道分别有约 17.9% 和 13.0% 的儿童对两者过敏。此外,婴儿产品中常用防腐剂甲基异噻唑啉酮(MI)是除芳樟醇、柠檬烯外第 3 位易导致儿童接触性皮炎的物质。德国一项研究显示 MI 过敏率由 2009 年的 2.0% 上升至 2013 年的 7.2%。美国行斑贴试验的儿童中,MI 阳性率已达 15.5%。金属类制品是儿童生活中另一种常见化学物质。常见引起过敏的金属包括镍、钴、铬。儿童玩具、服装的金属配件、手表支架、眼镜架、正畸用具和电子产品中都含有镍,儿童青少年中镍过敏率可达 23%。其次过敏金属为钴,美国一项研究显示儿童钴过敏患病率约为 6.6%。此外,由于婴幼儿皮肤娇嫩且长期穿戴尿布,易引发尿布皮炎。婴儿尿布性皮炎患病率为 7%~40%,发

病高峰年龄为 9~12 个月龄,整个儿童期均可发病。

(孙越霞,吕璐,李钦峰)

第二节 慢性诱导性荨麻疹

一、病因及发病机制

与慢性自发性荨麻疹相似,目前 CIndU 病因尚未完全阐明。遗传是 CIndU 发病的重要原因。例如,*ADGRE2* 基因错义突变(NM_013,447.3:c.1 475G>A;p.Cys492Tyr)会导致肥大细胞对振动刺激的异常激活。环境因素及感染、血液系统疾病、自身免疫性疾病、精神压力、疫苗接种、饮食、肠道菌群失调等也可能会影响 CIndU 的发生发展。

目前 CIndU 发病机制尚不明确。现有证据表明肥大细胞脱颗粒和组胺、花生四烯酸等炎性介质释放可能是 CIndU 发病的核心环节。I 型超敏反应可能是 CIndU 发病的重要机制。冷接触性荨麻疹患者暴露于寒冷后可能刺激自身抗原形成,诱导 IgE 介导的肥大细胞活化。日光性荨麻疹中太阳电磁辐射能够诱导含发色基团的分子改变,并与肥大细胞表面的 IgE 结合,诱导肥大细胞活化。此外,II型超敏反应也可能参与冷接触性荨麻疹和胆碱能性荨麻疹发生。延迟压力性荨麻疹可能与III型超敏反应、炎症介质(如白介素-1、白介素-6、白介素-3 和肿瘤坏死因子)释放相关。水源性荨麻疹则可能和水与皮肤成分相互作用、毛囊周围渗透压变化、表皮中水溶性抗原、离子通道缺陷等相关。

二、诊断

(一)临床表现

CIndU 临床表现严重程度差异较大,主要表现为暴露于诱因数分钟后出现风团或血管性水肿,可伴有瘙痒、疼痛等不适,极少数可出现严重过敏反应。除外延迟压力性荨麻疹,其他类型去除诱因后 0.5~1 小时内自行消退。具体临床表现见表 23-2-1。

表 23-2-1 慢性诱导性荨麻疹的分类分型和临床表现

临床类型	临床表现和亚型	自然病程
物理性荨麻疹		
皮肤划痕征(人工荨麻疹)	机械性切应力作用于皮肤后 1~5 分钟内局部形成条状风团,可伴或不伴瘙痒,风团持续 15~30 分钟自行消退。根据患者是否有瘙痒症状,分为单纯性和症状性两个亚型	6.5 年
冷接触性荨麻疹	皮肤遇到冷的物质(包括风、液体、空气)数分钟内出现局限在冷接触部位的瘙痒性风团或血管性水肿,风团持续 1 小时左右。临床上需要注意一些少见变异型,比如冷诱导的严重过敏反应,冷诱导的皮肤划痕征,冷诱导的胆碱能性荨麻疹等	4.8~7.9 年
热接触性荨麻疹	皮肤局部接触到热刺激后数分钟内(迟发型 0.5~2 小时才出现),在热暴露部位出现风团,伴瘙痒和/或灼烧感,风团持续 1~3 小时(迟发型持续 12~14 小时)。根据热暴露后风团出现的时间分为速发型和迟发型两个亚型	罕见,暂无可用数据
日光性荨麻疹	皮肤暴露于光(紫外线或可见光)照射后数分钟内出现风团,伴瘙痒和/或灼烧感,症状持续 0.5~1 小时	3~6 年
振动性荨麻疹/血管性水肿	皮肤受到一定程度的振动刺激后数分钟内出现局部肿胀、红斑或风团,伴瘙痒,症状在 4~6 小时候达到高峰,一般 24 小时内消退。根据病史和病因分为遗传性和获得性两个亚型	罕见,暂无可用数据
延迟压力性荨麻疹	皮肤受到持续压力刺激后 4~6 小时(有时在受压后即刻)出现伴有疼痛的水肿性红斑,症状持续数小时或数天	6~9 年
非物理性荨麻疹		
胆碱能性荨麻疹	运动、洗热水澡或情绪激动等诱导身体核心温度升高,继发皮肤出现周围围绕有红晕的点状风团(直径 1~2mm),伴有刺痛、瘙痒或灼烧感,症状持续 30~60 分钟。基于发病机制和临床特征上的差异,分为 4 个亚型:传统汗液过敏型、自体血清皮肤试验(ASST)阳性的毛囊型、伴眼睑血管性水肿型、伴获得性无汗和/或少汗型	4~7.5 年
水源性荨麻疹	皮肤接触水(与水温无关)后 30 分钟内出现直径 1~3mm 点状风团,可伴瘙痒和灼烧感,风团持续时间 30~60 分钟。根据病史和病因分为遗传性和获得性两个亚型	罕见,暂无可用数据
接触性荨麻疹	皮肤接触特定物质后 20~30 分钟内,在接触局部出现或者全身泛发风团、红斑、瘙痒等,症状在 24 小时内逐渐消散。根据病因的不同分为免疫性和非免疫性两个亚型	可变,取决于诱发因素

（二）辅助检查

1. 常规实验室检查 对于迁延不愈反复发作的慢性荨麻疹患者可筛查血常规、C 反应蛋白和/或红细胞沉降率、D-二聚体、抗核抗体、抗甲状腺过氧化物酶 IgG 抗体、抗甲状腺球蛋白 IgG 抗体、幽门螺杆菌感染检测，以除外是否存在慢性感染、自身免疫系统疾病等导致慢性荨麻疹的潜在慢性疾病。此外，既往研究显示维生素 D 缺乏可能与慢性荨麻疹发病和病程持续时间相关，因此可进一步完善维生素 D 检查，以明确是否存在维生素 D 缺乏。

2. 体内特异性诊断试验 慢性诱导性荨麻疹激发试验（表 23-2-2）是诊断 CIndU 的重要手段，但并非诊断必须手段，试验存在加重病情甚至诱发严重过敏反应的风险。如考虑行激发试验前应停用抗组胺药物至少 3 天，停用口服糖皮质激素至少 7 天，并建议在变态反应科专科医生指导下进行。

3. 体外特异性 IgE 检测 总 IgE 和变应原 sIgE 检测可能有利于进一步筛查出潜在的发病诱因。但对于多数荨麻疹意义较为有限。临床上建议详细询问病史，如高度怀疑存在致敏物质可酌情进行筛查，以除外其他因致敏因素导致慢性荨麻疹。

（三）诊断

CIndU 诊断主要依靠病史和激发试验。详细询问患者病史在 CIndU 的诊断中十分重要，询问过程中应注意甄别患者病史中信息，找到可疑导致皮肤反应的诱因。当病史与皮肤激发试验一致时，诊断的可靠性将大大提高。此外，回避可疑诱因后症状逐渐缓解对诊断也有重要意义。

表 23-2-2 慢性诱导性荨麻疹激发试验

临床类型	诊断激发试验	具体操作	观察时间	阳性表现
物理性荨麻疹				
皮肤划痕征（人工荨麻疹）	皮肤划痕试验	用钝器或皮肤划痕测试板划受试者前臂屈侧皮肤	3~5 分钟	划过处出现条索状风团
冷接触性荨麻疹	冰块试验	塑料袋包裹的冰块（需避免水接触皮肤）或使用温度测试仪（TempTest）放置于受试者的前臂屈侧 5 分钟	10 分钟	接触部位出现风团
热接触性荨麻疹	热激发试验	用加满 45℃热水的透热金属或玻璃钢瓶接触受试者前臂屈侧皮肤 5 分钟	10 分钟	接触部位出现风团
日光性荨麻疹	光激发试验	用长波紫外线（6J/cm²）、中波紫外线（60mJ/cm²）、可见光（探照灯）照射受试者背部不同部位	10 分钟	照射部位出现风团
振动性荨麻疹/血管性水肿	振动激发试验	前臂置于振荡器（1 000r/min）上 5 分钟	10 分钟	局部风团或振动处手臂周径增大
延迟压力性荨麻疹	压力激发试验	宽度 3cm 的背带悬挂 7kg 的重物放置于肩上 15 分钟或宽 1.5cm 的皮带悬挂 2.5kg（或宽 6.5cm 的皮带悬挂 5kg）的重物放置于前臂 15 分钟	6 小时后	局部看到或触及肿胀
非物理性荨麻疹				
胆碱能性荨麻疹	运动激发试验/热水浴试验	在固定自行车或跑步机上运动 30 分钟，心率平均增加 3 次/min；或在 42℃热水中泡浴 15 分钟，体温升高至少 1℃	即刻、测试结束后 10 分钟	风团伴瘙痒、刺痛
水源性荨麻疹	水激发试验	受试者上半身湿敷 35℃的水打湿毛巾 30 分钟	试验过程中	湿敷区域风团伴瘙痒
接触性荨麻疹	开放涂抹式试验/点刺或划痕试验/皮内试验/封闭型斑贴试验	前臂屈侧或背部开放涂抹被检测物或通过皮肤点刺/划痕使被检测物进入皮肤，或直接将检测物无菌溶液注射到皮内，或制作成封闭型皮肤斑贴在测试区域皮肤	20 分钟、40 分钟、60 分钟	红斑、风团伴瘙痒

三、鉴别诊断

CIndU 需与其他原因导致慢性荨麻疹相鉴别。鉴别主要手段通过详细询问病史寻找可疑诱因、皮肤激发试验进行鉴别。当 CIndU 难以与荨麻疹性血管炎鉴别时，可进一步完善风湿免疫相关指标，如抗核抗体、系统性血管炎相关自身抗体等。值得注意的是，冷接触性荨麻疹有时需与冷球蛋白血症相鉴别，冷凝集试验、冷凝集素、补体 C3、C4 检测有助于鉴别诊断。

四、防治

（一）诱因回避

规避诱发因素是 CIndU 防治的关键措施（表23-2-3）。

表 23-2-3　慢性诱导性荨麻疹诱发因素规避措施

CIndU 临床类型	诱因规避措施
物理性荨麻疹	
人工荨麻疹（皮肤划痕征）	避免划痕或用力摩擦皮肤
冷接触性荨麻疹	注意保暖，避免暴露于低温环境，避免接触低温物体，避免食用低温食物或饮品
热接触性荨麻疹	避免高于诱发阈值温度的热水浴，远离热源，避免接触热的物品
延迟压力性荨麻疹	建议穿宽松衣物、鞋子，避免腰带过紧
日光性荨麻疹	避免暴露于诱导风团的光波段，注意防晒
振动性荨麻疹	避免产生振动的操作（如骑自行车、操作打孔机或草坪修剪机等）
非物理性荨麻疹	
胆碱能性荨麻疹	识别和避免已知诱因，如情绪激动、热水浴、剧烈运动、饮酒或含有酒精的饮料和进食辛辣食物
水源性荨麻疹	避免接触水，避免哭泣、出汗、避免接触雨水，避免游泳或涉水
接触性荨麻疹	避免接触可疑过敏变应原或存在交叉反应的物质

（二）药物治疗

1. 抗组胺药　目前推荐二代抗组胺药为 CIdnU 的一线治疗选择。二代抗组胺药常规剂量治疗 2 周后如症状控制欠佳，可考虑更换其他二代抗组胺药或联合两种不同二代抗组胺常规剂量治疗，必要时可联合一代抗组胺药。如西替利嗪 10mg 每日一次治疗 2 周效果欠佳，可考虑更换为依巴斯汀 10mg 每日一次，或联合依巴斯汀 10mg 每日一次口服，必要时可联合酮替芬 1mg 每晚一次口服。如效果仍欠佳，在获得患者知情同意后，可尝试将二代抗组胺药逐渐加量至 2~4 倍。如西替利嗪 20mg 每日一次，或西替利嗪 20mg 每日两次。

2. 生物制剂　奥马珠单抗是一种抗 IgE 单克隆抗体，是当前 CIdnU 二线治疗选择。对于成人及 12 岁以上儿童经抗组胺治疗后症状无法完全控制的患者经与患者充分沟通后推荐使用奥马珠单抗治疗。依照 2021 年《抗 IgE 疗法——奥马珠单抗治疗慢性荨麻疹专家共识》推荐 12~18 岁儿童治疗剂量与成人相同，可按 150mg 或 300mg 每 4 周一次剂量使用。虽然国外已有多项研究证实奥马珠单抗在 6~12 岁儿童的安全性，但目前国内尚未批准 12 岁以下儿童使用，应谨慎推荐。在取得监护人充分知情同意后可根据临床需求在 6~12 岁儿童中谨慎使用奥马珠单抗，剂量可依据体重和基线 IgE 水平，以治疗哮喘适应证的对应剂量和频率为使用上限。6 岁以下儿童暂不建议使用。待患者症状维持稳定后 6 个月可考虑逐渐减停。

3. 其他治疗　三线治疗药物则包括雷公藤、环孢素、糖皮质激素或光疗。糖皮质激素适用于一线、二线治疗效果欠佳者，一般建议予泼尼松 0.3~0.5mg/（kg·d），症状控制后逐渐减量，疗程不超过 2 周，不推荐常规使用。雷公藤、环孢素及光疗尚缺少儿童使用相关证据。

4. 肾上腺素　CIndU 很少出现严重过敏反应，如既往有相关症状，需备用肾上腺素。除外禁忌情况下可予肌内注射。大于 14 岁者，每次剂量不超过 0.5mg；不超过 14 岁者，每次剂量不超过 0.3mg。体重低于 30kg 的儿童，每公斤体重 0.01mg，每次不超过 0.3mg。根据病情需要可间隔 5~10 分钟后重复注射一次。

（三）特异性免疫治疗

对于物理因素导致的变态反应性疾病可尝试

进行相应的脱敏治疗,如振动脱敏治疗、光适应性过敏治疗,但由于操作较为复发且易导致症状加重,临床较少应用。

(孙越霞,吕璐,李钦峰)

第三节　光感性皮肤病

一、病因及发病机制

遗传易感性与部分光感性皮肤病关系密切。如光化性痒疹患者中 60%~70% 存在特定基因位点 HLA-DRB1*0407,50% 有相关家族史。也有一些光感性皮肤病与光敏性变应原相关。如多形性日光疹、慢性光化性皮炎均被认为可能与光诱导抗原的Ⅳ型过敏反应。当皮肤中的化学物质吸收光线能量成为激发态,与皮肤相互作用而导致一系列特殊反应,如激发态转移、电子或光子释放、自由基形成等,超出机体正常防御能力,从而引起光毒反应或光变态反应,导致皮肤出现异常反应。大部分光变态反应是由紫外线 A 段(ultraviolet A, UVA)暴露引发,而不是紫外线 B 段(ultraviolet B, UVB),其中以长波 UVA 范围内最为严重。

二、诊断

(一)临床表现

见第十三章皮肤变态反应第八节光感性皮肤病。

(二)辅助检查

1. 一般实验室检查　见第十三章皮肤变态反应第八节光感性皮肤病。

2. 体内激发试验

(1)光试验:通过测定紫外线暴露后 24 小时引起红斑所需的传递至皮肤的最小紫外线量确定光敏感性的存在及程度、确定疾病的致病光谱。如光试验、光斑贴试验阴性,仍高度怀疑光敏感性疾病,必要时可进行大剂量、多次光照刺激的光激发试验。

(2)光斑贴试验(photopatch test):是过检测接触性光变应原来诊断和研究光变应性接触性皮炎及其他引起相关皮肤病的方法。对怀疑接触光变应原后出现光变应性皮肤病患者可进行光斑贴试验检测。在背部两侧敷贴 2 份完全相同光斑贴变应原 24 小时或 48 小时后去除,观察有无单纯局部接触变应性反应。此后一侧接受 UVA 5J/cm² 或更

小剂量照射,对侧避免光照。照射后两侧均采用防水铝箔避光,在 24 小时、48 小时、72 小时观察局部反应。如照射侧皮肤病变较对照侧严重考虑存在光变应性反应。

3. 皮肤活检　见第十三章皮肤变态反应第八节光感性皮肤病。

(三)诊断

根据日光暴露病史、临床表现和实验室及组织病理学检查,可明确诊断。

三、鉴别诊断

见第十三章皮肤变态反应第八节光感性皮肤病。

四、防治

(一)日光回避

光感性皮肤病最重要的措施是做好防晒。特别是在夏季,应避免在上午 10 点至下午 3 点间日照最强时间外出。外出时应严格防晒,包括但不限于使用遮阳伞、遮阳帽、墨镜、防晒衣、穿长衣长裤、外涂防晒霜。根据光试验结果,患者还应避免暴露于诱导皮疹的光波段。此外,对于慢性光化性皮炎患者应避免暴露于已知的接触性和光接触性变应原,以及光敏药物。

(二)药物治疗

见第十三章皮肤变态反应第八节光感性皮肤病。

(孙越霞,吕璐,李钦峰)

第四节　化学物质过敏

一、病因及发病机制

乳胶制品是儿童生活中经常接触的物质。目前已发现约 250 种不同的天然乳多肽,国际免疫学会联合会(International Union of Immunological Societies,IUIS)的国际变应原命名委员会对 15 种主要的变应原进行了正式编号(Hev b1-Hev b15)。其中 Hev b1、Hev b2、Hev b3、Hev b4、Hev b5、Hev b6.02、Hev b7.01 和 Hev b13 在三叶橡胶树变应原中致敏性最高。乳胶过敏大多为由 IgE 介导Ⅰ型超敏反应。此外,也有部分患者出现Ⅳ型超敏反应,表现为在乳胶暴露 24~48 小时后出现皮肤湿疹样改变。延迟发生的变态反应通常与乳胶制造

过敏中促进剂和抗氧化剂相关,仅有少数文献报道了天然橡胶乳胶导致延迟发生的变态反应。

大多数香料、防腐剂和表面活性剂等化妆品和护肤品中成分、染料和金属等常诱发Ⅳ型超敏反应。变应原首次接触皮肤后可穿透皮肤外层,并被朗格汉斯细胞(Langerhans cells,LC)摄取、处理,并将抗原呈递给T淋巴细胞,形成抗原特异性T淋巴细胞,建立免疫记忆细胞库。再次暴露于该抗原后可诱发致敏T细胞增殖并释放炎性介质造成局部组织损伤。

二、诊断

(一)临床表现

1. 乳胶过敏　乳胶暴露史是判断乳胶过敏的重要病史。乳胶过敏临床表现与暴露途径、暴露量、个体差异有关。可引起皮肤、呼吸道及全身的过敏症状。

(1)皮肤症状:变应性接触性荨麻疹是乳胶过敏最常见的表现。10~15分钟内,与乳胶接触部位可出现瘙痒、起风团和红晕。部分患者也可出现湿疹样皮肤改变,表现为红斑、丘疹伴瘙痒,可伴水疱,反复急性发作。这种情况常出现在接触乳胶后1~4日。对乳胶中添加剂过敏人群可出现过敏性接触性皮炎的表现。

(2)呼吸道症状:当吸入含乳胶变应原的气溶胶时,乳胶过敏患者可出现鼻痒、喷嚏、流涕、鼻塞或咳嗽、憋喘等呼吸道症状。乳胶引起的嗜酸性粒细胞性支气管炎是一种罕见的职业疾病。

(3)严重过敏反应:婴幼儿常接触的玩具气球、安抚奶嘴、婴儿牙胶、奶瓶奶嘴等均有可能导致严重过敏反应。但严重过敏反应更常见于内外科手术过程中。

值得注意的是,21%~58%乳胶过敏者还存在对某些植物来源的食物过敏,称为乳胶-水果综合征或乳胶-食物综合征。这主要与乳胶中Hev b6变应原相关,Hev b2、Hev b7、Hev b8、Hev b12也被报道与乳胶-水果综合征相关。常见存在交叉反应的食物主要有香蕉、鳄梨、栗子和猕猴桃,此外,栗子、咖喱香料、木薯、马铃薯和番茄也可能与乳胶发生交叉反应。

2. 化妆品、护肤品过敏　化妆品和护肤品中香料、防腐剂、保湿剂、乳化剂等成分可诱发儿童皮肤损伤,常表现为变应性接触性皮炎。急性期出现红斑、丘疹、渗液,可出现水疱,薄嫩部位(如

眼睑、口唇、生殖器等)可出现水肿。常伴有瘙痒,可出现疼痛、灼烧感。反复发作或持续暴露于变应原可出现局部皮肤增厚、干燥、脱屑、苔藓样改变。反复搔抓可继发局部皮肤破损和感染。皮损常局限于接触部位,部分患者皮损可由接触部位向远处皮肤逐渐蔓延。化妆品和护肤品常见皮损部位为面颈部、双手、双足和四肢,如出现相应部位皮损,应注意皮损分布位置,仔细询问患儿及家属化妆品和护肤品使用情况。此外,化妆品或护肤品接触眼睛、口唇也可能导致相应部位症状,如发红、水肿、瘙痒等。

3. 金属过敏　金属过敏最常见的表现为变应性接触性皮炎,其临床表现详见"化妆品和护肤品过敏"。此外,如金属经口、呼吸道或场外途径吸收进入血液循环后还可引发系统性接触性皮炎。其中镍是最常见的引起系统性接触性皮炎的金属过敏原之一。镍可存在于硬币、器皿、医用植入物,常见食材中也有很多含镍较高的食物,如茶叶、坚果、海产品、豆类等。镍等金属导致的系统性接触性皮炎可出现长期反复发作的多部位、多形性皮损,特别是汗疱疹、泛发性对称性红斑丘疹、狒狒综合征、多形红斑或紫癜样皮损。脓疱、苔藓样疹、慢性荨麻疹、血管炎等也可出现于金属过敏患者。

(二)辅助检查

1. 体内特异性诊断

(1)斑贴试验:见第五章疾病的诊断第三节变态反应专科检查中斑贴试验部分。但需要注意,有时斑贴试验存在假阳性或刺激性接触性皮炎,斑贴试验结果显示阳性后应再仔细核对患者病史,寻找潜在变应原暴露。

(2)皮肤点刺试验、皮内试验:理化变态反应中应用较少。部分国家可对乳胶过敏者采用三叶橡胶树乳胶提取物进行皮肤点刺试验,但我国无标准试剂,自行提取可能会由于剂量过高不明导致严重过敏反应,甚至危及生命。因此,不推荐使用。

(3)激发试验:乳胶过敏者可采用手套激发及特异性支气管激发。手套激发试验是将乳胶手套戴在一根手指上15分钟到2小时,如出现瘙痒、红斑、水疱或呼吸道症状则为阳性。如为阴性,则将乳胶手套全套套在一侧手上,另一侧套乙烯或丁腈手套观察。特异性支气管激发试验是使用雾化器将水性乳胶提取物或摇晃手套以产生灰尘气溶胶

使患者吸入,然后评估肺功能和支气管症状,但气溶胶的量难以评估,需警惕严重过敏反应。此类方法多数仍处于研究阶段,不适合常规临床应用。

2. 体外特异性诊断检测　血清 sIgE 检测:理化变态反应中应用较少。乳胶过敏可采用血清中三叶橡胶树乳胶检测 sIgE。目前有 ImmunoCAP 和 IMMULITE 自动分析仪 2 种检测方法,诊断敏感性均为 80%,特异性 >95%。

（三）诊断

化学物质过敏诊断主要依靠病史及实验室检验检查。通过详细询问患儿病史寻找可疑变应原,完善相应的体内、体外特异性诊断检查,如临床症状与检查相符,去除该物质后症状缓解,则可明确诊断。

三、鉴别诊断

（一）皮肤系统受累

化学物质过敏皮肤受累主要表现为变应性接触性皮炎,需与特应性皮炎、刺激性接触性皮炎、蜂窝组织炎、真菌感染鉴别,如有局部疱疹还需与单纯疱疹、带状疱疹和脓疱疮相鉴别。

1. 特应性皮炎　①皮损分布:一般而言,接触性皮炎皮损分布在接触部位,而特应性皮炎在婴幼儿中常分布在面颊部、额部和头皮,在儿童中常分布在面部、躯干和四肢伸侧,并逐渐转至屈侧,如肘窝、腘窝等部位。②皮损形态:接触性皮炎皮损分界较为清晰,而特应性皮炎分界较为弥漫。③斑贴试验:斑贴试验阳性有助于接触性皮炎诊断。④诱因去除:去除诱发因素后,接触性皮炎可明显缓解。

2. 刺激性接触性皮炎　一般刺激性接触性皮炎可发生在任何人,由非免疫机制介导的皮肤理化性质改变,往往接触浓度较高,症状常伴随表皮屏障功能丧失而逐渐加重。而化学物质导致的变应性皮炎往往与遗传易感性相关,有特应性家族史,由迟发型超敏反应介导,接触较低浓度的化学物质即可诱发,一般接触后 12~48 小时内发病,斑贴试验为阳性。

3. 感染性疾病　如蜂窝组织炎、浅部真菌感染、单纯疱疹、带状疱疹和脓疱疮,可通过局部病原学培养相鉴别。此外,一般蜂窝织炎常伴水肿和皮温升高,常伴有淋巴管炎和区域淋巴结炎症,有时甚至伴随发热、白细胞升高等全身反应。浅部真菌感染则常伴有脱屑,表现为逐渐向周围扩展呈边界清楚的环形损害。

（二）呼吸系统受累

需与其他变应原(如花粉、尘螨、真菌等)诱发的鼻炎、哮喘相鉴别。可通过详细询问病史及体内特异性诊断试验和变应原 sIgE 检测相鉴别。

四、防治

（一）诱因回避

仔细询问病史,根据病史尽量避免接触可疑致病变应原。如有可能应根据斑贴试验或血 sIgE 识别特异性抗原,规避相应变应原。皮肤是接触易致敏化学物质的主要途径。乳胶过敏儿童如需行手术治疗,应提前告知医护,操作过程中应避免乳胶暴露。此外,一些橡胶产品可能释放乳胶变应原或释放含有乳胶变应原的粉末进入空气中导致患者出现过敏。吸烟或摄入罐头、巧克力、豆类、花生、西兰花等则可增加镍暴露。因此,经呼吸道或经口途径变应原摄入也应引起注意。

（二）药物治疗

出现接触性皮炎症状患者按接触性皮炎治疗,具体药物治疗方案见第十五章皮肤变态反应第三节接触性皮炎。出现鼻部症状者可参照第十一章耳鼻喉变态反应中第三节变应性鼻炎中治疗。呼吸道症状者可参考第十二章呼吸系统变态反应治疗。

（三）特异性免疫治疗

曾有研究者尝试进行乳胶皮下免疫治疗,虽然取得了良好的治疗效果,但全身反应发生率高,副作用大。因此,乳胶过敏并非公认需要进行免疫治疗的指征。暂无证据支持其他化学物质免疫治疗。

（孙越霞,吕璐,李钦峰）

第五节　理化因素参与的刺激性接触性皮炎

一、病因及发病机制

尿布皮炎是婴幼儿最常见的皮疹。其发病与皮肤屏障局部破坏有关,湿度、摩擦、pH 值改变、排泄物存留等因素与之相关。尿布更换不及时或吸水性差可导致局部皮肤浸渍,从而损害皮肤屏障功能,增加了化学刺激物和微生物通过皮肤的风险。粪便中细菌产生尿素酶与尿液相互作用,导致 pH 值升高激活粪便中蛋白水解酶和脂肪酶造成皮肤炎症反应,引起皮肤屏障受损。此外,pH 值升高、局部环境温暖、潮湿还可改变皮肤表面的微生物定植谱改变,增加细菌和霉菌感染的风险,进一步加重皮肤损伤。

干性皮炎是另一类在儿童常见的刺激性接触性皮炎。遗传可能是干性皮炎病因之一。丝聚蛋白基因缺陷可导致皮肤表面结合水分下降,降低皮肤表面湿度。此外,儿童舐唇、吸吮拇指、出汗、玩水或者频繁使用清洁剂也会诱发干性皮炎。空气湿度 <15% 或导致角化细胞彼此收缩的化学物质将角化细胞表面脂质从皮肤表面移除时会破坏角化细胞,诱发其中储存的炎症因子释放,从而导致皮肤损伤。

二、诊断

(一) 临床表现

1. 尿布性皮炎

(1) 轻度:病程早期表现为尿布接触部位局限的轻度红斑、丘疹伴少量浸渍。

(2) 中度:伴随病程进展逐渐浸渍累及更大面积,红斑面积扩大,出现皮肤破损、皲裂、渗出或糜烂,可伴疼痛或不适。

(3) 重度:大面积红斑、糜烂或非压力性溃疡,伴丘疹和结节。

重度慢性刺激性尿布皮炎罕见表现:

1)Jacquet 糜烂性尿布皮炎:通常发生在 6 月龄以上的婴幼儿中,表现为会阴区多发丘疹、结节和弥漫性红斑伴皮肤糜烂、溃疡。与尿布更换不勤、频繁排便、尿失禁有关。

2)婴儿臀部肉芽肿:常见于 2~9 月龄婴儿,表现为会阴区、臀部及大腿内侧出现光滑隆起的圆形或卵圆形的淡紫色结节。

3)假疣性丘疹和结节:在会阴区红斑基础上多个发亮的灰白色疣状丘疹及结节。

此外,尿布皮炎常合并感染,早期识别感染对其治疗至关重要。合并念珠菌感染通常表现为红色、边缘锐利斑块伴丘疹和/或脓疱围绕。细菌感染可表现多种形式,如浅表水疱、糜烂、滤泡性红斑丘疹等。

2. 干性皮炎 常见于口周、手掌、足掌、小腿等部位。表现为皮肤表面干燥、皲裂、红斑,严重者可出现丘疹、水疱等。可伴刺痛、灼烧感,但通常无瘙痒或仅伴有轻度瘙痒。

(二) 诊断

主要通过典型临床表现进行诊断。必要时还应进行细菌、真菌检测,以明确是否存在合并感染。

三、鉴别诊断

(一) 尿布性皮炎

1. 脂溢性皮炎:常分布在头皮、面颈部、腋窝及肘窝等部位,很少分布在尿布区。

2. 特应性皮炎:婴幼儿中常分布在面部和头皮,在儿童中常分布在面部、躯干和四肢伸侧,并逐渐转至屈侧。

3. 银屑病一般皮损表面存在鳞屑,且在尿布区以外仍有皮损分布。

4. 疥疮分布广泛,皮损处碎屑进行镜检可见螨虫、虫卵或虫粪。

(二) 干性皮炎

1. 特应性皮炎 分布较为广泛,干性皮炎分布较为局限。

2. 变应性接触性皮炎 斑贴试验阳性可协助诊断变应性接触性皮炎。

四、防治

(一) 尿布性皮炎

尿布性皮炎是由多种理化因素共同参与所导致的接触性皮炎。勤更换尿布,减少尿布使用时间,及时清洁尿布区皮肤,减少浸渍、摩擦是预防和治疗尿布性皮炎的关键。建议使用高吸收性、透气性好、质量可靠的、松紧适宜的纸尿裤。如考虑纸尿裤过敏,可考虑更换其他品牌。建议纸尿裤更换频率:新生儿每 2 小时一次,婴幼儿每 2~3 小时一次,排便后应及时更换治疗库。保持纸尿裤皮肤清洁、干燥,每次更换纸尿裤应充分暴露臀部 30~60 分钟。

尿布性皮炎药物治疗需根据患儿皮损具体情况确定处理措施。

1. 轻度尿布性皮炎 可采用不含乙醇的乳膏、糊剂或软膏是轻度尿布性皮炎的一线治疗药物。外涂在尿布区域形成保护膜,每次更换尿布时厚敷,用量依皮损范围而定。

2. 中重度尿布性皮炎 可先使用粉剂吸收渗液。重度尿布性皮炎可采用弱效非卤化型外用皮质类固醇类药物,如 1% 氢化可的松,每日 2 次,持续 3~7 日。最后使用不含乙醇的皮肤保护剂外涂。

合并真菌感染者可外用 1% 克霉唑,每日 2~3次至皮疹小时。合并细菌感染者,可使用抗生素外涂,如莫匹罗星每日 2 次,持续 5~7 日。感染严重者建议口服抗生素。如反复或持续出现尿布性皮炎需考虑其他易引起皮炎的基础病,如先天性免疫缺陷病、糖尿病等。

（二）干性皮炎

减少对局部皮肤刺激,避免过度清洁能够显著预防和改善干性皮炎。平素应注意保湿,使用保湿润肤剂可以有效缓解皮脂缺乏所引起的皮肤干燥,恢复皮肤屏障。如局部存在感染、过敏要积极治疗。

（孙越霞,吕璐,李钦峰）

参 考 文 献

1. 中华医学会皮肤性病学分会免疫学组. 中国慢性诱导性荨麻疹诊治专家共识（2023）[J]. 中华皮肤科杂志, 2023,56（6）:479-488.

2. Silverberg JI, Patel N, Warshaw EM, et al. Patch testing with cobalt in children and adolescents: North American contact dermatitis group experience, 2001-2018 [J]. Contact Dermatitis, 2022, 87（5）:420-429.

3. Parisi CAS, Kelly KJ, Ansotegui IJ, et al. Update on latex allergy: New insights into an old problem [J]. World Allergy Organ J, 2021, 14（8）:100569.

4. Magerl M, Altrichter S, Borzova E, et al. The definition, diagnostic testing, and management of chronic inducible urticarias-The EAACI/GA（2）LEN/EDF/UNEV consensus recommendations 2016 update and revision [J]. Allergy, 2016, 71（6）:780-802.

5. Snyder M, Turrentine JE, Cruz PD. Photocontact Dermatitis and Its Clinical Mimics: an Overview for the Allergist [J]. Clin Rev Allergy Immunol, 2019, 56（1）:32-34.

6. Maltseva N, Borzova E, Fomina D, et al. Cold urticaria-What we know and what we do not know [J]. Allergy, 2021, 76（4）:1077-1094.

7. McSweeney SM, Christou EAA, Maurer M. Physical urticaria: Clinical features, pathogenesis, diagnostic work-up, and management [J]. J Am Acad Dermatol, 2023, 89（2）:324-337.

8. Antia C, Baquerizo K, Korman A. Urticaria: A comprehensive review: Epidemiology, diagnosis, and work-up [J]. J Am Acad Dermatol, 2018, 79（4）:599-614.

9. Nucera E, Aruanno A, Rizzi A, Centrone M. Latex Allergy: Current Status and Future Perspectives [J]. J Asthma Allergy, 2020, 13:385-398.

10. 顾恒, 李邻峰. 光斑贴试验临床应用专家共识[J]. 中华皮肤科杂志, 2015, 48（7）:447-450.

11. 北京护理学会儿科专业委员会. 婴幼儿尿布性皮炎护理实践专家共识[J]. 中华护理杂志, 2020, 55（supplement）:95-99.

12. Robson KJ, Maughan JA, Purcell SD. Erosive papulonodular dermatosis associated with topical benzocaine: a report of two cases and evidence that granuloma gluteale, pseudoverrucous papules, and Jacquet's erosive dermatitis are a disease spectrum [J]. J Am Acad Dermatol, 2006, 55（5 Suppl）:74-80.

第二十四章

免疫接种变态反应

第一节 概 论

对于免疫的认识,源于人类对传染病的抵御能力。现代研究认为,免疫就是机体识别"自己"、排除"异己",以达到维持机体稳定性的一种生理功能。而免疫接种是泛指人工制备的疫苗类制剂(抗原)或免疫血清类制剂(抗体),通过适宜的途径接种到机体,使个体和群体产生某种传染病的自动免疫或被动免疫。就广义而言,免疫接种包括了所有疫苗的人群使用,如儿童计划免疫、成人常规接种,高危人群接种、群体性接种、应急接种,以及免疫血清类制品的治疗、预防和体内用诊断性用品的使用方法等。

疫苗的问世和免疫接种的实施为人类的生存和延续,社会的文明发展和人类文明的进步作出了巨大的贡献。通过正确的免疫接种,人类成功消灭了天花,全球消灭脊髓灰质炎以进入最后阶段,疫苗可预防疾病已经得到良好的控制。常规免疫应用使得有疫苗预防的疾病感染率和病死率大幅下降。免疫接种咨询委员会(Advisory Committee on Immunization Practices,ACIP)推荐,美国儿童在 2 岁前应接种 10 种疫苗以预防 16 种疾病。

疫苗相关变态反应并不少见,然而可能由 IgE 或 IgG 与补体介导的严重变态反应或 T 细胞介导的严重迟发型全身反应却极其罕见。疫苗的活性组分(抗原)或疫苗中其他成分均可以引起变态反应。疫苗接种后的速发变态反应包括自限性局部不良反应和少见的全身反应,包括荨麻疹、血管性水肿以及多个系统受累的严重变态反应。据估计,所有疫苗发生严重变态反应的风险为 1.31(95%CI 0.90-1.84)/百万疫苗剂量。

(贾佳,牛婷婷)

第二节 免疫疫苗的分类和接种

一、免疫疫苗的分类

在 20 世纪 50~70 年代,生物制品的品种较少,曾习惯把用细菌菌体本身制备的称为菌苗,把用病毒或立克次体制备的称为疫苗,把用细菌外毒素经甲醛脱毒制备的称为类毒素。

近年来随着科技的发展,新品种疫苗不断被研发,如果仍沿用以往的名称,就很难准确地、完整地概括各种形式的预防性生物制品的本质。学术界至今尚未有一个权威和统一的疫苗分类方法,按照习惯,疫苗分类方法有以下几种。

(一) 按疫苗性质划分

此法为最基本和最常用的分类方法,可分为灭活疫苗和减毒活疫苗(表 24-1-1)。

灭活疫苗是用物理和化学的方法将具有感染性的完整的病原体杀死,使其失去致病力而保留抗原性,接种后刺激机体产生针对其抗原的免疫应答,从而达到预防该病原体感染目的的一类疫苗。如流行性乙型脑炎灭活疫苗、甲肝灭活疫苗等。

减毒活疫苗是指用人工的方法,将病原体的毒力降低到足以使机体产生模拟自然感染而发生的隐性感染,诱发理想的免疫应答而不产生临床症状的疫苗。

(二) 按疫苗生产工艺划分

随着免疫学、分子生物学、生物化学、遗传学等学科的不断发展,疫苗研发已从传统的细胞水平发展到分子水平甚至基因水平。按其生产工艺,疫苗可分为全菌体(或病毒)疫苗、裂解疫苗、合成肽疫苗、基因工程疫苗和核酸疫苗 5 类。

(三) 按疫苗剂型划分

可分为冻干疫苗和液体疫苗。

表 24-2-1　减毒活疫苗和灭活疫苗的比较

	减毒活疫苗	灭活疫苗
优点	1. 类似自然感染过程,在机体内可以复制增殖,免疫作用时间长,一次免疫可产生持久免疫 2. 免疫效果较牢固,可形成局部或全身免疫 3. 除注射接种(通常为皮下注射)外,可采取自然感染的途径(如口服、喷雾等进行免疫)	1. 较稳定,易于保存和运输 2. 不受循环抗体影响 3. 安全性好,能杀灭任何可能污染的生物因子
缺点	1. 不稳定,不易于保存和运输,易受光和热影响 2. 疫苗中有可能污染不利的因子 3. 受循环抗体/病毒等因素影响,所有干扰微生物在体内繁殖的因素,都可引起免疫失败 4. 在体内有毒力返祖的潜在危险性(如疫苗相关性麻痹型脊髓灰质炎,VAPP) 5. 免疫缺陷患者(如 HIV 感染)或正受免疫抑制治疗的患者可引起严重或致命的反应	1. 在灭活过程中可能损害或改变有效的抗原决定簇,需多次注射,并要进行加强免疫 2. 产生免疫效果维持时间短,不产生局部抗体 3. 只能通过注射方式(通常为肌内注射)接种

冻干疫苗是利用致病微生物经传代或基因改造的方式,在不破坏原有免疫原性的基础上使该治病微生物无致病性,将失去致病性的病原微生物经扩增后将培养液放入冻干机中,经低温,增加冻干机真空度的方法,使培养液中的水分以升华的方式分离,制成保持原有微生物免疫原性的干粉。采用冻干而不是烘干的方式,目的是为了避免因温度过高而导致蛋白质变性从而破坏微生物的免疫原性。冻干疫苗在使用时,须用稀释液(大部分为生理盐水,有的也用缓冲液)稀释至一定倍数后进行注射。

液体疫苗,顾名思义即剂型为液体的疫苗,如甲型 H1N1 流感疫苗、轮状病毒疫苗等。

(四) 按疫苗品种划分

可分为单价疫苗和联合疫苗。

单价疫苗即该种疫苗只能预防一种疾病,且该疾病的病原体多数只有一种血清型/基因型,如麻疹疫苗。随着新疫苗不断被研发,疫苗种类不断增多直接导致儿童接种针次数增加,同时疫苗管理也更加困难。联合疫苗的面世能做到在减少疫苗接种次数的同时,达到预防多种疾病的目的。

联合疫苗是将多种疫苗制备于同一针剂中,它包括多疾病联合疫苗和单疾病多型别联合疫苗。多疾病联合疫苗是联合多个不同疫苗,预防多种疾病,如麻腮风联合疫苗、百白破联合疫苗等;而单疾病多型别联合疫苗一般包括同一种细菌或病毒的不同亚型或血清型,如 A、C、Y、W135 群脑膜炎球菌多糖疫苗。

(五) 按疫苗是否含吸附剂成分划分

可分为吸附疫苗和非吸附疫苗。不含吸附剂的疫苗即为非吸附疫苗。

常见的吸附疫苗为吸附百白破联合疫苗,该疫苗由百日咳疫苗原液、白喉类毒素原液以及破伤风类毒素原液按一定比例混合后,经氢氧化铝佐剂吸附而成。佐剂是非特异性免疫增强剂,当与抗原一起注射或预先注入机体时,可延长抗原在机体内保留时间,增强机体对抗原的免疫应答。

(六) 按疫苗使用方法划分

可分为注射疫苗(如乙肝疫苗、麻疹疫苗等)、口服疫苗(如口服脊髓灰质炎疫苗、口服轮状病毒疫苗等)、划痕疫苗(如皮上划痕用鼠疫活疫苗、皮上划痕人用炭疽活疫苗等)和喷雾疫苗(如甲型 H1N1 流感鼻内喷雾疫苗)。后三种疫苗使用时能更好地起到模拟自然感染的作用,有效避免了因注射接种而引起的局部反应或并发症。

(七) 根据《疫苗流通和预防接种管理条例》,按疫苗是否付费划分

根据《疫苗流通和预防接种管理条例》,疫苗可分为两类:第一类疫苗,是指政府免费向公民提供,公民应当依照政府的规定受种的疫苗,包括国家免疫规划确定的疫苗,以及县级以上人民政府或者其卫生行政部门组织的应急接种或群体性接种所使用的疫苗。

第二类疫苗,是指由公民自费并且自愿受种的其他疫苗。

(八) 按疫苗用途划分

可分为预防用疫苗、治疗用疫苗和避孕用疫苗。

目前,我们接触到的绝大部分疫苗均为预防用疫苗,受试者当前为未患有疫苗针对疾病的人

群。在接受免疫后,能刺激机体产生特异性抗体,起到预防特定疾病的作用。

治疗用疫苗的免疫对象是已感染某种病原微生物的患者或带菌者,其组分可根据需要进行组合调整,并不像一般的预防用疫苗那样单纯。

避孕疫苗是一种具有科学性、长期性及可逆性的避孕方法,世界各国都在从事这方面的研究工作。其基本原理是通过提取一种抗原成分制成疫苗,给予受试对象产生相应的免疫反应,从而阻止受孕。此方法只处于实验和研究阶段,尚未进入临床试验。

二、免疫疫苗的接种、储存及运输

(一) 疫苗接种形成

疫苗接种是通过一定的组织形式来完成的,根据组织形式的不同,疫苗接种可以分为常规接种、群体性预防接种和应急接种。

常规接种是指接种单位按照国家免疫规划、传染病流行规律和当地预防接种工作计划,为预防和控制传染病,按照国家免疫规划或《中华人民共和国药典》(2010 年版三部)规定的各种疫苗免疫程序、疫苗使用说明书,定期为适龄人群提供的预防接种服务。常规免疫可以分为基础免疫(或初种)和加强免疫(或复种),基础免疫(或初种)和加强免疫(或复种)都是常规接种的组成部分,缺一不可。

群体性预防接种是指在一定时间和范围内,对某种或某些传染病的易感人群,有组织地集中实施接种疫苗的活动。

应急接种是指在传染病流行开始或有流行趋势时,为控制疫情蔓延,对易感人群开展的预防接种活动。

(二) 疫苗储存运输管理

1. 省、市、县级疾病预防控制机构应根据当地的免疫策略、年度工作计划、接种服务形式、冷链储存条件以及应急接种需要等情况,确定国家免疫规划疫苗储存数量。

2. 疫苗应按品种、批号、效期分类码放,对短效期疫苗应当给予标记。失效疫苗不得与有效期内的疫苗在同一个冷库或冰箱内存放。在冷库中的储存疫苗应放在距底部 10cm 的支架上,不得与冷库底部直接接触,以免受潮。疫苗与疫苗之间、疫苗与冷库库壁或冰箱箱壁之间应留有 10cm 的间隙,以便冷空气循环。卡介苗应放在专用盒内,

并有醒目的标志。

3. 疾病预防控制机构、接种单位要向疫苗生产企业和批发企业索取疫苗运输的设备、时间、温度记录等资料,对验收合格的疫苗,按照其温度要求储存于相应的冷藏设施设备中。

4. 疾病预防控制机构使用的冷藏车或配备冷藏设备的疫苗运输车在运输过程中,温度条件符合疫苗储存要求。

5. 疫苗的收货、验收,在库检查等记录保存至超过疫苗有效期 2 年备查。

6. 回收的疫苗应做上醒目的标志,下次分发或接种时先发先用,并只限于再使用一次。

7. 过期、失效的疫苗按《医疗废物管理条例》的规定进行集中处理。

(三) 疫苗储存运输温度要求

1. 乙肝疫苗、卡介苗、百白破疫苗、白破疫苗、流行性乙型脑炎灭活疫苗、A 群流行性脑脊髓膜炎疫苗、A+C 群流行性脑脊髓膜炎疫苗在 2~8℃条件下运输和避光储存。

2. 脊髓灰质炎疫苗、麻疹疫苗、流行性乙型脑炎减毒活疫苗、风疹疫苗在 -20~8℃条件下运输和避光储存。

3. 疫苗稀释液储存在 2~8℃或室温下,但不能冷冻。若在室温下储存,在使用前应先将稀释液冷却到 2~8℃后再使用,以避免疫苗效价受损。

4. 其他疫苗的储存和运输要求按照《中国药典》(2010 年版第三部)和疫苗使用说明书的规定执行。

5. 运输疫苗时应使用冷藏车和配备冷藏设备的疫苗运输车,并保证疫苗在规定的温度下运输。

(贾佳,牛婷婷)

第三节　免疫疫苗的不良反应

疫苗是预防接种工作的武器,但是任何一种疫苗都不是绝对安全的。随着国家扩大免疫规划工作的开展,接种疫苗种类和数量的不断增加,疫苗针对传染病发病大幅度下降,免疫接种后的反应越来越受到人们的高度关注。

为开展预防接种不良反应监测,及时发现和处理预防接种的不良反应,在《预防接种工作规范》(以下简称《规范》)中明确了用于监测的预防接种不良反应定义,它是指在预防接种过程中或接种后发生的可能造成受种者机体组织器官、

功能损害,且怀疑与预防接种有关的反应。预防接种不良反应的定义,更着重于发现和处理真正与预防接种有关的不良反应、异常反应、事故、心因性反应或群体性反应等。其定义与WHO的预防接种不良事件(adverse events following immunization,AEFI)定义相类似,但二者的含义略有差异。在WHO 1999年编写的《预防接种安全性监测》指南中,AEFI定义为预防接种后发生的、引起关注的、被认为是由预防接种引起的医学事件。WHO的AEFI监测范围比我国的预防接种不良反应更为广泛。我国目前也将预防接种不良反应简称为AEFI。

免疫疫苗的不良反应分成以下几种类型。

一、一般反应

是指在预防接种后发生的,由疫苗本身所固有的特性引起的,对机体只会造成一过性生理功能障碍的反应,主要有发热和局部红肿,同时可能伴有全身不适、倦怠、食欲缺乏、乏力等症状。其临床表现和强度随疫苗和个体反映而异,发生率相对较高但反应程度轻微,局限在一定限度内,反应过程是一过性的而不是持久性的;不会引起不可恢复的组织器官损害或功能上的障碍(但卡介苗局部瘢痕除外);没有后遗症。一般反应包括局部反应和全身反应。当全身反应和局部反应的加重时可出现加重反应。

1. 局部反应 主要有注射部位的红肿、疼痛、硬结等。注射部位红肿、硬结按纵横平均直径分为轻度(<2.5cm)、中度(2.6~5.0cm)和重度(>5.0cm)。

(1)临床表现:①皮下接种的疫苗在注射数小时至24小时或稍后,少数受种者出现局部红肿,伴疼痛,红肿范围一般不大,仅有少数人红肿直径>30mm,一般在24~48小时后逐步消退。②皮内接种卡介苗者,绝大部分受种者于2周左右在局部出现红肿,以后化脓或形成溃疡,一般8~12周后结痂,形成瘢痕(卡疤)。③接种含吸附剂的疫苗,部分受种者会出现因注射部位吸附剂不易吸收,刺激结缔组织增生,而形成硬结。

(2)处理原则:①红肿直径和硬结<15mm的局部反应,一般不需任何处理。②红肿直径和硬结在15~30mm的局部反应,可用干净的毛巾热敷,每日数次,每次10~15分钟。③红肿和硬结直径>30mm的局部反应,应及时到医院就诊。④接种

卡介苗出现的局部红肿,不能热敷。

2. 全身反应

(1)临床表现:接种灭活疫苗后少数受种者24小时内可能出现发热,一般持续1~2天,很少超过3天;个别受种者在接种疫苗后2~4小时既有发热,6~12小时达高峰。发热按腋窝温度分为轻度(37.1~37.5℃)、中度(37.6~38.5℃)和重度(>38.5℃)。

接种减毒活疫苗后,出现发热的时间比接种灭活疫苗稍晚,如注射麻疹疫苗后6~10天内可能会出现发热,个别受种者可伴有轻型麻疹样症状。

接种疫苗后,少数受种者除出现发热症状外,还可能出现头痛、头晕、乏力、全身不适等情况,一般持续1~2天。个别受种者可出现恶心、呕吐、腹泻等胃肠道症状,一般以接种当天多见,很少超过2~3天。

(2)处理原则:①受种者发热在37.5℃以下时,应加强观察,适当休息,多饮水,防止继发其他疾病。②受种者发热≥37.5℃,或<37.5℃并伴有其他全身症状、异常哭闹等情况,应及时到医院诊治。

3. 加重反应

(1)临床表现:是全身反应和局部反应的加重;仅发生在个别批号疫苗或某些次数的免疫接种中;发生人数较多,超过该种疫苗平时发生反应的人数。加重反应只要是经过适当处理,一般无严重后果,不会引起不可恢复的组织器官的损伤或功能上的障碍,也不会发生后遗症。

(2)处理原则:全身反应和局部反应处理与一般治疗相同,但要注意观察,防止并发症。

二、异常反应

是指合格的疫苗在实施规范接种过程中或实施规范接种后造成受种者机体组织器官、功能损害,相关各方均无过错的药品不良反应。常见的异常反应有无菌性脓肿、热性惊厥、过敏反应、多发性神经炎、臂丛神经炎、癫痫、脑病、脑炎和脑膜炎等。

预防接种异常反应的定义包括4个方面的内容。

1. 使用合格的疫苗 所使用的疫苗应经过国家药品监督管理部门正式批准注册;通过国家药品检定机构批质量检测,获得《生物制品批签发合格证》;流通渠道符合《疫苗流通和预防接种管理

条例》的规定;疫苗冷藏储存符合《疫苗储存和运输管理规范》;在有效期内使用。

2. 实施规范性操作 接种单位和工作人员经过卫生行政部门资质认证;按照《规范》的要求实施预防接种,并做到安全注射。

3. 造成受种者机体组织器官、功能等损害 预防接种损害程度分级标准还在制定中,目前主要参照卫生部《医疗事故分级标准(试行)》进行。

4. 与事件相关的各方均无过错 事件相关的各方包括疫苗生产企业、销售企业、分发单位、接种单位、接种人员、受种者和/或其监护人等。

免疫疫苗接种不良反应处理不当,不仅影响预防接种工作的开展,严重的可危及健康甚至生命。因此,发现不良反应后应及时处理,必要时转入上级医院或专科医院救治,各级各类医疗机构需按照临床疾病诊治要求积极诊治。

(一) 无菌性脓肿

一般多在接种含有吸附剂的疫苗时,由于接种部位不正确、注射过浅、剂量过大,使用未充分摇匀的疫苗等引起。

1. 临床表现 ①注射局部先有较大红晕,持续数天。2~3周后接种部位出现大小不等的硬结,局部肿胀、疼痛。②炎症表现并不剧烈,可持续数周至数月。轻者可在原注射针眼处流出略带粉红色的稀薄脓液;较重者可形成溃疡,溃疡呈暗红色,周围皮肤呈紫红色。③溃疡未破溃前,有波动感。轻者经数周至数月可自行吸收。严重者破溃排脓,创口和创面长期不能愈合,有时表面虽然愈合,但深部仍在溃烂,形成脓腔,甚至经久不愈。④无菌性脓肿与有菌性脓肿的鉴别见表24-3-1。

2. 处理原则 ①干热敷以促进局部脓肿吸收,每日2~3次,每次15分钟左右。②脓肿未破溃前可用注射器抽取脓液,并可注入适量抗生素。不易切开排脓,以防细菌感染或久不愈合。③脓肿如已破溃或发生潜行性脓肿且已形成空腔需切开排脓,必要时还需扩创,将坏死组织剔除。④有继发感染时,先根据以往经验选用抗生素,然后对分泌物进行细菌培养,按照药敏培养实验结果选用敏感的抗生素;换药时用3%硼酸溶液冲洗切口,引流通畅。

(二) 热性惊厥

热性惊厥是一种症状,多见于婴幼儿,可能是婴幼儿神经系统发育尚未健全,接种疫苗后引起加重反应、疫苗特性反应,也可能是继发于其他不良反应时出现发热,引起热性惊厥。

1. 临床表现 ①热性惊厥是指先发热,后有惊厥,体温一般在38℃以上,惊厥多发生在发热开始12小时之内,体温骤升之时。90%以上儿童属于热性惊厥。②发作突然,时间短暂,肌肉阵发痉挛,四肢抽动,两眼上翻,口角牵动,牙关紧闭,口吐白沫,呼吸不规则或暂停,面部与口唇发绀,可伴有短暂的意识丧失,大小便失禁。③预防接种引起的惊厥,多数只发生一次,发作持续数分钟,很少有超过20分钟者。有些儿童可表现为多次短暂惊厥。④无中枢神经系统病变,预后良好,不留后遗症。⑤惊厥应与脑炎、脑膜炎、破伤风等感染性疾病,以及脑水肿、癫痫、癔症发作等疾病鉴别。

2. 处理原则 ①静卧于软床之上,用纱布缠裹的压舌板使口张开,并放在上下牙齿之间以防咬伤舌头。保持呼吸道通畅,必要时给氧。②止

表24-3-1 无菌性脓肿和有菌性脓肿的比较

内容	无菌性脓肿	有菌性脓肿
原因	含有吸附剂的疫苗接种前未充分摇匀	不安全注射,工作人员皮肤化脓性感染或感染性中耳炎
潜伏期	慢,最短7~10天,长至数月	快,数小时至1~2天,最长3~5天
局部症状	红色或暗紫,有波动感,一般不破溃	局部红、肿、热、痛,易破溃
脓液	少,稀薄,灰白或带有少许血丝,呈淡红色	多,浓稠或稀薄,白色或带黄色
发热	无	多数有
全身症状	无	有时有
抗生素	无效	有效
扩创	一般不扩创,用注射器反复吸脓	扩创,切开排脓
痊愈	病时长	短
细菌培养	无菌	有菌

惊,如苯巴比妥钠每次 5~8mg/kg 肌内注射,也可用 10% 水合氯醛,每次 1mL 灌肠。紧急情况下也可针刺人中。③可用物理降温和药物治疗退热。

三、预防

1. 严格执行《药品质量管理规范》和生物制品的制造和检定规程　生物制品除了安全有效外,更应把安全放在首位。因此,必须严格要求生物制品工作人员,认真执行生物制品的制造和检定规程,做到不合格的毒种和原材料不投产,不合格的生物制品不发货。

2. 提高生物制品的质量　通过筛选反应温和、免疫原性良好的生物毒种、制备纯化制品、改变生产工艺等多方面提高生物制品的质量。如无细胞百白破联合疫苗代替全细胞百白破疫苗,基因工程乙肝疫苗代替血源性乙肝疫苗,Vero 细胞制备的狂犬疫苗代替羊脑组织的狂犬疫苗等大大减少了不良反应的发生。

3. 认真的选择接种对象　我国的扩大免疫规划程序严格规定了各种疫苗的接种对象,这是根据传染病疫情、人群免疫水平、实施条件等综合考虑而制定的。需要严格掌握好接种年龄,不能随意扩大接种对象范围。

4. 正确掌握禁忌证　必须正确掌握禁忌证,一般情况下,对一般禁忌证可以适度放宽,对特殊禁忌证则应从严掌握。同时,不能单纯追求接种率而对不应该接种或需要暂缓接种的人进行接种;不要因为怕出现或已经出现了接种反应而任意扩大禁忌证的范围;对有禁忌证的人还要权衡接种与患病的危险。

5. 制定合理的免疫程序　制定合理的免疫程序不论从控制疾病的流行,还是从经济效果和制品的安全性考虑,都是十分必要的。制定免疫程序的根本原则是要从实际出发,每个国家、每个地区应从当地的具体情况,包括流行病学因素、免疫学因素、各地具体实施条件以及疫苗的选择因素等进行安排。

6. 合理的推行联合免疫和同时接种　预防接种不良反应与反复注射有一定的关系,由于反复多次接种而导致变态反应的增加最为常见。因此,为了减少接种次数,可将几种生物制品混在一起,或将不同菌株生产的同一制品混在一起,进行预防接种,称为联合免疫。也有几种生物制品同时但分别接种于不同部位,则称为同时接种。现

在使用最普遍的为白喉、白百咳、破伤风混合制剂和麻腮风联合疫苗。《预防接种工作规范》规定 2 种或 2 种以上的国家免疫规划疫苗可以同时接种。

7. 做好安全注射工作　不安全注射会造成局部感染、乙肝、艾滋病等医源性疾病的传播、引起异常反应的增多等危害,因此,制定切实可行的卫生政策、配备合适的器械和设备、提倡规范化门诊接诊接种、推广一次性注射器等措施,对减少接种不良反应的发生具有重要意义。

8. 做好疫苗的冷链工作　冷链系统是储运生物制品,保证疫苗质量必不可少的条件。加强冷链系统的管理,需要有组织能力和疫苗管理常识的管理与维修冷链设备的专门技术人员,以及良好的储存、运输疫苗的冷链设备两个内容,二者相辅相成,互相依赖,缺一不可。保证各种疫苗的适宜保存温度以及冷链设备的正常运转,加强冷链管理人员的培训是各级疾控机构以及接种单位的职责。

9. 严格执行免疫接种操作规程　如接种场所应选择一个较为固定的工作场所,最好不要挨家挨户去接种。尽量选择宽敞、明亮、空气流通的室内进行。接种场所要有醒目的标志,便于群众识别。冬季应注意保暖,夏季应注意通风和降温。严格执行接种技术,接种前应严格检查疫苗,避免阳光直接照射。含吸附剂的疫苗使用前要充分摇匀,防止吸附剂下沉,否则注射后可引起局部严重红肿或无菌性化脓。在组织预防接种活动中,告知受试者或者其监护人所接种疫苗的品种、作用、禁忌、不良反应以及使用注意事项,询问受种者的健康状况以及是否有接种禁忌证等情况,填写知情同意书,以减少接种不良反应的发生。接种过程中必须备有肾上腺素、抗过敏药物以及其他急救药品,以备急用。另外,预防接种人员除了要熟练掌握接种技术外,还要有强烈的责任心,要有对接种对象高度负责的态度,这样才能减少疫苗接种异常反应,杜绝免疫接种事故的发生。

10. 做好宣传培训工作　应利用各种形式向公众、受种者或者其监护人广泛宣传预防接种的重要性和安全性,宣传预防接种相关知识,包括预防接种异常反应知识。在预防接种活动(尤其是群体性接种活动)前,应加强对接种人员的培训,充分认识预防接种后可能出现的反应(如心因性反应、偶合症和实施差错事故等)及其后果,正确掌握各种反应的处理方法。

11. 承担预防接种的人员应当具备执业医师、执业助理医师、护士或者乡村医生资格，并经过县级卫生行政部门组织的预防接种专业培训，考核合格后方可上岗。

12. 疫苗接种前的准备工作是保证疫苗安全接种的基础，至少包括 3 方面的准备工作　①医务人员和受种者的准备：接种点医务人员应熟练掌握疫苗接种技术和流程，明确接种适应证和禁忌证，熟悉特殊健康状态受种者（如过敏史、免疫抑制状态、癫痫、惊厥等特殊病史人员）的接种要求，对受种者进行接种前宣教。疫苗接种点医务人员应熟悉各急性 AEFI 的紧急救治流程，尤其是急性严重过敏反应以及心搏骤停需心肺复苏的紧急救治流程。②医疗紧急救治设备和急救药品的准备（表 24-3-2）。③疫苗接种管理提前制定完善的疫苗接种、设备、药品、人员、场地等管理方案，可减少总体不良事件，避免疫苗接种差错相关事件发生。

表 24-3-2　疫苗接种点医疗设备和急救药品清单

必备设备和药品	建议设备和药品
血压计	氧气和吸氧设备
血氧饱和监测仪	血糖仪
听诊器	静脉输液套装
简易呼吸器	环甲膜穿刺套装，气管切开、气管插管套装
除颤仪	体温计
肾上腺素注射液	糖皮质激素（注射和口服剂型）
	抗组胺药 H1 受体拮抗剂（注射和口服剂型）
	短效 β₂ 受体激动剂（吸入用）
	去甲肾上腺素注射液
	地西泮注射液
	生理盐水注射液、葡萄糖注射液
	其他相关抢救设备和药品

（贾佳，牛婷婷）

第四节　常见疫苗的变态反应

当今疫苗的形式从过去比较单一的灭火疫苗和减毒活疫苗的分类，发展到现代的基因工程重组蛋白质疫苗、化学合成多肽疫苗和核酸疫苗；疫苗的范围从微生物疫苗外延到肿瘤疫苗、抗心血管病疫苗、避孕疫苗等；疫苗的功能也从预防发展

到诊断和治疗。

一、疫苗的分类

（一）病毒类疫苗

1. 乙肝疫苗　乙肝疫苗接种后能刺激免疫系统产生保护性抗体和一系列细胞免疫反应，是预防乙肝病毒感染的最有效手段。根据全球使用乙肝疫苗的经验以及由 WHO 全球疫苗安全顾问委员会等独立的专家委员会，经过广泛审核后认为乙肝疫苗具备极佳的安全性，接种发生严重过敏反应发生极为罕见。乙肝疫苗接种后一般反应发生率较低且症状轻微、短暂，主要表现为局部的注射疼痛、不适、头痛、头晕、皮疹、乏力等，一般不超过 24 小时，可以不做处理或简单对症治疗。

2. 脊髓灰质炎疫苗　疫苗的免疫机制类似于脊髓灰质炎野病毒自然感染致病机制，病毒经口、咽、肠道黏膜侵入人体内达到局部淋巴组织，迅速增殖后进入血液，激发机体的细胞免疫、体验免疫和黏膜免疫，产生中和性抗体 IgA 和保护性 IgG，以及记忆性免疫细胞。脊髓灰质炎疫苗有很好的安全性，常见的不良反应有发热、腹泻、烦躁和呕吐；偶有皮疹、寒战、无力、骨肉疼痛和关节炎等。极少数患者会有感觉异常、局部麻痹、神经炎及脊髓炎的情况。

3. 麻疹减毒活疫苗　疫苗可在受种者体内产生模拟病毒体外感染相似的感染程度，但一般是不明显或轻微的、无传染性的感染过程，从而诱导与自然感染相当的体液免疫和细胞免疫。麻疹减毒疫苗接种后的一般反应，通常较轻微且为一过性，主要表现为疫苗病毒复制带来的局部反应。少数受种者可能出现一过性发热及散在皮疹，一般不超过 2 天可自行缓解，通常不需要特殊处理，必要时可对症治疗。接种麻疹后引起严重异常反应极少见。

4. 乙型脑炎疫苗　接种乙脑疫苗后，含有病原相应分子模式的疫苗抗原激活固有免疫应答，诱导获得性免疫应答，产生高浓度特异性的血清 IgG 抗体和细胞免疫。我国多年来的使用表明，乙脑减毒活疫苗具有良好的安全性，少数儿童接种疫苗后可出现一过性放热反应，一般不超过 2 天，可自行缓解。偶有散在性皮疹出现，一般不需要特殊处理，必要时可对症治疗。

（二）细菌类疫苗

1. 百日咳疫苗　百日咳疫苗为联合疫苗，是

百日咳、白喉、破伤风三联疫苗。接种的一般反应主要是来自百日咳所含的菌体成分,接种全细胞百白破疫苗后常见的反应有注射部位的红肿、疼痛、硬结等轻微局部反应,少数在发热的同时还可伴有倦怠,嗜睡,烦躁不安等短暂症状,局部反应的频率随着接种的次数增加而增加全身反应,也可出现轻微发热,并随着继续接种而消失,一般不需要特殊处理,红肿、疼痛大多在 72 小时可自行消退,硬结多在 1~2 个月经机体的缓慢吸收而消失;接种无细胞百白破疫苗的不良反应较少,人体反应轻微,常见的异常反应主要是过敏反应。

2. 流脑疫苗 接种流脑疫苗后,可以诱导血清产生抗体,诱导婴幼儿产生更高的杀菌功能、更强的抗体反应,还可以诱导产生长期存在的记忆 B 细胞,使得受种者获得免疫记忆。流脑疫苗的纯度较高,尽管疫苗中含有残留的蛋白质和核酸,但含量甚低,内毒素含量极微,因而毒性反应很低,少数人接种疫苗后会有短暂的发热,局部有红肿硬结及疼痛,可自行缓解。常见的不良反应是注射部位红晕和轻微疼痛 1~2 天,1%~4% 的受种者可出现≥38.5℃的发热。接种流脑疫苗后,偶有引起过敏反应的报道,但发生率极低,主要以过敏性皮疹为多见。

3. 卡介苗(结核) 卡介苗(BCG)是目前唯一的预防结核病疫苗,也是全国使用时间最长的疫苗。在过去的 70 多年中,BCG 已安全的接种全球数亿人次,并发症很少,其并发症发生率取决于接种的方式和技巧,疫苗的类型、强度和剂量,疫苗接种者的年龄和免疫状态等。

(1)常见的不良反应:①接种后 2 周左右,局部出现红肿浸润,若随后化脓形成小溃疡,8~12 周后结痂。一般不需要特别处理,注意局部清洁,防止继发感染。②局部脓肿和溃疡直径超过 10mm 及长期不愈(>12 周),应及时就诊。③淋巴结反应:接种侧腋下淋巴结(少数在锁骨上或对侧腋下淋巴结)可出现轻微肿大,一般不超过 10mm,1~2 个月消退。④接种疫苗后可出现一过性发热反应,大多数为轻度发热反应,持续 1~2 天后可自行缓解,一般不需要处理;中度发热反应或发热时间超过 48 小时者,可对症处理。

(2)罕见的不良反应为严重淋巴结反应,在接种处附近如腋下、锁骨上下或颈部淋巴结强反应,局部淋巴结肿大软化形成脓疱,应及时诊治。

(三) 类毒素疫苗

1. 白喉类毒素 我国现有的预防白喉的疫苗为吸附白喉疫苗和吸附白喉破伤风联合疫苗(吸附白破二联)。注射疫苗后,部分接种者会有注射局部出现红肿、疼痛、发痒或有低热反应,并伴不适、疲倦、头痛或全身乏力等,一般不需要处理。少数人局部可发生硬结,不需特别处理,一般 1~2 个月即可吸收。个别可发生高热反应,可给予对症处理,以预防高热惊厥。

2. 破伤风类毒素 破伤风疫苗可作为单价疫苗单用,也可与白喉类毒素联用,或与白喉类毒素及全细胞或无细胞的百日咳疫苗联用。破伤风疫苗是极为安全的预防制剂之一,接种后少数人可有局部的红肿、疼痛、发痒等局部反应,或出现低热、疲倦、头痛等全身反应,一般无需处理可自愈。加强免疫后 0.5%~1.0% 的接种者,可出现轻微的全身反应,包括发热、头痛和不适。总体上,随着接种次数增加,局部和全身反应增多。破伤风疫苗接种后的异常反应是极罕见的,尤其是在生产工艺改进,制品高度纯化的精制品,接种后的异常反应更为罕见。

二、疫苗变态反应发生的原因与发生率

(一) 变态反应发生的原因

引起疫苗变态反应的原因不同,出现反应的临床表现不同,处理的方法也不同。因此,了解疫苗接种变态反应产生的原因,可以帮助我们预防和处理变态反应。根据我国相关的研究资料,概括起来主要是三个方面的原因:疫苗本质方面的因素、疫苗使用方面的因素和个体方面的因素。

1. 疫苗本质方面的因素

(1)疫苗毒株生物学特性:制造疫苗所用的毒株有其固有的生物学特性,不同毒株的毒力、毒性、菌体蛋白和代谢产物等均有差异。活疫苗是由自然界分离获得的弱毒株或在实验室特定的条件下获得的减毒株制成。这些毒株仍保持一定的残余毒力,接种后常引起人轻度感染过程,可出现轻度自然感染的临床反应。目前,用于制造各种疫苗的毒株,均是经过严格的选育,并经动物试验和少量人群观察,证明安全有效后才大量生产而广泛使用,所以由于生产疫苗的毒株所致接种后严重反应是极少见的。

(2)疫苗的生产工艺:疫苗的制造工艺包括细菌或病毒的培养、收获,疫苗的灭活、提纯、分装、

干燥等一系列工艺过程,特别是提纯工艺,与 AEFI 的发生率密切相关。早期使用的抗血清、类毒素含有较多的非特异性蛋白抗原成分,其特异性蛋白抗原成分纯度低、效果差,注射后反应(特别是过敏反应)较多,目前已改为纯化的精制品,反应大为减少,症状减轻。同时在生物制品制造过程中,常需添加一些必不可少的物质,如培养液中某些营养素、动物蛋白、抗生素,以及细胞培养物中含有的细胞碎片等。有些疫苗在生产上由于操作不当,可能影响制品的均匀度。

(3)疫苗中的附加剂:疫苗在制备过程中常加入苯粉(石炭酸)、硫柳汞等防腐剂和氢氧化铝佐剂等。苯酚与菌体蛋白结合不牢固容易析出,注射后刺激中枢神经系统,引起胃肠道痉挛而发生呕吐、腹痛、腹泻等症状。疫苗中的硫柳汞可引起迟发型变态反应。铝佐剂可增加人体 IgE 抗体的产生,也可增加人体致敏反应,局部注射后的疼痛和触痛与氢氧化铝有关。有报道明胶亦可作为致敏原使机体产生超敏反应。

(4)疫苗污染外源性因子:疫苗生产所用的原料如动物器官、组织、动物血清、酶制剂等,可能带有野病毒株、支原体和其他潜在的致病因子等,用于培养病毒的细胞,带毒情况时有发现。

(5)疫苗制造中的差错:疫苗在广泛使用前需检定部门严格检定,确证安全后才可使用。如果疫苗在灭活过程中未将病原微生物杀死,接种到人体后将引起严重的事故。

2. 疫苗使用方面的因素

(1)接种对象不当:不同疫苗均规定不同的这种对象,对象选择不当,容易导致不良反应的发生。故常规基础免疫应按国家和省所规定的免疫程序接种;临时的接种方案则按国家和省的有关文件要求执行;同时接种对象一定严格按说明书要求选择。

(2)禁忌证掌握不严:如果机体某些反应性不正常或处于某种病理或生理状态(即禁忌证),接种疫苗后可能对机体带来某些损害,甚至引起严重的异常反应。违反任何禁忌证都有发生不良反应的危险,但发生概率及反应严重程度随疫苗种类、禁忌证的性质而异。一般来说,违反特殊的禁忌证比违反一般禁忌证危险要大,故对待特殊禁忌证要从严掌握,不能放松尺度。

(3)接种部位、途径不正确:在预防接种中皮下注射最为常见,要求选择运动不多、神经分布较少和不容易污染的地方,故常规定在上臂三角肌下缘附着处皮下。肌内注射大都选择臀大肌外上 1/4 处或上臂三角肌中部,皮内注射和皮上划痕一般要求在上臂三角肌中部。某些特殊的疫苗尚规定有特殊的部位。如果随意更改注射部位,往往会引起严重反应的发生。

(4)接种剂量和接种次数过多:要获得足够的免疫力,必须要有足够的抗原刺激量。在一定限度内,免疫力的产生和注入剂量成正比;但增至一定程度,抗体增长缓慢,达到最高限度则不再增加;超过限度,反而抑制抗体上升,不但影响免疫效果而且会加重反应。不同疫苗的剂量有所不同;同一疫苗在不同年龄的对象中,所用的剂量也是不同的。大部分疫苗的使用剂量是随年龄增长而递增,如果成人剂量给儿童使用,势必要引起反应的加剧。有些疫苗的预防接种与注射次数也有密切关系。

(5)误用与剂型不符的疫苗或稀释液:在预防接种工作中,必须根据受种对象和接种途径的不同,选择相应的疫苗剂型,否则将会发生严重的不良反应。如果错用剂型则会引起严重后果,疫苗用错误的稀释液溶解可引起局部反应,误用药物代替疫苗或稀释液可引起药物反应。

(6)疫苗运输或储存不当,使用时未检查或使用中未摇匀:如果使用瓶体已破损或裂缝的疫苗,或开启后暴露时间过长,有可能被细菌污染;若疫苗在运输或保管中受高热或冻结的影响,也可引起不良反应的发生。暴晒在阳光下时间过长,可使疫苗变性,不但使用效果极差,而且会加重反应。含有吸附剂的疫苗在使用前未充分摇匀,致使液体浓度不均,引起局部反应加重或无菌性脓肿。

(7)不安全注射:在注射操作中注射器、针头不消毒或不严格消毒,一次性注射器使用率低,或使用一次性注射器后不焚毁或消毒深埋,或重复使用,造成脓肿及乙肝、丙肝、艾滋病等医源性疾病传播;注射技术不当可造成创伤性麻痹、卡介苗淋巴结炎;注射器混用或处理不当造成过敏性休克等。消毒不严往往造成接种后感染。

(8)接种场所及接种时间安排不妥:接种场所过于拥挤、通风不良、或在空腹饥饿或剧烈运动后接种疫苗,容易导致晕针。此外,拥挤的环境也容易造成工作人员出错;人多、通风不良可能引起呼吸道传染病的传播。预防接种时间可能影响接种后的反应,但不是绝对因素。

（9）接种疫苗前进行宣传告知:医疗卫生人员在实施接种前,应当告知受种者或其监护人所需接种疫苗的品种、作用、禁忌、不良反应以及注意事项。接种后受种者一般要观察30分钟才可离开,以便发生过敏性休克等严重异常反应时能及时救治。群体性癔症预防,很关键一个因素就是在接种疫苗前进行宣传。

3. 个体方面的因素

（1）健康状况:预防接种后的不良反应与机体生理因素及健康状况有一定的关系。在健康状况较差的情况下,如重度营养不良、经常低热、消耗性疾病的恢复期进行预防接种,容易引起反应加重;如体质过度衰弱、疲劳等,接种疫苗后可能发生晕厥;给体弱的儿童接种卡介苗,有的可引起局部淋巴结肿大或溃破;给消化功能差的儿童口服脊髓灰质炎疫苗,较易发生胃肠道症状。

（2）过敏性体质:属于过敏体质的人,当机体受同一抗原物质再次或多次刺激后,容易发生过敏反应,造成组织损伤或生理紊乱。以往有过敏反应疾病者,进行预防接种后易再次发生过敏反应。

（3）免疫功能不全:有原发性或继发性免疫缺陷者,或接受免疫抑制剂治疗或其他方面因素的影响,而造成免疫功能衰退者,在接种某些活疫苗后容易发生异常反应。活疫苗常常引起轻度的局部感染,或与病毒血症有关的轻度全身性感染,这种感染通常有自限性。正常个体感染后常常伴有低热、皮疹、淋巴结肿大及其他轻度症状;但原发性或继发性免疫缺陷的患者,对病原性很弱的微生物缺乏抵抗力,常引起严重或持续感染,甚至致死。

（4）精神因素:精神因素引起的反应不是以抗原抗体机制为基础所引起的,在临床上只有精神或神经系统方面的症状,而检查不出任何器质性病变。这种反应与精神因素和身体素质有很大关系,不仅预防接种可以引起,而且其他任何一种因素对精神上造成刺激均可引起,在临床上也并不罕见,如输血、服药、计划生育手术等均有发生。这些反应通常发生在7岁以上儿童,以少年、青年居多,成人亦有发生,若发生在幼儿则往往发生呕吐(一种常见的焦虑症状)、屏气,导致短时间神志丧失,有时尖叫或跑开,以其特有的形式表现出来。

（5）其他:预防接种后进行剧烈运动和重度体力劳动也会加重反应。接种后饮酒有可能加重局部和全身反应的发生,并容易特别容易引起头痛。睡眠不足进行免疫接种时,也可使反应加重;糖尿病患者接种可能加重反应;维生素缺乏者抗体不易产生并且在接种活疫苗时容易发生或加重反应。

（二）变态反应发生率

根据2016年中国预防接种变态反应监测数据分析显示,AEFI总报告发生率为390.1/百万例(0.039 01%)(包括一般反应和异常反应),其中严重AEFI发生率为1.6/百万例(0.000 16%)(表24-4-1)。

表24-4-1　中国2016年不同疫苗AEFI分类报告结果

疫苗	严重AEFI报告发生率（每百万例）
卡介苗	3.1
乙肝疫苗	2.3
狂犬病疫苗	3.3
麻疹疫苗	15.1
流感疫苗	3.6
甲型乙型肝炎联合疫苗	0.0

全球性的研究数据也显示:2009—2011年间的25 173 965例疫苗接种,共确认33例严重过敏反应(注:该研究中对严重过敏反应的定义,是指急性、全身性、多器官系统受累、具有潜在致命性的过敏反应),发生率约为1.31/每百万接种(0.000 13%)(表24-4-2)。

表24-4-2　全球几种常用疫苗的严重超敏反应的发生率

疫苗	接种次数	病例数量	比例（每百万接种）
流感疫苗	11 119 652	17	1.53
破伤风疫苗	8 830 935	14	1.59
甲肝疫苗	1 197 047	4	3.34
乙肝疫苗	1 287 074	0	0.0
百白破三联疫苗	1 449 370	3	2.07
水痘疫苗	866 129	6	6.93
狂犬病疫苗	18 041	1	55.43
HPV疫苗	775 833	1	1.29
麻腮风+水痘疫苗	100 897	2	19.8

三、常见疫苗的变态反应

变态反应是预防接种较常见的异常反应,多发生在有过敏史或对某种(些)疫苗过敏的人。常发生在接种后几分钟到几小时内,亦可在几天内发生。其临床表现因人而异。

(一)过敏性皮疹

1. 病因　较复杂,主要是某些生物制品中的特异性或非特异性蛋白和培养基中生物成分所引起。反应类型包括Ⅰ型、Ⅱ型和Ⅲ型变态反应。

2. 临床表现

(1)荨麻疹:最为多见,一般在接种后数小时至数日发生。一般先有皮肤瘙痒,随后发生水肿性红斑、风疹团。皮疹大小不等,色淡红或深红,皮疹周围呈苍白色,压之褪色,边缘不齐。皮疹反复或成批出现,此起彼伏,速起速退,消退后不留痕迹。严重者融合成片,有奇痒。

(2)麻疹、猩红热样皮疹:常见于接种后3~7天。色鲜红或暗红。为隆起于皮肤表面的斑丘疹,可见于耳后、面部、四肢或躯干,多少不均,可散在发生或融合成片。

(3)大疱型多形红斑:接种疫苗后6~8小时或24小时内注射布局部或附近皮肤发生一至数个丘疹,并伴发热,3~5天后发疹处出现水疱,疱液淡黄清晰不浑浊是其特点。有些可伴同侧淋巴结肿大。经治疗均可痊愈,预后良好。

(4)其他症状:呼吸系统:呼吸困难、哮鸣、喉头痉挛或水肿、声音嘶哑、鼻眼症状如鼻塞、流涕、喷嚏、发痒和结膜充血、流泪、眼痒;消化系统:恶心、呕吐、腹泻、腹痛;神经系统:头晕、头痛、抽搐、意识丧失等。

3. 治疗

(1)轻症:仅口服抗组胺药如氯苯那敏、西替利嗪等即可。口服苯海拉明,成人每次25~50mg,儿童每次0.15~1mg/kg,每日2~3次。氯苯那敏,成人每次4mg,儿童每次0.1~0.2mg/kg,每日2~3次。异丙嗪,成人每次12.5~25mg,儿童每次1mg/kg每日2~3次。也可用阿司咪唑或氯雷他啶治疗。

(2)重症:给予1:1 000肾上腺素,剂量见"过敏性休克",静脉输液急救,吸氧。也可使用肾上腺皮质激素,如静脉滴注氢化可的松,成人每日100~200mg,儿童每日按5~10mg/kg溶于10%葡萄糖液500mL中,7~10天为一疗程,以后改为口服泼尼松,成人每次10~20mg,儿童每日1~2mg/kg;儿童

也可使用2.5~5mg加在10%葡萄糖液100~250mL中静脉滴注,7~10天后改为口服,同时使用大剂量维生素C。

(3)必要时用10%葡萄糖酸钙10mL,加于25%葡萄糖液20mL中缓慢静脉注射。

(4)出现以下情况应给予特殊处理:伴支气管痉挛应吸入或口服支气管扩张剂,喉头水肿者立即喷入或雾化吸入1:1 000肾上腺素,并可考虑皮质激素治疗,抽搐者尽快用适当药物镇静。

(5)病情稍有好转立即转院以便进一步处理,或至少留观12小时,以防晚期过敏反应的出现。

(二)过敏性紫癜

1. 病因　较复杂,主要是某些生物制品中的特异性或非特异性蛋白和培养基中生物成分所引起。反应类型包括Ⅰ型、Ⅱ型和Ⅲ型变态反应。

2. 临床表现

(1)一般在接种某些疫苗1~7天在接种部位发生紫癜。

(2)皮肤紫癜多对称性分布于双下肢,双膝关节以下为多,也可见于双上肢、臀部。呈大小不等的红色斑疹、荨麻疹样丘疹,初起时可为淡红色,压之褪色,数小时即成为深紫色红斑中心点状出血或融合成片,稍凸出于皮肤,压之不褪色,少数病例可见出血性疱疹。紫癜分批出现,多于1~4周自然消退。部分病例于数日内,甚至数年内反复出现。有时可伴头面部、手足皮肤血管性水肿。部分患者还有发热表现。

(3)也可表现为腹部症状,关节及肾脏损害。腹部症状表现为腹痛、呕吐、甚至血便。腹痛也可出现于皮肤紫癜以前数日或数周。可有一过性关节肿痛,多见于膝、踝、肘、腕关节。肾脏损害可有血尿,甚至水肿、高血压。少数病例呈肾病综合征或慢性肾功能不全表现。

(4)血小板计数及出凝血时间均正常,嗜酸性粒细胞可增高。

3. 治疗

(1)给予大剂量维生素C、维生素PP等改善血管脆性。

(2)糖皮质激素一般选用泼尼松,剂量为每天1mg/kg,也可用氢化可的松静滴,每天4~8mg/kg。泼尼松用药一般4~6周,用药时间短易复发,病情稳定可逐步减量。

(3)免疫抑制剂等药物联合应用:可用环磷酰胺和泼尼松或硫唑嘌呤和泼尼松联合应用。每天

剂量：环磷酰胺 1.5mg/kg，泼尼松 1.5~2.0mg/kg，硫唑嘌呤 2~3mg/kg。

（4）甲泼尼龙：对于重症紫癜肾炎宜早期使用甲泼尼龙冲击治疗，可使肾小球损伤恢复。儿童剂量每天 5~30mg/kg（总剂量不超过 1g），成人每天 0.5~1.0g/kg，每日一次或每周 3 次，间日静滴，3 次为一疗程，一般 2 个疗程，若效果不佳，过 1~2 周可再用 1~2 个疗程。治疗期间监测血压，冲击治疗前停用泼尼松，冲击治疗后 48h 重新用泼尼松。

（三）血小板减少性紫癜

1. 病因 较复杂，反应类型包括Ⅰ型、Ⅱ型和Ⅲ型变态反应。

2. 临床表现

（1）一般在疫苗接种后 15~35 天发生。

（2）主要表现为皮肤黏膜广泛出血，多为针尖大小的出血点，也可见皮肤淤点、瘀斑或青肿。

（3）重者有消化道、泌尿道或颅内出血。出血严重者可有贫血或失血性休克。

（4）血小板减少多在 50×10^9/L 以下。

（5）排除其他原因（先天性、自身免疫性、毒素、药物或感染性等）引起血小板减少性紫癜。

3. 治疗

（1）适当限制活动，避免外伤。

（2）糖皮质激素一般选用泼尼松，剂量为每天 2mg/kg，也可用氢化可的松静滴，每天 4~8mg/kg。泼尼松用药一般 4~6 周，用药时间短易复发，病情稳定可逐步减量。

（3）严重出血者可用丙种球蛋白，每天 400mg/kg，连用 5 天；或每天 2mg/kg，静滴 1 天。

（4）难治性血小板减少性紫癜可用免疫抑制剂，如硫唑嘌呤、环磷酰胺、长春新碱等。

（5）危及生命的严重出血可以输注血小板。

（四）阿瑟反应

1. 病因 皮下多次注射异种血清和类毒素等可溶性抗原后，血液已有高滴度的相应抗体，当疫苗（抗原）再次接种于局部时形成不溶性抗原抗体复合物，激活补体，引起白细胞浸润，出现炎症或组织坏死。属于Ⅲ型变态反应，因此称为局部过敏组织坏死反应。

2. 临床表现

（1）重复注射某些疫苗后在急性局部炎症消退后 7~10 天发生。

（2）在注射局部发生急性小血管炎症为特征，

其表现为局部组织变硬，并有明显红肿，轻者直径 5.0cm 以上，严重者扩展到整个上臂。一般持续时间可达月余，愈后不留痕迹。

（3）严重者在注射部位有轻度坏死，深部组织变硬。

（4）个别严重者局部组织、皮肤和肌肉发生坏死和溃烂。

3. 治疗

（1）反应范围较小，仅有红肿或硬块，一般不需要处理，可以逐渐消退。

（2）症状较重者可以予抗过敏治疗。可用氢化可的松每天 0.5~2mg/kg，分 3 次口服，局部可用氢化可的松油膏。

（3）若坏死，局部保持清洁，防止感染，促使坏死组织更新。

（五）血管性水肿

1. 病因 为注射可溶性抗原制品（抗生素、类毒素及含有动物血清的制品）后，极个别过敏体质的人发生的一种属于Ⅰ型变态反应的过敏症。所有免疫接种均可引起，但蛋白质抗原更多见。

2. 临床表现

（1）注射疫苗后不久或最迟 1~2 天内发生。

（2）注射局部的红肿范围逐步扩大，皮肤光亮，不痛，仅有瘙痒、麻木、肿胀感。重症肿胀范围可以显著扩大至肘关节及整个上臂。

（3）水肿在全身各个部位均可发生，出现的部位可引起不同程度的症状和后果。发生在皮肤，表现为荨麻疹或水肿，发生在眼睑或眼结膜，则严重妨碍视觉；发生在视神经周围可导致视力减退或暂时性失明；发生在尿道可引起尿闭；发生在咽喉或气管可引起窒息；发生在肠壁、肠系膜可引起腹痛等症状。

（4）如无其他症状，一般不会造成严重的或持久的损害，消退后不留痕迹。

3. 治疗

（1）用干净毛巾热敷。

（2）抗过敏治疗，口服苯海拉明，成人 25~50mg/次，每天 2~3 次；儿童每次 1mg/kg，每天 3~4 次。很快痊愈，预后良好。

（六）多发性神经炎

1. 病因 预防接种后引起的全身多数周围神经的对称性损害，是周围神经的一种脱髓鞘病变。据有关实验观察提示，本病是细胞免疫反应的一种表现，属于Ⅳ型变态反应。

2. 临床表现

（1）一般在接种疫苗后 1~2 周发病,通常开始为足部和小腿部肌肉无力和刺痛性感觉异常,在几天内逐渐累及躯干、臂部和头颈肌肉。表现为对称性的迅速上行性多发性神经炎,即四肢远端对称性分布的感觉、运动和营养功能障碍。起病最初表现为手指或足趾的疼痛、麻木、肢端皮肤可有痛觉过敏现象,轻触亦有疼痛,并伴有蚁走感和刺痛等异常感觉。常有自限倾向。

（2）典型的感觉障碍的分布呈对称性手套和袜子感,感觉一般不消失,但病区有明显的压痛及运动障碍,首先是肌力减退,以手、足部为著,严重的可影响四肢关节的肌力,有手足部肌肉萎缩,但很少有上下肢肌肉萎缩的,引起全身性迟缓性瘫痪的也不多见。

（3）常见的并发症是肋间肌和膈肌麻痹,导致呼吸麻痹、吞咽困难和无力排除支气管中分泌物。脑脊液检查蛋白质增高。

（4）一般起病后 2~3 周病情稳定,并开始逐步恢复。预防接种后引发的本病预后较好,大部分患者完全或几乎完全恢复正常功能,少数可有复发。

3. 治疗

（1）大部分患者应用激素治疗有效。严重病例应给予氢化可的松,成人每天 100~300mg,儿童每天 4~8mg/kg 加在 10% 葡萄糖液 250~500mL,每日静脉滴注。病情轻者可口服泼尼松,成人每天 20~100mg,儿童每次 1.0~2.0mg/kg,每日 3~4 次,一般均在数日内见效,疗程 2 周左右。病情好转可减量服至 1 个月左右停药。

（2）如有呼吸困难,关键在于维持呼吸,最理想的方法是用人工呼吸机、气管插管,保持呼吸道

通畅,一般度过 2 周左右,大多可恢复正常。

（3）肢体疼痛对症治疗,应用止痛剂。

（4）应用葡萄糖、维生素 C 等静脉滴注支持疗法。

（七）臂丛神经炎

1. 病因 属于Ⅳ型变态反应。

2. 临床表现

（1）一般在接种后 2~28 天发生。

（2）本病多见于成人。急性或亚急性起病,病前及发病早期多伴有发热及全身症状。

（3）病初以肩和上肢的持续性疼痛为主,同侧或双侧。继而出现肌力减退和肌萎缩。

（4）臂丛神经炎在临床上需要与臂丛损伤鉴别。臂丛损伤可呈疼痛持续性或有阵发性加剧,夜间或肢体活动时疼痛更甚,病因多为臂丛邻近组织的病变压迫,如颈椎病、颈椎间盘脱出、颈椎结核和肿瘤等。

3. 治疗

（1）对症止痛治疗,如索米痛片、布洛芬等。

（2）理疗、针灸和中医中药治疗。

（3）病程超过数周,有学者主张用泼尼松治疗或其他免疫抑制剂,对缓解疼痛有较好的效果。

（八）变态反应性脑脊髓炎

1. 病因 注射含脑组织的生物制品时;一些病毒免疫制剂,如流感疫苗可引起此反应;不含脑组织的生物制品,如百日咳疫苗注射后发生此反应也曾有报告,但极少。属于Ⅳ型变态反应。

2. 临床表现 接种疫苗后 1 周至 1 个月发病,可表现为脑炎或脊髓炎症状。

3. 治疗 肾上腺皮质激素治疗及对症治疗。

（九）局部炎性反应与超敏反应的鉴别

见表 24-4-3。

表 24-4-3　局部炎性反应与超敏反应(血管性水肿,局部过敏反应)鉴别

鉴别要点	局部炎性反应	血管性水肿	局部过敏反应
发生原因	疫苗中异种蛋白及毒性物质	Ⅰ型超敏反应	Ⅲ型超敏反应
反应发生	疫苗接种后 6~24h 达高峰,48h 后缓解	红肿可由注射部位达前手臂	红肿浸润由注射部位为中心,直径 >10cm
局部表现	红肿热痛,痛觉明显	红、肿、热、痛不明显,而瘙痒明显,皮肤紧而有光泽	浸润为主,消退缓慢
处理	局部热敷可加速缓解	服抗组胺类药效果显著	抗过敏性炎症药物如糖皮质激素药口服和外用

（贾佳,牛婷婷）

参 考 文 献

1. 马仕坤.疫苗超敏反应.［J］.中华临床免疫和变态反应杂志,2018.
2. 李论.教育部、国家卫生健康委员会第三轮全国高等学校医学专业研究生国家级规划教材《临床变态反应学》暨《中华医学百科全书·变态反应学》编写会议报道［J］.中华临床免疫和变态反应杂志,2022,16(2):200.
3. 夏宪照,罗会明.实用预防接种手册［M］.北京:人民卫生出版社,2021.
4. 王鸣.免疫接种培训教程［M］.2 版.北京:中国中医药出版社,2010.
5. 傅传喜.疫苗与免疫［M］.北京:人民卫生出版社,2020.
6. 欧阳旭,毕然,张波,等.疫苗相关不良事件研究综述［J］.中国医院药学杂志,2021,41(7):753-757.
7. 徐胜勇,张秋彬,李克莉,等.疫苗接种不良事件紧急处理中国急诊专家共识［J］.中国急救医学,2021,41(2):8.
8. 张紫薇,骆兵,于锋,等.2011—2020 年过敏性休克相关文献分布及变化趋势［J］.医药导报,2022,41(3):344-348.
9. 高洪敏.预防接种与过敏性休克的研究进展［J］.中国生物制品学杂志,2017,30(5):557-560.

第二十五章

免疫缺陷病

第一节 概 论

一、概述

免疫（immunity）是机体的生理性保护机制，其本质为识别自身，排除异己；具体功能包括防御感染，清除衰老、损伤或死亡的细胞，识别和清除突变细胞。免疫功能失调可致异常免疫反应，引起变态反应、自身免疫反应、免疫缺陷病和恶性肿瘤。

免疫系统由免疫器官、免疫细胞和免疫因子组成。小儿免疫状况与成人明显不同，导致儿童免疫相关疾病的特殊性。传统认为小儿时期，特别是新生儿期免疫系统不成熟。实际上，出生时免疫器官和免疫细胞均已相当成熟，免疫功能低下可能是未接触抗原、尚未建立免疫记忆之故。

免疫缺陷是一种由于人体的免疫系统发育缺陷或后天因素导致免疫功能下降或缺失的一类临床综合征。在临床上，免疫缺陷一般有以下5大特点：

1. 较难控制 免疫缺陷的患者容易感染，且很难控制。

2. 类型差异 不同类型的免疫缺陷，患者感染的特点有所差异。如果免疫缺陷以体液免疫为主，主要表现为化脓性细菌感染。如果免疫缺陷以细胞免疫缺陷为主，感染的病原微生物通常为病毒、真菌，或者胞内寄生菌等。

3. 易发生肿瘤 免疫缺陷的患者容易发生肿瘤，尤其淋巴系统的肿瘤，如淋巴瘤等。

4. 易发生其他症状 免疫缺陷的患者可合并自身免疫性疾病，如红斑狼疮等结缔组织病；或有超敏反应，即患者容易过敏，出现变应性鼻炎、哮喘等变态反应性疾病。此外，部分患者可存在炎症状态。

5. 有遗传倾向 免疫缺陷通常有一定遗传倾向，可为常染色体或X连锁的显性或隐性遗传。

儿童的反复感染是正常的，因为他们的免疫系统正在成熟，临床医生的目标是将免疫系统健康的儿童与患有潜在免疫缺陷疾病的儿童区分开来。儿童免疫缺陷类别包括：①原发性免疫缺陷和继发性免疫缺陷。原发性免疫缺陷病（primary immunodeficiency disease，PID），又称先天性免疫缺陷病，与遗传有关，多发生在婴幼儿。②继发性免疫缺陷病（secondary immunodeficiency disease，SID），又称获得性免疫缺陷病，可发生在任何年龄，多因严重感染，尤其是直接侵犯免疫系统的感染、恶性肿瘤、应用免疫抑制剂、放射治疗和化疗等原因引起。

据统计约10%的反复感染儿童存在免疫缺陷。因胎儿发育不成熟、宫内感染、母体疾病、药物（如抗代谢药和免疫抑制药物）和解剖异常等因素均可导致儿童原发性或继发性免疫缺陷的发生。继发性免疫缺陷通常发生在大龄儿童，而原发性免疫缺陷则发生在婴儿期和小龄儿童。原发性和继发性免疫缺陷均可导致对恶性肿瘤和自身免疫性疾病的易感性增加。适应性免疫系统的组成包括B细胞（体液免疫）和T细胞（细胞免疫）。PID最常影响B细胞功能，SID则更常影响T细胞功能。由于各类免疫缺陷临床症状不同，临床医生尽早识别才能尽早采取干预。进行筛查的首先目标是将患有先天性免疫缺陷的儿童与"正常儿童"或患有慢性疾病的儿童区分开来。因为某些慢性疾病儿童也可伴随出现继发性免疫系统功能障碍。筛查包括识别病史和体格检查等临床特征，以及进行实验室筛查。

二、免疫缺陷与变态反应性疾病

免疫缺陷病不管是先天性还是继发性，IgE常升高,其发病机制尚不明确。这可能是微生物如病毒、细菌感染或寄生虫侵染的结果,它们先于本病诱导 IL-4 和或 IL-6 或其他像 Th2 那样的 T 细胞,从而刺激了 IgE 的生成。许多证据提示在胸腺依赖免疫性损伤和伴 IgE 过度生成的免疫缺陷病之间有一伴随关系。变态反应性疾病是某些免疫缺陷病的重要临床特征,特别是高 IgE 综合征(Hyper-IgE syndrome,HIES)、联合免疫缺陷和选择性 IgA 缺乏症(selective IgA deficiency,SIgAD)。过敏症状甚至可能是首发表现。不同类型 PID 出现变态反应性疾病的比例差异较大所致。

PID 中最常见的变态反应性疾病是特应性皮炎(atopic dermatitis,AD),在部分 PID 中比例甚至高达 100%;体液免疫缺陷患者常出现非特异性湿疹。PID 患者中的其他变态反应性疾病包括过敏性哮喘、变应性鼻炎、食物过敏、严重过敏反应等。有研究显示,PID 患者中过敏原的类型与普通人群无差异。

如何在有可疑表现的过敏患者中识别并诊断出免疫缺陷病,是儿科医生、变态反应科医生及相关科室医生需要掌握的能力。

(时蕾,窦芬芬)

第二节　原发性免疫缺陷病

一、概述

原发性免疫缺陷病(primary immunodeficiency disease,PID)是一组由于单基因胚系突变导致的免疫器官、组织、细胞或分子缺陷,从而引起机体免疫功能不全的疾病。PID 患者容易出现反复感染、变态反应性疾病、自身免疫病、自身炎症性疾病及肿瘤易感等。2017 年起,国际免疫学会联合会(International Union of Immunology Societies,IUIS)将 PID 更名为先天性免疫错误(inborn errors of immunity,IEI),但为便于理解,本章节中仍暂使用 PID。原发性免疫缺陷病是一种较为罕见的疾病,患病率为 1:26 000~1:1 200。其主要与遗传有关,往往在婴幼儿期和儿童期发病。患有这种疾病的儿童会免疫力下降,容易产生反复感染,甚至危及患者的生命和健康。原发性免疫缺陷病有许多分类,其中一些类型可能完全治愈。因此,早期发现、早期诊断、早期治疗和干预,是本病的重要措施。精心护理才能提高患者的生活质量和延长寿命。

迄今共发现 400 多种 PID,且仍在持续增加中,其中多数已明确致病基因。国际免疫学会联合会专家委员会在 2019 年发布了 PID 的更新版表型分类,根据疾病表型分为 10 大类(表 25-2-1)。

表 25-2-1　原发性免疫缺陷病的十大类分类

同时影响细胞免疫和体液免疫的免疫缺陷	immunodeficiencies affecting cellular and humoral immunity
具有相关特征或综合征特征的联合免疫缺陷	combined immunodeficiencies with associated or syndromic features
抗体缺乏为主	predominantly antibody deficiencies
免疫失调疾病	diseases of immune dysregulation
吞噬细胞数量和/或功能的先天性缺陷	congenital defects of phagocyte number or function
固有免疫和天然免疫缺陷	defects in intrinsic and innate immunity
自身炎症性疾病	autoinflammatory disorders
补体缺陷	complement deficiencies
单基因骨髓衰竭综合征	bone marrow failure
PID 的拟表型	phenocopies of inborn errors of immunity

先天免疫是对抗所有病原体的第一道防线,缺陷的患者往往特别容易发生复发性细菌性脓肿和局部或播散性真菌感染。体液免疫的主要功能为中和可溶性病毒颗粒和杀死细菌。细胞免疫对于防御原生动物、真菌、病毒、分枝杆菌和其他细胞内细菌很重要。许多免疫缺陷实际上是各种免疫缺陷的组合,即使在相同类型的免疫缺陷个体中,临床表现也可能有很大差异。体液免疫缺陷最常见,其次是天然免疫缺陷;而患有孤立免疫细胞介导或联合 B 细胞和 T 细胞缺陷的患者最少。每一类 PID 有独特的感染特征或自身免疫性炎症。例如,抗体缺乏的患者通常表现为细菌性呼吸道感染,而补体缺乏的患者特征是奈瑟菌的复发性脑膜炎。

与过敏相关的免疫缺陷病包括如下几类:

(一) 高 IgE 综合征

高 IgE 综合征(hyper IgE syndrome,HIES)是以 IgE 水平升高、AD 及复发性皮肤和肺部感染三联征为表现的一组原发性免疫缺陷,多数病例为散发性。HIES 典型表现为湿疹样皮炎、IgE 水平升高、冷脓肿和肺部、皮肤反复的金黄色葡萄球菌感染,实验室检查示嗜酸性粒细胞计数常超过 1 500/μL、IgE 常超过 2 000IU/mL。

1. 常染色体显性遗传的高 IgE 综合征（autosomal dominant HIES，AD-HIES）

（1）STAT3 缺陷：亦称为 Job 综合征，是由 *STAT3* 基因失活突变引起的一类 AD-HIES，是最早发现的 HIES。主要临床表现为湿疹、反复感染、特殊面部特征、脊柱侧弯和乳牙滞留。尽管其 IgE 水平和嗜酸性粒细胞计数明显升高，但患者通常不会对环境或食物过敏，这可能与 STAT3 突变导致肥大细胞脱颗粒功能缺陷、血管对组胺反应不佳相关。

（2）CARD11 缺陷：亦称为 CADINS（CARD11-associated atopy with dominant Interference of NF-kB Signaling），由 *CARD11* 基因的显性抑制突变引起。超过 90% 的患者出现变态反应性疾病（包括 AD、哮喘、食物过敏、嗜酸性粒细胞食管炎等），常见临床表现还包括反复感染、自身免疫病和淋巴瘤，实验室检查提示 IgE 水平和嗜酸性粒细胞计数升高。

（3）Loeys-Dietz 综合征：由 *TGFBR1/2* 基因的功能获得性突变引起，表现为反复呼吸道感染、湿疹、变态反应性疾病、关节过伸、脊柱侧凸、乳牙滞留、眼距过宽、腭裂及主动脉瘤，伴血清 IgE 水平升高、嗜酸性粒细胞增多、Th2 相关细胞因子水平升高。

（4）ERBIN 缺陷：由 *ERBB21P* 基因突变导致，表现为反复呼吸道感染、易感染金黄色葡萄球菌、湿疹、关节过伸、脊柱侧凸，IgE 水平中度升高。

（5）常染色体显性遗传的 IL6ST（IL6 signal transducer）缺陷：是由 *IL6ST* 基因的显性抑制突变引起。主要临床表现为严重过敏、反复感染、皮肤黏膜念珠菌病、骨骼畸形等。

2. 常染色体隐性遗传的高 IgE 综合征

（1）DOCK8（dedicator of cytokinesis 8）缺陷：是最主要的一类常染色体隐性遗传的高 IgE 综合征（autosomal recessive HIES，AR-HIES），由 *DOCK8* 基因功能缺失引起，属于联合免疫缺陷（combined immunodeficiency，CID）。临床特征包括过敏、感染易感性、自身免疫病及肿瘤易感性。几乎所有患者都会伴发湿疹，同时血清总 IgE 水平显著升高。易患变态反应性疾病是 DOCK8 缺陷的一个标志性特征。50%~80% 的患者出现变态反应性疾病，包括哮喘、食物过敏、变应性鼻炎、嗜酸性粒细胞食管炎和特发性严重过敏反应。

（2）ZNF341 缺陷：由 *ZNF341* 基因的纯合突变引起。其临床表现与 STAT3 缺陷引起的 HIES 非常相似，表现为早发湿疹、皮肤细菌性感染、皮肤黏膜念珠菌病、脓肿、反复细菌性肺部感染、轻度面部畸形、关节过伸和乳牙滞留等。

（3）Comel-Netherton 综合征：由 *SPINK5* 基因突变导致。易出现变态反应性疾病（包括湿疹、食物过敏、哮喘、花粉热等），伴 IgE 和 IgA 水平增高、嗜酸性粒细胞增多。典型临床表现还包括慢性炎症性皮肤病变、毛干缺陷和反复感染。

（4）PGM3 缺陷：主要临床表现为严重变态反应性疾病（包括 AD、哮喘、药物和食物过敏）、反复感染、自身免疫病、骨骼畸形、矮小、面部畸形、认知功能减退及血液系统受累，实验室检查示高 IgE、嗜酸性粒细胞升高、CD4/CD8 T 细胞比例倒置。

（5）IL6R（IL6 receptor）缺陷：由 *IL6R* 基因纯合突变引起。主要临床表现为 AD、反复肺部和皮肤感染，实验室检查可有 IgE 升高和 IL-6 升高。

（6）常染色体隐性遗传的 IL6ST（IL6 signal transducer）缺陷：是由 *IL6ST* 基因的部分失活引起，主要临床表现为湿疹、反复肺部感染、脊柱侧弯、颅缝早闭、乳牙滞留，伴 IgE 升高及嗜酸性粒细胞升高。

（二）其他伴 IgE 水平升高的 PID

1. IPEX 综合征 全称为"免疫失调、多发内分泌病、肠病、X 连锁（immune dysregulation，polyendocrinopathy，enteropathy，X-linked）"，由 *FOXP3* 基因突变引起。主要表现为湿疹、自身免疫性肠病、早发糖尿病、甲状腺炎、溶血性贫血、血小板减少，实验室检查示 IgE 及 IgA 升高、调节性 T 细胞功能受损。

2. Wiskott-Aldrich 综合征 也被称为 X 连锁血小板减少症，由 *WAS* 基因突变引起。超过 80% 的患者发现湿疹。患者的发病年龄偏晚，可出现反复感染、食物过敏、血性腹泻、淋巴瘤、自身免疫病、IgA 肾病、血管炎等。实验室检查提示血小板体积小且数目减少、高 IgA、高 IgE、低 IgM。

3. DiGeorge 综合征 亦称为 22q11.2 缺失综合征，临床特征包括先天性心脏缺陷、典型面部外观、低钙血症、与胸腺发育不全相关的免疫缺陷、哮喘、高 IgE。

其他可能引起 PID 伴 IgE 水平升高的基因还包括 *ARPC1B*、*WIPF1*、*STAT5B*、*TYK2* 等。

（三）选择性 IgA 缺乏症

在所有 IgA 缺乏症（IgA deficiency，IgAD）中，选择性 IgA 缺乏症（selective IgA deficiency，SIgAD）是最常见的一类，不同人种中患病率为 $1:18\,000\sim1:150$。其定义为 4 岁以上患者血清 IgA 缺乏（<7mg/dl），且血清 IgG 和 IgM 正常，并除外其他导致低丙种球蛋白血症的疾病。SIgAD 是一类异质性疾病，遗传机制有待进一步阐释。临床表现包括过敏、自身免疫病和复发性感染（主要累及呼吸道和胃肠道），但部分患者无明显症状。超过 30% 的患者有变态反应性疾病。最常见的变态反应性疾病为哮喘，其次为变应性鼻炎和 AD，还有荨麻疹、食物过敏等。

（四）普通变异性免疫缺陷

许多有抗体缺乏但无基因缺陷的患者为普通变异性免疫缺陷（common variable immune deficiency，CVID），其中一种诊断标准为：①血清 IgG 显著降低，IgA 和/或 IgM 低于平均值 2 个标准偏差；②对免疫接种反应不佳或没有反应；③没有任何其他明确的免疫缺陷。在有临床症状的 PID 中，CVID 是最常见的类型。

CVID 患者中变态反应性疾病的患病率尚有争议。CVID 患者血清 IgE 水平低，甚至低于检测下限。在一项研究中，75.6% 的 CVID 患者的总 IgE 低于检测下限，>96.5% 的患者无法测得过敏原特异性 IgE。虽然很大比例的患者存在符合变应性鼻炎、哮喘或食物过敏的症状，但是由于 sIgE 阴性，难以明确是 IgE 介导的 I 型超敏反应。有研究显示，怀疑过敏性哮喘但 sIgE 阴性的 CVID 患者，过敏原激发试验结果可呈现阳性。

（五）其他 PID

PLCγ2 相关的抗体缺陷和免疫失调（PLCγ2 associated antibody deficiency and immune dysregulation，PLAID）是 PLCG2 基因突变引起的常染色体显性遗传病。几乎所有患者都会出现寒冷性荨麻疹。其他临床表现包括体液免疫缺陷、感染易感性、自身免疫性甲状腺炎及皮肤肉芽肿形成。

JAK1 功能获得性突变是一种常染色体显性疾病。临床表现为重度 AD、哮喘、肝脾大、嗜酸性粒细胞增多症、嗜酸细胞性肠炎、发育不良和病毒感染，其总 IgE 水平基本正常。

二、病因和发病机制

原发性免疫缺陷病（primary immunodeficiency disease，PID）是一组由于单基因胚系突变导致的免疫器官、组织、细胞或分子缺陷，从而引起机体免疫功能不全的疾病。原发性免疫缺陷病的病因尚未完全清楚。PID 的遗传方式包括常染色体或 X 连锁的显性或隐性遗传。但在目前的分类中，也纳入了部分无明确单基因缺陷的 PID，如普通变异性免疫缺陷（common variable immune deficiency，CVID）。X 连锁的疾病更常出现于男孩中。约 60% 的原发性免疫缺陷病患者是男性。

三、诊断

（一）临床表现

1. 提示原发性免疫缺陷的临床特征包括：

（1）免疫缺陷或不明原因早逝的家族史（尤其是 30 岁之前），家族史是任何 PID 最具预测性的因素。

（2）体重或身高不增加，为提示 T 细胞 PID 的重要标志。

（3）脐带脱落延迟（>30 天）。

（4）需要静脉注射抗生素和/或住院治疗才能控制的感染，是提示中性粒细胞 PID 的重要标志。

（5）一年内有六次及以上的呼吸道感染。

（6）一年内两次及以上的鼻窦炎或肺炎。

（7）一年内有四次及以上的耳部感染。

（8）一生中有两次及以上的败血症或脑膜炎发作。

（9）应用抗生素两个月以上效果欠佳。

（10）复发性或耐药性口腔或皮肤念珠菌病。

（11）复发性深部皮肤或器官脓肿。

（12）不寻常的微生物感染或感染位置罕见。

（13）活疫苗（如轮状病毒、水痘和卡介苗疫苗）引起的并发症或感染症状。

（14）慢性腹泻。

（15）不愈合的伤口。

（16）皮疹、色素异常等广泛皮肤病变。

（17）持续性淋巴细胞减少症。

（18）不明原因的发热。

（19）肉芽肿。

（20）噬血细胞性淋巴组织细胞增多症。

（21）儿童淋巴瘤。

（22）具有 PID 的典型特征（例如，软骨-毛发发育不全、Chediak-Higashi 综合征、共济失调-毛细血管扩张症）、先天性心脏或肺部疾病（低氧饱和度为特征）、先天性无脾、异常面容或体型等。

2. 应从以下几个方面寻找 PID 的可能性

（1）反复和慢性感染：是 PID 最常见的表现，常发生反复、持久、严重和难治的感染，可表现为发热、呼吸困难，严重时可出现全身的败血症表现，危及生命。应注意首次发病年龄、反复感染次数、病情严重程度和预防接种史。脐带脱落延迟，严重的麻疹或水痘提示细胞免疫缺陷。了解有无引起继发性免疫缺陷病的因素及有无输血、血制品和移植物抗宿主反应史，详细记录预防接种——特别是脊髓灰质炎疫苗接种后有无麻痹发生，新生儿期卡介苗接种后出现播散性疫苗感应高度怀疑 PID。感染原为不常见和致病力低的细菌。近年发现 PID 患者也可表现轻度感染或没有感染。大多数患儿需持续使用抗菌药物以预防感染。①发生感染的年龄：1 岁以内占 40%，1~5 岁占 40%，6~16 岁占 15%，仅 5% 发生于成人。T 细胞缺陷和联合免疫缺陷病于生后不久即发病。②病原体：常见的有化脓性细菌、病毒、结核分枝杆菌、沙门菌属，也可发生真菌和原虫感染。发生感染的病原体毒力可能并不很强，常呈机会性感染。③感染部位：以呼吸道感染最常见，如反复或慢性中耳炎、支气管炎或肺炎。其次为胃肠道感染，如慢性肠炎。皮肤感染可为脓疖、脓肿或肉芽肿。也可为全身性感染，如败血症、脓毒血症、脑膜炎和骨关节炎等。

（2）自身免疫性疾病和恶性肿瘤：未因严重感染而致死亡者，随年龄增长，易发生自身免疫性疾病和肿瘤，其发生率较正常人群高数十倍乃至百倍以上，易出现的自身免疫病包括溶血性贫血、血小板减少性紫癜、系统性红斑狼疮、系统性血管炎、皮肌炎及免疫复合物性肾炎等，并出现各种免疫失调特征性表现，如贫血、皮肤出血、面部红斑、关节疼痛肿胀等。肿瘤以淋巴系统肿瘤最多见，最常见的是 B 细胞淋巴瘤。可表现为无痛性淋巴结肿大、肝脾大、发热、乏力、消瘦、体重减轻。

（3）家族史：约 1/4 的患儿家族有因感染致夭折的成员。应对患儿家族进行家系调查，询问有无因感染导致早年死亡的成员。现症者可能为基因突变的开始者。了解家族中有无变态反应性疾病、自身免疫性疾病和肿瘤患者。

（二）辅助检查

免疫学检测和基因分析是确诊 PID 的重要手段，可分为三个层次进行，即初筛试验、进一步检查及特殊或研究性试验。其中，初筛试验在疾病的初期筛查过程中尤其重要。例如：测定细胞免疫功能首先做皮肤迟发型超敏反应和淋巴母细胞转化试验；判断体液免疫功能首先测定血清免疫球蛋白含量等。婴儿期胸部 X 线检查缺乏胸腺影，提示 T 细胞功能缺陷。基因检测、产前诊断和新生儿筛查均是早期确诊的重要手段和措施。

1. 实验室检车 包括血常规、血生化、尿液分析、鼻窦计算机断层扫描或胸片、免疫球蛋白水平（IgG、IgM、IgA 和 IgE 水平）、HIV 筛查、血沉、CRP 和 IL-6。

（1）血常规：应特别注意总淋巴细胞绝对计数。5 岁以下患儿淋巴细胞减少症被定义为淋巴细胞计数 $<2.5 \times 10^9$/L；5 岁及以上的患儿淋巴细胞减少症被定义为 $<1.5 \times 10^9$/L，提示 T 细胞缺陷。

（2）尿常规：蛋白尿、管型可提示肾炎。尿液中过多的蛋白质丢失也可以解释循环中的低丙种球蛋白血症。

（3）血沉或 CRP：升高表明存在慢性感染或自身免疫性疾病。

2. 影像学检查 包括胸片或胸部 CT、鼻窦的影像学检查。胸片除了评估肺部情况，还应注意胸腺阴影。所有肺炎的儿童都应该进行囊性纤维化的汗液测试。

因为免疫球蛋白水平在整个婴儿期、儿童期和成年期会发生变化，应将免疫球蛋白水平与年龄匹配对照进行比较，低免疫球蛋白水平表明存在抗体或联合免疫缺陷。如果 IgG<300mg/dL，总 Ig（IgG+IgM+IgA）低于 500mg/dL，或者 6 个月以上的患儿 IgA 或 IgM 水平为零，则表明存在抗体缺陷。IgE 水平非常高（>2 000IU/mL）提示高 IgE 综合征或其他原发性免疫缺陷的可能性。需注意的是，有时尽管 IgG 水平正常，但在生成功能性 IgG 抗体时仍可能出现缺陷。因此，正常的免疫球蛋白水平并不能排除免疫缺陷。

四、鉴别诊断

遇到疑似 PID 的患者，需进行排除性检查以排除 PID 以外的疾病。可能引起继发性免疫缺陷的疾病包括微生物感染（如人类免疫缺陷病毒）、恶性肿瘤、免疫抑制治疗、自身免疫性疾病、创伤等。还需完善胸部 CT 以排除胸腺瘤，完善人类免疫缺陷病毒检测以排除获得性免疫缺陷，检测粪便 α₁ 类胰蛋白酶、尿蛋白、血白蛋白以识别肾性失蛋白和胃肠道失蛋白的可能性。

五、治疗和预防

(一)一般治疗

应给予患儿特别的护理,采取保护性隔离措施,尽量减少患儿与感染源的接触机会、注重营养、加强宣教、鼓励患儿尽可能参加正常生活,增强抗病的信心。一旦发现感染应及时治疗,如疾病增加会形成严重感染或特定感染的风险,则需要用抗感染药物预防性给药。T 细胞缺陷患儿,不宜输血或新鲜血制品,以防发生移植物抗宿主反应(graft versus host reaction,GVHR)。最好不做扁桃体和淋巴结切除术,脾切除术为禁忌,免疫抑制类药物应慎用。

(二)药物治疗

PID 患者无法像免疫功能正常的个体那样及时清除感染,因此需根据 PID 的类型及严重程度为患者选择是否需要长期预防使用抗生素、抗病毒药和/或抗真菌药物,感染时通常需要延长抗生素疗程。HIES 患者最常用的预防性抗生素是磺胺类药物,可明显减少皮肤和耳部感染。对于气道有结构性病变的患者,推荐预防使用抗真菌药物。长期使用预防性抗生素被广泛用于 PID,但潜在的风险是新的、毒性更强的病原体的出现和更致命的耐药菌的产生。

患免疫缺陷病的患者受病毒感染的危险性增加,在首个感染体征出现时给予抗病毒药物。这些药物包括用于流感的金刚烷胺和用于疱疹或水痘的阿昔洛韦。

(三)主动免疫治疗

若患儿尚有一定抗体合成能力,可给予疫苗以刺激身体产生识别和攻击特定细菌或病毒的抗体。免疫接种是预防 PID 患者感染的重要措施。免疫缺陷患者可以按时接种灭活疫苗(如百白破三联疫苗)或亚成分疫苗,但部分患者可能无法产生有效的免疫应答,可通过检测注射后抗体浓度来确认。严重免疫缺陷者禁止活疫苗接种,以免引起致死性疫苗感染。

(四)被动免疫治疗

1. 免疫球蛋白替代 适用于低 IgG 血症。免疫球蛋白替代治疗的方式包括静脉输液和皮下注射。部分疾病类型的患儿经静脉用免疫球蛋白(Intravenous immunoglobulin,IVIG)治疗后,可使症状完全缓解,获得正常的生长发育。通常用法为每月一次 IVIG 100~600mg/kg,静脉注射,持续终身。需根据疾病类型和 IgG 水平来确定注射剂量,通常来说,每 28 天静脉注射 1 次 100mg/kg 的免疫球蛋白可将血浆 IgG 谷值水平平均提升 1.21g/L。为避免患者出现细菌感染,血清 IgG 需维持一定水平以上,不同类型 PID 所需的 IgG 最低水平并不相同,范围从 6~13g/L 不等;甚至每个患者所需的 IgG 水平各不相同,因此需长期随访来调整合适的剂量用法。

2. 高效价免疫血清球蛋白(special immune serum globulins,SIG) 包括水痘-带状疱疹、狂犬病、破伤风和乙型肝炎的 SIG,用于预防高危患儿。

3. 新鲜血浆 可供给机体 IgG、IgM、IgA、补体和其他免疫活性成分,剂量为 20mL/kg。适用于治疗各类体液免疫缺陷病。

4. 其他替代治疗 可给予胸腺素类、转移因子、IFN-1、IL-2 等细胞因子治疗。吞噬细胞缺陷伴严重感染患儿,可输注新鲜白细胞。

(五)免疫重建治疗

通过胸腺移植、骨髓移植、造血干细胞移植和胎肝移植,以重建免疫功能,对某些原发性免疫缺陷病可缓解病情,是有效的治愈措施。胎儿胸腺组织移植是将 16 周以内的胚胎胸腺植于腹膜下或皮下,用于治疗细胞免疫缺陷病,尤其是胸腺发育不全症。干细胞移植包括脐血干细胞移植和外周血干细胞移植。脐血富含造血干细胞,可作为原发性免疫缺陷病患者免疫重建的干细胞重要来源。造血干细胞移植是部分严重类型 PID 的主要治疗方法,已被应用 50 余年,尤其适用于严重联合免疫缺陷,也用于其他较严重的 PID,移植后的生存率近 40 年从 23% 增至 91%。

(六)基因治疗

某些原发性免疫缺陷病为单基因缺陷所致,一些突变位点已经明确,从而为基因治疗奠定了基础。基因治疗的过程为将正常的目的基因片段整合到患者干细胞基因组内(基因转化),这些被目的基因转化的细胞经有丝分裂,使转化的基因片段能在患者体内复制而持续存在,使之持久地发挥其免疫功能。基因治疗已尝试多年,取得一定成效,已被用于特定的几种严重 PID。针对基因获能性突变,可用该基因的抑制剂来治疗,例如 JAK 抑制剂治疗 JAK1 获能突变的疗效显著。针对大多数 PID 的基因治疗但仍处于探索和临床验证阶段。

(七)变态反应性疾病的治疗与预防

1. 糖皮质激素及免疫抑制剂 免疫缺陷患者

使用糖皮质激素(包括局部和全身)及免疫抑制剂需要尤其慎重。对于严重免疫缺陷的患者,免疫抑制治疗会引起隐匿感染的加重,也可能导致威胁生命的播散感染。PID 患者罹患 AD 的重要成因和加重因素之一是皮肤病毒感染和细菌感染,此时使用局部激素、全身激素或免疫抑制剂会加重 AD;对于这些患者来说,抗感染治疗更为关键。因此,在使用激素和免疫抑制剂前应充分评估感染在变态反应性疾病成因中所占的比例,根据免疫缺陷的程度充分评估患者的潜在感染风险。

2. 生物制剂 生物制剂在 PID 中的应用正逐渐增多。度普利尤单抗(dupilumab)治疗成人中重度 AD,不仅能缓解症状,还可以减少皮肤感染的发病率;度普利尤单抗已被用于治疗多种 PID 相关 AD,包括 DOCK8 缺陷、STAT3 缺陷等,疗效显著。奥马珠单抗已被尝试用于治疗 HIES 患者的湿疹、治疗 CVID 患者的慢性自发性荨麻疹、以及治疗 DiGeorge 综合征患者的严重过敏性哮喘,均有显著的疗效。生物制剂用于 PID 患者的安全性及有效性还有待进一步研究和观察。

3. 过敏原免疫治疗 在过敏原免疫治疗(allergen immunotherapy,AIT)的指南中,AIDS 患者以及自身免疫病可以考虑使用 AIT,但没有关于此类患者使用 AIT 的随机对照研究,因此证据级别较低;指南未明确指出 PID 是否可使用 AIT,尚待进一步研究。

4. 其他 PID 患者的变态反应性疾病在使用抗组胺药和白三烯受体拮抗剂等对症治疗药物时的原则与非 PID 患者基本一致,目前尚未见文献报道这些药物在 PID 患者中有使用禁忌。

治疗 PID 患者的 AD 非常关键,因为受损的皮肤屏障有利于过敏原、细菌和病毒的入侵,维持一个有保护能力的皮肤屏障可以抵御病菌的感染。

(时蕾,窦芬芬)

第三节　继发性免疫缺陷病

一、概述

继发性免疫缺陷病(secondary immunodeficiency disease,SID)是出生后因其他疾病或某些理化因素所致的暂时性免疫功能障碍。继发性免疫缺陷病可以是暂时性的,当原发疾病得到治疗后,免疫缺陷可恢复正常;也可以是持久性的。机体在某一特定的时期或环境下均可能发生一过性的 SID,但功能受损程度比较轻,且为可逆性。SID 发病率远高于 PID,但无特征性的病理变化。本病的重要性在于机会性感染所引起的严重后果。因此,早确诊、早治疗尤为重要。发病率日增而死亡率较高的获得性免疫缺陷综合征(acquired immunodeficiency disease,AIDS)是重点内容。

二、病因和发病机制

AIDS 由人类免疫缺陷病毒(human immunodeficiency virus,HIV)感染引起。HIV 是一组逆转录病毒,其特征在于它们能够损害针对感染和肿瘤的免疫防御。患者存在涉及体液免疫和细胞免疫的多种缺陷,主要表现为 $CD4^+$ 和 $CD8^+T$ 细胞数量减少和功能异常。

除 HIV 感染以外,继发性免疫缺陷病的诱因还包括如下几类:

1. 营养紊乱 是儿童时期 SID 最常见的原因。某些营养素缺乏,可致相应的免疫功能缺陷。包括蛋白质-能量营养不良、锌、铁、维生素 A、维生素 D 和 B 族维生素缺乏等。

2. 感染 严重细菌感染、寄生虫感染、风疹、麻疹、麻风、结核病、巨细胞病毒感染、人类免疫缺陷病毒感染、球孢子菌感染等,可能造成机体暂时性免疫功能损伤。

3. 恶性肿瘤 如霍奇金病、急性及慢性白血病、骨髓瘤等。

4. 自身免疫性疾病 如系统性红斑狼疮、类风湿关节炎等。

5. 低蛋白血症 如肾病综合征、蛋白丢失肠病的患者。

6. 免疫球蛋白合成不足 如药物或感染所引起的。

7. 其他 长期使用免疫抑制剂、接触放射线、外科手术、创伤,以及某些其他疾病(如糖尿病、肝硬变、亚急性硬化性全脑炎)等,均可引起继发性免疫功能缺陷。

三、诊断

(一)临床表现

HIV 感染和 AIDS 患者,伴特应性疾病如湿疹、哮喘和鼻窦炎,在儿童患者多见,血清总 IgE 升高在儿童 HIV 感染中常见,且与 $CD4^+T$ 淋巴细胞的绝对数无关,提示 B 淋巴细胞为独立的多克隆激活。血清总 IgE 升高的意义在儿童和成人患者中不同。儿童 IgE 升高表明:①是发生机会性感染并出现全身症状的标志,包括 PCP 或肺淋巴组织增生和播散性巨细胞病毒感染;②在儿童中特别重要的是,IgE 升高不伴 CD4$^+$T 淋巴细胞下降,甚至还略有增加。而成人 IgE 升高标志疾病进展,IgE 增高和 CD4$^+$T 淋巴细胞下降密切相关,是预后不良的标志,但和机会性感染无关。

大约 40% 的患儿发生耳鼻咽喉感染。婴儿和幼儿中可发生食管念珠菌病并出现吞咽困难,其他口腔表现包括口腔黏膜的疱疹病变和由血小板减少症引起的腭瘀点。鼻窦炎更为常见,患儿的免疫状态与鼻窦炎的严重程度和侵略性之间存在关联。由于常见铜绿假单胞菌伴随感染,导致对普通抗生素耐药。头部和颈部的肿块也常见。相比较成人,AIDS 患儿可表现为全身性颈淋巴结病,建议进行活检以评估有无淋巴瘤或继发感染。

反复的胃肠道感染可引起更严重的营养吸收障碍而加重营养不良;感染本身也可直接引起免疫功能的进一步恶化,形成恶性循环。

（二）诊断

1. 体格检查　严重或反复感染可致生长发育滞后,营养不良,轻中度贫血和肝脾大。应注意有无皮肤瘢痕、湿疹、瘀斑、紫癜、真菌感染、毛细血管扩张、特殊面容等。

2. 实验室检查　HIV 的筛查试验为针对 HIV-1 抗体的酶免疫测定法。其他检查包括血常规计数和分类、血清免疫球蛋白定量、流式细胞仪分析参与免疫的细胞亚群、抗体缺陷试验等来判断患儿出现免疫缺陷的是哪部分免疫细胞,并可判断患儿实际的免疫水平,有助于找到病因。

3. 影像学检查　胸部 X 线或 CT 检查可见婴幼儿期缺乏胸腺影者,提示 T 细胞功能缺陷,但胸腺可因深藏于纵隔中而无法看到,应予以注意。

四、治疗和预防

治疗原则是积极治疗原发性疾病,去除诱发因素,加强营养支持。

1. 病因治疗　积极治疗原发性疾病和去除引起免疫缺陷的理化因子是治疗继发性免疫缺陷病的关键;当二者必舍其一时,则以治疗原发病为主。

2. 免疫增强和免疫替代　除注意营养和休息外,当体液免疫缺陷时,每月按 0.1~0.2g/kg 剂量输注一次丙种球蛋白,可提高血清抗体水平;如患者伴有营养不良,补体不足时,给予新鲜或冻藏血浆疗法较为适宜。近年来,国内已有从人乳中提取的含分泌型 lgA 的制剂,口服后可提高胃肠道局部免疫水平。当 T 细胞、吞噬细胞功能缺陷时,服用左旋咪唑,注射转移因子、胸腺肽有可能改善这些细胞免疫功能。有些中草药如人参、黄芪、茯苓等已被证实具有提高细胞免疫应答和增强吞噬细胞功能的效用。

3. 控制感染　是切断感染与免疫缺陷恶性循环的另一重要环节;与上述提高免疫力措施相辅相成,才能取得较好疗效。

（窦芬芬,潘周娴）

参 考 文 献

1. 潘周娴,徐迎阳,边赛男,等. 过敏性疾病合并原发性免疫缺陷的诊治进展[J]. 中华预防医学杂志,2022,56（9）:1218-1225.
2. Bolze A,Boisson B,Bosch B,et al. Incomplete penetrance for isolated congenital asplenia in humans with mutations in translated and untranslated RPSA exons [J]. Proc Natl Acad Sci U S A,2018,115:E8007.
3. Balkin DM,Poranki M,Forester CM,et al. TASP1 mutation in a female with craniofacial anomalies,anterior segment dysgenesis,congenital immunodeficiency and macrocytic anemia [J]. Mol Genet Genomic Med,2019,7:e818.
4. Chee SY,Guo JW,Huang CJ,et al. Rare Concurrence of Two Congenital Disorders:Miller-Dieker Syndrome and T-Cell Lymphopenia [J]. Cytogenet Genome Res,2019,157:227.
5. Sullivan KE. Neutropenia as a sign of immunodeficiency[J]. J Allergy Clin Immunol,2019,143:96.
6. Tangye SG,Herz W,Bousfiha A,et al. Human Inborn Errors of Immunity:2019 Update on the Classification from the International Union of Immunological Societies Expert Committee [J]. J Clin Immunol,2020,40（1）:24-64.
7. Blazina Š,Debeljak M,Košnik M,et al. Functional Complement Analysis Can Predict Genetic Testing Results and Long-Term Outcome in Patients With Complement Deficiencies [J]. Front Immunol,2018,9:500.
8. Kim YJ,Yung SH,Hur EH,et al. TP53 mutation in allogeneic hematopoietic cell transplantation for de novo myelodysplastic syndrome [J]. Leuk Res,2018,74:97104.

第二十六章

严重过敏反应

第一节　概念与分类

一、定义及分类

(一) 定义

严重过敏反应(anaphylaxis)是一种主要由 IgE 介导的,发病迅速、可累及全身多系统,甚至危及生命的超敏反应,多伴有皮肤黏膜受累,少数可仅表现为单一呼吸系统或心血管系统症状、体征,如严重的上气道梗阻、气道痉挛、低血压、休克等。

严重过敏反应的严重程度可从轻微、自我限制到致命,可能出现的症状包括荨麻疹、瘙痒、潮红、血管性水肿(皮肤黏膜);心律失常、低血压、休克(循环系统);流涕、喷嚏、喘息(呼吸系统);呕吐、腹泻(消化系统);阴囊水肿、子宫痉挛、阴道出血(生殖系统);头晕、癫痫发作、意识模糊和晕厥(神经系统)。严重过敏反应的常见诱因包括食物、药物、昆虫毒液等。食物是儿童严重过敏反应的最主要诱因,尤其是鸡蛋、牛奶和坚果。严重过敏反应的一线治疗是肌内注射肾上腺素,及时识别和治疗严重过敏反应至关重要。个体化严重过敏反应管理应包括避免措施、肾上腺素的应用、食物口服免疫治疗、毒液特异性免疫治疗和药物脱敏治疗、相关并发症的识别及治疗及患儿和家长的科普教育。

(二) 分类

严重过敏反应的分类如表 26-1-1 所示。

表 26-1-1　严重过敏反应的分类

分类标准	具体分类
发作时间	速发,双相,长期
病因	运动性诱发,食物依赖运动诱发,特发
过敏原种类	食物诱发,药物诱发,毒液诱发

根据疾病出现的时间,过敏综合征有三种模式:速发、双相和长期。速发型占过敏反应病例的 70%~90%,在 30~60 分钟达到峰值,并在接下来的 1 小时内消退,没有症状复发。双相过敏反应的定义是在没有再次接触触发物的情况下,在最初事件解决数小时后症状复发。据报道,双相型过敏反应发生在 <1%~23% 的反应中,过敏反应缓解后可能长达 72 小时仍可能发生。出现双相过敏反应的最重要风险因素是严重的初始过敏反应或需要超过 1 剂肾上腺素。其他风险因素包括首次出现时脉压较大、过敏反应触发因素未知、皮肤体征和症状(包括荨麻疹和血管性水肿)、第一剂肾上腺素给药时间延迟(>60 分钟)以及儿科患者存在药物触发因素。因此,考虑到双相过敏反应的可能性,即使在后期松弛的体征和症状完全缓解后,也应考虑对出现严重过敏的患者,特别是需要 1 剂以上肾上腺素的患者进行更长时间的直接观察。从临床实践的角度来看,对于没有严重危险因素的患者,1 小时的无症状观察期可能是合理的。对于风险较高的患者,应强烈考虑 6 小时或更长时间。最近的报道表明,3% 的成年人和高达 15% 的儿童出现双相过敏反应。没有可靠的干预措施来预防双相过敏反应。抗组胺药和糖皮质激素通常用于荨麻疹、瘙痒和肿胀的紧急治疗。然而,如果过敏反应没有被识别出来,并且用这些药物代替肾上腺素治疗,可能会推迟肾上腺素一线过敏反应治疗的开始时间。早期应用肾上腺素可能有利于预防双相反应;肌内注射肾上腺素是治疗初始反应和延迟反应的一线药物。长期或持续过敏反应是指持续数天甚至数周的罕见反应。

特发性过敏反应是一种肥大细胞活化综合征,是排除性诊断,患者符合过敏反应的临床标准,发作时类胰蛋白酶水平增加并在随后返回底线。支持诊断的因素包括对使用抗组胺药物和肾上腺素有效。建议对广泛的过敏原进行过敏测试,以排除任何特定的触发因素。65%~90% 的患者在几年后会自行缓解。在没有任何可以避免的确切触发因素的情况下,患者必须配备肾上腺素自动注射器,用于治疗严重的他们应该接受非镇静抗组胺药、白三烯拮抗剂和可的松(如有必要)的预防。

Jerschow 等人研究了 1999—2010 年间美国致命过敏反应的发生率。根据《国际疾病分类》第 10 版,死亡证明上的诊断代码,他们在 11 年的时间里确定了 2 458 例与过敏反应相关的死亡,患病率为百万分之 0.69。在本研究人群中(>96%的成年人),药物引起的过敏反应死亡最为常见(58.8%),其次是"未指明"(19.3%)、毒液(15.2%)和食物(6.2%)。门诊环境中的致命过敏反应最常见的是食物引起的过敏性反应,而住院环境中的药物引起过敏反应最为常见。两个病例系列报告了从临床表现到死亡的中位时间,食物为 30~35分钟,昆虫毒液为 10~15 分钟,静脉注射药物为 5分钟。

二、流行病学

(一)发病率和患病率

虽然全球严重过敏反应的流行病学数据仍然不确定,但一些研究显示其发病率增加。严重过敏反应的数据来源广泛,包括急诊科、地区和国家数据库及卫生维护组织。根据最近的文献报道,严重过敏反应的估计发生率为 50~112 人次/10 万人年,而估计的患病率为 0.3%~5.1%。终生患病率估计在 0.5%~2% 之间。一项基于急诊室就诊病例研究回顾了 385 份 0~18 岁儿童的病例记录,估计该年龄组的严重过敏反应发生率为 32 人/10万人年。不同年龄组的发生率不同。在 0~4 岁的婴幼儿中,严重过敏反应的发生率几乎是其他年龄组的 3 倍。Lee 等人报告,在 10 年的研究期间(2001—2010 年),严重过敏反应发生率显著增加,平均每年增加 4.3%。食物相关严重过敏反应的发生率每年增加近 10%。严重过敏反应的总发生率为 42/10 万人年。一项对英国国家数据库数据的分析显示,1992—2012 年间,严重过敏反应导致的住院人数增加了 7 倍。1998—2012年间,0~14 岁儿童中,食物诱发的严重过敏反应(food-induced anaphylaxis,FIA)的住院人数增加了 137%。最近一项包含 34 个研究的系统综述和荟萃分析结果提示:0~19 岁和 0~4 岁人群的 FIA

发生率分别为 0.2/100 人年和 7.0/100 人年。在美国,Rudders 等人报道,2000—2009 年间,FIA 住院人数从 0.60/10 000 的比率上升到 1.26/10 000。在研究的 10 年期间,除 0~2 岁的儿童外,所有年龄组的 FIA 住院人数都显著增加。在 1.5~25 年的随访时间内,26.5%~54.0% 的严重过敏反应患者会出现复发。尽管因严重过敏反应住院的患儿呈增加趋势,但死亡率仍然很低,药物估计为 0.05~0.51例/每百万人年,食物为 0.03~0.32 例/每百万人年,毒液为 0.09~0.13 例/每百万人年,大多数地区报道,没有证据表明致命的严重过敏反应的发生率发生了变化。

不同研究的差异主要是由于研究设计和诊断标准有差异;这两个因素使得结果的比较变得困难。用于记录严重过敏反应的编码系统也有局限性,因为并非所有严重过敏反应病例都能在常规数据系统中捕获。通常,严重过敏反应诊断不足,报告不足,因此其发病率可能被低估。

(二)经济负担

严重过敏反应会影响患儿和家人的经济、社会关系。严重过敏反应患儿及其家人常常经历焦虑和其他压力,这些压力会影响生活质量。花费方面包括可能需要救护车以及急救人员、急诊就诊、住院急救、住院治疗等。另外,患儿需要综合评估,包括诊断研究和定期随访。专科门诊就诊占直接医疗费用的 52.5%,其余分为急诊就诊(20%)、住院治疗(11.8%)、门诊就诊(3.9%)、救护车运行(3%)和肾上腺素设备(8.7%)。儿童占住院总费用的 46.6%,占急诊就诊费用的 31.5%,占专科门诊就诊费用的 67.3%,占门诊就诊总费用的97.7%。

(李在玲,李丽莎,吴捷)

第二节　病因和发病机制

一、病因

(一)诱发因素

严重过敏反应的主要诱因包括食物、药物、昆虫毒液、免疫治疗及其他。在大约 20% 的情况下,没有发现触发因素,被称为特发性严重过敏反应。

1. 食物诱因　食物是儿童严重过敏反应最常见的诱因。欧洲一项研究收集了从 2007—2015年来自 10 个不同欧洲国家的过敏反应信息,确定食物是儿童过敏反应的主要诱因（66%），特别是鸡蛋、牛奶和坚果。在 0~2 岁的幼儿中，牛奶和鸡蛋是普遍的诱发因素；而榛子和腰果所致过敏在学龄前儿童中更为普遍。Vetander 等人报道，瑞典 92% 的儿童群体中，食物是严重过敏反应的诱发因素，其中花生和树木坚果是最常见的触发因素（39% 的病例）。澳大利亚一项针对墨尔本急诊科 5 年内出现严重过敏反应的儿童的案例研究表明，花生和腰果分别是 18% 和 13% 患儿严重过敏反应的最常见原因。据报道，成人和儿童坚果引起严重过敏反应症状的类型和严重程度可能不同，成人比儿童更容易出现严重的咽部水肿、支气管痉挛，以及意识水平下降。一类特殊的食物所致严重过敏反应是食物依赖运动诱发性严重过敏反应（food dependent exercise induced anaphylaxis，FDEIA），即需要食物和运动来共同引发过敏症状。例如，小麦依赖性运动诱发过敏反应（wheat dependent exercise induced anaphylaxis，WDEIA）是由摄入小麦和进食后体育锻炼引起的，相关主要过敏原是小麦 5-醇溶蛋白。某些患者表现为进食红肉数小时后出现的迟发性过敏反应，并且通常有蜱虫叮咬史。

2. 药物诱因　尽管存在一定风险，但实际上疫苗引起儿童的严重过敏反应是罕见的。Bohlke 等人在接种 7 644 049 剂疫苗后发现了 5 例潜在的疫苗相关过敏病例，报告 1991—1997 年期间的严重过敏反应为每百万剂 0.65 例，研究人群由儿童和青少年组成，没有任何事件导致死亡。最近一项针对儿童和成人的研究提示，接种疫苗后的过敏反应发生率为每百万剂疫苗 1.31 次，且发病率随年龄变化不大。抗生素（β-内酰胺类、头孢菌素类、万古霉素类、喹诺酮类和磺酰胺类等）和非甾体抗炎药是药物引起过敏反应的最常见原因之一，但大多发生在成年人身上。事实上，年龄越大，药物诱发过敏反应的发生率越高，严重反应的风险也越高。

3. 昆虫毒液诱因　毒液过敏是儿童过敏反应的罕见原因，与成年人相比，儿童的过敏反应通常不那么严重。大约 1% 的儿童有过敏性蜇伤反应史，而多达 3% 的成年人报告对蜇伤有全身性过敏反应。在有皮肤系统反应的儿童中，10% 的概率出现类似或较轻的后续反应，只有 1%~3% 的概率出现更严重的反应。

4. 免疫治疗诱因　在 0.1%~0.4% 的变应原皮下注射免疫治疗中，会出现致命和近乎致命的严重过敏反应。

5. 其他诱因　对甲苯磺酸和激素的过敏反应（即月经性或孕酮相关的过敏反应）；以及很少发生的造影剂过敏反应。

（二）危险因素

严重过敏反应相关的危险因素可能包括过敏原相关因素（摄入的食物类型、摄入的剂量、食物加工方式、患者 IgE 水平和结合亲和力、患者细胞反应）、患者行为相关因素（冒险、饮酒、药物、运动），以及其他因素（性别、年龄、哮喘、变应性鼻炎、心血管疾病、免疫激活）等。

1. 过敏原相关因素　食物过敏原种类方面，花生和坚果是最常报道的严重过敏反应危险因素，并与死亡风险相关。低剂量的过敏原也可能诱发出严重过敏反应，因此过敏原剂量的多少并非严重过敏反应的预测因素。皮肤点刺试验结果和过敏原特异性 IgE 的水平也不能预测过敏反应的严重程度。

2. 患者行为相关因素　冒险行为，尤其是青少年的冒险行为是导致严重过敏反应的另一项危险因素，这主要与肾上腺素自动注射器的使用不足有关。此外，发热、饮酒、药物、情绪压力、添加剂和运动都被确定为严重过敏反应的危险因子。

3. 其他因素　哮喘已被证明是严重过敏反应的危险因素，在一项关于致命食物诱发的严重过敏反应的研究中，大多数患者患有哮喘。一项针对 163 名过敏反应儿童的多中心前瞻性研究表明，哮喘的临床病史与严重过敏反应的严重程度显著相关。该队列中有哮喘临床史的患者出现呼吸道症状的风险几乎增加了 1 倍，呼吸暂停的风险增加了 7 倍。在婴儿中，臀部炎症、细支气管炎和皮肤肥大细胞增多症（90% 以上的皮肤受累）都是增加严重过敏反应风险的合并症。Clark 等人研究了 2002—2008 年间在美国急诊科和医院接受治疗的儿童和成人患者严重过敏反应的风险因素。发现严重过敏反应与年龄增长、药物使用（ACE 抑制剂、β 受体拮抗剂）、合并症（心血管疾病）以及既往急诊就诊或因任何原因住院有关；在前一年开具肾上腺素自动注射器处方或去看过敏专科医生与严重反应的风险降低有关。

致死严重过敏反应的危险因素：严重过敏反应导致死亡是罕见的，总体病死率低于 0.001%。Bock 等人的一项研究显示，32 例因食物过敏而死亡的病例中,除 1 例外,所有病例都有已知的食物过敏,94% 的反应是由花生或坚果引起的。对 1992—2012 年间英国数据的分析显示,78% 的致命病例发生在哮喘患者身上。在 16 岁以下的儿童中,牛奶造成了 21% 的死亡。与婴儿(0~2 岁)相比,青少年(14~17 岁)后期死亡的风险增加了 2 倍,据报道,在生命的第二和第三个十年,食物引发的过敏反应死亡率达到峰值。综上所述,已确定的儿童致命食物过敏反应的风险因素包括并存的哮喘、年龄 >10 岁(青少年)、花生或坚果过敏,以及肾上腺素自动注射器的延迟使用。

二、发病机制

严重过敏反应通常是一种涉及广泛效应细胞的多器官现象,包括肥大细胞、嗜碱性粒细胞、中性粒细胞、巨噬细胞和血小板。从机制的角度来看,严重过敏反应可分为免疫性、非免疫性或特发性,后一类由不明过敏原或潜在的肥大细胞增多症(克隆性肥大细胞病)引起。免疫性严重过敏反应可进一步细分为免疫球蛋白 E(IgE)介导的(如

食物、药物和昆虫蜇伤)和非 IgE 介导,包括免疫球蛋白 G(IgG)依赖性过敏反应(例如,高分子量铁葡聚糖,输注人单克隆抗体,如英夫利昔单抗)和补体介导的(例如,过硫酸软骨素污染的肝素和聚乙二醇)。化疗也可能发生涉及 IgE 和非 IgE 介导途径的混合反应。非免疫性过敏反应可能是由肥大细胞和嗜碱性粒细胞(如阿片类药物)、物理因素(如运动、高温和阳光/紫外线辐射)、接触系统激活(如透析膜)和花生四烯酸代谢紊乱(如非甾体抗炎药)直接释放介质引起的。

严重过敏反应主要由 IgE 介导,肥大细胞、嗜碱性粒细胞、嗜酸性粒细胞等释放生物活性介质引起的全身反应,如图 26-2-1 所示,分为致敏阶段和效应阶段,具有明显个体差异和遗传倾向。

致敏阶段:变应原诱导特异性 IgE 产生是严重过敏反应发生的先决条件。变应原进入机体后,激活特异性 Th2 细胞产生白细胞介素(IL)-4、IL-5 等细胞因子,诱导特异性 B 淋巴细胞发生 IgE 类别转换并增殖、分化为浆细胞,浆细胞产生的亲细胞 IgE 抗体,在不结合抗原的情况下,通过其 Fc 段与

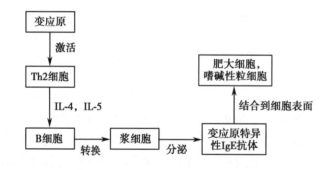

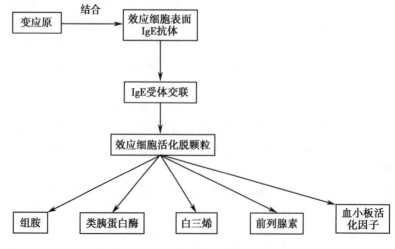

图 26-2-1　严重过敏反应的发病机制

肥大细胞和嗜碱性粒细胞表面高亲和力 IgE Fc 受体(FcεRI)结合,使机体处于致敏状态。

效应阶段:处于致敏状态的机体再次接触相同变应原时,变应原与致敏肥大细胞或嗜碱性粒细胞表面 IgE 抗体特异性结合,使多个 FcεRI 交联形成复合物,胞膜变构,活化信号启动,导致效应细胞活化并立即释放预先形成的组胺和类组胺介质,包括 5-羟色胺、白三烯、类胰蛋白、血小板活化因子、肝素及花生四烯酸代谢产物,如前列腺素 D_2(PGD2)、白三烯 B4(LTB4)、白三烯 C4(LTC4)、白三烯 E4(LTE4)等。组胺是引起严重过敏反应的重要介质,组胺释放后,作用于靶器官上的组胺受体(H1 和 H2 受体),引起血管扩张、血管通透性增加、黏液分泌增多、支气管和胃肠道平滑肌痉挛,从而引起一系列临床症状。

效应细胞释放储存介质的同时,还产生 EOS 定向因子(IL-4、IL-5)、趋化因子 CCL3 和脂类介质。某些因子,如 IL-4、IL-5 等与 EOS 表面的相应受体结合,可刺激 EOS 表达 FcεRI 并活化。EOS 活化后,其胞质中嗜酸性颗粒脱出,释放一系列生物活性介质。其中一类是具有毒性作用的颗粒蛋白和酶类物质,主要包括 EOS 阳离子蛋白、主要碱性蛋白、EOS 衍生的神经毒素和 EOS 过氧化物酶、EOS 胶原酶等;另一类介质与肥大细胞和嗜碱性粒细胞释放的介质类似。共同加重过敏反应进程。

另外 EOS 还能释放组胺酶和芳基硫酸酯,抑制肥大细胞释放的组胺和白三烯(LTs),对炎性反应起到一定的抑制作用,因此 EOS 对严重过敏反应既有正向作用,亦有负向调节作用,因人而异。

严重过敏反应的临床表现并不完全一致,如迟发反应和双相反应。实验室检查发现,少数患者血清中特异性 IgE(sIgE)含量极低,甚至检测不到,提示抑或与非 IgE 介导及多种过敏反应重叠发生有关。有证据表明补体系统、C3a、C4a、C5a 和中性粒细胞也参与严重过敏反应的发生。值得临床研究。

双相反应原因较为复杂,除可能与过敏原延迟吸收、血小板活化因子延迟释放及肥大细胞过度活化有关外,EOS 至关重要,一方面与 EOS 的毒性颗粒起效相对缓慢、半衰期较长,另一方面其对严重过敏反应的负调节机制可能被抑制有关。同时不除外两种以上类型的过敏反应交织等因素。

迟发反应可能与肥大细胞受体抗体或 CD4+Th2 细胞直接介导 EOS 的超敏反应有关。

其他触发物也可能以非 IgE 依赖的方式导致肥大细胞和嗜碱性粒细胞脱颗粒,包括 IgG 免疫复合物、补体产物、神经肽、阿片类药物和放射造影剂。直接激活是继发于阿西卡替班、氟喹诺酮类药物和几种神经肌肉阻断药物。这些触发因素导致信号级联的激活,最终导致肥大细胞和嗜碱性粒细胞脱颗粒。表达的介质导致毛细血管渗漏、炎性细胞募集和过敏性心血管后遗症。在某些情况下,激肽途径的激活可导致血管渗漏的无细胞依赖性激活,过敏反应引起的炎症和内皮细胞活化可导致其他炎症途径的募集,这些炎症途径可放大病理生理过程。这些包括补体、激肽释放酶激肽、血小板和血小板活化因子(PAF)的作用再次受到人们的关注,缺乏 PAF 乙酰水解酶可能会以 PAF 依赖的方式导致更严重的过敏反应。预防性休克和心肌抑制过敏反应中的休克发作通常是快速和多方面的,包括心源性、低容量和分布性休克状态的特征。低容量和分配性休克导致历史上称为"空心综合征"。大量细胞因子释放导致大范围的毛细血管渗漏和第三空间液,并导致血管内容量衰竭。组胺、肿瘤坏死因子 α、前列腺素,白细胞介素也可以产生具有静脉液隔离的血管麻痹。总之,这些过程会减少静脉回流,并产生较低的心脏充盈压力。

(李在玲,李丽莎,吴捷)

第三节 诊 断

一、临床表现

严重过敏反应是一组综合征,可累及皮肤黏膜、呼吸和/或循环、消化等多个系统,表现为皮疹、水肿、喉鸣、喘息或低血压、剧烈呕吐等症状。

皮肤及黏膜症状和体征(发生率达 90%)可表现为泛发性荨麻疹、瘙痒、潮红、唇-舌-悬雍垂肿胀、眶周水肿或结膜肿胀等;皮疹可出现在没有直接接触的部位。

呼吸系统症状和体征(发生率约为 70%)可表现为流涕、鼻塞、喉鸣、失声、吞咽困难伴有流涎;喉水肿可导致气道阻塞,在短时间内出现危及生命的缺氧。支气管阻塞是危及生命的首要原因,特别是有哮喘的患者更易出现。可表现咳嗽、喘息、呼吸急促、双肺哮鸣音等。

胃肠道症状和体征(发生率约为 45%)可表现为恶心、剧烈呕吐、腹泻和痉挛性腹痛。

心血管系统症状和体征（发生率约为45%）可表现为虚脱、晕厥、心律失常和低血压。

二、诊断及鉴别诊断

儿童严重过敏反应诊断的主要包括详细的病史和体检：包括过敏原接触史，可疑环境，家族史，既往有无类似发作，症状和体征。具体诊断标准见表26-3-1。

表26-3-1　严重过敏反应的诊断标准

符合以下两项标准之一提示发生严重过敏反应的可能性极大

1. 数分钟至数小时内急性发作的皮肤和/或黏膜症状（如全身荨麻疹、瘙痒或潮红、唇-舌-腭垂水肿），并伴发以下至少1种症状：

    1）呼吸道症状（如呼吸困难、喘息/支气管痉挛、喘鸣、呼气流速峰值下降、低氧血症）

    2）血压下降或伴终末器官功能不全（循环衰竭、晕厥、尿便失禁）

    3）严重的胃肠道症状（如剧烈腹绞痛、反复呕吐），尤其是暴露于非食物过敏原后

2. 暴露于已知或高度可疑的过敏原[a]后数分钟至数小时内，急性发作的血压降低[b]或支气管痉挛，或喉部症状[c]，可无典型的皮肤黏膜症状

注：a.过敏原是一种能够引发免疫反应并导致过敏反应的物质（通常是蛋白质）。b.低血压定义为收缩压比基线下降超过30%，或i.婴儿和10岁以下儿童：收缩压低于（70mmHg+［2×年龄，以年为单位］）ii.10岁以上的成人和儿童：收缩压低于<90mmHg。c.喉部症状包括：喉鸣音、嗓音变化、吞咽困难。

婴幼儿的严重过敏反应诊断由于无法语言描述瘙痒、喉部发紧、胸闷等主观症状。照顾者应仔细观察婴儿的行为异常，如停止玩耍、依恋照顾者、困倦和持续哭闹是常见的早期症状。心血管衰竭在婴儿中很少见。

在IgE介导的过敏反应中，存在针对相关过敏原的阳性特异性IgE抗体是确认诊断的必要条件，可以部分预测严重反应，并有助于识别食物过敏中的交叉反应食物。IgE是特异性的，因为它们针对定义明确的蛋白原。由于其强大的化学结构，一些蛋白质比其他蛋白质更能抵抗代谢过程：例如花生的储存蛋白（Ara h1、Ara h2、Ara h3和Ara h6）或鸡蛋的卵粘液样蛋白（Gal d1）。由于这些过敏原对消化具有更高的抵抗力，它们的致敏潜力也更高，因为它们的表位结构保持完整的时间更

长。因此，这些蛋白质比不稳定的蛋白质引起更多的全身症状。

除了临床诊断以外，对于特发严重过敏反应的患者，金标准实验室检查是肥大细胞类胰蛋白酶（MCT），其他生物标志物如糜蛋白酶、羧肽酶A3和CCL-2在未来也可能成为诊断的标准之一。

但是，一些症状严重的患者没有表现出MCT升高。这增加了其他迄今尚未确定的生物标志物和可能未确定的途径的可能参与。提出了一种基于表型、基因型和生物标记物的新分类系统，该系统可以对患者进行更有力的分层，以便进行适当的脱敏研究和选择，尤其是那些对生物制剂、抗癌药物和放射性对比剂产生不良反应的患者。应用于急性期和恢复期血清的系统生物学和蛋白质组学方法可能值得探索。更好地了解过敏反应的发病机制可能会为更好地对患者进行风险分层铺平道路，改善诊断，并为开发新的基于免疫的治疗方法（如毒液免疫疗法）创造机会。

如前所述，过敏反应的严重程度从轻微（需要最少的干预）到潜在的危及生命或致命反应不等。不幸的是，由于缺乏统一接受的分级系统来衡量反应过程中的反应严重程度，包括初始、持续和复发/新症状，临床护理和研究受到阻碍。这使得很难评估严重反应的真实发生率，也很难相应地制定管理和治疗策略。为了弥补这一差距，研究人员开发了一个针对严重过敏反应的严重程度分级系统（表26-3-2）。

表26-3-2　严重过敏反应的分级标准

Ⅰ级	只有皮肤黏膜系统症状和胃肠系统症状，血流动力学稳定，呼吸系统功能稳定
Ⅱ级	出现明显呼吸系统症状或血压下降。 呼吸系统症状：胸闷、气短、呼吸困难、喘鸣、支气管痉挛、发绀、呼气流速峰值下降、低氧血症 血压下降：成人收缩压80~90mmHg或较基础值下降30%~40%；婴儿与儿童：<1岁，收缩压<70mmHg；1~10岁收缩压<70mmHg+（2×年龄）；11~17岁：收缩压<90mmHg或较基础值下降30%~40%
Ⅲ级	出现以下任何1个症状： ①神志不清、嗜睡、意识丧失 ②严重的支气管痉挛和/或喉头水肿、发绀 ③重度血压下降（收缩压<80mmHg或较基础值下降>40%） ④大小便失禁等
Ⅳ级	发生心搏和/或呼吸骤停

儿童严重过敏反应需要与临床表现相应的系统疾病进行鉴别，具体见表26-3-3。

表26-3-3 严重过敏反应的鉴别诊断

皮肤黏膜	荨麻疹、血管神经性水肿、花粉食物综合征
呼吸系统	急性喉气管炎、气管或支气管阻塞（如异物吸入）、哮喘发作
消化系统	急腹症，急性感染性胃肠炎，食物蛋白诱导的小肠结肠炎综合征、低血容量性休克
心血管系统	血管迷走性晕厥、心律失常、高血压危象、心源性休克、脓毒症休克
神经系统	过度通气综合征、焦虑/惊恐发作、躯体形式障碍（如心因性呼吸困难）、癔病、癫痫发作、脑血管事件
内分泌系统	低血糖、甲状腺危象、副肿瘤综合征、嗜铬细胞瘤等
药物/毒物反应	酒精、阿片类药物、组胺（如鲭鱼中毒）

（李在玲，李丽莎，吴捷）

第四节 严重过敏反应的治疗与管理

一、急救治疗

评估循环、气道、呼吸、皮肤症状等；快速启动急救流程、呼救。

体位：严重过敏反应伴有循环功能障碍，仰卧位、抬高下肢；呼吸窘迫者端坐位；昏迷意识不清者，侧卧位。

吸氧：高流量面罩吸氧。

循环功能障碍：建立静脉通道，晶体液扩容10~20mL/kg，10~20分钟内输入。必要时静脉滴注肾上腺素、多巴胺等升压药物。在静脉通路建立困难时，也可考虑予以骨髓内给药。

呼吸困难，有气道阻塞、喘息者予以吸入短效β受体激动剂，如沙丁胺醇，每15分钟可重复吸入1次。如支气管舒张剂效果不佳，气道阻塞严重者，可建立人工气道及机械通气治疗。

脱离诱发因素：在使用肾上腺素急救的同时，让患儿不再接触引起严重过敏反应的诱因。如果为静脉输注药物导致，则立即停止输液；如果为昆虫蜇刺后出现过敏，则立即远离昆虫聚集处；如果

为食物过敏者，禁止催吐或洗胃，因为不能减轻过敏反应，有误吸的风险，可能会延误治疗。

药物治疗：

1. 一线治疗 大多数过敏反应都是自我限制的，不会危及生命。然而，由于无法预测反应何时会危及生命，因此需要尽早识别并及时使用肾上腺素进行治疗以防止进展。此外，在达到过敏反应诊断临床标准之前，一些过敏反应应该用肾上腺素治疗。例如，有花生过敏史、既往有严重过敏反应并在接触花生后出现荨麻疹的患者应立即接受治疗，以阻止反应进展。相反，在急诊科评估时症状已经缓解的患者可能不再需要肾上腺素，即使最初的症状符合过敏反应诊断标准。肾上腺素是严重过敏反应的首选急救药物，注射剂量根据患儿体重计算，1:1 000肾上腺素0.01mg/kg或按体重7.5~25.0kg:0.15mg，体重≥25.0kg:0.30mg，在严重过敏反应时使用肾上腺素没有绝对禁忌（表26-4-1）。快速及时注射肾上腺素能降低患儿住院及死亡的风险。

表26-4-1 肾上腺素肌内注射剂量表

年龄	肾上腺素剂量
婴儿或体重 <10kg	1:1 000肾上腺素0.01mg/kg
1~5岁儿童或体重 7.5~25.0kg	1:1 000肾上腺素0.15mg=0.15mL
6~12岁儿童或体重 ≥25kg	1:1 000肾上腺素0.3mg=0.3mL
青少年或成人	1:1 000肾上腺素0.5mg=0.5mL

2. 二线治疗

（1）抗组胺药：抗组胺药是治疗严重过敏反应的辅助药物，口服药30分钟后开始起效，但血药浓度通常要60~120分钟后才能达峰，还要再过60~90分钟药物才能渗入血管外组织，从而发挥最大作用。鉴于严重过敏反应的快速性和潜在的致命性，人们认为抗组胺药的起效时间太慢，可能导致治疗不完全或无效，因此，并非严重过敏反应的首选药物。此外，抗组胺药的主要功能为抑制组胺受体活性，阻断组胺引发的过敏效应，但缺乏肾上腺素的血管收缩性、支气管扩张性、和肥大细胞稳定性作用，因此可用于缓解瘙痒、荨麻疹、水肿，但无法治疗低血压或气道阻塞症状，更不能替代肾上腺素。

（2）糖皮质激素：全身糖皮质激素也用于严

重过敏反应的辅助治疗。糖皮质激素通过与细胞膜上的糖皮质激素受体结合,将糖皮质激素/糖皮质激素-受体复合物转移到细胞核,从而抑制基因表达和新炎症介质的产生,因此起效缓慢,起不到急救作用。同时,它们是非选择性的,具有与高剂量和长期使用有关的多种不良反应。目前,尚缺乏数据证明糖皮质激素在治疗急性过敏反应中的疗效,并且没有研究清楚地确定它们与肾上腺素和/或抗组胺药联合使用的益处。有研究表明,应用全身糖皮质激素的患儿住院时间更短,但并无足够证据支持糖皮质激素对双相严重过敏反应有预防作用。综上所述,糖皮质激素在严重过敏反应的急救治疗中作用有限。

3. 双相反应的救治　如有发生双相反应高危因素的患儿,应延长留观时间,建议留观至少6小时以上。当发生双相反应时,治疗措施与初次发作时相似,首选药物仍为肌内注射肾上腺素0.01mg/kg,或按体重7.5~25.0kg:0.15mg,体重≥25kg:0.30mg。

二、长期管理与健康教育

个人过敏反应管理计划应该是经历过严重过敏反应的患者长期护理的一部分,即使类似发作只有一次。由于缺乏EAI的可用性和可负担性数据,以及缺乏与免疫学专家的咨询,出院后管理往往受到严重影响。

在日常临床实践中实施指南建议也是一项挑战。其中包括关于预防复发的信息、过敏反应研究的进展。出院时,应给有再次发生过敏反应风险的患者开处方,并告知其,一旦发作给予肾上腺素,并有一个书面的个性化过敏反应应急行动计划。

主要关注的问题之一是,尽管有药物治疗,但过敏反应复发的患者会因为过度使用肾上腺素而导致自身感染。

如果EAI不可用或负担不起,医生可能会建议替代配方,如预充肾上腺素注射器(或如果不可用,则使用1mL注射器/针头和肾上腺素安瓿,并经过充分的培训和制定正确剂量的书面说明)。

尽管大多数指南建议年龄较大的儿童和成人用500mg(0.5mg)剂量>50kg,但大多数国家通常不提供500mg的EAI装置,这仍然是一个令人担忧的问题。超声研究(但非临床试验)表明,在许多体重超过30kg的患者中,300mgEAI的针头可能太短,无法提供肌肉注射剂量,而相反,当在体重低于15kg的幼儿中使用"初级"EAI时,存在骨内注射的风险。新提供的0.1mg EAI剂量较低,针头较短,可能更适合体重7.5~15kg的儿童。

特别注意将过敏原患者转诊至过敏/免疫专科医生,以确认疑似触发因素、预防建议,并在必要时考虑过敏原免疫疗法(如毒液组)。如果仔细检查病史、皮肤肥大细胞增多症(荨麻疹)病变检查、皮肤测试和过敏原特异性IgE水平测量均未发现触发因素,则应考虑特发性过敏反应。在某些情况下,基线类胰蛋白酶浓度升高可能会发现全身肥大细胞增多,但是,即使不提高这些水平,肥大细胞疾病也可能存在。对食物过敏的儿童的欺凌、某些食物潜在的危险、对航空旅行中过敏反应的恐惧,以及对运动限制的焦虑会严重影响患儿的生活质量也需要高度重视。

（李在玲,李丽莎,吴捷）

参 考 文 献

1. Dribin TE, Sampson HA, Camargo CA, et al. Persistent, refractory, and biphasic anaphylaxis: A multidisciplinary Delphi study [J]. J Allergy Clin Immunol 2020, 146(5): 1089-1096.

2. Nabavi M, Lavavpour M, Arshi S, et al. Characteristics, etiology and treatment of pediatric and adult anaphylaxis in Iran [J]. Iran J Allergy, Asthma Immunol, 2017, 16:480-487.

3. Dispenza MC, Krier-Burris RA, Chhiba KD, et al. Bruton's tyrosine kinase inhibition effectively protects against human IgE-mediated anaphylaxis [J]. J Clin Invest, 2020, 130(9):4759-4770.

4. Dodd A, Hughes A, Sargant N, et al. Evidence update for the treatment of anaphylaxis [J]. Resuscitation, 2021, 163:86-96.

第二十七章

妊娠分娩与儿童变态反应疾病

第一节　孕妇的免疫治疗问题

一、妊娠期免疫学变化与变态反应

变态反应(allergy)是一类不正常的免疫反应,可表现为反应过强或反应性过弱。习惯所称的变态反应是指免疫反应性过强,而把反应型过弱称为免疫缺陷或免疫低下。环境暴露,包括母亲炎症、饮食、营养平衡、微生物定植和毒素暴露,可以直接或间接影响怀孕和产后的免疫程序。

从免疫学角度,正常妊娠类似成功的同种半异体移植,母体对携带父系人类白细胞抗原(human leukocyte antigen,HLA)的胚胎不仅不排斥,而且通过精细的母胎交流建立独特的母胎界面免疫耐受微环境,允许胎儿在子宫内发育直至分娩。这是因为母体来源的细胞、胎儿来源的滋养细胞以及这些细胞产生的细胞因子、生长因子、激素等共同构成了母胎界面特殊的免疫微环境,以维持成功妊娠,确保了针对感染的有效免疫防御与每个妊娠阶段的细微免疫调节之间的协调平衡,为了给未出生的孩子创造最佳环境,怀孕期间会发生许多免疫变化。1993年Wegmann首次提出,母胎界面是辅助型细胞2(T helper 2 cell,Th2)型反应占优势的免疫微环境。在适应性免疫中,促炎细胞因子和雌二醇水平的增加,促进了Th2细胞反应,而孕酮的增加抑制妊娠期辅助型细胞1(T helper 1 cell,Th1)细胞反应,因此从妊娠早期开始,Th2细胞反应逐渐增强。正常妊娠存在Th2型免疫偏移;早孕期母胎界面及外周Th2型免疫偏移是妊娠成功的标志;而Th1型免疫偏移,则导致妊娠的失败。但母胎界面及外周Th2型免疫偏移,可能会加重相关疾病表现。在与孕前疾病控制欠佳同时发生时,这种升高的Th2反应可能会加重妊娠期间的变态反应疾病表现,并对母亲和胎儿

构成危险。

二、妊娠期常见的变态反应疾病

(一) 支气管哮喘

哮喘是妊娠期间最常见的慢性疾病之一,未控制哮喘使母亲和婴儿面临不良的后果。哮喘未控制与子痫前期、剖宫产、早产、低出生体重儿和早产儿的风险增加有关。

妊娠期激素水平、免疫和生理变化均可引起妊娠期支气管哮喘。雌激素、孕激素和前列腺素E等性激素具有扩张支气管的作用,而前列腺素F等激素可促进支气管收缩作用。妊娠相关免疫变化可能增强2型炎症哮喘。这种适应性免疫反应也增加了病毒性呼吸道感染的易感性,使其成为了哮喘急性发作最常见的诱因。此外,妊娠期相关的生理变化可能导致妊娠患者的疾病控制不佳,如妊娠期血容量和脂肪组织的增加、鼻炎和黏膜水肿容易导致上气道狭窄等。

(二) 变应性鼻炎

变应性鼻炎(allergic rhinitis,AR)是妊娠期间常见的疾病之一。根据流行病学统计,大约20%的孕龄女性患有变态反应性疾病,患者进入妊娠期后,34%的患者症状加重。症状有鼻塞、鼻痒、喷嚏、流清涕等。妊娠期存在Th2型免疫偏移,加重AR的发生。鼻炎症状对孕妇生活质量及胎儿造成的影响不可忽视,可间接影响妊娠的最终结局。通常对患有变应性鼻炎症状(鼻痒、喷嚏、流清涕、鼻塞等)育龄期女性,在怀孕之前进行变应原检测,便于妊娠期间采取适当措施加以规避。

(三) 变态反应性皮肤病

特应性皮炎(atopic dermatitis,AD)是妊娠期较为常见的变态反应性皮肤病。妊娠期由于性激素水平的变化、机体的免疫、代谢等方面也随之发生改变。已知中间丝相关蛋白表皮基因(FLG)的

突变与皮肤屏障功能障碍及长期严重的特应性皮炎有关。妊娠和分娩可以通过免疫抑制及应激进一步损伤正常的皮肤屏障，导致 AD 加重。AD 的免疫发病机制表现为免疫失衡，急性期表现为 Th2 免疫反应激活，合成细胞因子 IL-4、IL-5、IL-10 和 IL-13，以及 Th1 反应的抑制。近几年的研究发现 Treg/Th17 失衡也参与了 AD 的发生。妊娠期机体免疫系统发生变化，表现为 Th1 向 Th2 转化，Th2 免疫应答增强，从而导致 AD 在妊娠期加重，表现为皮疹增多或原有皮损加重。

三、妊娠用药对胎儿的影响

胎儿畸形往往源于遗传因素，但是有相当数量的畸形是由于妊娠期用药不当所致。许多药物及其代谢产物可以形成致畸原，可能引起胎儿畸形。

胎儿不断发育时，各器官系统发育尚不完善，孕妇用药可直接或间接地影响胎儿。药物可以通过胎盘并作用于胎儿，因此妊娠期用药十分谨慎。如果用药不当，孕妇、胎儿、新生儿可能出现不良后果。临床上，坚持遵循"妊娠期没有特殊原因不要用药"原则，特别是妊娠早期。此外，准备妊娠的生育期女性用药也应该慎重。

妊娠期用药对母儿的安全性历来为医生和孕妇所关心。在妊娠期孕妇难免不使用药物；据统计，妊娠期用药的妇女高达 80% 左右，所以不但是妇产科医生，还有内、外科医生都应该知道各科常用药物是否可以在孕期使用和如何使用。如孕妇使用了可能致畸的药物，可根据药物种类、用药时胎龄、用药时间和暴露剂量等因素，综合评估危害程度，提出咨询意见。

（一）妊娠期用药的基本原则

1. 用药必须有明确的指征，避免不必要的用药。

2. 根据病情在医师的指导下选择有效且对胎儿相对安全的药物。

3. 应选择单独用药，避免联合用药。

4. 应选用结论比较肯定的药物，避免使用较新、尚未肯定对胎儿是否有不良影响的药物。

5. 严格掌握剂量和用药持续时间，注意及时停药。

6. 妊娠早期若病情允许，尽量推迟到妊娠中期再用药。

（二）妊娠期药物分类

美国食品药品管理局（FDA）根据动物实验和临床用药经验对胎儿致畸相关的影响，将药物分为 5 类：A 类：临床对照研究中，未发现药物对妊娠早期、中期及晚期的胎儿有损害，其危险性极小。B 类：临床对照研究中，药物对妊娠早期、中期及晚期胎儿的危害证据不足或不能证实。C 类：动物实验发现药物造成胎仔畸形后死亡，但无人类对照研究，使用时必须谨慎权衡药物对胎儿的影响。D 类：药物对人类胎儿有危害。但临床非常需要，有无替代药物，应充分权衡利弊后使用。X 类：对动物和人类均具有明显的致畸作用，这类药物在妊娠期禁用。

（三）妊娠期用药对胎儿的影响

根据妊娠时间不同，药物对胎儿的影响不同：

（1）受精卵着床 0~20 天：用药可能直接导致胚胎停止发育，造成死胎；或者对胎儿不会有任何影响，此时用药几乎不会导致胎儿畸形。

（2）受精卵着床 20~56 天：是胎儿器官形成分化的关键时期，此时用药致胎儿畸形的可能性最大。通过胎盘屏障进入胚胎的药物可能导致自然流产、非致死性的重大出生缺陷、隐性胚胎病、儿童期癌症风险增加（如果胎儿暴露于放射性碘或造影剂）及其他影响等。

（3）妊娠期第 6~9 个月：此时用药致畸作用较小，但是药物可能会影响胎儿组织器官的正常生长发育。

由于药物需要通过胎盘屏障进入胎儿循环系统，才可能导致胎儿畸形，因此临床用药时可优先选择不易通过胎盘屏障的药物。根据药物不同种类，对于妊娠期妇女及胎儿影响也不同。

四、药物治疗问题

（一）妊娠期哮喘

妊娠期哮喘的治疗需要兼顾孕妇和胎儿的安全（图 27-1-1）。因此，与非孕妇相比，用药应该更加谨慎。哮喘药物一般分为长期控制性药物和缓解性药物。控制性药物主要用于哮喘的维持治疗，包括 ICS、色甘酸钠、长效 β 受体激动药（long-acting beta agonist，LABA）、白三烯受体拮抗剂（leukotriene receptor antagonist，LTRA）、缓释茶碱和奥马珠单抗。缓解性药物包括 SABA、全身应用糖皮质激素等，主要用于缓解症状。口服糖皮质激素可以用于长期控制哮喘急性发作，同时可以用于缓解症状。

1. 糖皮质激素 ICS 是妊娠期哮喘的主要用

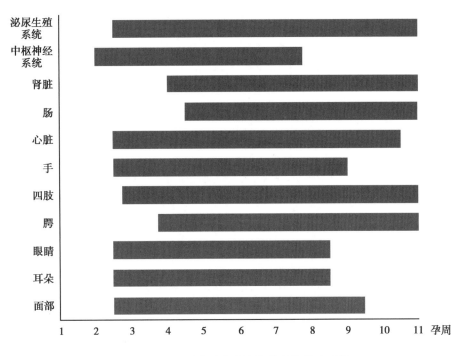

图 27-1-1 胚胎和胎儿主要身体结构发育时间

药对于怀孕前使用其他 ICS 控制较好的患者,可以考虑继续使用,尤其是调整药物可能导致哮喘控制不佳的患者。对于妊娠期重度哮喘患者应尽早使用常规剂量的全身用糖皮质激素。

2. 吸入用 β_2 受体激动药 吸入用 SABA 是治疗妊娠期哮喘急性发作的首选药物,而吸入用沙丁胺醇则是首选的 SABA 药物。

3. 白三烯受体拮抗剂 白三烯是 5-脂氧合酶来源的炎症递质,参与哮喘和变应性鼻炎等变态反应性疾病的发病。研究表明,孕妇受刺激后血液中 5-脂氧合酶产物的生成明显高于非孕妇。孟鲁司特和扎鲁司特都是用于哮喘维持治疗的选择性 LTRA(表 27-1-1)。

4. 茶碱 茶碱主要用于轻度持续性哮喘的替代治疗,同时也可以用于中重度持续性哮喘。但考虑到安全窗较窄,使用期间必须密切监测其血药浓度,确保血清浓度维持在 $5\sim12\mu g/mL$。

5. 免疫疗法 目前在妊娠期不推荐启动奥马珠单抗。

(二)妊娠期变应性鼻炎

1. 变应原特异性免疫治疗(allergen specific immunotherapy,AIT) 可长期缓解变应性鼻炎症状,也是唯一能够改变变态反应性疾病自然进程的对因治疗方法。在治疗过程中大部分患者的症状评分及用药评分均得到了明细改善。

2. 妊娠期 AR 药物的选择

(1)鼻用糖皮质激素:鼻用激素被公认为治疗 AR 最有效的药物。但对于患者而言"谈激素色变"是一种普遍现象。在哮喘治疗领域,应用吸入激素控制孕妇哮喘得到了良好效果,并体现了良好的安全性。布地奈德在 FDA 分级中被认为的 B 类药物,成为唯一推荐为可以在妊娠期使用的药物。

(2)口服糖皮质激素:当 AR 常规药物治疗效果无效或者效果欠佳时,可以短期应用口服激素。有研究分析,在妊娠期前 3 个月应用泼尼松可增加胎儿总体的缺陷发生率,其中发生唇腭裂风险的升高 3.4 倍。此外,口服激素能够引起诸多不良反应,包括增加先兆子痫、早产、低出生体重的风险。总体而言,只有在鼻用激素或组胺受体拮抗剂物治疗无效且症状严重时才考虑口服激素,特别需要注意评估风险/获益比。

(3)组胺受体拮抗剂:H1 受体拮抗剂总体效果不如鼻用糖皮质激素。第一代组胺受体拮抗剂物中,氯苯那敏稳定性较好,临床研究数据支持较多,被推荐可在妊娠期使用,为 B 类药物。第二代组胺受体拮抗剂明显减少了嗜睡和胆碱能相关的副作用,其中氯雷他定和西替利嗪可以作为妊娠期患者的选择,被归类为 B 类药物。左西替利嗪也为 B 类药物,但相关研究较少。非索非那定则

表 27-1-1 孕期哮喘用药安全性

药物名称	FDA 妊娠分类	备注
全身糖皮质激素		孕期全身使用糖皮质激素会增加新生儿唇腭裂风险。
地塞米松	C	
泼尼松	C	
泼尼松龙	C	
氢化可的松	C	
吸入糖皮质激素		大量研究表明,哮喘患者在孕期,包括孕早期吸入糖皮质激素,不会增加新生儿畸形的风险,也不会影响新生儿的身长、体质量或孕周数。
倍氯米松	C	
布地奈德	B	
氟替卡松	C	
莫米松	C	
曲安奈德	C	
支气管扩张剂		孕期使用 β 受体激动剂有致腹裂、腭裂等畸形的风险,但大多数不良事件都是与 SABA 使用者相关
沙丁胺醇	C	
比托特罗	C	
奥希那林	C	
特布他林	B	
福莫特罗	C	
沙美特罗	C	
茶碱	C	
白三烯受体拮抗剂		由于药物不良反应多,茶碱不适宜作为孕期哮喘患者的首选用药
孟鲁司特	B	有大量动物实验表明,白三烯受体拮抗剂用于妊娠动物不会增加下一代的畸胎率,但
扎鲁司特	B	在人类中的观察数据相对缺乏

被归类为 C 类药物。研究显示,应用组胺受体拮抗剂物治疗妊娠期变态反应性疾病,对于出生结果没有影响。鼻用组胺受体拮抗剂物由于安全数据缺乏,目前并不支持其在妊娠期使用。

（4）白三烯受体拮抗剂:白三烯受体拮抗剂可以有效治疗 AR,其在临床应用中逐渐普遍,特别适用于上、下气道均存在炎症的情况下。但其缺乏在妊娠期 AR 患者使用的安全数据。而在哮喘孕妇患者中,被推荐为 B 类药物。

（5）肥大细胞膜稳定剂:色甘酸钠以良好的安全性被推荐为妊娠期 AR 的一线治疗药物,但其效果较弱,适用于轻度 AR 患者。

（三）妊娠合并自身免疫疾病

妊娠合并自身免疫性疾病是较为复杂的免疫性疾病,需要多环节识别与治疗。

1. 妊娠期管理 自身免疫性疾病患者的识别。

（1）既往史:对孕前即已经确诊的自身免疫性疾病患者,在孕前和孕期进行定期自身抗体监测,并行多学科管理和病情评估。

（2）不良致产史:对具有早产、早发型子痫前期、胎儿生长受限等胎盘功能不良病史的高危人群,需孕前咨询或孕早期初诊时进行相关的自身抗体筛查。

（3）妊娠合并症:本次妊娠存在绒毛膜下血肿、特发性 FGR、羊水过少、早发子痫前期-子痫或 HELLP 综合征等,为高危人群。需要警惕自身免疫性疾病,必要时筛查自身抗体。

（4）高危人群:对存在糖代谢、脂代谢异常或甲状腺自身抗体阳性及既往血栓史等高危人群进行必要的筛查。

（5）血小板降低:对该类人群要注意自身免疫性疾病的筛查。

（6）皮肤和黏膜等干燥及面部皮肤的斑性损害:要考虑干燥综合征,包括继发于 SLEPM/DM 等的继发性 SS。

2. 妊娠合并自身免疫性疾病的母体-胎盘-胎儿监测 妊娠合并自身免疫性疾病主要影响包括疾病的加重及出现母体并发症、胎盘功能障碍和胎儿受累及。对母体进行病情监测和并发症监测,包括个体化产前检查模式的制订、依从性的强化,以及围产期的多学科管理。实验室检查包括血常规、肝肾功能、糖代谢和脂代谢指标、血沉(ESR)、C反应蛋白(CRP)、凝血功能和血液流变学等指标,以及自身抗体谱和补体免疫系统监测。

3. 妊娠合并自身免疫性疾病的药物治疗　药物治疗原则:个体化药物治疗。妊娠合并自身免疫性疾病具有多样性、复杂性,对其治疗应强调个体化。做到对症治疗,努力改善症状,有指征的应用糖皮质激素、免疫抑制剂及低分子肝素等治疗。

妊娠合并抗磷脂综合征:治疗目的主要是避免妊娠失败、减少妊娠期并发症、提高活产率。治疗应做到个体化,根据产科临床表现不同,以及既往有无血栓病史和病理妊娠史,治疗时可以考虑选用小剂量阿司匹林、低分子肝素,或阿司匹林联合低分子肝素。除药物治疗外,还应包括加强患者教育,改善依从性,以及调整生活方式,通常经过合理的治疗,超过70%的APS妊娠妇女可以顺利分娩。

(1)既往无血栓病史的早期反复流产或者晚期妊娠丢失的APS患者:通常建议在尝试受孕时开始应用小剂量阿司匹林治疗(每天50~100mg),并在确诊宫内妊娠后开始应用预防量的低分子肝素治疗。与单独应用阿司匹林比较,肝素联合阿司匹林能够显著降低妊娠丢失风险,并且增加新生儿活产率。但妊娠相关并发症(早产、子痫前期、胎儿生长受限)的风险两者无显著差异。

(2)既往无血栓病史的胎盘功能不全相关早产的APS患者:建议小剂量阿司匹林治疗(每日50~100mg),孕早期开始,并持续整个孕周,建议同时联合应用预防量低分子肝素抗凝治疗。当低剂量阿司匹林治疗失败时,建议小剂量阿司匹林联合治疗量低分子肝素抗凝治疗。

(3)既往有血栓病史的APS患者:对于血栓性APS的非妊娠女性,建议长期接受华法林治疗,建议在妊娠期改用治疗量低分子肝素联合小剂量阿司匹林治疗。推荐联合使用HCQ(0.2~0.4g/d,分2次服用)。HCQ应于计划妊娠前3个月开始服用,持续整个孕期;若以上治疗方案无效或既往有血栓史(尤其是曾有脑血管意外者)、LA、aCL、抗β₂-GP1抗体双阳性或三阳性的APS患者,可考虑在妊娠早期加用小剂量糖皮质激素(如泼尼松≤10mg/d或等效的其他不含氟的糖皮质激素如泼尼松龙、甲基泼尼松龙等);若联合使用羟氯喹、小剂量糖皮质激素和抗凝抗血小板方案治疗仍无

效,需考虑采用IVIG[400mg/(kg·d),连续输注3~5日]或血浆置换等方法治疗。

(4)临床无相关表现的APLs阳性携带者:如何处理尚存在争议。该类人群在不接受任何治疗情况下,有超过50%女性仍然可以实现妊娠。根据妇产科指南推荐,可考虑单用小剂量阿司匹林治疗(每日50~100mg)。未经治疗的产科APS妊娠成功率仅为10%~30%,经过规范治疗后产科APS患者活产率可达70%~85%,但早产率仍然近40%,且母亲妊娠期高血压疾病、子痫、子痫前期及围产期血栓事件发生率显著高于健康人群,胎儿羊水过少、FGR、低出生体重发生率也显著升高。

(四)妊娠合并系统性红斑狼疮

针对妊娠合并系统性红斑狼疮(systemic lupus erythematosus,SLE)患者,目前主要选用以下药物和免疫治疗。

1. 糖皮质激素及免疫抑制剂　妊娠期新发SLE往往伴随SLE病情活动,对轻度活动SLE患者,羟氯喹或非甾体抗炎药疗效不佳时,可考虑使用小剂量激素(≤10mg/d泼尼松或等效剂量的其他激素);若羟氯喹及小剂量泼尼松仍无法控制狼疮活动,可考虑使用硫唑嘌呤[1.5~2.0mg/(kg·d),分2次服用]、环孢素A(cyclosporinA,CsA)[3~5mg/(kg·d),分2次服用]或他克莫司(2~3mg/d,每12小时服用1次)等妊娠期相对安全的免疫抑制剂;妊娠期若狼疮出现中、重度活动或狼疮肾炎患者出现顽固性肾病综合征,可考虑静脉使用糖皮质激素[如甲基泼尼松龙0.5~1.0mg/(kg·d)静脉滴注]、IVIG[400mg/(kg·d),连续输注3~5日]和/或血浆置换等治疗;在多药治疗无效、狼疮活动严重的患者中,可于妊娠中、晚期使用CYC(500~1 000mg/m²,每月1次静脉滴注),并考虑终止妊娠。

2. 羟氯喹(hydroxychloroquine,HCQ)　对无禁忌证的SLE患者,推荐长期使用HCQ作为基础治疗。HCQ可降低疾病活动度,降低发生器官损伤和血栓的风险,提高生存率。

3. 免疫球蛋白　SLE患者妊娠期出现血小板减少或难治性APS患者,可加用静脉免疫球蛋白(intravenous immunoglobulins,IVIG)。

(五)妊娠期特应性皮炎

1. 基础治疗　尽量避免一切诱发或加重因素,外用具有恢复皮肤屏障功能的保湿润肤剂;饮食可选用含有n-3长链不饱和脂肪酸及维生素D、

益生菌等,有助于改善症状。

2. 药物治疗　治疗轻度特应性皮炎在应用润肤剂的基础上,外用药物可应用含有止痒成分的外用制剂,弱效及中效的糖皮质激素制剂可酌情使用。系统药物治疗某些瘙痒严重的患者可口服组胺受体拮抗剂物,如妊娠中期及妊娠末 3 个月可考虑使用非镇静或低镇静作用组胺受体拮抗剂,如氯雷他定、西替利嗪等。严重病例则需要短期系统使用糖皮质激素药物。

3. 光疗　NB-UVB 照射对于严重的泛发性特应性皮炎患者是一种安全有效的方法。

(六) 妊娠期免疫治疗常用药物

1. 非甾体抗炎药　非甾体抗炎药(NSAID)对于妊娠合并自身免疫性疾病的患者,抗凝治疗兼具预防和治疗的双重性。小剂量阿司匹林和低分子肝素已经在较普遍的应用。妊娠期短期使用非类固醇消炎药通常是安全的。现有的证据显示,非选择性环氧酶(cyclooxygenase,COX)抑制剂如阿司匹林、布洛芬不会增加先天性畸形发生率。小剂量阿司匹林在整个孕期均可安全使用,但阿司匹林可抑制环氧合酶 1,可抑制血栓素产生,抑制前列腺素合成酶对血小板聚集产生不可逆的抑制作用。因此,在使用阿司匹林时,需要同时监测血小板聚集,一旦≤60% 要慎用,<45% 或临床有明显出血倾向必须停药。SLE 患者(尤其是狼疮肾炎)、类风湿关节炎、硬皮病未分类的结缔组织病和/或 APL 阳性者与普通人群相比,发生子痫前期的风险增高,在妊娠 16 周之前开始使用小剂量阿司匹林(LDA)(75mg/d) 可以显著降低高危人群的围产期死亡、子痫前期及其并发症的风险,下午或睡前服药可以取得最佳效果。此外,所有 APL 阳性者均应使用阿司匹林治疗,以减少流产和晚期产科并发症的风险。尽管 NSAID 不致畸,但是长时间使用可导致肾脏和心脏衰竭、高血压、母亲容量超负荷、羊水过少和胎儿肾功能损害。在晚孕期(>30~32 周),可增加动脉导管早闭的风险,以及增加母亲出血和儿童哮喘的风险,应避免使用。关于选择性环氧合酶-2(COX-2)抑制剂如双氯芬酸钠、依托考昔在妊娠期使用的证据不足,因此在妊娠期使用选择性 COX-2 抑制剂不推荐使用。

2. 糖皮质激素　糖皮质激素是治疗妊娠合并自身免疫性疾病的主要药物,糖皮质激素具有强大的抗炎作用和免疫抑制作用,能抑制几乎所有的细胞因子合成,可发挥免疫抑制作用,不但有利于改善病情,还可以减轻胎盘的免疫损伤,降低胎儿流产的风险。由于不同激素剂量的药理作用不同,不同患者、不同病情之间对激素的敏感性也有差异。因此,临床个体化、准确应用激素是治疗疾病的关键。

糖皮质激素是治疗 SIE 的基础药物:①小剂量泼尼松:一般 <7.5mg/d,适用于关节炎、皮疹的轻症 SLE 患者;②中度剂量泼尼松:20~40mg/d,适于高热、胸膜炎、心包炎,以及轻中度活动性间质性肺炎、系膜增生性肾炎等 SLE 患者;③大剂量泼尼松:1mg/(kg·d),适用于有重要器官累及,如弥漫性血管炎、弥漫增殖型肾炎、重型血小板减少性紫癜等患者。必要时可用甲泼尼龙冲击治疗,可用 500~1 000mg,每天 1 次,连续 3 天。同时,糖皮质激素是治疗妊娠血小板减少性紫癜的首选药物,但一般不作为类风湿关节炎首选药物,重症肌无力患者对溴吡斯的明疗效不满意,可考虑应用糖皮质激素。值得注意的是,糖皮质激素长期应用可诱发感染、皮质功能亢进、骨质疏松和高血压等不良反应,且与应用剂量及累积用量相关。非静脉注射的类固醇皮质激素,通过胎盘或出现在母乳中的比例小(为总剂量的 5%~20%),但是鉴于不良影响,仍推荐使用最小维持剂量(<7.5mg/d)。为顺利度过分娩时的应激反应,围分娩期改为氢化可的松替代治疗,剂量 100~200mg/d 可有效地预防和控制 SIE 病情复发和恶化。长期激素治疗的患者,分娩时推荐使用冲击量的氢化可的松。大剂量甲基泼尼松龙对治疗重型狼疮和狼疮危象有较好的疗效,但也增加了并发症的风险,包括子痫前期和胎膜早破等。因此,泼尼松的应用剂量必须在临床医师指导下选择,并根据病情需要合理调整。倍他米松可通过胎盘屏障,不宜于妊娠时常规使用,但可用于促胎儿肺成熟和心肌炎治疗。

3. 免疫抑制剂　对于病情严重,单用激素不能控制或出现激素抵抗者可加用免疫抑制剂。SLE 患者孕期可使用的免疫抑制剂主要有硫唑嘌呤(AZA)、柳氮磺吡啶(SSZ)、环孢素 A、他克莫司等。禁用的免疫抑制剂有甲氨蝶呤(MTX)、吗替麦考酚酯(MMF)、来氟米特(LEF)、环磷酰胺、沙利度胺、雷公藤等。如有计划妊娠,建议 MTX 至少停药 6 周,沙利度胺至少停药 4 周,CYC 和雷公藤至少停药半年以上,来氟米特可能至少停药 2 年或借助螯合剂降低血药浓度至≤0.02mg/L,再考虑受孕。值得注意的是,环磷酰胺 CYC 在妊娠早期使用有致畸性和致流产性,只有在妊娠中、晚期病情严重,而其他免疫抑制剂无法控制的免疫性疾病患者中,为挽救患者的生命时才考虑使用,谨慎使用 CYC,同时考虑终止妊娠。

4. 抗疟疾药 羟氯喹(HCQ)是经临床验证孕妇可使用的安全药物,抗磷脂抗体阳性的 SLE 患者,HCQ 可以减少血栓形成的后险。而抗 SSA 或抗 SSB 阳性的 SLE 患者,应用 HCQ 可降低胎儿心脏传导阻滞的发生率。HCQ 推荐剂量为 200mg,每日 2 次。而氯喹(chloroquine)具有致畸性。产期禁止使用,由于 HCQ 起效时间缓慢,不能用来治疗疾病的急性发作。

5. TNF 抑制剂(TNF inhibitors) 是目前研究最多的治疗 RA 的生物制剂,是一种促炎症细胞因子,主要由活化的单核细胞和巨噬细胞产生,少量由 T 细胞产生,有介导炎症反应和免疫调节作用,具有药理作用选择性高和毒副反应小的优点。虽可通过母-胎屏障,但在妊娠期使用未观察到明显的致畸事件。目前,依那西普、英夫利西单抗和阿达木单抗 3 种药物已被批准用于治疗 RA,最常见的不良反应为注射部位反应及感染,其特点是除常见致病菌感染外,还可发生结核杆菌、真菌及机会性致病菌感染。目前认为 TNF 抑制剂的使用建议应包括用过此类生物制剂的婴儿在出生后 6 个月内禁止接种减毒活疫苗,以防止致命性芽孢杆菌的播散。

6. 免疫抑制剂不良反应的监测

(1)服用免疫抑制剂时,注意休息,重视个人卫生及灭毒疫苗接种等措施,预防感染。

(2)长期服用糖皮质激素,建议补充维生素 D,可根据需要加用保护胃黏膜的药物,同时应注意监测血压、血糖、体重变化。

(3)长期服用 HCQ,应注意患者的视力、视野变化,可在服药前行基线眼科评估,排除眼底病变,在服药 5 年后每年行眼科评估。高危患者应每年检查眼底。注意监测患者肝肾功能等指标。

(4)长期服用柳氮磺吡啶,建议补充叶酸,同时定期监测患者血常规、肝肾功能等指标。

(5)长期服用硫唑嘌呤,可在服用前进行硫唑嘌呤代谢基因[硫嘌呤甲基转移酶(thiopurine methyltransferase,TPMT)]检测,根据患者 TPMT 活性进一步调整硫唑嘌呤剂量,避免过度骨髓抑制。

同时,需注意开始服药的 4~8 周每周监测患者血常规、肝功能等指标。

(6)长期服用 CsA、他克莫司等钙调磷酸酶抑制剂,需注意监测血压、血糖、体重的变化,定期监测患者肝肾功能、电解质、钙磷镁代谢等指标。必要时检测血药浓度。

(7)如患者有病毒性肝炎,尤其是乙型肝炎、丙型肝炎病史或病毒携带者,长期应用免疫抑制剂应密切监测病毒复制情况和肝功能变化,必要时进行抗病毒治疗,同时与消化科、感染科医师共同讨论制订抗病毒方案。

(8)对于合并结核病或有结核病史者也应谨慎使用免疫抑制剂,如必须使用则需加强监测。

妊娠期免疫治疗需要注意对潜在和存在的自身免疫性疾病原发病治疗,妊娠期相关母胎并发症的预防监控和处理,不断评价抗免疫药物的适应证和药物选择,注意抗凝药物的应用实际、疗程和剂量;避免药物应用的过度和滥用,应当权衡利弊,防止疾病和药物对母体和胎儿造成的进一步损害。

(乔宠)

第二节 分娩与儿童变态反应

妊娠达到及超过 28 周(196 天),胎儿及附属物从临产开始到全部从母体娩出的过程称为分娩(labor,delivery)。

根据分娩方式,分娩可以分为经阴道分娩(vaginal delivery)和剖宫产(cesarean delivery);根据分娩时期,妊娠达到 28~36^{+6} 周(196~258 天)期间分娩称为早产(premature birth)、妊娠达到 37~41^{+6} 周(259~293 天)期间分娩称为足月产(term delivery)、妊娠达到及超过 42 周(大于 294 天)期间分娩称为过期产(post-term delivery)。

一、分娩方式与儿童变态反应疾病

近年来,儿童变态反应性疾病特别是哮喘和特应性皮炎的发病率显著上升。大量的临床和实验的研究提出了健康与疾病的发育起源(developmental origins of health and disease,DOHaD)学说,即人的生命早期(从出生到 3 岁左右)属于生长发育的窗口期,是决定其一生健康的关键阶段。目前,新生儿的肠道菌群与儿童变态反应疾病研究的较为充分。

新生儿肠道菌群,胎儿在母体内基本是无菌的,并受到母体的免疫系统和胎盘屏障的保护。在妊娠期间,为了防止胎儿和母体的免疫冲突,胎儿和母体免疫系统都处于 Th2 功能较强而 Th1 相对较弱的状态,即免疫耐受状态。随着新生儿生长发育,这种免疫耐受状态逐渐向 Th1 主导的免疫状态发展,使 Th1 的功能增强而 Th2 相对减弱,具体表现为婴儿对外界病原微生物的抵抗力不断增强,而变态反应疾病受到一定抑制作用,从而达到一种新的平衡。在这个再平衡的过程中,肠道菌群十分重要,可以激活新生儿的免疫系统,特别是激活 Th1 细胞的菌群。

正常成年人的肠道细菌种类超过 800 种,回肠部位主要菌群是链球菌、乳酸杆菌、大肠杆菌、肠球菌和拟杆菌,而大肠的主要菌群是梭状芽孢杆菌、拟杆菌、梭菌、粪链球菌等。目前,已确认的益生菌是双歧杆菌和乳酸杆菌,而条件致病菌有大肠杆菌和拟杆菌。

二、剖宫产与儿童变态反应的关系

研究发现,剖宫产的婴儿比阴道分娩的婴儿更易发生变态反应性疾病。微生物的研究证明剖宫产婴儿与自然分娩婴儿的肠道菌群组成并不相同。剖宫产影响新生儿初始肠道菌群的定植,且对最初肠道菌群的变化至少在生后 6 个月或者更长时间内存在长期持续的影响,而肠道菌群对新生儿免疫系统的发展和成熟起重要作用,这可能是剖宫产婴儿过敏风险增加的主要因素。关于分娩方式与变态反应性疾病发病的病因机制不是十分明确,可能与以下原因有关。

1. 变态反应性疾病的发生与发展与早期肠道菌群紊乱有密切关系　研究证明,在新生儿免疫功能再平衡的过程中,肠道菌群发挥了重要作用。而在生命的早期,分娩方式是第一个对肠道菌群起作用的因素。阴道分娩,婴儿通过接触母亲肠道分泌物、皮肤等途径,使母体的菌群在婴儿肠道定植,双歧杆菌等益生菌能够有效刺激免疫功能,尤其是肠道黏膜免疫系统的发育和成熟,从而促进恢复 Th1/Th2 的平衡。而剖宫产使新生儿对母亲肠道和肠道菌群暴露减少,改变或延迟新生儿肠道菌群的早期定植。通过肠道菌群定植的改变阻碍 Th2 向 Th1 偏向 T 细胞记忆的转化,使新生儿的免疫系统处于 Th2 相对强势状态(代表抗体是 IgE 和 IgG1)与过敏遗传倾向相互作用,因而容

易发生过敏性反应。很多临床研究证明了益生菌对婴儿过敏症的治疗作用。

2. 剖宫产和脐血 IL-13、IFN 水平升高有关,导致儿童过敏或哮喘发生的危险性增加。

3. 剖宫产患儿分娩时未经过产道挤压,肺部液体排除延迟改变了肺部生理功能,易出现新生儿暂时性呼吸急促和增加新生儿呼吸道疾病发生率,导致儿童期哮喘发生的概率升高。

4. 有研究表明,剖宫产新生儿 DNA 甲基化水平比阴道分娩者高,可能导致儿童变态反应疾病的发生。

三、分娩时期与儿童变态反应

有研究证明,早产与儿童变态反应存在一定的联系。早产儿与出生低体重儿相比正常出生体重儿的肠道渗透性更高,消化吸收功能不成熟,这导致对食物中的抗原成分及大分子物质的摄入会增加。与足月儿相比其对完整蛋白抗原的吸收率可高达 100 倍以上。有疫苗接种计划证实,早产儿免疫系统发育不够成熟,但仍可以对抗原刺激进行适当的反应。此外,早产儿存在 Th2 免疫较强而 Th1 较弱的免疫偏倚,这会导致由 IgE 介导的儿童变态反应风险增高。此外,早产会影响新生儿肠道菌群,早产儿缺乏肠道内双歧杆菌等益生菌能够有效刺激免疫功能,尤其是肠道黏膜免疫系统的发育和成熟,将会改变或延迟新生儿肠道菌群的早期定植,从而加重了儿童变态反应疾病的发病风险。

四、分娩环境与儿童变态反应

妊娠期感染和炎症是怀孕期间的常见事件,与胎儿先天免疫系统的发育密切相关。孕妇感染(如呼吸道感染、阴道炎、尿路感染、宫内感染、发热性疾病等)与子代哮喘的风险增加有关。妊娠期暴露于呼吸道合胞病毒(RSV)、鼻病毒、呼吸道病毒、蠕虫、衣原体等也是后代儿童哮喘发生的危险因素。有研究发现妊娠期 C 反应蛋白(CRP)水平的升高,可能会增加子代发生哮喘的易感性,进一步证明了妊娠期感染可能会增加后代患哮喘的倾向。

胎儿可能通过以下途径感知母体对感染和炎症的免疫反应:①通过新生儿 Fc 受体介导的抗原-抗体复合物,直接转移和暴露于母体抗原,如妊娠期血吸虫病、疟疾、锥虫病、人类免疫缺陷病毒(HIV)等。②通过 Toll 样受体(TLRs)和特异

性细胞因子,将母体侧受体对病原体和细胞因子产生的病原体相关分子模式作出反应信号传递到向胎儿侧。③细胞因子直接穿过母胎界面,在胎儿侧引发不同的细胞反应。如母亲携带 HIV,新生儿(未感染 HIV)在 TLRs 激动剂刺激下,单核细胞和树突状细胞的促炎反应增强,且产生更多的细胞因子。④从母亲到胎儿垂直传播感染,导致胎儿免疫细胞直接对感染产生反应。如妊娠期孕妇 RSV 感染可经胎盘向未出生婴儿的肺部垂直传播,并且从婴儿期、儿童期,甚至成人期都能在肺中检测到,会造成神经营养失调,当再次 RSV 感染时,会产生气道高反应性。⑤作用于胎儿造血干细胞,例如通过影响细胞增殖和静止功能,调节造血前体细胞数量,或改变细胞分化潜能,调控新细胞生成。这种造血干细胞的变化可对免疫系统稳态和功能产生终身影响。

除了感染相关疾病,妊娠期的一些非感染性疾病对后代哮喘也有一定影响。有研究发现后代哮喘的发生与妊娠期孕妇哮喘有关,且与控制程度也呈正相关。高血压可以通过扰乱胎盘功能,改变血管生成,影响肺生长、肺生存。妊娠期孕妇高血压疾病(包括慢性高血压、妊娠期先兆子痫、妊娠晚期收缩压较高)与后代哮喘风险增加有关,且孕妇哮喘和先兆子痫联合作用具有累加效应。在加拿大对儿童青少年行纵向调查发现,后代哮喘的发病与母亲妊娠期糖尿病成正相关。

妊娠期感染和炎症不仅对母亲有不利影响,还可能增加后代哮喘发生的风险,其机制可能与胎儿接触抗原、炎症细胞因子改变有关,在未来的研究中可以关注其免疫机制研究,为未来治疗提供新的干预措施。同时母亲非感染性疾病也对后代哮喘产生影响,在临床上需要加强对妊娠期孕妇非感染性疾病的控制管理。

五、分娩用药与儿童变态反应疾病

妊娠期抗生素的使用可能增加后代变态反应疾病的发生风险,特别是哮喘。抗生素的使用改变了感染的过程,一些类型的抗生素会抑制 Th1 免疫功能,导致 Th2 免疫功能过强,出现偏倚,从而增加了变态反应疾病的发病风险。此外,抗生素可能穿过胎盘,进入胎儿血液循环中,改变肠道菌群的微生物,从而增加了疾病的发生风险。

(乔宠)

第三节　变态反应与母乳喂养问题

一、婴儿喂养方式

(一)母乳喂养

母乳喂养(breastfeeding)是人类进化以来就存在的一种天然喂养方式。纯母乳喂养是除了必需的药物、维生素和矿物质补充剂外,人乳是婴儿唯一的是食物来源,不进食任何其他的液体和固体食物,包括水。研究已正式,母乳喂养不仅提供给婴儿最佳的营养,对婴儿期、儿童后期的健康和发育有明显的促进作用,还对成人期健康也有重要的意义。2002 年,世界卫生组织(WHO)和联合国儿童基金会(UNICEF)提出保护、促进和支持母乳喂养。全世界的主要健康组织都建议母乳喂养作为婴儿营养的最佳来源,出生后的前 6 个月进行纯母乳喂养,6 个月后引入过渡期食物,母乳喂养可持续至 2 岁。

(二)部分母乳喂养

人乳与婴儿配方或其他食物同时喂养婴儿为部分母乳喂养,分为以下两种情况。

补授法:4 月龄内的母乳喂养婴儿体重增长不满意时,提示母乳不足。此时使用配方分或其他乳制品补充母乳喂养为补授法。

代授法:母乳喂养婴儿至 6 月龄时,为断离人乳逐渐引入配方粉或其他乳制品替代人乳。

(三)婴儿配方喂养

6 月龄以内的婴儿由于各种原因不能进行母乳喂养时,完全采用配方粉(formula)喂养婴儿,成为婴儿配方喂养。

二、母乳喂养与变态反应

母乳对母亲和孩子健康有许多益处,婴儿出生后 6 个月的纯母乳喂养,以及长达 2 年或更长时间的持续母乳喂养,被认为婴儿喂养的"黄金"标准。这是因为母乳非常适合婴儿,其营养成分和生物活性因子可以促进婴儿生长发育及存活,可以预防婴儿期坏死性结肠炎、超重和肥胖、糖尿病、感染和变态反应性疾病,并降低未来的疾病风险。但母乳喂养的许多方面都可能影响婴儿,包括营养成分、肠道黏膜免疫与菌群的建立、喂养持续时间及辅食、哺乳期母亲的饮食。

(一)人乳中的营养成分

母乳中含有多种营养成分有配方奶粉无法替

代的作用,人乳中所含有的抗体、乳铁蛋白、吞噬细胞、白介素、低聚糖和核苷酸等多种免疫活性成分。母乳中乳清蛋白与酪蛋白比例接近于4∶1且氨基酸种类,含量丰富,可满足婴幼儿生长发育需求,易消化吸收;同时母乳中含有多种生理活性肽,不仅可促进婴幼儿吸收营养物质,还可增强肠道蠕动性;大量免疫球蛋白、高活性淀粉酶、溶菌酶,婴幼儿食用后可较快建立优势肠道菌群,使微生态系统有效发挥免疫调节作用,为婴儿提供被动免疫,增进婴儿抗感染能力,降低腹泻和呼吸道感染。人乳中的免疫物质和活性因子还能影响婴儿自身免疫系统的发育,可能是一些免疫相关的疾病(湿疹、哮喘、1型糖尿病、肠道炎性疾病和一些儿童癌症)在母乳喂养儿童中的发生率明显低于人工喂养儿的原因。

（二）胃肠道黏膜免疫及菌群的建立

胃肠道黏膜下有大量浆细胞,它们是IgE和IgA的来源之一。IgA可以分泌型(sIgA)的形态分泌进入消化道内,对黏膜起保护作用。新生儿消化道没有IgA,但在微生物和抗原性食物的刺激下,滴度可以很快上升;一般在6~36个月时,分泌型IgA可达到成人水平。肠黏膜的通透性也随年龄而变化。4~20天人工喂养的婴儿血液中,大部分可测得乳白蛋白,但这种抗原成分在5个月后得婴儿中很难测的,说明随着年龄的增长,肠黏膜对乳白蛋白的屏障作用在逐渐加强。母乳喂养的婴儿进食牛乳后,其抗体反应比自幼用牛乳进行人工喂养的婴儿要弱得多,这说明异种蛋白引入婴儿的食谱越晚,其能通过肠黏膜屏障的量越少。抗原通过致敏机体的黏膜,就将发生抗原抗体反应。不同的抗原抗体反应将导致不同的生物学效应。临床反应可以表现在局部,如呕吐、腹痛、腹泻,也可以发生在远离消化道的部位,如皮肤和肺。

用普通的标准配方奶粉代替母乳喂养,既不能解决新生儿经母乳喂养弥补肠道菌群定植缺陷问题,又无法获得刺激肠道益生菌生长的必要影响物质,如低聚糖。在这种状态下,肠道菌群异常的新生儿更容易发生皮炎等过敏症及克罗恩病等。此外,还有研究表明,肠道菌群一旦建立起来,在一生中都是相对稳定的,这就意味着异常的

肠道菌群一旦形成很难纠正。母乳中含有双歧杆菌,有助于婴儿肠道双歧杆菌的生长和优势维持,对减少变态反应性疾病的发生有积极的意义。母乳喂养对儿童健康是非常重要的。

（三）喂养持续时间及辅食

有研究表明,至少4个月的母乳喂养才可有效降低婴幼儿特异性皮炎、哮喘等变态反应性疾病,这可能是和免疫球蛋白A诱导免疫耐受形成相关,婴幼儿作为特殊群体,其消化道发育不全,辅食过敏多发生在4~6月龄。目前,降低辅食过敏发生率的主要有效方法是避免过早添加易过敏的辅食。WHO推荐4~6月龄婴幼儿应避免食用固体食物,以减少过敏疾病的发生。鱼虾类及坚果类食物营养虽然丰富,但婴幼儿肠道相对脆弱,耐受性差,容易出现过敏情况,分别建议婴幼儿8月龄后、12月龄后添加。

（四）哺乳期母乳饮食

有研究认为妊娠期母亲不吃蛋类食品以及母亲和婴儿在生后1年内避免进食蛋类可减少婴儿特应性疾病发生,有回顾研究表明鱼类食物与哮喘的较低患病率有关。进食维生素D可减少后代哮喘的风险。而人造黄油或植物油n-6多不饱和脂肪酸,会通过抑制T淋巴细胞的活化,抑制Th1细胞的免疫功能,增加后代过敏的风险。此外,也有资料显示,过量补充叶酸可能增加儿童哮喘的发生风险,哮喘与DNA甲基化水平密切相关,叶酸作为甲基供体,会导致气道上皮细胞增厚,影响气道重塑,增加气道敏感性。

（乔宠）

参考文献

1. 《中华耳鼻咽喉头颈外科杂志》编辑委员会鼻科组,中华医学会耳鼻咽喉头颈外科学分会鼻科学组.中国变应性鼻炎诊断和治疗指南(2022年,修订版)[J].中华耳鼻咽喉头颈外科杂志,2022,57(2):106-129.
2. 徐从剑.实用妇产科学[M].4版.北京:人民卫生出版社,2017.
3. 复发性流产合并风湿免疫病免疫抑制剂应用中国专家共识编写组.复发性流产合并风湿免疫病免疫抑制剂应用中国专家共识[J].中华生殖与避孕杂志,2020,40(7):527-534.

第二十八章

变态反应中医辨证论治

第一节 中医学与变态反应疾病的防治

中医学在中国古代虽无"变态反应"或"过敏反应"之词,但从中医古籍中可发现早在几千年前就有传统医学对于过敏现象的观察。中国现存最早的医学著作《五十二病方》关于"漆"病的记载,使用咒禁之法减轻或消除:"记黎:唾曰:歎!桼……饮其一杯,令人终身不黎"。此处引申为因接触漆树、漆液所导致的疾病,即后来医书所称漆疮。巢元方在《诸病源候论·漆疮候》中就曾描述过有关过敏反应:"疮漆有毒,人有禀性畏漆。但见漆,便中其毒……亦有性自耐者,终日浇煮,竟不为害者"。以上论述说明,漆疮中毒是由于个体差异不同所致,与现代变态反应学对个体差异性的认知相一致。

在中医体质学中,体质是指人体生命过程中,在先天禀赋和后天获得的基础上所形成的形态结构、生理功能和心理状态方面综合的相对稳定的固有特质,是人类在生长、发育过程中所形成的与自然、社会环境相适应的人体个性特征,表现为结构、功能、代谢,以及对外界刺激反应等方面的个体差异性,对某些病因和疾病的易感性,以及疾病传变转归中的某种倾向性。在中医9种体质中,可以分为非特异性体质和特异性体质两大类,除特禀体质之外其他8种体质类型均属于非特异性体质。

特禀体质作为一种特异性体质,是指包括先天性、遗传性的生理缺陷、过敏反应、原发性免疫缺陷等在内的主要由先天禀赋异常形成的体质缺陷。特禀体质中包括过敏体质,中医体质学对过敏体质概念的表述是:在禀赋遗传的基础上形成的一种特异体质,在外界因子的作用下,生理机能和自我调适能力低下,反应性增强,其敏感倾向表现为对不同过敏原的亲和性和反应性呈现个体体质的差异性及家族聚集的倾向性。过敏体质者易发生食物过敏、药物过敏、花粉症等,易患变应性鼻炎、特应性皮炎、过敏性哮喘等变态反应性疾病。

中医对过敏现象的观察已历经千年,现代中医药专家学者多从调节体质、扶正祛邪角度防治变态反应疾病。

一、中医药与变态反应疾病的预防

预防,就是采取一定的措施,防止疾病的发生和发展,体质在预防中的意义尤为重要,中医药"治未病"思想对本病的防控具有独特优势。体质类型决定了疾病发生与否及发病倾向,为疾病发生的"共同土壤",而变态反应性疾病则与过敏体质这一"土壤"因素相关。中国工程院院士、国医大师王琦教授以"治未病"这一纲领性原则为出发点,提出体质三级预防学说,从调体拒邪、调体防病和调体防变三个演进层次体现了改善体质在预防疾病的作用。将预防的重心由"病"转向"人",体现中医学"以人为本、因人制宜"的思想。这一观点的提出将变态反应性疾病相联系,形成了较为系统的理论认知。

（一）过敏体质的一级预防

一级预防即病因预防。个体体质的特殊性,往往导致机体对某种致病因子的易感性。同时,体质特征受先后天多种因素的影响,还要重视后天调养的作用。要增强体质,提高正气抗邪力,防止过敏体质的形成,可以从以下几个方面采取措施。

1. 优生优育是改善人类的遗传素质,提高人口质量的关键环节。研究发现双亲过敏史是婴儿变态反应性疾病的高危因素,父母亲过敏史分别与婴儿荨麻疹、湿疹有关。夫妻双方的过敏体质更易增加胎儿的过敏风险,与母亲更密切,新生儿过敏的发生时间主要在前2个月,主要以皮肤过敏为主。因此过敏体质者生育前一定要做好调体。

2. 人的情志活动是人体对客观事物外来刺激的不同反应,精神情志的改变,对人体的功能活动有直接的影响。若情志失常,则气血失调,容易加重偏颇体质,诱发疾病。因此,调畅情志,积极生活,培养爱好如唱歌跳舞、琴棋书画,与人交流等对预防过敏体质具有重要的作用。

3. 体育锻炼可使人筋强肉实,脏腑功能健旺;还能调畅情志,促进人的身心健康。因此,加强体育锻炼,是增强体质减少过敏体质发生的重要手段。过敏体质人群多有气虚的表现,因此可以练习八段锦、易筋经等增强体质,防治过敏体质的形成。

4. 人与天地相应,所以人体应该根据四时阴阳的变化规律而加以调摄。春季阳气条达,晚睡早起,饮食宜辛甘微温;夏季阳气旺盛,晚卧早起,饮食宜清淡;秋天阳敛阴长,早卧早起,饮食宜防燥护阴;冬季阴盛阳藏,早卧晚起,饮食宜护阴潜阳。饮食起居等生活习惯,常能影响人体正气的强弱,因此要顺应四时以调寒温。

5. 早期儿童喘息可能是发生过敏性哮喘的重要因素,因此有出现喘息的儿童应及时给予鉴别诊断。家长对于变态反应性疾病的认知水平普遍偏低,有家长认为过敏对儿童的生活不会造成影响,也不会带孩子去咨询及治疗,这对儿童变态反应性疾病的防治工作极为不利,容易造成过敏体质及病情的加重,医护人员及社会应重视变态反应性疾病知识的宣传教育工作。

（二）过敏体质的二级预防

二级预防即临床前期预防,即在疾病的临床前期做好早发现、早诊断、早治疗。中医体质学说为疾病的二级预防提供了简便的筛检措施。《中医体质分类与判定标准》经过九年的临床应用,证明其在体质类型的评定上具有良好的实用性和准确性,可以用来做筛查工作。

1. 早发现、早诊断　过敏体质者易感风寒湿之邪而患病,因此,对于具有过敏体质而未发病的人群,应采取相应的措施避免致病因子对人体的侵袭,积极改善过敏体质,阻止疾病的发生。诊断变态反应性疾病有个简洁的测试方法——皮肤过敏测试,即在手臂前臂内侧划一道痕,如果在1~2分钟之内出现红晕或条状的隆起阳性反应,就要高度警惕过敏。对于遇到冷空气、沙尘或花粉等出现流鼻涕、鼻塞、打喷嚏、鼻痒或憋气、喘等不舒服症状时,也需明确诊断。

2. 早治疗　临床上对于过敏体质(倾向),可服用调理过敏体质的代表方如玉屏风散、消风散、过敏煎等。过敏体质症状表现各不相同,临床上可辨病对症加药。运用脱敏方,从根本上改变身体的土壤,从而使疾病治愈。临床上也可以用经验方来缓解过敏,如马齿苋或紫草煎水外洗。对于变应性鼻炎,可通过按摩迎香、鼻通、上星等穴位或熬葱白百合羹缓解症状;针对变异性咳嗽,可凉拌鱼腥草或刺血尺泽穴缓解症状。变态反应性疾病属于疑难杂症,过敏体质也是一个时间段里的身体状况,因此治疗过敏体质需要一个过程,这也符合"缓则治其本"的中医治病理念,需要医生给患者耐心的指导与解释。

（三）过敏体质的三级预防

三级预防即临床预防,对已患某些疾病者,及时治疗,防止恶化;改善过敏体质,防止变态反应性疾病的复发。针对变态反应性疾病,要注意患者的体质差异有利于确定证候的变化方向。随着疾病的发展,证候始终不会脱离体质这根轴线。因此变态反应性疾病的发展过程中,应注意到体质对证候的制约与影响,从而掌握证候的转变规律,更好地为治疗服务。

二、中医药与变态反应疾病的治疗

变态反应疾病的表现是在内外致病因素作用下导致的病理改变,是表象。本质乃是机体内环境失调,人体整体调节功能失衡,故变态反应性疾病的根本原因是患者的过敏体质。中医中药有多靶点、多层面的作用,应用中医中药祛除内外病邪,通过辨证论治组方及中医外治增强人体正气,改善、纠正过敏体质,调节免疫机能,使机体对外界适应性逐渐增强,恢复自稳调节机制,这也体现了中医因人制宜和"治病求本"的基本原则。

（一）基于现代中医体质理论的"辨体-辨病-辨证"论治

"辨体-辨病-辨证"模式中所体现的整体观念、因人制宜的思想使中医临床中以证为主的诊疗模式开始向以人为主转变,依据患者的中医体质判定标准,并与患者性格特征、舌象、脉象及临床经验相结合,来判断患者体质类型。再结合病理特点确定疾病所在的阶段,整体认识疾病的发生、发展规律。充分体现因人制宜的特点。将体质、疾病与症候结合在一起,提高诊疗的准确性。

过敏体质人群是本虚标实、阴阳失调,从而导致易受外界刺激。所以主要应用扶正法来改善过敏体质,疾病缓解期以扶正为主,兼用祛邪;发作期以祛邪为主,兼用扶正。临床中根据变态反应性疾病发病的规律,选择特定的用药时间,缓解期用药较发作期更为精简。由于过敏体质可因不同过敏原诱发疾病,但某些过敏原在日常生活中难以避免,因此建议在治疗中从无到有、从少至多地接触过敏原,以提高患者生命质量。

(二)脏腑论治

人体是个整体,脏腑之间关系密切,一种疾病的形成常责之于多个脏腑,临证应辨证论治,多脏腑同治,使人体达到新的平衡,治疗变态反应性疾病才能达到良好的效果。

1. 从肺论治 肺为华盖,主气司呼吸、主宣发肃降、外合皮毛、开窍于鼻,变态反应性疾病多以皮毛、孔窍功能异常为主要临床表现。通过辨证调理肺脏,或宣肺泻肺,或调畅肺气,或温肺补虚,使肺之正常功能恢复,则肺之卫外功能增强,可调整人体机体免疫机制,从而有效地治疗某些变态反应性疾病。发作期以缓解症状,标本兼治,通过宣肺解表祛除过敏原为主,风热者疏风清肺,可选银翘散、桑菊饮之类加减;风寒者宣肺散寒,如麻黄汤、桂枝汤加减。若症状较重,可加乌梅、五味子等敛肺,防止外邪入里从而缓解症状。缓解期重在改善体质,以温肺补虚为主,方选玉屏风散、六君子汤加减。对于肺系疾病,如变应性鼻炎、哮喘、过敏性咳嗽等,发作期可用炙麻黄止咳平喘,结合杏仁、苏葶丸降气止咳。若舌苔黄腻,可适当加大苏葶丸力度,或增强化湿利水之功;若痰湿明显,喉中痰声辘辘,可结合千金苇茎汤。

2. 从脾胃论治 脾为气血生化之源,主运化,为气机升降之枢纽,"内伤脾胃,百病由生"。脾虚则气血津液不足,日久则不能温养肾精,且水湿不运,水液代谢出现异常,水湿易生热,壅滞肠腑,可直接导致荨麻疹、湿疹等发生。故调理脾胃可调整人体失衡状态,是防治变态反应性疾病的一个重要思路。临证脾胃实热可用白虎汤、泻黄散加减;湿热证可给予黄连泻心汤、三仁汤、白头翁汤等;热毒血热可给予犀角地黄汤、黄连解毒汤类;湿盛者可给予五苓散、除湿胃苓汤加减。临床多见脾虚证,对于脾胃气虚证、寒证应用参苓白术散、补中益气汤、理中汤调之,气血双亏用八珍汤。过敏状态实则正气不足,故临证多见脾胃气虚证、脾虚湿盛,对于气虚者,可应用七味白术散加减;

湿盛者,可用二陈汤、五苓散加减。

3. 从肝论治 肝主升发、主风、主疏泄和藏血,使脏腑经络气血津液疏通畅达,通而不滞,散而不郁。肝疏泄失常,气血失调,或肝阴血不足,可出现皮肤瘙痒症等;肝不藏血,肝阳升泄太过则致出血,皮肤上可有各种色素性紫癜;肝风内动与过敏性疾患临床特点有相似性,且特别是在春季发作或加重;哮喘也往往由情志因素诱发。中医肝脏的调节功能与机体内分泌免疫调节机制功效相似,肝脏可能是过敏疾患的重要病理生理学基础。对于变态反应性疾病,通常采用疏肝祛风和养血调肝来治疗。疏肝祛风可用柴胡疏肝散加减,滋阴养血可选当归饮子等加减。

4. 从肾论治 肾藏精,主水、纳气。肾阴肾阳协调,则全身阴阳平衡。对于反复发作的变态反应性疾病,多有元阳不足虚寒之症状。肾阳虚则人体免疫力低下,对一些过敏原敏感性增加,从而发病,故先天肾精不足是过敏体质形成的内因,若通过补益肾精则可扶助正气,改善过敏状态。

(三)从致病因素论治

1. 从风论治 "风邪"轻扬开泄、主动、善行数变,变态反应性疾病的表现较符合风邪致病的特点,故医家认为风邪与过敏原有着相关性。如湿疹、荨麻疹多急性起病,多风团瘀斑,伴瘙痒感;变应性鼻炎、哮喘等表现鼻痒咽痒、咳嗽喘急骤起等症,均符合风证"其性轻扬""风盛则痒"的特点。"风邪"有外风、内风之分,故应"祛风""息风"来祛除外风,平息内风。对于外风风寒以疏散风寒、调和营卫为法,可选荆防败毒散等加减;风热以疏风清热,可用麻黄连翘赤小豆汤、防风通圣散加减;兼有湿邪者,可选消风散、四妙丸加减。对于内风肝阳上亢、肝风内动者,可选磁石、龙骨、牡蛎等;对于脾虚生风者,应健脾益气、消风息风,选息风药配以白术、山药、薏苡仁、莲子肉等;对于血虚生风者可配生地黄、熟地黄、白芍养血补血;对于血热(阴亏)动风者,血热明显者,加赤芍、牡丹皮、石膏等清热凉血,阴亏明显者,加生地黄、玉竹、麦冬养阴清热。

2. 从血论治 "无风不作痒,治风先治血,血行风自灭",血分在风证的发生、发展和转归中都起着举足轻重的作用。对于血虚生风,当滋阴补血养血,可用四物消风散、当归饮子等加减,常用药有生地黄、熟地黄、丹参、鸡血藤等;血热生风,宜清热凉血散血,可用凉血四物汤、知柏四物汤等加减;阴亏明显者,加生地黄、玉竹、麦冬养阴清热;对于瘀血阻络者,可活血化瘀,常用药有川芎、红花、桃仁,血瘀明显可加三棱、莪术等破血逐瘀。

3. 从瘀论治 变态反应性疾病具有反复发作、缠绵难愈的特点,根据发病病程及病机,必定存在血瘀。血瘀则影响脏腑机能,气血津液化生,三焦气化升降失司,水液代谢紊乱。瘀阻肺络会出现反复咳嗽喘促、鼻塞流涕;外阻肌肤会出现腠理疏松,血不循常道而渗溢脉外,而发紫癜,也使得荨麻疹、湿疹等不易治愈。"瘀血不去,新血不生",对于变态反应性疾病,在辨病辨证基础上,不忘活血化瘀,临床常能取得满意的疗效。活血化瘀法兼有调整体内"正气"的作用,对免疫功能有双向调节作用。方剂常用桃红四物汤为基本方,气虚所致可选补阳还五汤加减,血热所致可加犀角地黄汤,气滞所致者可加四逆散。

4. 从痰湿论治 万全曾云:"人之为病者,有十病九痰",痰作为一种病理产物和致病因素,其致病范围较广。痰湿为脏腑病变、水液代谢紊乱的产物。痰湿阻肺可发生咳嗽哮喘等,上扰鼻窍则鼻水涟涟,浸淫肌肤而发湿疹等,若和热结,灼伤血络而现紫癜。故用祛湿化痰法可清除变态反应性疾病中产生的病理产物,调畅气血,常用方剂有二陈汤、温胆汤、小陷胸汤加减。

5. 从营卫论治 大多数变态反应性疾病病位在鼻、咽、支气管、皮肤、胃肠,属于黏膜的变态反应性疾病。皮肤黏膜属中医之"卫表",当然鼻、咽及支气管黏膜也为"卫表",胃肠黏膜也可看作肌表黏膜向内脏的延伸,也为"卫表"的范畴。营卫不和,卫表虚弱,腠理开泄,易受外邪侵袭,而引发变态反应性疾病。运用调和营卫、固表祛邪来治疗该类疾病,收到满意效果,卫强则风邪无由而入,营血安和则风邪自祛。调和营卫的经典方乃桂枝汤。小柴胡汤也可调和表里阴阳,和解表里。玉屏风散也为常用方剂。

6. 从阴阳论治 阴阳是辨证的总纲,"平调阴阳"则为治病总则;变态反应性疾病,乃是阴阳失衡所致。"平"更侧重于"抑制"亢奋的正气和"疏理"紊乱的正气,还要重视顾护气血的平衡,可用小柴胡汤加减。

(四)中医特色外治

近年来以"三伏贴(冬病夏治)"为代表的穴位贴敷、小儿经络推拿等传统中医外治疗法对变态反应性疾病患儿的体质干预作用也逐渐受到广泛

重视,其具有简、便、效、廉的特点,多与药物内服配合使用,成为变态反应性疾病防治重要方法。

1. 穴位敷贴法 是一种结合经络、腧穴与药物的综合性中医外治疗法,在我国用于疾病防治有着悠久历史,代表如"冬病夏治"疗法,将敷贴疗法与中医"春夏养阳""天人相应""治未病"等理论相结合,综合利用药物、经络腧穴、时间、皮肤刺激量等多种因素对人体的多重干预作用,使病体恢复阴阳平衡,达到防治疾病的功效,被后世广泛用于哮喘、变应性鼻炎、咳嗽变异性哮喘等肺系疾病的防治过程中,是中医外治干预肺系变态反应性疾病患儿体质的经典外治方法,穴位敷贴疗法主要包括药物选择、穴位选择、时机选择三个方面。药物一般大多以清代《张氏医通》中"白芥子涂法"为基本方,以白芥子、细辛、延胡索、甘遂四味辛温药物为主,于夏季三伏之天敷贴于足太阳膀胱经、督脉背部腧穴。足太阳膀胱经主一身之表,为人身之藩篱,阳气最盛,督脉为"阳脉之海",乃人体阳气之总纲,辛温药物与经络穴位配合,借助自然界夏季阳气旺盛、人体阳气升发之势,起到了温阳扶正固卫的功效。

2. 推拿按摩法 常见的推拿按摩穴位有足三里、风池、迎香、肺俞、脾俞、肾俞等。如点按肺俞、迎香对于过敏引起的喷嚏、流涕、鼻痒、鼻塞等症状有积极作用。按揉三阴交、血海、脾俞可减轻过敏引起的腹泻、腹痛、呕吐症状。指推膈俞、血海、委中可缓解湿疹、瘙痒、风团和荨麻疹皮疹。

3. 针刺穴位法 常见针刺穴位以肺经和大肠经穴位为主。如过敏引起咳嗽可选肺穴、列缺、合谷;过敏引起哮喘可选定喘、尺泽、中府;过敏引起呕吐可选中脘、胃俞、内关;过敏引起瘾疹可选委中、膈俞、血海、曲池。

4. 灸法 是中医常见传统疗法,具有独特非特异性免疫调节作用,能有效增强儿童免疫功能,改善儿童过敏体质。如灸血海穴,该穴生血养血,对瘾疹、湿疹等血热型儿童过敏性皮肤病的功效显著。中医基础理论认为,气能生血,血能生气,气血足正气足。通过艾灸血海穴,儿童体内气血充沛,正气存内,邪不可干。

5. 耳尖放血疗法 用三棱针点刺耳廓对折的耳尖,挤出少量血液即可。该疗法适用于儿童急性过敏者,症见呼吸急促、鼻翼扇动、咽喉部红肿、扁桃体肿大等毒热内盛过敏表现。

6. 脐疗法 通过把中草药制成丸、膏、丹、散

后,用熏、敷、纳、熨、蒸等方法作用于神阙穴,再行固定,根据病情确定固定时间。中医基础理论认为,脐疗可通过神阙穴联系十二经脉、督任二脉、奇经八脉,作用于全身,对改善多汗、便秘、泄泻等儿童过敏体质症状作用明显。

7. 拔火罐法　通过在神阙穴上拔火罐,留罐5分钟后起罐,反复3次,或用闪罐的方法,以神阙穴及周围局部充血为度。主要作用是提高免疫功能,抑制过敏反应。

8. 膏方法　该疗法通过药补食补相结合的方法,用药食物研制成膏进行食用,达到对过敏儿童进行补肾健脾,促进儿童生长发育,增强体质,降低过敏发生频率的目的。

中医素来重视"异病同治、治未病、因人制宜、整体观",这和变态反应性疾病现代治疗中的"个体化治疗,干预过敏进程"等原则都是相通的。中医认为个人体质既有先天禀赋因素,也受后天影响,体质是可调的。

中医指出小儿"脏腑娇嫩、形气未充",但同时又"生机蓬勃、发育迅速",身体各项机能仍然处于发展完善过程中,体质具有较强的可塑性,这和现代医学研究发现儿童早期是"过敏进程"有效干预的窗口期相一致,儿童阶段过敏体质的可调性不仅有中医理论支持,也有现代医学的证据支撑。根据过敏体质的中医体质特征,将"辨体论治"与"辨证论治"相结合,中医内治与外治法相结合以调理气血阴阳、平衡脏腑偏颇,同时包括了结合个体体质特征的日常起居、饮食、调护方案,以改善儿童过敏体质,使儿童对过敏原致敏反应降低,或是过敏发作时间间隔延长,或是过敏症状越来越轻,甚至达到对致敏原不敏感。

(张秀英,王雪峰)

第二节　变态反应的中医辨证理论

一、变态反应病的体质特点

体质是人群的个体在遗传的基础上,在生长发育过程中,逐渐形成的结构、功能、代谢相对的稳定状态。《内经》记载:"人之生也,有刚有柔,有弱有强,有短有长,有阴有阳……"人天生有禀赋之不同,并将人划分为太阴人、少阴人、太阳人和阴阳平和之人。过敏性是人体的重要的体质要素之一。部分变态反应病患者先天存在着潜在的发

病倾向。这种潜在的发病倾向,在没有致病因子或诱因下,维持相对的阴阳平衡状态。在致病因子或诱因下,这种作用达到或超过了易患性的最低界限时,就会发生疾病。正如《内经·百病始生》曰:"因于天时,与其身形,参与虚实,大病乃成",同气相求,使人成病。先天性遗传因素而导致过敏反应表现为因其对不同过敏源的亲和力的不同而有异,有人表现对某些药物、血清过敏;有人表现对某些植物过敏;有人表现对食物过敏。潜在的发病倾向正如《内经》所言:"亢则害,承乃制,制乃生化,外列盛衰,害则败乱,生化大病",这种"亢"盛的特性就是变态反应病患者的体质特点。正如《医理辑要》所言:"易风为病者,表气虚;易为寒邪为病者,阳气虚;易为热邪为病者,阴气素虚。"体质决定疾病的发展过程和易转化性。

(一) 先天宿根

变态反应病的发生与先天因素有密切关系。例如关于支气管哮喘的发病,宋代许叔微《普济本事方·卷一》记载:"此病有苦终身者,亦有母子相传者"。关于风湿病《灵枢·贼风篇》是这样记载的"此皆尝有所伤于湿气,藏于血脉之中,分肉之间,久留而不去。……其开而遇风寒,则血气凝结,与故邪相袭,则为寒痹。"支气管哮喘的宿根《内经》认为"水气",现代认为痰瘀,风湿病宿根为湿气。由于其宿根的不同,所以预防所采取措施也不同;前者以化痰活血为宜,后者以化湿为妥。

(二) 六淫

自然界存在着正常的六气,即风、寒、暑、湿、燥、火。当"非其时而有其气"或气候异常变化,超过机体的适应能力时,六气就变成六淫(即六邪),损伤机体,造成疾病。变态反应病同样具备六淫致病的一般特点,有明显的季节性,与居住地区和环境有关,即可单邪致病也可合邪致病;肌肤、口鼻为六淫之邪侵入人体的主要途径。

(三) 七情

七情是在接受客观事物刺激的同时,经过脏腑复杂的生理活动而产生的相应情绪变化和情感反应。七情即喜、怒、忧、思、悲、恐、惊,正常情况下不会使人致病。《丹溪心法·六郁》曰:"气血冲合,万病不生。"但突然、强烈、持久的精神刺激,超过正常生理活动范围,使人体气机紊乱,脏腑阴阳气血失调,而发生疾病。《素问·举痛论》曰:"百病皆生于气。"变态反应病情志致病的特点:气机紊乱,气滞血瘀。如哮证,情志不畅,肝失条达,肝气

郁结,气机不畅,肺气上逆,发为哮证。又如泄泻,情志不畅,肝失条达,肝木乘脾,运化失常。

（四）饮食

饮食是人类维持生命活动、保持健康必不可少的条件。《素问》曰："五味入口,藏于脾胃,味有所藏,以养五气,气和而生,津液相成,神乃自治。"明代李中梓曰："脾为五脏之母,土为万物之根,安谷则昌,绝谷则亡"。"水能浮舟亦能覆舟",疾病的发生也与饮食有密切的关系。陶弘景亦云："百病横夭,多由饮食。"变态反应病的发生与饮食亦有密切的关系。饮食过敏、饮食不节、饮食偏嗜、饮食不洁均可导致变态反应病的发生和变化。

（五）环境因素

环境因素在变态反应病的发生中起到了重要的作用,并且逐步被人们认识。

1. 地域　《素问·异法方宜论》曰："北方者,天地所闭藏之域也,其地高陵居,风寒冰冽,其民乐野处而乳食,脏寒生满病,其治宜灸",本篇论述了地域不同发病不同,治疗也应区别对待。痹证的患者西北较多,与西北地区寒冷相关。沿海地区工业发展较快,哮证的发病则高于内地。

2. 环境　近年来随着机动车的增多,汽车尾气排放有害气体量增大,家庭煤气灶、热水器的普及,吸烟人数的上升,装修材料的不达标等,空气污染使变态反应病的发病率增高。室外的 SO_2、NO_2,室内的 CO、NO_2 常成为诱发哮证的原因。近年来,城市饲养宠物数量增加,动物皮肤也存在大量的螨虫,室内尘土中的螨虫也是诱发变态反应病的原因之一。

（六）痰饮

痰饮是津液运化输布失常,停积于体内的病理产物。浊者为痰,清者为饮。这些病理产物在体内形成以后,可直接或间接的损伤机体,造成各种病证。变态反应性疾病长期反复发作,难于根治与痰饮内伏相关。《医学纲目》曰："痰之为病……浑身燥痒……隐疹随生,皮毛烘热。"痰饮病的形成与外感六淫、内伤七情、饮食失节、血液瘀阻、脏腑功能损伤相关。变态反应病常见的痰饮病的临床表现:热型多样,汗出不解,头重头痛,身重如裹,胸闷咳喘,呕恶,肿胀口黏口腻,不思饮食,大便溏而不爽,舌腻脉滑。变态反应病常见的痰饮病证为实、虚、寒、热、湿痰证。

（七）瘀血

瘀血是指血液运行不畅停于体内的病理产物。这些病理产物在体内形成以后,可直接或间接的损伤机体,造成各种病证。瘀血形成原因众多,如六淫、七情、饮食、劳倦、正虚、出血、外伤、久病、痰湿均可致瘀血。《医学入门》记载："人皆知百病生于气,而不知血为百病之始。"瘀血的证候特点:疼痛、肿块、出血、舌紫黯、脉涩或结代。常见的瘀血证变态反应病为哮证、痹证、紫癜。近代研究发现瘀血内阻是变态反应病哮证的发生、复发的原因之一。

二、变态反应的中医病机

病机是疾病发生变化的机制。通过认识病机,抓住疾病的本质进行论治。现从以下邪正盛衰、阴阳失调、气血失和三个方面加以阐述。

（一）邪正盛衰

邪指病因,正指正气。正气抗邪,邪气伤正。邪正盛衰贯穿于疾病的发生、发展、转归的整个过程。"正气存内,邪不可干""邪之所凑,其气必虚""邪气盛则实,精气夺则虚"。其变态反应病具有以下的特点:

1. 变态反应病是一种常见病,常反复发作,病程较长,难于根治,甚则终身患病。

2. 邪气是不可忽视的外在诱发条件,变态反应病常常是在诱因的作用下发病,免除诱因,则不发病。

3. 先实后虚,虚实夹杂是疾病发生、变化的规律。

4. 虚实错杂是其证候的特点。变态反应性疾病常出现虚中挟实,实中挟虚,上实下虚之证。

5. 正邪相持是疾病缓解期的病机特点。

（二）阴阳失调

《景岳全书》记载："医道之繁,可一言以蔽之,曰阴阳而已。"阴阳失调是指在疾病发生、发展的过程中,由于阴阳失去相对的平衡,表现出偏盛偏衰的病理变化。临床常见的阴阳失调的病理变化形式有以下六种:阴阳偏盛、阴阳偏衰、阴阳互损、阴阳转化、阴阳格拒、阴阳亡失。由于变态反应病常反复发作,部分变态反应病患者先天存在着潜在的发病倾向。在没有致病因子或诱因下,维持相对的阴阳平衡。在致病因子或诱因下,这种作用达到或超过了易患性的最低界限时,就会发生疾病。在缓解期也处于相对平衡状态,一遇诱因就可发生。病程普遍较长,易见阴阳互损的病理过程,病机复杂。

（三）气血失和

《素问·调经论》记载："气血不和，百病乃变化而生"，气血失和是指气血病理现象的概括。气的失和在临床的表现为气虚、气陷、气脱、气闭、气滞、气逆。血的失和在临床的表现为血虚、血瘀、血热、血寒、血厥及出血。变态反应病气血失和的临床特点为常气血同病，互为因果。支气管哮喘的反复发作的病机为痰瘀气壅，血瘀气滞；心肌炎的病机气阴两虚是贯穿于疾病的全过程；紫癜后期的病机则为气虚失血。总之，变态反应病的发生是由于素有宿根，素体亢盛，触及诱因，气血失和，升降失司，阴阳失调而发病。

三、中医变态反应病诊法

诊断在诊治疾病的过程中具有特别重要的意义和位置，它是合理治疗的前提和依据。如何进行变态反应病的专科诊断，传统的中医药积累了丰富的经验，"有诸内必形于外"。《内经》在色诊和脉诊论述尤其详细，为日后的诊断学的发展奠定了基础。动态观察疾病的变化，"色从外部走内部者，其病从外走内，其色从内部走外者，其病从内走外"。通过望闻问切，并结合现代医学技术是我们准确诊断的基本方法。

（一）问诊

问诊是医生通过向患者、家属和亲友以及知情人询问，了解患者病情的一种诊法。最好是直接向患者询问，以了解病情的第一手资料。这种询问是有步骤、有目的地进行，真实地了解疾病的发生、发展情况。历代医家对问诊都颇为重视，如《灵枢·师传》曰："入国问俗，入家问讳，入堂问礼，临病人问所便"。《素问·征四失论》曰："诊病不问起始，忧患饮食之失节，起居之过度，或伤于毒。不先言此，卒持寸口，何能中病。"《医门法律》记载："凡治病不问病人所便，不得其情，草草诊过，用药无据，多有伤残，医之过也。"问诊实为临证之首务。其内容包括一般情况、现病史、既往史、个人史、家族史、过敏史等。问诊还须掌握一定的方法和技巧。

1. 一般情况　一般情况内容包括患者的姓名、年龄、性别、住址、联系方式、婚姻、民族、职业、籍贯等。在这里我们强调的是工作环境与变态反应病的发生和发作有着密切的关系。一些哮喘患者的发作与油漆工作相关，脱离环境后哮喘消失。长期工作于潮湿环境者，则易患痹证。由于变态

反应病存在着变态反应性疾病的"迁移"现象，这种"迁移"现象是指部分变态反应病之间存在相继发生的关系，故需注意询问患者的年龄。有些女性变态反应病的发作与经期相关。

2. 现病史　通过患者对疾病的大体陈述，掌握其主诉。主诉是由患者目前最主要、最痛苦的症状或体征或实验室检查结果加时间构成。围绕主诉，询问其发生的发病时间、原因、诱因、发展变化情况、诊疗经过和现症。明代的张景岳"十问歌"简明扼要的提出问诊的主要内容。

（1）问寒热：寒热是临床上常见症状，它是正邪相争的结果。《内经》曰："阳盛则热，阴盛则寒""阳虚生外寒，阴虚生内热"。寒有恶风、畏寒、恶寒、寒战之分；热有微热、发热、壮热之别。寒热在临床上可分为以下四种形式：恶寒发热、但寒不热、但热不寒、寒热往来。

（2）问汗：《内经·阴阳别论》曰："阳加于阴谓之汗。"汗是阳气蒸化津液，使其从里出于体表而成。临床常见的汗证有太阳中风证、气虚自汗证、阴虚盗汗证、大汗证等等。关于汗证应从汗的有无、出汗的时间、出汗的部位、汗量的多少、何种状态下的出汗，以及兼证上做以鉴别。

（3）问疼痛：关于疼痛，《内经·举痛论》曾专篇论述："愿闻人之五藏卒痛，何气使然？岐伯对曰：经脉流行不止，环周不休，寒气入经而稽迟，泣而不行，客于脉外则血少，客于脉中则不通，故卒然而痛"。关于疼痛其机制有二：一则"不通则痛"；二则"不荣则痛"。因实致痛者多由邪气、气滞、瘀血、痰饮、食积、虫阻所致；因虚致痛者多由气血不足，阴精亏损所致。在询问疼痛时应注意疼痛的部位、性质和时间，以及兼加症状。胀痛以气滞多见；重痛以湿阻多见；刺痛以瘀血多见；绞痛以有形实邪闭阻气机多见；冷痛以寒邪阻络或阳气不足多见；隐痛以气血不足多见；灼痛以火邪窜络多见。例如搏证：疼痛游走不定为行痹；酸痛、重着为着痹；疼痛剧烈，得热痛减为痛痹；疼痛兼发热，痛处红肿为热痹。

（4）问睡眠：关于睡眠《灵枢·口问》曰："阳气尽，阴气盛，则目瞑；阴气尽而阳气盛，则寤矣。"睡眠是人体的正常的生理需要。但睡眠不足或过度均为病理状态。在临床上人寐困难、时醒时寐、难以入眠为失眠。睡眠时间过长或坐卧则闭目而眠为嗜睡。失眠有虚实之分。失眠的虚证多由于血虚、阴虚所致，阴不滋阳，阳不入阴而造成失

眠。实证多是由于肝火、心火、食火、痰火阳热扰心而致。

（5）问二便：问二便是指问大小便。《内经·经脉别论》曰："食气人于胃，浊气归心，淫精于脉；脉气流经，经气归于肺。"《内经·五脏别论》曰："水谷入口，则胃实而肠虚；食下，则肠实而胃虚。"故问大便可知脾胃、大肠及肺的功能状态。《内经·经脉别论》曰："饮入于胃，游溢精气，上属于脾，脾气散精，上归于肺，通调水道，下输膀胱，水津四布，五经并行。"问小便可知肺、脾、肾、膀胱的病变。问二便须注意询问数量、次数、形状、颜色、气味和伴随的症状，以辨别寒热虚实。

3. 既往史　既往史的询问包括患者过去的健康状况，曾经所患的疾病，尤其是与现在相关的疾病。它对于了解疾病的发生、发展和变化有着重要的意义。考虑为支气管哮喘需询问是否患过变应性鼻炎、荨麻疹，因为变态反应并存在着疾病的"迁移"现象。心悸病需询问有无近两周内是否有感冒或痹证病史。

4. 个人史　个人史应包括患者的工作、生活环境、生活情况、饮食嗜好、劳逸起居。部分变态反应性疾病的发生与工作环境有密切的关系，变换环境则可缓解病情。

5. 家族史　部分变态反应性疾病存在着遗传倾向，询问时应多加以注意。

（二）望诊

望诊是医生运用视觉观察患者病情变化的一种诊断方法。"有诸内必行于外"。《灵枢·本脏篇》曰："视其外应，以知其内脏，则知之所病也"。"望而知之谓之神也"。通过对病人的神、色、形、态舌象，以及分泌物、排泄物色质的异常变化进行有目的地观察，以判断疾病之所在。

1. 望全身

（1）望神：《灵枢·平人绝谷篇》曰："神者，水谷之精气也。"神是生命活动总的外在表现。通过观察患者的精神、意识、眼神、气色、气息、反应的变化以了解患者得神、失神、神疲和神昏，以及假神等情况，以判断脏腑阴阳气血的盛衰和疾病轻重，以及预后。"藏于心，外候于目"，观察眼睛的变化是了解望神的重要内容。

（2）色泽：《灵枢·邪气脏腑病形篇》曰："十二经脉，三百六十五络，其血气皆上注于面而走空窍。"面部的颜色变化可反映五脏六腑的情况。《灵枢·五色篇》曰："察其泽夭，以观成败"气色更为重要。"气者色之变，色者气之常"。

（3）望形态：《内经·素问别论》曰："诊病之道，观人勇怯，骨肉皮肤，能知其情，以为诊法也。"望形态即观察形体和动态。望形体主要是观察形体的胖瘦壮弱，有无水肿。肥人多痰，瘦人多火。面浮肢肿腹胀为水肿证。《内经·脉要精微论》曰"头者精明之府，头倾视深，精神将夺也""腰者为肾之府，转摇不能，肾将惫也"。望姿态主要是观察患者的动静姿态与疾病相关的体位变化。《望诊遵经》提出体态八法，即动静、强弱、俯仰、屈伸。哮证见呼吸急促，喉中痰鸣，重则不能平卧。痹证见关节肿痛，屈伸不利。

2. 望局部　现代科学已证实局部与整体有相关性，通过观察局部可知局部和机体整体的疾病。望局部的内容包括望头与发、苗窍、颜面、皮肤、肢体、指甲、前后二阴、排泄物等。其方法是根据病情重点检查某一局部。例如：变态反应性鼻炎晨起或接触过敏性刺激后见鼻塞鼻痒，喷嚏频频，清涕如水。变态反应性结膜炎见眼痒难忍，双目充血。风疹则见皮肤风团，瘙痒剧烈。

3. 望舌　舌诊是诊断方法之一，也是中医特色，几千年来在这方面积累了丰富的经验和方法。《临证以验舌为准统论》曰："舌者心之苗也，五脏六腑之大主，其气通于此，其窍开于此者也。"《望诊遵经》曰："舌者，心之外候也，是以望舌可测其脏腑经络寒热虚实也。"《形色外诊简摩》曰："苔乃胃气之所熏蒸，五脏皆禀气于胃，故可借以诊五脏之寒热虚实也。"望舌的临床意义是判断正气的盛衰，分辨病位的深浅，区别病邪的性质，推断病势的进退。望舌质的内容包括观察舌神、舌色和舌形，以及舌态。主要是观察舌色。舌色淡白主虚主寒，舌绛主热主瘀，舌青主阴寒内盛，舌紫主热盛而气血壅滞。望舌苔的内容包括苔色、苔质。白苔主表证、寒证和湿证；黄苔主里和热证；灰黑苔主里证，其证候较复杂。如：支气管哮喘舌红苔黄主痰热内盛，舌红无苔为气液内亏。类风湿关节炎早期、急性期肝气乘脾，湿热偏盛证见舌质红，苔黄腻，脉弦滑数。

（三）闻诊

闻诊内容包括听声音和闻气味。听声音包括听语音、语言、呼吸、咳嗽、呕吐声、嗳气、喷嚏等声。闻气味包括口、汗气，痰涕、二便、病室气味。《素问·脉要精微论》曰："五脏者，中之守也，中盛脏满，气胜伤恐者，声如从室中言，是中气之湿也，言而微,终日乃复言者,此夺气也。衣被不敛,言语恶善不避亲属者,此神明之乱也。"一般来说,声音高而洪亮为实证;低而气怯为虚寒。气味腐烂臭秽,多属实热;腥污多属虚寒;其味特败为凶险证。支气管哮喘见发作喘息时喉中有哮鸣音。变应性鼻炎是见喷嚏连发,多在晨起时。

（四）切诊

切诊包括脉诊和按诊。脉诊是医生运用手指触摸患者的动脉脉搏以探测脉象,了解病情的一种诊断方法。它也是中医特色之一。

1. 脉诊　脉诊临床上常所取的部位为寸口（桡动脉）,患者右侧候肺、脾胃、肾,左侧候心、肝、肾。脉取寸口是由于"寸口者,脉之大会,手太阴之动脉也""肺朝百脉"。《素问·五脏别论》曰:"气口何以独为五脏主? 曰:胃者水谷之海,六腑之大源也。五味入口,藏于胃以养五脏气,气口亦太阴也。是以五脏六腑之气味,皆出于胃,变见于气口。"脉诊的临床意义为浮沉分表里,迟数辨寒热,强弱定虚实,脉证顺逆测预后。正常人的脉象为平脉,平脉有神、有胃气、有根。《脉诊》提出二十四种脉象,《濒湖脉学》提出二十七种脉象,《诊家正眼》又加一种疾脉,现临床上常用共二十八脉。即:浮、散、芤、沉、伏、牢、迟、缓、数、疾、虚、实、滑、动、淫、细、濡、微、弱、洪、大、弦、紧、革、代、结、促脉。

2. 按诊　按诊是医生用手直接触摸或按压患者的某些局部,以测知病变冷热、软硬、压痛、痞块或其他异常变化,从而推断疾病的部位和性质的一种诊病方法。其内容包括按额部、头颈部、肌肤、手足、疮疡、胸腹、腧穴、耳穴等。如《素问·脉要精微论》曰:"尺内两旁,则季胁也,尺外以候肾,尺里候腹……"《伤寒论·辨少阴病脉证并治》曰:"少阴病,恶寒身倦而利,手足逆冷,不治。"《金匮要略·腹满寒疝宿食病脉证治》曰:"病者腹满,按之不痛为虚,痛者为本实,可下之。"

（张新光,王雪峰）

第三节　常见抗变态反应疾病的中药

一、常用单味中药抗变态反应

（一）苦参

苦参以干燥根入药,其味苦,性寒,具有清热燥湿、杀虫、利尿功效,可用于哮喘、特应性皮炎等疾病,其活性成分主要为苦参碱、氧化苦参碱等。该药材可通过抑制磷酸二酯酸活性来提高胞内环磷酸腺苷水平,同时降低细胞膜流动性,影响抗原与 IgE 结合,抑制肥大细胞脱颗粒释放组胺,从而起到抗过敏作用。

苦参碱可通过抑制突触前膜 N 型钙通道来抑制瘙痒的兴奋性传导,从而缓解特应性皮炎症状,通过降低 IL-4、IL-13 水平来抑制信号转导与转录激活因子信号通路,调控 Th2 趋化因子产生,调节 Th1/Th2 平衡,缓解哮喘黏液高分泌状态。同时,通过降低 IL-4、IL-5、IL-13 水平抑制 CD40 的表达,降低气道炎症反应,从而缓解哮喘症状。另外,氧化苦参碱同样可通过调节抑炎因子 IL-10、促炎因子 IL-17 水平来缓解哮喘。

儿童吸入苦参碱治疗哮喘急性发作的效果与布地奈德效果相近。临床使用氧化苦参碱治疗慢性麻疹效果理想,复发率低。目前,已有苦参注射液、雾化剂、胶囊、洗剂、片剂等剂型,可用于治疗特应性皮炎、荨麻疹、哮喘等变态反应性疾病,疗效显著,应用前景可观。

（二）黄芩

黄芩以干燥的根入药,其味苦,性寒,具有清热燥湿、泻火解毒等功效,可治疗肺热咳嗽等疾病。黄芩发挥抗炎、抗过敏作用的主要活性成分为黄芩苷、黄芩素、汉黄芩苷、汉黄芩素。

黄芩苷干预卵清蛋白诱导的变应性鼻炎小鼠时,可通过抑制 IL-6、IL-8、肿瘤坏死因子 α 等炎症因子产生,同时抑制肥大细胞脱颗粒释放组胺和 β-氨基己糖苷酶,从而起到抗炎、抗过敏的作用;通过抑制 IL-4 并改善干扰素水平来减少 IgE 生成,抑制 IL-17、TNF-α 水平的同时促进 IL-10 分泌,从而降低炎症应答和气道的高反应性,改善哮喘症状。黄芩素可修复哮喘导致的线粒体呼吸链功能受损,降低活性氧生成,从而减轻哮喘导致的气道损伤;对特应性皮炎和瘙痒相关因子也有调节作用,可抑制 IL-6、TNF-α 水平,并改善 IFN-γ 水平,同时具有抗组胺作用,从而改善瘙痒症状。

（三）雷公藤

雷公藤以根入药,其味苦、辛,性寒,有祛风湿、活血通路、消肿止痛、杀虫解毒的功效,可用于治疗风湿顽痹、湿疹、疥疮等疾病,其活性成分主要为雷公藤甲素、雷公藤红素、雷公藤总甙。

有研究应用靶向给药技术,使雷公藤红素特异性靶向肥大细胞,可降低其毒性,诱导肥大细胞凋亡,改善过敏,有效降低哮喘小鼠 IgE、Th2 细胞因子的分泌,同时改善小鼠肺组织炎症反应,并且对小鼠皮肤过敏反应也有效。通过雷公藤总甙干预变应性鼻炎大鼠时发现,该成分可降低 Toll 样受体(TLR)敏感性,从而恢复免疫失衡,改善过敏反应。此外,雷公藤总甙对支气管哮喘、特应性皮炎、荨麻疹也均有治疗作用。目前该成分应用较广,但其有一定毒性,在使用相关药物时需注意用法用量。

(四)白芍

白芍以干燥根入药,其味苦、酸,性微寒,有养血调经、柔肝止痛等功效,可治疗荨麻疹等疾病,其主要成分白芍总甙具有抗炎、抗过敏的作用。

白芍总甙通过抑制肥大细胞,降低过敏反应,通过抑制颗粒向细胞膜移位、膜融合和胞吐而起效,并且在体内外均有抗过敏作用;通过促进 IFN-γ 分泌,下调 IL-4、IL-5 水平,降低表达,从而缓解特应性皮炎的症状。在临床上白芍总甙依然可改善慢性荨麻疹患者免疫功能,治疗后患者血清 IL-4、IgE 水平和症状评分明显降低,疗效确切。对于变应性鼻炎患者而言,该成分也可通过干预 IL-10、IL-7 来起到治疗作用,应用白芍总甙胶囊联合西药治疗相关疾病获得了良好的效果。

(五)甘草

甘草以根茎入药,其味甘,性平,有清热解毒、祛痰止咳等功效,可治疗咳嗽、荨麻疹等疾病,其主要活性成分为甘草甜素、甘草次酸。

甘草甜素可抑制肥大细胞的活化诱导因子重组小鼠高迁移率族蛋白,从而抑制肥大细胞脱颗粒,同时抑制促炎因子 TNF-α、IL-6 表达,从而起到抗炎、抗过敏的作用。甘草次酸可通过调控钙离子来降低胞内其浓度,从而抑制脱颗粒过程的发生,降低哮喘小鼠炎症因子表达,抑制支气管平滑肌细胞增殖,气道平滑肌细胞 pERK1/2 蛋白表达,以及 IL-4、L-6、TNF-α 水平降低,从而使哮喘得到缓解。对变应性鼻炎大鼠鼻黏膜纤毛的形态和数量有保护作用,可缓解大鼠鼻上皮细胞脱颗粒,并通过下调 IL-4、IL-5、IL-6、TNF-α 水平,来提高乙酰胆碱酯酶、鼻黏膜免疫活性,降低脂质过氧化,从而改善变应性鼻炎反应。另有研究发现,甘草甜素可选择性杀死嗜酸性粒细胞,减缓炎症反应。

目前已有临床研究显示,甘草及其单体成分可用于治疗荨麻疹、特应性皮炎、变应性鼻炎等。

在使用抗过敏药时联用甘草酸酐片,可使患者荨麻疹症状积分与匹兹堡睡眠质量指数(PSQI)评分得到显著改善。在一项运用数据挖掘对儿童哮喘用药分析的研究中发现,甘草出现频率最高。

(六)人参

人参以根茎入药,其味甘、微苦,性微温,有大补元气、生津养血等功效,可治疗肺虚嗽咳、津伤口渴等,人参皂苷是其发挥抗炎抗过敏作用的主要活性成分。

人参皂苷可减少变应性鼻炎小鼠肥大细胞浸润,降低 IL-1、IL-4、IgE、组胺生成,恢复 IFN-γ 水平,抑制含半胱氨酸的天冬氨酸蛋白水解酶的活性,从而发挥抗炎、抗过敏的作用。经人参皂苷干预后,特应性皮炎小鼠肥大细胞水平与皮肤评分显著降低,可能与干预 IL-4、TNF-α 相关,同时该成分也通过抑制 Th2 的炎症反应来缓解了特应性皮炎的瘙痒症状。另外,虽然人参抗 I 型变态反应的作用在动物、细胞实验中均有所发现,但缺少临床应用的支持,还有待进一步研究。

(七)丹参

丹参以根茎入药,其味苦,性微寒,有活血祛瘀、凉血消痈等功效,可用于治疗疮疡肿痛等,其主要活性成分为丹参雨、丹参酮 II。

丹参酮 II 可抑制肥大细胞产生细胞因子和脱颗粒,从而发挥抗过敏作用,是通过激活被抑制的相关通路而起效,并对肥大细胞脱颗粒有负调控作用,降低过敏性哮喘小鼠嗜酸性粒细胞表达,抑制 NF-KB 活性、炎症因子释放及 IL-4、IL-5、IL-13 表达和分泌,增强血红素氧合酶(HO)-1 活性,从而降低哮喘炎症反应。临床报道显示,丹参相关药物有治疗特应性皮炎、荨麻疹的作用,有学者自制丹参凝胶用于配合治疗儿童特应性皮炎,临床疗效极佳。此外,应用复方丹参注射液治疗哮喘也有较好的疗效。

(八)黄芪

黄芪以干燥根入药,其味甘,性微温,有补气升阳、固表止汗等功效,在调节免疫、抗炎方面有重要作用,素有"补药之长"之称,其主要活性成分为黄芪甲苷。

黄芪甲苷可下调 IL-4、IL-5、IL-17 水平,恢复 IFN-γ 表达和免疫平衡,增加 Th1 表达,降低 IgE 水平,从而起到抗过敏、改善气道炎症的作用。临床上,国内已有黄芪颗粒治疗变应性鼻炎哮喘综合征的报道,可有效改善患者哮喘症状,疗效确切,也有使用黄芪注射液穴位注射治疗哮喘的研究。目前,黄芪相关药物治疗荨麻疹、变应性鼻炎的作用也已得到临床证实。

（九）柴胡

柴胡以根茎入药,其味辛、苦,性微寒,有疏散退热,疏肝解郁,升举阳气的功效,柴胡提取物具有抗炎、抗氧化、保肝、解热、镇痛、抗纤维化和免疫调节作用。在过敏性哮喘模型中,柴胡提取物通过使细胞质中的核转录因子 p65 磷酸化失活和抑制蛋白降解来抑制促炎性细胞因子,进而抑制炎性细胞特别是嗜酸性粒细胞的积累,减弱 IL-1B、IL-4、IL-5、IL-6、TNF-α、RORγt 和 IL-17A 表达,同时增强了 INF-γ 分泌,也抑制了血清中的 IgE、IgG 抗体的水平。因此,柴胡提取物通过抑制 Th2/Th17 细胞因子产生,表现出抗过敏作用。

（十）牛蒡子

牛蒡子以成熟果实入药,其性辛苦寒,具有疏散风热宣肺祛痰、利咽排脓、解毒消肿的功效。牛蒡子醇提物抑制大鼠的 PCA,减轻小鼠的过敏反应,抑制组胺释放。另外,经发酵后的牛蒡子提取物通过抑制肥大细胞相关蛋白磷酸化,呈剂量依赖性,并抑制肥大细胞释放 TNF-α、IL-4,从而减轻过敏反应。

（十一）防风

防风味辛、甘,性微温。有祛风解表,胜湿止痛、止痉的功效。防风对诱导 I 型变态反应有治疗作用,可能通过 NF-KB 及 MAPK 信号转导通路来调控变态反应的发病过程,对 I 型变态反应起到治疗作用。并且升麻素苷作为防风主要的色原酮单体成分对诱导 I 型变态反应的治疗效果显著,这也从侧面反映了升麻素苷是防风重要的有效药用成分。此外,研究也表明防风对 CD48 诱导的类过敏反应无明显的治疗作用。

（十二）蝉蜕

蝉蜕味甘、咸,性凉,具有疏散风热、利咽开音、透疹、明目退翳、息风止痉的功效。现代研究发现该药还具有良好的镇咳平喘解痉的药理作用。在治疗支气管哮喘时,蝉蜕并非直接舒张支气管平滑肌,而是通过神经-体液-免疫系统进行整体调节,通过稳定肥大细胞脱颗粒,抑制组胺等过敏介质的释放,抑制变态反应及气道受损缓解气道慢性炎症,进而预防和治疗支气管哮喘,起到抗过敏、止咳平喘的作用。蝉蜕除对非特异性免疫具有抑制作用外,对变态反应及机体细胞免疫功能也具有明显的抑制作用。

（十三）僵蚕

僵蚕具有疏风泻热、化痰消坚、解毒止痉、活络通经的功效,其化学成分主要包括槲皮素、白僵菌素、山奈酚、氨基酸、烟酰胺等。

现代药理学研究表明僵蚕具有舒张支气管平滑肌、缓解支气管痉挛抗过敏、抗凝血、抗惊厥等药理活性。白僵菌素能通过减少炎症因子表达,促进炎症细胞凋亡,进而达到抑制支气管哮喘小鼠气道炎症的效果而僵蚕所含蛋白质可有效刺激肾上腺皮质,使其分泌物增加,进而起到消炎、抗过敏的功效。僵蚕的槲皮素成分能通过抑制炎性介质的释放、降低炎症反应,进而发挥抗速发型过敏反应的作用,具有良好的止咳化痰效果。

（十四）地龙

地龙功擅泻热行水、平喘通络、镇肝息风。目前网络药理学研究证明,地龙针对支气管哮喘的作用靶点众多,能够调控包括胆碱能突触、神经活性配体-受体相互作用,地龙提取物对胆碱能受体兴奋引起的气管平滑肌收缩具有舒张作用,其中含有次黄嘌呤,能够拮抗大鼠的被动皮肤过敏反应,还能降低 IL-6、TNF-α 等炎症因子释放,进而降低气道阻力,减轻支气管痉挛,降低毛细血管通透性。而地龙酸性部位可降低哮喘模型小鼠支气管灌洗液中的嗜酸性粒细胞水平,调整细胞因子免疫平衡,进而起到抗炎及抗过敏作用。此外,地龙汤水煎液对气道变态反应性炎症具有抗炎作用,对组胺所致的过敏性哮喘有拮抗作用。

（十五）蜈蚣

蜈蚣可息风定痉、开瘀解毒。蜈蚣的化学成分主要包括氨基酸、脂肪酸、蛋白质、多糖、微量元素等成分,具有调节免疫、抗肿瘤、镇静镇痛、中枢抑制等作用。

蜈蚣提取液能够增强机体吞噬细胞活性,对吞噬细胞受体有增强作用,对机体非特异性细胞免疫功能具有调节作用,对支气管哮喘的免疫调节和慢性炎症具有一定作用。研究发现,蜈蚣水溶液能显著减少哮喘大鼠肺泡灌洗液中的中性粒细胞、淋巴细胞、嗜酸性粒细胞比例,减轻胶原纤维增生,缓解气道壁、平滑肌层增厚趋势,对哮喘的气道炎症、气道重塑具有一定的抑制作用。对包括非特异性免疫及体液免疫在内的免疫功能具有抑制作用,能减轻与支气管哮喘相关的变态反应过程,进而缓解支气管哮喘的症状。虫类药广泛运用于变态反应性疾病、自身免疫性疾病、心脑血管疾病以及骨关节疾病，在变态反应性疾病中尤以支气管哮喘、变应性鼻炎、荨麻疹等为多。运用时必须辨其表里寒热，且常相互配伍使用。随着虫类药的广泛使用，临床上也出现一些不良反应的相关报道，其主要表现为皮疹、呼吸困难、过敏性肠炎、过敏性休克，甚至死亡等。随着虫类药物在临床应用逐渐广泛其临床疗效也为越来越多的医家所肯定，虫类药如蝉蜕、僵蚕、地龙、全蝎等具有搜风通络、宣肺平喘等作用，与植物类药物配伍使用时能达到标本兼顾的目的。

（十六）姜黄

姜黄以干燥根茎入药，其味辛、苦，性温，有破血行气、温经止痛之功效，其主要活性成分为姜黄素。其中，双去甲氧基姜黄素能有效抑制 IgE 诱导肥大细胞激活、脱颗粒姜黄素可通过抑制特异性白三烯、前列腺素等生成，从而对全身过敏反应和过敏性肠炎起效，减少哮喘大鼠 IL-4 生成，恢复 IFN-γ，从而调节免疫平衡，达到抗过敏作用，同时降低嗜酸性粒细胞等致炎因子水平来起到抗炎作用。有效降低变应性鼻炎小鼠血清组胺、特异性 IgE 和 TNF-α 水平，抑制 IL-6、IL-8 等炎症因子，在抗过敏的同时起到抗炎作用。通过降低 IL-4、IL-8、TNF-α 生成来调节变应性鼻炎患者的免疫反应。但对姜黄素临床研究不够深入，还有待进一步开展。

（十七）地肤子

地肤子醇提取物能抑制肥大细胞脱颗粒及抑制组胺的释放，其对Ⅰ型、Ⅳ型变态反应能产生显著的抑制作用，对抑制肥大细胞脱颗粒及抑制组胺释放的作用较强。醇提时乙醇浓度增加，地肤子总皂苷含量相对提高，但其对不同自由基的清除能力不随之增强。

另外，常见的抗变态反应中药还有紫苏子、刺蒺藜、苍耳子、鹅不食草、桂枝、白芷、鱼腥草、金银花、白鲜皮、桑白皮、银杏叶等。

二、抗变态反应中药在临床中的应用

近年来，过敏性皮肤病的发病率逐渐升高，其病程迁延，复发率高，难以在短期内痊愈。药治疗该病常采用各种激素、抗组胺药物、免疫抑制剂，在发挥治疗作用的同时也会产生诸如嗜睡、头晕、乏力等不良反应。中药治疗有其独特优势，大多数具有抗变态反应作用的中药及其制剂具有抗菌消炎、抗病毒的药理作用，且不良反应少，临床应

用安全应用防风、蛇床子等中药熏洗联合润肤霜治疗儿童特应性皮炎，疗程结束后特应性皮炎皮损评分指数（SCORAD）、视觉模拟评分法（VAS）评分与治疗前均明显改善，药液的温热效应可软化皮损部位角质，有利于抗菌消炎活性物质的局部吸收，对毛细血管、微循环产生改善效应。以白鲜皮、地肤子、当归等 7 味中药组成的润燥祛风汤口服治疗特应性皮炎 20 天后，治疗组皮肤瘙痒、皮损面积、皮损程度评分均显著降低，临床疗效明显，使用安全。中药外用洗剂外洗治疗湿疹，配合左西替利嗪片口服、曲安奈德霜外用，止痒起效时间、止痒持续时间明显延长，复发率明显降低，治疗湿疹的效果明显。口服中药除湿丸、外喷耳净散联合治疗外耳湿疹同样取得肯定疗效。

临床上常见的呼吸道过敏反应主要有花粉症、过敏性咳嗽、过敏性哮喘等，其中过敏性哮喘的危害性相对较大，发病率逐年升高。研究发现，中药制剂对于变态反应性哮喘有比较显著的疗效，中药制剂在呼吸科中的应用逐渐受到重视，主要应用剂型有汤剂、合剂、口服液等。麻杏石甘汤、咳喘平合剂均具有抗过敏反应、镇咳平喘、化痰、提高免疫力等功效，常用于治疗咳嗽、支气管哮喘等病症，其主药麻黄有驱寒、平喘的功效，对气管哮喘等变态反应性疾病具有明显的疗效。中药素有穴位贴敷治疗慢性病的传统，应用中药贴敷肚脐，经过 1 周应用后患儿生活质量有较大幅度提高，有效改善了患儿的呼吸困难症状。贴敷治疗是应用中医穴位经络原理，药物经过脐穴位吸收后通过小肠进入全身循环，避免口服用药的首过效应的一种治疗方法。

随着现代科技在中药研究开发中的应用，抗过敏中药单方或复方制剂的应用越来越受到重视，疗效显著持久，不良反应少。应用剂型主要有喷剂、滴剂、口服液等。以荆芥、防风、苍耳子为主组成的鼻炎方对变应性鼻炎症状、生活质量、控制复发都具有良好的改善作用。儿童鼻窦炎患者不适宜手术，一般采用保守治疗，患儿有鼻塞、流脓涕、头昏头痛、记忆力减退等症状，临床用苍耳子鼻腔冲洗液每日冲洗，配合应用具有抗菌消炎的药物口服治疗不仅可以减少服药次数，克服儿童的恐惧心理，还可缩短治疗时间，降低医疗费用，临床应用中未出现不良反应。

（张新光，张秀英，王雪峰）

第四节 常见变态反应疾病的中医治疗

一、变应性鼻炎

(一) 概述

西医学的变应性鼻炎,中医称"鼻鼽",以阵发性和反复发作性的鼻痒、打喷嚏、流清涕为主要特征的疾病。本病以儿童、青壮年居多。鼻鼽作为病名,首见于《内经》,如《素问·脉解》说:"所谓客孙脉则头痛、鼻鼽、腹肿者,阳明并于上,上者则其孙络太阴也,故头痛、鼻鼽、腹肿也。"此外,在古代文献中尚有"鼽鼻""鼽水""鼻流清水"等别称。

(二) 病因病机

本病多由肺、脾、肾虚损,正气不足,腠理疏松,卫表不固,使机体对外界环境的适应性降低所致。

1. 肺气虚寒 肺气虚寒,卫表不固,则腠理疏松,风寒乘虚而入,肺失宣降,水湿停聚鼻窍,遂致喷嚏、流清涕、鼻塞等,发为鼻鼽。

2. 脾气虚弱 脾为后天之本,脾气虚弱,则气血化生不足,清阳不升,水湿不化,鼻窍失养,易致外邪、异气侵袭而发为鼻鼽。

3. 肾阳不足 肾阳不足,气不归原,温煦失职,鼻窍失于温煦,则外邪、异气易侵,而发为鼻鼽。

4. 肺经伏热 肺经素有郁热,肃降失职,外邪上犯鼻窍,亦可发为鼻鼽。

(三) 诊断与鉴别

本病应与伤风鼻塞相鉴别。鼻鼽与伤风鼻塞均有打喷嚏、流清涕、鼻塞等症状。伤风鼻塞常在受凉后起病,初起时打喷嚏、流清涕,后鼻涕渐转为黄稠且喷嚏停止,鼻黏膜充血肿胀,多伴有恶寒、发热、头痛等表证,病程一般在1周左右,痊愈后短期内不易再发;而鼻鼽的特点是症状突然发作,每次发作时均为打喷嚏、流清涕,或有鼻塞,鼻黏膜大多为苍白水肿,无恶寒、发热等表证,症状可迅速消失,但容易反复发作。

(四) 辨证及治疗

1. 肺气虚寒 证候表现:鼻痒,鼻涕清涕如水,鼻塞,喷嚏频数嗅觉减退,鼻黏膜淡白或灰白,下鼻甲肿大光滑。畏风怕冷,自汗,气短懒言,语声低怯,面色苍白,或咳嗽痰稀。舌质淡,舌苔薄白,脉虚弱。

辨证要点:肺气虚寒,风寒乘虚而入,邪正相争,争而不胜,则喷嚏频数;肺失清肃,气不摄津,津液外溢,则清涕横流;水湿停聚,肺卫不固,腠理疏松,故恶风自汗;风寒束肺,肺气不宜,则咳嗽痰稀;水湿停聚鼻窍,则鼻黏膜苍白、肿胀,鼻塞不通;肺气虚弱,精微无以输布,则面色苍白、气短懒言、语声低怯;苔薄白、脉虚弱为气虚之象。

治法:温肺散寒,益气固表。

方药:温肺止流丹加减。鼻痒甚,可加僵蚕、蝉蜕;若畏风怕冷、清涕如水者,可加生姜、大枣等。

2. 脾气虚弱 证候表现:鼻痒,喷嚏突发,清涕连连,鼻塞,鼻黏膜淡白,下鼻甲肿胀。面色萎黄无华,消瘦,食少纳呆,腹胀便溏,倦怠乏力,少气懒言。舌淡胖,边有齿痕,苔薄白,脉弱。

辨证要点:脾气虚弱,清阳不升,鼻窍失养为本,风寒乘虚而袭,正邪相争,争而不胜,则鼻痒、喷嚏频频;脾气虚弱,水湿不运,停聚鼻窍,故鼻塞、清涕连连、下鼻甲肿大、黏膜淡白;脾胃虚弱,运化输布功能失职,则腹胀便溏、食少纳呆;少气懒言、倦怠乏力、舌脉均为脾气虚之象。

治法:益气健脾,升阳通窍。

方药:补中益气汤加减。若腹胀便溏、清涕如水、点滴而下者,可加山药、干姜、砂仁等;若畏风怕冷,遇寒则喷嚏频频者,可加防风、桂枝等。

3. 肾阳不足 证候表现:清涕长流,鼻痒,鼻塞,鼻黏膜、面色苍白,形寒肢冷,腰膝酸软,小便清长。舌质淡,苔白,脉沉细。

辨证要点:肾阳不足,温煦失职,鼻窍失于温养,正邪相争,则鼻痒、喷嚏频作;肾阳虚弱,气化失职,寒邪上泛鼻窍,故清涕长流不止,鼻塞、下鼻甲肿大、黏膜苍白;阳虚不能温煦肌肤,则形寒肢冷、面色苍白;肾阳虚气化无权,则腰膝酸软、小便清长;舌质淡、苔白、脉沉细为阳气虚之象。

治法:温补肾阳,化气行水。

方药:真武汤加减。若喷嚏多、清涕长流不止者,可加乌梅、五味子;若遇风冷即打喷嚏、流清涕者,可加黄芪、防风、白术;兼腹胀、便溏者,可酌加黄芪、人参、砂仁。

4. 肺经伏热 证候表现:鼻痒,喷嚏,流清涕,鼻塞,常在闷热天气发作,鼻黏膜色红或暗红,鼻甲肿胀,或见咳嗽,咽痒,口干烦热。舌质红,苔白或黄,脉数。

辨证要点：肺经伏热，肃降失职，外邪上犯鼻窍，故鼻痒、喷嚏、流清涕、鼻塞；肺气上逆，故咳嗽、咽痒；肺热煎熬津液，故口干烦热；舌质红、苔白或黄、脉数为内热之象。

治法：清宣肺气，通利鼻窍。

方药：辛夷清肺饮加减。

（五）预防与调护

1. 养成良好的起居习惯，增强体质，以提高机体对环境变化的适应能力。

2. 注意饮食有节，避免过食生冷寒凉及高蛋白食物。

3. 保持环境清洁，避免或减少粉尘、花粉、羽毛、兽毛、蚕丝等之刺激。

二、过敏性哮喘

（一）概述

哮喘是小儿时期常见的一种反复发作的哮鸣气喘性肺系疾病。临床以反复发作性喘促气急，喉间哮鸣，严重者不能平卧、张口抬肩、唇口青紫为特征。古代医籍对哮喘记载甚多。《丹溪心法》首先命名为"哮喘"，提出"哮喘专主于痰"，并有哮证已发攻邪为主，未发则以扶正为要的论述。本病有明显的遗传倾向，初发年龄以1~6岁多见。发作有较明显的季节性，以秋季、春季气候多变时易于发病。大多数患儿经治疗可缓解或自行缓解，在正确的治疗和调护下，随年龄的增长，大都可以治愈。但若失于防治，喘息持续，或反复发作，迁延不愈，可延及成年，甚至终身。

（二）病因病机

哮喘的病因有内因，也有外因。内因责之于先天禀赋不足，素体肺、脾、肾三脏功能不足，痰饮伏于肺，成为哮喘夙根。外因责之于感受外邪，接触异物、嗜食咸酸等，其中感受外邪是最常见的诱因。

1. 肺脾肾不足，痰饮留伏　人体水液的代谢为肺脾肾三脏所司，若三脏功能失调，则致水液代谢失常，痰浊内生。外邪犯肺，则治节无权，水津失于输布，凝液为痰；脾虚不能为胃行其津液，运化失司，湿聚为痰，上贮于肺；肾气虚衰，不能蒸化水液，水湿上泛为痰，聚液成饮。所谓痰之本水也，源于肾；痰之动湿也，主于脾；痰之末肺也，贮于肺。外易感风邪、内易生伏痰，风痰胶结内着，成为哮喘反复发作的病理基础。

2. 感受外邪，接触异物　哮喘的发作，是外因作用于内因的结果。最常见的外因是感受外邪，以六淫为主。外邪袭肺，宣肃失司，肺气不利，引动伏痰，痰气交阻于气道，痰随气升，气因痰阻，相互搏击，气机升降失调，以致呼吸困难，气息喘促，喉间哮鸣痰吼，发为哮喘。此外，接触花粉、绒毛等异物异味，活动过度或情绪激动，也能刺激机体，触动伏痰，阻于气道，诱发哮喘。

（三）诊断与鉴别

1. 诊断要点

（1）多有婴儿期湿疹等变态反应性疾病史，家族哮喘史。有反复发作的病史。发作多与某些诱发因素有关，如气候骤变、接触过敏物质等。

（2）常突然发作，发作之前，多有喷嚏、咳嗽等先兆症状。发作时喘促、气急、哮鸣、咳嗽，甚者不能平卧、口唇青紫等。

（3）发作时两肺闻及哮鸣音，以呼气时显著，呼气延长。如有继发感染，可闻及湿啰音。白细胞总数正常，嗜酸性粒细胞可增高。

2. 鉴别诊断　哮喘需与肺炎喘嗽鉴别。哮喘以咳嗽、哮鸣、气喘、呼气延长为主症，大都不发热，常反复发作，多有过敏史，两肺听诊以哮鸣音为主；肺炎喘嗽以气喘、咳嗽、痰壅、发热为主症，多数发热，两肺听诊以湿啰音为主。

（四）辨证及治疗

1. 发作期

（1）风寒束肺：证候表现：气喘咳嗽，喉间哮鸣，形寒肢冷，鼻塞，流清涕，面色淡白，唇青，恶寒无汗，舌质淡红，苔薄白，脉浮紧，指纹红。

辨证要点：除喘咳气促、喉间哮鸣等哮喘发作的表现之外，尚有风寒表证，见恶寒无汗，鼻流清涕，脉浮紧等；内有痰饮塞阻，阳气不能宣畅，见面色淡白，舌淡苔白等。

治法：温肺散寒，涤痰定喘。

方药：小青龙汤合三子养亲汤加减。咳嗽甚者，加紫菀、款冬花、旋覆花化痰止咳；哮吼甚者，加射干、地龙、僵蚕解痉祛痰平喘。若外寒不甚，寒饮阻肺者，可用射干麻黄汤加减。

（2）痰热阻肺：证候表现：咳嗽喘息，声高息涌，喉间哮吼痰鸣，痰稠黄难咯，胸膈满闷，身热面赤，鼻塞流黄稠涕，尿黄，便秘，舌质红，苔黄，脉滑数，指纹紫。

辨证要点：多为外感风热，引动伏痰，痰热相结，阻于气道而发作。以咳嗽喘急，声高息涌，咯痰稠黄，身热咽红，舌红苔黄为特征。

治法:清肺化痰,止咳平喘。

方药:麻黄杏仁甘草石膏汤合苏葶丸加减。喘急者,加地龙清热解痉,涤痰平喘;痰多者,加胆南星、竹沥豁痰降气;咳甚者,加炙百部、炙款冬花宣肺止咳;热重者,加栀子、虎杖、鱼腥草清热解毒;咽喉红肿者,加山豆根、板蓝根解毒利咽;便秘者,加瓜蒌子、枳实、大黄降逆通腑。若表证不著,喘息咳嗽,痰鸣,痰色微黄,可选定喘汤加减,方中麻黄、银杏、黄芩等配伍,有肃肺、敛肺、清热、平喘之功。

（3）外寒内热:证候表现:喘促气急,咳嗽痰鸣,咯痰黏稠色黄,胸闷,鼻塞喷嚏,流清涕,面赤口渴,夜卧不安,大便干结,小便黄赤,舌质红,苔薄白或黄,脉滑数或浮紧,指纹浮红或沉紫。

辨证要点:多因外邪入里化热或素体痰热内蕴,为外邪引动而诱发。临床辨证以外有风寒束表之证,内有痰热蕴肺为要点。外寒证见恶寒怕冷,头痛身重,喷嚏,鼻塞流清涕;内热证见热势较高,口渴引饮,咯痰黏稠色黄,便秘等。

治法:解表清里,定喘止咳。

方药:大青龙汤加减。热重者,加栀子清肺热;咳喘哮吼甚者,加射干、桑白皮、葶苈子泻肺清热化痰;痰热明显者,加地龙、黛蛤散、竹沥清化痰热。

2. 缓解期

（1）肺脾气虚:证候表现:气短自汗,咳嗽无力,神疲懒言,形瘦纳差,面白少华或萎黄,便溏,舌质淡胖,苔薄白,脉细软,指纹淡。

辨证要点:肺气虚而卫表不固,脾气虚而运化失健,以肺脾两脏气虚为辨证要点。肺主表,表卫不固故多汗,易感冒;肺主气,肺虚则气短,咳嗽无力;脾主运化,脾气虚运化失健故纳差,便溏。

治法:健脾益气,补肺固表。

方药:人参五味子汤合玉屏风散加减。汗出甚者,加煅龙骨、煅牡蛎固涩止汗;喷嚏流涕者,加辛夷、乌梅、白芍;咽痒者,加蝉蜕、僵蚕;痰多者,加胆南星、浙贝母化痰;纳谷不香者,加焦六神曲、炒谷芽、焦山楂消食助运;腹胀者,加莱菔子、枳壳理气降气;便溏者,加怀山药、炒扁豆健脾化湿。

（2）脾肾阳虚:证候表现:动则喘促,咳嗽无力,气短心悸,面色苍白,形寒肢冷,腹胀纳差,大便溏泄,夜尿多,发育迟缓,舌质淡,苔薄白,脉细弱,指纹淡。

辨证要点:本证为脾肾两脏阳气虚弱,运化失

司,摄纳无权所致。偏肾阳虚者动则喘促咳嗽,面色苍白,形寒肢冷,脚软无力;偏脾阳虚者腹胀纳差,大便溏薄。

治法:健脾温肾,固摄纳气。

方药:金匮肾气丸加减。虚喘明显者,加蛤蚧、冬虫夏草补肾纳气;咳嗽者,加款冬花、紫菀止咳化痰;夜尿多者,加益智仁、菟丝子、补骨脂补肾固摄。

（3）肺肾阴虚:证候表现:喘促乏力,咳嗽时作,干咳,面色潮红,形体消瘦,潮热盗汗,手足心热,便秘,舌红少津,苔花剥,脉细数,指纹淡红。

辨证要点:多属久病不愈,肺肾两亏的患儿。以咳嗽时作,喘促乏力,动则气短干咳少痰,舌质红,舌苔少或花剥为辨证要点。部分患儿阴虚而生内热者,见面色红,夜间盗汗,手足心热等症。

治法:养阴清热,补益肺肾。

方药:麦味地黄丸加减。盗汗甚者,加知母、黄柏养阴清热;呛咳不爽者,加百部、南沙参、款冬花润肺止咳。潮热者,加鳖甲、地骨皮清虚热。

（五）预防与调护

1. 重视预防,积极治疗和清除感染病灶,避免各种诱发因素如海鲜发物、尘螨、花粉、吸烟、漆味、冰冷饮料等。

2. 注意气候影响,做好防寒保暖工作,尤其气候转变、换季时或流感流行时,要预防外感诱发哮喘。

3. 加强自我管理教育,将防治知识教给患儿及家属,鼓励患儿参加日常活动和体育锻炼以增强体质。

4. 饮食宜清淡而富有营养,忌进食生冷油腻、辛辣酸甜以及海鲜鱼虾等可能引起过敏的食物。

5. 注意呼吸、心率、脉象变化,防止哮喘大发作产生。

三、荨麻疹

（一）概述

荨麻疹为多种原因所致,是一种以突发突消的风团伴瘙痒为主要临床特征的皮肤病。儿童多见急性荨麻疹,婴儿及儿童多见丘疹性荨麻疹。中医学无荨麻疹病名,但类似记载可见于历代医籍的"隐胗""瘾疹""痦癗""风轸""风疹疙瘩"等病症中。如隋代《诸病源候论·小儿杂病诸候·风瘙隐胗候》叙述:"小儿因汗,解脱衣裳,风入腠理,与血气相搏,结聚起相连成隐胗,风气止

在腠理浮浅,其势微,故不肿不痛,但成隐胗瘙痒耳。"为本病的诊治提供了指导。

（二）病因病机

中医学认为本病主要由风邪所致,而与寒、热、湿及体虚有关,"禀赋不耐"即患儿本身的体质因素是发生本病的基本原因。禀赋不耐之儿,风邪易入,随不同个体或风热或风寒,蕴于肌腠而发;或素有脾胃湿热,再因风邪而入,诱发于肌表所致;或因虫积,蕴生湿热,影响气血而成;或因素禀不足,血虚生风而作。

（三）诊断与鉴别

1. 诊断要点

（1）泛发的红色或苍白色高出皮肤的风团,周围绕有红晕,无固定形态,时隐时现,退不留痕迹。

（2）常有奇痒和灼热感。

2. 鉴别诊断　应与多形红斑、接触性皮炎、药物皮炎等鉴别。

（四）辨证及治疗

1. 风热相搏　证候表现:风团为红色,因热则发作或加剧,风吹凉爽则减轻或消失或伴有恶风发热,口渴心烦,舌红,苔薄或黄,脉浮数。

辨证要点:风团为红色,灼热作痒因热而发或加剧为要点。一般急性荨麻疹、丘疹样荨麻疹等多见此种证型。

治法:疏风清热。

方药:消风清热饮。伴有风热表证,咽红或扁桃体肿大者加射干、桔梗、蒲公英;发热者加生石膏、知母。

2. 风寒外袭　证候表现:风团色泽淡红,或周围红晕,伴有瘙痒。着凉或遇冷后发作或加剧,得暖则减轻或消失。或恶寒畏风,口不渴,苔薄白,脉浮缓。

辨证要点:本证以风团色淡或白,遇冷加重为要点。急慢性荨麻疹、冷性荨麻疹多见此证。

治法:疏风散寒。

方药:麻黄汤合桂枝汤加味。瘙痒明显者可加五味子、柴胡。

3. 风湿热淫　证候表现:风团多为丘疹样疹块,瘙痒剧烈,若摩擦或搔破可出水,甚至糜烂,舌质红,苔腻,脉滑。或伴有纳差、大便不调等。

辨证要点:本证以瘙痒剧,舌象为要点。儿童多见。丘疹性荨麻疹多见此种证型。

治法:疏风清热,除湿解毒。

方药:五味消毒饮加味。若小便短赤加滑石、通草。

4. 虫积蕴发　证候表现:风团或红或白,奇痒难忍,时有脐周腹痛,嗜食异物,形体偏瘦,大便不畅等虫证症状。苔多腻,脉滑。

辨证要点:以虫证症状为要,多在大便不畅通时发作或加剧。

治法:驱虫祛风。

方药:使君子散加减。大便干结或大便不畅者加生大黄通便以排虫。

5. 气血两虚　证候表现:风团色淡或与皮肤颜色相同,反复发作,经年不愈。若患儿素体多汗易感,则往往在汗出冒风时出现风团,且风团可为点状伴瘙痒;若久病或病后气耗血伤则可伴头昏眩晕、心烦失眠、食欲不振等。舌淡,苔薄,脉细。

辨证要点:本证以病情反复,迁延难愈为要点。表虚腠理不密,见多汗易感等卫外不固诸症。由病久或病后气耗血伤而发作者,则为血虚,故伴见气血亏虚、心神失养的其他见症。

治法:益气固表祛风。

方药:玉屏风散加味。

（五）预防与调护

1. 寻找并去除诱发病因。

2. 增强体质,改善"素禀不耐"的状况。

3. 注意防止患儿瘙抓损伤皮肤。

4. 注意摄入富含维生素、纤维素的食物,保持大便通畅。

四、湿疹过敏性紫癜

（一）概述

过敏性紫癜是一种毛细血管变态反应性出血性疾病,以广泛的小血管炎症为病理基础,以皮肤紫癜、消化道黏膜出血、关节肿痛、腹痛、便血和血尿的症状为主要临床表现。发病年龄以学龄儿童较为常见,男性发病高于女性,春秋季发病较多。《证治准绳·疡医》中有"紫癜风"的记载,本病似与中医学中的"紫斑""肌衄"较为接近,与"斑疹""葡萄疫""发斑"也有相似之处。当出现鼻衄、便血等出血现象时,又与"衄血""便血""尿血"等血证相关。

（二）病因病机

1. 风热外邪,灼伤血络　风热之邪从口鼻而入,内伏血分,郁蒸于肌肤,灼伤脉络,血不循经,渗于脉外,溢于肌肤,积于皮下,则出现紫癜;气血瘀滞肠络,中焦气血阻遏则腹痛便血;若风热夹湿,或与内蕴之湿热相搏,下注膀胱,灼伤下焦之络,则见尿血,瘀滞于关节之中,则见关节肿痛。

2. 热毒内盛,迫血妄行　若湿热素盛,热毒内伏,灼伤络脉,迫血妄行,血液溢出常道,外渗肌肤则为紫癜,从清窍而出则为鼻衄;损伤胃络,热结阳明则见吐血;热邪循胃之脉络上至齿龈则为齿衄;下注大肠或膀胱则见便血、尿血等。

3. 气血虚损,瘀阻络脉　气血耗损,气虚无力推动血液运行,瘀阻脉络。日久脏腑受累,脾气虚则统摄无权,肾阴虚则虚火扰血妄行,不循常道,溢于脉外,留于肌肉脏腑之间而出现紫癜、便血、尿血等气滞血瘀诸证。

（三）诊断与鉴别

1. 诊断要点

（1）发病较急,紫癜多见于下肢远端及臀部,分布常对称,形状不一,压之不退色,可伴有腹痛、关节肿痛、便血、尿血、水肿等。

（2）出血时间、凝血时间、血小板计数及功能均正常,毛细血管脆性试验可为阳性。肾组织活检可确定肾炎病变性质。

2. 鉴别诊断

（1）特发性血小板减少性紫癜:多发于黏膜、皮下、内脏等处,紫癜的形态为瘀点、瘀斑、血肿,实验室检查血小板,出血时间延长,血块收缩不佳。

（2）症状性紫癜:感染所致的皮肤出血,如菌血症、败血症,这些疾病过程中所见紫癜是由于血栓形成,其中心坏死,患儿多急骤起病,一般情况危重,白细胞明显升高,血细菌培养阳性。

（3）有关节疼痛肿胀症状时需与风湿性关节炎鉴别;有腹痛症状时需与阑尾炎、肠套叠、肠道虫症相鉴别。

（四）辨证及治疗

1. 风热伤络　证候表现:先有发热,微恶风寒,咳嗽咽红、鼻衄、全身不适、食欲不振等,后见皮肤紫斑。紫癜尤以下肢和臀部为多,常对称,颜色较鲜红,呈丘疹或红斑,大小形态不一,可融合成片,或有痒感,面部微肿,并可见关节肿痛,或腹痛、便血、尿血等症,舌质红、苔薄黄、脉浮数。

辨证要点:先有风热表证,继发紫癜,或因外感风热而使病情加重。由于风热之邪伏于血分,充斥络脉,导致血不循经而溢出于肌肤,轻者仅见皮肤紫癜或伴瘙痒,重者可兼腹痛、关节肿痛,甚则尿血等。

治法:祛风清热,凉血安络。

方药:银翘散加减。大便出血者可加苦参、槐花炭;腹痛者可加广木香、赤芍;小便出血者可加藕节炭、白茅根、大小蓟、旱莲草、益母草;关节肿痛可加秦艽、防己、怀牛膝;若表证不著,血热已成者可用清营汤加减。

2. 血热妄行　证候表现:发病急骤,皮肤瘀斑密集,甚则融合成片,色深紫红,伴发热面赤,咽干而痛,喜冷饮,或见衄血、便血,大便干结,小便短赤,舌质红,苔黄略干,脉数有力。

辨证要点:多见于紫癜早期,形体壮实之小儿,其特点是热毒炽盛,邪火内实,由气分直通血分。阳明热结,灼伤血络,迫血妄行,常伴鼻衄、齿龈出血,甚则便血尿血,出血量一般较多,也可兼风温表证。

治法:清热解毒,凉血化斑。

方药:清瘟败毒饮加减。若皮肤紫斑量多可酌加藕节炭等;鼻衄量多者可酌加白茅根、炒蒲黄、仙鹤草;齿衄者加藕节炭;尿血者加小蓟、大蓟;大便秘结者加生大黄(后下)。

3. 湿热痹阻　证候表现:皮肤紫斑色黯,或起疱,尤以关节周围多见,伴有关节肿痛灼热,常见于膝关节与踝关节,四肢沉重,影响肢体活动,偶见腹痛,尿血,舌质红,苔黄腻,脉滑数或弦数。

辨证要点:本证以关节肿胀疼痛为主要症状,常见于关节周围,尤以膝踝关节为主,多因平素湿热较盛,复感外湿,郁而化热,聚于关节使然。

治法:清热利湿,化瘀通络。

方药:四妙丸加味。关节肿痛活动受限者加赤芍、鸡血藤、忍冬藤;小便出血者加小蓟、石韦等。若湿重肿著者,也可用导赤散加减。

4. 胃肠积热　证候表现:下肢皮肤满布瘀斑紫斑,腹部阵痛,口臭纳呆腹胀,或伴齿龈出血;大便色黄或暗褐,舌红,苔黄,脉滑数。

辨证要点:以腹部阵痛尤为突出。由于肠胃积热在里,化火灼络而致血渗肌肤,溢于肠外。

治法:泻火解毒,清胃化斑。

方药:葛根黄芩黄连汤合小承气汤加味。肠胃热盛,苔黄腻而垢者加知母;热毒炽盛者加大青叶、焦山栀。腹痛剧者,可加炒赤芍、炒延胡索、丹参;出血较多者可加水牛角(先煎)、牡丹皮。

（五）预防与调护

1. 注意预防感冒，不吃和不使用可能引起本病的食物和药物。

2. 加强体育锻炼，增强体质，提高抗病能力。

3. 饮食宜软而少渣，出血量较多时，应给流质或半流质，禁忌用刺激性及热性食品，患儿尽量卧床休息。

五、药物性皮炎

（一）概述

药物性皮炎，是药物通过口服、外用和注射等途径进入人体而引起的皮肤黏膜炎症的反应。几乎所有的药物都有可能引起皮炎，但最常见的有磺胺类药、解热镇痛药、安眠药类，以及青霉素、链霉素等。一般来说，多在治疗开始后 7~10 天经过致敏而出现。但如果以前曾接受过同样药物或同类结构的药物治疗，则可于数小时或 1~2 天内迅速出现。中医称之为"中药毒"。

（二）病因病机

总由禀赋不耐，药毒内侵所致。或风热之邪侵袭腠理，或湿热蕴蒸，郁于肌肤；或外邪郁久化火，血热妄行，溢于肌肤；或火毒炽盛，燔灼营血，外发于皮肤，内攻于脏腑。久而导致阴液耗竭，阳无所附，浮越于外，病重而危殆。

（三）诊断与鉴别

1. 诊断要点

（1）发病前有用药史。

（2）有一定的潜伏期，第一次发病多在用药后 5~20 天内，重复用药常在 24 小时内发生，短者甚至在用药后瞬间或数分钟内发生。

（3）突然发病，自觉灼热瘙痒，重者伴有发热、倦息、纳差、大便干燥、小便黄赤等全身症状。

（4）皮损形态多样，颜色鲜艳，分布为全身性、对称性，可泛发或仅限于局部。

2. 鉴别诊断

（1）发疹性皮肤病及传染病如麻疹、猩红热等，药毒起疹前有明确的用药史，皮疹颜色更为鲜艳，瘙痒更剧烈，而全身症状却较轻；缺乏传染病应具有的症状和体征。

（2）常见皮肤病如荨麻疹、多形红斑、玫瑰糠疹、过敏性紫癜等这些常见皮肤病发病前无服药史及潜伏期，有原发皮肤病特有的病程，皮疹的分布不如药毒广泛、对称，颜色不如药毒鲜艳。

（四）辨证及治疗

1. 湿毒蕴肤　证候表现：皮疹为红斑、丘疹、风团、水疱，甚则糜烂渗液，表皮剥脱；伴灼热剧痒，口干，大便燥结，小便黄赤，或有发热；舌红，苔薄白或黄，脉滑或数。

辨证要点：湿热毒邪蕴蒸肌肤，故皮肤上出现红斑、水疱，甚则糜烂渗液，表皮剥脱，剧痒；热毒之邪灼伤津液则口干，大便燥结，小便黄赤；舌红、苔薄白或黄、脉滑或数为湿毒蕴肤之象。

治法：清热利湿，解毒止痒。

方药：萆薢渗湿汤加减。若伴发热，加生石膏；肿胀糜烂者，加白茅根；瘙痒者，加白鲜皮；大便燥结者，加生大黄。

2. 热毒入营　证候表现：皮疹鲜红或紫红，甚则为紫斑、血疱，灼热痒痛；伴高热，神志不清，口唇焦燥，口渴不欲饮，大便干结，小便短赤；舌红绛，苔少或镜面舌，脉洪数。

辨证要点：热毒之邪侵入营分，故见皮疹鲜红，甚则为紫斑、血疱；火热之邪灼伤津液，阴液亏损，故见口唇焦燥，大便干结，小便短赤；舌红绛，苔少或镜面舌，脉洪数皆为热毒入营之征象。

治法：清热凉血，解毒护阴。

方药：清营汤加减。神昏谵语者，加紫雪丹或安宫牛黄丸；尿血者，加大小蓟、侧柏叶；高热者，加羚羊角粉。

3. 气阴两虚　证候表现：严重药毒后期大片脱屑；伴低热，神疲乏力，气短，口干欲饮；舌红，少苔，脉细数。

辨证要点：温热病后期及内伤杂病，真阴亏损，元气大伤，故见神疲乏力，气短，口干欲饮；舌红，少苔，脉细数皆为气阴两虚之征象。

治法：益气养阴，清解余热。

方药：增液汤合益胃汤加减。脾胃虚弱者，加白术、黄芪；神疲乏力、气短者，加太子参、五味子；低热者，加青蒿、鳖甲等。

（五）预防与调护

1. 预防本病发生的关键是合理用药。用药前必须询问患者有无药物过敏史。应用青霉素及抗毒血清制剂时，用药前要做过敏试验。

2. 用药过程中要注意观察用药后的反应，遇到全身出疹、瘙痒，要考虑药疹的可能，应及时诊断、及时处理。

3. 多饮开水，忌食辛辣发物。

4. 皮损忌用热水烫洗或搔抓。

5. 重症药毒应按危重患者进行护理。

（张秀英，张新光，王雪峰）

参 考 文 献

1. 赵蔚波，王雅琦，赵海虹，等. 中医特禀（过敏）体质相关疾病及防治思路探析［J］. 中华中医药杂志，2022，37（8）：4499-4502.
2. 杨菲，张惠敏，包蕾，等. 过敏体质的三级预防［J］. 世界中医药，2016，11（9）：1892-1894.
3. 周瑶，秦雯，李勇军，等. 以营卫理论指导儿童食物过敏的辨治［J］. 中医杂志，2023，64（1）：32-36.
4. AKDIS CA. Does the epithelial barrier hypothesis explain the increase in allergy, autoimmunity and other chronic conditions［J］. Nat Rev Immunol，2021，21（11）：739-751.
5. 舒小妹，曾庆祥. 过敏体质相关性疾病中医病因病机及辨证论治思路探讨［J］. 四川中医，2013，31（8）：17-19.
6. 黄翔明，田理. 变态反应性疾病的中医体质理论探讨［J］. 中医药导报，2019，25（11）：46-47+54.
7. 李玲孺，张惠敏，王济，等. 王琦辨体-辨病-辨证治疗变态反应性疾病经验［J］. 中医杂志，2012，53（20）：1720-1723.
8. 何俊辰，王绍瑜，王中江，等. 单味中药抗Ⅰ型变态反应研究进展［J］. 中成药，2021，43（5）：1259-1264.
9. 高恒宇，张理涛. 中药抗变态反应作用的免疫药理学实验研究进展［J］. 国际中医中药杂志，2021，43（3）：308-312.
10. 吕玲，昝树杰，郑文科，等. 中药注射剂致变态反应特征分析［J］. 中华中医药杂志，2018，33（9）：4048-4052.
11. Geng X，Shi X，Ye F，et al. Matrine inhibits itching by lowering the activity of calcium channel［J］. Sci Rep，2018，8（1）：11328.
12. 余学英，吴子龙，陈芳，等. 抗过敏中药的活性物质研究及临床应用［J］. 中南药学，2021，19（8）：1675-1679.
13. 张奇文，朱锦善. 实用中医儿科学［J］. 北京：中国中医药出版社，2016.
14. 汪受传. 中医儿科学［M］. 北京：中国中医药出版社，2012.
15. 沈霖，卢芙蓉. 中西医结合儿科学［M］. 北京：科学出版社，2020.
16. 汪受传. 中医儿科学［M］. 北京：中国中医药出版社，2012.

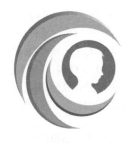

H

核因子 κB　nuclear factor kappa-B, NF-κB　369

红细胞生成性原卟啉病　erythropoietic protoporphyria, EPP　239

呼气峰流速　peak expiratory flow, PEF　57, 193

呼吸变态反应学　respiratory allergology　4

胡蜂总科　vespoidea　393

划痕试验　skin scratch test　46

环孢素 A　cyclosporin A, CsA　439

环境医学　environmental medicine　4

环磷酰胺　cyclophosphamide, CYC　315

缓激肽　bradykinin, BK　14

活性氧自由基　reactive oxide species, ROS　302

获得性免疫缺陷综合征　acquired immunodeficiency disease, AIDS　425

获得性血管性水肿　acquired angioedema, AAE　230

J

积液的中耳炎　otitis media with effusion, OME　346

急性痘疮样苔藓样糠疹　pityriasis lichenoides at varioliformis acuta, PLEVA　228

急性间质性肾炎　acute interstitial nephritis, AIN　328

急性泪腺炎　acute dacryoadenitis　162

季节性变应性鼻炎　seasonal allergic rhinitis　136

季节性过敏性结膜炎　seasonal allergic conjunctivitis, SAC　160

继发性免疫缺陷病　secondary immunodeficiency disease, SID　425

甲氨蝶呤　methotrexate, MTX　315

甲壳类动物　crustacean　37

睑腺炎　hordeolum　161

间接免疫荧光法　indirect immunofluorescence, IIF　310

间歇性　periodic　5

健康与疾病的发育起源　developmental origins of health and disease, DOHaD　441

接触性皮炎　contact dermatitis, CD　40

接种不良事件　adverse events following immunization, AEFI　408

结节性多动脉炎　polyarteritis, PAN　314

紧密连接　tight junctions, TJs　132

巨乳头性结膜炎　giant papillary conjunctivitis, GPC　169

K

抗麦胶蛋白抗体　anti-gliadin antibodies, AGA　276

抗原提呈细胞　antigen-presenting cells, APC　168

抗中性粒细胞胞浆抗体　antineutrophil cytoplasmic antibody, ANCA　309

咳嗽变异性哮喘　cough variant asthma, CVA　191, 194

可逆性　reversible　5

口服食物激发试验　oral food challenges, OFC　282

口腔过敏综合征　oral allergy syndrome, OAS　250

枯草热　hay fever　2

昆虫　insect　385

L

朗格汉斯细胞　Langerhans cells, LC　401

类糜蛋白酶　chymase　13

类胰蛋白酶　tryptase　13

联合免疫缺陷　combined immunodeficiency, CID　421

临床免疫学　clinical immunology　4

硫唑嘌呤　azathioprine, AZA　315

卵白蛋白　ovalbumin, OVA　285

卵黄糖蛋白　yolk glycoprotein　37

M

马蜂　polistes　393

螨类　mites　33

慢性肺曲霉菌病　chronic pulmonary aspergillus disease, CPA　376

慢性诱导性荨麻疹　chronic inducible urticaria, CIndU　396

酶联免疫吸附测定法　enzyme linked immunosorbent assay, ELISA　310

每分最大通气量　maximal voluntary ventilation, MVV　58

蜜蜂总科　apidae　392

免疫　immunity　419

免疫复合物介导的超敏反应　immune complex-mediated hypersensitivity　11

免疫球蛋白　immunoglobulin, Ig　16

免疫球蛋白 E　immunoglobulin E, IgE　13

免疫球蛋白 G　immunoglobulin G, IgG　14

免疫球蛋白 M　immunoglobulin M, IgM　14

免疫学　immunology　9

免疫应答　immune response　9

模式识别受体　pattern recognition receptor, PRRs　298

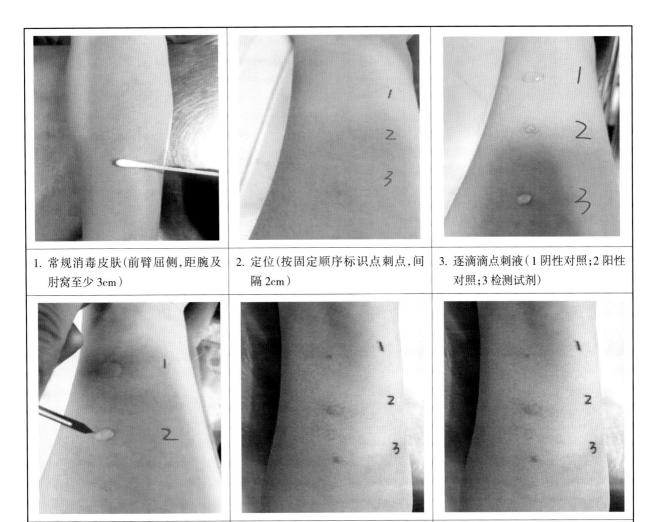

1. 常规消毒皮肤(前臂屈侧,距腕及肘窝至少 3cm)	2. 定位(按固定顺序标识点刺点,间隔 2cm)	3. 逐滴滴点刺液(1 阴性对照;2 阳性对照;3 检测试剂)
4. 点刺:针垂直刺入皮肤(约 1mm)停留 1 秒,使针尖下少量点刺液进入皮肤。	5. 2~3 分钟后拭去残留点刺液	6. 15~20 分钟后观察测量并记录结果

彩图 9-2-1 皮肤点刺试验流程及注意事项

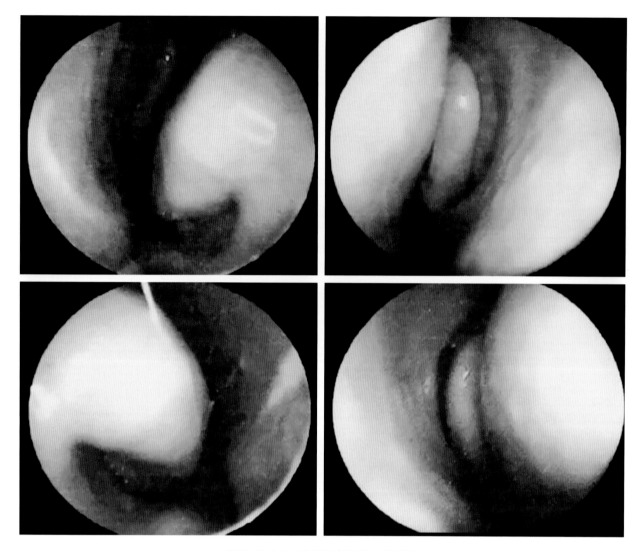

彩图 11-3-2　变应性鼻炎鼻内镜表现

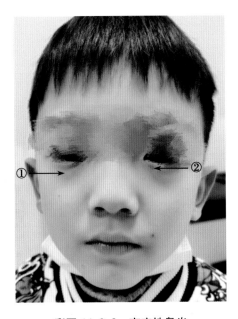
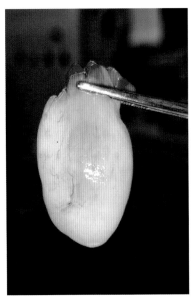
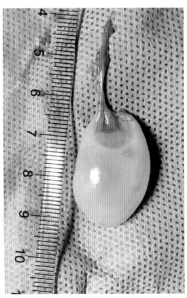

彩图 11-3-3　变应性鼻炎
①变应性黑眼圈；②Dennie 线。

彩图 11-5-1　鼻息肉

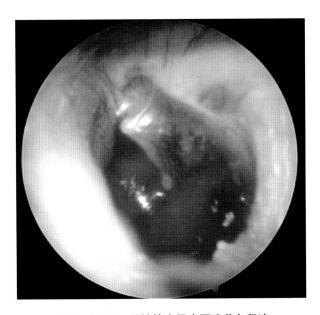

彩图 11-7-1　耳镜检查见中耳淡黄色积液

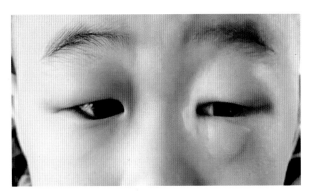

彩图 12-2-1　眼睑血管性水肿

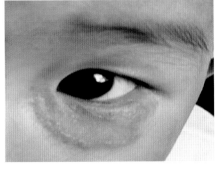

彩图 12-2-2　眼睑接触性皮炎

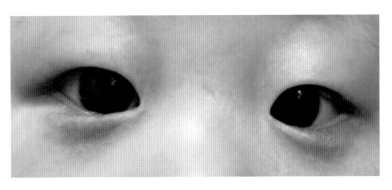

彩图 12-2-3　眼睑特应性皮炎

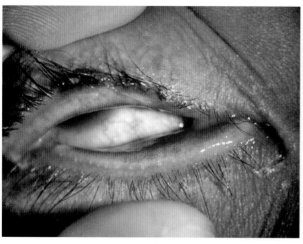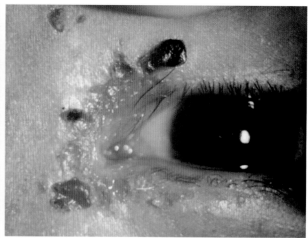

彩图 12-2-4　睑缘炎

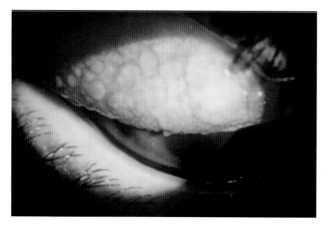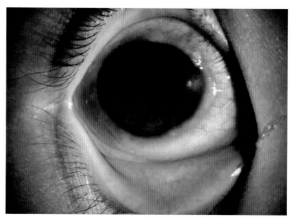

彩图 12-3-1　睑结膜型 VKC　　　　　　　　彩图 12-3-2　角膜缘型 VKC

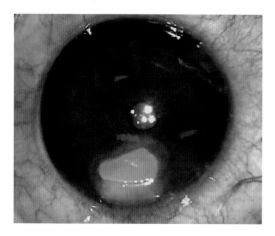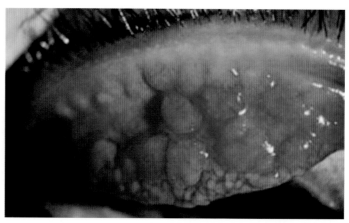

彩图 12-3-3　角膜盾形溃疡（shield ulcer）　　　彩图 12-3-4　巨乳头性结膜炎患者上睑巨乳头

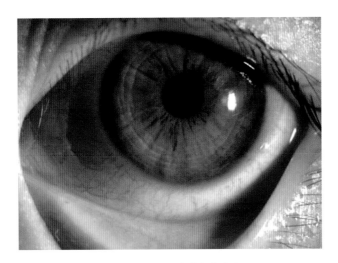

彩图 12-3-5　结膜中度充血

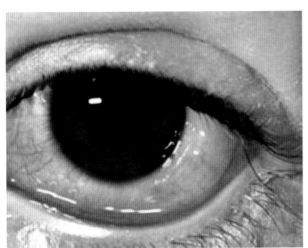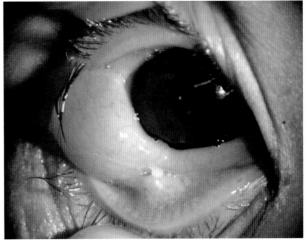

彩图 12-3-6　结膜水肿

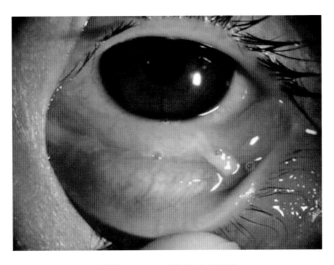

彩图 12-3-7　黏丝状分泌物

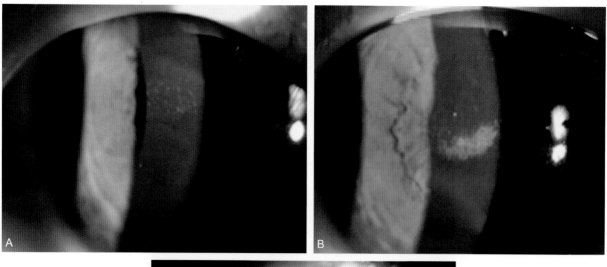

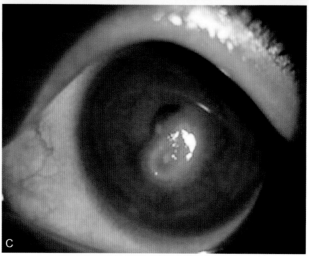

彩图 12-3-8　角膜体征
A. 轻度；B. 中度；C. 重度。

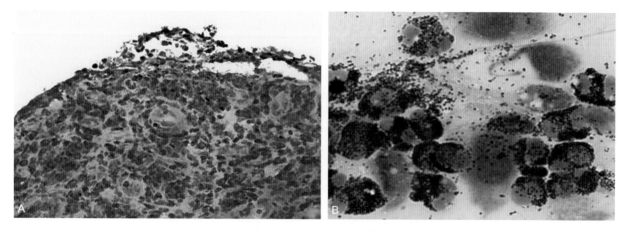

彩图 12-3-9　春性角膜结膜炎（VKC）患者巨大乳头和泪液中的嗜酸性粒细胞

A. 巨乳头结膜上皮糜烂处可见嗜酸性粒细胞的聚集（用 Hansel 染色显示为红色）；B. 眼分泌物内可见大量脱颗粒的嗜酸性粒细胞和脱落的上皮细胞。标尺：20μm。

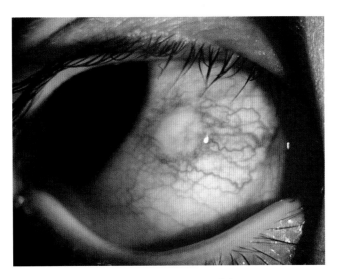

彩图 12-4-1　泡性角膜炎

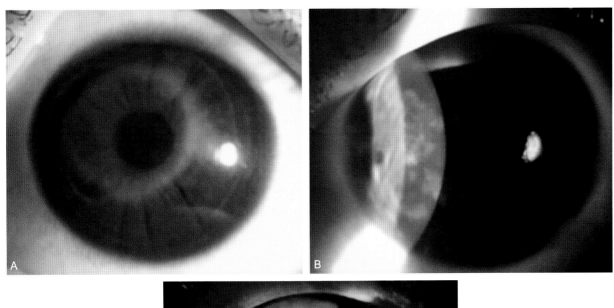

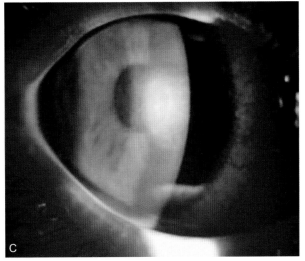

彩图 12-4-2　角膜基质炎
A. 环形；B. 弥漫形；C. 圆形。

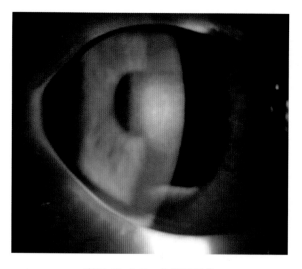

彩图 12-4-3　角膜基质炎
新生血管。

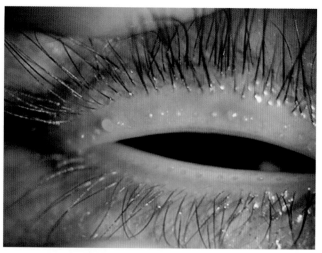

彩图 12-4-4　睑板腺开口阻塞

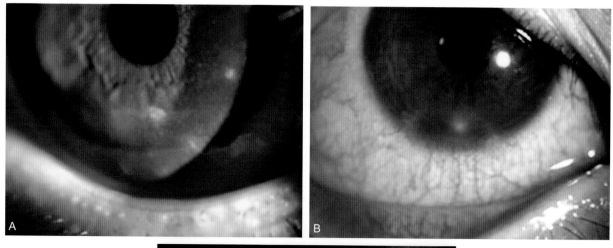

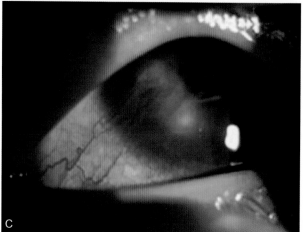

彩图 12-4-5　睑缘相关性角膜病变
A. 角膜上皮点状糜烂；B. 周边角膜浸润；C. 旁中央角膜浸润。

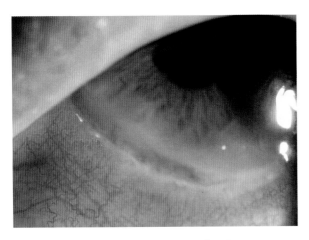

彩图 12-4-6　蚕食性角膜溃疡

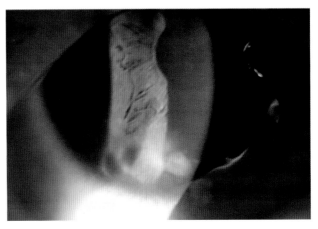

彩图 12-4-7　边缘性角膜炎
角膜缘浸润。

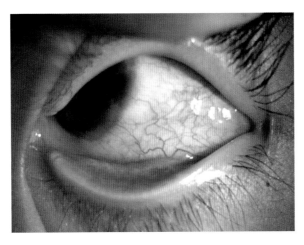

彩图 12-4-8　边缘性角膜炎
角膜基质变薄。

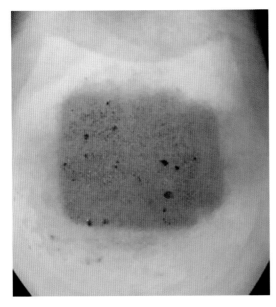

彩图 14-1-1　斑疹

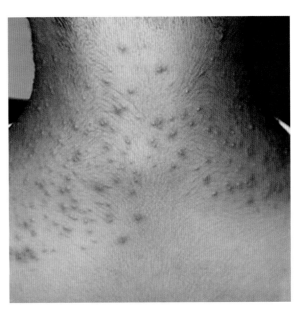

彩图 14-1-2　丘疹

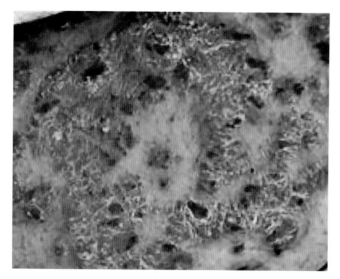

彩图 14-1-3　斑块

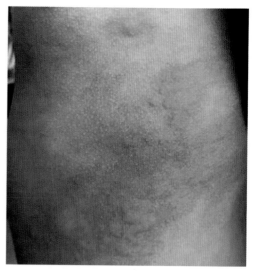

彩图 14-1-4　风团

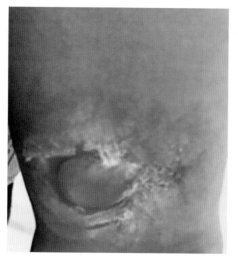

彩图 14-1-5　水疱

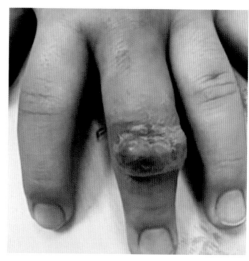

彩图 14-1-6　血疱

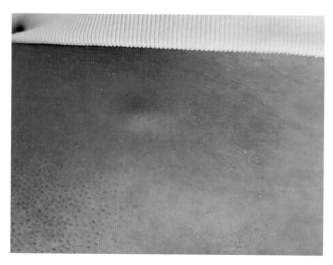

彩图 14-1-7　结节

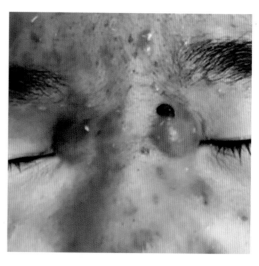

彩图 14-1-8　囊肿

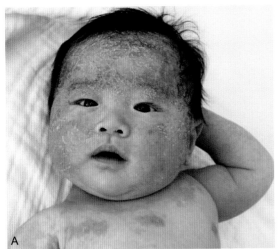

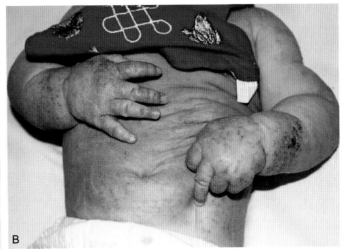

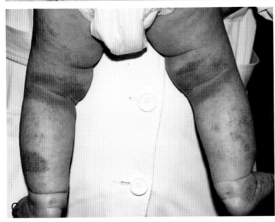

彩图 14-2-1 儿童期 AD

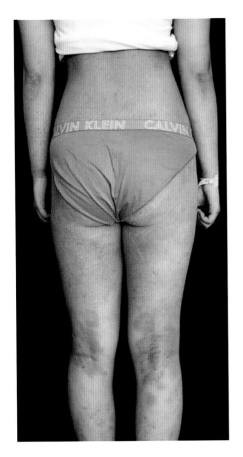

彩图 14-2-2 青少年期及成人 AD

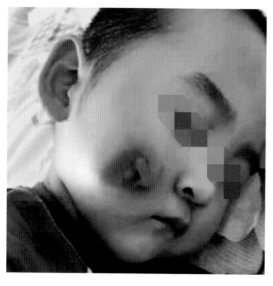

彩图 14-3-1 男孩,3 岁,右面颊部接触刺激性物质后出现皮疹

皮疹局限于接触部位,表现为水肿性红斑及糜烂。

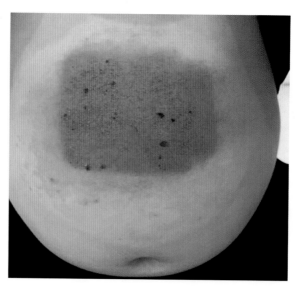

彩图 14-3-2 变应性接触性皮炎

脐部贴敷膏药后出现与外用药物形状一致的红色长方形水肿性红色斑块,境界清楚。

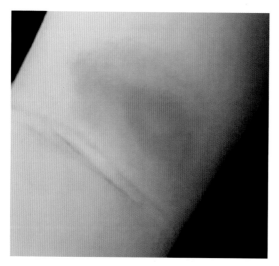

彩图 14-4-1 丘疹性荨麻疹

上肢见水肿性红斑,其上为风团样丘疹。

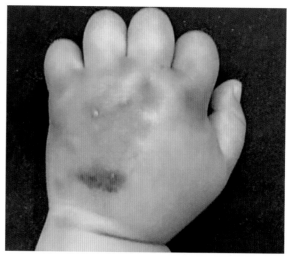

彩图 14-4-2 丘疹性荨麻疹

左手背水肿性红斑、风团样丘疹、瘀斑,表面可有水疱。

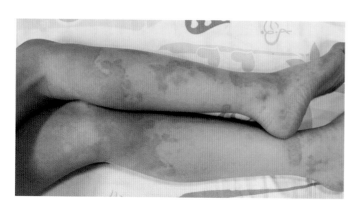

彩图 14-5-1 急性荨麻疹

双下肢可见水肿性风团、风团消退后可见淡红色斑片。

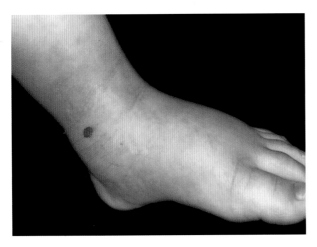

彩图 14-6-1 血管性水肿

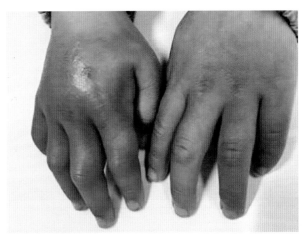

彩图 14-6-2 血管性水肿

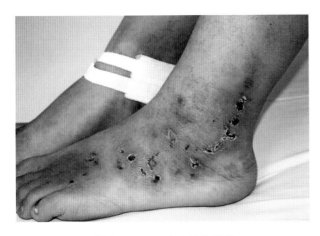

彩图 14-7-1 变应性血管炎

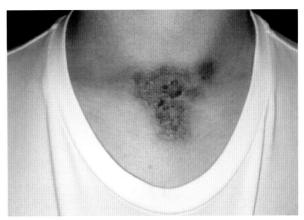

彩图 14-8-1 多形性日光疹

颈前可见水肿性红斑、丘疹、丘疱疹、结痂。

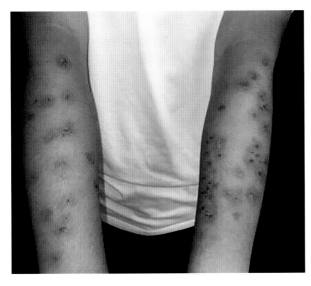

彩图 14-8-2 多形性日光疹

同一患儿，双前臂可见红色斑疹、丘疹，丘疱疹及结痂。

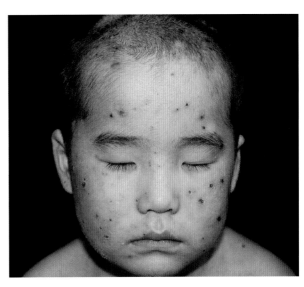

彩图 14-8-3 种痘样水疱病

面部及耳郭可见红斑、丘疹、凹陷性水疱及痘样瘢痕。

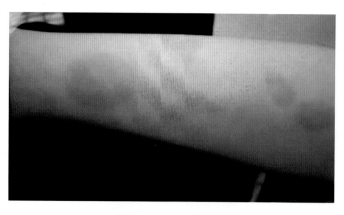

彩图 14-8-4　日光性荨麻疹

上肢光暴露部位可见风团及红晕。

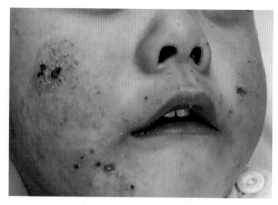

彩图 14-8-5　光线性痒疹

面部曝光部位可见红色丘疹、红斑、血痂、鳞屑及点状瘢痕。

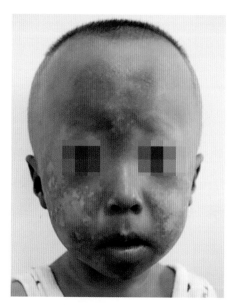

彩图 14-8-6　Bloom 综合征

4 岁男孩,面部可见毛细血管扩张性红斑、淡褐色色素沉着斑、色素脱失斑及毛细血管扩张;特殊面容,颅骨瘦长、鼻梁突出、下颌小。

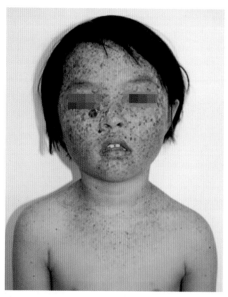

彩图 14-8-7　着色性干皮症

5 岁女童,面部、颈前暴露部位大量褐色和黑褐色色素沉着斑,间杂萎缩性色素减退斑,右面颊可见一增生性瘤体。

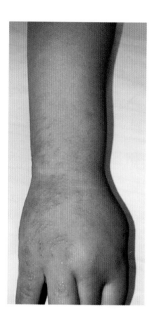

彩图 14-9-1　摩擦性苔藓样疹

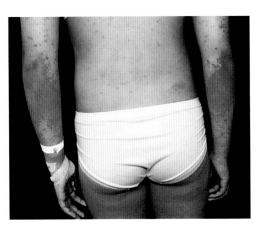

彩图 14-10-1　自身敏感性皮炎
患儿双上肢可见水肿性红斑,其上可见红色丘疹,簇集分布。

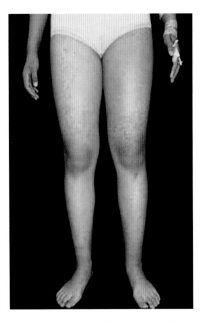

彩图 14-10-2　自身敏感性皮炎
患儿双下肢可见水肿性红斑、丘疹、丘疱疹,簇集分布。

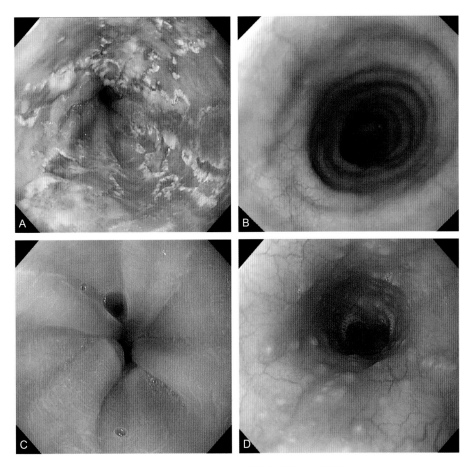

彩图 15-3-1　嗜酸细胞性食管炎内镜图片
A.患儿男,5岁,食管黏膜粗糙、糜烂,可见线性溃疡;B.患儿男,12岁,可见食管环形改变;
C.患儿男,4岁,食管黏膜轻度皱纸样改变;D.患儿男,8岁,食管黏膜粗糙,可见颗粒样改变。

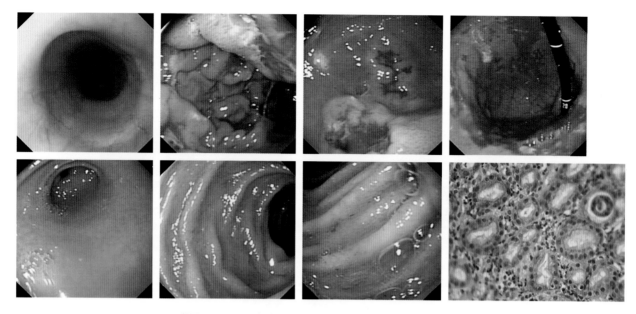

彩图 15-4-1　嗜酸细胞性胃肠炎患者胃镜及组织学表现

患儿呕吐、水肿及低蛋白血症;胃镜提示胃体黏膜糜烂,黏膜剥脱样及溃疡,食管及十二指肠无明显累及;组织学:EOS 浸润>20/HPF。

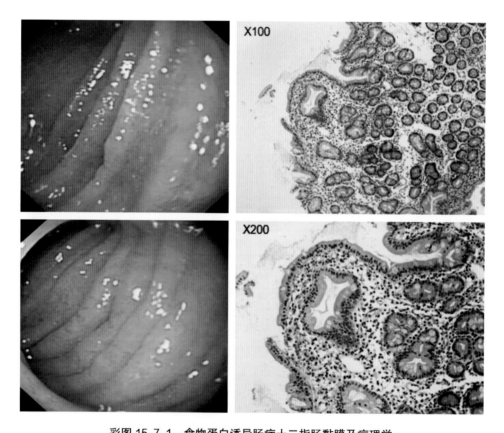

彩图 15-7-1　食物蛋白诱导肠病十二指肠黏膜及病理学

十二指肠降部黏膜绒毛扁平萎缩,病理学提示黏膜固有层较多单核细胞、淋巴细胞及散在中性粒细胞浸润;少许嗜酸性粒细胞(EOS)浸润(EOS 2~6/HPF),局灶肠绒毛变短。

06柃